PEDIATRIC NURSING

아동건강간호학

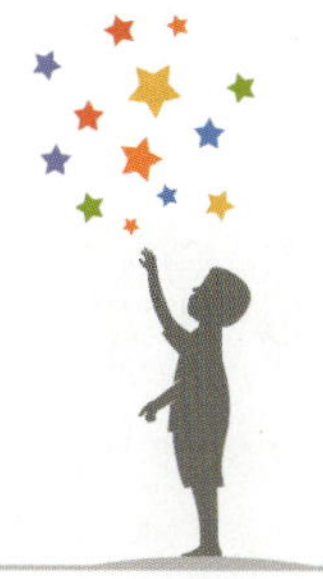

II

V·O·L·U·M·E

Pacific Books

PEDIATRIC NURSING

집필진

【편집위원】

- **박충선** 목포과학대학교 간호학과
- **김미희** 강동경희대학교병원
- **김은영** 광주대학교 간호학과
- **김은주** 전북과학대학교 간호학과
- **박수아** 두원공과대학교 간호학과
- **서지영** 강동대학교 간호학과
- **이지민** 세명대학교 간호학과
- **주현실** 대원대학교 간호학과
- **최혜미** 두원공과대학교 간호학과

【집 필 진】

- **구정아** 백석문화대학교 간호학과
- **길명숙** 강릉영동대학교 간호학과
- **김선영** 부천대학교 간호학과
- **김영순** 부산과학기술대학교 간호학과
- **도은수** 대구보건대학교 간호학과
- **박동영** 구미대학교 간호학과
- **박정혜** 경남과학기술대학교 간호학과
- **변미경** 송호대학교 간호학과
- **신화진** 포항대학교 간호학과
- **안미향** 문경대학교 간호학과
- **오수용** 송곡대학교 간호학과
- **유미옥** 세경대학교 간호학과
- **이수진** 군장대학교 간호학과
- **이윤정** 꽃동네대학교 간호학과
- **이자영** 구미대학교 간호학과
- **임수진** 인천가톨릭대학교 간호학과
- **정성원** 극동대학교 간호학과
- **조숙희** 목포대학교 간호학과
- **조인영** 동강대학교 간호학과
- **지영주** 경남대학교과 간호학과

(가나다순)

PEDIATRIC NURSING

머리말

"나는 이 세상에서 단 한명밖에 없는 소중하고 존엄한 존재이다"
"나는 남에게 소중하면서도 중요한 우산같은 존재가 되고 싶다"

아동들의 이런 바램은 우리를 설레이게 합니다. 내 아이가 질서를 지킬 줄 알고 원칙과 기준이 확실하게 균형과 조화를 잃지 않고 성공한 사람보다는 소중한 사람이 되도록 우리 모두는 기원합니다.

아동은 성장과 발달을 하면서 우리의 상상과 기대이상으로 다양하게 한 개인으로서의 역량을 발휘합니다. 그러므로 아동에게는 무궁무진한 잠재력을 최대로 발휘할 수 있는 건강한 삶과 행복한 환경이 필요합니다. 아동간호학은 신생아부터 청소년까지의 성장 발달에 대한 이해를 기본으로 하여 아동을 포함한 가족, 지역사회의 건강유지, 건강증진 및 건강회복을 위한 간호과정에 초점을 둔 학문입니다.

본 교재는 아동건강간호학이라는 제목을 근간으로 두 권으로 구성 되었습니다.
제1권에서는 아동건강증진을 위한 간호로 일반적이고 체계적인 성장 발달을 기초로 한 건강증진과 고위험 신생아를 다루었으며,
제2권에서는 아동건강회복을 위한 간호로 아동기에 흔히 발생할 수 있는 질환을 계통별로 구성하여 각 질환별로 건강회복을 위한 간호과정을 적용하여 중재간호에 중점을 두었습니다.

본교재의 특징은 각 장마다 효과적인 학습을 위하여 요약정리를 두었으며 아동간호를 위한 주요 용어와 대표적인 질환의 간호진단을 넣어서 학습의 장을 넓혔습니다.
특히, 아동간호의 실무를 위하여 현장에 있는 내용을 중심으로 간호사례를 넣어서 학습자 중심의 문제해결을 할 수 있도록 교재를 집필하였습니다.

치자꽃 향기와 함께 살그머니 더위가 왔다가네요. 인생은 속도가 아니라 방향이라고 합니다. 우리들의 방향이 올바로 가고 있기를 바라면서 교재의 완성을 위하여 마지막까지 함께 애써주신 교수님들의 열정에 감사드립니다. 후학을 위하여 조언해 주시고 아낌없이 자료를 제공해 주신 분들께도 머리 숙여 감사드립니다. 여러분의 정열과 관심이 영원히 식지 않고 계속되기를 바라며 이 교재와 더불어 여러분의 지혜가 샘솟기를 기원합니다.

2018년 8월
집필진 일동

CONTENTS

VOLUME. I

1 아동간호학의 개념

2 아동과 가족

CONTENTS

CONTENTS

CONTENTS

CONTENTS

CONTENTS

VOLUME. II

1 아동의 기본간호

CONTENTS

CONTENTS

CONTENTS

CONTENTS

CONTENTS

CONTENTS

4 순환계 건강문제 아동간호

CONTENTS

CONTENTS

CONTENTS

CONTENTS

8 내분비계 건강문제 아동간호

9 뇌기능장애 아동간호

CONTENTS

CONTENTS

CONTENTS

CONTENTS

12 감염병 아동간호

CONTENTS

CONTENTS

CONTENTS

CONTENTS

PEDIATRIC NURSING

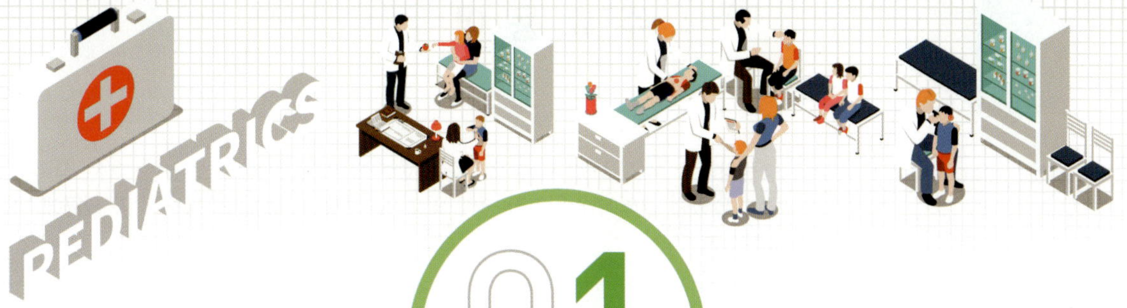

CHAPTER 01

아동의 기본간호

Pediatric Nursing

학·습·목·표

- 아동의 입원과 질병에 대한 의미를 설명한다.
- 아동 병동의 환경관리를 수행한다.
- 입원 중 안전관리를 수행한다.
- 입원아동의 입원생활에 따른 간호를 수행한다.
- 입원 아동에게 놀이중재를 수행한다.
- 아동과 가족에게 의사소통기술을 수행한다.
- 입원아동의 가족간호를 수행한다.
- 아동의 면담을 수행한다.
- 발달검사 사정한다.
- 진단검사를 위한 간호를 수행한다.
- 통증간호를 수행한다.
- 체온유지 간호를 수행한다.
- 투약간호(정맥, 근육, 골내주사)를 수행한다.
- 특수 영양법(비 경구영양, 경관영양)을 수행한다.
- 산소요법을 수행한다.
- 분무요법을 수행한다.
- 흉부물리요법을 수행한다.
- 심폐소생술 간호를 수행한다.
- 기도유지간호를 수행한다.
- 퇴원간호를 수행한다.

주·요·용·어

- **Hospital infection** — **병원감염** : 통원(通院) 또는 입원중인 환자가 입원당시에는 없었던, 혹은 잠복하고 있지 않았던 감염이 입원기간 중에 의료기관에서 의료행위를 통해 각종 세균에 의한 감염되는 것
- **separation anxiety** — **분리불안** : 부모 혹은 다른 양육자로부터 분리되는 것에 대해 심한 불안과 고통을 겪는 것
- **temper tantrums** — **분노발작** : 아이가 자신의 요구가 충족되지 않을 때에 나타내는 분노의 폭발적 반응을 말한다. 바닥에 뒹굴어 날뛰거나 울부짖거나, 물건을 던지거나 발로 차거나 한다. 흥분상태가 심할때에는 호흡정지를 일으키는 수도 있다.
- **regression** — **퇴행** : 불안을 일으키게 하는 내적위험에 대하여 마음의 안전을 유지하기 위하여 자아가 무의식적으로 행하는 방어기전의 하나로 적응이 곤란한 때 전 단계로 되돌아가서 곤란을 피하고자 하는 것
- **enteral nutrition** — **경관영양** : 위, 십이지장, 또는 소장내에 관을 삽입, 고정하여 이 관을 통하여 영양하는 것
- **Lumbar puncture** — **요추천자** : 척수액을 채취하거나 치료를 위해서 요추추간에서 요추부 척수지주막하강내에 천자침을 삽입하는 것
- **Aerosol therapy** — **분무요법** : 산소 또는 공기에 각종 액체를 소립자의 상태로 부유시켜 흡입시키는 요법
- **postural drainage** — **체위배액** : 객담이 기관으로 배출하기 쉬운 체위를 취하여 체외로 배출을 촉진하는 방법
- **Cardiopulmonary resuscitation, CPR** — **심폐소생술 간호** : 심장이 마비된 상태에서도 혈액을 순환시켜, 뇌의 손상을 지연시키고 심장이 마비 상태로부터 회복하는데 결정적인 도움을 주는 방법

01 CHAPTER 아동의 기본간호

I 아동의 입원간호

아동의 입원은 아동과 가족에게 불안과 스트레스 등 영향을 주는 중요한 요소이므로 아동과 가족중심의 신체적, 정서적, 사회·심리적뿐 아니라 성장과 발달 단계에 대한 간호계획을 포함하는 총체적인 간호가 필요하다.

또한 아동 간호사는 분리불안 등 아동의 특성을 알고 아동에 맞는 최적의 물리적, 정서적 환경을 제공하여 아동의 입원생활 적응과 빠른 회복을 돕도록 노력해야 한다.

아동에게 입원은 낯선 환경에 대한 두려움, 불안, 통증 등으로 스트레스로 다가오고 가족에게는 아동의 질병에 대한 정보부족 및 역할갈등 등 불안과 다양한 스트레스로 인해 아동과 가족에게 위기로 다가올 수 있다.

그렇지만 아동은 입원상황에서도 계속적인 성장과 발달이 이루어지고 있으므로 아동병동의 간호사는 아동의 질병에 대한 지식뿐만 아니라 아동의 성장과 발달에 대한 이해, 가족이론 등에 근거한 가족중심 간호중재, 환경의 변화에 따른 아동과 가족의 심리적 반응 등에 대한 폭넓은 지식이 필요하다.

아동병동의 환경과 안전

1. 아동병동의 환경

아동병동의 환경은 질병을 치료하고 회복하는 장소이면서도 일상생활과 놀이의 장소로서 역할이 요구되므로 편안하고 안전해야 한다(그림 1-1). 예전의 병원환경은 의료진이나 치료 및 의료중심의 디자인이었다면, 새로운 개념의 어

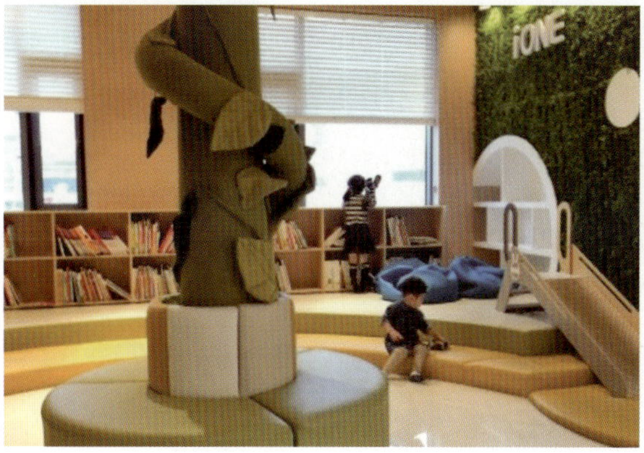

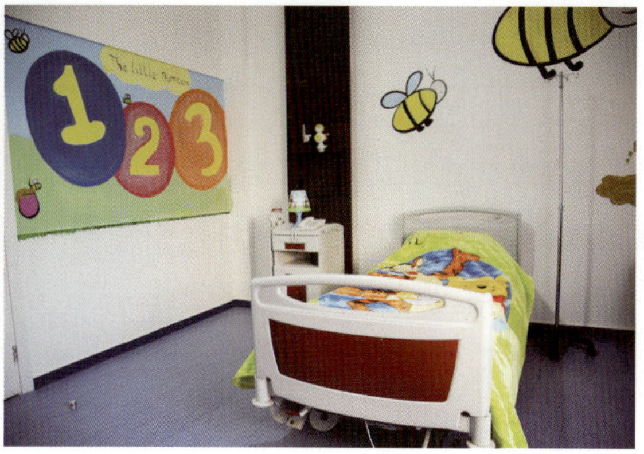

그림 1-1 아동병동

린이 병원은 의료중심 뿐만 아니라 어린이와 가족의 신체적, 감정적, 사회적, 욕구를 충족시키기 위해 아동의 눈높이와 가족중심 디자인의 환경으로 변화되고 있다.

조명은 밝아야 하고, 아동이 있는 환경이 안전한지 수시로 점검할 수 있어야 된다. 낙상을 예방하기 위해 바닥에 물기나 장애물이 없도록 하고 미끄러지지 않는 신발을 신도록 해주고, 침대 바퀴는 잠금장치를 걸어 움직이지 않도록 한다. 낙상을 유발하는 물건은 안전하게 치워두어야 한다.

가구는 아동의 발달단계에 맞춰 견고하고 균형 잡힌 것이어야 하며 문을 열거나 잡아당겨도 앞으로 넘어지지 않아야한다. 또한 모서리는 아동이 부딪혀도 부상당하지 않도록 부드러우면서도 푹신한 것이 덧대는 것이 좋다.

아동은 변화된 환경에서의 침대생활과 치료에 의해 부모와의 분리에 의해 불안을 느껴 침대에서 낙상의 위험이 있으므로 아기요람은 안전레일을 올리고 침대난간은 올려준다. 또한 아동을 혼자 두지 않도록 하고, 아동이 침대위에 서서 놀지 않도록 하고, 침대난간에 매달리거나 넘어 다니지 않도록 돌보아야 한다. 또한 혹시라도 낙상될 우려를 생각하여 바닥에 충격흡수 패드를 깔아두는 것이 좋다.

창문의 커텐이나 블라인드의 줄을 아동이 가지고 놀다 목에 걸리거나 상해를 입지 않도록 아동의 손에 닿지 않도록 해야 한다.

아동에게 유모차를 사용하거나, 걸을 수 있는 아이가 노는 동안에도 항상 주의하고 눈을 떼지 않고 보살피는 것이 중요하다. 직원들은 환아와 보호자분들의 안전을 위해 소방안전교육을 받아야 하며 전기제품과 계단, 승강기 등에 대해 전문가의 정기적인 점검이 필요하다.

2. 안전관리

안전관리는 아동병원의 특성상 필수적인 요소이다. 아동의 발달단계에 따른 특성을 알고 연령에 맞는 안전계획을 세워야 한다(표 1-1). 발달 단계별 사고 유형을 조사하여 발표한 결과 1세 미만의 영아기는 침대 등 가구에서 추락해 다치는 사고가 가장 많았으며, 다음으로 구슬·동전·단추형 전지·장난감 등 생활소품을 삼키는 사고였다.

1세~3세의 유아기에는 방·거실 등에서 넘어지거나 미끄러지는 사고가 가장 많았으며, 약품·살충제·표백제 등 가정용 '화학제품에 의한 중독사고'가 다음으로 높게 나타났다. 4세~6세 학령전기는 침대나 서랍장 등 가구에서 추락이 가장 많았으며, 7세~14세 학령기에는 외부 활동이 늘어나는 시기로 각종 야외 활동으로 인한 부딪힘·넘어짐 사고가 가장 많았다. 그러므로 아동병동은 특히 안전한 환경을 조성하여 아동과 가족이 편안하고 안전하게 치료와 휴식에 전념할 수 있도록 도와야한다.

3. 감염관리

1) 병원감염(Hospital infection) 예방

병원감염은 통원(通院) 또는 입원중인 환자가 통원, 입원이 원인이 되어 입원당시에는 없었

표 1-1 발달 특성과 관련사고 유형

발달단계	안전사고 유형	
영아기	• 부모가 아이를 안고 있다가 떨어뜨리는 낙상사고 • 엎드려 재워서 질식사고(영아돌연사 증후군) • 목욕 중 화상사고 • 침대나 쇼파에서 굴러 떨어지는 사고 • 잡고 일어서다가 넘어지거나, 주위의 물건에 부딪히는 사고 • 작은 물건 등 이물질 흡입사고 • 좁은 부위에 신체 부위가 끼는 사고 • 목욕탕에서 익수나 화상 사고 • 난로나 전열기구에 화상 사고 • 무거운 물체에 눌리거나 물건이 떨어져 다치는 사고 • 젓가락을 콘센트에 넣어 감전사고	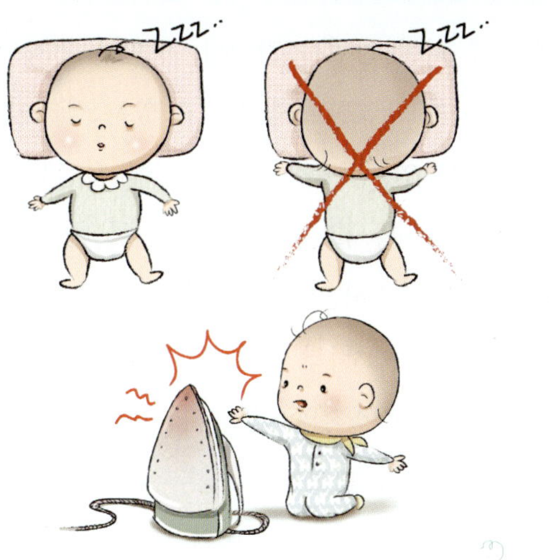
유아기	• 콘센트 장난으로 인한 감전사고 • 칼 따위의 주방용품에 의한 신체손상사고 • 걸려 넘어지거나 떨어지는 낙상사고 • 비닐봉지나 단추, 전지삽입에 의한 질식사고 • 무거운 물체에 눌리는 사고 • 세제, 화장품, 약물 등을 섭취하는 중독사고 • 계단이나 베란다 등에서 떨어지는 사고 • 선반에 있는 물건을 내리려다 화상사고 • 선풍기에 손을 넣는 등 절단사고 • 목욕하다 혼자 두어 익수사고 • 브라인드 끈을 가지고 놀다가 질식사고	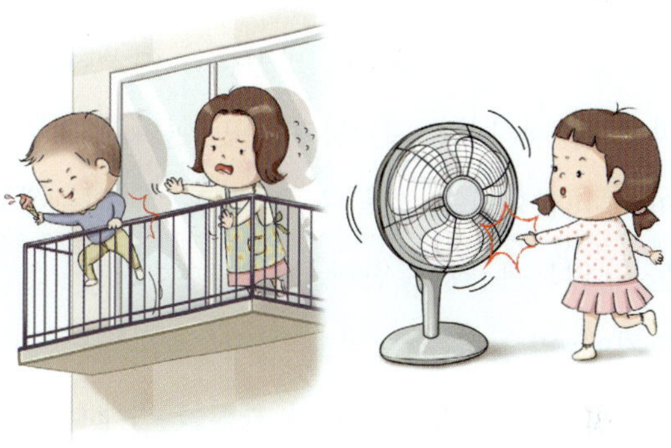
학령전기	• 계단이나 베란다 등에서 떨어지는 사고 • 의자나 테이블에서 떨어지는 사고 • 서랍이나 문틈에 끼는 사고 • 비닐봉지에 의한 질식사고 • 목욕탕에서 미끄러지는 낙상사고 • 날카로운 물건에 베이는 사고 • 가구를 잡고 올라가려다 깔리는 사고 • 공 잡으려 뛰다가 교통사고 • 물에 빠지는 사고 • 술래잡기 하다 세탁기나 냉장고에 들어가 질식사고	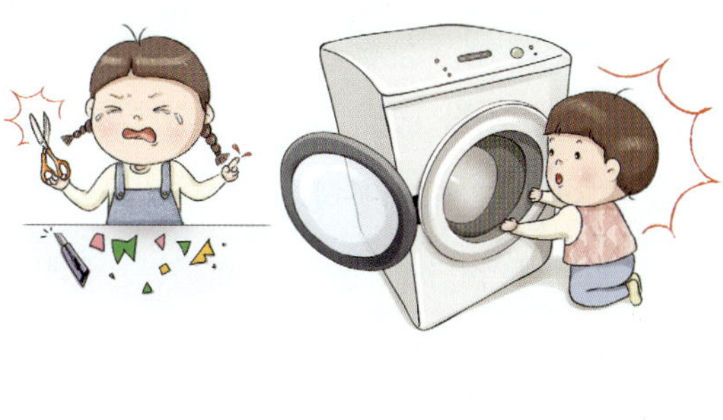
학령기	• 음식을 해먹으려다 화상 사고 • 뛰다가 넘어지거나 미끄러지는 사고 • 수영장에 준비운동 안하고 들어가 익사사고 • 목욕탕에서 미끄러지는 사고 • 호기심으로 욕실에서 드라이기로 장난치다 감전사고 • 장난치다 교통사고 등	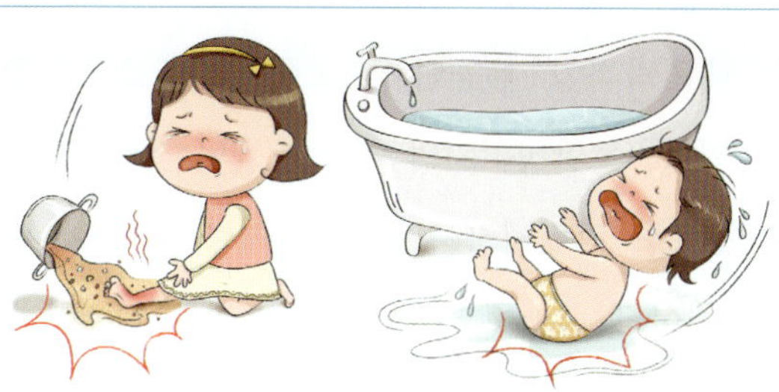

던, 혹은 잠복하고 있지 않았던 감염이 입원기간 중에 의료기관에서 의료행위를 통해 각종 세균에 의한 감염을 말한다. 병원은 언제나 감염원과 피 감염원이 동거하고 있는 상태이므로 늘 공기감염, 접촉감염의 위험에 노출되어 있다. 원래는 황색포도상구균에 의한 병원감염이 대부분을 차지하고 있었으나, 오늘날 각종 항생물질의 개발에 따라 병원감염의 원인균이 녹농균, HB바이러스감염으로 바뀌고 있다. 주로 요로감염, 폐렴, 패혈증, 수술부위감염, 정맥주사부위감염 등으로 최근 병원감염률이 증가하고 있다.

의료진의 가장 중요한 병원감염 예방법은 올바른 손 씻기이다. 손 씻기 뿐만 아니라 의료진이 분비물이나 적출물 등을 만질 때 의복에도 묻지 않도록 해야 한다. 병원감염의 가능성은 도처에 있으며, 의료인을 통한 감염이 상당한 비율을 차지하므로, 의료인 자신을 위해서나 환자를 위해서도 세심한 주의를 기울여 병원감염 예방에 노력해야 한다.

2) 표준 예방지침

모든 환아 간호에 적용하는 것으로 의료인이 손상된 피부나 점막을 통해 분비되는 체액(혈액, 분비물, 땀을 제외한 배설물)에 의해 감염되는 것을 예방하기 위한 지침으로 손 씻기와 같은 내외과적인 무균법과 보호장비(마스크, 장갑, 가운, 보안경 등)의 사용이 필수적이다. 가장 중요한 감염예방은 손 씻기이다(그림 1-2).

혈액이나 체액에 오염된 손은 비누나 소독수를 이용하여 흐르는 물로 문지르면서 30초 이상 씻어야하며 수건보다 일회용 종이 타월로 닦는 것이 좋다. 오염물질과 접촉한 후, 환자 접촉 전후, 같은 환자라도 다른 신체부위를 만지기 전에는 반드시 손을 씻어야 한다.

손이 청결한 경우에는 장갑을 사용하는데 처치 시행 전, 시행 후에 장갑을 벗고 알코올 손 소독제로 30초 이상 손 씻기를 하고 완전히 건조 시켜야 한다. 또한 아동과 가족이 감염예방 행위를 수행할 수 있도록 교육하는 것도 매우 중요하다.

3) 전파근거 예방지침

역학적으로 감염력이 높은 병원체에 감염된 환자관리에 대한 지침으로 공기감염, 비말감염, 접촉으로 인한 감염환자에게 적용된다.

(1) 공기전파 예방

공기전파는 작은 입자로 된 병원체가 공기의 흐름에 의해 감수성이 있는 환아에게 전파되는 것으로 같은 방을 쓰는 경우 뿐 만아니라 병실 복도, 다른 층까지도 전파될 수 있다. 예를 들면 홍역, 수두, 결핵, 메르스 등이 감염될 수 있다.

병원체를 가진 환아를 격리하고 병실의 음압을 유지하고 병실 문을 닫아 두며 꼭 필요한 경우를 제외하고 이동을 제한하는 것이 좋다. 이동을 할 경우에는 마스크를 착용한다.

(2) 비말전파 예방

비말전파는 공기전파 보다는 큰 입자에 의한 전파로 환아가 기침, 재채기, 대화 또는 기관지경이나 흡인과 같은 방법으로 감염될 수 있다.

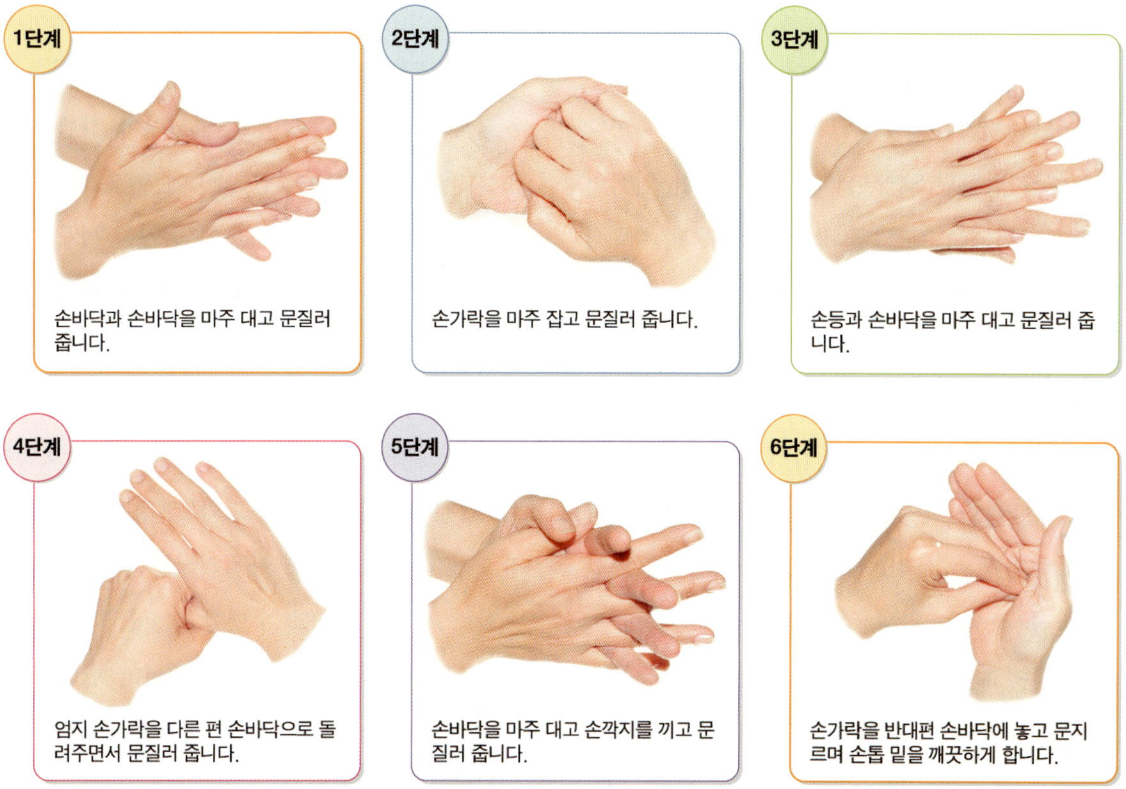

그림 1-2 바른 손씻기 6단계

예를 들면 수막염, 인플루엔자, 디프테리아, 백일해, 연쇄상구균성 인두염, 볼거리, 풍진, 성홍열 등이다. 환아 와의 거리가 1m 이내이면 반드시 마스크를 착용하는 것이 좋다.

(3) 접촉전파 예방

접촉전파는 치료과정에서 의료인의 손이나 피부와 직접 접촉 또는 간접 접촉으로 미생물이 전파되는 것이다. 예를 들면 로타바이러스, 단순 헤르페스, 농가진, 봉와직염, Parainfluenza virus, MRSA, Respiratory syncytial virus 등이다.

매 환아마다 장갑을 교환하고 오염된 물건에 접촉한 경우는 반드시 손 씻기를 해야 된다. 환아가 사용했거나 만졌던 물건은 매일 깨끗이 청소하고 세탁하고, 소독하여야하며, 감염된 환아에게 사용한 의료 기구는 다른 환아와 함께 사용하지 않아야 한다.

입원아동의 간호

1. 아동간호사의 역할

아동병동의 간호사는 질병간호뿐만 아니라 아동의 연령에 맞는 성장과 발달, 입원환경에의 적절한 적응, 가족의 요구를 중재할 필요성이 있다. 질병을 가진 아동의 언어적·비언어적 의사소통을 빨리 알아차리고 요구를 파악하여 중재하기 위해서는 간호사의 생리적, 신체적, 심리적 감각을 최대한 활용해야 한다.

아동의 간호문제에 따라 간호계획을 설정할 때는 인지발달단계에 따라 질병에 대한 인식이 어떻게 달라지는가를 알고 단계에 맞게 치료적 의사소통을 통하여 중재해야 한다.

아동병동의 간호사는 아동과 쉽게 다가갈 수 있도록 아동이 좋아하는 캐릭터나 작고 귀여운 동물이 그려진 유니폼을 입어 아동이 가지는 두려움을 완화 시켜주어야 한다. 또한 아동병원이라는 환경은 두려움보다 놀이장소처럼 편안한 환경 조성을 위해 주사실과 벽에 아동들이 좋아하는 캐릭터나 동물, 퍼즐 등의 그림 등으로 안정감을 조성해 줄 필요가 있다.

2. 입원이 아동에게 미치는 영향

아동의 입원으로 인한 스트레스는 입원 전, 입원 중 또는 퇴원 후에 나타날 수 있다. 또한 아동의 입원에 대한 적응정도를 예측할 수 있는 요인으로는 과거의 질병경험, 연령, 또는 지적성숙, 질병에 대한 개념이 있는데 이 중 아동의 질병에 대한 개념정도가 가장 큰 영향을 미친다.

1) 개인적인 요인

어린아동에게 장·단기적인 입원은 아동에게 부정적인 영향을 미칠 수 있다. 어린아동은 부모와의 분리로 매우 심각한 스트레스를 받게 되어 분리불안, 퇴행, 두려움, 공포, 분노발작, 거부, 수면장애 등을 경험하게 되고, 큰 아동은 부정적인 행동으로 스트레스에 반응하기도 한다. 그러므로 아동이 입원생활에 잘 적응하도록 하게 함으로서 부정적인 영향을 감소시킬 수 있다.

적극적이고, 활동적이고 의지력이 강한 아동은 소극적이며 수동적인 아동에 비해 더 잘 적응한다. 그러므로 입원적응에 취약한 아동인 소극적이고, 수동적인 아동에게 주의 깊은 관심과 적극적인 지지를 제공하여 입원생활 적응을 도와야 한다. 또한 부모와 함께 있을 수 있도록 배려하고 가족중심 간호 등 지지적인 간호행위로 입원생활의 적응을 도와 부정적인 영향을 감소시킬 수 있다. 또 아동의 신체적 손상을 최소화하고 자가간호를 수행할 수 있도록 격려하며, 아동의 독립성을 존중해 주어야 한다.

2) 두려움과 불안

두려움과 불안은 아동의 연령, 성숙도, 대처능력, 이전 질병경험, 부모의 불안정도, 아동의 기질, 부모－아동의 관계, 종교, 입원에 대한 준비 정도에 따라 차이가 있다. 아동불안은 익숙한 사람과의 분리, 낯선 환경과 낯선 사람, 또래집단에서의 분리, 통증을 연상하게 하는 복장의 의료인, 치료적 처치와 관련된 통증, 신체적 손상, 통제력의 상실, 다른 아동의 고통스러운 모습 등에 의해서 발생하기 쉽다.

아동의 통증을 사정하고 아동이 낯선 환경에 빨리 익숙해지도록 장난감 등 친숙한 물건을 갖고 있을 수 있도록 하여 정서적 안정감을 제공하고 의료진의 복장과 진료기구에 아동이 좋아하는 캐릭터 등을 활용하여 거부감을 줄여준다. 또 치료에 대한 정보와 침습적인 절차와 검사에 대한 목적 및 절차 등에 대한 정보를 아동

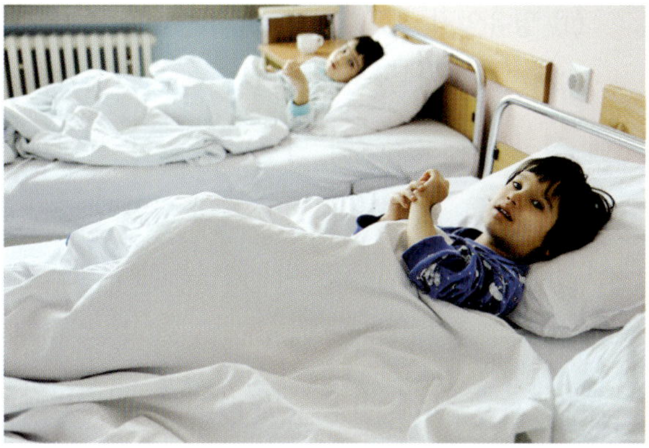

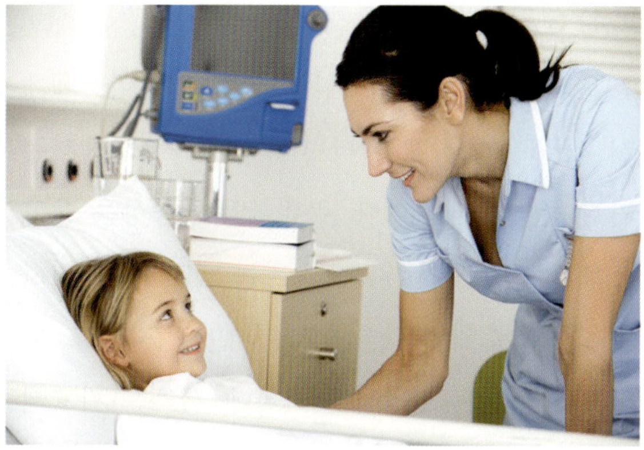

그림 1-3 입원이 아동에게 미치는 영향

의 발달 수준에서 이해 할 수 있도록 제공하여 신체손상의 두려움을 감소시켜준다. 통제력 상실을 최소화할 수 있도록 아동에게 가능한 범위 내에서의 선택권을 허용해준다.

3) 입원의 긍정적 효과

입원이 아동들에게 긍정적인 효과는 질병으로부터 회복되는 것이다. 입원은 아동에게 스트레스를 이겨낼 수 있는 기회를 제공해주고 스트레스를 견디고 나면 자신의 적응능력에 대해서 자신감을 갖게 된다. 또한 병원환경은 아동들에게 대인관계를 넓힐 수 있는 사회화의 경험을 제공한다(그림 1-3).

3. 아동의 발달단계별 입원스트레스

입원으로 인한 주요 스트레스 요인은 부모나 가족과의 떨어져야 하는 분리불안(separation anxiety), 통제력의 상실(loss of control), 신체손상(bodily injury) 및 통증(pain) 등이다.

질병이나 입원에 대한 아동의 이해와 반응 및 대응양상은 그 아동의 발달단계에 따라 다르게 나타나는데, 입원아동이 일반적으로 보이는 반응은 두려움과 불안, 통제감의 상실, 성장발달장애, 수면장애, 활동 및 식욕감퇴, 우울, 학습장애 등의 부정적인 경험이다(Box 1-1). 그러므로 간호사는 부모에 대해 자주 얘기해주고, 전화나 방문으로 자주 접촉을 유지시켜주고 부모의 분리기간을 단축시키기 위해서 부모가 다른 시간대에 번갈아가며 방문하게 함으로서 분리불안을 줄여줄 수 있다.

BOX 1-1 입원아동의발달단계별 스트레스 요인

- **영아**
  분리불안이 가장 큰 시기(6~30개월)
- **유아**
  통제력 상실이 가장 큰 스트레스
- **학령전기**
  자아중심적인 사고와 상상력이 결부되면서 신체적 손상에 대한 두려움이 가장 큰 시기
- **학령기**
  신체손상, 불구, 죽음 등에 대한 두려움이 많음(예후)
- **청소년**
  프라이버시에 상당히 민감하며 신체상의 변화에 대한 불안이 가장 큰 시기

1) 분리불안(Separation anxiety)

분리불안은 6~30개월인 영유아기 아동에게서 가장 뚜렷하게 나타나며 입원 시 발생하는 가장 큰 스트레스이다. 분리불안의 증상은 울고 부모와 떨어지지 않으려 하는 저항기를 거쳐 우울하고 주위에 관심이 없어지며 위축되고, 퇴행을 나타내는 절망기를 거친다. 다음은 간호제공자에게 친근하게 상호작용하는 협조적인 단계인 분리기를 거치는데 분리기는 입원아동에게서 흔하지 않다(Box 1-2, 표 1-2).

대부분 입원으로 인한 일시적인 분리와 같은 스트레스에 대해서 아동은 상당히 잘 적응하고 회복하며 영구적으로 부정적인 결과를 초래하는 경우는 드물다. 아동의 간호에 부모가 적극적으로 참여하도록 격려한다.

BOX 1-2 분리불안의 단계

- **저항기** : 울고 부모와 떨어지지 않으려 하는 시기
- **절망기** : 우울하고 주위에 관심이 없어지며 퇴행을 나타내는 시기
- **분리기** : 간호 제공자에게 친근하게 상호작용하는 시기

*분리기는 만족함이 아니라 피상적인 적응을 의미함

(1) 영유아기

영아는 발달단계별 특성 상 부모로부터 분리에 적절한 대응기전이 발달되지 않아 분리불안이 가장 큰 시기이다. 특히 8개월 미만의 영아에서 가장 큰 불안을 느낀다. 유아는 부모와 분리될 때 분노발작(temper tantrums), 식사, 수면 등 일상행동의 거부, 저항, 퇴행 등으로 나타난다.

(2) 학령전기

영유아기와는 달리 부모와 짧은 분리는 가능하나 질병으로 인한 스트레스인 치료와 관련된 신체적 제한, 강요 등 통제감상실로 인하여 분리불안이 나타나게 된다.

식사를 거부하고, 잠을 못 이루며, 부모가 보고 싶을 때 소리 내지 않고 울고, 부모가 언제 오는지 계속 질문하거나 다른 사람들을 멀리하는 행동을 나타낸다. 또는 장난감을 파괴하거나 다른 아이를 때리거나 일상적인 자기간호에 대한 협조를 거부함으로서 분노를 표현한다.

(3) 학령기

학령기아동은 분리에 대처를 할 수 있으나

표 1-2 발달단계별 분리불안의 원인과 증상

분류	원인 및 증상
영유아기	• 8~30개월 가장 흔하며 부모로부터 분리로 인함 • 분노발작, 수면, 식사거부, 일상행동 거부, 저항, 퇴행
학령전기	• 통제력 상실로 인함 • 식사거부, 수면장애, 공격적 행동, 일상생활거부, 절망
학령기	• 일상생활과의 분리에 대한 두려움으로 인함 • 외로움, 우울, 위축, 수동적 행동, 공격적 태도, 문제행동
청소년기	• 또래집단과의 분리와 통제력상실로 인함 • 일시적인 또래집단을 형성하기도 함

가장 큰 두려움은 일상생활과의 단절이며, "동료집단과 헤어져 있는 것" 즉 가족이나 학교생활로부터의 분리에 대한 두려움의 반응이다. 학교로 돌아갔을 때 동료들과 적응하지 못할 것을 걱정하여 외로움, 우울 등을 보인다.

또한 독립심(independence)을 성취하려는 목표를 매우 중요하게 여기고, 주위로부터 "남자다움", "강하고 용감한 남자"라는 문화적인 기대 때문에 남아들의 경우 특히 스트레스를 참거나 위축되거나 수동적으로 수용하는 자세로 받아들이는 경향이 있다. 그러나 그들의 내재된 부정적인 감정은 짜증, 공격적 태도와 문제행동으로 표출하기도 한다.

(4) 청소년기

청소년기에는 또래집단과의 분리에서 두려움을 느낀다. 집단에서의 소외, 리더십 또는 통제력 상실 등의 이유 때문에 심각한 정서적 위협이 된다. 질병으로 입원한 청소년은 동료집단과 분리되는 동안 병원에 입원한 환경에서 일시적인 또래집단을 형성하여 이득을 얻기도 한다.

2) 통제력의 상실 (Loss of control)

자신에게 통제력이 없다고 느낄 때 무력감을 느끼게 되는데 입원으로 인한 입원으로 인한 통제력의 상실은 아동에게는 위화감을 증가시키고 적응능력에 영향을 미칠 수 있다. 그러므로 아동에게 성장에 도움이 되는 병원환경을 조성하기 위한 통찰력 있는 준비가 없으면 아동의 발달은 지연되며 최악의 경우에는 영구적인 발달지연을 초래할 수 있다.

아동에게 발달단계에 맞는 간호계획으로 선택의 기회를 주고 의사결정에 참여시키고 자가간호를 하도록 격려해야 한다(표 1-3).

(1) 영아

영아기는 인격형성의 가장 기본 속성인 신뢰감(trust)을 발달시키는 시기이다. 일관적이지 못

표 1-3 발달단계별 통제력 상실의 원인과 증상 및 간호

분류	원인 증상 및 간호
영유아기	• 일관적이지 못한 양육, 양육행동의 변화, 부모와 분리, 의학적인 처치로 인함 • 분노발작, 거부, 퇴행
학령전기	• 신체활동 제약, 강요된 의존성, 변화된 일상으로 인함 – 간단하고 절절한 언어와 그림으로 설명 • 아동의 생각을 표현하도록 돕기
학령기	• 가족역할변화, 신체적 불구, 죽음공포, 영구적 손상, 또래친구상실 등으로 인함 • 우울, 적대감, 좌절감 등 감정표현 – 정적인 게임, 수집하기, 등 활동장려와 간호계획에 참여, 그보다 나이 어린 아동과 방 함께 쓰기
청소년기	• 정체감 위협하는 요소(신체능력 제한, 지지체계로부터 분리로 인함) • 거부, 비협조, 분노, 좌절, 자기주장으로 표출 – 지적능력과 기존지식에 맞춰 정보제공

한 돌봄(inconsistent care)과 일상생활의 변화에 의해 영아에게 불신감(mistrust)이 형성될 수 있고 통제력(control)이 감소할 수 있다.

(2) 유아

유아기는 운동기술(motor skill)이나 놀이 대인관계 일상생활활동(activities of daily living) 및 의사소통 등 대부분의 행동에서 자율성(autonomy)을 획득하기 위하여 노력하는 시기이다. 자기중심적인 쾌락(pleasures)을 추구하는데 입원으로 인하여 양육행동의 변화, 부모와의 분리, 의학적인 처치 등 장애가 발생하면 분노발작(temper tantrums), 거부증(negativism), 퇴행(regression)등과 같은 부정적인 반응을 나타낼 수 있다.

(3) 학령전기

학령전기아동은 자기중심적이고 솔선감을 형성하는 시기로서 신체활동의 제약(physical restriction)이나 변화된 일상생활과 강요된 의존성(enforced dependency)으로 인해 통제력을 상실하여 어려움을 겪는다.

학령전기아동은 모든 경험을 신비적으로 생각하는 경향이 있으므로 어떤 사건을 이해하는 능력이 제한되고 질병이나 입원의 원인을 실제 또는 상상 속에서 지은 죄에 대한 징벌로 생각하고 수치심이나 죄의식 두려움을 갖기 쉽다. 그러므로 치료과정을 인지능력에 맞는 간단하고 적절한 언어와 그림 등으로 설명하고 아동의 생각을 표현하게하고 잘못된 것에 대해 쉽게 이해할 수 있도록 돕는다.

(4) 학령기

학령기는 독립심과 생산성을 성취하기 위해 노력하는 시기이므로 통제력을 감소시키는 일에 특히 민감하다. 가족의 역할변화, 신체적 불구(disability), 죽음에 대한 공포, 영구적 손상, 또래친구의 인정을 상실당하는 것, 스트레스에 대한 부적응 등의 요인들이 통제력을 상실케 한다.

활동적인 학령기 아동은 강요된 침상안정, 프라이버시 상실, 의존적인 이동시 등으로 인하여 안전감에 직접적인 위협감과 권태감을 경험하게 되는데, 우울, 적대감, 좌절감 등의 감정으로 반응한다. 그러므로 아동이 통제할 수 있는 범위를 강조하면서 연령에 맞는 정적인 게임이나 수집하기 등의 활동을 장려함으로써 신체적인 제한에 적응할 수 있도록 도와줄 수 있다. 또한 시간표 짜기, 평상복입기, 음식과 취침선택, 동년배나 그보다 어린아동과 방 함께 쓰기, 간호계획에 참여시키기 등을 통하여 통제력 상실을 최소화 할 수 있다.

(5) 청소년기

청소년기에는 독립성 자기주장 및 자유를 추구함으로써 정체감을 확립하는 시기이다. 이것을 방해하는 요소는 그들에게 정체감을 위협하고 그 결과 통제력의 상실을 가져올 수 있다.

질병은 신체적인 능력을 제한하고 입원은 일상적인 지지체계로부터 그들을 단절시키므로 질병과 입원은 상황적 위기를 초래하여 청소년은 거부, 비협조, 분노, 좌절, 자기주장 등으로 표출한다. 청소년은 자신과 관련된 정보제공과 제공방법에도 민감하므로 청소년의 욕구와 지적능력과 기존지식 등을 사정하여 맞춤형 정보를 제공해줌으로서 적응을 도울 수 있다.

3) 신체손상과 통증(Body injury and pain)

아동기에는 일반적으로 신체의 손상과 통증에 대한 공포를 갖는데 이러한 공포를 경험한 아동은 그 효과가 장기간 지속된다. 그러므로 치료과정을 설명하고 인지능력에 맞는 간단하고 적절한 언어 사용과 그림 등으로 설명하고 아동의 이해한 것을 표현하게하고 잘못된 것에 대해 쉽게 설명해 주어 공포나 부정적인 경험을 최소화한다(표 1-4).

(1) 영아

영아의 통증반응은 울음이나 심박동수, 손바닥에 땀, 혈압, 산소포화도 등 다양하다. 그리고 통증의 가장 일반적인 표현은 몸부림, 안면표정으로 표현한다.

(2) 유아

유아기의 통증반응으로는 얼굴을 찡그리기, 입술과 이를 악물기, 눈을 부릅뜨기, 몸을 흔들고 비벼대기, 물거나 차거나 때리거나 도망가기 등의 행동이다. 유아기에는 아픈 부위를 가르칠 수 있으며, 귀나 구강검사처럼 고통이 없는 치료절차에도 고통을 주는 치료절차에 반응하는 것과 같이 상당한 불안을 일으킨다.

(3) 학령전기

"추운날씨에 네가 밖에 나갔기 때문에 감기에 걸린 거야"의 예처럼 자신의 구체적 행동을 질병의 원인으로 생각하고, 입원이 그들의 행위나 생각에 대한 처벌이라는 죄의식을 느낀다. 또 신체경계에 대한 구분이 불분명하여 상처에 대한 심각성이 커져 주사 후에 피가 나는 것을 두려워한다. 이때 설명과 반창고를 붙여주면 보이지 않기 때문에 안심을 하게 된다. 학령전기 아동은 설명이나 전환요법과 같은 사전중재가 효과적이다.

(4) 학령기

학령기아동들은 통증의 위치, 강도, 특징에

표 1-4 발달단계별 신체손상과 통증에 대한 반응

분류	신체손상과 통증에 대한 반응
영유아기	• 영아 : 울음, 심박동수, 땀, 혈압, 산소포화도, 몸부림, 안면표정 • 유아 : 얼굴 찡그림, 입술과 이 악물기, 눈 부릅뜨기, 몸부림치기, 물거나 차거나 도망가기
학령전기	• 신체경계가 불문명하여 상처나 피나는 것에 대한 두려움 심각 – 설명이나 전환요법
학령기	• 통증위치, 강도 특징 표현 – 처치의 잠재위험, 신체상실 두려움
청소년기	• 신체상변화에 대한 두려움 – 통증에 대한 통제력을 가지고 있음

대해 얘기할 수 있고, 질병의 경중도나 신체부분의 중요성, 처치의 잠재적 위험, 신체일부의 기능상실이나 신체손상이 일생동안의 불구를 가져 올 수 있다는 것과 죽음의 의미를 알게 된다. 학령기에는 처치가 가져올 수 있는 잠재적인 위험이나 이익에 관심을 갖는다. 또 죽음이 불가역적임을 알게 됨으로서 마취의 과정에 대하여 두려움을 가진다.

(5) 청소년기

청소년기에는 질병으로 인한 신체상(body image) 변화에 대한 불안감이 가장 높다. 동료들로부터 고립당할 만한 변화를 가장 두려워한다. 심지어 생명을 위협하는 심각한 질병이라도 눈에 보이는 신체적 제약을 남기지 않는 경우 청소년들은 덜 심각하게 여긴다. 또 청소년들은 통증에 대하여 상당한 자기 통제력을 가지고 있어 표현을 잘 안한다.

4. 입원아동을 가진 가족의 반응

1) 부모의 반응

아동의 질병에 대한 부모의 반응은 처음엔 아동의 질병이 갑작스럽고 심각할수록 믿지 않으려는 반응을 나타낸다. 질병을 인식한 후에는 분노와 죄의식을 갖고 자녀의 질병원인에 대하여 자기비난을 하거나 잘못된 행위에 대하여 다른 사람에게 분노를 투사하여 나타낸다. 부모들이 나타내는 공통적인 감정들은 공포, 불안, 좌절, 두려움, 우울, 아동의 미래의 안위, 입원으로 인한 경제적인 부담 등이다.

2) 형제들의 반응

입원한 아동이 있는 가정의 형제들은 외로움이나 공포 걱정 등을 경험하며, 분노, 질투로서 반응한다. 다음은 입원한 반응에 더 큰 영향을 미치는 요인이다.

특히 형제의 입원으로 인해 외부에서 돌봄을 받고 있거나 부모들의 반응이나 대우가 입원 전에 비해 다르게 느끼는 경우, 또는 자신도 병에 걸릴까봐 두려워하는 경우, 입원한 아동과 형제가 정서적으로 밀접했던 경우나 형제가 입원한 상황에 대해 정보를 알지 못한 경우에 형제들의 반응은 더 해질 수 있다.

그러므로 형제자매를 입원아동의 간호에 참여시킴으로서 소속감을 느끼게 하고, 연령에 따라 적절한 정보를 제공하여 자유로운 병원방문과 부모참여 모임에 참여할 수 있도록 함으로서 입원아동의 형제를 지지할 수 있다.

5. 입원아동과 가족을 위한 간호

1) 불안 완화

아동의 입원에 따른 부모의 불안을 감소시키기 위해서 병원에 대한 전반적인 정보를 제공하고 아동의 간호에 부모를 적극적으로 참여시키는 것은 아동과 부모의 불안을 완화하고 통제감을 증진시킬 수 있다.

입원아동의 불안을 최소화하기 위해 부모가 아동의 간호에 참여하는 경우 적절한 교육과 실습을 통해 올바른 간호를 수행할 수 있도록 격려와 감독이 필요하다. 부모의 역할이 간호에 치우치지 않고 책읽어주기, 안아주기, 등 아동의 정서적인 면에도 소홀함이 없도록 격려해야 한다.

2) 통제력상실 예방

부모는 아동의 건강상태에 대한 설명을 듣고 의사결정에 참여할 권리와 책임을 가지고 있지만 치료에 대한 지식 및 정보부족 등으로 통제력을 상실하게 된다. 간호사나 의료진은 부모의 수준에서 알아들을 수 있는 용어로 쉽게 정보를 제공하여 부모가 이해하고 결정할 수 있도록 하여 통제감을 증진시켜 주어야한다. 아동에게도 가능한 의사결정에 참여시키고 자가 간호를 격려하는 것이 좋다(Box 1-3).

3) 부담감의 완화

부모는 입원아동의 간호 요구에 대처하기 위해 신체적, 사회·심리적 부담감을 경험한다. 그러므로 가족 구성원을 지지하기 위해서는 보호자가 지치지 않도록 다른 가족과 교대할 수 있도록 계획을 세워 역할을 분담하고, 같은 병동의 보호자들끼리 서로 도울 수 있도록 보호자 모임을 이용할 수도 있다.

부모는 아동의 고통을 보며 자신의 잘못이라는 죄책감과 분노를 경험하게 되는데 이는 정상적이며 건강한 반응이라는 것을 강조하고 감정을 표현하게 함으로서 사회·정서적 부담감을 줄일 수 있도록 한다. 또한 부모의 역할을 잘하고 있다는 긍정적 강화와 통제 가능한 측면을 강조하여 대처를 도움으로서 부모의 성취감과 자아존중감을 증진시킬 수 있다.

BOX 1-3 통제력상실 예방

- 활동의 자유를 제공
- 아동의 일상생활을 유지
- 독립심 증강
- 이해력 증강
- 발달상의 적절한 환경제공

4) 신체손상 예방 및 감소

아동들은 신체상의 변화, 장애, 죽음에 대한 두려움을 갖는다. 일반적으로 고통을 동반하는 치료과정에 대한 준비가 되어있거나 성장발달 단계별로 치료의 기술을 조정한다면 신체손상에 대한 두려움을 감소시킬 수 있다.

아동은 생각이 드러나는 것을 두려워하므로 그림을 그리거나 인형을 사용하여 잘못된 생각을 표현하도록 하며 보호해준다. 치료과정을 설명할 때 아동이 이해할 수 있도록 인지능력에 맞게 간단하고 적절한 언어를 선택한다.

6. 입원아동과 가족의 의사소통

아동과의 의사소통은 주로 부모와 이루어지지만 면담 시 아동을 포함시킨다. 간호사는 면담이 진행되는 동안 영아와 어린 아동에게 관심을 주고, 놀이나 비언어적 방법을 사용하거나, 직접적 질문을 통해 의견을 말하도록 격려하여 면담에 참여시키는데 나이든 아동은 적극적인 정보 제공자로 면담에 참여할 수 있다. 의사소통은 아동의 발달 단계에 맞춰 이루어져야 한다.

1) 발달단계별 의사소통

(1) 영아기

영아는 말을 하지 못하기 때문에 울거나 웃음으로 표현하는 비언어적 의사소통법이 중요한 의사소통법이다. 이때 부모가 조용한 음성으로 달래주는 언어적 의사소통과 안아주기, 토닥여주기, 부드러운 신체접촉 등 비언어적인 의사소통으로 반응해주는 것도 중요하다.

(2) 유아 및 학령전기

유아는 모든 것이 구체적이고 사실과 환상을 구별하지 못하기 때문에 모든 현상을 있는 그대로 해석한다. 그러므로 단순하고 짧은 문장과 친숙한 단어, 발달수준에 따른 언어와 놀이를 사용하여 의사소통하는 것이 좋다(표 1-5).

학령전기 아동은 자기중심적이므로 의사소통의 중심을 아동에 두고 진료에 사용되는 진료기구 등을 직접 만지거나 시험해보도록 하여 두려움을 줄여주는 것이 좋다. 또 인형, 동물 등을 이용하여 이야기를 나누는 것이 좋으며, 잘못된 상상을 할 수 있으므로 정직하게 설명한다.

(3) 학령기

학령기 아동은 신체손상에 대해 민감하므로 모든 것에 대해 설명을 듣고 싶어 한다. 그러므로 궁금한 것에 대해 알 수 있도록 처치나 치료에 대한 전반적인 과정에 대해 설명해주어 적극적인 참여를 유도하고, 그들이 궁금해 하거나 불안해하는 것을 말로 표현하도록 격려하여 불안을 경감시키는 것이 좋다.

(4) 청소년기

청소년기는 아동기에서 성인기로 넘어가는 과도기적 성격을 가지고 있어 의사소통 시 분노, 비협조, 무분별한 행동 등 다양한 행동과 태도가 나타날 수 있으므로 그들의 용어나 말에 충고나 비판하기 보다는 경청하고 관심을 가지고 인정해주어야 한다. 또한 청소년기의 정체성 이동을 염두에 두고 의사소통을 시도하며 비밀을 보장 해 주어야하는 경우 한계에 대해서도 분명히 하는 것이 좋다.

표 1-5 발달단계별 의사소통

분류	의사소통 방법
영아기	• 영아 : 비언어적 & 언어적 의사소통 – 조용한 음성으로 달래주기, 안아주기, 토닥여주기, 부드러운 신체접촉 • 유아 : 단순하고 짧은 문장과 친숙한 단어, 발달수준에 따른 언어와 놀이로 의사소통
유아 및 학령전기	• 진료에 사용되는 기구 등을 직접 만져보도록 하여 두려움 감소 • 인형, 동물 등을 이용하여 소통
학령기	• 치료에 대한 전반적인 과정 설명, 적극적인 참여 유도, 궁금한 것이나 불안 표현하도록 격려
청소년기	• 의사소통 시 분노, 비협조, 무분별한 행동우려 있음 – 경청과 관심을 가지고 인정해주기, 비밀보장

2) 아동과의 의사소통 지침

- 대화 시 서두르지 않고 편안함을 느끼도록 시간적 여유를 준다.
- 아동이 부끄러워하거나 회피하면 부모에게 먼저 말을 건다.
- 처음부터 과도한 미소, 오랜 눈 맞춤, 신체접촉은 피한다.
- 긍정적으로 지시하고 제안한다.
- 나이든 아동과는 개별적인 면담을 하며, 사생활을 존중한다.
- 처음에는 아동에게 직접 묻는 대신 장난감, 인형과 같은 동물을 이용한다.
- 아동에게 익숙한 물건을 이용하여 접근한다.
- 대화 시에는 아동의 말에 경청하고 비평하지 않으며, 지킬 수 있는 약속만 한다.
- 아동의 눈높이로 자세를 낮춘 상태에서 대화한다.
- 설명을 할 때는 명백하고 구체적이게 하는데 간단한 문장으로 이야기한다.
- 생각과 감정을 표현할 수 있도록 허용적인 분위기를 조성하다.
- 질문할 수 있는 분위기를 조성하고 질문에 솔직하게 응답한다.
- 발달 수준에 적합한 의사소통 기법을 활용한다.
- 가능한 칭찬을 많이 해주고, 아동이 선택할 기회를 주도록 한다.

3) 언어적 기법

(1) "나" 메시지(I message)

- "나"를 사용하여 원하는 행동에 대한 자신의 느낌을 전달하는 방법이다.
- "너"라는 말은 비판적이고 저항감을 유발할 수 있으므로 사용하지 않는다.
- "너"메시지 : "너는 치료에 무척 비협조적이구나!"
- "나"메시지 : "나는 네가 좋아지는 것을 보고 싶기 때문에 치료에 잘 협조해주었으면 좋겠구나." (그림 1-4)

(2) 촉진적 반응(Facilitative responding)

아동의 대화를 듣고 느낌이나 진술내용을 다시 아동에게 반영하는 것이다.

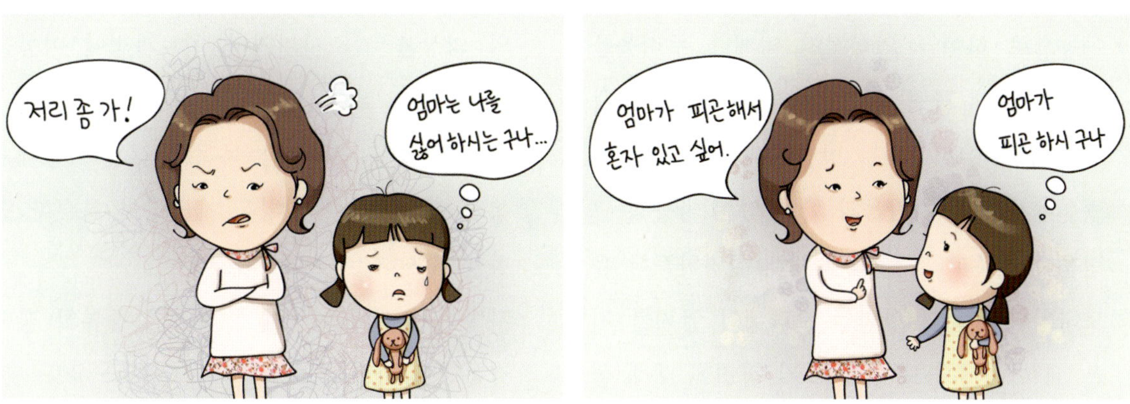
저리 좀 가!
엄마는 나를 싫어 하시는 구나...
엄마가 피곤해서 혼자 있고 싶어.
엄마가 피곤 하시 구나

그림 1-4 아동과의 의사소통

- "~때문에 네가~라고 생각하는 구나"라고 표현 할 수 있다(예, "나는 병원에 와서 주사 맞는 것이 싫어"라고 한 경우 이에 대한 간호사의 반응은 "그동안 병원에서 네게 행해졌던 아픈 기억 때문에 싫어하는 것이구나").

(3) 제 3자 기법(Third person technique)

- 제 3자를 참여시켜서 아동의 내적 느낌을 이끌어내는 방법이다.
- "사람은 많이 아프면 다른 사람들이 할 수 있는 일을 하지 못해서 화가 나고 슬프단다."라고 말하고 조용히 아동의 반응을 기다린다.
- "너도 그렇게 생각해 본 적이 있었니?"와 같은 질문을 하여 아동의 답변을 유도하기도 한다.

(4) 독서요법(Bibliotherapy)

- 남이 읽어 주거나 스스로 읽는 친숙한 행위를 통해 아동의 느낌과 관심사를 표현하도록 격려한다.
- 치료 혹은 지지과정에서 책을 사용하는 방법이다.

(5) 이야기하기(Story telling)

- 아동으로 하여금 의식적인 억제나 두려움을 느끼지 않게 하면서 사고영역을 면밀히 조사하기 위해 유도해내는 방법이다.
- 병원에서 다른 사람들과 함께 있는 아동의 그림을 보여주고 그 그림에 대해 설명하도록 유도하거나 신문의 만화를 오려내어 글씨를 지운 뒤 아동에게 보여 주고 각 장면에 대해 설명하도록 격려하는 방법이 있다.
- "병원에서 있었던 일"과 같이 어떤 사건에 대한 설명을 유도한다.

(6) 좋아하는 것과 싫어하는 것 말하기 (Pros and cons)

- 일정한 주제를 선정하여 좋은 점과 나쁜 점을 말하고 아동의 느낌을 표현하도록 유도하는 방법이다.
- 가족관계나 대인관계에 대한 많은 정보를 제공해준다.
- "병원에 있는 것"과 같은 주제를 제시하고 다섯 가지 좋은 점과 다섯 가지 나쁜 점에 대해 말하도록 한다.

4) 비언어적 기법

(1) 놀이(Play)

- 놀이는 아동에게 통용되는 언어이며, 아동에 있어 "일(work)"이라고 할 수 있다.
- 놀이는 아동과의 의사소통에 있어 관계를 맺는데 효과적인 방법이다.
- 아동의 놀이행동은 신체적·지적·사회적 발달과정에 대한 단서를 제공해 준다.
- 치료적 놀이는 질병이나 입원으로 인한 아동의 외상을 감소시키거나 치료과정에 아동을 준비시키기 위한 수단으로 사용된다.
- 지시적 놀이 : 특수한 목적을 갖고 아동에게 특정 장난감이나 상황을 제공하여 특수한 방향을 지시하는 놀이이다.
- 자발적 놀이 : 아동에게 다양한 종류의 장난감을 제공하고 스스로 놀 수 있도록 유도하는 놀이이다.

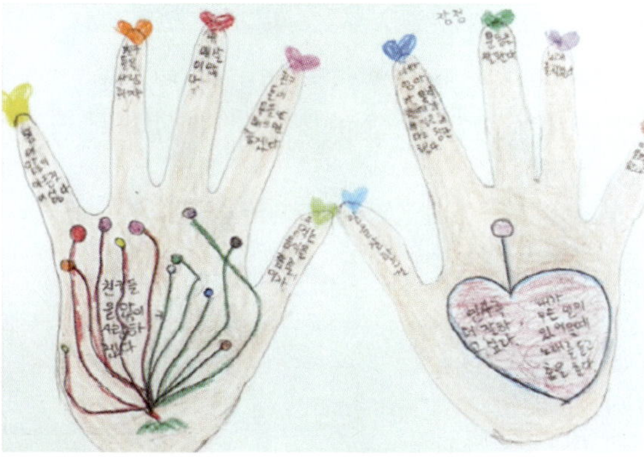
지시적 그림

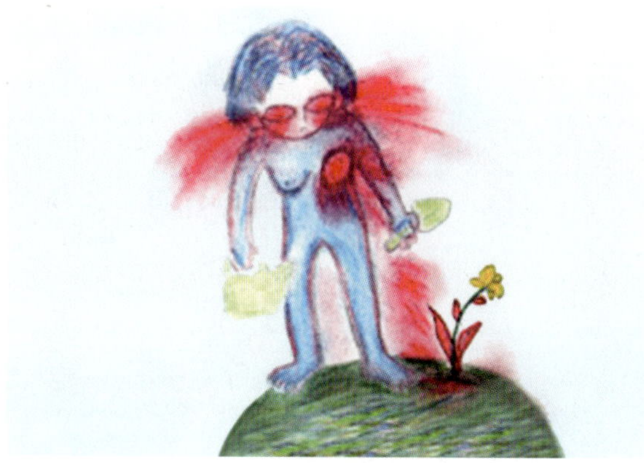
자발적 그림

그림 1-5 그림 그리기

(2) 그림그리기(Drawing)

- 가장 가치 있는 의사소통방법 중의 하나이다.
- 비언어적(그림을 바라보는 관점)요소와 언어적(그림에 대한 아동의 느낌을 말하는 것)요소를 동시에 포함한다.
- 아동의 생각에 따라 마음대로 그림을 그리게 하거나(자발적인 그림), 특별한 주제를 주고 그리도록 격려(지시적 그림)한다(그림 1-5).
- 아동의 그림은 그림을 통해 내부를 표현하기 때문에 아동과 관련된 많은 내용을 말해준다.

BOX 1-4 입원아동에게 놀이의 기능

- 낯선 상황에 친숙해지도록 해줌
- 낯선 환경에서 안정감을 느끼게 해줌
- 기분전환과 휴식을 제공
- 부모와의 분리로 인한 불안을 감소
- 집에 대한 그리움을 감소
- 신체부위, 기능, 자신의 질병, 불구 등에 대해 배울 기회를 제공
- 성장과 발달을 도움
- 치료적인 목적을 수행할 수 있는 기회를 제공
- 긴장을 완화시키고 감정을 표현할 수 있도록 하는데 도움

7. 입원아동의 놀이

1) 입원아동에 대한 놀이의 기능

아동에게 놀이는 신체적, 정서적, 인지적, 언어적, 사회적 성장발달 기능을 갖는다. 아동의 놀이는 입원생활에서 간호사와 효율적인 의사소통의 수단이 될 수 있으며, 의료진과 신뢰감을 형성하고 치료에 협조할 수 있도록 도와준다.

아동은 놀이를 통해 입원기간동안 발생하는 스트레스와 공포, 무료함, 외로움 등을 참아내고 입원으로 인한 심리적 손상을 완화시킬 수 있다(Box 1-4).

2) 놀이방과 장난감

- 놀이방은 자주 관찰 할 수 있도록 간호사실 가까이 두는 것이 좋다.
- 놀이방은 청결을 유지한다.

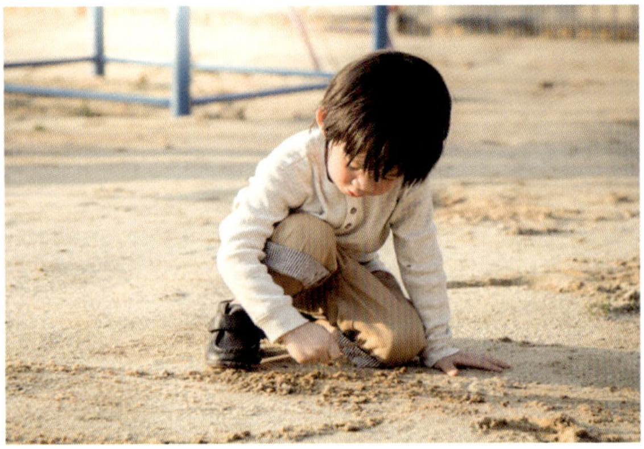

자연적 놀이

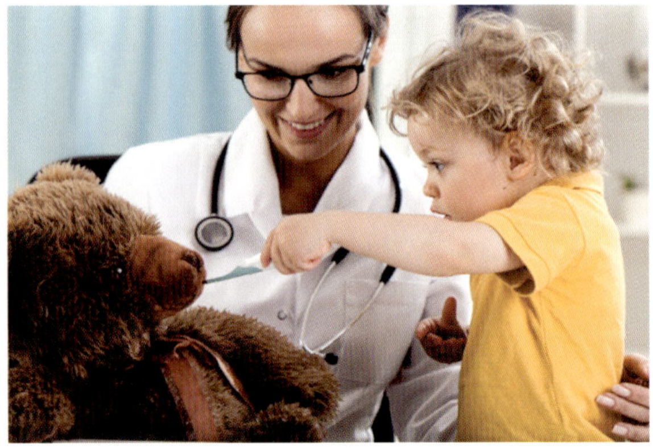

전환 놀이

그림 1-6 놀이의 유형

- 놀이방은 가능한 한 크면 좋고 방음장치를 하는 것이 좋다.
- 장난감은 아동이 좋아하는 것을 선택한다.
- 장난감은 연령에 적합한 것을 선택한다.
- 병원 물품을 장난감으로 활용할 수도 있다.

3) 놀이의 유형

놀이는 자연적인 놀이, 전환놀이, 치료적 놀이의 세 가지로 분류할 수 있다(그림 1-6).

- 자연적인 놀이 : 일반적인 장난감이나 주변의 물건을 가지고 논다.
- 전환놀이 : 고통을 유발하거나 싫어하는 치료적 절차를 시행하는 동안 활용하는 것으로 공포감과 신체적 통증을 경험하지 않을 수 있다.
- 치료적 놀이 : 정서적 부적응이나 발달상의 문제를 놀이를 통해 도와주는 심리치료방법으로 특별한 치료목적을 갖는다.

II 입원아동의 건강사정

건강력 수집

1. 면담

1) 부모 면담

간호사는 부모와의 신뢰관계를 형성하기 위하여 친절하고 사려 깊게 접근하고 전문인으로서의 믿음을 보여준다. 간호사는 부모 면담을 통해 건강사정의 목적과 절차를 설명한다(Box 1-5). 부

BOX 1-5 건강력 작성 : 자료수집

- 인구사회학적 자료 : 생년월일, 거주지, 부모의 학력과 경제상태 등
- 예방접종
- 건강검진 경력
- 임신기간 동안 모체건강 상태
- 신생아기 건강
- 생활양식과 건강행위(영양, 수면, 정상 활동과 운동)
- 성장패턴

BOX 1-6 면담 방법

- 명백하고 간결한 언어를 사용한다.
- 전문의학용어의 사용은 피한다.
- 개방식 질문을 한다.
- 성급한 변화를 보이는 몸짓은 피한다.

모들은 아동의 상태에 대해 불안스러워하기 때문에 도입기부터 일관성 있고 명료하게 진행해 나가는 것이 중요하다. 불안의 정도가 과도하거나 잠재되어있을 수 있고, 은폐되어 있을 수 있고, 적대감이나 부정적인 행동으로 나타나기도 한다. 부모의 사회문화적 배경을 고려하여 면담을 유도하고, 적극적인 경청을 통해 대상자의 특별한 문제를 찾아낼 수 있도록 한다. 심층면담을 통해 건강문제의 단서를 확인해 내고 여러 가지 의미 있는 반응들을 확인하고, 잠재된 문제들도 확인한다(Box 1-6).

2) 아동과 청소년

아동과 청소년을 자신의 건강문제를 스스로 관리할 수 있는 사람으로 간주하여 대우한다. 아동과 청소년의 의사 표현 능력을 관찰하고 평가한다. 아동의 연령에 맞는 단어 선택을 하고 공감대를 형성할 수 있는 간단한 대화와 적절한 유머를 사용한다. 아동과 대화를 나눌 때 눈높이에 맞추어 이야기 하며 천천히 아동의 이야기를 경청한다. 놀이를 통해 아동의 발달과 질병의 중요한 단서를 발견할 수 있으므로 어린 아동일수록 놀이를 통한 대화를 시도한다(Box 1-7).

아동의 사생활과 자존심을 존중하고, 그들의 불안이나 공포의 감정을 인정해 준다. 면담 결과는 솔직하고 명료하게 설명한다. 아동의 행동에 대해 정직하지 못한 칭찬은 오히려 신뢰성을 저하시키므로 타당하고 솔직한 칭찬을 한다. 신뢰관계가 형성되면 아동의 발달단계를 고려한 신체접촉을 통해 친밀감을 형성한다. 그러나 신체접촉이 역효과를 내는 경우가 있기 때문에 아동에 따라, 상황에 따라 적절히 사용하여야 한다.

발달사정

발달의 평가는 아동의 연령에 따라 그 목적이 달라진다. 신생아기에는 신경학적 이상을 찾

BOX 1-7 아동의 효과적인 의사소통 방법

- 아동-간호사간에 신뢰관계가 형성되어야 한다.
- 면담의 목적을 아동에게 설명한다.
- 의사소통을 격려하고 칭찬해준다.
- 대부분의 언어적 의사소통은 부모와 이루어지나 면담 시 아동을 제외해서는 안되며 면담이 진행되는 동안 영아와 어린아동에게 주기적으로 관심을 주어 면담에 참여시킨다.
- 부드러운 신체적 접촉, 조용하고 차분한 목소리로 이야기한다.
- 아동과 의사소통 시 아동의 발달수준에 적합한 언어를 사용해야 하며 단순하고 짧은 문장과 친숙한 단어를 사용하여 의사소통을 하되 구체적인 설명은 피하는 것이 좋다.
- 나이가 어린 아동은 의사소통시 자율성이 침해되기 쉬워 윤리적 딜레마에 빠질 수 있는 점을 고려해야 한다.

표 1-6 많이 사용되는 발달 선별 검사의 종류

검사방법	연령	특징
한국형 영유아 발달검사	4~71개월	한국 아동 대상 발달의 선별
서울 영유아발달 선별검사	0~4세	한국 아동 대상 발달의 선별
Denver Developmental Screening Test	0~6세	전 세계적으로 가장 많이 사용됨
조기 언어 선별 검사	0~3세	한국 아동 대상 언어 발달의 선별
Clinical Adaptive Test Clinical Linguistic and Auditory Milestone Scale(CAT/CLAMS)	0~3세	발달과 언어 선별
Peabody Picture Vocabulary Test	2.5~4세	언어선별검사
Infant Monitoring System	4~6세	발달에 대한 설문

아내는 데에, 영아기에는 운동, 감각, 인지 부분의 문제를 조기에 발견해 조치하는데 목적이 있다. 또 학령 전기와 학령기에는 학습과 사회적 문제를 발견하여 해결하는데 목적이 있다.

발달의 선별검사는 높은 민감도와 특이도가 있어야 하며 문제가 있는 아동을 정확히 선별해야 한다(표 1-6). 어느 한 가지 검사로 소아의 정서적 사회적 발달을 평가 할 수는 없으며 부모의 협조와 함께 정기적으로 선별검사를 하는 것이 가장 좋은 방법이다.

1. 한국형 영유아 발달검사

한국 영·유아의 발달상태를 객관적으로 평가하기 위해 대한소아과학회(2014)에서 개발한 검사이다. 우리나라 영유아의 특성과 문화적 배경을 반영하여 독자적으로 개발한 검사도구로 총 6개(대근육운동·소근육운동·인지·언어·사회성·자조영역)의 핵심적인 발달 영역을 평가하도록 되어있으며, 부모가 쉽게 답할 수 있는 부모 작성형 설문지로 구성되어있다. 평가도구 응답법도 '예·아니오' 단순응답에서 4가지로 세분화하여 쉽게 측정가능하다.

4~5개월용부터 16~17개월용까지는 대근육운동, 소근육운동, 인지, 언어, 사회성 등 총 5개의 발달영역을 다루고 있는 반면, 18~19개월용부터는 자조 영역이 포함된 6개의 발달영역으로 세분하여 발달지수를 산출하도록 되어있다(부록참조).

대상연령은 생후 4개월부터 71개월 사이의 영유아이며 4~5개월용, 6~7개월용 등은 2개월 간격으로, 24~26개월용, 27~29개월용 등은 3개월 간격, 36~41개월용부터는 6개월 간격으로 구성되어 있다. 검사 소요시간은 10분~15분 정도이며, 각 영역별로 8문항씩 총 40~48문항으로 구성되어 있다.

부모는 각 문항을 잘 읽고 영유아의 해당 능력을 어느 정도 할 수 있는지를 판단하여 '전혀 할 수 없다'(0점), '하지 못하는 편이다'(1점), '할 수 있는 편이다'(2점), '잘 할 수 있다'(3점) 중 알맞은 문항에 표시하고 점수화 한다. 각 영역 별 총점은 0점~24점 사이를 보이게 된다.

한국 영유아 발달선별검사(36~41개월용)

■ 다음 사항을 기재해 주십시오. 빈 칸에 작성하시고 해당 사항에 ☑표시 하십시오.

아이 이름		(남, 여)	설문 응답자	□어머니 □아버지 □할머니 □할아버지 □기타 ( )
생년월일	년 월 일 (조산아인 경우 출산 예정일 : 년 월 일)			
부모정보 (선택사항)	어머니	나이 : 만 ( ) 세	학력 : □대학원 이상 □대졸 □대학중퇴 □고졸 □중졸 이하	
	아버지	나이 : 만 ( ) 세	학력 : □대학원 이상 □대졸 □대학중퇴 □고졸 □중졸 이하	
아이가 신체나 기타 발달상의 문제가 있나요?			□아니오 □예 (있다면 구체적 병명은?)	

** 이 질문지는 만 36~41개월 유아를 위한 질문지입니다. 아이의 월령에 해당하는 질문지가 아닌 경우, 질문지를 교체해 주세요.

■ 각 질문 항목에 대하여 다음 네 가지 중 하나에 표기해 주십시오.
만약 아이가 질문 내용을 할 수 있는지 모르는 경우 직접 시켜보고 답해 주십시오.

잘 할 수 있다 ③	할 수 있는 편이다 ②	하지 못하는 편이다 ①	전혀 할 수 없다 ⓪

대근육운동

1	아무것도 붙잡지 않고 한발씩 번갈아 내딛으며 계단을 올라간다.	③ ② ① ⓪
2	큰 공을 던져주면 양팔과 가슴을 이용해 받는다. 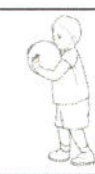	③ ② ① ⓪
3	세발자전거의 페달을 밟아서 앞으로 나갈 수 있다.	③ ② ① ⓪
4	선을 따라 똑바로 앞으로 걷는다.	③ ② ① ⓪
5	제자리에서 두발을 모아 멀리뛰기를 한다. 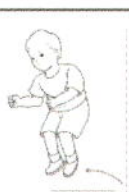	③ ② ① ⓪
6	아무 것도 붙잡지 않고 한발로 3초 이상 서 있는다. 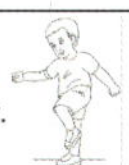	③ ② ① ⓪
7	보조바퀴가 있는 두발 자전거를 탈 수 있다.	③ ② ① ⓪
8	한발로 2~3 발자국 뛴다.	③ ② ① ⓪

소근육운동

1	자신의 옷이나 인형 옷의 단추를 푼다.	③ ② ① ⓪
2	원이 그려진 것을 보여주면 원을 그린다(그리는 과정의 시범을 보지 않고도 그려야 한다).	③ ② ① ⓪
3	종이를 두 번 연달아 접는다(접은 선은 정확하지 않아도 된다).	③ ② ① ⓪
4	그려진 점선을 따라 선을 그린다.	③ ② ① ⓪
5	사각형이 그려진 것을 보여주면 사각형을 그린다(그리는 과정의 시범을 보지 않고도 그려야 한다. 또한 각이 교차되도록 그리는 것은 괜찮지만, 둥글거나 좁은 각으로 그리 는 것은 해당되지 않는다).	③ ② ① ⓪
6	가위로 직선을 따라 똑바로 오린다.	③ ② ① ⓪
7	뚜껑을 돌려서 연다.	③ ② ① ⓪
8	십자(+)가 그려진 것을 보여주면 십자(+)를 그린다(그리는 과정의 시범을 보지 않고도 그려야 한다). 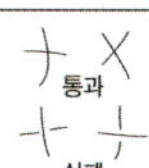	③ ② ① ⓪

결과표(36~41개월용)

아이 이름		(남, 여)	작성일	년 월 일
생년월일	년 월 일 (조산아인 경우 출산 예정일 : 년 월 일)			
설문 응답자		□어머니 □아버지 □할머니 □할아버지 □기타 ( )		

결과 요약

영역 \ 분류	1	2	3	4	5	6	7	8	총점	절단점 가	나	다
대근육운동										11	15	22
소근육운동										10	15	22
인 지										10	16	22
언 어										10	18	23
사 회 성										10	15	23
자 조										8	15	22

추가 질문

1=예 0=아니오

문 항	1(L)	2(L)	3(S)	4(S)	5(S)	6(S)
결 과	1 0	1 0	1 0	1 0	1 0	1 0

점수화

1. 점수화를 위한 채점 단계는 다음과 같이 4단계로 구성됩니다
   (잘 할 수 있다 = 3점, 할 수 있는 편이다 = 2점, 하지 못하는 편이다 = 1점, 전혀 할 수 없다 = 0점)
2. 각 영역별로 문항별 점수를 합하여 총점을 기록합니다.
3. 총점에 대한 평가는 각 영역별로 제시된 절단점에 근거하여 다음과 같이 네 가지로 평가합니다.
   ① 심층평가 권고 ② 추적검사 요망 ③ 또래 수준 ④ 빠른 수준

그림 1-7 한국형 영유아 발달검사(K-DST)

또한 한국형 영유아 발달검사의 특징적인 점은 신경발달장애를 탐지할 수 있는 항목을 다루는 추가질문이 포함되어 있어 아이가 해당 문제를 보이는지 여부를 판단하여 '예', '아니오'로 표시하는데 예라고 표시가 되면 심화평가를 권한다. 특이할 점은 추가질문에 뇌성마비와 발달성 언어장애, 자폐범주성장애의 변별과 연관된 몇 가지의 질문을 포함하여 "예"로 답한 경우 심화평가를 권고하고 있다. 그러나 평가결과를 선불리 평가하는데는 무리가 있다. 정밀검사 후 확진이 필요하다. 주의할 것은 37주 미만의 미숙아 경우에는 생후 24개월까지 실제 출생일 대신 출산 예정일을 기준으로 연령을 계산한다.

2. Denver developmental screening test

Denver developmental screening test(DDST)는 세계에서 가장 널리 활용되는 6세 이하 아동을 위한 발달 검사이다(Box 1-8).

아동의 잠재적인 발달문제 또는 고위험군을 선별하기 위해 고안된 것으로 다음의 네 가지 영역을 검사한다. DDST는 수정판인 DDST-R로

BOX 1-8 Denver developmental screening test(DDST)

- 영역
  - 개인성－사회성(Personal-social) : 다른 사람과의 어울림과 다른 사람의 요구에 대한 관심을 평가
  - 미세한 운동－적응(Fine motor-adaptive) : 눈과 손의 조정능력, 미세한 물체를 다루는 능력, 문제 해결하는 능력을 평가
  - 언어(Language) : 청력 및 언어의 이해와 표현 능력을 평가
  - 전체운동(Gross motor) : 앉기, 걷기, 뛰기 등의 대근육 운동을 평가
- 소요시간 : 15～20분
- 대상연령 : 0～6세
- 검사목적
  - 문제점이 있을 가능성이 있는 증상이 없는 아동들을 가려내기 위하여
  - 직감적인 의혹을 객관적인 방법으로 확인하기 위하여
  - 주산기에 문제가 있었던 아동들처럼 발달장애의 위험성이 높은 아동들을 감시하기 위하여
- DDST의 개념상 주의사항
  - DDST는 지능검사가 아니라 선별검사이다.
  - 현재나 장래의 적응능력이나 지적능력을 예측하는 것은 아니다.
  - 진단적 검사가 아니다.
  - 표준화된 방법으로 실시하여야 한다.
  - 검사자의 훈련이 필요하다.
  - 병력청취와 진찰을 동시에 실행해야 한다.
- 검사 시 유의사항
  - 부모나 아동과의 관계형성이 중요하다.
  - 부모에게 다음 사실을 잘 설명해준다.
    - 이 검사는 발달수준을 평가하는 선별검사이다.
    - 아동이 검사항목 전부를 수행할 수 있는 것은 아니다.
  - 아동을 편안하게 해준다.

BOX 1-9 Denver Ⅱ 검사 결과의 해석

- **Denver Ⅱ 점수의 해석**
  - 우수(advanced) : 연령선에 대해 완전히 오른쪽에 있는 항목을 통과(검사 대상아보다 나이 많은 아동들의 25% 미만이 통과)
  - 양호(OK) : 연령선이 25%와 75% 사이를 지나는 항목을 통과
  - 요관찰(caution) : 연령선이 75%~90% 사이를 지나는 항목을 실패 또는 거절
  - 지연(delay) : 연령선에 대해 완전히 왼쪽에 있는 항목을 실패(거절 포함)
- **검사의 해석**
  - 정상(normal) : 지연은 없고 요관찰 1개 이하
  - 의심(suspect) : 1개 이상의 지연이 있거나 2개 이상의 요관찰
  - 검사불가(untestable) : 연령선에 대해 완전히 왼쪽에 있는 항목 1개 이상에 거절을 보이거나, 75~90% 사이를 지나는 항목 1개 이상에서 거절을 보인 경우
- **의심과 검사불가의 결과를 보인 대상자에 대한 권유**
  - 1~2주 후 재검
  - 재검사 역시 의심이나 검사불가인 경우에는 다음에 기초하여 임상적 판단을 내린다.
    - 요관찰과 지연 항목의 수
    - 과거의 발달 정도
    - 임상 검사와 과거력
    - 의뢰할 자원의 이용가능성

개정되고 또 다시 수정을 거쳐 Denver Ⅱ로 명명되고 있다(Box 1-9). 24개월까지는 월별로, 그 이후부터 6세까지는 6개월 단위로 나눠어져 있다.

- 전체 운동(gross motor)
- 미세 운동(fine motor-adaptive)
- 언어(language)
- 개인 사회성(personal-Social)

검사종목 하나하나에 대하여 그림과 같은 막대표가 그려져 있고, 그 막대 위에는 25%, 50%, 75%, 90%의 표시가 있는데 그 %의 숫자는 그 연령의 아동 중 합격할 수 있었던 %를 의미한다. 즉 90%라고 하는 것은 그 종목에 대하여 그 연령의 90%가 합격이 된 것을 의미한다.

그 연령의 아동의 90%가 합격한 종목에 대하여 불합격한 경우에는 지연되는 것으로 보며

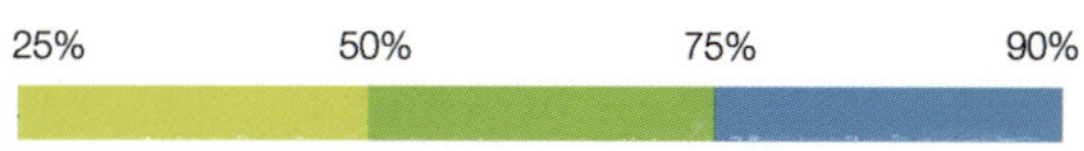

그림 1-8 Denver 검사의 막대표

그 막대 우측에 색깔로 표시해 준다. 한 분야에서 2가지 종목 이상에서 불합격인 경우에는 발달에 이상이 있음을 의미한다(그림 1-8).

연령 구분은 24개월까지는 개월로, 6세까지는 매 6개월로 나눈다. 미숙아는 그들의 현재 연령에서 재태기간을 빼어서 수정된 연령으로 검사한다. 예를 들어 예정일보다 4주 전에 태어난 9개월 된 아이는 $9 \times 4 - 4 = 32$주 / 8개월 수준으로 검사한다.

발달수준의 상대적 비교를 위해 각 영역별 최하기준과 최상기준 범위를 확립하기에 충분한 항목들을 검사하여야 한다. DDST에서의 항

목은, 통과하면 'P', 실패하면 'F', 거절하면 'R'로 점수화한다. 주의 항목을 파악하기 위해 연령선을 지나는 모든 항목들을 검사하여야 하며 발달지연만을 검사하기 위해서는 완전히 아동의 연령선 왼쪽에 있는 항목에 대해서만 검진한다.

유아나 학령전기 아동의 경우, 검사를 놀이처럼 소개한다. 아동의 주의력이 짧기 때문에 각 검사항목을 연속적으로 수행하고 한 번에 한 가지 장난감만을 이용한다. 아동이 피로, 질병, 공포, 부모와 멀어짐 등 때문에 수행을 거부하거나 지연하기도 한다. 아직 진단받지 않은 정신지체, 시력의 이상, 신경학적 문제, 또는 늦은 발달의 가족력 등도 아동의 검사 수행능력에 영향을 미칠 수 있으므로 반드시 고려한다.

검사를 마친 후 부모에게 아동의 수행 정도가 평상시와 같은 반응인지를 물어본다. 통과한 항목에 대해 먼저 이야기 해주고, 통과하지 못한 항목을 이야기 해준다. 만일 검사 결과가 부모의 진술과 다르거나 아동이 협조하지 않는다면 재검사 일정을 조정한다. 지연된 항목을 설명할 때 부모의 반응을 살피면서 추가 검사의 필요성을 설명하고 경솔한 안심은 삼가야 한다.

검사를 하기 전 아동과 부모 모두는 설명을 필요로 한다. 어머니에게는 이것은 지능검사가 아니며, 아동이 현재의 연령에서 무엇을 하는가를 관찰하도록 돕는 한 방법임을 명확하게 해준다. 검사의 목적과 의도가 충분히 전달되도록 모든 검사와 판별절차에 대해 부모에게 적절한

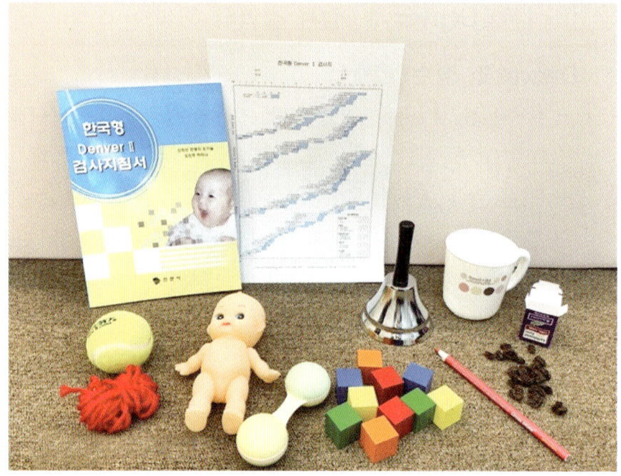

그림 1-9 Denver II 검사용 도구와 용지

정보를 주는 것은 간호사의 책임이다.

아동에게는 그것을 게임으로 보여 주어 검사를 준비하도록 한다. DDST를 자주 하는 것은 건강평가를 시작하는데 좋은 방법이다. 그 이유는 아동의 놀이에 대한 자연스런 활동을 이용하고, 고통스럽지 않고 잘 아는 절차이며, 비 위협적이기 때문이다.

아동은 쉽게 주의를 다른 데로 돌리기 때문에 한번의 kit에서 오직 하나의 장난감을 보여주고 빨리 검사를 수행하는 것이 좋다. 블록으로 빌딩 쌓기나 색깔 알아 맞추기 같은 장난감의 목적이 끝난 것은 백에 집어넣고, 다른 장난감을 가지고 온다. 발달 지연은 다음과 같은 경우에 볼 수 있다.

- 아동이 그의 능력을 사용할 의사가 없을 때
  - 피곤, 질병, 입원, 부모로부터의 격리, 공포 같은 일시적인 원인에 의한 경우
  - 아동에게 지시하는 하는 일에 대하여 전반적으로 할 의사가 없는 경우
- 그 종목을 합격할 능력이 없을 때
  - 전반적인 지연

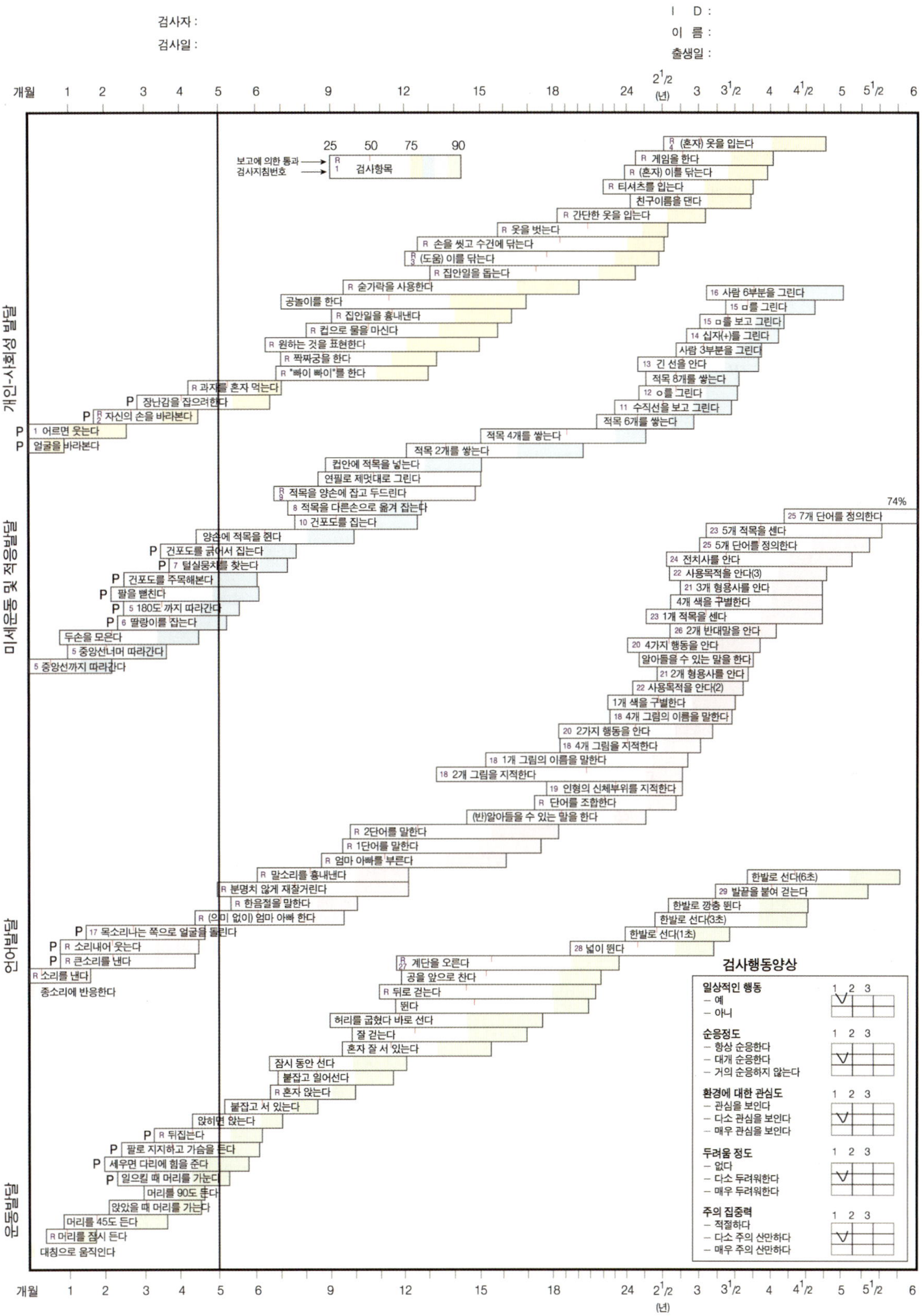

검사자 :
검사일 :
I D :
이 름 :
출생일 :
개월 1 2 3 4 5 6 9 12 15 18 24 2 1/2 (년) 3 3 1/2 4 4 1/2 5 5 1/2 6
25 50 75 90
보고에 의한 통과
검사지침번호
검사항목
개인-사회성 발달
(혼자) 옷을 입는다
게임을 한다
(혼자) 이를 닦는다
티셔츠를 입는다
친구이름을 댄다
간단한 옷을 입는다
옷을 벗는다
손을 씻고 수건에 닦는다
(도움) 이를 닦는다
집안일을 돕는다
숟가락을 사용한다
공놀이를 한다
집안일을 흉내낸다
컵으로 물을 마신다
원하는 것을 표현한다
짝짜꿍을 한다
"빠이 빠이"를 한다
과자를 혼자 먹는다
장난감을 잡으려한다
자신의 손을 바라본다
어르면 웃는다
얼굴을 바라본다
미세운동 및 적응발달
사람 6부분을 그린다
ㅁ를 그린다
ㅁ를 보고 그린다
십자(+)를 그린다
사람 3부분을 그린다
긴 선을 안다
적목 8개를 쌓는다
o를 그린다
수직선을 보고 그린다
적목 6개를 쌓는다
적목 4개를 쌓는다
적목 2개를 쌓는다
컵안에 적목을 넣는다
연필로 제멋대로 그린다
적목을 양손에 잡고 두드린다
적목을 다른손으로 옮겨 잡는다
건포도를 집는다
양손에 적목을 쥔다
건포도를 긁어서 집는다
털실뭉치를 찾는다
건포도를 주목해본다
팔을 뻗친다
180도 까지 따라간다
딸랑이를 잡는다
두손을 모은다
중앙선너머 따라간다
중앙선까지 따라간다
언어발달
74%
7개 단어를 정의한다
5개 적목을 센다
5개 단어를 정의한다
전치사를 안다
사용목적을 안다(3)
3개 형용사를 안다
4개 색을 구별한다
1개 적목을 센다
2개 반대말을 안다
4가지 행동을 안다
알아들을 수 있는 말을 한다
2개 형용사를 안다
사용목적을 안다(2)
1개 색을 구별한다
4개 그림의 이름을 말한다
2가지 행동을 안다
4개 그림을 지적한다
1개 그림의 이름을 말한다
2개 그림을 지적한다
인형의 신체부위를 지적한다
단어를 조합한다
(반)알아들을 수 있는 말을 한다
2단어를 말한다
1단어를 말한다
엄마 아빠를 부른다
말소리를 흉내낸다
분명치 않게 재잘거린다
한음절을 말한다
(의미 없이) 엄마 아빠 한다
목소리나는 쪽으로 얼굴을 돌린다
소리내어 웃는다
큰소리를 낸다
소리를 낸다
종소리에 반응한다
운동발달
한발로 선다(6초)
발끝을 붙여 걷는다
한발로 깡충 뛴다
한발로 선다(3초)
한발로 선다(1초)
넓이 뛴다
계단을 오른다
공을 앞으로 찬다
뒤로 걷는다
뛴다
허리를 굽혔다 바로 선다
잘 걷는다
혼자 잘 서 있는다
잠시 동안 선다
붙잡고 일어선다
혼자 앉는다
붙잡고 서 있는다
앉히면 앉는다
뒤집는다
팔로 지지하고 가슴을 든다
세우면 다리에 힘을 준다
일으킬 때 머리를 가눈다
머리를 90도 든다
앉았을 때 머리를 가눈다
머리를 45도 든다
머리를 잠시 든다
대칭으로 움직인다
검사행동양상
일상적인 행동 1 2 3
– 예
– 아니
순응정도 1 2 3
– 항상 순응한다
– 대개 순응한다
– 거의 순응하지 않는다
환경에 대한 관심도 1 2 3
– 관심을 보인다
– 다소 관심을 보인다
– 매우 관심을 보인다
두려움 정도 1 2 3
– 없다
– 다소 두려워한다
– 매우 두려워한다
주의 집중력 1 2 3
– 적절하다
– 다소 주의 산만하다
– 매우 주의 산만하다

그림 1-10 실제 검사지

- 청력 장애 같은 병적 원인이 있을 때
- 한 가지 또는 두 가지 분야에 있어서 가족적으로 발달이 늦게 이루어지는 형인 경우

지체(delay)를 설명할 때, 아동전문가는 부모의 반응을 조심스럽게 주시한다. 의심스러운, 혹은 비정상적 결과를 가진 모든 아동은 진단검사를 의뢰하기 전에 다시 판별검사를 하며, "이것이 우리 아이가 지체아란 것을 의미하느냐"라고 좀 더 심각한 질문을 하면 다음 진단검사 때까지 연기할 수도 있다.

아동전문가는 이런 상황 동안의 부모의 불안을 잘 알아야 하며 "다음번에는 더 좋아질 것이라고 믿는다"와 같은 그럴듯한 안심을 주는 것을 피한다. 차라리 부모에게 적절한 융통성과 관심을 가지고 정직하게 대답해주어야 한다. 그리고 아이의 발달상태에 관한 결론을 내리기 전에 아동을 세심하게 관찰할 필요가 있다. 만약 부모가 검사과정 중에 아이의 수행이 평상시 행동이 아니었다면 부모와 결과를 논의하거나 판정을 연기하는 것이 좋다. 이 경우, DDST는 아동이 좀 더 협조 할 수 있을 때로 다시 계획한다.

발달사정은 아동집단에서 아동의 발달 정도를 아는데 적용되는 효과적인 방법이지만, 검사자가 적절히 훈련되어 있지 않으면 판별검사에는 위험요소가 있다. 정신과 신체건강의 복합성은 어떤 하나의 지표로서 측정되어질 수 있는 것이 아니다. 아동의 전체 안녕에 대한 평가는 포괄적인 건강, 신체사정, 발달사정 결과를 통해 이루어진다.

III 입원아동 간호 및 처치

검사물 수집

입원아동의 검사물 수집은 아동의 건강사정을 위한 필수적인 과정으로 검사물 채취에 대해 사전 설명하여 아동이나 부모가 놀라지 않도록 하고 협조할 수 있도록 한다.

1. 혈액 검사물

혈액검사는 아동에게 매우 공포를 주는 경험이므로 심리적인 안정을 위해 격려하고, 혈액검사는 무균적으로 말초 혹은 중심정맥도관에서 채혈할 수 있다. 정맥천자부위는 성인과 동일하며, 발뒤꿈치 중앙부위를 선택한다.

중심정맥도관 혹은 포트를 삽입하고 있는 아동은 삽입관에서 채혈 가능하고, 나비바늘은 손과 전중부위의 정맥천자 시 가장 많이 사용한다. 경정맥과 대퇴정맥 천자 후 출혈이 멈출 때까지 3～5분간 압박하여 지혈시킨다. 채혈부위는 관류저하, 국소부종, 감염 및 지혈장애를 사정 할 수 있다(검사수치는 부록 참조).

발뒤꿈치 모세혈관천자

혈당(glucose), 빌리루빈(bilirubin), 적혈구 용적율(hematocrit) 측정 위해 사용한다. 검사물을 채취하기 전에 혈관을 찜질을 하여 확장시켜준다. 천자부위는 혈관분포가 많고 신경분포가 적은 부분으로 선택하고, 알코올로 소독하고 발은

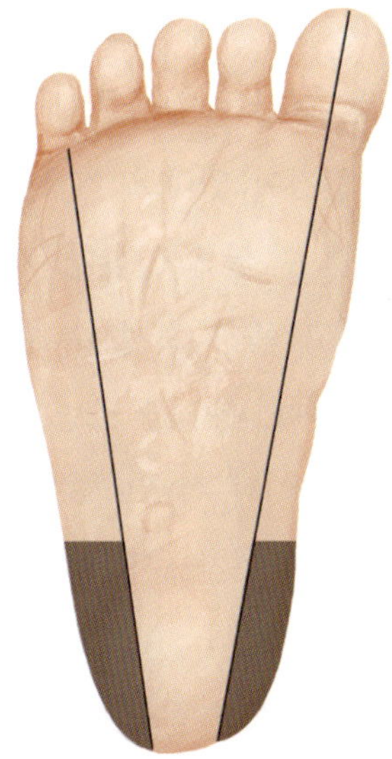

그림 1-11 발뒤꿈치 모세혈관천자 부위

단단히 잡고 천자한다.

채혈의 경계선은 넷째 발가락과 다섯째 발가락 사이에서 시작되는 가상선을 발뒤꿈치 측면에 평행으로 그어 내린다. 그 다음 엄지발가락 중앙에서 시작되는 가상선을 발뒤꿈치 가운데 면에 평행하게 그어 내린다(그림 1-11). 정확한 천자부위를 이용하고, 2mm 이상 깊게 천자하지 말아야 한다.

선천성대사이상검사 시 주의사항은 수유가 양호한 생후 3~7일이 권장되는 채혈시기로 생후 24시간이전에 채취 시 에는 생후 2주 이내에 재검이 필요하다. 통증을 완화시키기 위해서 모세혈관을 천자하기 전에 2분정도 자당을 묻힌 노리개 젖꼭지를 물려줌으로서 통증완화에 도움이 되도록 한다.

2. 호흡기와 인후 분비물

객담이나 코 분비물은 결핵, Respiratory Syncytial Virus 등의 호흡기계 감염을 진단하기 위해 필요하다. 나이든 아동이나 청소년은 기침으로 객담을 채취하거나 흡인을 이용하여 채취한다. 비인두채취법은 인후배양과 백일해균 검출을 위해 이용한다(표 1-7).

표 1-7 호흡기와 인후 분비물 검체방법

인후배양	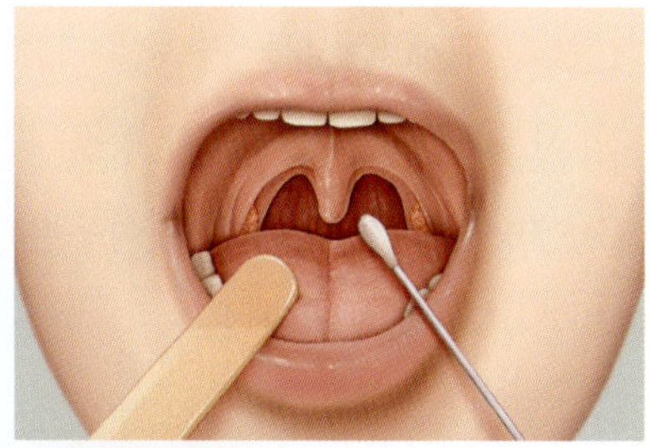
비인두검체	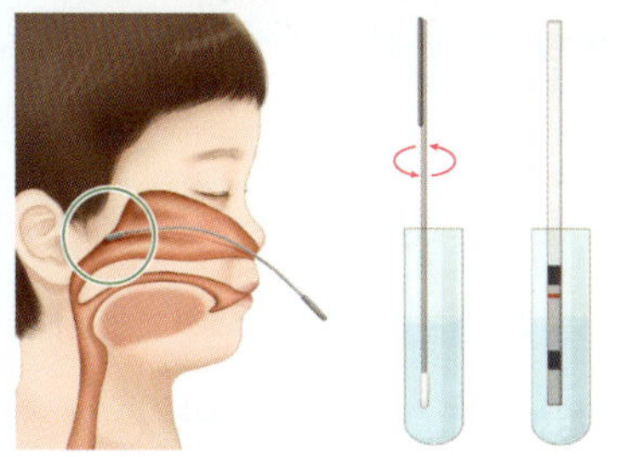
객담 검사물	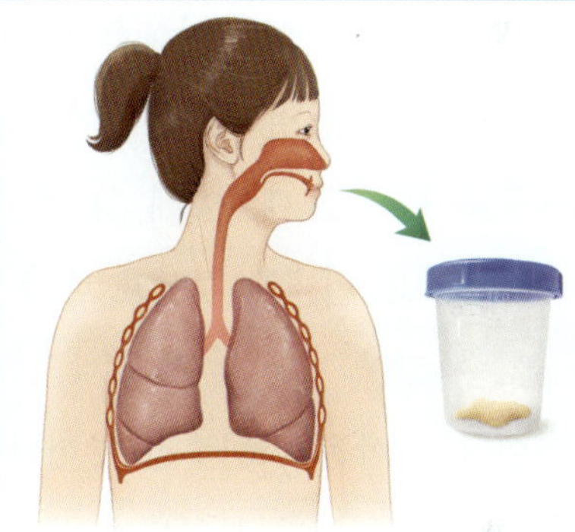

- **인후배양** : 입을 크게 벌리고 멸균면봉으로 인후를 닦아 검사함으로서 인후통과 편도염의 원인을 확인할 수 있다. 음식을 섭취하고 난 후에는 시행하지 않는다.
- **비인두배양** : 멸균면봉을 콧구멍을 통해 비인두 뒤로 삽입한 후 검사물을 수집하여 백일해를 확인할 수 있다.

- 객담 검사물 : 호흡기 감염 가능성 및 확인 및 진단을 위해 검사물을 수집하는데, 검사물 수집 시 마스크, 고글, 장갑 등을 착용하여 감염을 예방하고, 영아와 어린아동은 목 뒷부분에서 흡인하여 채취한다.

3. 소변 검사물

1) 일반 소변 검사물

일반 소변검사물은 소변 내 세균의 유무확인에 사용된다. 가능하면 아침 첫 소변 중간뇨를 채취해야 검사물에서 이상소견을 잘 확인 할 수 있다. 진단적 검사를 위해서 손을 씻은 후 회음부와 음경을 깨끗하게 한 후 소변 검사물을 모아 30분 이내에 검사를 해야 정확한 결과를 볼 수 있다.

영아나 유아는 소변수집 주머니를 착용하여 수집한다. 주머니가 부착되는 생식기주위 피부는 건조한 상태이어야 한다. 소변이 잘 나올 수 있도록 수분을 공급하는 것도 방법인데, 물을 너무 많이 주면 소변이 희석되어 소변성분의 수치가 부정확하므로 두 잔 이상 주지 않는다.

월경이 있는 여아는 검사물 채취를 연기하거나 검사지에 월경이 있다고 기록하여 검사수치를 정확하게 할 수 있도록 한다. 검사물은 30분 이내에 검사하고 즉시 보낼 수 없는 경우에는 냉장고에 보관한다. 청결한 소변을 채취하기 위해 여아는 앞에서 뒤 쪽으로 3회 이상 닦는다. 첫 소변은 버리고 중간뇨를 수집한다(그림 1-12).

2) 도뇨에 의한 소변 검사물

요로 폐색이나 신부전에 의해 무뇨 시, 비뇨기계 감염 의심 시, 멸균 소변 검체가 필요한 경우, 특수분석 검사를 위해 많은 양의 검체가 필요한 경우 도뇨관을 삽입하여 소변 검사물을 무균적으로 채취한다. 도뇨튜브는 영아기에 5~8Fr를 사용하고 나이가 늘수록 Fr 수치가 커진다.

3) 배양검사를 위한 소변 검사물

배양과 감수성 검사를 위한 소변 검사물은 멸균된 소변검체용기를 사용하여야 한다. 소변 배

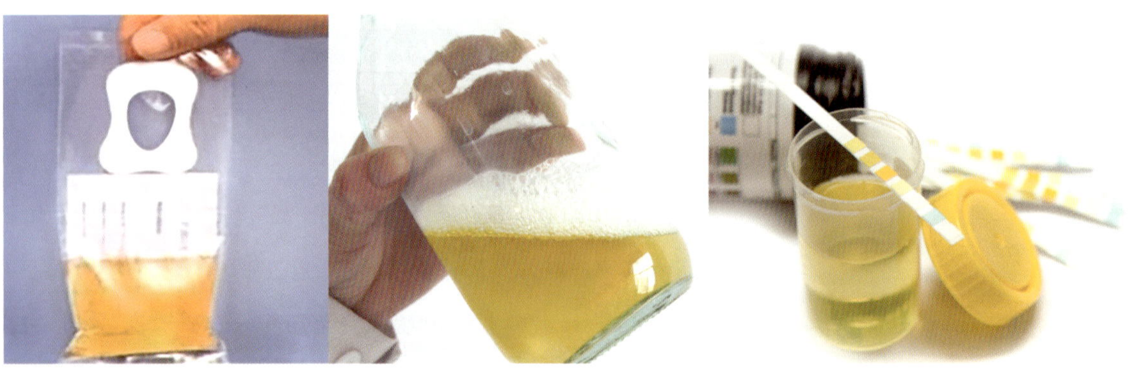

영유아 소변수집 주머니 24시간 채뇨 소변검체

그림 1-12 소변 검사물

BOX 1-10 24시간 채뇨시 주의사항

- 냉장고에 보관
- 한번의 소변이라도 버렸으면 보고하고 다시 시작한다.
- 시작하고 첫 소변는 버리고 끝날때의 소변은 받아서 함께 보낸다.

양검사를 위해서는 10~20cc의 소변이 필요하며, 채취한 즉시 검사실로 보내어 검사하도록 해야 한다. 시간이 지날수록 세균이 증식하기 때문에 시간을 오래방치하면 정확한 검사가 되지 못한다.

4) 24시간 소변 검사물

24시간 소변은 특정한 호르몬, 단백질, 전해질의 일일 분비량을 측정하기 위해 수집되며 채뇨를 위한 용기와 채뇨에 필요한 방부제(시약 : 톨루엔 HCL) 등은 검사실에서 공급받는다 (Box 1-10).

24시간 소변 검사물을 정확하게 받기 위해서는 첫 소변을 버려 방광을 완전히 비운 상태에서 시작하고, 마지막 소변까지 모아 방광을 비운 상태로 끝난다. 24시간 동안 받은 소변은 냉장고에 보관하고 대변으로 의해 오염된 경우에는 다시 시작해야 한다. 소변이 부주의로 일회라도 버려졌을 경우 처방한 의사에게 보고하고 처음부터 시작해야 한다 (검사수치는 부록 참조).

4. 대변 검사물

대변 검사물은 바이러스 유무, 대변의 ph, 당의 유무, 기생충과 세균 유무, 설사의 원인, 위장관의 기능 평가, 잠혈 확인 시에 시행한다. 대변검사 표본을 통해 채취하거나 직장에서 면봉으로 채취하거나, 관장을 통해 이루어진다.

아동과 가족에게 검사 이유, 대변 수집방법 등을 설명하여 협조를 구하고 불안을 감소시키도록 한다. 대변은 소변으로 오염되지 않도록 먼저 소변을 보고 변기를 비운 후 대변을 보게 한다. 기생충과 알을 검사하기 위해서는 냉장보관하지 않는다. 대변에 의한 피부자극을 막기 위해 회음부를 깨끗이하고 손을 씻어 병원체의 전파를 막아야한다 (검사수치는 부록 참조).

수술 및 처치 간호

1. 수술 및 처치에 대한 사전 동의

사전 동의는 처치를 수행하는 사람이 동의서를 받는데, 환아나 부모의 의사를 존중하는 윤리적인 과정으로 환아에게 수행하고자 하는 수술 및 검사나 처치 등 필요성, 방법, 장점, 위험성, 합병증에 대해 아동이나 부모에게 충분히 설명하여 동의서식에 서명하도록 하는 것이다. 모든 외과적 처치 및 침습적인 처치(요추천자, 골수천자, 흉관삽입)는 정보제공 동의서를 필요로 한다.

또한 사전 동의는 수술 및 위험요인이 있는 모든 침습적인 검사 및 처치를 시행할 때 반드시 받아야 하지만 위급한 의료적 처치나 법적 명령에 의한 경우는 사전 동의 없이도 시술을 수행 할 수 있으나 시행 후 동의서를 받는다.

2. 수술 및 처치 전 간호

아동은 자신과 직접 관계되는 것에 대해 설명을 듣고 싶어하므로, 간호사는 수술이나, 검사나 치료를 시행하기 전에 앞으로 시행할 것은 무엇이며, 아동이 해야 할 것은 어떤 것인지에 대해 아동의 발달단계에 맞추어 이해할 수 있도록 사실에 근거한 용어를 사용하여 설명해야한다. 아동이 신뢰하는 사람과 함께 있을 수 있도록 하여 정서적 지지를 할 수 있도록 해준다.

- 영아와 유아 : 환아가 부모와의 분리를 불안해하므로 분리되는 시간을 줄임으로서 두려움과 불안완화에 도움이 된다.
- 학령전기 : 친밀감을 높이고 기구사용으로 인한 불안을 감소시키기 위해 시청각자료를 이용하거나, 좋아하는 장난감이나 이불 등을 제공하여 분리에 대한 불안을 감소시킨다.
- 학령기 : 마취를 하는 경우 수술이 끝나면 깨어날 수 있다고 설명하고, 정확한 용어로 설명하고 필요하면 간략한 해부학 그림을 이용하며 질문할 시간도 충분히 제공한다.
- 청소년 : 치료절차의 필요성, 장점 등을 보충설명하고 치료절차가 외모에 어떠한 영향을 주는지 정보를 제공하고, 이를 최소화하기 위해 무엇을 할 수 있는지에 대해 토론한다.

아동이 처치하는 동안 협조하고자 노력하면 칭찬을 아끼지 않고 해주고, 아동이 선택할 수 있는 능력이 적절하면 선택권을 주도록 한다. 최근 유치원이나 초등학교에서도 응급처치에 대한 동의서를 미리 받아 응급시 빠른 대처를 하고 있다 (그림 1-13).

3. 수술 및 처치 시 간호

치료 및 검사 시에 아동의 협조를 얻기 위해 계속적인 격려와 지지가 필요하다. 간호사가 긍정적인 태도로 단호하게 접근하면 불안을 느낀 아동이라도 안정감을 얻는다.

아동이 분노, 불안, 두려움, 좌절 등의 감정을 표현하도록 허용하고 상황이 허락하면 아동을 과정에 참여시켜 협조를 얻는다. 절차과정에서 아동이 무엇을 느끼게 될 것인지를 실제 감각적인 용어로 설명하여 불안을 감소시킨다.

- 전환요법 : 아동이 흥미를 유발하는 어떤 활동에 몰입하게 하여 치료나 검사과정에 대한 관심을 분산시킨다.

4. 수술 및 처치 후 간호

수술 및 치료적 처치 시행 후에 부모와 간호사가 자신을 돌보고 있었으며 과정이 잘 수행되었다는 확신을 주는 것이 아동을 안정시킬 수 있으므로 필요하다. 수술이나 검사 및 처치를 하고 병실로 돌아온 환아는 혼자두지 않도록 하고, 활력징후가 안정될 때까지 15분 간격으로 지속적으로 활력징후를 측정한다.

활력징후의 변화, 쇼크, 출혈, 등 수술 후 부작용을 관찰하여 이상이 있으면 빠른 보고와 대처를 하는 것이 중요하다. 또한 정맥주사가 적당한 속도록 주입되는지 관찰하고, 섭취량과 배설량을 측정하여 수분과 전해질 불균형 증상을 관찰한다. 환아의 통증을 자주 사정하고 진통제로 조절하여줌으로써 환아의 안위와 통증

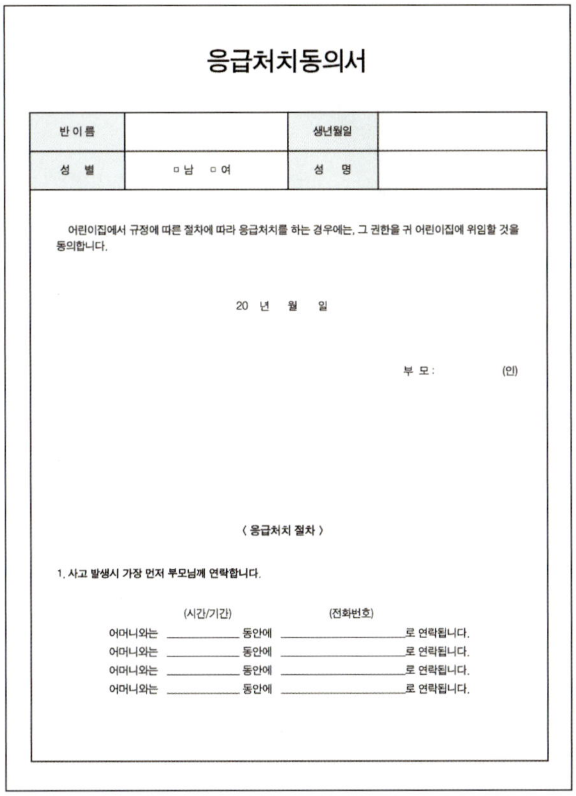

응급처치동의서

반 이 름		생년월일	
성 별	□ 남 □ 여	성 명	

어린이집에서 규정에 따른 절차에 따라 응급처치를 하는 경우에는, 그 권한을 귀 어린이집에 위임할 것을 동의합니다.

20 년 월 일

부 모 : (인)

〈 응급처치 절차 〉

1. 사고 발생시 가장 먼저 부모님께 연락합니다.

(시간/기간) (전화번호)

어머니와는 ________ 동안에 ____________ 로 연락됩니다.
어머니와는 ________ 동안에 ____________ 로 연락됩니다.
어머니와는 ________ 동안에 ____________ 로 연락됩니다.
어머니와는 ________ 동안에 ____________ 로 연락됩니다.

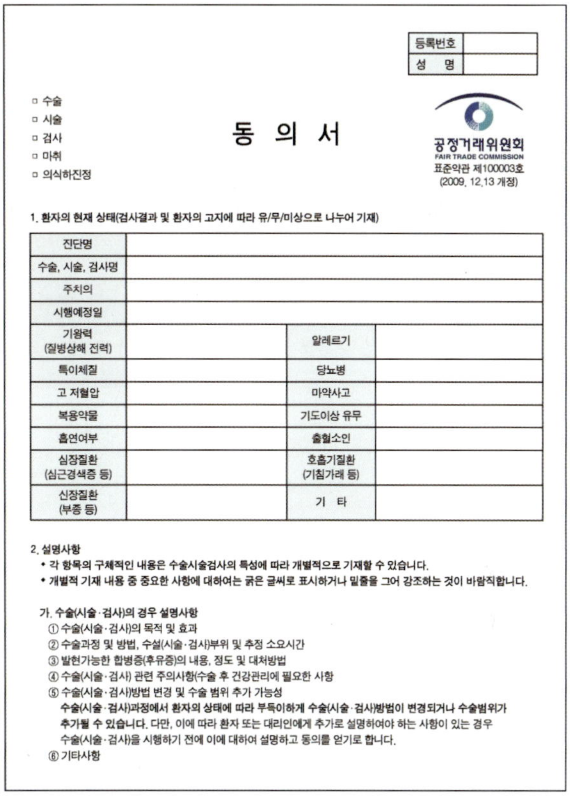

등록번호	
성 명	

□ 수술
□ 시술
□ 검사
□ 마취
□ 의식하진정

동 의 서

공정거래위원회
FAIR TRADE COMMISSION
표준약관 제10003호
(2009. 12.13 개정)

1. 환자의 현재 상태(검사결과 및 환자의 고지에 따라 유/무/미상으로 나누어 기재)

진단명			
수술, 시술, 검사명			
주치의			
시행예정일			
기왕력(질병상해 전력)		알레르기	
특이체질		당뇨병	
고 저혈압		마약사고	
복용약물		기도이상 유무	
흡연여부		출혈소인	
심장질환(심근경색증 등)		호흡기질환(기침가래 등)	
신장질환(부종 등)		기 타	

2. 설명사항
• 각 항목의 구체적인 내용은 수술시술검사의 특성에 따라 개별적으로 기재할 수 있습니다.
• 개별적 기재 내용 중 중요한 사항에 대하여는 굵은 글씨로 표시하거나 밑줄을 그어 강조하는 것이 바람직합니다.

가. 수술(시술·검사)의 경우 설명사항
① 수술(시술·검사)의 목적 및 효과
② 수술과정 및 방법, 수설(시술·검사)부위 및 추정 소요시간
③ 발현가능한 합병증(후유증)의 내용, 정도 및 대처방법
④ 수술(시술·검사) 관련 주의사항(수술 후 건강관리에 필요한 사항
⑤ 수술(시술·검사)방법 변경 및 수술 범위 추가 가능성
수술(시술·검사)과정에서 환자의 상태에 따라 부득이하게 수술(시술·검사)방법이 변경되거나 수술범위가 추가될 수 있습니다. 다만, 이에 따라 환자 또는 대리인에게 추가로 설명하여야 하는 사항이 있는 경우 수술(시술·검사)을 시행하기 전에 이에 대하여 설명하고 동의를 얻기로 합니다.
⑥ 기타사항

그림 1-13 응급처치 동의서

조절로 심호흡과 기침 및 조기이상을 격려하여, 호흡기 감염 예방과 무기폐 및 수술 후 합병증을 예방하도록 한다.

발열간호

체온은 시상하부에 의해 조절되는데, 감염에 의해 체온이 상승되는 과정은 외부물질에 대항하여 내인성 발열인자가 생성되거나, 발열인자가 시상하부에 순환되어 prostaglandin의 생성을 촉진하여 정상기준 값을 상승시킨다.

그러므로 중심온도가 상승된 기준 값에 도달할 때까지 시상하부는 보상작용으로 혈관수축과 근육의 떨림을 통해 열 생산을 증가시키기 위해 오한이 발생하게 된다. 그러나 생후 1년간은 갈색지방을 사용하여 열을 생산하므로 영아는 근육떨림이 없이 열 생산이 가능하다.

1. 발열중재

발열은 아동에게 흔한 질병의 증상 중에 하나인데, 대부분의 바이러스나 박테리아나 독소에 의해 감염된 경우 체온상승의 원인이 된다. 아동의 경우 체온이 1℃ 상승할 때마다 신체대사율이 10~12%가 증가하므로 불감성 체액손실, 산소소모, 심혈관계 스트레스가 증가된다.

아동의 경우 체온은 비접착식 이마 체온계의

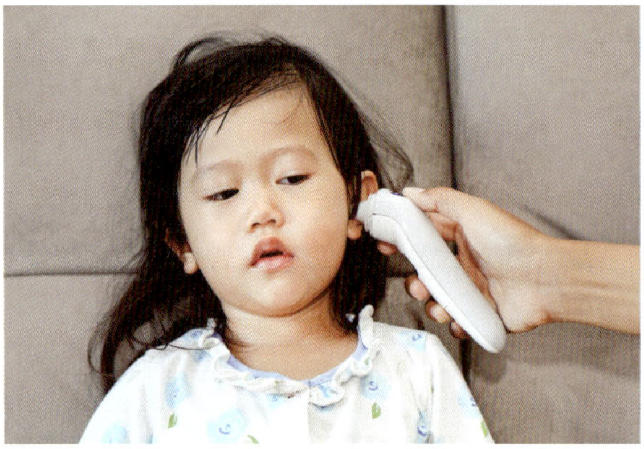
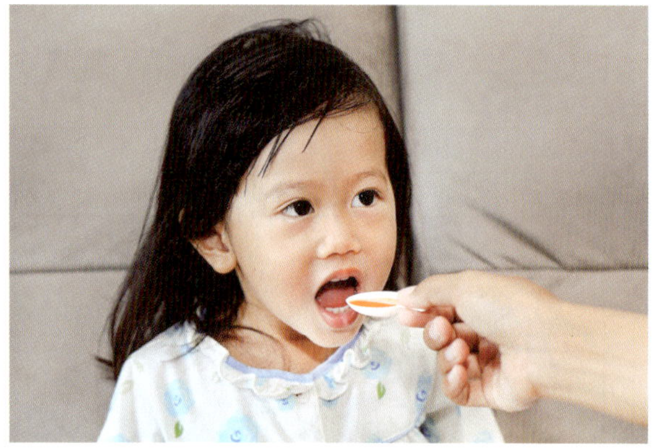

그림 1-14 발열간호

경우 38.5℃, 구강체온 37.7℃ 이상이거나 직장 체온의 경우 38.8℃ 이상의 열이 있을 때 고열이라고 할 수 있는데, 특히 오전 2~4시에 가장 낮고, 오후 6~10시에 가장 높게 나타난다. 열을 중재하는 방법은 탈의나 미온수목욕과 같은 환경적 중재와 약물요법 중재가 있다.

환경적 중재는 반드시 오한이 없는 경우에 옷을 벗기거나 이불을 걷고, 창문을 열어 공기 중에 몸을 노출시키는 것이 좋다. 또 마실 물을 주어 수분을 공급해주고, 실내온도를 낮추고 환기를 시키는 것이 좋다. 약물요법은 해열제로 열을 감소시킬 뿐만 아니라 불편을 해소하기 위함이다.

약물은 아세타아미노펜, ibuprofen, 아스피린, 비스테로이스성 소염제 등이 있는데, 그동안 아세타아미노펜이 가장 많이 사용되고 아스피린은 라이증후군과 관련되어 많이 사용하지 않는다. 예전에는 해열제를 투여하고 30분~1시간 이후에 미온수 마사지를 함께하면 더욱 효과적이다. 최근에는 오한이 심한 경우 미온수 마사지가 큰 도움이 되지 못하고 아동의 경련을 일으키는 요인이 될수 있다고 하여 권장하지 않는다 (그림 1-14).

영양공급

아동의 가장 흔한 영양결핍은 단백질과 에너지 영양장애인데, 영양장애아동은 허약해지고, 면역이 저하되며, 상처치유가 늦어지고, 합병증이 증가할 수 있다.

미숙아나 무의식, 연하곤란이 있는 아동이나 식도나 장에 문제가 있는 아동은 경구영양섭취가 곤란하므로 구위관이나 비위관을 통한 위관영양, 위를 통해 영양을 공급하는 위루술 영양법, 총비경구영양법이 있다.

경구투여 약물을 이 관을 통하여 제 시간에 맞추어 투약가능하다는 장점이 있는 반면 점액성이 높은 약물을 투여 시 관이 막힐 위험이 있다. 이를 예방하기 위해 투여전과 후에 물을 통과시켜 주어야 한다.

1. 경관영양

경관영양(enteral nutrition)은 영양이 부족하거나 구강으로 영양공급이 부적절한 경우 시행하며, 복막염이나 장 폐쇄가 있는 경우 또는 구토나 설사가 심한 경우는 시행할 수 없다(Box 1-11).

1) 위관영양

위관영양(gavage feeding)은 영아나 아동에게 코나 입을 통해 튜브를 위로 삽입하는 것으로 간단하고 안전하게 먹일 수 있는 방법으로 3~7일 간격으로 비강을 번갈아가며 교대로 삽입해 비강조직의 괴사를 예방한다. 비위관 삽입 시 구강과 비강 삽입의 정확한 위치와 길이를 측정하여야 한다(표 1-8).

체위는 침대의 머리 부분을 30° 정도 올린 뒤 우측위로 눕히거나 가능하다면 아동이 앉은 자세를 유지하도록 도와준다. 튜브가 정확한 위치에 도달하였는지 확인하는 방법은 다음과 같다(Box 1-12).

BOX 1-11 경관영양 시 주의사항

TPN 주입 시 아동의 탈수정도, 수분과 전해질 정도, 영양상태, 체중과 키, Triglyceride수치, 감염징후, 합병증 등 을 수시로 체크

BOX 1-12 튜브위치 확인법 및 주의사항

- 주사기로 공기(5~10ml)를 주입하여 위의 공기 소리를 청진기로 확인
- 주사기로 흡인하여 내용물의 PH6 이상인지, 담즙색인지를 확인 이때 흡인한 잔류량은 다시 주입
- 튜브 끝을 물 컵 속에 넣어 호기 시에 기포가 발생하지 않는지 확인
- 확진을 위해 방사선사진을 찍어 튜브의 정확한 위치를 확인하는 방법 등
- 체위는 침대의 머리부분을 30° 정도 올린 뒤 우측위로 눕히거나 가능하면 아동이 앉은 자세를 유지

표 1-8 구위관과 비위관의 구분

분류	구위관	비위관
대상	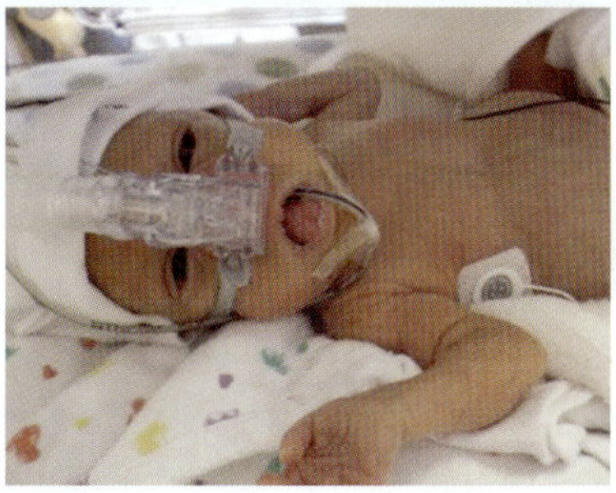 • 6개월 이전 영아	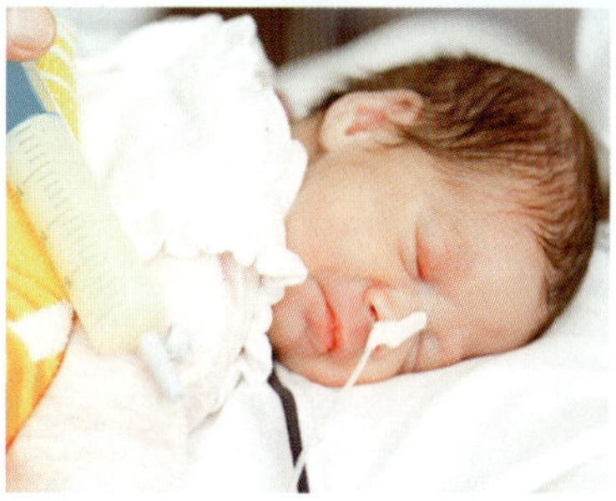 • 6개월 이후 아동
방법	• 코로 호흡하므로 구강으로 삽입	• 위관을 코로 삽입
튜브 길이	• 귀를 거쳐 검상돌기와 배꼽의 중간부위까지, 5~10Fr 사용	• 코끝에서 귀를 거쳐 검상돌기까지
특징	• 고통이 적고 빠는 것을 자극하는 장점	• 장기간 유치 시 비강 점막의 손상이나 자극, 감염, 괴사 발생 우려 – 양쪽 비강 교대 사용

첫째, 주사기로 공기(5~10ml)를 주입하여 위의 공기 소리를 청진기로 확인한다.

둘째, 주사기로 흡인하여 담즙색인지를 확인하는 방법이 있는데 이때 흡인한 잔류량은 다시 주입해야 한다.

셋째, 튜브 끝을 물 컵 속에 넣어 호기 시에 기포가 발생하지 않는지 확인하는 방법, 넷째, 확진을 위해 방사선사진을 찍어 튜브의 정확한 위치를 확인하는 방법 등이 있다.

- 준비물 : 위관(영아는 5~8French, 나이든 아동은 10~14French), 20ml 주사기, 증류수나 수용성윤활제, 저 알레르기성 테이프, 안전핀, 장갑, 청진기, 설압자, 물이 든 컵, 모유나 우유, 구토를 대비하기 위한 흡인기

2) 위루영양

위루영양(gastrostomy feeding)은 위장관 수유가 장기간 필요한 경우, 위장관계의 기형으로 튜브를 삽입할 수 없는 경우, 극심한 가사상태로 빨고 삼킬 수 없는 신생아나 미숙아에게 이용된다. 위루술 튜브는 위내시경을 통해 삽입하는 것으로 위 내로 직접 삽입한다. 장점은 위루술튜브는 실리콘으로 만들어져 장기간 교체할 필요성이 없어 비위관 삽입으로 인한 감염우려를 줄일 수 있다는 것이다.

장기간 위루영양을 하는 경우에는 빨기, 삼키기, 호흡 조정을 발달시키기 위해 노리개 젖꼭지를 이용하여 빨기를 자극해 주는 것이 좋다. 영양공급 하는 경우 음식물의 역류로 인한 흡인을 예방하기 위해 상체를 30° 정도 올린자세를 유지하여야 한다.

분유나 영양식은 위관영양과 같은 묽기로 적용하고, 튜브가 너무 당기지 않도록 고정한다. 그리고 튜브삽입부위를 자주 사정하는 것이 중요한데, 염증이나, 분비물, 피부손상, 냄새가 나는 경우에는 감염을 의미하므로 오염되지 않도록 손 씻기와 무균적 드레싱과 섭취량과 배설량 체크가 중요하다.

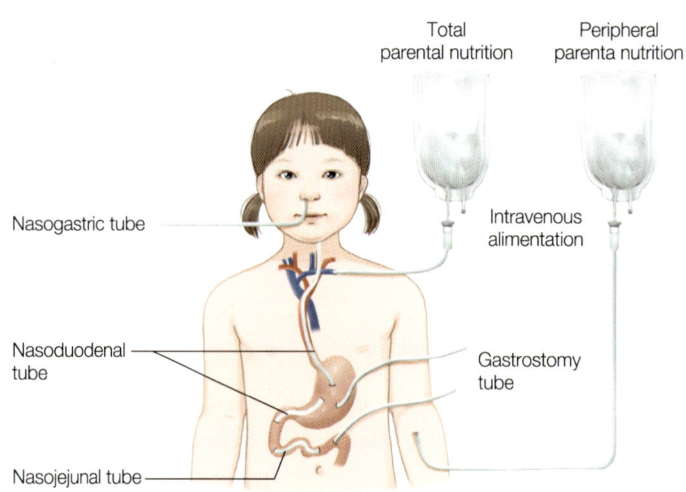

그림 1-15 다양한 영양공급

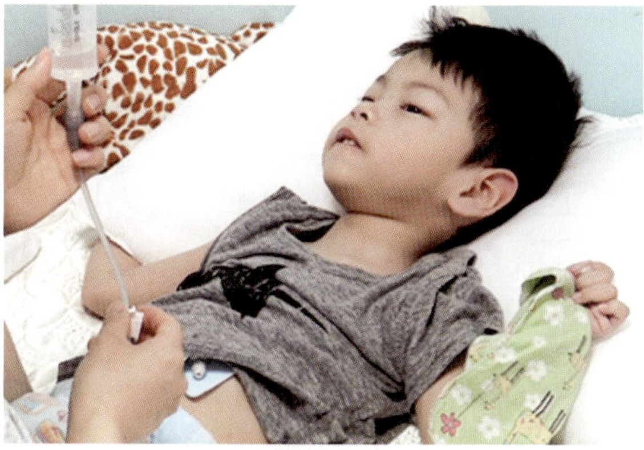

위루술 영양

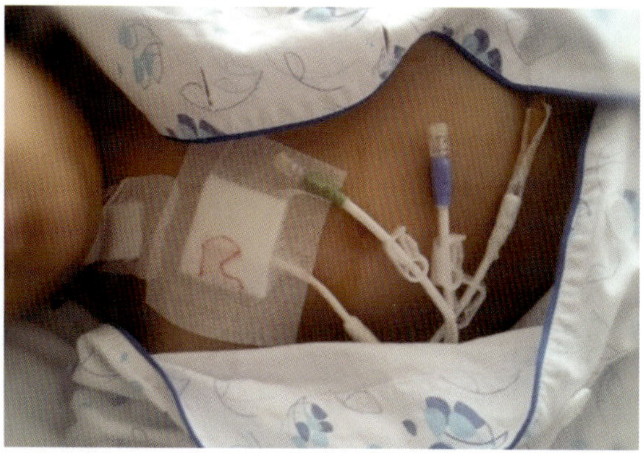

총비경구 영양

그림 1-16 영양공급 종류

2. 총비경구 영양법

총비경구 영양법(Total Parenteral Nutrition, TPN)은 위장관계 영양공급이 불가능하거나 부적절한 경우, 생존에 위협을 받는 영아나 아동에게 필요하다. 영양학적 요구량에 맞추어 포도당, 전해질, 미네랄, 단백질, 비타민 등으로 구성된 농축 고장액을 중심 혹은 말초정맥으로 투여하는 방법이다.

말초정맥은 일반적으로 수액, 전해질, 당분, Intralipid를 포함하며, 5% 이상의 단백질과 지방, 자극성이 높고 농축된 포도당은 중심정맥을 통하여 주입하여야 한다. 주입 정맥선은 오직 비경구영양 주입을 위해서만 사용하고 전자주입펌프로 주입한다. 총비경구용액을 주입하기 1시간 전에 먼저 용액을 냉장고에서 꺼내어 실온의 온도가 될 수 있도록 준비 한다.

용액을 주입 시에는 투약 시 확인하는 5Right 2명의 간호사가 확인하고 주입펌프를 사용하여 주입하며, 주입하는 동안 1시간마다 잘 들어가는 지 감염증상은 없는지, 체액 불균형은 없는지 확인하고 6시간마다 혈당을 체크하여 고혈당이나 저혈당에 빠지지 않도록 하는 것이 필요하다. 고혈당 발생 시에는 인슐린이 필요하고, 고영양법을 중단할 때는 저혈당을 예방하기 위해 주입속도와 양을 점차 감소시켜야 한다.

용액 주입세트는 무균적으로 관리하고 보통은 72시간마다 교환하고 지방용액을 주입하는 경우에는 24시간마다 교환하고 감염이 의심되면 즉시 교환한다. 주입을 받는 동안 아동의 탈수정도, 수분과 전해질 정도, 영양상태, 체중과 Triglyceride 수치, 감염징후, 합병증 등 을 수시로 체크하는 것이 좋다.

치료적 체위

치료적 체위는 시술을 위해 아동의 움직임을 최소화하고 치료절차를 용이하게 하며 아동은

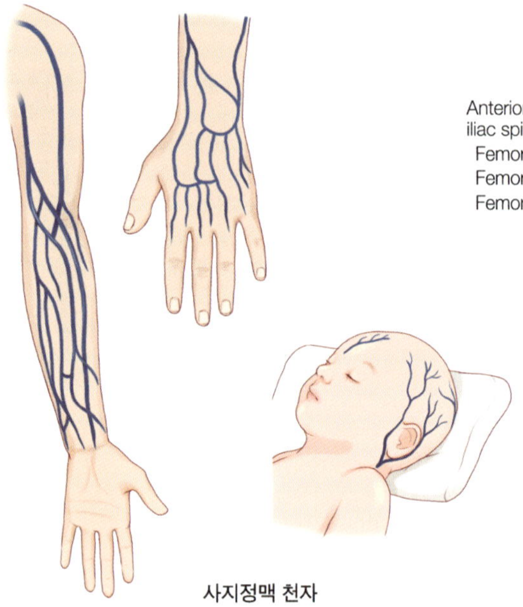

사지정맥 천자

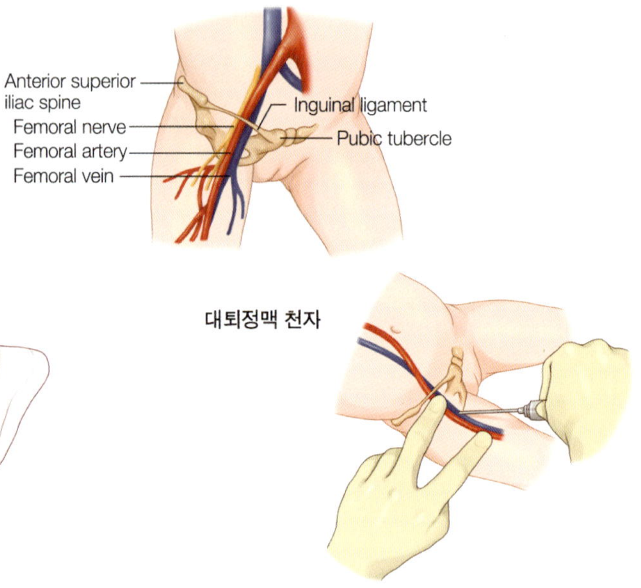

대퇴정맥 천자

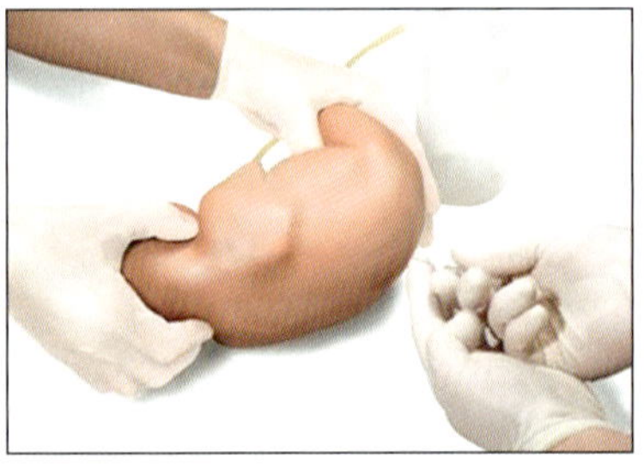

요추 천자(측위)

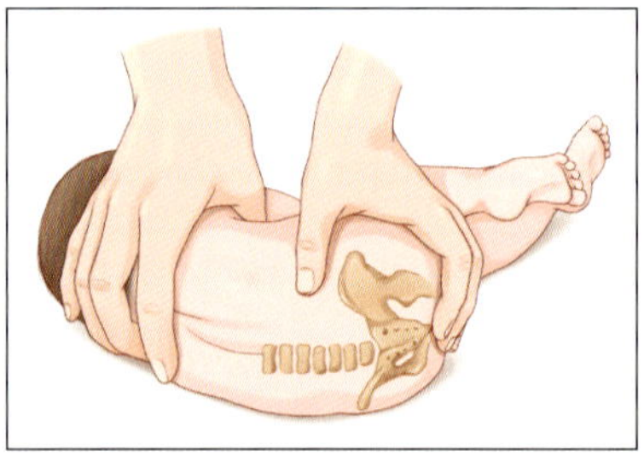

요추 천자(측위)

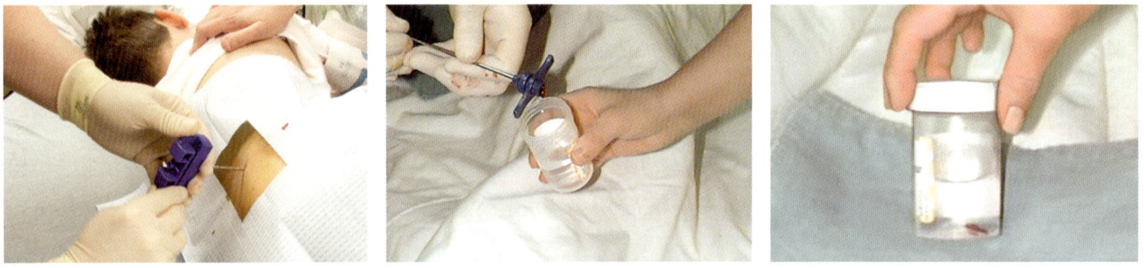

골수천자와 생검

그림 1-17 치료적 천자체위

불편하지 않아야 한다. 간호사는 아동과 부모에게 검사 전에 치료를 위한 절차라는 것을 충분히 설명하고 처치하는 동안 지지해 주어야 한다 (그림 1-17).

1. 사지 정맥천자(Extremity venipuncture)

- 혈액 채취 시와 정맥주사 주입 시에 가장 흔히 시행한다.
- 한사람이 천자하는 경우에는 미이라 억제법을

사용한다.

- 둘이서 하는 경우 한사람은 아동의 팔이나 발을 쭉 펴고 채혈할 부위를 움직이지 않도록 천자 할 팔을 고정하고 다른 사람은 천자부위를 노출시키고 천자 한다.

2. 대퇴 정맥천자 (Femoral venipuncture)

- 혈액 채취 시 가장 흔히 이용하고 서혜부에서 시행한다.
- 아동을 바로 눕히고 다리를 개구리처럼 벌려서 서혜부가 잘 노출되게 하고 천자 한다.
- 영아는 배뇨할 수 있으므로 기저귀를 채우고 천자부위만 노출시킨다.
- 천자 후 3~5분 동안 손으로 천자부위를 압박하여 지혈시킨다.

3. 요추천자 (Lumbar puncture)

- 요추천자는 중추신경계의 출혈과 감염진단이나 뇌척수액 흐름의 폐쇄 확인, 뇌척수액 성분검사 목적으로 지주막 하강에서 뇌척수액을 채취하거나, 뇌척수내압을 측정하거나, 뇌척수강내 항생제 혹은 약물을 주입하기 위해 시행한다.
- 요추부위의 지주막 하강에서 뇌척수액을 흡인하는 방법으로 천자부위는 요추의 3~4번 또는 4~5번사이의 지주막 하강에 바늘을 삽입한 후 채취한다.
- 바늘삽입부위의 감염이나 뇌척수액 압력상승이 의심된다면 수행하지 않는다.

BOX 1-13 요추천자검사 후 간호

- 요추천자검사 후 뇌척수압을 사정하고 혈력징후를 측정하고 아동의 의식변화를 사정한다.
- 뇌척수액을 빠르게 흡인하는 경우 일시적인 체위성 두통을 느낄 수 있으므로 수분을 공급하고 한 시간 정도 반듯이 누워 있으면 두통이 줄어든다.
- 천자부위를 소독하고 거즈로 드레싱 한 후 반창고로 밀봉한다
- 천자부위에서 뇌척수액의 누출, 운동성, 기타 신경학적 징후를 관찰한다.

- 측위는 옆으로 누운 자세로 간호사의 손으로 아동의 허벅지와 목뒤를 감싸 모아 척추사이를 벌려 굴곡 시킨다(새우자세).
- 좌위는 앉은 자세로 침대 가장자리에 아동의 엉덩이를 두고, 턱을 간호사의 팔이나 가슴에 기대기 위해 목을 굴곡 시킨다.
- 머리를 숙이고 무릎을 구부려 가슴에 닿도록 한다.
- 아동에게 새우처럼 몸을 둥글게 하라고 설명하여 협조를 구한다. 구부리는 체위는 요추간의 간격을 넓혀서 척수강 내로 천자 침이 쉽게 접근하게 해준다.
- 영아의 팔과 다리는 간호사의 손으로 움직이지 못하게 한다.
- 천자 시 어린 아동의 경우 움직일 수 있어 진정시키기도 한다. 요추천자 후 간호는 Box 1-13과 같다.

4. 골수 천자와 생검 (Bone marrow aspiration, biopsy)

- 혈액 질환의 진행과정과 치료에 대한 반응

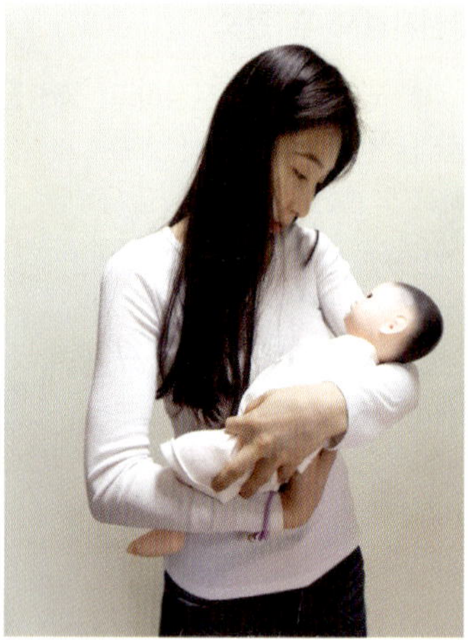
둔부와 머리 등을 지지해서 안기

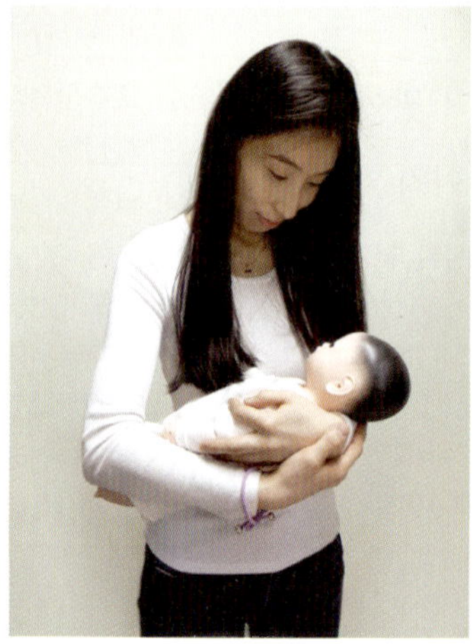
미식 축구공 잡기식으로 안기

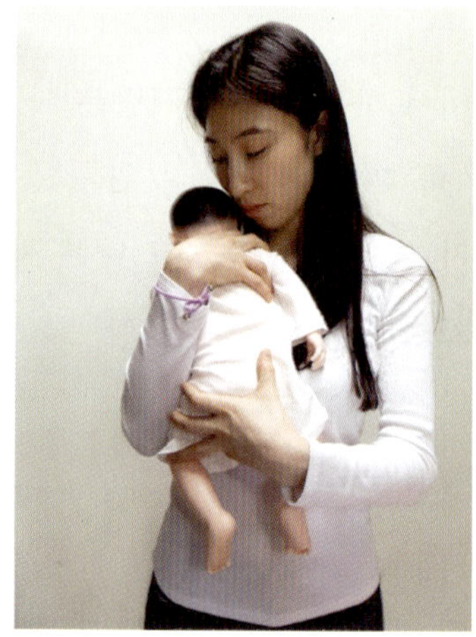
등을 지지하면서 바로 안기

그림 1-18 영아 이동방법

을 확인하고 면역성의 정도를 판별하기 위함이다.

- 혈액질환이나 종양진단 목적이나 이식을 위한 골수표본을 얻기 위함이다.
- 영아는 경골(tibia)을 가장 많이 이용하고 나이 든 아동은 전·후 장골능(iliac crest)을 이용한다.
- 출혈과 혈종이 나타나는지 자주 점검한다.
- 시술 시 움직이지 않아야 절차를 쉽고 부작용이 없어 간호사는 설명을 하여 협조를 구하거나 전환요법을 활용하거나 진정을 시키는데 진정시키는 경우에는 활력징후와 산소 포화도를 사정해야 한다.
- 천자 후 옷을 입히고 편안한 체위를 취해주고 침상을 정돈한다.
- 시술 후 출혈을 예방하기 위해 10~15분간 누워 있도록 하고 1~2일 정도는 시술부위의 통증이 있음을 설명 해주고 시술부위에서 축축하거나 따뜻한 느낌을 호소하는 경우 간호사에게 알릴 수 있도록 교육한다.

이동

아동의 이동은 치료과정에서 빈번하게 일어나고 있다. 이때 아동의 나이, 상태, 목적에 맞도록 이동하게 되는데, 안전을 위해서 신생아는 bassinet으로 이동하고 있으며 영아나 유아 등은 유모차, 휠체어, 이동침대 등을 이용하여 이동한다. 이때 아동은 눕혀서 이동하고 항상 난간을 올리고 안전벨트를 반드시 채우고 이동해야 하며, 아동을 혼자 두는 일이 없도록 해야 한다.

영아나 아동을 안고 이동하는 경우 갑작스러운 움직임으로 떨어뜨릴 가능성이 있어 안고 이동하지 않는 것이 좋은데, 특히 4개월 미만의 영아는 머리를 지지할 수 없기 때문에 안을 때 머리를 지지해 주어야한다. 어린 영아의 이동방법은 다음과 같다(그림 1-18).

- 엉덩이와 머리 지지해서 안기(요람형 안기) : 한손은 영아의 엉덩이 밑에 넣어 지지하고 다른 한

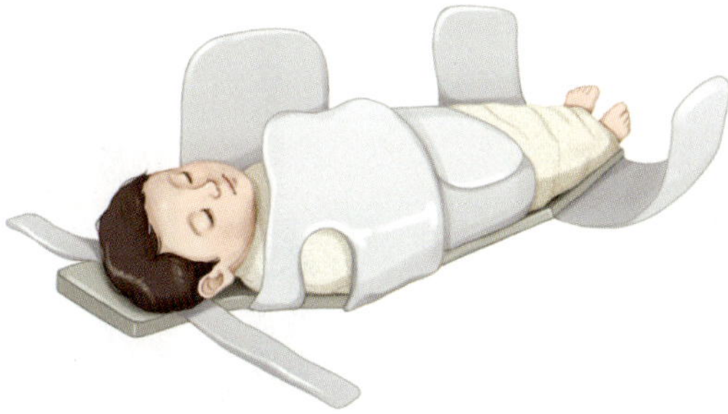

미이라 억제대

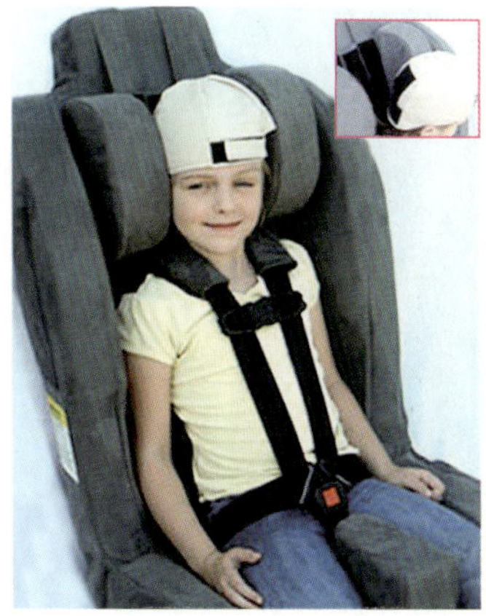

의자 억제대

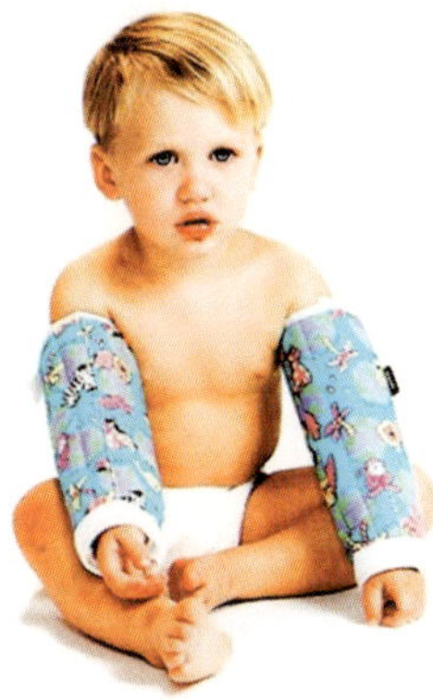

팔꿈치 억제대

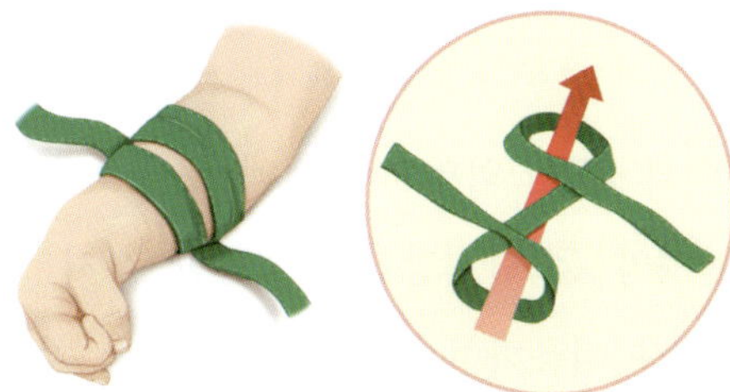

팔과 다리 억제대

그림 1-19 억제대의 종류

손으로는 머리, 어깨 등을 잘 받쳐 안는다.

- 축구공을 잡듯이 안기 : 목욕시킬 때 사용
- 똑바로 등을 세워 지지해서 안기 : 수유 후 트림을 시킬 때 사용

억제대 사용법

억제대 사용은 시술 받고 있는 아동을 안전하게 보호하고 손상 위험을 줄이기 위해 아동의 신체를 제한하는 보호 장치로 최후의 수단으로 사용되어야 하고 억제대 사용은 최소화하여야 한다.

억제대는 쉽게 풀 수 있는 방법을 사용해야 하고 침요나 침대난간에 묶지 않고 안전장치에 묶어야 하며, 피부색, 체온, 운동성, 모세혈관 충전시간을 자주 사정해야 하고 2시간마다 억제대를 제거하여 순환이나 신경계의 합병증 증상을 관찰하고 가동범위 내에서 운동을 해주는 것이 필요하다. 또한 치료가 끝나면 즉시 억제대를 제거해야하고 치료를 방해하거나 질병을 악화시켜서는 안 된다. 아동과 가족에 대한 정서적 지지도 필요하다.

억제대 종류에는 전신 억제대, 의자억제대, 팔 다리 억제대, 자켓억제대 등이 있으며 용도는 다음과 같다(그림 1-19).

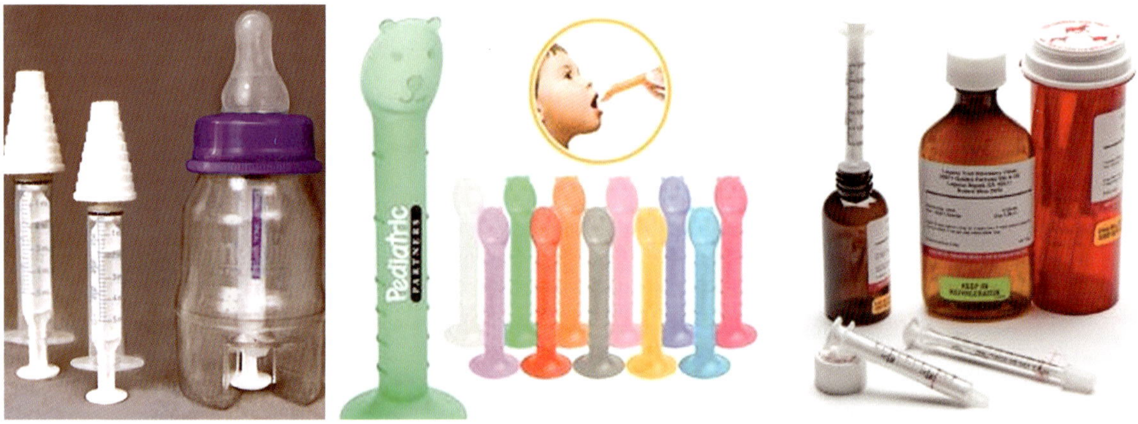

그림 1-20 경구투약 도구의 종류

- 미이라 억제대(전신 억제대) : 정맥주사, 인후검사, 위관영양 등 단시간의 처치동안 잠시 억제하기 위해 이용하며 머리나 목 부위의 치료나 검사 시에 시술부위에 따라 변형된 억제법을 사용할 수 있다.
- 팔과 다리 억제대 : 사지를 한곳이나 그 이상의 운동을 제한할 경우나 행동을 제한시켜야 할 때 사용하는데, 손가락 하나정도 들어갈 정도의 공간을 만들어 준다. 억제된 부분의 피부를 사정하여 순환장애를 확인한다.
- 팔꿈치 억제대 : 치료 시에 손이 머리나 얼굴에 팔이 닿지 않도록 하는 경우 사용하는 것으로 토순 수술이나 정맥주입 시 사용되기도 한다.
- 의자 억제대 : 아동을 의자에 앉도록 할 경우 사용한다.
- 재킷 억제대 : 아동의 움직임을 제한하고 일정한 자세를 유지 할 경우 사용하는데 의자나 침대에 고정한다.

투약

투약은 질병회복, 건강증진, 질병예방을 목적으로 약물을 이용하는 것이다. 아동은 연령, 체중, 체표면적, 약물흡수, 대사, 배설 능력이 다양하기 때문에 간호사는 약물의 안전한 투여와 사용법, 부작용과 독성증상에 대한 지식이 풍부해야 한다. 아동은 근육발달이 미숙하고 위장관 기능이 미숙하며 또한 간 기능이 미숙하여 약물 투여경로는 제한적이다.

1. 약 용량의 결정

연령, 체중, 체표면적을 포함한 다양한 공식을 통해 성인의 표준용량을 근거로 약 용량을 결정한다. 최근 가장 신뢰적인 방법은 체중에 대한 체표면적의 비율적 용량을 계산한다. 체표면적은 아동의 키와 체중으로 계산된 West 계산 도표를 사용할 수 있다. 의료기관에서는 정확한 투여량을 지키기 위해 약물투여 전 한 번

BOX 1-14 체중을 이용한 소아약물 계산법

- 성인의 기준 체중 : 68kg/아동체중 × 성인용량
  - 사례 : 성인의 통상 약물용량 세포탁심 1.0g일 때 아동 몸무게 10kg인 12개월된 사랑이에게 투여해야 할 용량을 계산하시오.

BOX 1-15 안전한 투약

- 정확한 약
- 정확한 시간
- 정확한 대상자
- 정확한 교육
- 정확한 용량
- 정확한 방법
- 정확한 기록

더 검증받는 재확인 절차를 규정해 놓기도 한다. 간호사는 양심과 엄격한 안전의식을 가지고 예방절차에 따라 주의 깊게 투약해야 한다.

- 체표면적에 의한 아동의 약 용량 계산은 성인의 체표면적(m^2) / 아동의 체표면적(m^2) × 성인용량으로 계산한치 수이다(성인체표면적은 $1.7m^2$ 기준).
- 체중계산법에 의한 아동의 약 용량 계산은 권장용량(mg/kg/day)을 확인한 후 아동의 체중에 근거해서 계산한다(성인체중은 68kg기준).

2. 안전한 투약

투약 시에는 7Right의(정확한 약물, 정확한 용량, 정확한 시간, 정확한 투여경로, 정확한 대상자, 정확한 기록, 정확한 교육) 안전수칙을 지켜야 한다. 투약 전에 아동의 신원을 확인하기 위한 가장 안전한 방법은 아동에게 이름을 말하게 하고 이름표와 투약카드에 적힌 이름을 확인하는 것이다. 아동과 부모에게 설명할 내용은 약명, 투약 목적, 투약 기간, 용량, 횟수, 부작용, 기대효과 등이다.

3. 경구투약

경구투약은 비침습적인 방법으로 아동의 투약방법 중 안전하고 값이 싸고 편리하여 가장 선호한다. 대부분 액상으로 만들어져 있다. 알약, 정제약, 캡슐 형태의 약은 9세 이하의 아동에서는 삼키기가 곤란하여 위협적인 요소가 되는데, 특히 울거나 심하게 저항 할 때는 흡인되어 기관지 폐색의 위험이 있다.

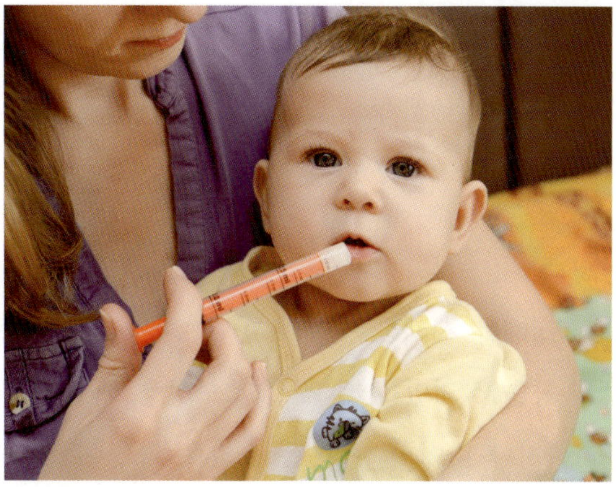

그림 1-21 경구투약 자세

경구투약은 흡인의 위험이 있으므로 주의해야 한다. 영아의 경우 흡인 방지와 연하 촉진을 위해 상체를 올리고 투약자의 팔로 영아의 팔을 억제한다. 점적기나 경구투약용 주사기를 사용할 때는 입안의 뺨이 오목한 곳으로 끝이 향하게 하여 약물을 한 번에 삼킬 수 있는 양만큼씩 천천히 투여한다(그림 1-21).

영아의 투약 시 우유에 약을 첨가하는 것은 금기이고, 학령전기 아동의 경우는 놀이를 이용하여 투약하고, 학령기 아동과 청소년은 캡슐이

표 1-9 나이에 따른 경구투약지침

영아	• 물약은 우유병 젖꼭지나 투여용주사기를 사용하여 입의 가장자리로 조금씩 넣어준다. • 단맛이 나는 약물은 숟가락으로 가능하다
유아, 학령전기	• 투약의 이유를 설명한다. • 물약을 주사기로 먹을 것인지 수저나 약 컵으로 먹을 것인지 선택하게 해서 스스로 먹도록 하는 것이 좋다. • 잘 먹었을 경우 투약 후 칭찬을 아끼지 않도록 한다.
학령기	• 투약의 목적을 구체적으로 설명한다. • 물약, 씹어먹는약, 알약 중 아동이 선택하도록 한다. • 가능하면 도움을 받지 않고 스스로 먹도록하고 칭찬해준다.
청소년기	• 투약의 목적과 약의 기능을 구체적으로 설명하고 먹도록 한다.

나 정제를 선택하는 것이 좋다. 학령전기 아동은 약을 잘먹었을 때 적절한 보상을 해주어 격려하거나 나이 든 아동은 스스로 먹을 수 있도록 격려하는 것이 좋다(표 1-9).

4. 근육주사

근육주사는 아동에게 잘 처방되지는 않지만 투약이 필요한 경우 적절한 주사기를 선택해야 한다. 철분제나 파상풍 독소를 주사할 때에는 조직을 자극하므로 약이 새는 것을 방지하기 위해 Z tract 방법을 사용한다. 주사기 내관을 당겨보아 혈액이 나오면 주사바늘을 빼고 처음부터 시행한다.

영아와 어린 아동에서는 근육량이 작기 때문에 1인치 이하의 주사바늘을 사용하는 것이 좋다. 6개월 이하의 영아의 주사부위는 한 부위에 0.5ml 이상 약물을, 6개월 이상의 아동은 한 부위에 1ml 이상 약물을 주사하지 않는다. 영아와 3세 이하의 아동은 외측광근이 선호되며 유아기 이상의 아동은 둔부의 측둔근이 권장되며, 근육이 적은경우에는 근육을 집어 올려 주사하기도 한다.

아동에게 권장되는 주사부위는 배측둔근, 삼각근, 복측둔근이 사용되는데, 삼각근은 3세 이상 아동에게 권장되는데, 근육양이 적고 요골신경, 상완신경과 상완동맥이 근접해 있어 자주 사용하지 않고 주로 예방접종 시에 사용되며 1ml 이상 약물을 주사하지 않는다. 또 4세 이하의 아동에게는 배측둔근 부위에 주사하지 않는다(그림 1-22).

5. 피하주사, 피내주사

피하주사와 피내주사의 통증을 최소화시키기 위해 약물을 뽑아낸 후, 주사바늘을 교체하는 것이 바람직하며 주사바늘 두께는 26~30G가 적당하고 최대 0.5ml 이하의 조직을 자극하지 않는 약물만 투여하는 것이 좋다. 피하주사는 피부주름을 엄지와 검지로 쥔 다음 90° 각도로 삽입하거나 탈수, 피하조직이 적은 아동은 45° 각도로 삽입한다. 가족은 가정에서 인슐린 같은 약물

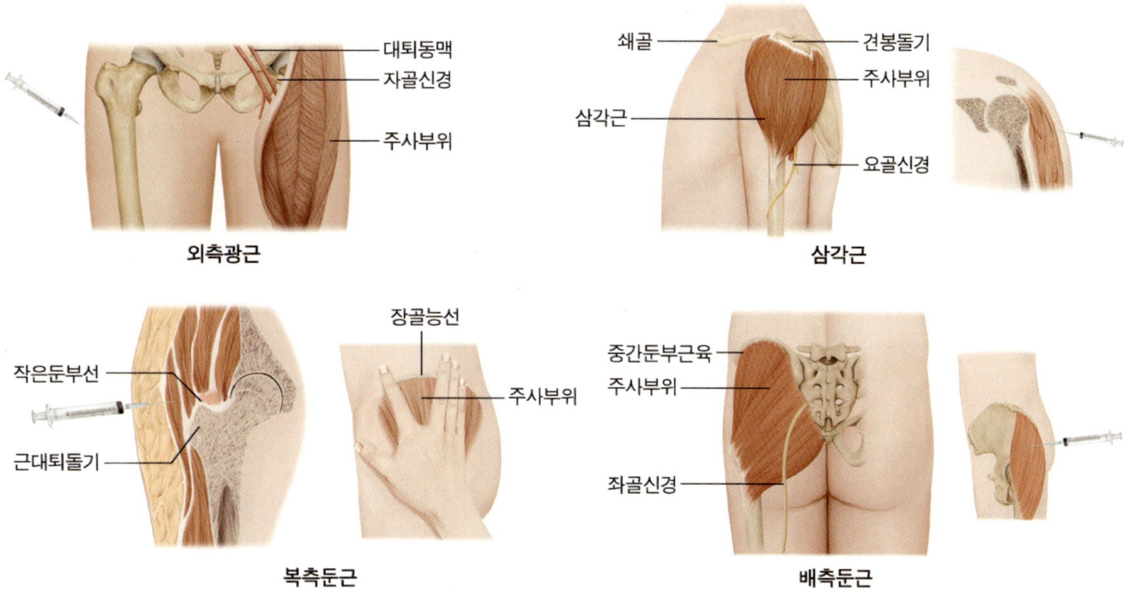

그림 1-22 근육주사 부위

을 투여하기 위한 주사방법을 배울 필요가 있다.

- **피내주사** : Tuberculin test, 국소마취, 알레르기반응 검사 시 사용되며, 25~26G 바늘로 5~15° 각도로 0.1cc 이하 용량을 주사한다.
- **피하주사** : 인슐린, 호르몬 주사, 알레르기 탈감작, 백신투여, 헤파린 등 효과가 지속적으로 필요한 약물을 주사하기 위해 사용된다.

인슐린 주사를 상박 후면 바깥쪽, 대퇴부 전면, 복부부위를 돌아가며 주사하는데, 25~26G 바늘로 피하조직을 들어올려 45° 각도로 주사하고, 주사부위는 문지르지 않는다. 주사부위는 캐릭터 밴드나 칼라 밴드를 붙여주어 아동을 안심 시킨다.

6. 정맥주사

정맥주사는 가장 신속하고 효과적인 투약법으로 소아과 진료에서 자주 쓰이는 방법이다.

1) 정맥주사를 투여할 수 있는 아동

- 약물이 빨리 투여되어야 할 때
- 구강으로 수분섭취를 제한하는 경우
- 혈관 내 약물농도를 높여야 하는 아동
- 영양 공급이 필요하고 수액과 전해질 불균형인 아동
- 약물에 대한 내성으로 인해 비경구적인 약물투여가 장기간 필요한 아동
- 진통제를 지속적으로 투여 받아야 하는 아동
- 응급처치가 필요한 아동

2) 정맥주사를 투여할 경우 일반적인 안전수칙

수액병 라벨에는 아동의 이름, 용액의 종류, 투여용량, 주입속도, 시간, 날짜 등을 기록하고 확인한다. 아동의 심장과 순환계통은 성인보다

작기 때문에 천천히 주입한다. 수액 과부하의 신호는 맥박수와 혈압의 증가이며 심부전과 폐수종 증상이 나타날 수 있다.

주사바늘이 빠지지 않도록 지지대를 사용하고, 주사부위의 발적 및 부종 등 감염증상을 확인하고, 제거할 때는 거즈와 반창고를 반드시 손으로 제거하고 붕대가위를 사용하지 않는다.

아동의 혈관체계, 주입기구, 속도제한 등을 고려해야한다. 희석시킬 약물 용액 유형을 확인한다. 주입속도를 확인하는 것이 중요한데, 빠른 주입으로 심부전이나 폐부종이 발생될 수 있고, 수액 주입이 느려 주입양이 적으면 탈수가 나타날 수 있으므로 정확한 정맥수액 주입을 위해 주입펌프(infusion pump)를 설치하여 작동하게 한다(그림 1-23).

중심정맥관(터널형, 이식형, 피하삽입PICC) 사용 시에는 무균적으로 관리하고, 수혈 시에는 혈액 교차검사결과를 더블 체크해서 투약오류를 예방하고, 수혈 시 부작용을 관찰하여야 한다. 정맥 주입량과 분당 방울 수 계산법, 다음과 같다.

$$\text{시간당 주입량} = \frac{\text{총 주입용량}}{\text{총 주입 시간}}$$

$$\text{분당 주입방울 수(20gtt/1ml)} = \frac{\text{총 주입용량} \times 20\text{(ml당 방울 수)}}{\text{총 주입 시간} \times 60\text{(분)}}$$

7. 골내주사

골내주사는 허탈현상 없이 정맥 얼기로의 접근이 가능하여 말초정맥로를 통해 약물을 주입하는 경우와 비슷한 약물 전달 능력을 지닌다. 골내주사는 안전하며 수액 주입이나 약물 투여, 검사를 위한 혈액 채취에 유용하여 특별한 부작용 없이 전문심장소생술 약물을 골내로 주입할 수 있다. 또한 모든 나이의 환자에게 시행할 수 있으므로 정맥로 확보가 어려운 경우 골내주사를 고려한다(그림 1-24).

8. 직장투약

직장투여는 약물이 직장의 점막에서 흡수되

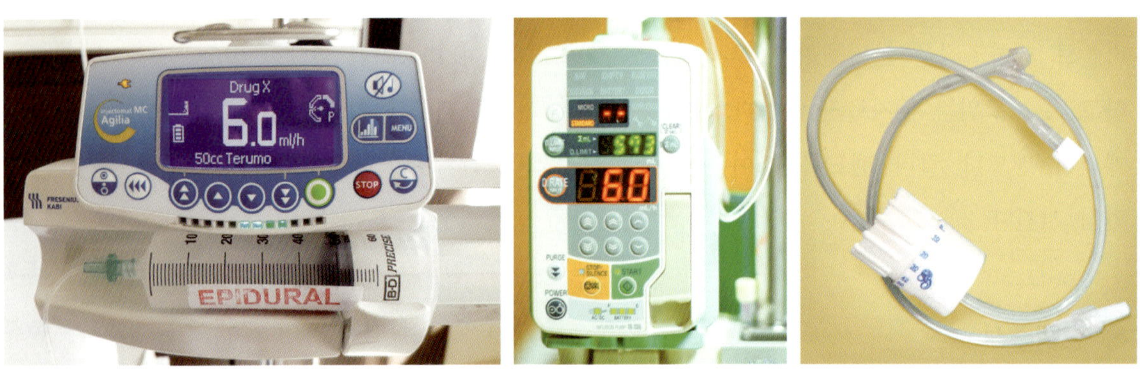

Syringe pump　　Infusion pump　　Dosi flow

그림 1-23 정맥투약 조절기구

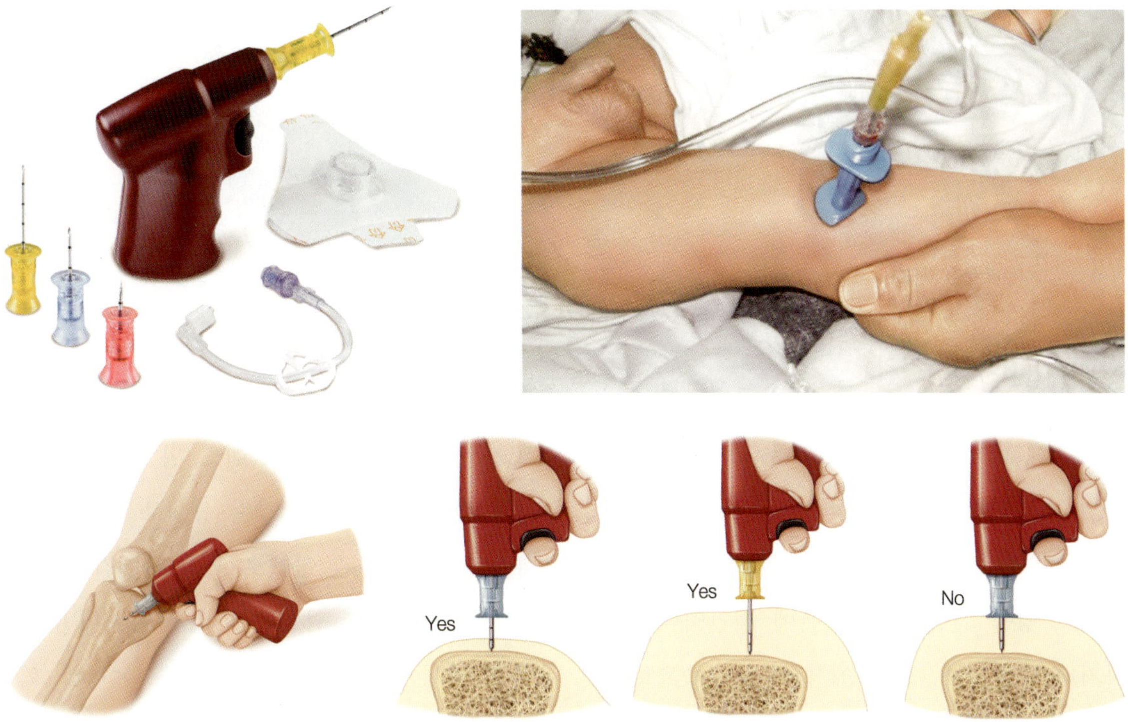

그림 1-24 골내 주사

도록 하는 방법으로 경구투여가 불가능하거나 금기인 경우, 구강투여 약물이 환자에게 구토 증세를 유발할 경우에 사용한다.

아동을 왼쪽으로 눕히고 오른쪽 다리를 굽히게 하고, 윤활제를 바른 좌약을 장갑을 끼고 심호흡을 하게하거나 주의를 분산 시킨 후 직장 조임근에 부드럽고 빠르게 좌약을 삽입한다. 삽입 후 아동의 양쪽 엉덩이를 들어 올려서 약물이 빠지지 않도록 단단히 잡고 5~10분간 기다린다.

전환요법(숫자를 세게 하거나 주의를 다른 데로 돌린다)을 이용하여 배변반사가 사라지게 하면 도움이 된다.

• 좌약 형태의 약물 : 아세트아미노펜, 아스피린, 진정제, 진통제(모르핀), 항구토약물

대변은 약물의 흡수에 영향을 미치고 약물은 배변자극을 일으키므로 되도록 투약 전에 대변을 보도록 한다.

9. 눈, 귀, 코를 통한 약물투여

눈, 귀, 코를 통한 약물투여는 아동과 성인이 비슷하다. 단지 아동은 불편감과 두려움을 경험하기 때문에 협조를 얻는 것이 어렵고 억제가 필요한 경우도 있는데, 영아나 아동은 머리를 고정하고, 나이든 아동은 설명하여 협조를 구한다(그림 1-25).

1) 눈을 통한 약물투여

점안액 투여 시 약물은 실온의 온도로 준비

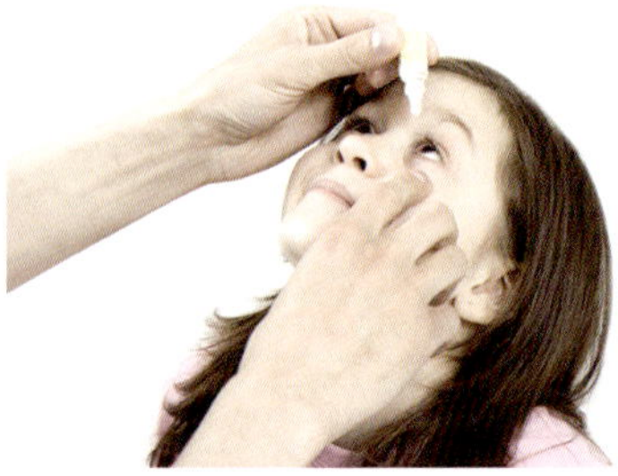

눈을 통한 약물투여

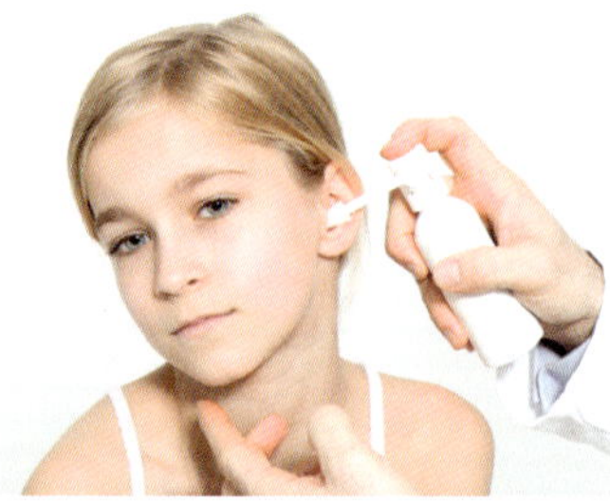

귀를 통한 약물투여

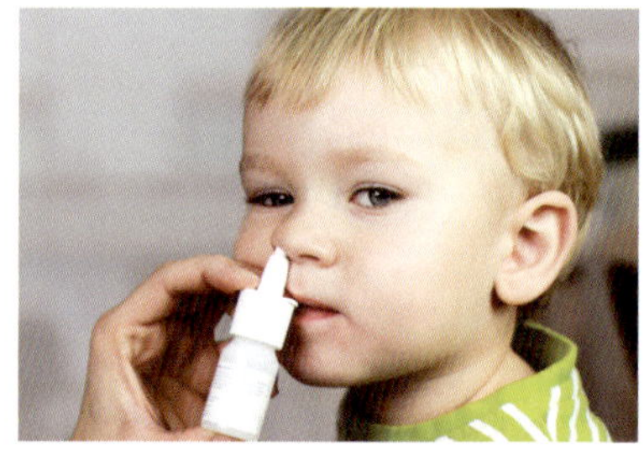

코를 통한 약물투여

그림 1-25 아동 약물투여의 종류

하고, 아동에게 설명하여 협조를 요청 한 후, 앙와위나 좌위를 취한 후 머리를 신전시켜 위를 보게 한 후 한손으로는 아래 눈꺼풀을 밑으로 당기고 낭을 만들어 이 부분에 점안액을 점적하거나 안연고를 내안각에서 외안각 쪽으로 하결막낭을 따라 얇게 도포한다. 협조가 안되는 영아의 경우에는 미이라 억제대를 적용하고 아동의 팔과 머리를 잡은 후 시도한다.

영아는 눈꺼풀과 코가 만나는 모서리에 약물을 점적한 후 아동이 눈을 뜨면 약물이 결막으로 흘러들어가게 한다. 안연고와 점안액이 동시에 처방되면 먼저 점적액을 점안하고 3분 후 연고를 도포해야 두 가지 약의 효과가 나타난다. 안연고를 투여하면 잠시 시야가 흐려지므로 가능하면 잠자기 전에 투여한다.

2) 귀를 통한 약물투여

귀에 약물을 투여하고자 하면 약물은 상온이나 약간 따뜻하게 하여 준비하고, 부모의 무릎에 눕히고 앙와위를 취하고 머리를 적당한 쪽으로 돌려 점적한다.

3세 이하의 아동은 귓바퀴를 후하방으로 당기고 3세 이상의 아동은 후상방으로 당겨 외이도가 직선이 되게 한다. 이도 위 2cm 정도에서 점적기를 오염시키지 않는 상태로 점적한 후에 투여된 약이 이관 아래로 흘러 들어갈 때 까지 이개를 잡아주고 귀 앞의 이주를 두 세번 눌러주어 약이 이관내로 잘 흡수 되도록 한다. 약을 넣은 쪽의 귀가 위로 가게 몇 분 동안 눕혀 두거나 앙아위로 3~5분간 있게 한다. 귀약은 실온의 온도로 사용한다.

3) 코를 통한 약물투여

코에 약물을 투여하고자 하면 약물은 실온의 온도로 준비하고, 부모가 무릎위에 안고 머리를 뒤로 젖혀서 코약을 점적하며 유아기 이후의 아동은 베개를 어깨 밑에 받치고 머리를 위로 젖혀 점적한다.

주입 전에 끝이 고무로 된 부드러운 구상흡인기로 양쪽 비강을 부드럽게 흡인하거나, 협조가 가능한 아동은 코를 풀도록 한다. 점적 후에는 코 내부에서 약물이 중력에 의해 침투되도록 충분히 작용할 수 있도록 자세를 1~2분간 머리를 낮춘 자세 그대로 유지하고 불편해도 코를 풀지 않도록 교육한다.

통증관리

입원아동의 81.0%가 중등도의 통증을 경험하는 것으로 보고되고 있는데, 제 5번째 활력징후(미국통증협회)라 불리는 통증은 주관적인 경험으로 감각적, 감정적, 인지적, 행동적인 요소를 지니고 있으며 환경적, 발달 단계적, 사회문화적, 상황적 요소와 연관되어 있다.

아동에게 있어 통증은 신체적, 정서적으로 영향을 미칠 수 있는데, 골수천자, 수술, 조직검사, 흉관 삽입, 드레싱 교환 등 치료과정에서 겪은 통증이 고통스러운 기억으로 남아 사회 심리적 발달에 지속적으로 영향을 주거나 신경계의 영구적인 손상을 줄 수도 있다.

그러므로 간호사는 조기에 아동통증에 대한 정확한 사정과 적절한 중재로 아동의 신체적 회복과 안위에 도움을 주고, 정서적 상해를 감소시키며, 간호사와 아동의 신뢰관계를 증진시킬 수 있다. 또한 아동이 자신의 통증을 표현할 수 있도록 돕고, 중재효과와 부작용을 살펴보는 평가도 함께 이루어져야 한다.

1. 통증사정

아동의 병력은 통증의 원인과 통증을 악화시키는 상황에 대한 단서를 제공하므로, 아동과 부모와의 면담을 통해 통증관리를 위해 투여했던 약물과 다른 통증치료방법, 통증의 발현시기와 지속시간, 위치 및 강도, 특성, 통증완화 요인과 악화 요인을 파악한다. 아동의 통증 반응은 언어, 행동, 생리적인 측면으로 나타나며, 공포, 불안, 슬픔, 분리감과 같은 정서를 동반하며, 통증에 대한 아동의 통증표현은 발달단계에 따라 차이를 가진다(표 1-10).

신생아 시기에는 통증자극에 대한 반응으로 울음을 통한 표현이며, 유아기, 학령전기에 이르러 울음은 통증과 함께 불안, 공포 등 복합적인 정서반응의 형태로 더 많이 나타난다.

아동의 언어적 표현만으로는 정확하게 통증을 사정하기 어려우므로, 아동이 통증을 보다 손쉽게 표현하게 하고, 사정하는 사람이 쉽게 이해하고, 정확하게 판단하게 할 수 있는 측정도구를 사용해야 한다. 또한 아동의 통증 사정은 통증에 대한 특별한 태도 측정뿐만 아니라 아동의 발달단계, 문화적 규범, 통증 경험 기간

표 1-10 발달 단계별 통증에 대한 반응

구분	반응
신생아 및 영아기	• 고음의 거칠고 날카로운 울음, 찡그린 눈썹, 혈압과 맥박은 상승, 동맥혈 산소 포화도는 감소
유아기	• 울고 소리 지르고, 통증부위를 만지면 손대지 못하게 함. 안절부절
학령전기	• 자신의 잘못에 의한 벌로 생각하여 위축. 투약과 주사를 피하기 위해 아프지 않다고 회피. 용감하다는 칭찬에 아픔을 참을 수 있음
학령기	• 죽음에 대해 인식, 신체손상을 두려워함, 위축되거나 절차를 미루려고 협상
청소년기	• 원인과 결과를 이해, 통증을 지각, 통증의 강도를 말할 수 있음

표 1-11 통증사정척도 분류

자가보고 척도	청소년과 아동 통증척도 (Adolescent Pediatric Pain Tool, APTT)
	오우커 척도(Oucher scale)
	시각적 아날로그 척도 (Visual Analog Scale, VAS)
	0~10까지의 숫자 척도(Numeric scale)
	안면척도(Faces Pain Rating Scale, FPRS)
행동관찰 척도	FLACC 척도(Face-Legs-Activity-Cry-Consolability Scale)
	신생아 통증척도(NIPS)
	미숙아 및 신생아 CRIES scale

과 통증 경험에 대한 부모의 반응 등이 광범위하게 포함되어야한다.

아동통증의 사정에는 아동의 자가보고나 아동을 대변하는 보호자나 의료진에 의한 보고, 행동반응 관찰, 생리적 반응으로 다양하게 이루어져야 한다. 통증 사정은 급성질환을 앓는 아동은 8~12시간 간격으로 하고, 필요 시 더 자주 사정할 수도 있다. 일차 통증사정 이후 아동의 상태변화, 진통제 주입속도의 변화, 약물 투여량의 변화 등 통증사정은 지속적으로 이루어져야하는 과정이다(표 1-11).

1) 자가 보고

3세 이상의 아동은 통증의 유무를 구별할 수 있으며 통증의 위치를 지적하고, 4개의 큰 범주로 통증의 강도를 선택하고, 표현할 수 있다. 아동은 지각한 통증에 대해 나름대로 언어적 표현은 하지만, 언어기술이나 표현능력의 한계로 인해 간호사가 명확하게 이해할 수 있는 방식으로 표현하는 것에는 제한이 있다.

아동이 얼굴표정으로 통증의 정도를 구별하는 안면척도(face pain rating scale)는 3세 이상 모든 연령에서 가장 신뢰로운 척도로 사용할 수 있다. 4세 이상 아동에게 4개의 빨간색 포커칩을 사용하는 Pocker Chip Tool이 유용하며, 4세~17세 아동에게는 언어표시척도를, 5세 이상의 아동은 지시와 숫자 개념이 있어 0~10까지의 숫자 척도(Numeric scale)와 도표척도(Graphic Rating Scale)를 사용할 수 있는데, 통증강도만을 측정하고 통증의 질과 위치, 통증의 분포 등은 측정할 수 없다는 단점이 있다.

APTT(Adolescent Pediatric Pain Tool)는 부위와 강도, 질 등의 세 측면을 사정할 수 있으며 아동이나 청소년에게 사용할 수 있다(그림 1-26).

2) 행동 관찰

통증에 의해 관찰되는 얼굴표정은 얼굴근육의 긴장, 눈을 감는 행위, 비익의 벌렁거림, 이마 찡그림, 턱의 긴장 등이 있다. 신생아 시기에는 통증자극에 대한 반응으로 울음을 통한 표현이 흔히 나타나며, 유아기, 학령전기의 울음은 통증과 함께 불안, 공포 등 복합적인 정서반응의 형태로 더 많이 나타난다.

행동반응은 신생아나 유아의 경우에는 전신적인 신체반응을 보이는 경향이 있고, 연령이 증가함에 따라 스스로 신체 움직임을 통제할 수 있는 능력이 생겨, 회피 혹은 저항하는 것과 같은 의도적이고, 국소적인 반응을 보인다.

행동관찰은 자가보고로 얻을 수 없는 중요한 정보를 제공받지만, 시간이 많이 소요되는 단점이 있다. FLACC 통증사정도구는 얼굴표정, 다

CODE ____________

DATE ____________

ADOLESCENT PEDIATRIC PAIN TOOL(APPT)

INSTRUCTIONS :

1. Color in the areas on these drawings to show where you have pain. Make the marks as big or small as the place where the pain is.

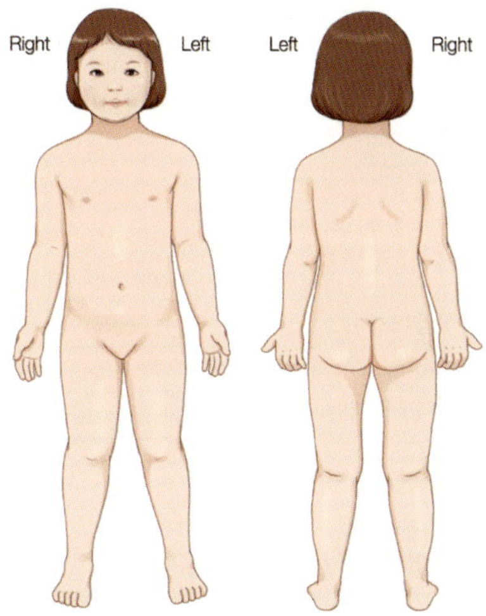

2. Place a straight, up and down mark on this line to show how much pain you have.

No Pain | Little Pain | Medium Pain | Large Pain | Worst Possible Pain

3. Point to or circle as many of these words that describe your pain.

1: annoying, bad, horrible, miserable, terrible, uncomfortable
2: aching, hurting, like an ache, like a hurt, sore
3: beating, hitting, pounding, punching, throbbing
4: biting, cutting, like a pin, like a sharp knife, pin like, sharp, stabbing
5: blistering, buming, hot
6: cramping, crushing, like a pinch, pinching, pressure
7: itching, like a scratch, like a sting, scratching, stinging
8: shocking, shooting, splitting
9: numb, stiff, swollen, tight
10: awful, deadly, dying, killing
11: crying, frightening, screaming, terrifying
12: dizzy, sickening, suffocating
13: never goes away, uncontrollable
14: always, comes and goes, comes on all of a sudden, constant, continuous, forever
15: off and on, once in a while, sneaks up, sometimes, steady

If you like, you may add ohter words;
____
____
____

For office use only.

BSA : ________
IS : ________

#S(2-9) ___/37=___%
#A(10-32) ___/11=___%
#B(1,13) ___/ 6 =___%
#T(14,15) ___/11=___%

Total ___/11=___%

청소년과 아동 통증척도(APPT)

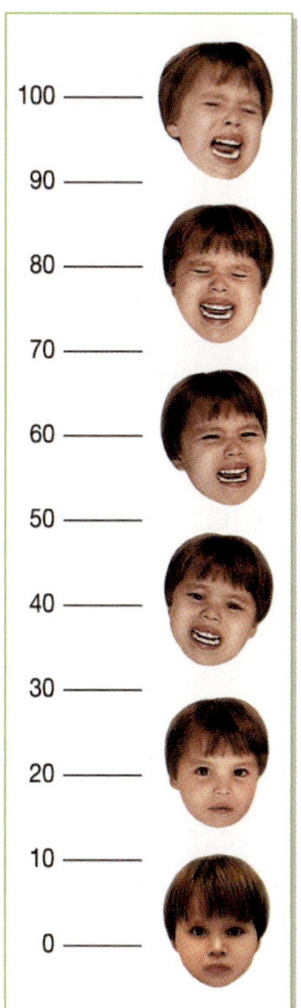

오우커 척도(Oucher Scale)

• Visual Analog Scale

No pain | Mild pain | Moderate pain | Severe pain | Very severe pain | Worst possible pain

0 1 2 3 4 5 6 7 9 0 10
No pain — Moderate pain — Worst possible pain

0 No pain — 10 Worst possible pain

• Word Descriptor Scale

0 = No pain
1 = Mild pain
2 = Distressing pain
3 = Severe pain
4 = Horrible pain
5 = Excrulating pain

• Graphic Scale

• Verbal Scale

On a scale of 0 to 10, with 0 meaing no pain and 10 meaning the worst pain you can imagine, how much pain are you having now?

• Functional Pain Scale

0 = No pain
1 = Tolerable and pain does not prevent any activities
2 = Tolerable and pain prevents some activities
3 = Ontolerable and pain does not prevent use of telephone, TV viewing or reading
4 = Intolerable and pain prevents use of telephone, TV viewing or reading
5 = ntolerable and pain prevents verbal communication

시각적 아날로그 척도(Visual Analog Scale)

그림 1-26 자가보고 척도

- 얼굴(Face)

0 : 특별한 표정이 없거나 웃음
1 : 가끔 얼굴을 찡그림 / 무관심함 / 움츠림
2 : 자주 또는 지속적인 턱의 떨림/ 이를 악물고 있음

- 다리(Legs)

0 : 정상자세 또는 이완
1 : 불안함 / 긴장됨
2 : 발로 차거나 다리를 끌어올림

- 활동(Activity)

0 : 정상자세 / 조용히 누워있음 / 쉽게 움직임
1 : 꿈틀댐 / 긴장됨 / 몸을 뒤척임
2 : 경련 / 몸을 구부리고 뻣뻣하게 함

- 울음(Cry)

0 : 울지 않음
1 : 흐느낌 / 훌쩍 / 끙끙댐
2 : 계속되는 울음 / 흐느낌 / 잦은 불편감 호소

- 마음의 안정도(Consolability)

0 : 이완됨
1 : 가끔 접촉이나 안아주거나 대화를 함으로 안심시키는 것이 필요함
2 : 마음이 안정되기 힘듦

FLACC 통증사정도구

- 얼굴 표정(Facial expression)

0 : 이완된 근육 / 무표정
1 : 긴장된 얼굴근육 / 주름진 이마, 턱, 입부

- 울음(Cry)

0 : 조용함 / 울지않음
1 : 약간의 신음소리 / 간헐적울음(끙끙거림)
2 : 큰소리 울음 / 울음 증가 / 지속적인 날카로운 울음

- 호흡양상(Breathing pattern)

0 : 편안함
1 : 호흡변화 : 불규칙, 평상시보다 빠름 / 시끄러움, 호흡방

- 팔 움직임(Arms)

0 : 이완되어 있음 / 근육강직이 없음
1 : 구부리다 / 펼치다 긴장(부자연)

- 다리 움직임(Legs)

0 : 이완되어 있음 / 근육강직이 없음
1 : 구부리다 / 펼치다 긴장(부자연)

- 각성상태(State of Arousal)

0 : 수면중, 깨어있음 / 조용함, 평화로움
1 : 소란하다(떠뜬다) / 깨어 있음 / 몸부림침

신생아 통증척도(NIPS)

Crying	Reguired Oxygen	Increased V/S	Expression of Face	Sleepness

미숙아 및 신생아 CRIES scale

그림 1-27 행동관찰 척도

리움직임, 활동성, 울음 그리고 안정성을 평가하는 것으로 언어로 통증을 호소하거나 자기보고를 할 수 없는 경우 사용된다. 행동점수의 사정결과는 0점은 이완되고 편안해함, 1~3점은 약간 불편해함, 4~6점은 중등도 통증, 7~10점은 중증통증을 의미한다(그림 1-27).

신생아나 미숙아에게 cries scale 통증사정 도구는 울음, 산소포화도, 활력징후 상승, 얼굴표정, 수면장애 등으로 수술 후 통증을 측정할 수 있다. 또 신생아의 통증척도(NIPS)는 얼굴표정, 울음, 호흡패턴, 팔 근긴장도, 다리 근긴장도, 각성수준을 평가하는 척도 등이 있다. 모든 연령의 아동에서 나타나는 복합적 행동반응은 안절부절, 부동, 근육긴장 혹은 이완, 방어적 움직임, 문지르는 행위와 같이 나타난다.

3) 생리적 모니터링

통증에 의한 생리적인 반응은 맥박, 혈압, 뇌내압, 호흡수, 맥압, 근육의 긴장, 동공의 크기, 스트레스 호르몬 분비의 증가, 호흡의 깊이, 산소포화도, 인슐린 분비의 감소 등으로 나타날 수 있다.

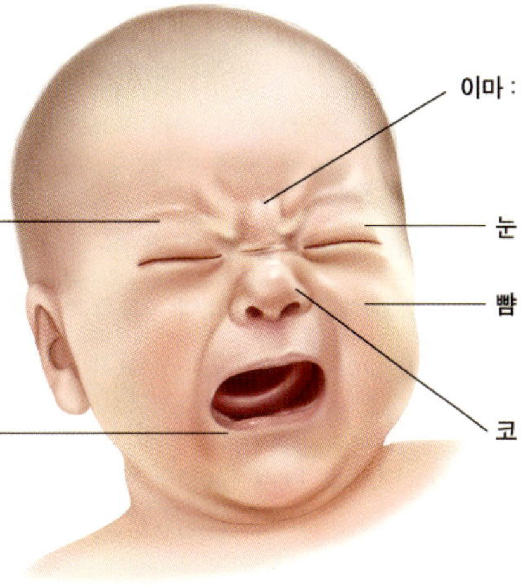

그림 1-28 영아 통증시 얼굴표정

2. 통증중재

대부분의 간호사가 진통제를 사용해 아동의 통증을 조절하고 있을 만큼 약물 중재에 의존하고 있으며, 비약물 중재는 효과가 적을 것으로 생각하고, 실제 적용하기에 어려운 점을 들어 소수의 간호사만 비약물 중재를 적용하고 있었다. 그러면서도 약물의 부작용이나 중독을 염려하고 있었다.

1) 간호사의 역할

통증은 아동의 삶의 질에 매우 중대한 영향을 미치므로 아동간호사의 중요한 역할은 적절한 통증 간호인데, 과학적 지식과 기술을 가지고 의료팀과 약물적, 비약물적 계획을 수립하고 계획을 수행하며 중재의 효과를 평가하는 것이다. 간호사는 아동 급성통증 사정 임상실무지침에 준하여 간호중재가 이루어져야하며, 사정은 객관적 도구를 활용하여 통증 정도를 측정하여야 한다. 또한 통증조절이 효과적으로 이루어지기위해서는 간호중재 전에 아동과 라포를 잘 형성하는 것이 중요하다.

2) 약물요법

통증완화를 위한 약물요법에는 국소마취제, 근육이완제, 마약성 진통제, 비마약성 진통제, 항우울제, 항경련제, 기타 통증조절을 위해 보조적으로 사용하는 약물 등이 있다.

(1) 비마약성 진통제

비마약성 진통제(nonopioid, nonnarcotic analgesics)는 손상을 지각하는 수용기의 자극에 의해 발생하는 통증이나 신경성 통증을 치료하기 위해 사용되는데, 체성 통증에 특히 효과적이다. Acetaminophen, 비스테로이드성 소염제(NSA IDs), naproxen과 같은 약물로 통증 조절 외에도 염증과 발열을 조절하는데 사용한다(표 1-12). 비스테로이드성 소염제(NSA IDs)는 중증의 통증조절

표 1-12 자주 사용되는 마약진통제와 비마약성진통제

약물		용량
흔히 사용되는 마약성진통제	Morphine Sulfate	• 0.2~0.4mg/kg 매 3~4시간마다 경구투여하거나 0.3~0.6mg/kg 매 12시간마다 경구투여
	Fentanyl	• 5~15mg/kg 경구투여
	Methadone	• 0.2mg/kg 매 6~8시간마다 경구투여
	hydromorphine	• 0.04~0.1mg/kg 매 3~4시간마다 경구투여
흔히 사용되는 비마약성진통제	Acetaminophen	• 경구로 매 4시간마다 10~15mg/kg 투여 • 단 하루 75mg/kg 이상 초과하지 말 것
	naproxen	• 경구로 매 8~12시간마다 5~7mg/kg투여
	Ibuprofen	• 4~10mg/kg 용량을 경구로 매 6시간마다 투여하되 위장장애가 있으므로 식후복용

을 위해서는 마약성약물과 함께 사용된다.

(2) 마약성 진통제

마약(narcotics)은 모르핀 유사물질 및 기타 남용이 가능한 약물을 말한다. 마약성 진통제는 말초에 작용하는 비스테로이드성 소염제와는 달리 중추신경계에서 주된 효과를 나타내므로 중증통증에 사용되는데 투여 전, 후에 활력징후를 측정해야한다. 이때 부작용으로 오심, 구토, 호흡곤란, 불쾌감 환각 등이 나타날 수 있다.

(3) 진통 보조제

진통 보조제(adjuvant analgesics)는 만성 통증을 조절하기 위해 마약과 함께 투여되기도 하고, 단독으로 사용되기도 한다. 진통보조제는 항경련제, 국소마취제, 도포성 마취제, 근육이완제, 항우울제, 호르몬제 등으로 통증 수준과 다른 부작용 증상을 관찰해야 한다.

3) 비약물요법

비약물요법의 목적은 아동의 적극적 개입을 통해 아동으로 하여금 자신이 처한 상황을 조절하고 지배할 수 있도록 유도하여 불안이나 우울, 스트레스를 감소시키고 수면을 촉진시키며 결과적으로 통증지각을 감소시키는 것이다. 가장 많이 시용되는 요법은 정서적 지지, 냉온 적용, 주의분산으로 나타났다

비약물요법은 독립적으로 또는 약물요법과 병행해서 사용할 수 있는데, 병행치료는 약물의 효능을 증진시키고 통증을 감소시켜 약물 사용량을 줄일 수 있다.

- 인지-행동요법 : 관심전환, 명상, 최면, 청각자극, 이완요법 등
- 생물-신체요법 : 안아주기, 흔들어주기, 체위유지, 빨기, 자당 투여, 캥거루요법, 냉온요법, 마사지, 침술, 지압, 경피신경 자극 등

윤혜봉과 조결자(2000)가 비약물 중재를 조사하였는데, 1세 미만에서는 목소리로 얼러주기, 고무젖꼭지 이용, 담요로 둥지 틀어주기가 많이 적용되는 방법이었고, 1~6세 미만에서는 목소리로 얼러주기, 장난감 이용, 지지적접촉, 6~12세 미만에서는 이야기 들려주기, 지

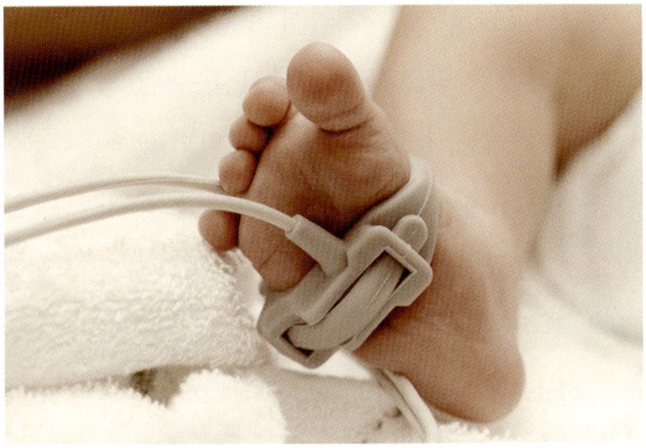
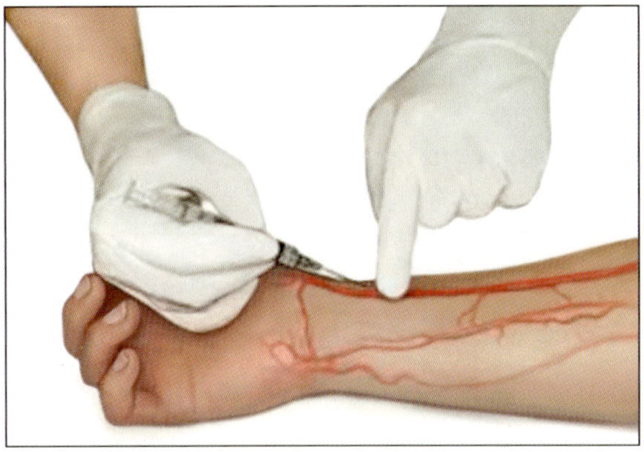

그림 1-29 맥박산소측정 및 동맥혈 가스분석

지적 접촉, 그리고 12~18세 미만에서는 정보 제공, 냉 요법, 지지적접촉 등이 활용되고 있었다.

그 중에서 특히 전환요법은 시각, 청각, 촉각 또는 운동자극을 주어 아동의 관심을 다른 곳으로 전환시켜 통증의 지각을 감소시키는 효과적인 방법으로 자주 사용된다.

산소요법

산소요법은 저산소증과 호흡곤란이 있는 아동에게 적절한 산소를 공급하여 산소포화도를 높이고 적혈구내 산화헤모글로빈을 정상치로 회복시키기 위해 사용된다. 적용상황은 다음과 같다.

- $PaO_2$60mmHg 이하이거나 SaO_2가 90% 이하일 경우
- 심폐정지 후(postcardiopulmonary arrest)
- 수유 시 저산소증이 나타날 경우
- 마취 후(postanesthesia)
- 호흡곤란증이 있을 경우 : 비익호흡, 빈호흡, 흉골함몰, 청색증, 무호흡 등

1. 산소화 사정

산소요법을 시행하기 전 맥박산소측정기(pulse oximetry), 경피적산소분압측정기(Transcutaneous Monitor, TCM)로 산소화 상태를 계속 감시하며 산소포화도를 모니터링하여 적절한 산소농도를 적절한 방법으로 투여 시 매우 유용한 치료방법이 된다(그림 1-29).

1) 맥박산소측정기(Pulse oximetry)

측정기의 감지기(탐침)를 통해 동맥혈내의 산소분자들이 신체부분(손가락, 발가락, 귓불)을 관류할 때 발생하는 빛의 파장을 흡수해 측정하는 방법이다. 주의할 것은 A-line, 혈압커프, IV line이 있는 사지에는 감지기를 부착하지 않는다. 또 저체온증이 있을 경우 제대로 측정 되지 않을 수 있으며, 혈액 산소포화도(SaO_2)와 PaO_2로 측정한 값은 일치하지 않는다.

BOX 1-16 맥박산소측정기 사용 시 오류를 범하는 경우

- A-line, 혈압커프, IV line이 있는 사지에 감지기를 부착한 경우
- 저체온증이 있을 경우
- 감지기가 광선에 노출된 경우

2) 동맥혈 가스분석

동맥혈 내의 PaO_2를 측정하기 위해 상완동맥이나 요골동맥에서 동맥혈을 채취하고, 천자 후 바늘을 뺄 때는 동맥경련을 예방하기 위해서 천천히 빼고, 천자부위를 거즈패드로 5분 이상 압박하여 지혈되도록 한다. 채혈한 검사물은 아이스박스에 넣어 검사실로 보내어 PaO_2를 측정하도록 한다.

2. 산소투여 시 고려사항

아동은 산소요법기구에 대해 두려움을 느낄 수 있어 산소투여의 목적과 투여방법에 대해 설명해주고, 캐뉼라와 마스크를 만져보게 하고 산소와 기구에 대한 느낌을 표현하도록 하여 두려움을 완화해준다.

산소요법은 호흡 장애가 있는 아동에게 산소농도분석기나 맥박산소측정기(pulse oximetry), 경피적 산소분압측정기(Transcutaneous monitor, TCM)로 산소화 상태를 계속 감시하며 산소를 투여 시 매우 유용한 치료방법이다. 또한 산소를 투여할 때는 호흡기 자극증상, 목의 통증, 투여 방법, 산소 농도, 투여기간(간헐적, 지속적), 호흡 상태나 피부색깔 등 아동의 반응을 주기적으로 주의 깊게 관찰해야 한다.

신생아에게 고농도의 산소를 장기간 투여할 경우, 고농도 산소의 독성 부작용으로 폐조직과 미숙아의 망막조직을 손상시킬 수 있으므로 예방하기 위해 산소포화도를 모니터링 하는 것이 중요하다. 산소는 기도점막의 건조와 자극을 주므로 공급하기 전에 습윤병을 통과시켜 습화시켜 투여해야 한다.

산소는 불에 취약하므로 보호자에게는 산소 사용 시 주의해야 하는 것들 즉 산소를 사용 중인 입원실에서 불꽃을 일으키는 장난감, 담배, 양초 등과 같은 발화성 물질의 사용을 금하고, 합성섬유는 정전기로 인한 발화가능성이 있어 합성섬유 옷을 입지 않도록 하고 흡연 금지 안내표를 붙여 화재를 예방한다.

3. 산소투여 방법의 종류

산소투여는 산소포화도가 떨어졌거나 산소 요구도량이 증가할 때 아동의 연령과 산소 요구도, 편안감 등을 고려하고, 산소포화도를 측정하기 위해 동맥혈가스분석검사나 맥박산소측정기(pulse oximetry)를 통해 비강 캐뉼라, 안면 마스크 혹은 벤츄리 마스크, 비인두 카테터, 보육기, 산소후드 등에서 주입정도에 따라 선택하여 사용할 수 있다(그림 1-30).

산소 공급 방법은 크게 고유량 장치(high flow system)와 저유량 장치(low flow system) 로 분류할 수 있다(표 1-13). 고유량 장치는 산소 유입이 환아의 요구만큼 충분히 주어지는 경우로 호흡 양상에 관계없이 일정한 흡기산소분율(FiO_2)을 유지할 수 있고 온도와 습도를 함께 조절해 줄 수 있다. 산소마스크, 산소후드 등이

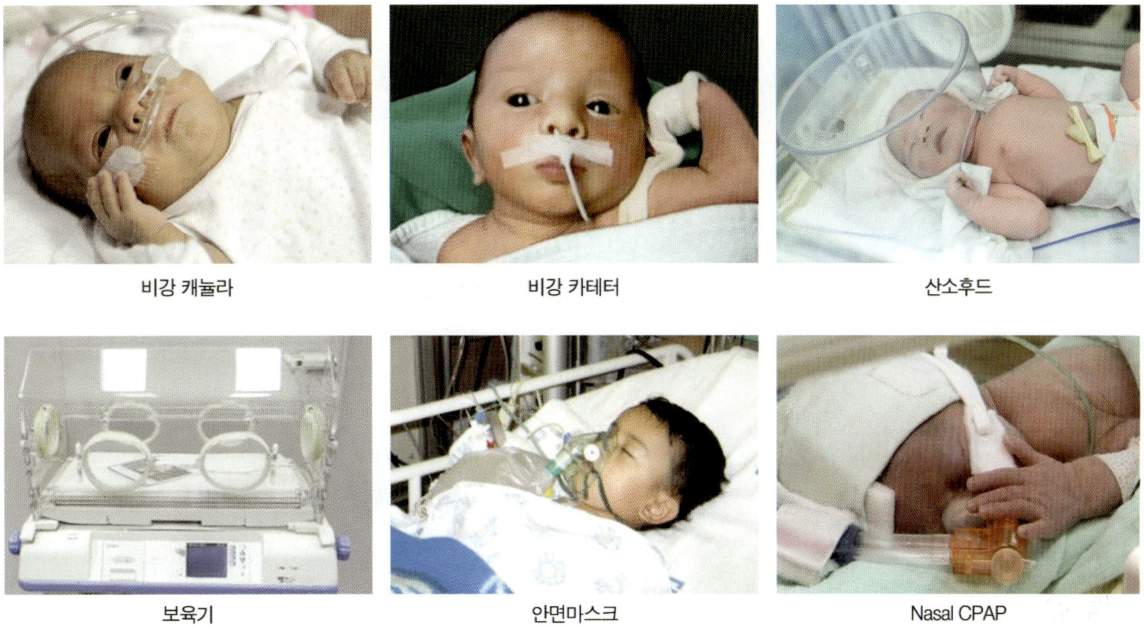

비강 캐뉼라 / 비강 카테터 / 산소후드 / 보육기 / 안면마스크 / Nasal CPAP

그림 1-30 산소투여 방법의 종류

표 1-13 산소공급 방법의 분류

분류	저유량 장치		고유량 장치
특징	• 대기 중의 산소가 다량 혼합 • 환자의 호흡양상에 따라 산소량이 변화할 수 있음 • 산소를 농축하여 주입		• 산소를 정확한 농도로 공급할 수 있음 • 환자의 호흡 패턴에 상관없이 정확한 양의 산소를 제공할 수 있음
투여 방법의 종류	• 비강캐뉼라 • 단순마스크 • 부분 재호흡 마스크 • 비재호흡 마스크	• 산소 보유 캐뉼러 • 기관 카테터 • 산소 텐트	• 벤츄리마스크 • 인공호흡기

여기에 속하며, 산소 분무기(oxygen nebulizer)와 연결하여 사용할 수 있다.

저유량 장치는 실내 공기가 함께 혼합되는 기구를 사용하기 때문에 환아의 호흡 상태에 따라 흡기산소분율(FiO_2)이 수시로 변하고 환아의 요구량만큼 산소 공급이 충분하지는 못하다.

1) 비강 캐뉼라 (Nasal cannula, nasal prong)

모든 연령의 아동에게 가장 흔히 사용하는데, 신생아에게 후드를 통한 산소공급이 충분하지 않을 때 코에 삽입하여 산소를 공급한다. 대체로 중등도인 40%(FiO_2 0.4) 농도의 산소를 1~6L/분의 속도로 공급할 수 있다. 장점은 사용이 편리하고, 음식을 먹거나 말할 때 방해가 되지 않으며, 활동이 자유로워 아동의 이송 시에도 사용된다. 그렇지만 점막을 건조시키므로 습도 유지가 필요하다.

표 1-14 산소요법 종류에 따른 특징

공급방법	공급된 산소의 농도	양(Liter)	간호
비강 캐뉼라 (Nasal cannula, nasal prong)	21%+3%/L	0.5~6L/분	• 점막을 건조시키므로 습도유지 필요 • 사용하기 쉽고 잘 참을 수 있음 • 주입산소농도의 변화 없이 먹고 말할 수 있음 • 비강폐색시 금기 • 신생아와 영아는 최대 2L/분으로 제한 • 아동과 청소년은 2~6L/분까지 가능
비강 카테터 (Nasal catheter)	FiO_2	<3L/분	• 부적절한 삽입은 구역질과 비강 혹은 인두손상을 야기 • 비강폐색, 상악골 안면손상 아동에게는 금기 • 신생아에게는 부적합
산소후드 (Oxygen hood)	100%FiO_2까지 가능	2~3L/Kg/분	• 관찰이 용이하고 아동에게 쉽게 접근함 • 수유와 간호시에 후드를 제거해야 함 • 산소공급농도를 맞추기 위해 산소분석기 필요 • 7L/분 이상의 산소공급시에는 이산화탄소를 제거해야함 • 후드 안의 온도를 모니터하고 고농도의 산소는 해로운 소음유발 가능
안면마스크 (Face mask)	35~50% FiO_2		• 단기간 사용시 유용 • 식사 시 제거로 공급 방해
벤튜리 마스크 (Venturi mask)	24~40% FiO_2	4~10L/min	• 호흡의 깊이와 횟수에 관계없이 일정하게 정확한 산소농도 흡입 가능

2) 비강 카테터 (Nasal catheter)

구인두 카테터나 비강 카테터는 구강이나 비강을 통해 카테터를 삽입하여 테이프로 고정하고 산소를 공급하는 것이다. 대개 낮은 농도의 산소(산소농도 40%로 1~6L/분의 속도)로 공급하는데, 비강 캐뉼라 보다는 높은 농도의 산소를 투여할 수 있으며 활동이 자유롭다는 장점이 있다. 비강폐색이나 상악골 안면손상이 있는 아동에게는 사용할 수 없으며, 신생아에게 산소주입 방법으로는 적당하지 않다는 단점이 있다.

3) 산소후드 (Oxygen hood)

산소후드는 돔 모양의 투명한 플라스틱 유리로 산소를 집중적으로 투여하고자 할때 신생아의 머리 위에 씌워 공급한다. 후드는 신생아에게 고농도의 산소를 공급할 수 있고 사용이 쉽다는 장점이 있다. 하지만 활동에 제한을 받고, 산소가 직접 아동의 얼굴에 닿지 않게 하고 후드 가장자리가 목이나 뺨, 어깨에 마찰되어 피부가 손상을 받을 수 있으며, 수증기로 인해 시야가 가려질 수 있고, 수유나 간호 시 제거해야 하는 단점이 있다.

4) 보육기 (Isolette)

호흡장애가 있는 신생아는 보육기 안으로 40% (FiO_2 0.4) 농도의 산소를 직접 투여할 수 있으며, 낮은 농도의 산소로 청색증을 예방할 수 있고 신생아의 활동에 제한이 되지 않는다는 장점이 있다. 그러나 간호나 처치로 인해 창을 자주 열면 적절한 산소농도 유지가 어렵고, 영아에게는 제한적으로 사용된다는 단점이 있다.

6) 안면마스크 (Face mask)

산소마스크의 종류에는 단순 안면마스크, 부분 재호흡 마스크, 재호흡 방지 마스크, 벤추리 마스크가 있다. 산소를 공급하는 데 쉽고 효과적이나, 장기적으로 사용하기에는 알맞지 못하며, 이산화탄소의 누적을 방지하기 위하여 공기 유입 속도를 3~6L/분으로 유지해야 하기 때문에, 가끔 위(胃) 확장에 의한 구토가 발생될 수 있다.

저농도에서 중등도 농도의 산소를 공급하기 위해 사용되는데, 시술이나 이송 중 또는 응급 상황처럼 단기간동안의 산소요법에 사용되는데, 산소농도 40~60%로 6~10L/분의 속도로 공급할 수 있다.

분무요법(Aerosol therapy)

분무요법은 호흡곤란이나 공기흐름이 감소된 경우 폐실질까지 약물을 투입하고자 할 때 분무를 통해 입자 형태로 분사되는 약물을 기관과 기관지에 약물을 직접 분사하여 작용하도록 하는 방법으로, 상·하기도 호흡기 질환, 낭포성 섬유증식증, 천식, 크룹, 기관지 확장증과 같은 질환에 사용한다.

약물의 종류는 기관지확장제가 가장 많으며, 스테로이드, 항생제, 거담제, 점액용해제 등을 투여할 수 있다(그림 1-31). 분무요법은 약으로 인한 전신 부작용을 피하고 요구량을 감소시키는 장점이 있다.

1. 분무요법 시 주의사항

분무요법 사용에는 결핵과 같은 미생물 전파로 인한 감염을 예방하기 위해 표준 예방지침을 준수해야하고, 분무기나 흡입기는 개인용으로 사용하고, 사용 후에는 병원균의 증식을 감소시키기 위해 기구를 세척하여 분무기의 효과가 제대로 나타날 수 있도록 한다.

사용 전에는 반드시 손을 깨끗이 씻고, 아동이나 부모에게 분무기구의 작동법에 대해 설명하고 시범을 보이고, 대용량 분무기를 이용하여 기관지확장제를 투여하는 경우 심전도 모니터링을 함께 병행하는 것이 좋다.

분무요법은 편안하고 조용한 환경에서 투여되어야하고 식사 직후에 투여하면 흡입될 가능성이 있어 식사 직후에는 투여하지 않는다. 또 처방약 중 스테로이드가 있으면, 마지막에 투약하여야 한다.

분무요법이 끝난 후 기침을 하거나 체위배액과 타진법 등을 사용하여 객담을 배출 할 수 있도록 교육하고, 흡입된 수분입자에 의해 건조한 분비물이 부풀려져서 생길 수 있는 기도폐쇄나 수분의 과다투여 증상, 약물의 부작용(빈맥, 부정맥, 심계항진 등)이 나타나는지 활력징후와 호흡상태를 지속적으로 관찰하도록 한다. 또 아동의 호흡음과 호흡기능을 치료 전과 비교하고 아동의 반응을 관찰하도록 한다.

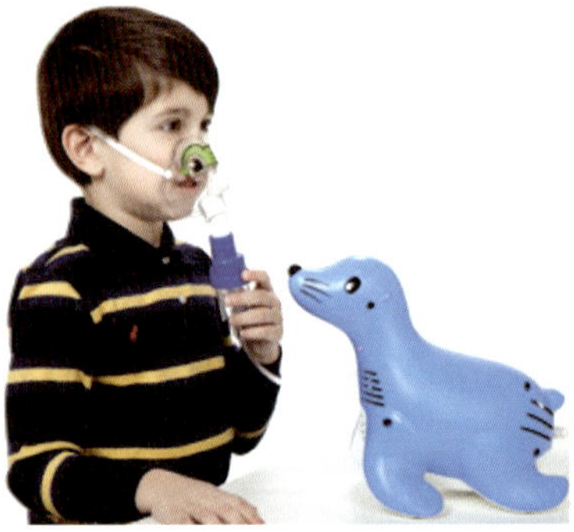

저용량 분무기

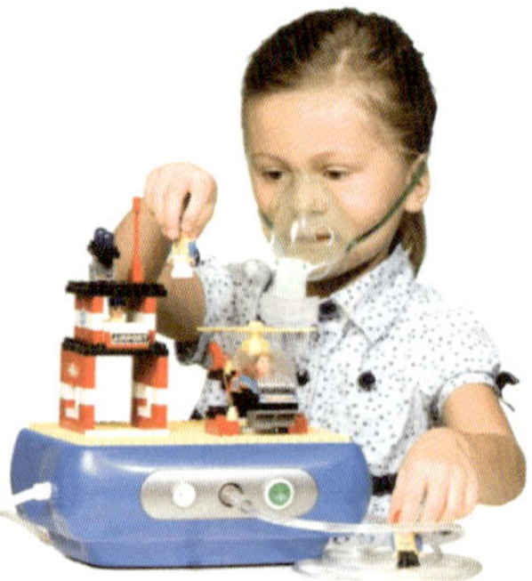

대용량 분무기

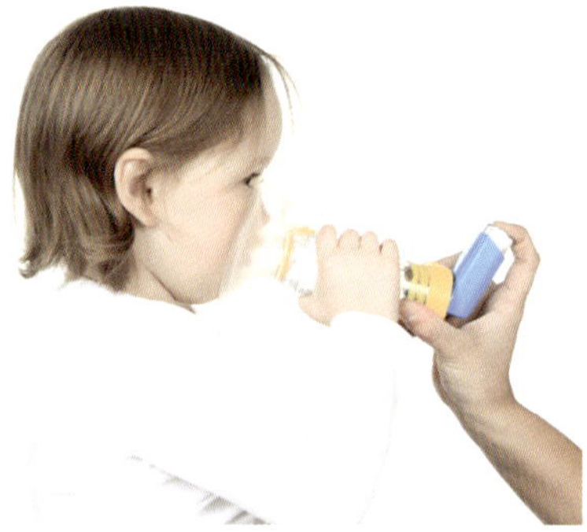

정량식 흡입기

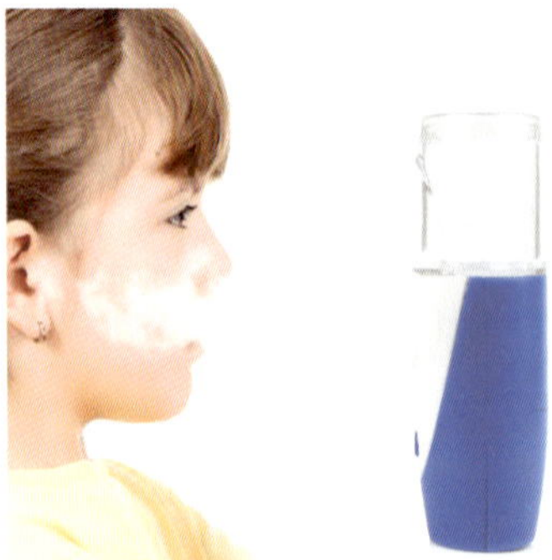

초음파 분무기

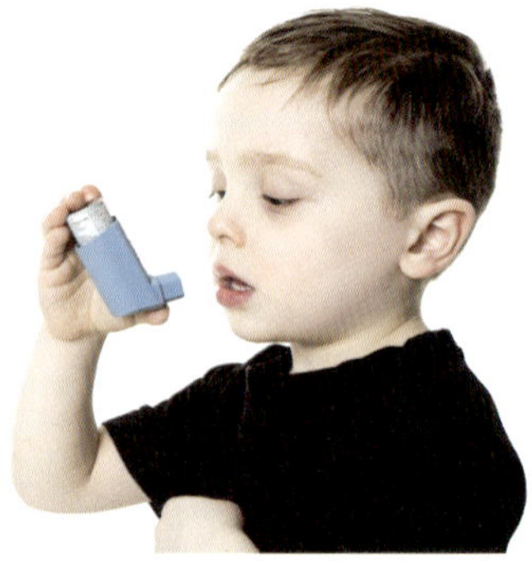

분말식 흡입기

그림 1-31 분무기의 종류

2. 분무기의 종류

1) 저용량 분무기

(연무기, Small-volume nebulizer, SVN)

처방된 약과 생리식염수를 혼합하여 분무기에 넣은 후 호흡기에 입자가 도달하도록 한다. 3세 이하 아동은 안면마스크를 사용하고, 3세 이상 아동은 마우스피스에 연장선을 연결하여 약물을 투여할 수 있는데 일회 호흡량이 적은 신생아 또는 호흡곤란으로 얕은 호흡을 하는 아동은 분무기를 통해 적은 용량의 약물을 공급하는데, 약물이 코와 인두에 침착되지 않도록 숨을 천천히 깊게 쉬도록 교육한다. 주의할 점은 너무 어린아동에게는 금기이다.

2) 대용량 분무기

(연무기, Large-volume nubulizer, LVN)

아동의 분비물이 진하고 끈끈한 경우에 압축공기를 이용하여 일정시간 약물을 지속적으로 투여해 주는 분무기로서 안면마스크를 착용하는데, 차갑고 습한 분자는 아동의 치료시간을 단축시킨다. 주의할 점은 신생아나 유아에게는 금기이다.

3) 정량식 흡입기 (Metered dose inhaler, MDI)

일정한 양의 약물을 간헐적으로 자가 투여하

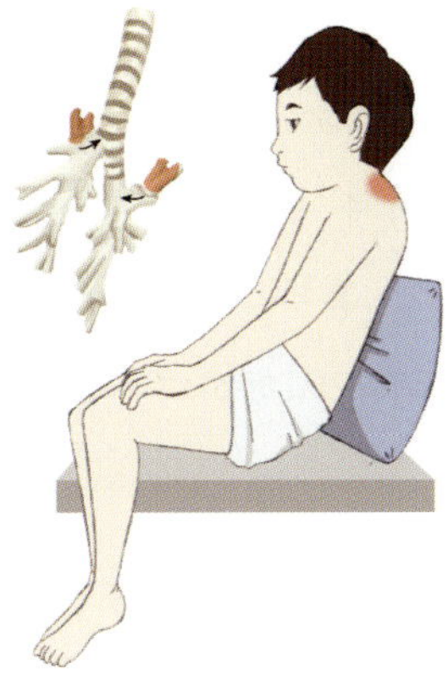

A. 우상엽의 폐첨분절 및 좌상엽 폐첨후분절의 폐첨소분절

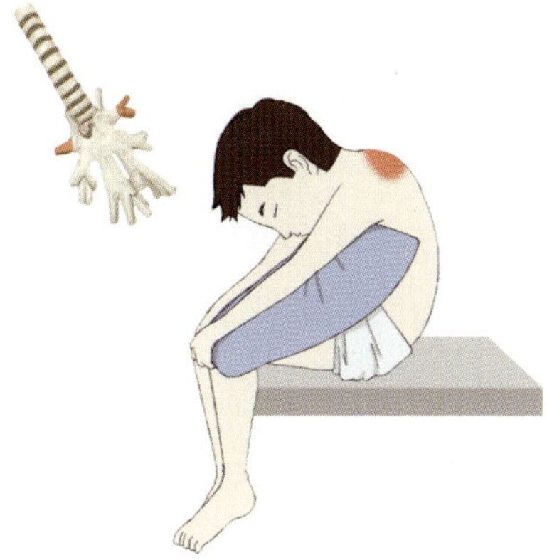

B. 우상엽의 후분절 및 좌상엽 폐첨 후분절의 후소분절

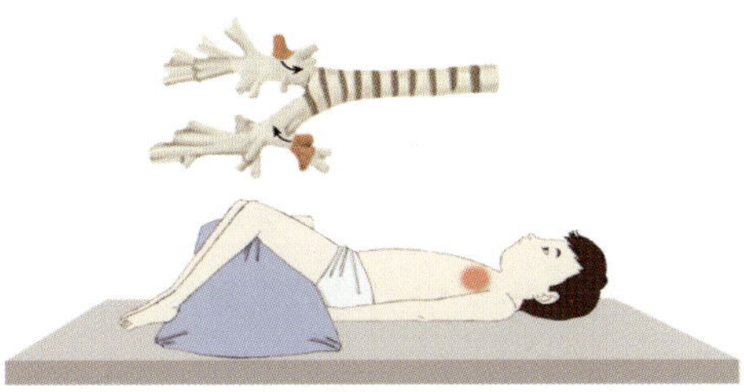

C. 좌 · 우상엽의 전분절

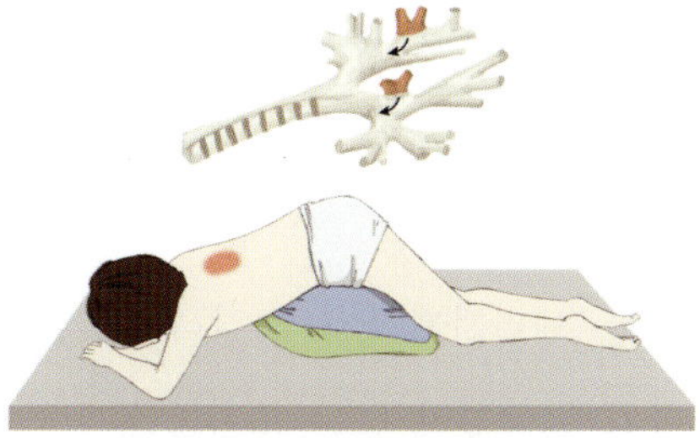

D. 좌 · 우상엽의 상분절

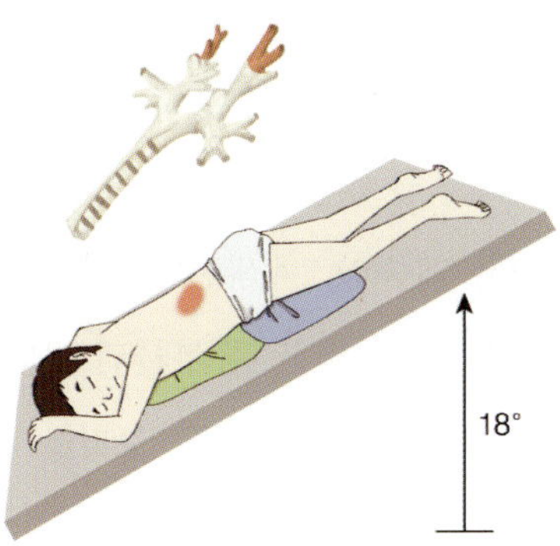

E. 좌 · 우하엽의 후폐저분절

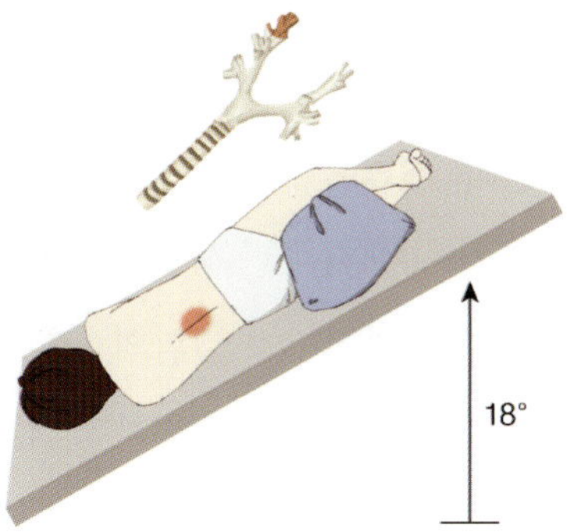

F. 우하엽의 우측폐저분절

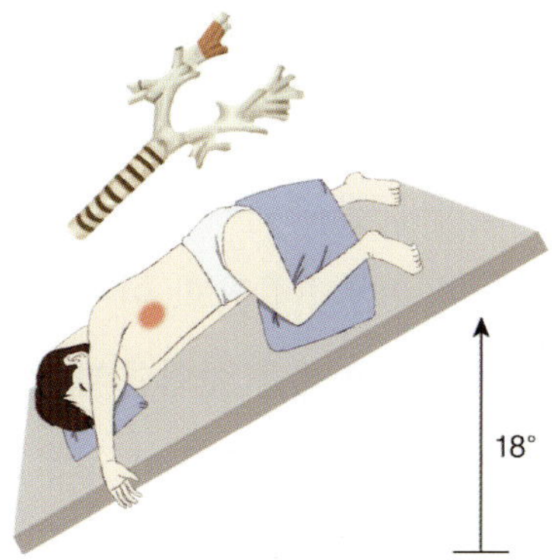

G. 좌하엽의 전폐저분절

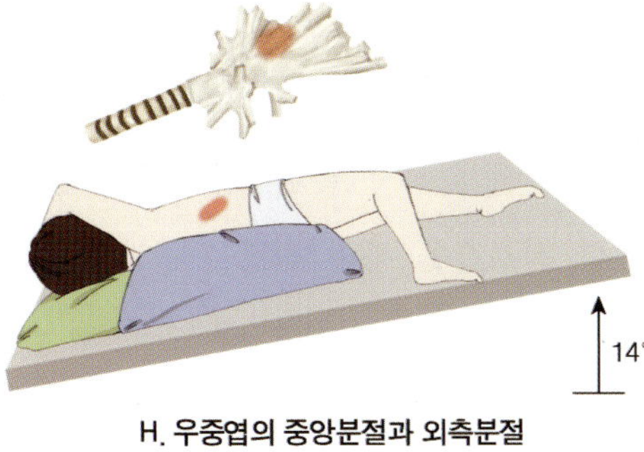

H. 우중엽의 중앙분절과 외측분절

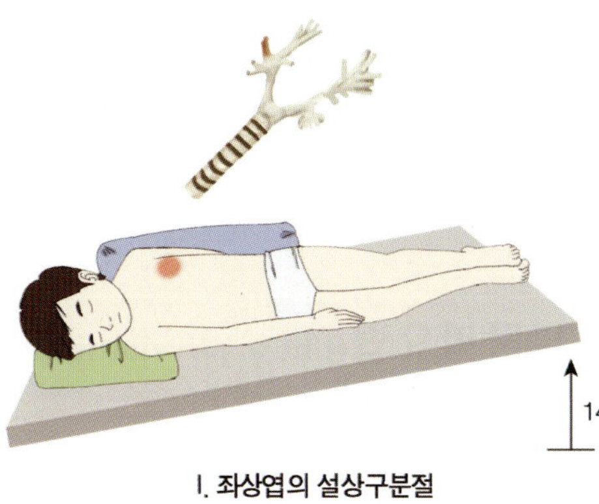

I. 좌상엽의 설상구분절

그림 1-32 기관지 배액을 위한 체위

는 정량식 흡입기는 외래에서 천식 아동의 치료에 사용되는데, 보통 10~15분간 투여되고, 기관지 확장제를 투여할 때 많이 사용되며, 3세 이상의 아동에게 사용되며 3세 미만의 아동에게는 반드시 안면마스크를 함께 사용해야 한다.

4) 초음파 분무기(연무기, Ultrasonic nebulizer)

초음파 분무기는 호기 시 약물 손실이 적고 따로 아동의 협조가 필요 없으며, 고용량 및 용량을 조정하여 사용 할 수 있고, 작아서 이동이 가능한 장점이 있다. 고주파 음향에너지가 액체를 미세한 입자인 분무형태로 변화시켜 가장 미세한 세기관지까지 도달하여 가습시키는데, 진하고 점착성이 강한 분비물을 액화시키는 데에 효과적으로 사용된다.

5) 분말식 흡입기(Dry powder inhaler, DPI)

젤라틴 캡슐 속에 일회용 복용약물과 캐리어 물질이 포함되어 있고, 이 물질은 흡입기 속에서 터져 아동이 숨을 들이쉴 때 건조입자가 하부기도로 분사된다. 흡기량이 분당 50L 이상이 되는 6세 이 상의 아동에게 적용된다. DPI는 외래에서 천식아동의 치료에 적용되고 기관지 확장제를 투여할 때 많이 사용된다. 아동에게 DPI를 잘 활용하기 위해 빠르게 흡입하도록 교육한다.

흉부물리요법(Chest physiotherapy)

흉부물리요법(Chest physiotherapy, CPT)은 체위배액(postural drainage), 타진(percussion), 진동(vibration), 기침, 힘을 가한 호기, 호흡연습을 통해 호흡기 분비물을 작은 폐기관지에서 큰 기관지로 이동시켜 분비물을 배출시키는데 이용된다(그림 1-32). 흉부물리요법은 객담이 많이 배출되는 아동에게 시행한다.

1. 흉부물리요법 시 주의사항

흉부물리요법은 기관지염이나 낭포성섬유증식증, 폐렴, 천식, 폐농양, 폐쇄성 폐질환을 가진 아동에게 기관지의 자연적인 섬모의 이물질 제거 활동과 비중의 힘을 이용하여 폐에 분비물이 축적되는 것을 방지하기위해 사용된다. 또 하부기관지에 고인 분비물을 상부 기관지로 이동하도록 하여 배출을 도울 때 사용되며, 흉강절개술 이후, 무의식 아동, 침강성 폐렴을 예방하기 위한 목적으로도 사용된다. 그렇지만 두부손상, 두개내압 상승, 급성천식, 흉곽외상, 골형성 부전증, 폐출혈, 폐종양, 폐색전증, 말기 신질환의 경우는 금기사항이다. 흉부물리요법을 수행하기 전 동안 필요 산소포화도 수치를 모니터링하기 위해 모니터를 장착한다.

기관지확장제나 점액용해제를 체위배액 자세를 취하기 1시간 전에 분무요법으로 투여하면 분비물 배출에 도움이 되므로 1시간 전에 분무요법을 실시한 후 아동에게 폐엽의 배액을 위한 자세를 취하게 하고 흉부호흡보다는 횡격막을 이용한 심호흡을 하여 긴장을 풀도록 한다.

얇은 티셔츠나 환의를 입힌 후 손을 컵 모양으로 쥐고 손상된 분절 위의 흉곽 위를 간헐적으로 흉부타진을 강하게 반복적으로 시행한다.

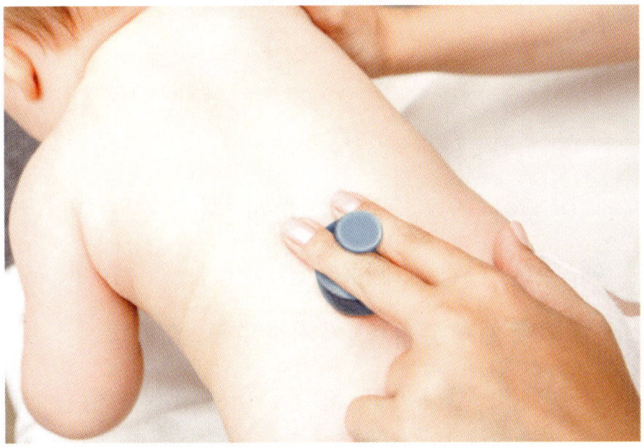

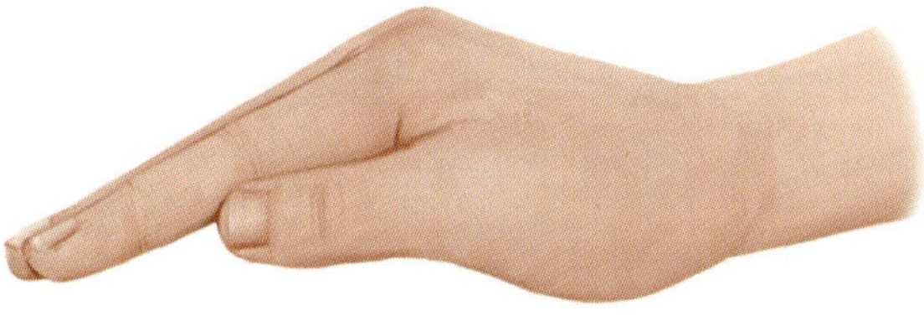

타진을 위한 컵 모양의 손

그림 1-33 흉부물리요법

아동을 본래의 자세를 취하게 하고 숨을 깊이 들이쉬고 가능한 한 빨리 완전히 입으로 내쉬게 하고, 이때 흉곽부위를 손으로 눌러 센 압력을 가해 분비물이 배출되도록 기침을 격려한다. 진동은 호기 시 손이나 진동기를 흉부에 올려놓고, 팔을 10~15초간 긴장했다 풀었다 하면서 3~5분간 진동시켜 기관지에 붙어있는 분비물이 떨어져 나오도록 하고, 시술 중간에 기침을 격려하여 객담을 뱉도록 한다.

시술 후에 아동의 활력징후와 호흡음을 사정하고 타진, 진동을 준 부위, 배출된 분비물 양상, 아동의 반응을 관찰하여 기록한다. 필요시 아동이 이를 닦거나 입을 헹구도록 도와주고, 아동이 많이 피로해 할 수 있으므로 난간을 올리고 아동이 편한 자세를 취하도록 해준다.

영아에게는 2~3개의 손가락이나 작은 안면마스크나 종이컵, 타진기(palms cup)를 이용할 수 있으며, 일회에 30~60초 동안, 점도가 높을 때는 3~5분 정도를 하루에 여러번 시행한다. 머리를 아래로 하는 체위배액 자세는 위식도 역류를 증가시키므로 금기이다(그림 1-33).

심폐소생술 간호
(Cardiopulmonary resuscitation, CPR)

심폐소생술은 심장의 기능이 정지하거나 호흡이 멈추었을 때 사용하는 응급처치로 인공호흡과 심장마사지로 심장기능 및 혈액순환을 회복시키는 방법이다. 심정지가 발생되면 심장에서 혈액을 신체기관으로 공급하지 못하므로 4~5분이 지나면 뇌의 영구적이고 광범위한 손상이 시작되기 때문에 신속한 응급처치가 필수적이다.

영아와 소아 심정지의 가장 흔한 원인이 질식성이기 때문에 가슴압박과 인공호흡을 함께 하는 것이 최선의 심폐소생술 방법이다. 영아의 기본소생술은 만 1세 미만, 소아에서의 기본소생술은 만 1세부터 만 8세까지의 소아에 적용한다.

제세동은 1세 미만의 영아에게 소아 제세동 용량으로 변경시킨 뒤 자동제세동기를 적용해야하나 소아용 패드나 에너지 용량 조절장치가 구비되어 있지 않는 경우에는 1세 미만의 영아에게도 성인용 제세동기를 사용하여 2~4J/kg로 제세동 할 수 있다.

- 신생아와 영아의 심정지 주원인 : 호흡부전이나 영아돌연사증후군으로, 아이를 엎드려 재우지 않고, 푹신한 바닥에 눕히지 않는 것 등을 통해 예방가능하다.
- 1세가 넘은 아동의 심정지 주원인 : 외상이 가장 흔한 원인으로 안전띠 착용, 소아용 카시트 장착을 통해 상당 부분을 예방 할 수 있다.
- 익사 : 5세 미만 소아의 두 번째 사망원인, 청소년에서는 세 번째로 높은 사망 원인이므로 수영장 주위에 울타리를 만들고, 수영할 때 반드시 구명 장비를 입도록 하여 예방하도록 한다. 또한 익수한 경우에는 반드시 인공호흡을 포함시켜야 한다.

아동병원내에서는 응급세트를 쉽게 사용할 수 있는 장소에 있어야 하며 기구의 상태는 매 근무시마다 점검한다. 병원 밖 응급상황에서는 아동의 손상 정도와 의식 유무를 사정하고, 의식이 없는 아동은 두부나 척수손상 등의 추가 손상을 방지하는 머리를 젖히지 않고 턱들기를 시행하고 아동이 숨을 쉬려 노력하고 의식이 있다면 전문소생술을 실시할 수 있는 병원으로 즉시 이송한다.

반응의 확인

영아의 경우 발바닥을 가볍게 두드리고 "아가야 괜찮니?" 하면서 반응을 확인하고, 소아는 어깨를 두드리며 이름을 알면 이름을 불러보는 등 반응을 확인한다. 의식이 없는 환아가 숨을 헐떡이고 있거나 호흡이 없다면 심정지 상태이므로 심폐소생술을 실시한다.

응급의료체계를 활성화

아동이 반응이 없고 숨을 쉬지 않으면 주변에 있는 사람에게 응급의료체계를 활성화 시키고 자동제세동기를 가져오도록 요청한다. 만약 구조자가 혼자이고 휴대전화가 없는 상황이라면 2분간 먼저 심폐소생술을 실시한 후 응급의료체계에 신고하고 근처의 자동제세동기를 가져온다.

환자의 맥박 확인

10초 이내에 영아는 위팔동맥, 소아는 경동맥에서 맥박을 확인하여, 맥박이 촉지 되는지 확실하지 않다면 가슴압박을 시작한다.

가슴압박

영아나 소아가 반응이 없고 호흡과 맥박이 없다면 가슴압박을 시작하는데, 혼자 있을 때는 영아에게 두 손가락 흉부압박법을 사용하고, 구조자가 2인 이상일 때는 손을 감싼 두 엄지 흉부압박법을 적용한다(그림 1-34).

소아의 경우 흉골 아래 1/2 부분을, 한 손 또는 두 손의 손꿈치를 이용하여 환자 흉곽 전후 직경의 적어도 1/3 깊이(약 4~5cm)로 가슴압박을 한 후에는 가슴이 정상위치로 다시 이완되도록 한다. 평평하고 딱딱한 바닥에 눕혀 100~120회/min의 속도로 영아는 4cm, 소아는 4~5cm의 깊이로 압박하는데, 칼 돌기와 갈비뼈를 누르지 않도록 한다(그림 1-35).

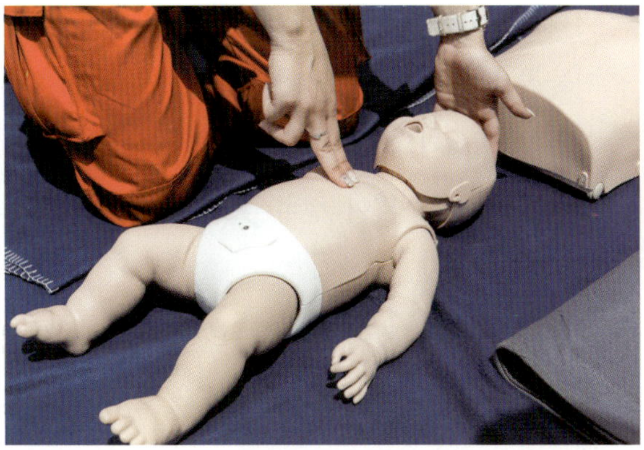

영아의 1인 가슴압박

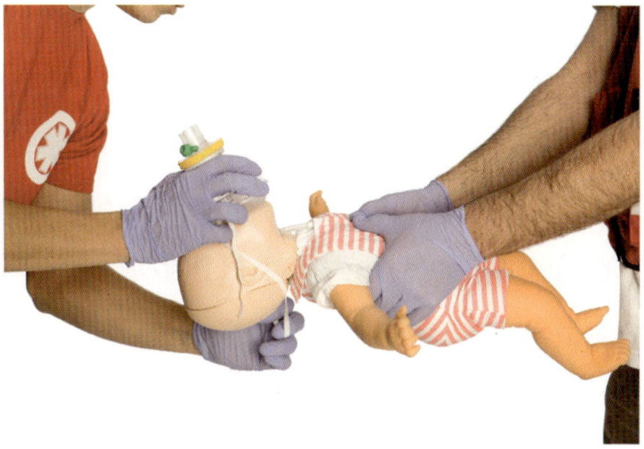

영아의 2인 가슴압박

그림 1-34 영아의 가슴압박법

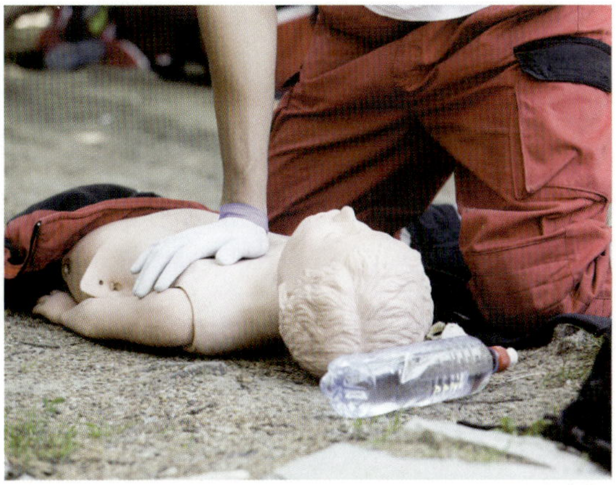

그림 1-35 소아의 가슴압박법

❙ 기도 열기와 인공호흡

반응이 없는 영아 또는 소아는 혀가 기도를 막을 수 있으므로 외상이 없으면 머리 젖히고 턱 들기 방법을 이용하여 기도를 열어준다. 외상의 징후가 있으면 턱 밀어올리기만 시행한다.

❙ 가슴압박과 인공호흡의 비율

영아나 소아의 심폐소생술을 시행할 때 1인 구조자가 하는 경우에는 30 : 2의 비율로 가슴압박과 인공호흡을 실시하고, 2인 구조자가 하는 경우에는 15 : 2의 비율로 한 명은 가슴압박을, 다른 한 명은 기도를 열고 인공호흡을 시행한다.

❙ 제세동

제세동 시에 첫 에너지는 2~4J/kg이고 두 번째는 4J/kg 이상으로 성인의 최대 용량을 넘지 않도록 한다. 자동제세동기를 사용하는 경우 아동용 패치가 없을 경우에는 성인용을 사용하도록 한다.

1. 이물에 의한 기도폐쇄 (질식)

영유아들은 손에 잡히는 데로 물건을 입안에 넣고, 삼키려는 경향이 있기 때문에 기도로 이물질이 들어가는 경우가 종종 있는데 특히 1~3세 아동들에게서 가장 잘 발생한다. 이물흡인에 의한 사망의 90% 이상은 5세 미만에서 발생하는데, 이 중 65%는 영아에서 발생한다. 영아기는 구강기로 손에 잡히는 데로 물건을 입으로 가져가거나 삼키려 하므로 흡인 가능성이 높기 때문이다. 영아의 질식의 흔한 원인은 액체성분이고, 소아는 구슬, 종이, 견과류, 젤리뽀, 사탕, 콩, 포도, 떡 등 음식물이 기도폐색의 주요 원인이다. 이물질에 의한 기관지 폐쇄는 특히 우측폐가 잘 침범 당한다.

1) 병태생리

이물질 흡인은 이물질로 폐쇄된 부위, 흡인물, 폐쇄 정도 등에 따라 심각성이 결정된다. 흡인되어서 팽창될 수 있는 씨앗, 땅콩, 말린 옥수수와 같은 견과류는 더 심각한 문제가 야기될 수 있다. 특히 지방이 많은 감자튀김이나 땅콩은 지질성 폐렴(lipid pneumonia)를 유발할 수도 있다. 풍선과 같은 둥글고 유연한 물체는 다른 모양보다 기도폐쇄를 더 잘 일으킨다. 크기가 작은 물체는 문제가 적지만 기도를 폐쇄할 정도로 큰 물체는 무기폐, 폐기종, 염증, 농양과 같은 문제를 야기한다.

이물질 흡인의 대부분이 기관지 부위에서 일어나며 그 외 기관이나 세기관지 부위이다. 정상호흡에서는 흡기 시 기관지와 세기관지의 직경이 더 커지고, 호기 시에는 좁아지나 크기가 작은 물체가 기도를 부분적으로 폐쇄할 때 흡기 시, 호기 시 공기의 흐름은 이물질 주변으로 우회하여 흐르게 되어 청진 시 천명음(wheezing)이 들리게 된다. 좀 더 큰 물체로 인한 폐쇄의 경우 흡기 시에는 세기관지가 확장되므로 공기가 말단부위까지 흐르게 된다. 하지만 호기 동안에는 기도의 직경이 좁아져 폐쇄부위 이하 말단부위의 공기는 빠져나오지 못하게 된다. 이러한 폐쇄는 결국 폐기종을 유발시키게 된다. 이물질 혹은 이물질로 인한 점막부종으로 인해 완전히 폐쇄가 되면 막힌 부위 이하에는 공기가 조직에 흡수되어 결국 무기폐로 있게 된다.

2) 임상증상

후두기관의 폐쇄 시에는 호흡 곤란과 기침, 쌕쌕거림(협착음), 쉰 목소리, 청색증이 나타날 수 있고, 기관지부위의 폐쇄는 발작적인 기침, 구역, 천명음, 비대칭적인 호흡음, 급성 호흡곤란 등이 나타나고, 심할 경우 의식소실과 사망에 이를 수 있다(Box 1-17).

아동이 기침, 청색증, 말하거나 숨쉬기 힘든 호흡곤란 등의 증상을 보이거나 자신의 목을 움켜잡는 징후를 보이면 아동에게 "얘야! 목에 뭐가 걸렸니?"라고 물어보아, 말을 하지 못하고 고개를 끄덕인다면 심각한 상태의 기도폐쇄로 판단하고 즉각적인 처치를 실시해야 한다.

BOX 1-17 이물에 의한 기도폐쇄 시 증상

- **기도 이물의 일반적인 징후**
  - 목격된 사고
  - 기침 / 캑캑거림
  - 갑작스러운 증상발현
  - 이물을 가지고 놀거나 입에 넣었던 병력
- **완전한 폐쇄가 의심되는 상황**
  - 말을 하지 못함
  - 기침할 때 소리가 나지 않음
  - 숨을 쉴 수 없음
  - 청색증
  - 의식 감소
- **부분적인 폐쇄가 의심되는 상황**
  - 질문에 울거나 말로 반응함
  - 거친 기침
  - 기침하기 전에 호흡가능
  - 의식 온전함

3) 임상검사

이물질 흡인에 대한 진단은 신체증상에 대한 문진에 기초를 둔다. 불투명한 이물질은 방사선 검사로 쉽게 위치를 알 수 있다. 기관지경을 이용하여 후두나 기관에 있는 물체를 확인하고 기관지에 있는 이물질을 확인하기 위해서는 투시진단법이 이용된다.

4) 치료 및 간호

간호사는 의식이 없는 기도폐쇄 환자에서 기도를 개방하고 입안을 확인해서 이물질이 보이면 턱과 혀를 동시에 한 손으로 쥐고 들어 올리면서 손가락을 이용하여 훑어내기(finger sweep) 방법으로 제거할 수 있다.

간호사는 이물질로 인한 기도폐쇄(foreign body airway obstruction, FBAO) 상황에서 공기를 밀어내는 강한 기침을 유발시켜 이물질이 기도 밖으로 배출되도록 하는 방법을 알고 있어야 한다. 이물질 제거에 사용되는 3가지 방법은 등 두드리기, 가슴 밀어내기, 배 밀어내기이다. 영아는 배 밀어내기인 하임리히법(Heimlich maneuver)으로 인해 간을 손상시킬 수 있으므로 권고되지 않고 가슴 밀어내기와 등 두드리기가 시행된다.

의식이 있는 1세 이상의 소아에게는 복부밀어내기 또는 가슴밀어내기 방법을 하는 것이 좋고, 1～8세 아동은 하임리히법을 시행한다.

(1) 반응과 의식이 있는 영아의 이물질 제거법 : 등 두드리기와 가슴 밀어내기

영아를 받친 팔을 넓적다리에 내려놓아 영아를 지지한 채, 손바닥으로 영아의 양쪽 견갑골 사이를 머리 방향으로 5회 등 두드리기 후에 영아의 몸을 앞쪽으로 돌려서 머리는 몸통보다 낮추고 흉부압박 부위인 유두선 바로 아래 부분을 두 개의 손가락으로 5회 빠르게 압박하여 가슴 밀어내기를 한다.

이물질이 보이는 경우는 제거하지만, 이물질이 보이지 않는 경우 손가락으로 이물질을 빼내려고 하지 않는다. 이물이 남아있다면 기도가 깨끗해질 때까지 등 두드리기와 가슴 밀어내기를 계속 반복한다(그림 1-36).

(2) 반응과 의식이 있는 아동(1～8세)의 이물질 제거법 : 배 밀어내기(하임리히법)

아동 뒤에 서거나 무릎을 꿇고 팔을 아동의 양쪽 겨드랑이 밑에 넣고 아동의 가슴을 감싸 안고, 한손을 주먹을 쥐어 엄지손가락의 평평한

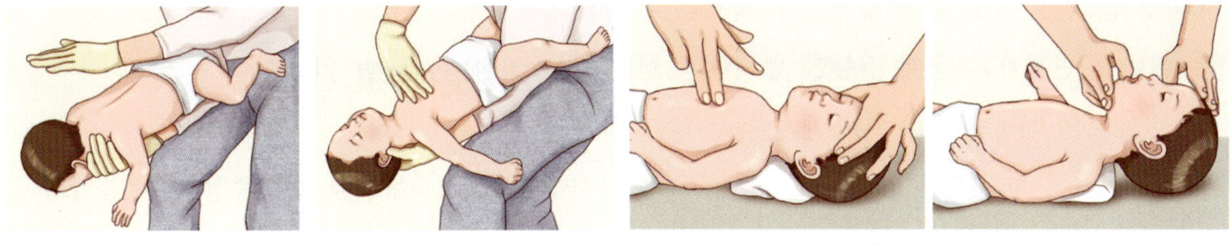

A. 등을 5회 두드린다. B. 흉부압박법을 5회 반복한다. C. 의식이 없으면 심폐소생술 실시(흉부의 1/3~1/2깊이, 30:2 압박)

그림 1-36 영아의 이물질 제거

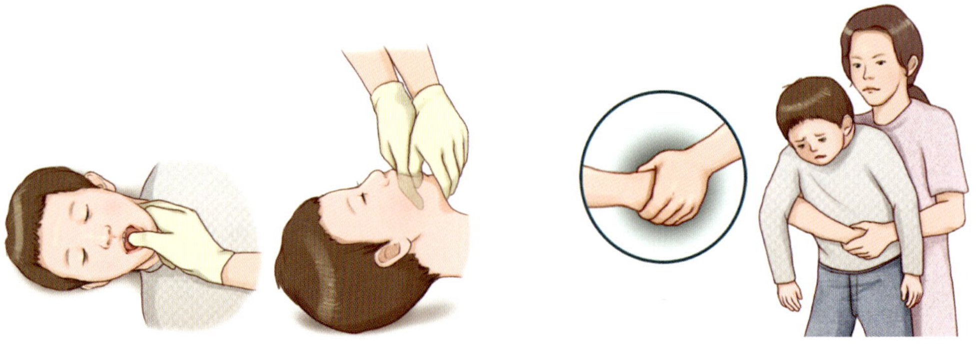

반응과 의식이 없는 영아 이물질 제거 배 밀어내기(하임리히법)

그림 1-37 소아의 이물질 제거

측면이 검상돌기 아래쪽 복부에 닿도록 올려놓고 다른 손으로 주먹을 감싸 5번 정도 빠르게 후상방으로 배를 밀어낸다(배 밀어내기=하임리히법)(그림 1-37). 이물이 튀어나오거나 아동이 의식이 없어질 때까지 5회 주기의 배 밀어내기를 계속한다.

(3) 반응과 의식이 없는 영아의 이물질 제거법

영아를 안전한곳에 눕히고 신속하게 가슴압박을 먼저 실시한다. 영아와 아동의 경우 기침을 통해서 이물질을 자연적으로 제거하기 어려우므로 후두경이나 기관지경 검사에 의해 직접 보고 제거해야 한다.

이물질에 의한 국소염증 반응은 이물질 제거를 어렵게 만들고, 화학적 폐렴을 발생시키며 식물성 물체는 며칠 내에 팽창하여 제거를 더욱 어렵게 만들기 때문에 가능한 빨리해야 한다. 이물질이 제거된 후에 아동에게 높은 습도를 제공하도록 한다. 2차 감염이 발생하면 적절한 항생제 요법으로 치료한다.

기도유지 간호

1. 흡인

기관절개관을 한 아동의 기도 개방성을 유지하기 위해 영아와 아동 흡인 시 작은 카테터(5~14Fr)를 삽입하여 분비물을 제거하는 것이다. 기도흡인을 위한 최대 흡인압력은 영아는 80~100mmHg / 소아는 80~120mmHg)으로 해야한다. 가습화된 환경으로 분비물을 묽게하여 흡인을 용이하게 한다. 저산소증 예방을 위해 흡인 시간은 5~10초 미만으로 제한하고 기관절개관 아래 0.5cm 이상 삽입하지 않도록 한다. 흡인 시간은 수유 전, 수유 후 30분에서 1시간 후에 흡인한다.

2. 기관절개부위 간호

기관절개관부위의 감염증상, 피부통합성, 기관절개관 고정끈 교환, 기관절개관 부위와 내부 캐뉼러 세척, 기관절개관 튜브교환, 흡인 시 간

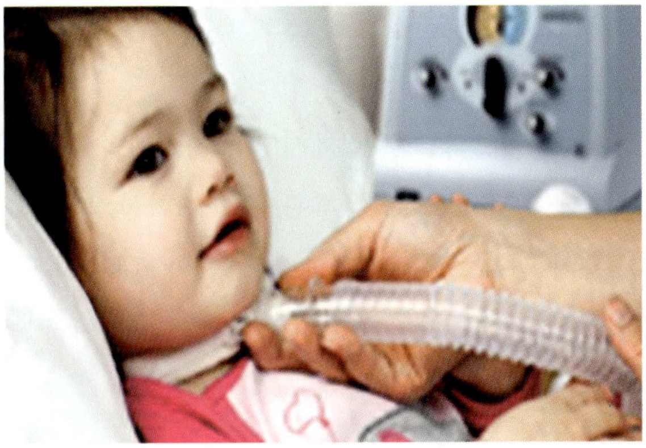

기관절개관을 통한 인공호흡

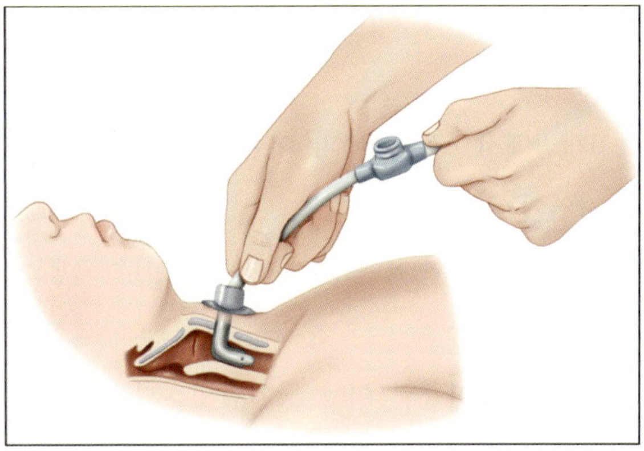

기관절개관 흡인

그림 1-38 기관절개관 흡인

호를 제공하는 것이다. 기관절개관 튜브는 매주 교환하는 것이 좋다. 또한 응급 시 사용할 수 있는 여분의 기관절개관 튜브를 침대 옆에 준비해 두어야 한다. 또한 기관절개관을 가지고 퇴원하는 경우에는 가족에게 인쇄물과 시범을 통하여 짧고 정확하게 교육하는 것이 중요하다.

어린아동은 흡인의 위험이 있으므로 작은 장난감이나 인형을 주지 않는 것이 좋으며, 아동 주변에 먼지나 털을 일으키는 애완동물이나 파우더, 분무용품을 사용하지 않도록 한다. 또한 의복은 튜브 개구부를 덮지 않도록 하고, 튜브를 막아도 생활이 가능하면 샤워를 할 수 있도록 한다.

퇴원 간호

1. 퇴원 준비

아동이 퇴원하게 되면 보호자는 치료가 끝난 것과 가정생활로 돌아간다는 기대로 만족감을 가지지만 한편으로 스스로 아동을 돌보아야하는 데 대해 불안을 경험한다. 간호사는 입원 초기부터 아동이 퇴원 후 일상생활에 쉽게 적응하고 부모가 아동을 적절하게돌볼 수 있도록 퇴원준비를 해야 한다 (Box 1-18).

퇴원 후 아동에게 퇴행, 위축, 공격과 요구, 수면과 분리 시의 공포와 불안에 있어서 변화가 있는 것으로 나타났다. 퇴원 후 신체적인 돌봄도 필요하지만 이러한 행동변화와 정서적인 변화에 대해 부모는 대비할 수 있어야 한다. 다

BOX 1-18 퇴원 교육의 내용

- 투약의 목적과 방법, 가능한 부작용
- 부착기구가 있는 경우 기구의 구입방법과 관리 방법
- 활동량과 범위, 운동, 식이 등의 일상생활에서 고려해야 할 사항
- 나타날 수 있는 반응 및 대처 방법
- 병원에 와야 할 이상 증상
- 가족 지지
- 지역사회 자원 안내
- 추후방문 일정
- 문제 발생 시 연락처

음은 퇴원 후 행동변화 위험이 큰 아동에 대한 내용이다.

- 6개월에서 6세 사이의 어린 아동 혹은 발달 지연이 있는 아동
- 심각한 질병이나 손상, 특히 통증이나 고통스러운 절차가 수반된 경우
- 입원 기간이 8일 이상 장기간인 아동
- 가족과 격리 되었던 아동
- 보호자가 심한 불안을 보였거나 대처 능력이 부족한 경우
- 입원에 대해 충분한 준비가 되지 않았던 경우
- 반복 입원 혹은 이전의 해결되지 않은 부정적 입원경험이 있는 아동

2. 퇴원 교육

아동의 퇴원은 집에서 가족이 계속적인 간호가 필요하므로 추후관리를 포함한 퇴원 교육이 필요하다. 퇴원 교육은 입원 중에 아동을 간호하였던 담당간호사가 하는 것이 가장 효과적이다.

아동과 가족에 대해 잘 파악하고 있고 상호 신뢰관계가 형성되어 있기 때문이다. 교육 방법은 대상자의 지식과 수행수준, 지지집단의 특성이나 아동의 특성에 따라 다양하다. 특별한 기술이 필요한 돌보기는 반복적으로 수행해 볼 기회를 주어 자신감을 가지고 정확하게 할 수 있는 능력을 갖도록 한다. 퇴원 후에도 전화나 메일을 통해 도움을 받을 수 있다는 것을 알려주어 불안감과 부담감을 덜어준다.

▸ 아동의 입원간호

아동병동의 간호사는 아동의 질병에 대한 지식뿐만 아니라 아동의 성장과 발달에 대한 이해, 가족이론 등에 근거한 가족중심 간호중재, 환경의 변화에 따른 아동과 가족의 심리적 반응 등에 대한 폭넓은 지식이 필요

1. 아동병동의 환경

질병을 치료하고 회복하는 장소이며, 일상생활과 놀이의 장소로서 편안하고 안전한 환경(밝은조명, 낙상예방 등) 필요

2. 안전관리

1세~3세의 유아기에는 방 · 거실 등에서 넘어지거나 미끄러지는 사고, 4세~6세 학령전기는 침대나 서랍장 등 가구에서 추락사고, 7세~14세 학령기에는 활동이 늘어나는 시기로 각종 부딪힘·넘어짐 사고가 가장 많다.

3. 감염관리

1) 병원감염(Hospital infection) 예방

가장 중요한 병원감염 예방법은 올바른 손 씻기

4. 입원이 아동에게 미치는 영향

1) 개인적인 요인

어린아동에게 장·단기적인 입원은 아동에게 부정적인 영향

2) 두려움과 불안

아동의 연령, 성숙도, 대처능력, 이전 질병경험, 부모의 불안정도, 아동의 기질, 부모－아동의 관계, 종교, 입원에 대한 준비 정도에 따라 다름

3) 입원의 긍정적 효과

(1) 질병으로부터 회복

(2) 스트레스를 이겨낼 수 있는 기회제공= 자신의 적응능력에 대해서 자신감

(3) 대인관계를 넓힐 수 있는 사회화의 경험제공

5. 아동의 발달단계별 입원스트레스

- 영아 : 분리불안이 가장 큰 시기(6~30개월)
- 유아 : 통제력 상실이 가장 큰 스트레스
- 학령전기 : 자아중심적인사고와 상상력이 결부되면서 신체적 손상에 대한 두려움이 가장 큰 시기
- 학령기 : 신체손상, 불구, 죽음 등에 대한 두려움이 많음(예후)
- 청소년 : 프라이버시에 상당히 민감하며 신체상의 변화에 대한 불안이 가장 큰 시기

1) 분리불안의 단계

(1) 저항기 : 울고 부모와 떨어지지 않으려 하는 시기

(2) 절망기 : 우울하고 주위에 관심이 없어지며 퇴행을 나타내는 시기

(3) 분리기 : 간호 제공자에게 친근하게 상호작용하는 시기 / 만족함이 아니라 피상적인 적응의미

2) 발달단계별 분리불안의 원인과 증상

분류	증상 및 징후
영유아기	• 8~30개월 가장 흔하며 부모로부터 분리로 인함 • 분노발작, 수면, 식사거부, 일상행동 거부, 저항, 퇴행
학령전기	• 통제력 상실로 인함 • 식사거부, 수면장애, 공격적 행동, 일상생활거부, 절망
학령기	• 일상생활과의 분리에 대한 두려움으로 인함 • 외로움, 우울, 위축, 수동적 행동, 공격적 태도, 문제행동
청소년기	• 또래집단과의 분리와 통제력상실로 인함 • 일시적인 또래집단을 형성하기도 함

3) 발달단계별 통제력 상실의 원인과 증상 및 간호

분류	증상 및 징후
영유아기	• 일관적이지 못한 양육, 양육행동의 변화, 부모와 분리, 의학적인 처치로 인함 • 분노발작, 거부, 퇴행
학령전기	• 신체활동 제약, 강요된 의존성, 변화된 일상으로 인함 – 간단하고 절절한 언어와 그림으로 설명 • 아동의 생각을 표현하도록 돕기
학령기	• 가족역할변화, 신체적 불구, 죽음공포, 영구적 손상, 또래친구상실 등으로 인함 • 우울, 적대감, 좌절감 등 감정표현 – 정적인 게임, 수집하기 등 활동장려와 간호계획에 참여, 그보다 나이 어린 아동과 방 함께 쓰기
청소년기	• 정체감 위협하는 요소(신체능력 제한, 지지체계로부터 분리로 인함) • 거부, 비협조, 분노, 좌절, 자기주장으로 표출 – 지적능력과 기존지식에 맞춰 정보제공

4) 발달단계별 신체손상과 통증에 대한 반응

분류	통증에 대한 반응
영유아기	• 영아 : 울음, 심박동수, 땀, 혈압, 산소포화도, 몸부림, 안면표정 • 유아 : 얼굴 찡그림, 입술과 이 악물기, 눈 부릅뜨기, 몸부림치기, 물거나 차거나 도망가기
학령전기	• 신체경계가 불문명하여 상처나 피나는 것에 대한 두려움 심각 – 설명이나 전환요법
학령기	• 통증위치, 강도 특징 표현 – 처지의 잠재위험, 신체상실 두려움
청소년기	• 신체상변화에 대한 두려움 – 통증에 대한 통제력을 가지고 있음

5) 통제력상실 예방

(1) 활동의 자유를 제공

(2) 아동의 일상생활을 유지

(3) 독립심 증강

(4) 이해력 증강

(5) 발달상의 적절한 환경제공

6) 발달단계별 의사소통

분류	의사소통방법
영유아기	• 영아 : 비언어적 & 언어적 의사소통 – 조용한 음성으로 달래주기, 안아주기, 토닥여주기, 부드러운 신체접촉 • 유아 : 단순하고 짧은 문장과 친숙한 단어, 발달수준에 따른 언어와 놀이로 의사소통
학령전기	• 진료에 사용되는 기구 등을 직접 만져보도록 하여 두려움 감소 • 인형, 동물 등을 이용하여 소통
학령기	• 치료에 대한 전반적인 과정 설명, 적극적인 참여 유도, 궁금한 것이나 불안 표현하도록 격려
청소년기	• 의사소통 시 분노, 비협조, 무분별한 행동우려 있음 – 경청과 관심을 가지고 인정해주기, 비밀보장

7) 아동과의 의사소통 지침

(1) 대화 시 서두르지 않고 편안함을 느끼도록 시간적 여유를 준다.

(2) 아동이 부끄러워하거나 회피하면 부모에게 먼저 말을 건다.

(3) 처음부터 과도한 미소, 오랜 눈 맞춤, 신체접촉은 피한다.

(4) 긍정적으로 지시하고 제안한다.

(5) 나이든 아동과는 개별적인 면담을 하며, 사생활을 존중한다.

(6) 처음에는 아동에게 직접 묻는 대신 장난감, 인형과 같은 동물을 이용한다.

(7) 아동에게 익숙한 물건을 이용하여 접근한다.

(8) 대화 시에는 아동의 말에 경청하고 비평하지 않으며, 지킬 수 있는 약속만 한다.

(9) 아동의 눈높이로 자세를 낮춘 상태에서 대화한다.

(10) 설명을 할 때는 명백하고 구체적이게 하는데 간단한 문장으로 이야기한다.

(11) 생각과 감정을 표현할 수 있도록 허용적인 분위기를 조성하다.

(12) 질문할 수 있는 분위기를 조성하고 질문에 솔직하게 응답한다.

(13) 발달 수준에 적합한 의사소통 기법을 활용한다.

(14) 가능한 칭찬을 많이 해주고, 아동이 선택할 기회를 주도록 한다.

8) 입원아동에게 놀이의 기능

(1) 낯선 상황에 친숙해지도록 해줌

(2) 낯선 환경에서 안정감을 느끼게 해줌

(3) 기분전환과 휴식을 제공

(4) 부모와의 분리로 인한 불안을 감소

(5) 집에 대한 그리움을 감소

(6) 신체부위, 기능, 자시의 질병, 불구 등에 대해 배울 기회를 제공
(7) 성장과 발달을 도움
(8) 치료적인 목적을 수행할 수 있는 기회를 제공
(9) 긴장을 완화시키고 감정을 표현할 수 있도록 하는데 도움

▸ 건강력 수집

1. 면담

- 아동–간호사간에 신뢰관계가 형성되어야 한다.
- 면담의 목적을 아동에게 설명한다.
- 의사소통을 격려하고 칭찬해준다.
- 대부분의 언어적 의사소통은 부모와 이루어지나 면담 시 아동을 제외해서는 안되며 면담이 진행되는 동안 영아와 어린아동에게 주기적으로 관심을 주어 면담에 참여시킨다.
- 부드러운 신체적 접촉, 조용하고 차분한 목소리로 이야기한다.
- 아동과 의사소통 시 아동의 발달수준에 적합한 언어를 사용해야 하며 단순하고 짧은 문장과 친숙한 단어를 사용하여 의사소통을 하되 구체적인설명은 피하는 것이 좋다.
- 나이가 어린 아동은 의사소통시 자율성이 침해되기 쉬워 윤리적 딜레마에 빠질 수 있는 점을 고려해야 한다.

▸ 발달사정

1. 한국형 영유아 발달검사

- 대상연령은 생후 4개월부터 71개월 사이의 영유아
- 검사 소요시간은 10분~15분 정도, 각 영역별로 8문항씩 총 40~48문항으로 구성
- 6개영역
  - 대근육운동
  - 소근육운동
  - 인지
  - 언어
  - 사회성
  - 자조영역
- 37주 미만의 미숙아 경우에는 생후 24개월까지 실제 출생일 대신 출산 예정일을 기준으로 연령을 계산
- 추가질문에 뇌성마비와 발달성언어장애, 자폐범주성장애의 변별과 연관질문을 포함

2. Denver developmental screening test

1) 영역

- 개인성–사회성(Personal-social) : 다른 사람과의 어울림과 다른 사람의 요구에 대한 관심을 평가
- 미세한 운동–적응(Fine motor-adaptive) : 눈과 손의 조정능력, 미세한 물체를 다루는 능력, 문제 해결하는 능력을 평가

- 언어(Language) : 청력 및 언어의 이해와 표현 능력을 평가
- 전체운동(Gross motor) : 앉기, 걷기, 뛰기 등의 대근육 운동을 평가
- 소요시간 : 15~20분
- 대상연령 : 0~6세
- 미숙아는 그들의 현재 연령에서 재태기간을 빼어서 수정된 연령으로 검사
- 지능검사가 아니다는 것을 명확하게 설명

▸ 검사물 수집

1. 혈액 검사물

- 정맥천자부위는 성인과 동일, 말초 채혈의 경우 18개월까지의 아동은 발뒤꿈치 천자시행
- 중심정맥도관 혹은 포트삽입 아동 : 삽입관에서 채혈 가능, 경정맥과 대퇴정맥 천자 후 출혈이 멈출 때까지 3~5분간 압박하여 지혈
- 발뒤꿈치 모세혈관천자: 혈당(glucose), 빌리루빈(bilirubin), 적혈구 용적율(hematocrit) 측정 위해 사용
- 검사물을 채취하기 전에 발뒤꿈치를 5~10분 정도 온열찜질하여 혈관을 확장. 2mm이상 깊게 천자하지 말 것
- 통증을 완화시키기 위해 2분정도 자당을 묻힌 노리개 젖꼭지를 물려줌으로서 통증완화

2. 호흡기와 인후 분비물

- 인후배양 : 멸균면봉으로 인후를 닦아 검사, 인후통과 편도염의 원인확인, 음식을 섭취하고 난 후에는 시행금지
- 비인두배양 : 멸균면봉을 콧구멍을 통해 비인두 뒤로 삽입한 후 검사물을 수집= 백일해 확인
- 객담 검사물
  - 호흡기 감염 가능성 및 확인 및 진단위해 검사물 수집
  - 영아와 어린아동은 목 뒷부분에서 흡인 / 비강세척은 독감, 백일해, 호흡기 바이러스를 확인 시에 사용

3. 소변 검사물

- 아침 첫 소변 중간뇨 채취
- 영아나 유아는 소변수집 주머니를 착용하여 수집
- 물을 너무 많이 주면 소변성분의 수치가 부정확하므로 두 잔 이상 주지 않는다.

1) 24시간 소변 검사물 주의사항

(1) 채뇨는 냉장고에 보관

(2) 한번의 소변이라도 버렸으면 보고하고 다시 시작

(3) 시작 후 첫 소변는 버리고 끝날때의 소변은 받아서 함께 보낸다.

▸ 발열간호

1. 발열중재

- 오한이 없는 경우 옷을 벗기거나 이불을 걷고, 창문을 열어 공기중에 몸을 노출 마실 물을 주어 수분을 공급, 실내온도를 낮추고 환기
- 약물요법은 해열제로 열을 감소시킬 뿐만 아니라 불편을 해소

▸ 영양공급

1. 구위관과 비위관의 구분 및 특징

분류	구위관	비위관
대상	• 6개월 이전 영아	• 6개월 이후 아동
방법	• 코로 호흡하므로 구강으로 삽입	• 위관을 코로 삽입
튜브길이	• 귀를 거쳐 검상돌기와 배꼽의 중간부위까지, 5~10Fr 사용	• 코끝에서 귀를 거쳐 검상돌기까지
특징	• 고통이 적고 빠는 것을 자극하는 장점	• 장기간 유치 시 비강 점막의 손상이나 자극, 감염, 괴사 발생 우려 - 양쪽 비강 교대 사용

2. TPN 경관영양 주입 시 주의사항

- 아동의 탈수정도, 수분과 전해질 정도, 영양상태, 체중과 키, Triglyceride수치, 감염징후, 합병증 등 수시체크

3. 튜브위치 확인법 및 주의사항

- 주사기로 공기(5~10ml)를 주입하여 위의 공기 소리를 청진기로 확인
- 주사기로 흡인하여 내용물이 PH6 이상인지, 담즙색인지를 확인 이때 흡인한 잔류량은 다시 주입
- 튜브 끝을 물 컵 속에 넣어 호기 시에 기포가 발생하지 않는지 확인(확진으로는 무리)
- 확진을 위해 방사선사진을 찍어 튜브의 정확한 위치 확인 등
- 체위는 침대의 머리부분을 30°정도 올린 뒤 우측위로 눕히거나 가능하면 아동이 앉은 자세를 유지
- 장기간 위루영양 하는 경우 빨기, 삼키기, 호흡 조정발달을 위해 노리개 젖꼭지 이용하여 빨기를 자극

4. 총비경구 영양법(Total Parenteral Nutrition, TPN)

- 영양학적 요구량에 맞추어 포도당, 전해질, 미네랄, 단백질, 비타민 등으로 구성된 농축 고장액, 5% 이상의 단백질과 지방, 자극성이 높고 농축된 포도당은 중심정맥을 통하여 주입

1) 주의사항

(1) 투약 시 확인하는 5Right을 2명의 간호사가 확인하고 주입펌프를 사용하여 주입

(2) 주입하는 동안 1시간마다 잘 들어가는 지 감염증상은 없는지 확인

(3) 체액 불균형은 없는지 확인

(4) 6시간마다 혈당을 체크하여 고혈당이나 저혈당에 빠지지 않도록 확인

(5) 고혈당 발생 시에는 인슐린이 필요

(6) 고영양법을 중단할 때는 저혈당을 예방하기 위해 주입속도와 양을 점차 감소

(7) 용액 주입세트는 무균적으로 관리, 보통 72시간마다 교환하고 지방용액을 주입하는 경우 24시간마다 교환

(8) 감염이 의심되면 즉시 교환

(9) 주입을 받는 동안 아동의 탈수정도, 수분과 전해질 정도, 영양상태, 체중과 키, Triglyceride수치, 감염징후, 합병증 등 을 수시로 체크

▸ 골수 천자와 생검(Bone marrow aspiration, biopsy)

- 혈액질환이나 종양진단 목적이나 이식을 위한 골수표본을 얻기 위함

- 영아는 경골(tibia)을 가장 많이 이용, 나이든 아동은 전·후 장골능(iliac crest)을 이용
- 출혈과 혈종이 나타나는지 자주 점검
- 시술 후 출혈을 예방하기 위해 10~15분간 누워 있도록
- 1~2일 정도는 시술부위의 통증이 있음을 설명
- 시술부위에서 축축하거나 따뜻한 느낌을 호소하는 경우 간호사에게 알릴 수 있도록 교육

▶ 요추천자검사 후 간호

- 요추천자검사 후 뇌척수압을 사정, 활력징후를 측정, 아동의 의식변화를 사정
- 뇌척수액을 빠르게 흡인하는 경우 일시적인 체위성 두통을 느낄 수 있으므로 수분을 공급하고 한 시간정도 반듯이 누워 있도록 교육
- 천자부위를 소독하고 거즈로 드레싱 한 후 반창고로 밀봉
- 천자부위에서 뇌척수액의 누출, 운동성, 기타 신경학적 징후를 관찰

▶ 억제대 사용법

- 쉽게 풀 수 있는 방법을 사용, 침요나 침대난간에 묶지 않고 안전장치에 묶어야 하며, 피부색, 체온, 운동성, 모세혈관충전시간을 자주 사정
- 2시간마다 억제대를 제거하여 순환이나 신경계의 합병증 증상을 관찰, 가동범위 내에서 운동을 해주는 것이 필요

▶ 투약

1. 약 용량의 결정

- 체중을 이용한 소아약물 계산법
- 체중계산법에 의한 아동의 약 용량 계산은 권장용량(mg/kg/day)을 확인한 후 아동의 체중에 근거해서 계산(성인체중은 68kg기준)
- 성인의 기준 체중 : 68kg/아동체중 × 성인용량

2. 나이에 따른 경구투약지침

영아	• 물약은 우유병 젖꼭지나 투여용주사기를 사용하여 입의 가장자리로 조금씩 넣어준다. • 단맛이 나는 약물은 숟가락으로 가능
유아, 학령전기	• 투약의 이유를 설명. • 물약을 주사기로 먹을 것인지 수저나 약 컵으로 먹을 것인지 선택하게 해서 스스로 먹도록 하는 것이 좋다. • 잘 먹었을 경우 투약 후 칭찬을 아끼지 않도록 한다.
학령기	• 투약의 목적을 구체적으로 설명한다. • 물약, 씹어 먹는 약, 알약 중 아동이 선택하도록 한다. • 가능하면 도움을 받지 않고 스스로 먹도록하고 칭찬해준다.
청소년기	• 투약의 목적과 약의 기능을 구체적으로 설명하고 먹도록 한다.

3. 정맥주사를 투여할 수 있는 아동

- 약물이 빨리 투여되어야 할 때
- 구강으로 수분섭취를 제한하는 경우
- 혈관 내 약물농도를 높여야 하는 아동
- 영양 공급이 필요하고 수액과 전해질 불균형인 아동
- 약물에 대한 내성으로 인해 비경구적인 약물투여가 장기간 필요한 아동
- 진통제를 지속적으로 투여 받아야 하는 아동
- 응급처치가 필요한 아동
- 시간당 주입량 = 총 주입용량 / 총 주입 시간
- 분당 주입방울수(20gtt/1ml) = 총 주입용량 × 20(ml당 방울 수) / 총 주입 시간 × 60(분)

▸ 통증관리

1. 통증사정

1) 발달 단계별 통증에 대한 반응

구분	반응
신생아 및 영아기	• 고음의 거칠고 날카로운 울음, 찡그린 눈썹, 혈압과 맥박은 상승, 동맥혈 산소 포화도는 감소
유아기	• 울고 소리 지르고, 통증 부위를 만지면 손대지 못하게 함, 안절부절
학령전기	• 자신의 잘못에 의한 벌로 생각하여 위축, 투약과 주사를 피하기 위해 아프지 않다고 회피, 용감하다는 칭찬에 아픔을 참을 수 있음
학령기	• 죽음에 대해 인식, 신체손상을 두려워함, 위축되거나 절차를 미루려고 협상

통증사정척도 분류	
자가보고척도	행동관찰척도
오우커 척도	FLACC척도
FFPS	신생아 통증척도(NIPS)
청소년과 아동 통증척도(APPT)	미숙아 및 신생아 CRIES Scale
0~10까지 숫자척도	
시각적 아날로그척도	

▸ 산소요법

- PaO_2 60mmHg 이하이거나 SaO_2가 90% 이하일 경우
- 심폐정지 후(postcardiopulmonary arrest)
- 수유 시 저산소증이 나타날 경우
- 마취 후(postanesthesia)
- 호흡곤란증이 있을 경우 : 비익호흡, 빈호흡, 흉골함몰, 청색증, 무호흡 등

1. 산소화 사정

1) 맥박산소측정기(Pulse oximetry)

- 측정기의 감지기(탐침)를 통해 동맥혈내의 산소분자들이 신체부분(손가락, 발가락, 귓불)을 관류할 때 발생하는 빛의 파장을 흡수해 측정
- 맥박산소측정기 사용 시 오류를 범하는 경우
  - A-line, 혈압커프, IV line이 있는 사지에 감지기를 부착한 경우
  - 저체온증이 있을 경우
  - 감지기가 광선에 노출된 경우

2) 동맥혈 가스분석

- 동맥혈 내의 PaO_2를 측정하기 위해 상완동맥이나 요골동맥에서 동맥혈을 채취
- 천자 후 바늘을 뺄 때는 동맥경련을 예방하기 위해서 천천히 빼고
- 천자부위를 거즈패드로 5분 이상 압박하여 지혈

2. 산소투여 방법의 종류

산소요법의 종류에 공급양과 간호			
공급방법	공급된 산소의 농도	양(Liter)	간호
비강 캐뉼라	21%+3%/L	0.5~6L/분	• 점막을 건조시키므로 습도유지 필요 • 사용하기 쉽고 잘 참을 수 있음 • 주입산소농도의 변화 없이 먹고 말할 수 있음 • 비강폐색시 금기 • 신생아와 영아는 최대 2L/분으로 제한 • 아동과 청소년은 2L~6L/분까지 가능
비인두 카테터	FiO_2	<3L/분	• 부적절한 삽입은 구역질과 비강 혹은 인두손상을 야기 • 비강폐색, 상악골 안면손상 아동에게는 금기 • 신생아에게는 부적합
산소후드	100% FiO_2까지 가능	2~3L/Kg/분	• 관찰이 용이하고 아동에게 쉽게 접근함 • 수유와 간호시에 후드를 제거해야함 • 산소공급농도를 맞추기위해 산소분석기 필요 • 7L/분 이상의 산소공급시에는 이산화탄소를 제거해야함 • 후드안의 온도를 모니터하고 고농도의 산소는 해로운 소음유발가능
안면마스크	35~50% FiO_2		• 단기간 사용시 유용 • 식사 시 제거로 공급 방해
부분 재 호흡 마스크	60~90% FiO_2		• 고농도 산소공급 가능 • 신생아에게 부적합 • 식사 시 제거로 공급 방해
재 호흡방지 마스크	60~100% FiO_2		• 고농도 산소공급 가능 • 신생아에게 부적합 • 아동은 백에 있는 공기만 흡입가능하여 관이 꼬이는 경우 저산소증 유발

3. 산소투여 시 고려사항

- 산소를 투여할 때는 호흡기 자극증상, 목의 통증, 투여 방법, 산소 농도, 투여기간(간헐적, 지속적), 호흡 상태나 피부색깔 등 아동의 반응을 주기적으로 주의 깊게 관찰
- 신생아에게 고농도의 산소를 장기간 투여할 경우, 고농도 산소의 독성 부작용을 예방하기 위해 산소포화도를 모니터링 하는 것이 중요

▸ 분무요법(Aerosol therapy)

1. 분무요법 시 주의사항

- 결핵과 같은 미생물 전파로 인한 감염을 예방하기 위해 표준 예방지침을 준수
- 분무기나 흡입기는 개인용으로 사용하고, 사용 후 병원균의 증식을 감소시키기 위해 기구를 세척
- 대용량 분무기를 이용 기관지확장제를 투여하는 경우 심전도 모니터링을 함께 병행
- 식사 직후에 투여하면 흡입될 가능성이 있어 식사 직후에는 투여하지 않는다.
- 처방약 중 스테로이드는 마지막에 투약
- 분무요법이 끝난 후 기침을 하거나 체위배액과 타진법 등을 사용하여 객담을 배출 교육
- 기도폐쇄나 수분의 과다투여 증상, 약물의 부작용(빈맥, 부정맥, 심계항진 등)이 나타나는지 활력징후와 호흡 상태를 지속적 관찰

▸ 흉부물리요법(Chest physiotherapy)

- 목적 : 기관지염이나 낭포성섬유증식증, 폐렴, 천식, 폐농양, 폐쇄성 폐질환을 가진 아동에게 기관지의 자연적인 섬모의 이물질제거 활동과 비중의 힘을 이용하여 폐에 분비물이 축적되는 것을 방지하기 위해 사용
- 하부기관지에 고인 분비물을 상부 기관지로 이동하도록 하여 배출을 도울 때 사용
- 흉강절개술 이후, 무의식 아동, 침강성 폐렴을 예방

1. 흉부물리요법 시 주의사항

- 두개손상, 두개내압 상승, 급성천식, 흉곽외상, 골형성 부전증, 폐출혈, 폐종양, 폐색전증, 말기 신질환의 경우는 금기
- 흉부물리요법을 수행하기 전 동안 필요 산소포화도 수치를 모니터링하기 위해 모니터를 장착

▸ 심폐소생술 간호(Cardiopulmonary resuscitation, CPR)

- 응급의료체계를 활성화
  아동이 반응 없고 숨을 쉬지 않으면 주변에 있는 사람에게 응급의료체계 활성화 시키고 자동제세동기 요청
- 환자의 맥박 확인
  10초 이내에 영아는 위팔동맥, 소아는 목동맥이나 대퇴동맥에서 맥박을 확인, 맥박이 촉지 되는지 확실하지 않다면 가슴압박 시작

- 가슴압박
  - 반응이 없고 호흡과 맥박이 없다면 가슴압박 시작, 1인 구조 시 영아는 두 손가락 흉부압박법을, 구조자가 2인 이상일 때는 손을 감싼 두 엄지 흉부압박법 적용
  - 소아의 경우 흉골 아래 1/2 부분을, 한 손 또는 두 손의 손꿈치를 이용. 평평하고 딱딱한 바닥에 눕혀 100~120회의 속도로 압박, 깊이는 영아는 4cm, 소아는 4~5cm의 깊이로 압박, 칼 돌기와 갈비뼈를 누르지 않도록
- 기도열기와 인공호흡

  외상이 없으면 머리 젖히고 턱 들기 방법을 이용. 외상의 징후가 있으면 턱 밀어올리기만 시행
- 가슴압박과 인공호흡의 비율

  1인 구조 하는 경우 30 : 2의 비율로 가슴압박과 인공호흡 실시, 2인 구조자가 하는 경우 15 : 2의 비율
- 제세동

  제세동 시에 첫 에너지는 2~4J/kg이고 두 번째는 4J/kg 이상으로 성인의 최대 용량을 넘지않도록

1. 이물에 의한 기도폐쇄(질식)시 증상

1) 기도 이물의 일반적인 징후

- 목격된 사고
- 기침 / 캑캑거림
- 갑작스러운 증상발현
- 이물을 가지고 놀거나 입에 넣었던 병력

2) 완전한 폐쇄가 의심되는 상황

- 말을 하지 못함
- 기침할 때 소리가 나지 않음
- 숨을 쉴 수 없음
- 청색증
- 의식 감소

3) 부분적인 폐쇄가 의심되는 상황

- 질문에 울거나 말로 반응함
- 거친 기침
- 기침하기 전에 호흡가능
- 의식 온전함

4) 반응과 의식이 있는 영아의 이물질 제거법

- 등 두드리기와 가슴 밀어내기, 이물이 남아있다면 기도가 깨끗해질 때까지 등 두드리기와 가슴 밀어내기를 계속 반복

5) 반응과 의식이 있는 아동(1~8세)의 이물질 제거법

- 배 밀어내기(하임리히법), 한손을 주먹을 쥐어 엄지손가락의 평평한 측면이 검상돌기 아래쪽 복부에 닿도록 올려놓고 다른 손으로 주먹을 감싸 5번 정도 빠르게 후상방으로 배를 밀어낸다.

PEDIATRIC NURSING

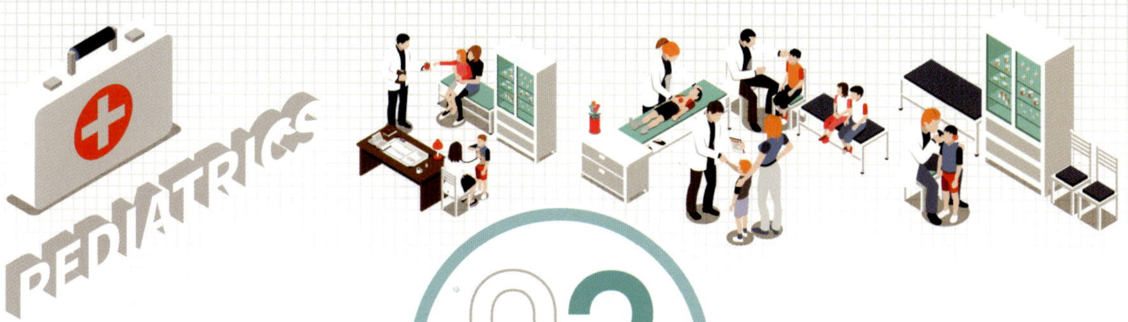

02 CHAPTER

호흡기계 건강문제 아동간호

Pediatric Nursing

학·습·목·표

- 아동기 호흡기의 특성을 설명한다.
- 호흡기능을 사정한다.
- 비인두염 아동에게 간호과정을 적용한다.
- 인두염 아동에게 간호과정을 적용한다.
- 편도염 아동에게 간호과정을 적용한다.
- 중이염 아동에게 간호과정을 적용한다.
- 크루프 아동에게 간호과정을 적용한다.
- 기관지염 아동에게 간호과정을 적용한다.
- 세기관지염 아동에게 간호과정을 적용한다.
- 폐렴 아동에게 간호과정을 적용한다.
- 결핵 아동에게 간호과정을 적용한다.

주·요·용·어

- **alveoli** — **폐포** : 얇은 벽으로 된 미세한 공기주머니로 기체를 교환함
- **bronchioles** — **세기관지** : 공기가 들어가는 통로 중 점점 작아지는 관 모양의 분지들
- **bronchus** — **기관지** : 기관과 폐 사이를 이어주는 관
- **cough** — **기침**
  - 이물질을 제거하기 위한 과정
  - 어릴수록 구토와 함께 나타남
- **cyanosis** — **청색증**
  - 피부와 점막이 푸른색을 나타내는 것으로 저산소증을 의미
  - ABGA의 산소분압이 40mmHg 이하 또는 Hb 5 이하일 때 나타남
- **epiglottis** — **후두개** : 음식물을 삼킬 때 후두를 막아 음식물이 기도로 들어가는 것을 방지하는 덮개 모양의 구조물
- **eustachian tube** — **유스타키오관**
  - 인두와 가운데귀를 연결하며 가운데귀의 압력을 바깥귀와 같게 조절
  - 성인에 비해 영아는 짧아서 병원체가 쉽게 중이로 접근
- **glottis** — **성문** : 후두에서 양쪽 성대 사이의 열린 부위
- **hypoxemia** — **저산소혈증** : 혈액에 산소가 부족한 상태
- **hypoxia** — **저산소증** : 조직 세포에 산소가 부족한 상태
- **larynx** — **후두** : 인두에서 기도(trachea)로 공기가 이동하는 사이에 있는 구조로 성대(vocal cord)를 포함
- **metered dose inhaler(MDI)** — **정량 흡입기** : 기도에 일정량의 약품을 투입할 수 있게 해주는 분무 장치. 주로 천식을 치료할 때 사용한다.
- **parenchyma** — **실질** : 호흡을 수행하는 세기관지, 폐포, 관, 공기주머니와 같은 기관의 기능적 조직
- **retraction** — **견축** : 유연한 흉곽과 관련된 연조직의 함몰
- **tachypnea** — **빈호흡** : 호흡수가 증가하고 동시에 호흡이 얕아진 상태로 기도폐쇄의 첫 번째 증상

02 CHAPTER 호흡기계 건강문제 아동간호

호흡기계의 해부와 생리

호흡기계는 상부기도와 하부기도, 폐, 호흡근 조절에 관여하는 중추신경계, 흉벽으로 구성되며 흉벽은 호흡관과 늑골로 구성되어 있다(그림 2-1). 아동의 호흡과정은 성인과 유사하나, 호흡수는 성인보다 더 많고 성인에 비해 호흡기 손상을 쉽게 받는다.

아동은 호흡기계의 구조적 특성으로 기능장애가 발생할 위험이 크다. 아동은 상대적으로 머리가 크고 목이 짧다. 입과 콧구멍 및 후비공이 작고 후두가 높게 위치하고 있다. 신생아와 영아는 비강호흡을 하기 때문에 비강충혈이 있을 경우 호흡곤란이 나타날 수 있다.

기도는 들이마신 공기가 기도를 통과하는 동안 체온에 의해 데워지고 가습이 이루어지고 기관지 섬모는 이물질의 이동과 제거의 역할을 한다. 또한, 우측 기관지는 좌측 기관지각에 비해 완만하여 이물질 흡입의 가능성이 높다.

영아의 기관과 하부기도는 점막 부종과 분비물에 의해 좁아지거나 폐쇄되기 쉽고 이러한 차이는 5세 이상이 되면 기도의 관이 커지게 되

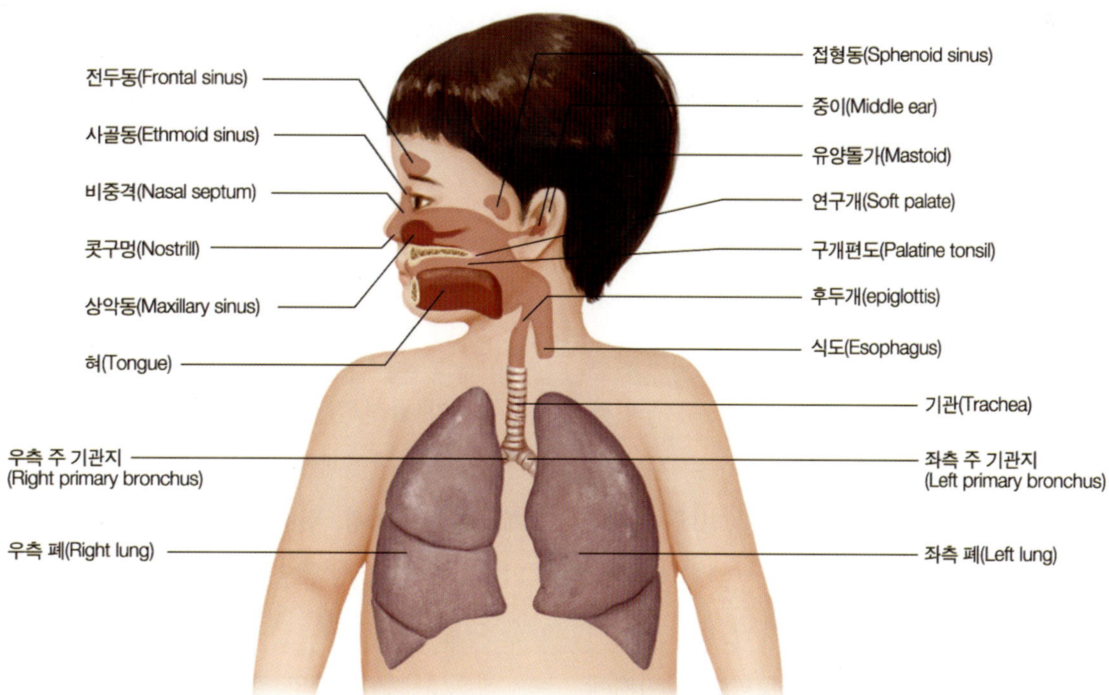

그림 2-1 아동 호흡기계의 구조

어 질병이 감소한다.

폐에서는 가스교환이 일어나 폐포막을 통해 산소를 받아들여 신체조직으로 충분한 양의 산소를 전달하고 대사과정에서 생성된 이산화탄소를 제거한다.

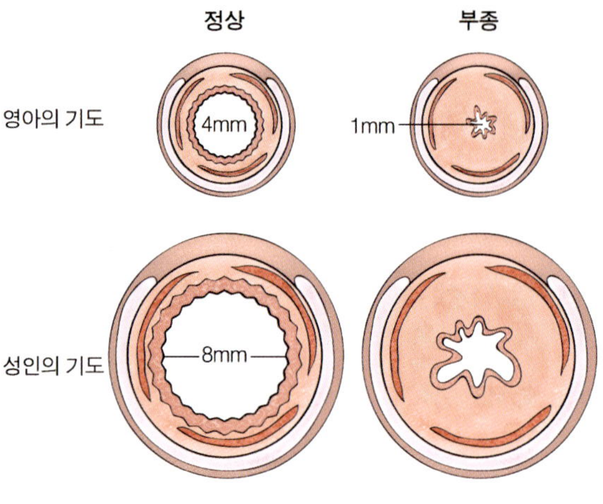

그림 2-2 소아와 성인의 기도부종

영유아 호흡기의 특성

신생아는 주로 상부기도 직경이 매우 좁고, 후두개가 상대적으로 크기 때문에 코로 호흡을 하지만 코막힘이 생기면 구강호흡을 하게되고, 심한 코막힘 만으로도 호흡곤란을 일으키기도 한다. 담배연기와 같은 자극물질 등 여러 자극에 민감하게 반응하여 쉽게 기관지 수축, 무호흡 등이 나타날 수 있다. 후두의 연골도 충분히 발달되지 않아서 흡기 시 형태를 유지하지 못하고 협착이 자주 일어난다.

기도 직경이 작은 소아는 기도저항이 커서 기관지 감염이나 이물 심지어는 가래만으로도 기도폐쇄가 쉽게 발생하고 심한 호흡곤란을 일으키기도 한다(그림 2-2).

3세 미만 소아의 기도는 점액 밀도가 높아서 감염 시 많은 분비물이 분비되고, 기관지 근육은 양이 적고 미숙하다. 이 연령의 영유아의 쌕쌕거림은 근육의 수축보다는 주로 점막부종에 기인하고 기관지 확장제 반응이 성인에 비해서 민감하지 않다.

신생아의 늑골은 많은 부분이 연골로 구성되어 흉곽이 단단하지 않고, 가로막이 갈비뼈에 더 평행하게 부착되어 있으며, 가슴모양은 전후경이 긴 원통형 모양이고 늑간 호흡근의 대부분도 피로에 잘 견디지 못하여 효과적인 호흡에 불리하고, 호흡곤란이 있는 경우 쉽게 피로해지므로 성인에 비해 견뎌낼 능력이 적다. 또한 신생아와 영유아는 폐포 면적이 작아서 환기장애 및 확산장애가 일어나기 쉽다.

신생아는 저산소증에 대한 반응도 성인과는 달리 초기의 환기증가 후에 지속적으로 환기저하를 보인다. 수면 시(특히 REM 수면) 일회호흡량, 호흡수, 기능잔기용량(FRC)이 감소되고 상기도 저항은 증가하는데, 신생아와 영유아는 호흡에 불리한 REM 수면을 더 많이 한다.

아동기 급성 감염의 대부분은 호흡기 감염이다. 동일한 병원체에 의한 감염도 아동의 연령, 계절, 주거 환경, 현재 앓고 있는 질병, 알레르기 유무, 영양 상태에 따라 나타나는 임상증상은 다양하다(표 2-1).

생후 3개월 미만의 영아는 모체에서 받은 항체의 보호기능으로 호흡기 감염률이 낮은 반

표 2-1 **영·유아 호흡기 감염의 일반적 증상**

증상	내용	증상	내용
열	• 감염의 초기 증상 • 6개월~3세 아동은 경한 감염에도 체온이 39.5~40.5℃까지 상승 • 무관심하고 불안정하며 흥분 • 3~4세 미만의 아동은 열성 경련 위험	수막증	• 뇌막의 감염 없이 체온이 갑자기 상승 • 동반 증상 – 두통 – 통증, 목과 등의 강직 – Kernig sign, Brudzinski sign – 열이 떨어지면서 증상 소실(+)
코막힘	• 점막 부종과 삼출물에 의한 비강 폐쇄로 영아의 호흡과 수유를 방해 • 중이염과 부비동염의 원인	설사	• 바이러스 감염시 특히 심함 • 탈수의 원인
콧물	• 감염의 형태와 정도에 따라 콧물이 점차 진해지고 농성으로 변화 • 콧물 때문에 피부 자극	구토	• 어린 아동은 감염의 초기 • 감염을 나타내는 단서
		호흡음	• 기침, 쉰목소리, 시끄러운 소리(grunting), 협착음, 천명 • 청진시에는 천명, 악설음(crackles), 공기 흐름의 부재
식욕부진	• 질병의 초기 증상 • 급성 감염의 가장 일반적인 증상 • 열이 있으면 식욕 저하가 지속	인후통	• 나이든 아동이 주로 호소, 어린 아동은 염증이 심해도 통증을 호소하지 않을 수 있음 • 통증으로 음식물을 거부
기침	• 흔한 급성기 증상 • 회복 후에 몇 달간 지속	복통	• 간혹 충수염 때의 통증과 유사한 복통 • 장간막의 임파선염, 구토로 인한 근육경련이 원인일 가능성 있음

면, 생후 3~6개월이 되면 모체에서 받은 항체가 소실되기 시작하고 스스로 항체를 생성할 수 있는 능력이 미약하기 때문에 감염률이 증가한다.

상기도 감염

비인두염

(Nasopharyngitis, common cold, acute coryza)

비인두염은 코와 인두의 바이러스 감염으로 6개월 이상 영아에게 가장 흔히 발생하는 상기도 감염으로 감기나 코감기를 의미한다.

1. 원인 및 병태생리

부분 바이러스성으로 rhinovirus, 호흡기세포융합바이러스(RSV), adenovirus, influenza virus 및 parainfluenza virus 등에 의해 초래되며, 찬 공기나 습기에 노출되거나 저항력이 약해지고 영양불량 또는 알레르기에 의해서 촉진된다.

2. 임상증상

비인두염은 나이가 어릴수록 증상이 심하며, 2~3일의 잠복기를 거친 후 증상이 나타난다. 나이든 아동은 열이 높지 않지만 3개월에서 3세 사이의 아동은 갑자기 38~40℃ 정도의 열이 오르면서 민감해지고 불안정하며, 식욕이 떨어지고 활동도 감소한다.

재채기, 콧물, 기침과 함께 비강의 염증은 비강 통로에 폐쇄를 일으켜 구강호흡을 하게하고 이로 인해 수유가 어려워진다. 또한 인후통과 두통, 근육통을 동반하고 구토와 설사를 보이기도 한다.

3. 간호진단

아동 호흡기계 질환의 간호진단 참조

4. 치료 및 간호

비인두염은 특별한 치료법이나 예방 방법이 없고 자연경과를 보이며 대증요법을 통해 치료한다. 열을 떨어뜨리고 불편감을 완화시키기 위해 해열제(ibuprofen 또는 acetaminophen)를 처방될 수 있으나 항히스타민제는 점막을 건조시키므로 사용하지 않고 항생제도 바이러스 치료에 비효과적이다. 비강폐쇄 시 침대머리를 상승시키고 흡인을 하면서 생리식염수를 비강에 점적해준다. 비강폐쇄가 심하여 수유와 수면장애가 생기면 neosynephrine과 같은 비점막 수축제를 수유 전이나 취침 전에 투여한다.

비점막 수축제는 비강점막을 수축시켜 비강 통로를 넓혀줄 수 있으나 빈맥과 불안정을 초래할 수 있으므로 4~5일 이상 사용하지 않는다. 또한 전신 혈관을 수축시킬 수 있으므로 당뇨가 있는 아동에서는 신중하게 사용해야 한다. 콧물로 인해 입술이나 비강입구 주위의 피부에 손상이 오고 불편감을 호소하면 바세린 등을 발라서 보호해준다.

수분섭취를 격려하고 충분한 영양을 섭취하도록 한다. 비인두염은 분비물에 의해 전파되기 때문에 감염된 사람과의 접촉을 피하도록 한다. 가족이 비인두염에 걸리면 수건이나 식기를 따로 사용하게 하고 자주 손을 씻도록 한다. 부모에게 호흡기 합병증의 증상을 교육하고, 증상이 지속되면 전문가의 치료를 받도록 한다.

인두염 (Pharyngitis)

편도염과 인두편도염을 포함한 인두의 감염 질환을 말한다.

1. 원인 및 병태생리

다양한 바이러스(아데노바이러스, 파라인플루엔자 등)와 A군 베타 용혈성 연쇄상구균(group A *β*-hemolytic streptococcus, GABHS)이 가장 흔한 원인균이다.

2. 임상증상

바이러스성 인두염은 비교적 서서히 진행되며 결막염, 코감기, 쉰소리, 기침을 동반한다. 연쇄상구균성 인두염의 증상은 선행 감기 증상 없이도 일어날 수 있고, 아무 증상이 없는 것에서부터 심각한 독성을 나타내는 정도까지 다양하다. 갑자기 발병하고 두통과 발열이 있으며 어린 아동에서는 복통이 나타난다.

편도와 인두에 염증이 생기고 발병 2일 경에 환아의 50～80%에서 삼출물이 작은 황백색의 점상 소포(follicle)와 위막(pseudomembrane)을 형성하고 압통이 있는 경부 림프절 비대를 보인다.

연쇄상구균성 감염은 4～7세 아동에서 흔하고, 2세 미만의 아동에게는 드물게 발생하지만 질병의 경과가 더 심하다. 부비동염, 인두후부 농양과 같은 합병증이 없으면 증상은 3～5일 내에 완화된다. 연쇄상구균성 인두염의 합병증으로 급성 류마티스열, 심장과 관절 및 중추신경계의 염증성 질환, 급성 사구체 신염, 급성 신장염이 발생할 수 있으며, 합병증으로 인해 영구적인 손상이 발생할 수 있다.

3. 임상검사

바이러스성 인두염과 연쇄상구균성 인두염을 감별하기 위해 인두배양을 시행한다.

4. 간호진단

아동 호흡기계 질환의 간호진단 참조

5. 치료 및 간호

바이러스성 인두염은 질병 기간이 짧고 자연경과를 보이기 때문에 대증요법을 시행한다. 연쇄상 구균에 의한 인두염은 증상을 조절하고 균을 제거하기 위해 약 10일간 페니실린 요법을 시행한다. 페니실린에 민감한 아동은 에리스로마이신(erythromycin)을 투여한다. 페니실린을 투약하게 되면 24시간 이내에 상태를 호전시키기 때문에 약물치료를 중간에 멈출 수 있으므로 균의 완전한 제거를 위해 지정된 10일간의 투약의 중요성을 부모에게 교육시킨다.

급성기에 안정과 휴식을 시킨다. 인후통에는 아세트아미노펜이나 이부프로펜이 처방되며 경부의 통증을 완화시키기 위해 냉/온습포를 적용시키고 따뜻한 생리식염수로 목을 헹구도록 한다. 항생제 사용 후 24시간 이내까지는 비인두 분비물의 접촉을 통해서 전파되므로 감염된 아동은 유치원이나 학교에 보내지 않는 것이 좋다.

편도염(Tonsillitis)

호흡기의 입구는 잘 발달된 림프조직으로 둘러싸여 있는데, 구강 인두 양옆에 위치하고 있는 구개편도(palatine tonsil)와 비인두 후벽에 위치한 인두편도(pharyngeal tonsil, 아데노이드, adenoid)가 있고 그 외 설편도(lingual tonsil)와 이관편도(tubal tonsil)가 있다(그림 2-3).

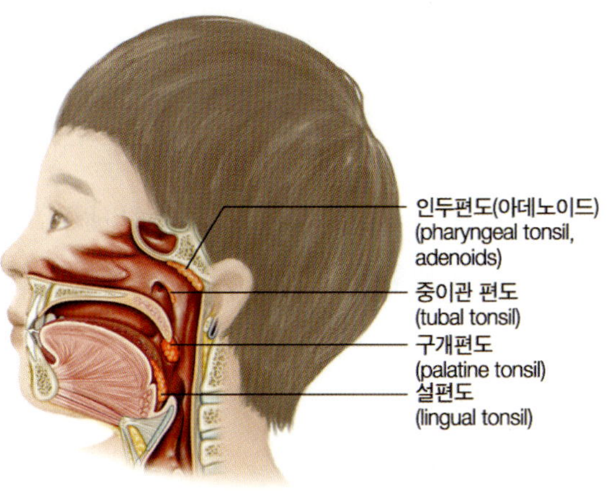

그림 2-3 편도의 위치

1. 원인 및 병태생리

편도선은 임파 조직으로 병원체의 침입으로부터 소화관과 호흡기를 보호하는 역할을 한다. 일반적으로 아동의 편도는 학령전기를 통하여 크기가 커지고 사춘기 이후에는 차차 작아지는데 이것은 상기도 감염에 감수성이 높은 어린 아동기의 방어기제로 생각된다. 편도염은 인두염과 함께 발생하며 주 원인은 바이러스나 세균성이다.

2. 임상증상

편도염으로 인한 부종으로 구개편도가 비대해지면 중간선에서(kissing tonsils) 맞닿아, 공기나 음식물의 통과를 방해하여 호흡곤란이나 연하곤란을 초래한다. 아데노이드가 비대해지면 후비공 뒤의 공간이 폐쇄되어 코로 숨쉬기가 힘들어 구강호흡을 하게 된다. 아데노이드 감염과 비대로 이관이 폐쇄되어 중이염과 이로 인한 청력장애가 올 수 있다.

3. 임상검사

대부분 병력청취와 간단한 신체사정으로 진단할 수 있으며 A군 β-용혈성연쇄상구균(GABHS) 감염 확인을 위해 인후배양검사를 시행할 수 있다.

4. 간호진단

아동 호흡기계 질환의 간호진단 참조

5. 치료 및 간호

1) 치료

(1) 내과적 치료

편도염은 대부분 자연소실되기 때문에 바이러스성 인두염에 대한 대증요법을 시행한다. 인후배양검사에서 A군 β-용혈성연쇄상구균(GABHS)이 양성인 경우 항생제 치료가 필요하다. 열성 삼출성 편도염의 경우 바이러스성 감염인지 연쇄상구균성 감염인지를 구분하는 것이 중요하다. 대부분의 감염은 바이러스가 원인이기 때문에 조속히 진단하여 불필요한 항생제를 투여하지 않도록 한다.

(2) 외과적 치료

편도 절제술(tonsillectomy)은 구개 편도를 외과적으로 제거하는 것이다. 절대적 적응증은 악성 및 폐성심(cor pulmonale)을 초래하는 기도폐쇄가 해당되며, 1년에 7회 이상, 2년 동안 매년 5회 이상 또는 3년 동안 매년 3회 이상 재발할 경우 권할 수 있다.

아데노이드 절제술(adenoidectomy)은 아데노이드 비후로 비강 호흡이 어려운 아동에게 적응되며, 심한 비염과 중이염이 동반되거나 기도폐쇄 증상이 심하면 고려한다. 3세 이하 아동에게 아데노이드 절제를 할 때 편도선 절제를 같이 해서는 안 되고, 구개파열, 급성 감염 시, 치료되지 않는 전신질환이나 혈액질환 시는 수술을 금한다.

2) 간호

편도염이 있는 아동의 간호는 아동을 편안하

게 해주고 활동을 최소화하거나 갑작스러운 출혈을 중재하는 것이 해당된다. 식사는 부드러운 유동식으로 제공하며, 구강으로 호흡하는 동안 점막의 습기 유지를 위해 냉가습을 제공한다. 따뜻한 식염수 함수, 인후정제(throat lozenges), 아세트아미노펜과 코데인과 같은 해열/진통제는 편안함을 증진시켜준다. 만일 수술이 필요하다면, 아동은 다른 수술에서와 같이 정서적인 준비와 신체적인 돌봄이 필요하다.

편도선과 아데노이드는 혈관의 분포가 많은 부위이므로 수술의 합병증으로 출혈이 가장 흔하다. 따라서 수술 전에는 혈소판 수, 프로트롬빈 시간, 출혈시간, 응고시간 등 출혈경향과 관련된 모든 자료가 수집되어야 하며, 흔들리는 치아는 흡인예방을 위해 수술 전 빼준다. 수술 후 배액을 촉진하기 위해 복위나 측위를 취해준다.

수술 후 아동이 완전히 깨어나기 전, 배액의 분비를 촉진시키기 위해 아동을 엎드려 눕히거나 옆으로 눕힌다. 흡인은 구강인두의 손상을 피하기 위해 조심스럽게 이루어져야 한다. 아픈 아동이 의식을 회복하면 앉을 수 있으며, 안정하기 위해 하루종일 침상에 있어야 한다. 수술 부위를 자극할 수 있는 잦은 기침, 코를 푸는 행동이나 다른 활동은 하지 않도록 한다.

출혈 여부를 확인하기 위해 수술로 인해 응고된 혈액, 기타 분비물 및 구토물 유무와 아동이 계속해서 삼키는 증상이나 초조감을 보이는지 세심하게 관찰해야 한다. 코 안이나 치아 사이에 짙은 갈색의 출혈이나 구토물이 있을 수도 있으므로 사전에 부모에게 적절한 정보를 제공하여 이에 대처하도록 교육한다.

인후는 수술 후 통증이 매우 심하다. 얼음 목도리를 적용하여 출혈을 방지하고 통증을 완화시킬 수 있으나, 대부분의 아동은 얼음 목도리를 귀찮아하고 사용하기를 싫어한다. 대부분의 아동이 수술 후 통증 호소 시 아세트아미노펜이 처방될 수 있으나 아스피린은 출혈 위험을 높이므로 투여하지 않는다.

음식물과 수분은 의식이 완전히 회복되고 출혈증상이 없으면 허용한다. 찬물, 잘게 갈은 얼음, 과일주스는 제공할 수 있으나 붉은색이나 갈색을 띤 음료는 구토 시 출혈 유무를 확인하기 위하여 피해야 한다. 감귤류 주스는 불편감을 발생시킬 수 있으므로 일반적으로 금하는 것이 좋다. 젤라틴, 익힌 과일, 셔벗, 수프, 으깬 감자와 같은 부드러운 음식물을 수술 후 첫째 날과 둘째 날에 주기 시작하거나, 아동이 음식을 먹을 수 있을 때 준다. 구강을 진공상태로 만들어 출혈을 자극할 수 있는 빨대는 사용하지 않도록 한다. 수술 후 통증이 음식물 섭취를 힘들게 할 수 있으므로 통증을 조절해 주어야 한다. 일반적으로 우유, 아이스크림 혹은 푸딩은 제공하지 않는데, 그 이유는 유제품이 구강과 인후에 막을 형성하므로 인후를 깨끗이 하기 위해 막을 제거하려고 하면 출혈을 유발할 수 있기 때문이다.

수술 후 출혈이 흔하지는 않지만 발생할 수 있는 위험이다. 그러므로 간호사는 출혈 유무를 알기 위해 전등을 사용하거나 필요하다면 설압자를 조심스럽게 삽입하여 인후를 직접 관찰해야 한다. 출혈의 징후로는 맥박 상승(120회/분 이상), 창백, 어린 아동에서는 자주 뱉어내거나 삼키는 행동, 밝고 붉은 토혈 등이 해당된다. 출혈의 징후인 불안증은 수술 후의 다른 불편감과 구분하기 어렵다. 혈압 저하는 쇼크의 후기 징후이다. 퇴원 후에는 자극적 음식을 제한하고 칫솔질을 주의하도록 하며, 출혈 위험이 있는 활동은 제한하도록 교육한다.

중이염 (Otitis media)

중이염은 소아에서 호흡기 감염 후 발생하는 가장 많은 합병증으로 수술과 항생제를 사용하게 되는 중이의 염증으로 가장 흔한 원인균은 Streptococcus pneumoniae, Hemophilus influenzae, Moraxella catarrhalis이다. 6개월~2세에 가장 호발하며, 이후 감소하다가 5~6세에 다시 증가하고, 7세 이후가 되면 드물게 발생한다.

1. 원인 및 병태생리

어린 소아에서 호발 하는 이유는 면역기능저하, 비인두부위의 풍부한 림프조직, 유스타키오관(eustachian tube)의 특징적 구조(곧고 짧고 넓다)와 기능저하, 누워서 자는 시간이 많은 점 등을 들 수 있다(그림 2-4).

유스타키오관은 중이와 비인두를 연결시켜 주는 관으로 정상적으로 닫혀 있다가 삼키거나 하품을 하거나 울고 재채기할 때 열린다. 유스타키오관이 열리면서 중이는 대기와 같은 압력을 유지하기 위해 환기가 되면서 중이를 보호한다. 그러나 영유아는 삼키는 힘이 부족하여 유스타키오관이 잘 열리지 못하고 중이강이 진공상태로 음압이 형성되어 분비물이 축적된다.

유스타키오관의 폐쇄는 두 가지로 구분할 수 있는데 알레르기나 감염에 의한 것은 내인성 폐색, 비후된 아데노이드나 비인두 종양에 의한 것은 외인성 폐색으로 구분한다. 음압이 지속되다가 하품이나 코를 풀 때 폐쇄되었던 관이 열리면서 비인두의 세균이 중이로 침입하여 빠르게 번식하고 염증을 일으킨다.

인공영양아는 똑바로 눕힌 자세에서 수유할 경우 우유가 중이로 역류되어 들어갈 수 있으므로 모유영양아보다 중이염의 빈도가 높다. 또

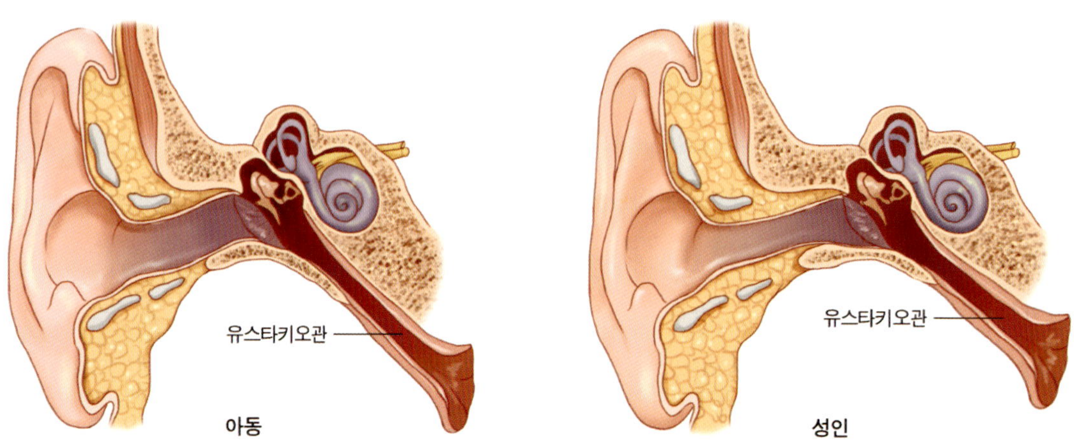

그림 2-4 아동과 성인의 유스타키오관

BOX 2-1 중이염의 분류

- **중이염(otitis media, OM)** : 원인이나 병인에 관계없이 중이의 염증상태
- **급성 중이염(acute otitis media, AOM)** : 급성 염증의 증상과 징후(발열과 이통)의 빠른 발병과 함께 중이강 내의 염증상태
- **삼출성 중이염(otitis media with effusion, OME)** : 급성 염증의 증상없이 중이강에 수액이 축적된 상태

한 모유 속에 포함된 Ig A는 바이러스와 알레르기에 의한 호흡기 감염으로부터 영아를 보호해 주며, 유스타키오관과 중이의 점막이 병원체에 노출되지 않도록 해준다.

2. 임상증상

중이에 삼출물이 축적되면서 압력이 증가하여 귀의 통증을 호소한다. 영아는 아픈 귀를 잡아당기거나 머리를 좌우로 흔들면서 통증을 표현한다. 40℃ 이상의 고열과 이로 인한 열발작이 나타날 수 있으며 빨거나 씹는 행위로 통증이 악화된다. 삼출물이 지속적으로 축적되면 압력의 증가로 고막이 파열될 위험이 증가한다. 식욕저하, 구토, 설사가 있을 수 있다. 말을 할 수 있는 아동은 불편감이나 통증을 말로 표현하고, 자극에 민감하며 기면상태가 나타날 수 있다. 어릴수록 발열, 보챔, 구토, 전신쇠약 등의 전신증상이 뚜렷하다.

급성 중이염 후에 나타나는 삼출성 중이염은 이통(otalgia)이나 열 등의 급성 감염의 증상 없이 중이 내 삼출액이 고이는 중이염으로 TV 소리를 크게 하거나 주의가 산만한 것 등의 청력 장애 증상이 있다.

BOX 2-2 중이염의 임증상상

- 급성 중이염
- 상기도 감염 후 나타남
- 이열
- 발열
- 화농성 분비물이 있을 수도 있고 없을 수도 있음

[영아와 어린 아동]

- 울음
- 불안정, 안절부절
- 아픈귀를 부비거나 잡아당김
- 머리를 이리저리 돌림
- 아동을 안정시키기 어려움
- 식욕 감소

[나이든 아동]

- 울거나 불편감을 말로 표현함
- 안절부절
- 기면 상태
- 식욕 감소
- 만성 중이염
- 청력 상실
- 의사소통 장애
- 귀의 충만감, 이명, 현기증

3. 임상검사

이경으로 고막의 운동성을 사정하는 것은 급성 중이염(AOM)과 삼출성 중이염(OME)의 감별을 위해 필수적이다. 정상 고막은 선홍색으로 팽만 되어 있고 육안으로 확인했을 때 경계선이나 빛에 대한 반사가 없다. 만약 고막에서 화농성 삼출액이 있고 팽만 되어 보이거나 불투명하고, 고막의 운동성이 없으면 급성 중이염으로 진단한다.

고막의 운동성이 감소하거나 오렌지 빛을 띠면 삼출성 중이염으로 진단한다. 화농성 분비물이 있으면 배양검사를 한다. 중이염의 임상 증상 역시 진단에 유용하다(Box 2-2). 급성 중이염

에서는 급성 이통, 발열, 노랗거나 붉게 팽만된 고막을 관찰할 수 있다. 삼출성 중이염에서는 이러한 증상이 없으며 비염, 기침, 설사 등과 같은 다른 비특이적 증상이 관찰된다.

4. 간호진단

아동 호흡기계 질환의 간호진단 참조

5. 치료 및 간호

1) 치료

(1) 급성 중이염

중이염은 외래에서 항생제를 사용하는 가장 일반적인 원인 중 하나이다. 항생제를 처방해야 할 경우, 이전 수개월 동안 항생제를 투약한 적이 없는 아동에게는 급성 중이염 초기에 경구용 고용량 amoxicillin을 선택적 치료로 10일간 투여한다. 2차 선택약으로 ceftriaxone, clindamycin 등이 있다. 일반적으로 치료 3일 후에도 이통과 열이 계속되거나 고막융기나 삼출물이 있으면 항생제를 변경하고, 필요 시 고막천자와 세균배양으로 감염을 재평가한다. 중이염의 재발이 잦으면 환기관 삽입을 고려한다.

(2) 삼출성 중이염

삼출성 중이염의 초기 치료에 항생제의 사용은 불필요하나 3개월 이상 삼출이 지속될 경우 사용할 수 있다. 삼출성 중이염이 6개월 이상 지속되거나 특히 양측성이거나 청력소실이 있을 때 고막절개와 환기관 삽입을 고려한다.

2) 간호

중이염 아동을 위한 간호는 통증을 완화시키고, 삼출물의 배액을 촉진하고, 합병증으로의 진행을 방지하고, 가족을 지지하고 교육하는 것이다. 국소적 열요법(46℃)으로 통증을 경감시키고 배액을 촉진할 수 있다. 감염된 부위에 얼음팩을 대줌으로써 부종을 완화시키고 압력을 떨어뜨려 준다. 항생제와 해열진통제가 처방될 수 있다.

고막절개술(tympanotomt)을 했을 경우 삼출물이 잘 배액 될 수 있도록 해야 한다. 아동을 아픈 귀쪽으로 눕혀 배액을 촉진시키고, 수술 후 귀심지나 멸균 가아제를 가늘게 말아서 귀에 댄다. 심지는 축적된 배액이 귀 밖으로 흘러나올 수 있도록 충분히 느슨해야 한다. 그렇지 않으면 유양돌기 감염으로 이행될 수 있다. 심지는 샴푸나 목욕하는 동안에 젖지 않도록 한다. 귀심지가 젖으면 즉시 교환하고, 삼출물이 많으면 생리식염수와 과산화수소수에 적신 면봉으로 이강 내를 닦고 건조시킨다. 분비물에 의한 피부 자극을 방지하기 위해 외이 주위에 크림, 아연화연고, 바셀린(petrolatum)을 발라준다.

부모에게 중이염으로 인한 일시적 청력장애에 대한 정보를 제공한다. 간호사는 부모에게 청력감소의 증상을 주의깊게 관찰하도록 해야 한다. 아동이 주의집중이 잘 되지 않고, 묻는 말에 엉뚱한 답을 하거나, 텔레비전을 계속 크게 하는 등 청력 감소의 증상이 나타날 경우에는 즉시 병원 방문이 필요하다는 것을 주지시켜야 한다.

재발을 예방하기 위해 항생제는 처방받은 대

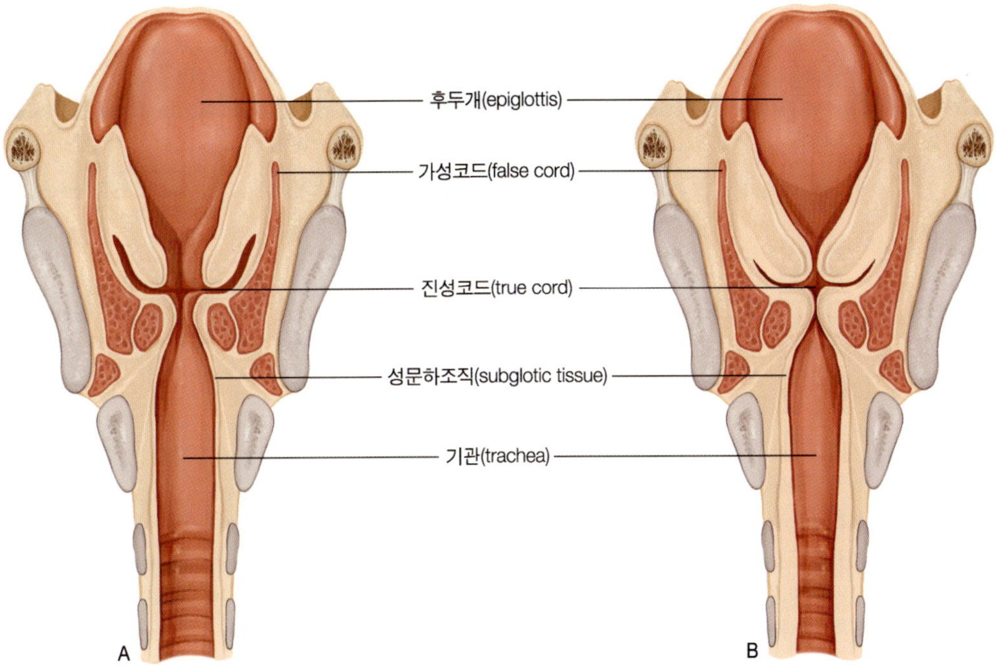

그림 2-5 아동과 성인의 유스타키오관. A, 정상 후두. B, 크룹증후군에서 부종으로 좁아진 후두

로 꾸준히 투여할 것과 간접흡연하지 않도록 하고 수유 시 앉은 자세를 유지하고 아동이 코를 세게 풀지 않도록 하고, 중이의 환기를 위해 발사바법(modified valsalva maneuver)을 주의시킬 것을 교육한다. 또한 풍선을 불거나 무설탕 껌을 씹게 하는 것이 도움이 될 수 있다.

크룹 증후군(Croup syndrome)

크룹은 영아와 아동에게 나타나는 몇 가지 같은 질병을 표현하기 위해 일반적으로 광범위하게 사용되는 용어이다.

크룹은 특징적으로 개 짖는 소리 또는 금속성 기침과 쉰 목소리, 흡기 시 천명, 호흡곤란을 보이는 후두개, 성문, 후두의 감염이다. 이러한 증상은 후두의 부종과 경련으로 인한 후두폐쇄를 동반한다. 크룹 증후군은 감염이 발생된 해부학적 위치에 따라 급성 후두개염, 급성 후두기관기관지염, 급성 경련성 후두염, 급성 기관염으로 분류된다(그림 2-5, 표 2-2).

급성 후두개염(Acute epiglottitis)

급성 후두개염은 세균 감염에 의해 후두개에 염증이 발생하는 질환으로 후두개가 붓게 되면 삼킴 장애가 생기고 기도를 막아 호흡곤란을 일으키게 된다.

1. 원인 및 병태생리

급성 후두개염 또는 급성 성문상 감염(acute

표 2-2 크룹 증후군의 비교

구분	급성 후두개염 (acute epiglottitis)	급성 후두기관기관지염 (acute laryngotracheobronchitis)	급성 경련성후두염 (acute spasmodic laryngitis)	급성 기관염 (bacterial tracheitis)
호발연령	2~6세	3개월~5세	3개월~5세	1개월~6세
원인	H. influenzae	parainfluenza virus	• 알레르기 • 정신적 요인 • 위식도역류 • 바이러스	S. aureus
발병	빠른 진행, 응급	다양하게 진행	밤에 갑자기 진행	중등도로 진행
열	높다	반드시는 아님	−	대개 높다
쉰목소리/개짖는 소리	−	+	+	+
기타 증상	• 연하곤란 • 천명 • 침흘림 • 매우 아파보임 • 빠른 맥박과 호흡	• 상기도 감염 • 천명 • 호흡곤란 • 불안정 • 별로 아파보이지 않음 • 민감	• 상기도 감염 • 천명 • 호흡곤란 • 불안정	• 상기도 감염 • 천명 • 농성 분비물
치료	• 항생제 • 기관내 삽관	• 스테로이드 • 에피네프린	• 항히스타민제 • 스테로이드	• 항생제 • 대부분 기관내 삽관

supraglottitis)은 심각한 후두폐쇄를 초래한다. 봄, 겨울에 자주 발생하고 2~6세의 아동에서 빈도가 높다. 치명적인 결과를 피하기 위해 조기에 발견하고 적극적으로 치료해야 한다. 원인균은 용혈성 인플루엔자(H. influenzae)이며 폐렴구균이나 용혈성 연쇄상 구균에 의해 발생할 수 있다.

2. 임상증상

갑자기 증상이 발생하며 인후통으로 시작해 급격한 호흡곤란으로 진행된다. 고열이 있고 천명, 견축이 나타난다. 기도확보를 위해 똑바로 앉아서 턱을 앞으로 기울이고, 입을 벌리고, 혀를 내밀고 인후통으로 인해 침을 흘리는 특징적 자세(삼각자세, tripod position)를 나타낸다. 많이 아파보이고 극도로 불안해하며 저산소증으로 인해 창백증과 청색증이 있다. 갑작스런 후두경련과 후두폐쇄 및 사망을 일으킬 수 있으므로 설압자로 인후검사를 해서는 안 되고, 기관삽관이나 기관절개 준비 하에 인후 검진을 한다. 후두경을 통해 크고 부푼 붉은 빛의 후두개를 확인하여 진단할 수 있다.

합병증으로 폐렴, 경부 임파선염, 중이염, 드물게 뇌수막염이나 관절염이 올 수 있으며, 기관절개를 받은 아동은 종격동 기형이나 기흉을 동반한다.

3. 간호진단

아동 호흡기계 질환의 간호진단 참조

4. 치료 및 간호

1) 치료

후두개염은 갑작스런 호흡 폐쇄를 보이며 전격적으로 진행된다. 점진적인 폐쇄로 근긴장도의 감소, 의식 저하와 함께 저산소증, 고탄산증, 산독증으로 진행되며 폐쇄가 지속되면 갑작스러운 사망을 초래할 수 있다. 후두개염에 대한 추정 진단은 응급상황을 초래할 수 있다.

후두개염이 의심되는 아동의 검진 시 응급상황에 대처할 수 있는 기구를 이용할 수 있는 곳에서 수행해야 한다. 설압자를 사용한 인후의 검사 시 더 폐쇄되거나 혹은 완전히 폐쇄될 경우에 대비하여 기관내 삽관이나 기관절개술을 시술 할 수 있는 기구가 준비된 상태에서 숙련된 경험자가 시행하여야 한다.

기관내 삽관이나 기관절개술은 일반적으로 심한 호흡곤란이 있는 헤모필루스 인플루엔자성 후두개염 아동에게 시행한다. 인공기도의 삽입 여부와 관계없이 후두개염 아동은 숙련된 의료인에 의한 집중적인 관찰이 요구된다. 후두개 부종은 일반적으로 항생제 요법 후 24시간이 지나면 가라앉기 시작하여 3일째가 되면 정상에 가깝게 된다. 이때 기관내삽관을 제거한다.

세균성 후두개염이 의심되는 아동은 정맥내로 적절한 항생제 치료를 시작하여 7~10일 간 계속한다. 부종을 감소시키는 스테로이드는 치료 초기에 효과가 있다. 적절한 치료로 2~3일 내 증상이 호전될 수 있다. 대부분의 아동은 기관내 삽관을 제거하기 전 24시간 동안 코르티코스테로이드를 투여한다. 미국에서는 후두개염의 발생률 감소를 위해 생후 2개월이 되는 모든 아동에게 H. influenzae B형 백신을 투여할 것을 권장하고 있으며, 실제 발생률이 감소되었다.

2) 간호

후두개염은 아동과 가족에게 심각하고 위협적인 질환이다. 기관 삽관이나 기관절개를 한 아동과 부모에게 불안이 커지지 않도록 신속하고 조용하게 행동하고 지지해주는 것이 중요하다. 아동이 가장 편안하고 안정감을 주는 자세를 유지하도록 돕고, 부모들이 그들의 자녀를 편안해지도록 가능한 모든 조치를 하고 있다는 확신을 가질 수 있도록 한다.

⊕ 급성 후두기관기관지염
(Acute laryngotracheobronchitis)

크룹으로 입원하는 아동 중에서 가장 흔하고 5세 이하의 어린 아동에서 빈도가 높다. 원인 바이러스는 parainfluenza이다. 흔히 '크룹'으로 부르기도 한다.

1. 원인 및 병태생리

아동의 기도는 성인에 비해 상대적으로 작고 점막은 접착력이 크며, 혈관 분포가 많기 때문에 부종이나 경련에 의해 성인보다 빨리 손상을 입는다. 상기도 감염이 선행되며 미열과 함께 서서히 증상이 시작되는데 후두와 기관 내부 점막에 염증으로 기도가 좁아진다.

2. 임상증상

기도가 막히면 아동은 공기를 흡입하는데 힘이 많이 들게 되어 특징적인 흡기성 천명과 흉부상부 견축이 일어나고 개가 짖는 듯한 기침과 천명이 나타난다. 아동이 공기를 충분히 흡입할 수 없을 때 저산소증이 생기고 기도폐쇄로 이산화탄소를 배출시키지 못해 호흡성 산증에 빠지게 되어 결국 호흡부전을 초래한다.

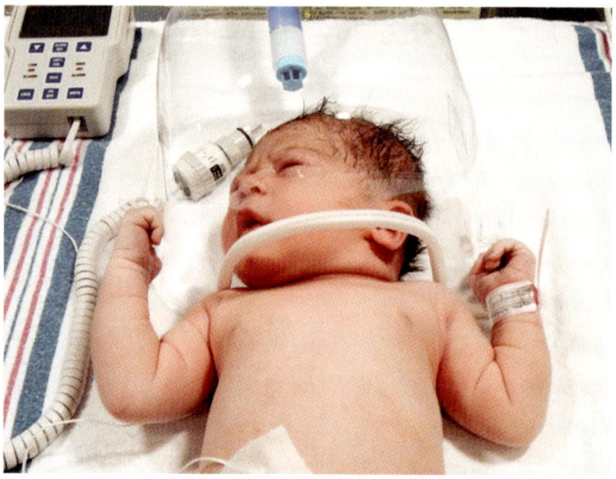

그림 2-6 영아용 후드

3. 간호진단

아동 호흡기계 질환의 간호진단 참조

4. 치료 및 간호

1) 치료

기도를 유지하고 적절한 환기를 함으로써 치료할 수 있다. 경증의 크룹은 가정에서 치료가 되므로 부모에게 호흡부전의 증상을 교육하고 필요한 경우 전문가의 도움을 즉시 받도록 한다. 찬 습기는 기관지 분비물을 묽게 하여 객담 배출을 쉽게 하고 부어있는 혈관을 수축시킨다. 가정에서는 밀폐된 욕실에서 증기를 흡입하거나 열린 냉장고 앞이나 차가운 밤공기를 들이쉬게 하는 것도 도움이 된다.

병원에서는 영아용 후드 등이 습도를 올리고 산소를 공급하는 데 이용 된다(그림 2-6). 필요 시 저산소증 완화를 위해 산소를 공급하고, 기도폐쇄를 확인할 수 있는 징후인 청색증이 나타날 수 있으므로 잘 관찰한다.

경증 크룹 아동은 좋아하는 음료수를 충분히 마시도록 하여 수분섭취를 증가시킨다. 휴식 시에도 천명이 나타나거나 견축이나 호흡곤란이 나타나는 중증 크룹 아동에게는 분무요법으로 racemic epinephrine을 투여하여 항염증 효과로 기도부종을 감소시킬 수 있다. 스테로이드도 부종을 감소시키는 효과가 있으므로 함께 사용될 수 있다.

2) 간호

후두기관기관지염 아동의 가장 중요한 간호는 호흡상태를 관찰하고 정확하게 사정하는 것이다. 호흡과 맥박수의 상승, 흉부함몰, 비익확장, 불안정과 같은 기도폐쇄의 조기증상을 사정한다. 호흡곤란 증상이 완전히 사라질 때까지 기도유지가 필요할 경우 즉시 시행할 수 있도록 기관절개술이나 기관 내 삽관 기구가 준비되어 있어야 한다.

기관절개술을 한 아동에게는 심리적인 간호를 제공한다. 에너지를 보전하기 위해 휴식을 취하게 하고 급성기에는 정맥 내로 수액을 공

BOX 2-3 상기도감염과 하기도감염의 특징

• 상기도감염	• 하기도감염
- 2차 기관지 이상의 상부기도에 발생	- 지름 3mm 미만의 기관지에서 발생
- 흡기성 호흡곤란	- 호기성 호흡곤란
- 호흡음은 크고 쇳소리의 stridor	- 호흡음은 천명(wheezing)
- 개 짖는 듯 한 기침	- 반복되는 마른기침
- 객담은 별로 나오지 않음	- 횡격막이 아래로 내려간다.
- 흉부함몰	

급하여 휴식을 증진시키고, 불안을 감소시킨다. 어린 아동은 울게 되면 호흡부전과 저산소증이 심해지므로 울리지 않도록 하고, 에너지 소모를 막기 위해 충분한 휴식을 제공한다. 특히, 크룹텐트 사용 시 불안을 느끼므로 부모가 옆에 있게 해주고 아동에게 친근한 장난감을 준다.

급성 경련성 후두염
(Acute spasmodic laryngitis)

1. 원인 및 병태생리

급성 경련성 후두염은 흡기 시 후두 경련에 의해 성대 주변의 기도가 폐쇄되는 것으로 증상은 밤에 갑자기 나타난다. 원인은 확실하지 않지만 알레르기나 정신심리적인 요인, 식도역류, 바이러스 감염 등과 관계가 있다고 알려져 있다.

2. 임상증상

밤 11시에서 새벽 2시 사이 개 짖는 듯한 쇳소리의 기침, 쉰소리, 불안정과 같은 크룹증상이 나타난다. 흥분하면 호흡곤란이 더 심해지고 가끔씩 청색증이 나타난다. 열은 없으며 수 시간 후에 증상이 가라앉고 다음날 낮이 되면 쉰소리와 기침 외에는 건강하게 보인다. 이런 증상이 2~5일간 밤마다 연속해서 일어나거나 겨울마다 재발하는 경향이 있다.

3. 간호진단

아동 호흡기계 질환의 간호진단 참조

4. 치료 및 간호

가정에서 환아의 방에 찬 습기를 틀어주고 특히 욕실에서 증기요법을 하는 것도 좋다. 밤의 찬공기를 흡입하면 증상이 완화되기도 하는데, 가끔 증상발현 후 병원으로 데리고 오는 도중 차가운 밤공기로 증상이 완화되는 경우도 있다. 기침이나 토근 시럽으로 구토를 유발시켜 후두경련을 호전시킬 수도 있으나 이때 구토로 인해 위 내용물이 흡인되지 않도록 주의해야 한다.

세균성 기관염
(Bacterial tracheitis, 급성기관염)

기관(trachea)에 세균성 염증이 생긴 경우로, 대부분 후두개염이나기도 폐쇄증에 동반되어 오는 질환이다.

1. 원인 및 병태생리

세균성 기관염은 세균에 의한 기관 상부점막의 감염으로 후두개를 침범하지 않으나 크룹 증상이 나타난다. 포도상구균이 가장 흔한 원인균이고 대부분 6세 이하에서 바이러스성 후두기관염 후에 발생한다.

2. 임상증상

후두기관기관지염의 증상과 비슷하나 통상적인 후두기관기관지염 치료에는 반응이 없다.

3. 간호진단

아동 호흡기계 질환의 간호진단 참조

4. 치료 및 간호

항생제, 해열제, 분비물 제거를 위한 기관흡인이 필요하며 기도유지를 위해 기관 내 삽관이 시행될 수도 있다. 적절한 습도와 산소를 공급한다.

하기도 감염

기관지염 (Bronchitis)

기도의 바이러스 감염으로 유아에서 자주 발생하고 상기도 감염과 하기도 호흡기 상태와 관련이 있다. 삼출액이 없는 마른기침이 주 증상으로 밤에 심해지고 2~3일 후 분비물이 있는 기침으로 진행한다. 자연경과를 보이고 영양섭취와 휴식 등의 대증요법을 시행한다. 대부분의 아동은 5~10일 내에 회복된다.

세기관지염 (Bronchiolitis)

세기관지염은 바이러스감염으로 소기도에 부종과 괴사, 점액분비과다와 같은 병리적 소견으로 천명음과 숨찬 증세가 나타나는 영아에서 매우 흔한 질병이다.

1. 원인 및 병태생리

대부분 respiratory syncytial virus(RSV)가 원인으로 발생한다. 가벼운 호흡기 질환을 앓는 가족으로부터 손에서 코로 또는 손에서 눈으로 쉽게 전파되며, 피부나 종이에서 최대 1시간까지, 침대와 다른 무공의 표면에서는 최대 6시간까지 살 수 있다. 또한, 비말감염은 아니나 전염력이 높고, 특히 영아에서 증상이 잘 발현된다.

RSV는 기도 상피세포에 침범하여 기도의 섬모가 소실되고 감염된 세포막과 인접한 상피세포의 세포막을 융합시켜 다핵의 거대세포를 형성한다. 세기관지 점막이 붓고 삼출액과 점액이 내강을 채운다. 이로 인해 기관지와 세기관지 벽은 염증세포로 침윤되고 간질성 폐렴이 나타난다.

수명이 다한 내강의 상피세포가 세기관지 안으로 떨어져 나와 소기도의 폐쇄 정도에 따라 과다팽창을 일으키고 폐쇄성 폐기종, 무기폐가 초래될 수도 있다. 특히 호기 시 내강이 자주 막혀서 좁아진 기도가 폐에서 공기가 빠져나가지 못하게 하여 원위부의 공기로 인해 폐기종이 생긴다.

2. 임상증상

5~8일간의 잠복기를 거쳐 발생하기 때문에 대부분 발병 전 호흡기 감염에 노출된 병력이 있다. 초기에는 콧물이나 재채기가 있는 약한 상기도 감염으로 시작되며, 중이염이나 결막염이 동반되기도 한다. 이후 고열, 식욕저하, 발작적인 천명성 기침, 호흡곤란, 불안정 등 호흡부전 증상이 나타난다.

심한 장애가 오는 경우 빈호흡, 심한 공기부족, 청색증, 비익확장, 늑간 함몰, 호기지연과 함께 천명이 들릴 수 있다. 아동의 나이가 어릴수록 증상은 심각하게 나타난다. 생후 6개월에 발생률이 가장 높으나 2차 감염의 경우 모든 연령층에서 흔히 나타난다.

3. 임상검사

하부기도에 생기고 증상이 비슷하여 세기관지염과 천식을 구별하기 어렵다. 면역형광법 또는 효소결합면역흡착검사를 하여 RSV 항원을 검출한다.

4. 간호진단

아동 호흡기계 질환의 간호진단 참조

5. 치료 및 간호

1) 치료

고농도의 습도와 적절한 수분섭취 및 휴식, 증상완화를 위한 약물 등의 보존요법으로 치료한다. 폐와 심장병, 흉부견축을 동반한 아동과 수분섭취가 부적절한 아동은 입원치료를 하고 그 외 대부분의 세기관지염 환아는 가정에서 돌볼 수 있다. 호흡부전 시 습도와 산소요법을 병행하고, 빈호흡이 있고 허약할 때 구강 섭취를 금하고, 급성기가 지날 때까지 정맥으로 수액공급을 한다.

분무기에 들어있는 rabavirin을 초기에 투여하면 세기관지염의 경과를 호전시킨다. 증상이 3~10일간 지속되다가 회복된다. 세기관지염을 앓은 영아에서 천식과 알레르기의 가족력이 있을 때 생기는 과민성 기도는 지속기간이 길다. 최근 RSV 면역글로불린을 정맥 투여하여 예방하기도 한다.

2) 간호

비말 전파 바이러스 감염이므로 입원기간 동안 격리시키고, 왕래가 적은 병실에 두는 것이 좋다. 가족이나 다른 의료인들에 의해 전파될 수 있으므로 손을 자주 씻고 비점막이나 결막을 만진 손으로 환아의 얼굴을 만지지 않도록 한다. 방문객을 제한하고 감염아와 접촉하지 않고 RSV 감염 아동을 돌보는 간호사는 고위험 아동을 돌보지 않는다. 아동의 호흡 상태를 지속적으로 평가한다. 반좌위를 취해주고 편안한 자세를 유지해 준다.

폐렴 (Pneumonia)

폐 실질 조직의 염증인 폐렴은 영아나 유아 초기에 자주 발생한다. 폐렴은 발생부위, 원인에 따라 분류 한다(표 2-3). 이중 원인에 따른 분류가 적절한 치료를 선택하는데 도움이 되고 예후를 추측할 수 있어 더 선호하는 경향이 있다. 그림 2-7은 발생 부위에 따른 폐렴의 유형이다. 임상증상은 원인물질, 연령, 건강상태, 병변의 정도, 기관지와 세기관지의 폐쇄 정도에 따라 다양한 증상을 나타낸다. 원인물질은 아동의 임상병력, 연령, 건강력, 신체검진, X선 검사, 임상검사에 의해서 확인한다(그림 2-8).

표 2-3 발생부위와 원인에 따른 폐렴의 분류

발생부위에 따라	원인에 따라
• 대엽성 폐렴 : 한엽의 전부 또는 일부가 포함 • 기관지 폐렴이나 소엽성 폐렴 : 말초기관지와 그 주위에 있는 소엽이 포함 • 간질성 폐렴 : 폐포벽과 기관지 주위와 소엽간의 조직이 포함	• 바이러스성 폐렴 • 마이코플라즈마성 폐렴 • 세균성 폐렴 • 진균성 폐렴 • 이물질에 의한 폐렴

바이러스성 폐렴

폐렴을 일으키는 원인균은 세균, 바이러스, 곰팡이(진균) 등 다양하며, 이중에서 바이러스에 의해 발생하는 폐렴을 바이러스성 폐렴이라고 한다.

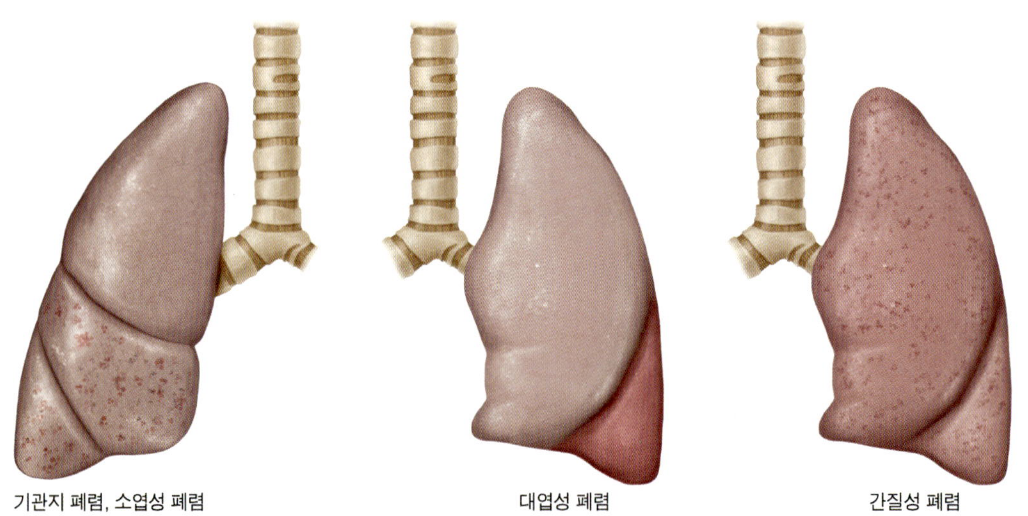

그림 2-7 발생 부위에 따른 폐렴의 유형

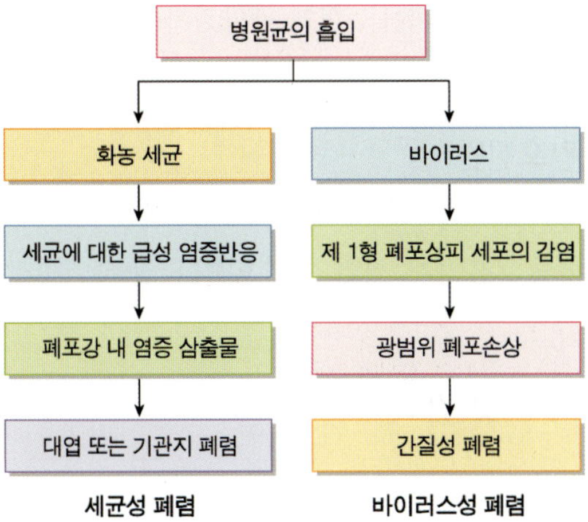

그림 2-8 세균성 폐렴과 바이러스성 폐렴 비교

1. 원인 및 병태생리

세균성 폐렴보다 자주 발행하고 모든 연령층에 서 나타난다. 원인균은 대부분 RSV, rhinovirus, adenovirus 등이다. 원인균에 따른 임상증상은 별 차이가 없으며 원인이 바이러스인지 증상만으로 구별이 되지 않으므로 임상검사를 이용한다.

2. 임상증상

발병은 갑자기 또는 서서히 나타나기도 한다. 미열, 가벼운 기침, 권태감부터 고열, 심한 기침, 허탈까지 다양하다. 청진 시 천명이나 악설음을 들을 수도 있다. 흉부 X-선 검사 상에서 반점상의 침윤이 기관지 주위를 따라 보일 수 있다.

3. 간호진단

아동 호흡기계 질환의 간호진단 참조

4. 임상증상

호흡기의 바이러스 감염은 예후는 좋은 편이다. 안정, 찬 습기와 산소공급, 흉부물리요법, 체위배액, 수액요법 및 대증요법을 해주고 2차적 세균 감염 시 항생제를 투여한다.

원발성 비정형성 폐렴 (마이코플라즈마성 폐렴)

Mycoplasma에 의해 발생하며 폐렴으로 병원에 입원한 환아의 10~20%를 차지한다. 가을과 겨울철, 5~12세 사이의 아동에게 많이 발생되며 밀집된 생활환경 속에서 호발한다.

1. 임상증상

감염초기에 두통, 권태감, 발열, 콧물, 근육통이 점차 진행되다가 비염, 인후통, 마른 기침이 나타난다. 처음에는 마른 기침을 하다가 점차 화농성 객담을 동반한다. 발열기간은 다양하지만 대부분 2주간 지속된다. 청진 시 연발적인 수포음을 들을 수 있다.

2. 치료 및 간호

대부분 7~10일 정도면 대증요법으로 회복되며 입원할 필요는 없다.

⊕ 세균성 폐렴

세균성 폐렴이란 감염성 병원체 중 세균(bacteria) 감염에 의하여 발생되는 폐렴을 의미한다.

1. 원인 및 병태생리

다른 종류의 폐렴과 달리 원인균에 따른 분명한 임상적 특징을 나타낸다. 상기도 바이러스 감염 후 갑자기 시작되고 이는 바이러스 감염이 이 부위의 방어기전을 방해하여 병원체 성장을 증가시키기 때문이다.

2. 임상증상

발병은 갑자기 시작되고, 전신적, 국소적 신체증상을 보인다. 영아와 어린 아동에서 증상이 더 심하다. 초기에는 마른기침, 감소된 호흡음이나 건성 수포음 또는 미세한 악설음이 있다. 어린 영아는 특징적인 증상이 나타나지 않아 진단을 내리기가 어려우나, 일반적으로 잘 먹지 못하고 늘어져 있으며, 안절부절 못한다. 특히 고열이 있는 경우 경련이 나타날 수 있으며 호흡곤란이 나타나기도 한다. 특히 신생아기에는 폐렴 이환율과 사망률이 관련이 높기 때문에 주의 깊게 관찰한다. 결막염이나 절종이 있는 경우 포도상구균 감염을 의심해야 한다.

3. 임상검사

흉부방사선 검사로 확인하고 객담, 비인두 분비물, 기관지 흡인물, 혈액 배양검사를 시행한다.

4. 간호진단

아동 호흡기계 질환의 간호진단 참조

5. 치료 및 간호

1) 치료

항생제 치료는 세균성 폐렴의 사망률과 이환율을 감소시키는데 효과적이다. 외래 진료 시에 영아와 5세 이하의 아동은 경구용 amoxicillin을 사용한다. 초기에 증상을 발견하고 치료가 시작되면 가정에서 치료할 수 있다. 치료는 항생제 투여, 침상안정, 충분한 수분섭취, 발열에 대한 해열제 투여가 기본적인 치료이다. 늑막삼출액이나 농흉을 동반하거나 포도상구균성 폐렴인 경우 입원을 한다. 영아나 어린 아동은 질병 진행과정이 다양하므로 병원에서 치료한다.

2) 간호

격리된 병실에 입원시키거나 침대를 멀리 떨어진 곳에 둔다. 호흡기 바이러스 특히 RSV는 다른 아동에게 쉽게 전파되므로 적절한 예방이 중요하다. 반좌위를 취해주고 가능한 휴식을 시키며 에너지를 보존하도록 한다.

급성기 동안 탈수예방을 위해 수분을 공급하고 찬 증기요법을 적용한다. 폐렴이 일측성이면 침범된 쪽으로 눕는 것이 흉벽에 부목효과가 있고 늑막 마찰로 인한 불편감을 감소시켜 준다. 발열 시 처방된 해열제를 투여한다. 분비물 배출에 어려움이 있는 아동은 흡인을 한다.

타진, 진동, 흡인이나 체위배액은 4시간 마다 혹은 더 자주 시행한다. 불안을 감소시키기 위해 환아와 가족에게 정서적 지지를 하고 정확한 약물투여에 대해 교육한다.

폐결핵 (Pulmonary tuberculosis)

결핵은 혈류나 림프관을 따라 몸의 어느 기관에서나 전파될 수 있는데 폐가 가장 잘 침범된다. 폐결핵은 결핵균(mycobactera)을 포함하는 작은 비말 핵이나 2~3개의 결핵균을 가진 객담 비말이 섬모 상피를 지나 말초 기도의 폐포까지 흡입되어 감염된 상태로 전염성, 급성 또는 만성 질환이다.

1. 원인 및 병태생리

결핵의 원인균은 Mycobacterium tuberculosis 이며 결핵균에 노출된 아동은 감염된 세균의 수, 유전자, 성별, 연령, 스트레스, 영양상태에 의해 영향을 받는다. 아동의 결핵은 함께 동거하는 감염된 성인으로부터 직접 비말을 통해 주로 감염된다. 폐는 결핵균이 침입하는 가장 흔한 발생장소이며 피부나 위장관도 침입경로가 될 수 있다.

결핵균 침범 시 폐의 상피세포가 증식하여 결핵균의 침입을 차단하기 위해 결핵균을 둘러싸 피막을 만들고 이 피막이 전형적인 결핵 결절을 만든다. 염증이 진행되면서 균은 병소에서 림프절로 이동하게 되어 아동은 발열이 생긴다. 노출된 아동은 X-선 검사와 투베르쿨린 반응에서 양성으로 나타난다.

폐조직은 건락성 괴사나 피낭화 단계를 거쳐 섬유화, 석회화 되면서 대부분은 자연 치유 된다. 때에 따라서는 병소가 진행되어 국소적 폐렴이나 늑막염을 일으킨다.

아동은 속립성 결핵으로 진행하며 이는 일차 병소에서 혈관으로 결핵간균이 들어가 전신으로 퍼지는 원인이 된다. 흔히 임파선, 뇌막, 뼈에 감염된다. 아동은 병변 주위의 임파선이 붓는 것이 대부분이며 치유 과정에서 석회화 현상이 나타난다.

2. 임상증상

대부분의 아동에서 1차 감염 시에는 증상이 나타나지 않는다. 미열, 피로, 식욕감퇴, 마른기침, 경한 호흡장애가 나타난다. 점차 진행됨에 따라 호흡률 상승, 감염된 폐의 확장, 청진 시 국소적 천명, 호흡음의 감소가 나타난다.

3. 임상검사

가족 내 개방성 결핵 환자가 있거나 환자와 접촉한 기왕력이 진단을 내리는데 도움이 되며 환자와 접촉한 모든 아동은 반드시 검사를 받아야 한다.

1) 투베르쿨린 검사

투베르쿨린 검사는 결핵 감염 시 2~10주 후에 과민반응을 확인 할 수 있는 아동의 결핵 감

BOX 2-4 투베르쿨린 검사가 필요한 아동

- **즉시 검사**
  - 결핵에 감염된 것이 확진되었거나 의심되는 사람과 접촉한 아동
  - 결핵으로 의심되는 방사선 사진이나 임상증상을 보이는 아동
  - 결핵의 유병률이 높은 지역에서 이민 온 아동(아시아, 중동, 아프리카, 남미)
  - 결핵의 유병률이 높은 지역을 여행하고 돌아온 아동
- **매년 검사**
  - 후천성면역결핍증 아동
  - 투옥 중인 청소년
- **2~3년마다 검사**
  후천성면역결핍증, 노숙자, 시설에 있는 청소년이나 성인, 약물남용자에 노출된 아동 : 위험집단 성인에 노출된 아동을 양육하는 사람도 포함한다.
- **4~6세, 11~14세 투베르쿨린 검사**
  - 결핵의 유병률이 높은 지역에서 이민 온 아동
  - 결핵의 유병률이 높은 지역을 여행하고 돌아온 아동
- **질병 감염 진행에 따른 위험이 높은 아동**
  당뇨, 만성 신부전증, 영양 결핍, 면역 결핍 등의 내과적 위험인자가 있는 아동

염에 있어 중요한 검사이다(Box 2-4). 검사에 쓰이는 항원에는 old tuberculin(OT)과 purified protein derivative(PPD)가 있고 이중 표준량 PPD 0.1ml를 전박내측에 피내주사 하는 Mantoux test가 가장 많이 사용되고 있다.

우리나라에서는 PPD 2TU를 사용하고 있으며, 결과는 48~72시간 후에 발적 증상이 아닌 경결의 크기로 판독한다. 양성반응이 반드시 활동성 결핵을 의미하는 것은 아니고 현재 혹은 과거에 결핵균의 감염을 받아 결핵균 단백에 감작되어 있음을 의미한다. 한번 양성으로 반응하면 계속해서 양성반응을 나타내며, 지난번에 음성반응을 나타낸 아동에서 양성반응이 나타난 경우는 지난번 검사 이후에 감염되었음을 의미 한다(Box 2-5).

위양성 투베르쿨린 반응이 나타나는 경우는 결핵균과 항원적으로 관련된 비정형 결핵균에 의한 감염과 과거에 BCG 접종을 받은 경력이 있는 경우로, BCG 접종 후 나타나는 투베르쿨린 반응은 대개 2~3년 정도 시간이 경과되면 감소한다.

2) 세균검사

객담, 기관지 흡인물을 통해서 검사하며, 아동이 객담을 삼킬 때는 위세척액, 흉막액, 흉막유출이 있을 때는 흉막생검, 수막염 시 뇌척수액, 소변 등에서 결핵균을 직접 도말하거나 배양한다.

3) 방사선 검사

방사선 검사는 소견상 아무 변화가 없거나 결핵병소와 유사한 만성 폐질환(폐렴, 폐기종, 무기폐, 기관지 확장증)의 소견을 나타내기도 하므로 보조적 수단으로 사용한다.

4. 간호진단

아동 호흡기계 질환의 간호진단 참조

5. 치료 및 간호

1) 치료

약물요법이 주된 치료방법으로 여러 종류의

BOX 2-5 투베르쿨린 검사 판독 기준

[PPD 2TU : 국내기준(세계보건기구와 국제 항결핵 연맹 판정 기준)]
- 경결≤5mm : 음성
- 경결 6~14mm : 양성
- 경결≥15mm : 강양성
- 5세 미만의 아동에서는 10mm 이상이면 결핵으로 간주한다.

[PPD 5TU : BCG 접종을 하지 않았을 때의 양성 판정 기준]
- 경결≥5mm
  - 감염성 결핵 환자나 의심되는 사람과 접촉한 아동
  - 결핵이 의심되는 증상이나 방사선 소견이 있는 아동
  - 후천성면역결핍증 아동이나 면역결핍 질환이 있는 아동
- 경결≥10mm
  - 파종성(림프혈행성) 질병의 위험률이 높은 아동 4세 미만의 아동
    고위험군(당뇨병, 만성신부전증, 호지킨스 질환, 영양 결핍) 아동
  - 다음 상황과 같이 결핵에 노출될 위험이 있는 나이든 아동
    - 부모가 결핵이 유행하는 지역 출신일 때
    - 후천성면역결핍증 아동, 노숙자, 양로원 및 집단 생활자, 약물 남용자
- 경결≥15mm
  위험 인자가 없는 4세 이상의 아동
- BCG 접종을 했을 때
  양성 투베르쿨린 검사는 결핵균에 의한 감염과 BCG 접종에 의한 반응을 구별하지 못한다. 따라서 BCG 접종을 받은 사람에서는 결핵반응 검사의 진단적 가치가 떨어진다. BCG 접종 후 10~12주경에 투베르쿨린 반응이 나타나는데 그 크기는 3~19mm로 다양하다. 양성반응이 접종에 의한 것인지 자연감염에 의한 것인지 구별할 수 없다. 병력, 이학적 소견, 가족력, 검사소견으로 판단한다.

약이 사용되며 두 가지 혹은 그 이상의 약을 동시에 투여하는 것이 효과가 있다. 가장 흔히 쓰이는 복합치료제는 isoniazid(INH)와 rifampin (RFP)이며, 여기에 pyrazinamide(PZA)를 추가하기도 한다. 약물은 대개 6~9개월 간 투여하며, HIV에 감염된 아동은 12개월 이상 복용하는 것을 권장한다. 간혹 약물이 효과가 없을 때 병소 제거를 위한 외과적 중재가 이루어진다.

아동의 초기감염 결핵은 대개 자연적으로 치유되나 어린 아동은 감염이 다른 부위로 퍼지는 혈행성 감염이므로 2세 이하의 아동, 청소년기에서는 예후가 좋지 않은 편이다. 항생제 치료는 감염이 다른 부위로 전파되지 않도록 하고 사망률을 감소시키는 데 효과가 있다.

2) 치료

결핵에 대한 간호는 적절한 영양공급, 꾸준한 약물치료, 지지요법, 재감염 예방이 중요하다. 아동은 증상이 나타나지 않고 일상생활을 수행할 수 있을 때까지 에너지를 보존하고 피로를 줄이고 신진대사 요구량을 감소시키기 위해 침상안정 하도록 한다.

증상이 없는 아동은 자유로운 생활을 할 수 있으며, 학교나 유치원에 출석할 수 있다. 나이

든 아동은 활동성일 때 경쟁적인 놀이나 몸을 부딪치는 과격한 운동은 제한한다. 스트레스를 피하고 영양섭취를 잘 하도록 한다.

3) 예방

결핵을 예방하기 위해서는 감염된 사람과의 접촉을 피하고 피로를 방지하며 최적의 건강상태를 유지하여 인체의 면역력을 증가시켜야 한다. BCG 예방접종은 제한된 면역을 얻을 수 있다. 가장 중요한 것은 개방성 활동결핵 환자와의 접촉을 금하는 것이다. 환자와 접촉을 하거나 감염된 어른과 같이 생활해야 하는 아동은 6개월간 예방적 약물요법을 하는 것이 안전하다.

이물질 흡인

영유아들은 손에 잡히는 데로 물건을 입안에 넣고, 삼키려는 경향이 있기 때문에 기도로 이물질이 들어가는 경우가 종종 있는데 특히 1~3세 아동들에게서 가장 잘 발생하며 4세 미만 아동의 사망원인에서 약 20%가 이물질 흡인에 의한 경우였다.

이물질 흡인은 이물질로 폐쇄된 부위, 흡인물, 폐쇄 정도 등에 따라 심각성이 결정된다. 흡인되어서 팽창될 수 있는 씨앗, 땅콩, 말린 옥수수와 같은 견과류는 더 심각한 문제가 야기될 수 있다. 특히 지방이 많은 감자튀김이나 땅콩은 지질성 폐렴(lipid pneumonia)를 유발할 수도 있다. 풍선과 같은 둥글고 유연한 물체는 다른 모양보다 기도폐쇄를 더 잘 일으킨다. 크기가 작은 물체는 문제가 적지만 기도를 폐쇄할 정도로 큰 물체는 무기폐, 폐기종, 염증, 농양과 같은 문제를 야기한다.

1. 원인 및 병태생리

이물질 흡인의 대부분이 기관지 부위에서 일어나며 그 외 기관이나 세기관지 부위이다. 정상호흡에서는 흡기 시 기관지와 세기관지의 직경이 더 커지고, 호기 시에는 좁아지나 크기가 작은 물체가 기도를 부분적으로 폐쇄할 때 흡기 시, 호기 시 공기의 흐름은 이물질 주변으로 우회하여 흐르게 되어 청진 시 천명음(wheezing)이 들리게 된다.

좀 더 큰 물체로 인한 폐쇄의 경우 흡기 시에는 세기관지가 확장되므로 공기가 말단부위까지 흐르게 된다. 하지만 호기 동안에는 기도의 직경이 좁아져 폐쇄부위 이하 말단부위의 공기는 빠져나오지 못하게 된다. 이러한 폐쇄는 결국 폐기종을 유발시키게 된다.

이물질 혹은 이물질로 인한 점막부종으로 인해 완전히 폐쇄가 되면 막힌 부위 이하에는 공기가 조직에 흡수되어 결국 무기폐로 있게 된다. 특히 우측 기관지의 경우 길이가 좀 더 짧고 곧으므로 기관지 폐쇄가 더 자주 일어난다.

2. 임상증상

이물질 흡인 초기에는 질식, 구역질이나 기침 등이 나타난다. 이물질이 흡인된 위치에 따라 합병증 증상이 다른데 흔히 폐쇄된 부위의 말단에서 감염증상이 나타난다. 특히 기도의 이물

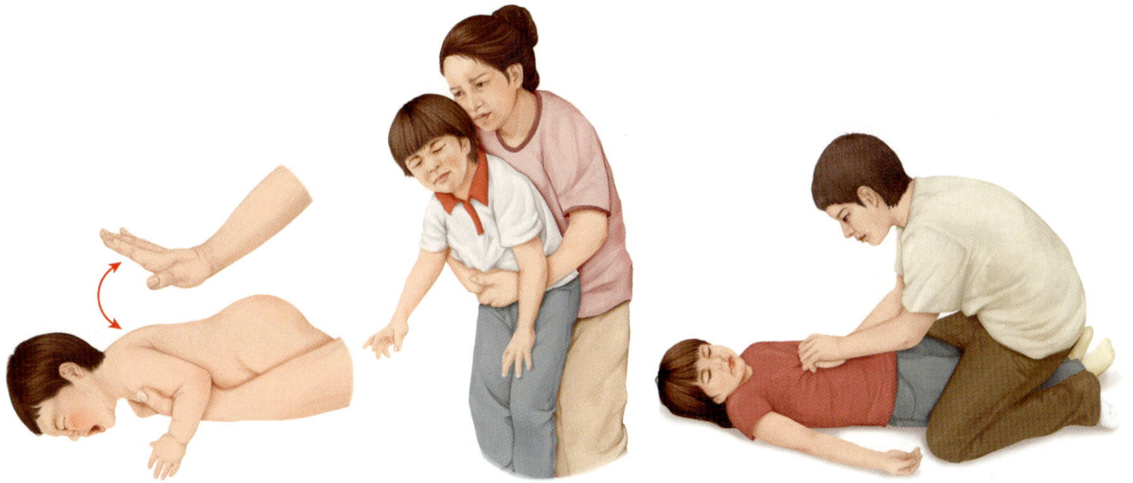

그림 2-9 기도폐쇄 시 응급처치

질 흡인으로 인해 2차적인 증상으로 폐렴이 잘 오며 재발이 잦다. 후두에 이물질이 걸린 경우는 말이나 호흡이 불가능해진다.

기관지 부위의 폐쇄(bronchial obstruction)에서는 발작적인 기침, 천명음, 비대칭적인 호흡음, 호흡곤란, 기도 직경의 감소 등이 나타난다. 폐쇄가 진행되면 환아의 얼굴이 점점 창백해지며 청색증이 나타나고 이물질을 제거하지 않으면 의식을 잃게 되거나 사망할 수도 있다. 만약 흡인된 물체가 작다면 흡인된 직후 증상이 조금 나타나다가 몇 시간 혹은 며칠 이상 증상이 없을 수도 있다.

3. 임상검사

이물질 흡인에 대한 진단은 신체증상에 대한 문진에 기초를 둔다. 불투명한 이물질은 방사선 검사로 쉽게 위치를 알 수 있다. 기관지경을 이용하여 후두나 기관에 있는 물체를 확인하고 기관지에 있는 이물질을 확인하기 위해서는 투시진단법이 이용된다.

4. 간호진단

아동 호흡기계 질환의 간호진단 참조

5. 치료 및 간호

1) 치료

이물질 흡인으로 기도 폐쇄를 일으킨 아동의 연령이 1세 이상일 경우는 하임리히 방법을 쓴다. 1세 미만에서는 5회의 등 두드리기와 5회의 흉부밀치기(흉부압박) 방법을 사용한다(그림 2-9). 영아와 아동의 경우 기침을 통해서 이물질을 자연적으로 제거하기 어려우므로 후두경이나 기관지경 검사에 의해 직접 보고 제거해야 한다.

이물질에 의한 국소염증 반응은 이물질 제거

를 어렵게 만들고, 화학적 폐렴을 발생시키며 식물성 물체는 며칠 내에 팽창하여 제거를 더욱 어렵게 만들기 때문에 가능한 빨리해야 한다. 이물질이 제거된 후에 아동에게 높은 습도를 제공하도록 한다. 2차 감염이 발생하면 적절한 항생제 요법으로 치료한다.

2) 간호

간호사의 가장 큰 역할은 이물질 흡인 증상을 즉각 인지하고 기도폐쇄를 완화시킬 수 있는 응급처치를 바로 시행하는 것이다. 음식물을 먹다가 흡인되어 나타나는 질식은 등을 두드려 주거나 하임리히 방법으로 쉽게 회복된다.

이물질 흡인으로 인해 말을 하지 못하고 청색증이 보이며 탈진되는 경우는 아동이 위급하다는 증거이다. 이런 경우 빠른 조치가 필요하며 그렇지 못하면 4분 이내 사망할 수도 있다. 이물질을 제거한 후에도 흉부물리요법과 호흡상태 관찰, 부모 교육 등을 실시하도록 한다.

낭포성 섬유 증식증(Cystic fibrosis, CF)

낭포성 섬유 증식증은 신체 각 계통의 외분비선 장애를 일으키는 유전성 상염색체 질환이다. 일차적으로 외분비선에 영향을 미치고 호흡기, 소화기에 영향을 미침으로써 아동의 생명을 위협하는 질환이다.

1. 원인 및 병태생리

낭포성 섬유 증식증은 7번 염색체와 관련된 상염색체 열성 유전 질환으로 환아는 양쪽 부모에게서 비정상적인 염색체를 함께 받은 경우이다. 이 유전자에 의해 염색체 내 낭포성 섬유 증식을 야기하는 CFTR(cystic fibrosis transmembrane regulator) 유전 인자가 염화이온의 세포

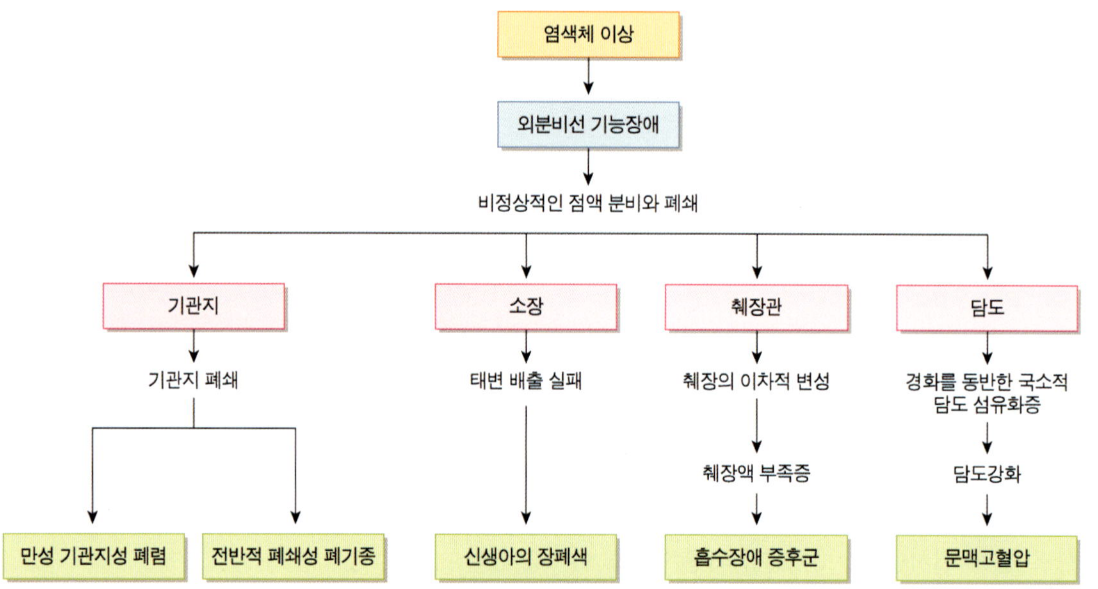

그림 2-10 낭포성 섬유 증식증의 생리적 영향

막 이동을 차단하여 나트륨과 수분이 세포내에서 빠져나가지 못하게 한다. 결과적으로 기도 점막의 분비가 줄어들어 점액의 점성도가 증가하고 외분비선에서 끈적거리는 점액과 같이 비정상적으로 진한 분비물이 발생된다.

낭포 섬유 증식증은 외분비선에서 분비되는 분비물의 점도가 상승되어 진하고 끈끈한 분비물이 배출되지 못하고 선내에 축적되는 것과 땀 속에 나트륨과 염소가 높아지는 한선의 전해질 장애의 형태로 나타난다. 증상을 유발시키는 첫 번째 요인은 점액선에서 분비되는 분비물의 점성도 상승에 의한 기계적인 폐쇄로 이런 변화는 기관지와 췌장에 잘 나타난다.

기도점막의 분비가 감소되어 객담의 배출이 어렵고 이로 인한 잦은 호흡기 감염으로 기관지 확장증과 폐 섬유화가 진행되기도 한다. 췌장과 장 점막의 분비감소로 지방과 단백질이 흡수되지 못하고 그대로 배설되어 지방변, 지용성 비타민 결핍증, 성장장애가 나타난다.

출생 시부터 땀의 전해질 불균형이 초래된다. 이는 병의 중증도와는 상관없으며 낭포성 섬유증식증 아동의 98~99%가 땀 속의 나트륨과 염소성분이 정상수준보다 2~5배 정도 많은 것으로 나타났다.

2. 임상증상

임상증상은 아동의 상태와 병의 진행경과에 따라 다양하게 나타난다. 주증상은 다음과 같다.

- 끈적거리는 점액으로 인한 통로의 폐쇄로 췌장효소 부족 증상
- 점진적이고 만성적인 폐쇄성 폐질환
- 땀 성분의 불균형을 야기하는 땀샘의 비정상적인 기능

증상의 정도에서도 매우 다양하며 단순한 소화 장애나 호흡기계 문제에만 국한되는가하면 심한 흡수장애와 생명에 위협을 줄 만큼 심각한 호흡기계 합병증을 일으킬 수 있다.

비정상의 첫 징후는 신생아 때 나타나는 태변 장폐색증이다. 그 외에 양이 많고 거품이 있고 악취 나는 대변과 영양소의 흡수장애로 지용성 비타민 A, D, E, K의 결핍, 빈혈, 성장 발육부진이 초래된다.

호흡기계에서는 호흡곤란, 발작적인 기침, 폐쇄성 폐기종과 산재성 무기폐, 폐포의 과도 팽창, 청색증, 기관지염과 폐렴의 증상이 있다.

3. 임상검사

진단은 일반적인 활동, 신체검진, 영양상태, 흉부 X-ray검사로 평가한다. 진단은 가족력, 췌장효소 결핍유무, 땀의 염분농도 상승, 만성 폐질환에 근거하여 내린다. 땀을 분석하여 나트륨과 염소의 농도가 상승하는 것을 확인한다.

4. 간호진단

아동 호흡기계 질환의 간호진단 참조

5. 치료 및 간호

치료의 목표는 폐합병증을 예방 혹은 최소화

하고, 성장발달을 위해 적절한 영양을 공급하며, 만성질환에 적응하도록 환아와 가족을 돕는 데 있다. 고단백과 고탄수화물을 섭취하도록 권장하며 지용성 비타민을 공급한다.

췌장 효소를 식사와 함께 보충하고 분비물의 점도를 묽게 하기 위해 수분섭취를 증진시키며, 땀으로 인한 염분의 손실에 대해 염분을 충분히 섭취하도록 하는 등의 간호를 제공해 준다.

영아돌연사 증후군
(Sudden infant death syndrome, SIDS)

영아돌연사 증후군은 생후 1년 동안의 주된 사망 원인으로, 잠이 들기 전까지도 건강하던 아기가 갑자기 몇 시간 후에 사망하는 것으로 즉 특별한 이유 없는 예상하지 못한 죽음을 말한다. 요람 속 죽음(crib death)라고도 하며 생후 2～4개월에 증가했다가 그 이후 감소하는 경향이 있다.

1. 원인

구체적인 원인이 밝혀지지 않았는데, 감염, 저산소증, 허혈, 유전자 이상과 같은 원인으로 뇌간부 특히 각성 중추가 출생 전부터 이상을 가지고 있다가 출생 후 저산소증, 고이산화탄소혈증을 일으키는 요인이 발생했을 때 충분히 반응하지 못하고, 무호흡이 계속되다가 심정지가 일어나는 것으로 의심된다. 또한 엎드려 재우는 체위(복위)와 관련 있다는 보고가 있다. 엎드려 재우는 체위는 구강인두 폐쇄 위험과 머리를 옆으로 돌리기 어려우며 질식 위험과 이산화탄소 재호흡의 위험이 있어 영아돌연사의 원인이 될 수 있다.

엎드려 자는 아기가 바로 누워 자는 아기보다 3배 이상 돌연사 빈도가 높은 것으로 알려져 미국 소아과학회에서는 특별한 이유가 없는 한 영아를 똑바로 눕혀서 재우도록 권장하고 있다. 부적절한 산전간호, 임신전후나 출산 후 흡연노출 등도 원인으로 제기되고 있고 그 외에 낮은

BOX 2-6 영아돌연사 증후군의 위험인자

- **모체 및 출생 전 위험인자**
  - 모체의 흡연
  - 자궁내 저산소증
  - 약물 복용(코카인 등)
  - 영양부족
  - 불충분한 산전관리
  - 싱글맘(single marital status)
  - 사회경제적으로 낮은 층
  - 어린 모체연령과 낮은교육수준
  - 임신 간격이 짧은 경우
  - 임신 2기 혈청 AFP 상승
- **영아 위험인자**
  - 연령(특히 생후 2～4개월), 남아
  - prone and side sleep position
  - 성장장애
  - 미숙아
  - 최근 열병
  - 흡연에 노출(출생전과 출생후)
  - 이부자리가 너무 부드러운 경우
  - 너무 덥게 감싸주거나 너무 높은 방온도
  - 부모와 침대 공유
  - 고무젖꼭지 이용이 없는 경우

경제수준, 쌍둥이, 미숙아, 나이 어린 산모에게서 자주 발생한다.

2. 간호

영아돌연사증후군의 예방을 위해 부모에게 다음 내용을 교육한다.

- 엎드려 재우지 않는다.
- 너무 부드럽고 푹신한 침구를 사용하지 않는다.
- 아기를 너무 덥게 감싸주지 않는다.
- 임신 중 또는 출산 후에 흡연하지 않는다.
- 아기와 같은 방에서 잔다.

영아돌연사증후군으로 영아를 상실한 부모는 여러 가지 위기에 대처해야 한다. 모든 가족 구성원은 영아의 예상하지 못한 갑작스러운 죽음으로 심한 스트레스를 경험하므로 지지간호를 제공한다.

간호사는 가족에게 영아돌연사 증후군에 대한 정보를 제공하여 죄책감과 비난을 완화하는 데 도움이 되도록 한다. 가족이 아동의 죽음에 대해 수용하도록 돕고 가족에게 개인 시간을 주어 느낌을 해소할 수 있도록 한다.

▸ 상기도 감염

1. 비인두염(감기)

1) **임상증상** : 발열, 과민성, 불안정, 식욕감소, 재채기, 근육통

2) **치료 및 관리**

(1) 가정간호 가능

(2) 효과적인 예방접종 없음

(3) 해열제 처방

(4) 휴식 및 습한 환경제공

(5) 수분공급

※ 항히스타민제와 거담제는 효과 없음, 항생제 사용 하지 않음

3) **간호중재**

(1) 침상머리를 올려주어 분비물 배출이 용이하게 함

(2) 비강흡인

(3) 증기 요법

(4) 가족지지

2. 급성연쇄상구균 인두염

- 상기도의 A군 β-용혈성 연쇄상구균 감염으로 인해 발생함
- 급성류마티스열, 급성사구체신염 합병증 발생 위험

1) **임상증상**

(1) 무증상~심각한 독성까지 다양함

(2) 인두염, 두통, 발열

2) **임상진단** : 인두배양

3) **치료 및 관리**

(1) 경구용 페니실린 최소 1일간 처방

(2) Benzathine penicillin G를 근육주사(통증 심하므로 일차치료로 선택하지 않음)

4) **간호중재**

(1) 진통제(아세트아미노펜 & 이부프로펜) 및 항생제(페니실린) 사용

(2) 냉온요법

(3) 인후배양 후 연쇄상구균이 나오면 칫솔을 반드시 새것으로 교환함

(4) 항생제 복용 후 24시간 후부터는 전염력 없으므로 등교 가능함

3. 편도염

- 림프조직덩어리(편도)의 염증

1) **임상증상** : 염증으로 인해 구개편도의 부종이 발생 → 연하곤란과 호흡문제 발생

2) **치료 및 관리**

(1) 대증요법

(2) A군 β-용혈성 연쇄상구균이 원인균일 경우 항생제 처방

(3) 편도절제술

(4) 아데노이드 절제술 : 아데노이드 비후로 비강호흡이 어려운 아동

3) 간호중재

(1) 대증요법

(2) 부드러운 유동식이 제공

(3) 해열 / 진통제(아세트아미노펜) 제공

(4) 수술 후 간호

① 수술부위를 자극할 수 있는 기침이나 코풀기 금지

② 출혈여부 확인위해 모든 분비물과 구토물 확인

③ 통증완화를 위한 얼음목도리 적용

④ 진통제는 항문이나 혈관경로를 이용 하여 적용

⑤ 붉은색의 음료는 제공하지 않음

⑥ 우유나 아이스크림은 인후에 막을 형성하므로 제공 하지 않음

⑦ 빈맥, 창백, 불안을 사정

4. 중이염

- 급성중이염 : 급성염증의 증상과 징후(발열, 이통의 빠른 발병과 함께 중이강 내의 염증상태로 생애 첫 24개월 이내 발생
- 삼출성중이염 : 급성염증의 증상 없이 중이강에 수액이 축적된 상태로 고막절개술(삼출물 배액)을 적용할 수 있음

1) 원인 : 상기도 감염, 알러지, 다운증후군, 인공수유, 간접흡연

2) 병태생리 : 유스타키오관 기능장애

(1) 비인두물로부터 중이보호

(2) 중이에서 생산된 분비물의 배농을 비인두로

(3) 중이 내의 기압과 외이관의 기압균 등

(4) 소모된 산소를 새로 보충하기 위한 환기

3) 임상진단 : 이경으로 감별

4) 치료 및 관리 : 항생제(경구용 고용량 Amoxicillin 처방)

5) 예방

(1) 폐렴구균성 결합백신 : 프리베나 접종

(2) 모유 수유 권장

(3) 인공젖꼭지 사용 금지

(4) 금연

6) 간호중재

(1) 통증완화

(2) 배농촉진 : 외부 배출구를 국소용 항미생물 치료와 병행하여 거즈로 청결히 관리

(3) 합병증 및 재발 예방

(4) 가족교육 : 일시적 청력상실에 관한 부모교육

(5) 아동 및 가족의 정서적지지

5. 크룹 증후군

- 응급 순서 : 급성후두개염, 급성기관지염, 급성후두기관기관지염, 급성경련성후두염

	급성후두개염(응급)	급성후두기관기관지염(흔)	급성경련성후두염(경증)	급성기관지염
호발연령	2~5세	영아, 5세 이하	1~3세	1개월~6세
원인병원체	세균(용혈성인플루엔자)	바이러스	바이러스, 알레르기	포도상구균, 바이러스, 알레르기
발생	급속진행	완만한진행	갑자기 / 밤에	중정도 진행
증상	연하곤란, 침흘림, 고열, 빈맥, 빈호흡, 힘들어보임	심한기침, 쉰목소리, URI(상기도감염), 호흡곤란, 미열	크룹성 기침, 쉰목소리, 호흡곤란, 잠에서 깸(자주재발)	
치료	기도보호, 설압자로 입을 열어보지 않는다, 에피네프린, 스테로이드제제→부종감소, 수액요법, 항생제, 안심시키기	에피네프린, 스테로이드(Dexamethasone근육주사, Budesonide 비강점적), 수액요법, 안심시키기	찬가습, 안심시키기	항생제, 수액요법

▸ 하부기도 감염

1. RSV와 세기관지염

- 1세 이하 아동의 RSV 감염으로 발생하는 흔한 급성바이러스 감염

1) **병태생리** : RSV 감염 → 섬모세포가 부풀어올라 기관지강으로 돌출됨 → 섬모 상실

2) **임상양상**

(1) 5~8일간의 잠복기 이후 상기도감염과 함께 하부기도 감염 발생

(2) 콧물, 인두염, 기침, 재채기, 천명음, 빈호흡(70회/분 이상), 불안정, 무호흡 발작, 가스교환 부족

3) **임상진단** : 콧물

4) **치료 및 관리**

(1) 미숙아 Synagis 예방접종

(2) 대증요법

(3) 호흡곤란 및 저산소증 발생 시 산소후드, 격리치료, SpO_2 사정

(4) 구강으로의 수액공급은 빈호흡과 허약, 피로의 원인이 되므로 금기

2. 폐렴

- 폐실질조직의 염증으로 영아와 아동에서 흔함

바이러스성 폐렴	원발성 폐렴	세균성 폐렴
• 항균요법 • 대증요법	• 마이코플라스마 폐렴 • 가을, 겨울에 인구밀집지역에서 발생 • 대증요법	• 원인 : 폐렴연쇄상구균 • 임상양상 : 발열, 무력감, 빠르고 얕은 호흡, 기침, 심호흡 시 심해지는 흉통, 오한, 수막염증상 동반 • 항생제 요법, 침상안정, 충분한 수분섭취, 흉부타진법, 수액공급, 호흡곤란 시 산소요법 적용

구강호흡과 관련된 구강 점막 변화

분석자료	• 입이 마름, 갈증, 구강건조, 작열감, 백태, 타액분비 감소, 구취
간호중재	• 구강점막의 건조 상태를 사정한다. • 음식 섭취 후(수유 후) 거즈 혹은 부드러운 칫솔로 구강간호를 수행한다.

고체온증과 관련된 체액부족위험성

분석자료	• 식욕부진, 발열, 빠른 호흡, 피부 탄력성 저하, 소변량 감소, 체중감소
간호중재	• 섭취량과 배설량 등의 체액상태를 모니터링 한다. • 혈청 전해질을 측정하고 그 결과를 사정한다. • 부드러운 식이를 제공하고, 식욕을 돋울 수 있는 식단을 마련한다.

호흡곤란이나 구강섭취 불능과 관련된 체액부족 위험성

분석자료	• 목마름, 침흘림, 연하곤란, 불감성 체액손실
간호중재	• 상태가 악화됨에 따라 1시간 혹은 더 자주 활력징후를 모니터한다. • 체중의 갑작스런 감소나 증가 여부를 위해 매일 측정한다. 매 2시간마다 섭취량과 배설량을 측정한다. • 호흡수를 정상으로 유지시킨다. • 아동을 안정시킨다.

질병과정, 치료와 관련된 지식부족

분석자료	• 정보에 관해 물음, 부적절한 질문을 함
간호중재	• 질병과 입원에 관한 이해수준을 사정한다. • 질병과 입원에 대처할 수 있는 과거 경험을 알아본다. • 병동과 의료팀을 가족에게 소개한다. • 질병과정과 재발가능성에 관한 정확한 정보를 제공한다. • 다른 가족에게도 질병과 치료에 관한 정보를 제공한다. • 가능한 같은 간호사가 관리한다.

발작적 기침 혹은 비강호흡 불능과 관련된 수면장애

분석자료	• 피로, 불면, 수면 중 자주 깬다는 호소, 불안정, 잦은 하품, 무기력
간호중재	• 수면 총 시간을 확인하고 수면 습관 및 양상을 사정한다. • 수면을 방해하는 요인을 확인하고 통제한다. • 수면시 아동이 원하는 익숙한 물건을 제공한다.

입원과 관련된 불안/공포

분석자료	• 보챔, 울음, 불면증, 달라붙음, 위축, 불안정, 빈맥
간호중재	• 크룹텐트 사용 시 필요성을 설명하고 환아가 스스로 들어가도록 유도한다. • 감정이나 관심을 나타내도록 한다. • 가족의 지지체제를 가동하도록 격려한다. • 자극량을 감소한다. • 아동의 경과를 알려준다. • 기분전환 요법을 쓴다(장난감, 책읽기, 음악, 그림 그리기 등).

환기 관류 불균형과 관련된 가스교환장애

분석자료	• 시끄러운 호흡음, 개 짖는 소리의 기침, 흡기성 호흡곤란, 흉부견축, 쉰 목소리
간호중재	• 호흡상태를 매 시간 사정한다. • 기도폐쇄의 징후를 관찰한다. • 좌위나 반좌위를 취하게 된다. • 후두개 검사를 피한다. • 필요시 산소를 투여한다. • 차고 습한 공기를 제공한다. • 필요 시 기도분비물을 흡인한다. • 조용한 환경을 유지 하고 울지 않도록 한다.

분비물 과다와 관련된 기도개방유지불능

분석자료	• 이상호흡음, 호흡음감소, 빈호흡, 분비물증가, 흉부견축, 청색증, 비익확장, 호흡곤란
간호중재	• 호흡의 양상을 사정한다. • 분비물의 특성(양, 색, 점도, 냄새)을 사정한다. • 흉부물리요법과 체위배액을 시행한다. • 수분을 충분히 제공하고 주변을 가습한다. • 좌위 및 반좌위를 취한다. • 필요시 분무요법을 하고 효과 및 부작용을 사정한다. • 필요시 산소를 공급하고 기도를 흡인한다.

염증과정과 관련된 비효율적 호흡양상

분석자료	• 호흡 깊이의 변화, 입술을 오므리는 호흡, 호기의 지연, 흉부 전후경 증가, 빈호흡, 진탕음, 보조근사용, 청색증, 기침, 비익확장
간호중재	• 호흡의 양상을 사정한다. • 좌위 및 반좌위를 취한다. • 호흡운동(풍선불기, 심호흡, 물방울 만들기)을 시범보이고 시행하도록 한다. • 필요시 분무요법을 하고 효과 및 부작용을 사정한다. • 조용하고 편안한 환경을 제공하고 불안감소를 위한 정서적 지지를 한다.

치료적 격리와 관련된 사회적 고립

분석자료	• 울음, 두려움, 슬픔, 위축된 행동, 우울
간호중재	• 환아와 부모에게 격리의 목적과 특성을 설명한다. • 친숙하지 못한 환경과 마스크와 가운사용에 관해 자세하게 설명한다. • 환아의 방에 들어갈 때마다 자신을 소개한다. • 부모와 환아에게 필요할 때 의료진을 부르는 방법을 교육한다. • 적어도 매시간 환아의 상태가 변화하는지 사정한다. • 인형, 책, TV, 음악과 같은 오락활동을 제공한다. • 부모가 환아간호에 참여하도록 격려한다.

Pneumonia

4세 여아가 최근 들어 힘이 없고 축 늘어지며, 고열과 잦은 구토, 설사가 있다는 어머니의 호소로 병원에 왔다. 진찰 결과, 활력징후는 맥박 120회/분, 호흡 32회/분, 체온 38.4℃ 이었으며, 당일 설사는 4차례 정도 하였다고 하였다. 흰 가래8를 동반한 기침과 콧물을 보였고, 호흡시 비익이 확장되고, 산소포화도는 97%이었다. 어머니는 아이가 숨을 편하게 쉬지 못하고, 기력이 없어 놀지 않고 누워만 있는 것에 대해 불안함을 느끼고 있다. 이 상황을 간호과정에 적용해 보세요.

■ 입원 시 초기 진단적 검사 결과

WBC	3.71(10**/㎕)	Eosinophil	0.8
RBC	4.55(10**/㎕)	Basophil	0.5
Hgb	12.9	Na	140mmol/L
HCT	38.0	K	4.0mmol/L
MCV	83.5fL	Cl	105mmol/L
MCH	28.4pg	glucose	103
MCHC	33.9g/dl	BUN	10.3l
RDW	13.9%	Albumin	3.0▼
Platelet	181.0(10**3/㎕)	creatine	0.5
MPV	9.2fL ↓	T.bilirubin	0.75
PCT	0.17%	AST(GOT)	13
PDW	9.0fL ↓	AST(GPT)	22
Seg	57.5	ALP	67
Lymphocyte	31.8	C 반응성 단백 (C-reactive protein, CRP)	9
Monocyte	9.4		

▸ 주관적, 객관적인 자료?
▸ 도출될 수 있는 간호진단은?
▸ Maslow's Hierachy needs 이론에 근거해서 가장 우선적으로 시행되어야 하는 간호중재는?

PEDIATRIC NURSING

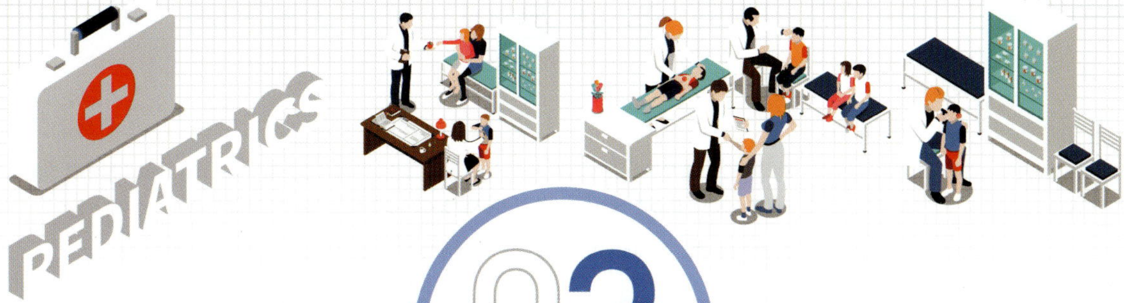

03 CHAPTER

소화기계 건강문제 아동간호

Pediatric Nursing

학·습·목·표

- 아동의 소화기관의 특성을 설명한다.
- 소화기능을 사정한다.
- 수분전해질 불균형(구토, 설사, 탈수) 아동에게 간호과정을 적용한다.
- 급성위장염 아동에게 간호과정을 적용한다.
- 변비 아동에게 간호과정을 적용한다.
- 장중첩증 아동에게 간호과정을 적용한다.
- 영양장애 아동에게 간호과정을 적용한다.
- 식품알레르기(유당불내증, 식품과민증, 우유알레르기) 간호과정을 적용한다.
- 비만 아동에게 간호과정을 적용한다.

주·요·용·어

- digestion — **소화** : 입을 통하여 섭취한 음식물, 즉 고분자 화합물을 세포 생성과 에너지 합성에 관여하는 저분자 화합물로 변화시켜서 혈액으로 흡수되도록 하는 신체기능
- cardiac sphincter — **분문괄약근** : 식도와 위의 결합부분의 통로로 수축, 이완하는 근육의 환
- pyloric sphincter — **유문괄약근** : 위와 십이지장 결합부분의 통로로 수축, 이완하는 근육의 환
- anorexia — **식욕부진** : 식욕상실
- regurgitation — **역류** : 상부 식도 괄약근 근접부로 섭취물 흐름이 수동적으로 역류하는 현상
- vomiting — **구토** : 위의 내용물이 식도와 구강을 거쳐 입 밖으로 갑자기 힘차게 나오는 현상
- diarrhea — **설사** : 액상 또는 액상에 가까운 분변을 되풀이해서 배설하는 것
- dehydration — **탈수** : 어떤 원인으로 체내수분이 상실되어 혈관내액, 간질액, 세포내액 등의 감소가 일어난 상태
- colic — **산통** : 주기적으로 나타나는 경우가 많은 복부의 격통
- extracellular fluid — **세포외액** : 체액(body fluid) 중 세포의 외부에 있는 조직액(interstitial fluid), 림프액(lymph) 및 혈장(plasma)의 총칭
- intracellular fluid — **세포내액** : 체액(body fluid) 중 세포 내에 포함되어 있는 것
- metabolic acidosis — **대사성 산증** : 혈장의 중탄산이온(HCO_3^-) 저하와 수소이온 증가에 의해 발생되는 산－염기평형장애
- metabolicalkalosis — **대사성 알칼리증** : 대사이상에 의하여 탄산이외의 산의 상실 또는 알칼리의 정체에 의하여, 혈액이 알칼리성으로 된 상태
- antibiotics — **항생제** : 미생물이 생산하는 대사산물로 소량으로 다른 미생물의 발육을 억제하거나 사멸시키는 약물
- intussusception — **장중첩증** : 장의 일부가 장의 안쪽으로 들어가는 것
- hypokalemia — **저칼륨혈증** : 혈액 검사에서 혈청 칼륨 농도가 정상치인 3.5～5.5mmol/L 미만인 경우
- hypocalcemia — **저칼슘혈증** : 혈청 칼슘 농도가 정상치 미만인 경우
- mucous membrane — **점막** : 외부와 직접 맞닿아 있는 신체기관들의 내벽을 덮고 있는 부드러운 조직
- laxatives — **완하제** : 장내용물의 배설을 촉진하는 약제
- abdominal cavity — **복강** : 복막에 의해 둘러싸여 있는 공간으로 인체에서 가장 큰 빈 공간
- fatigue — **피로** : 지치고 탈진되며 에너지가 고갈된 느낌

03 CHAPTER 소화기계 건강문제 아동간호

소화기계의 해부생리

소화기계는 성장발달에 필요한 영양소의 섭취와 소화흡수를 위한 많은 분비샘을 가지고 있다. 구강 → 인두 → 식도 → 위 → 소장 → 대장(맹장 → 상행결장 → 횡행결장 → 하행결장 → S상 결장 → 직장) → 항문으로 이어지는 구조에서 관(duct)을 통해 분비물을 내보내는 외분비샘(exocrine gland)과 기관에서 관 없이 분비되는 내분비샘(endocrine gland)이 있으며 단백질이 주성분인 효소(enzyme)가 함께 작용하여 섭취한 음식물의 소화와 흡수를 돕는다.

출생 시 성인에 비해 미숙한 위장관을 가지며 신생아의 위의 용적은 60cc이지만 생후 1년까지 200cc~300cc로 확장되면서 인체와 환경 사이의 상호작용을 돕는다(그림 3-1).

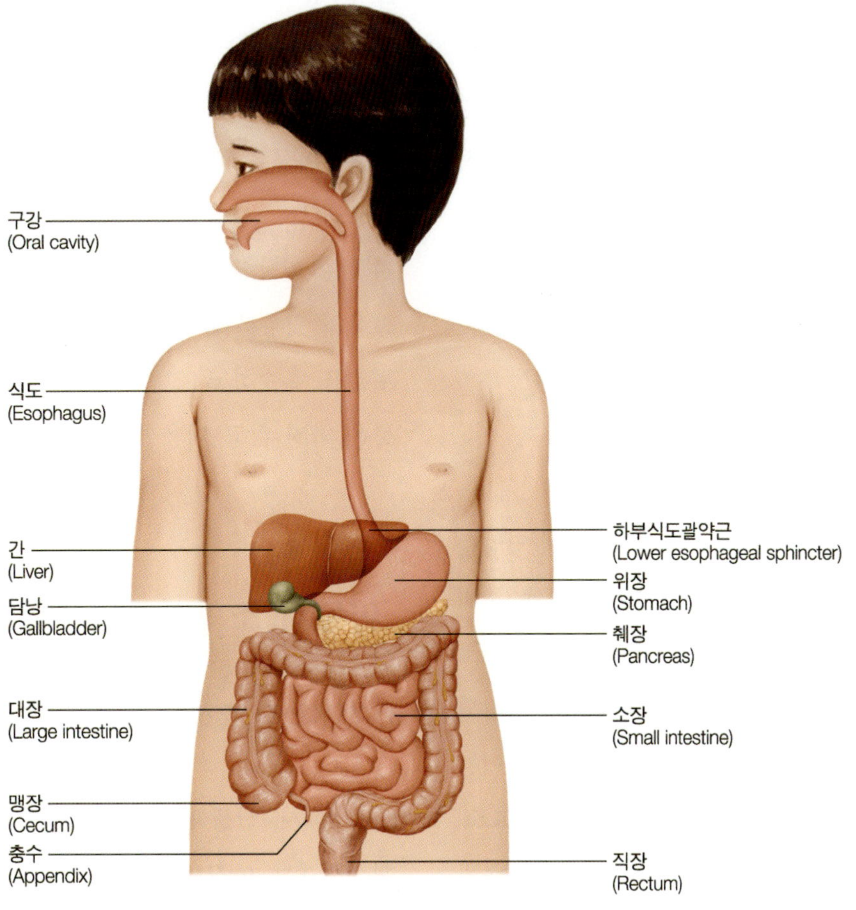

그림 3-1 아동의 소화기계 해부 생리

1. 위장관계의 발달

출생 전에 태아는 태반을 통해서만 영양을 공급받으며 성인과 유사한 소화기관을 형성하고 있다가 출산이 가까워지면 양수를 삼키고 배설을 할 수 있게 된다. 출생 후에는 자궁 외 영양을 위해 음식물 섭취와 소화에 적응을 하여야 한다.

출생 직후 신생아의 소화 기능은 매우 미숙하여 출생 후 3개월 동안 음식에 대한 연하작용은 반사에 의해 삼키는 것으로 자발적인 조절 능력이 없다가 생후 6개월부터 정상적인 연하작용을 하여 구강 내 음식물을 보유하고 저장할 수 있으며 의지에 따라 뱉어내기가 가능해진다.

출생 후 2세까지 수평으로 놓여있던 둥근 위(stomach)는 7세 경까지 점차적으로 연장되고 성숙하여 성인과 비슷해지므로 이러한 해부학적 특성을 고려하여 신생아 양육 시 부모는 수유 후의 자세에 주의해야만 한다. 신생아의 소화샘은 pH에 의존하지만 출생 후부터 기능할 수 있다.

2. 소화와 흡수

소화는 섭취한 물질이 우리 신체에서 영양분으로 이용될 수 있도록 음식물을 초기에 준비하는 과정으로 기계적 활동과 화학적 활동으로 나누어진다. 기계적 활동은 입에서부터 시작되는 치아와 구강근육의 운동으로 음식물을 이동시키고 섞는 기능을 하며 화학적 활동은 효소, 호르몬, 염산(hydrochloric acid), 점막, 수분과 전해질의 작용을 말한다.

구강에서 분비되는 타액의 아밀라아제는 탄수화물의 소화효소이며 위에서는 염산과 펩시노겐이 분비되며 단백질의 소화를 돕는데 위에서 분비되는 소화액의 산도(pH 1.5~2)가 가장 높다. 소장에서는 이당류 분해효소들(maltase, lactase, sucrase), 아미노펩티다아제 등이 지방과 탄수화물, 단백질의 흡수를 돕는다. 췌장은 외분비샘과 내분비샘을 겸비한 소화선으로 인슐린(langerhan's island)과 췌장아밀라아제가 분비되어 녹말에서 이당류로 트립신과 키모트립신은 단백질을 글리세라이드와 지방산으로 분해시킨다.

담낭에서 분비되는 담즙은 알카리성으로 소화된 지방을 유화시키고 지용성 비타민(Vit. A, D, E, K)의 흡수를 도와준다. 영양분을 흡수하는 주요 부위는 소장이며 소장에서 수동확산, 능동수송, 음세포 작용으로 흡수된다.

탄수화물은 혈장으로 이동하여 간(liver)에 글리코겐으로 저장되고, 단백질은 아미노산으로, 지방은 지방산과 글리세롤 형태로 십이지장과 공장의 윗부분에 흡수된다. 대장은 염분과 남은 수분을 흡수하고 연동운동이 없으므로 소화기능은 하지 않고 내용물의 저장 및 배설을 한다.

아동의 소화기계의 특성

1. 해부학적 특성

출생 시 신생아는 신체적 미성숙으로 인해 위장관계가 아직은 비효율적으로 기능하며 위의 적은 용적, 활발한 연동운동 등으로 소량씩

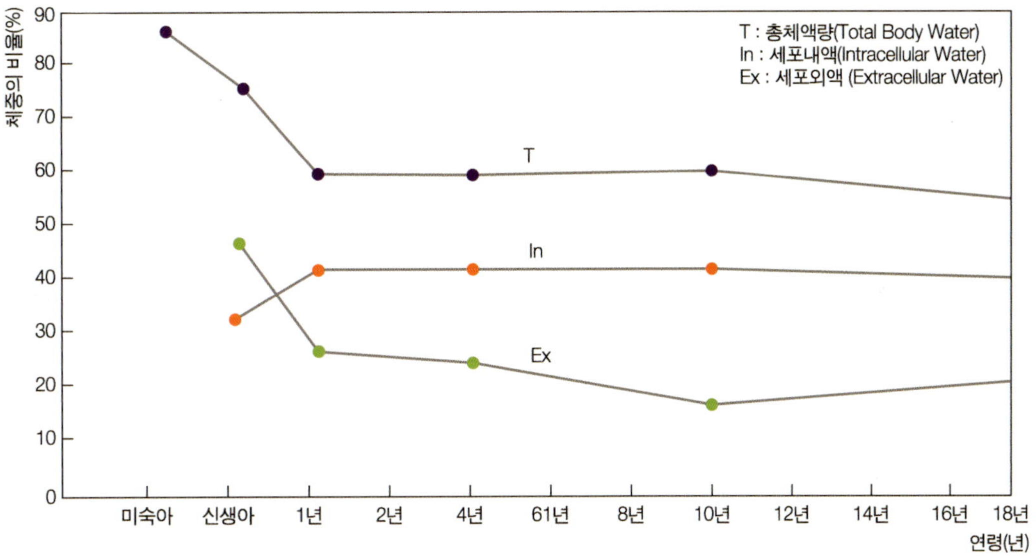

그림 3-2 연령에 따른 체액량 분포 특성

자주 수유해야 한다. 또한 어린 영아는 하부 식도 괄약근의 기능이 불충분하기 때문에 정상적으로 역류(regurgitation)가 잘 발생한다.

소장의 길이는 성인에 비해 신체에 비례적으로 영아에서 더 길이가 긴데 영아의 소장은 단위면적당 기능적 분비선이 성인과 동일한 분포를 보이기 때문에 성인보다 체액과 전해질을 많이 분비하고 상대적으로 흡수표면도 넓다. 따라서 어린 아동의 설사 시에는 장의 분비에 의해 더 많은 전해질의 소실이 동반된다.

생후 첫 1년 동안은 당신생(gluconeogenesis)이나 혈장단백질과 케톤형성 및 비타민 저장 등이 미성숙하며 보통 4~6개월경 까지는 소화효소가 불충분하다. 특히 췌장 효소 아밀라아제가 불충분하기 때문에 이 시기 이전의 영아에게 곡물을 제공하면 가스나 설사를 초래할 수도 있다. 반면 단백질의 소화와 흡수는 신생아나 영아도 비교적 효과적이다.

2. 생리적 특성

몸의 총체액량은 세포외액과 세포내액으로 구성되어 있다. 성인과 아동의 체액량 분포에는 뚜렷한 차이가 있다. 이는 연령 및 성별에 따라 달라지는데 정상만삭아의 총체액량은 체중의 약 75%를 차지하며 성장에 따라 점차적으로 감소하여 학령전기 아동의 총체액량은 체중의 60~65%, 성인은 약 55~60%를 차지한다. 또한 수분분포에도 차이를 보인다. 신생아는 체액의 40%가 세포외액인데 반해, 성인의 경우 세포외액은 체액의 20%에 불과하다. 일반적으로 나이가 증가할수록 신체의 체액비율은 감소한다.

5세 정도 되면 아동의 수분분포 비율이 성인과 유사해지는데 어린 아동은 성인과 다른 높은 체액량과 세포외액의 비율 때문에 수분변화에 취약하다(그림 3-2).

소화기계 기능의 사정

소화기계 문제가 있는 경우 아동에게 초래될 수 있는 가장 흔한 문제는 수분전해질 불균형, 흡수장애, 영양불량이며 결과적으로 아동에게 성장지연을 초래하기도 한다. 소화기계 기능을 사정할 때에는 일일 섭취량과 배설량(daily I/O), 체중, 신장을 기본적으로 사정하며, 시진을 통하여 피부의 탄력을 확인한다.

수분전해질 불균형을 확인하기 위해서는 혈액 내 칼슘과 칼륨 등 전해질의 혈액 내 농도를 확인하고 소변내 존재하는 전해질을 검사할 수 있다.

대변검사를 통해 위장관에 흡수되지 못하고 배설된 물질들이 무엇인지 확인하여 위장관 중 기능이 저하된 부위를 찾아낼 수 있고, 초음파나 조영제를 이용한 방사선 촬영을 실시하여 해부학적 이상이나 종양, 천공 등을 확인할 수 있다.

수분전해질 불균형

탈수 (Dehydration)

신체에 세포외액의 양이 불충분할 때 탈수가 발생한다. 아동은 성인에 비해서 체액에서 세포외액이 차지하는 비율이 높기 때문에 탈수에 더 취약하다. 원인과 관계없이 총배설량이 총섭취량을 능가할 때 탈수가 발생한다.

탈수의 원인에 따라서 특히 혈청 내 나트륨의 농도에 따라서 등장성(130~150mEq/L), 저장성, 고장성 탈수로 구분할 수 있다. 각 유형에 따라 활력징후와 신체에 나타나는 임상증상의 차이가 존재하고 소실된 전해질의 양도 다르므로 교정을 위한 수액요법을 실시할 때 주의가 필요하다(표 3-1). 특히 등장성 탈수는 체액의 손실(수분과 나트륨의 손실)이 섭취량보다 크면서 이때 수분과 나트륨의 손실이 거의 동일한 비율로 감소한 경우이다. 전체 순환하는 혈류량은 낮지만 혈청나트륨은 정상범위에 있을 수 있으

표 3-1 탈수의 유형

구분		등장성(isotonic) 탈수	저장성(hypotonic) 탈수	고장성(hypertonic) 탈수
혈청 Na^+		130~150mEq/L	<130mEq/L	>150mEq/L
병력		설사, 구토, 기아, 장루, 흡인	Na^+ 소실(선천부신과다형성, 대뇌염류유출 증후군, 만성 설사), 심한 발한	염분기가 많은 용액 섭취, 소금 중독, 신기능 미숙 신생아
피부	온도	냉(冷)	냉(冷)	냉(冷) 또는 온(溫)
	긴장도	↓	↓	정상
	감촉	건조	끈적끈적함	두텁고 눅눅한 반죽같음(doughy)
일반상태		무관심 상태(apathetic) 활발하지 못함	무관심 상태 활발하지 못함	흥분 상태
맥박		빠르고 약함	빠르고 약함	어느 정도 빠름
혈압		저하	매우 저하	정상 또는 약간 저하

표 3-2 탈수의 정도와 임상소견(등장성 탈수)

구분	경증 탈수	중등도 탈수	중증 탈수
체중감소	<5%(영아), <3%(소아, 성인)	5~10%, 3~6%	>10%, >6%
피부긴장도(turgor)	정상	↓	↓↓
점막(mucous membrane)	정상 또는 약간 건조	건조	매우 건조
천문	정상	함몰	현저히 함몰
안구	정상	함몰	현저히 함몰
눈물	울면 눈물 나옴	감소	울어도 눈물 없음
소변량	정상 또는 약간 감소	현저히 감소(핍뇨)	무뇨
소변 비중(specific gravity)	상승(<1.020)	>1.020	현저히 상승
BUN	±	+	++
혈압	−	±(기립성 혈압감소)	++(누워있어도 혈압감소)
맥박	±	+	++
의식	정상	흥분 또는 기면	기면(lethargy), 혼수

며 대부분의 체액손실은 세포외액에서 발생한다. 어린 아동의 구토나 설사에 의해서 흔하게 발현되는 일반적인 탈수 유형이다.

1. 원인 및 병태생리

다양한 원인에 의해 탈수가 유발될 수 있는데 특히 아동의 경우에는 구토, 설사가 흔한 원인이며 화상, 출혈, 비위흡인과 배액으로 인한 소실을 비롯하여 대부분의 질환, 지속적인 금식상태, 약물(이뇨제, 관장제의 과다사용) 등도 원인이 될 수 있다. 당뇨성 케톤산증도 탈수의 중요한 원인이 된다.

2. 임상증상

등장성 탈수 시 정도(경증, 중증도, 중증)에 따라서 임상증상도 달라지는데 일반적으로 체중감소, 건조한 피부와 점막, 빈맥, 소변량의 감소와 뇨비중 증가, 피부긴장도의 감소, 쇠약감, 어린 영아의 천문함몰 등이 특징적인 증상으로 동반된다.

초기에는 인체의 보상기전으로 체액량을 유지하지만 체액 손실이 보상기전을 능가하게 되면 순환이 손상받으면서 혈압이 낮아지고 산성대사물의 축적으로 조직의 저산소증이 초래되어 대사성 산증으로 진전될 수 있다. 전해질 불균형의 후기 증상으로 경련이 발생할 수도 있다(표 3-2).

3. 임상검사

진단은 병력, 신체검진과 임상결과에서 확인된 증상에 근거하여 이루어진다. 가장 신뢰할

만한 근거는 체중의 감소 정도를 측정하는 것이다. 그러나 탈수 이전의 체중을 정확하게 모르고 있는 경우가 많으므로 체중과 함께 임상증상을 분석해서 탈수 정도를 사정하는 것이 정확하다.

피부 변화(피부긴장도와 탄력성의 감소), 의식의 변화, 자극에 대한 반응의 감소, 모세혈관 충만 시간의 지연, 맥박수의 증가, 움푹 꺼진 눈, 영아기 시 대천문의 함몰 등이 특징적인 임상증상들이다.

임상결과는 임상증상과 더불어 평가할 때 신뢰할 수 있으며 임상결과 단독으로는 탈수의 정도를 결정하기 쉽지 않다. 혈액검사와 소변검사 상 헤모글로빈, 포도당, 단백질, 헤마토크릿, 혈액요소질소, 크레아티닌은 상승하며 요비중이 높아지고 냄새가 심하며 색이 탁하다.

4. 간호진단

아동 소화기계 질환의 간호진단 참조

5. 치료 및 간호

1) 치료

치료는 아동의 탈수 정도에 따라 적용한다. 일차적인 관리의 목표는 수분과 전해질의 불균형을 교정하고 근본적인 원인을 제거하는 것이다. 경증, 중등도의 탈수에서는 경구용 재수화용액(oral rehydration solution, ORS)을 제공하여 재수화를 도모한다. 재수화용액은 포도당, 나트륨, 칼륨, 중탄산염 등의 전해질을 포함해야하며 pedialyte, lytren, infalyte, resol과 같은 상업적 재수화용액을 이용할 수 있다. 일반적인 이온음료나 과일주스, 부드러운 음료수 등은 전해질 농도는 낮고 탄수화물과 당분의 비율이 높아서 탈수 아동의 재수화를 위한 용도로는 적절하지 않다.

BOX 3-1 정맥용액에 칼륨을 첨가할 경우 주의사항

반드시 아동의 소변량을 확인한다. 탈수아동은 소변량이 감소하고 심할 경우 무뇨가 동반되기도 하므로 정맥용액에 칼륨을 첨가시키면 혈청 칼륨이 상승하여 심장에 부정적인 영향을 미칠 수 있다.

따라서 주입하기 전에 소변배출이 원활한지를 확인하고 적절투여량을 확인하는 절차를 거쳐 투여하되 1회에 40mEq/L 이상으로는 투여하지 않도록 한다.

아동의 탈수 교정은 가급적 구강을 통해서 이루어지는 것을 권장하지만 탈수의 정도가 심각하거나 구강으로 수분을 섭취할 수 없는 경우와 같이 구강을 통한 재수화가 불가능한 경우에는 입원을 통해 정맥수액 요법으로 재수화를 진행한다.

수액보충의 정도는 아동의 탈수 정도와 신체상태에 따라 조정되어야 하는데 아동의 체중과 임상증상을 고려하여 제공되는 수액의 양을 조절한다.

*** 세계보건기구에서 권장하는 재수화용액 전해질 농도**

- 포도당 20g/L
- 나트륨 90mEq/L
- 염소 80mEq/L
- 칼륨 20mEq/L
- 중탄산염 30mEq/L

2) 간호

일차적으로 주의 깊은 사정이 요구된다. 피부시진은 손쉽게 탈수의 정도를 사정할 수 있는 기초자료가 되는데 피부의 색, 긴장도와 온기 등을 사정한다. 피부색은 조직관류의 상태를 나타내는데 관류가 감소하면 분홍빛이었던 피부가 창백하거나 거무스름하거나 회백색으로 얼룩덜룩해질 수 있고 피부냉기가 느껴질 수 있다.

피부의 긴장도는 떨어지고 모세혈관 충만 시간은 증가될 것이다. 피부점막은 건조하고 점액과 눈물의 부족으로 아동이 울어도 눈물이 나지 않을 수 있다. 눈물의 부족은 적어도 5% 정도의 체액감소를 의미한다.

18개월 미만의 어린 영아는 천문을 확인하여 천문의 함몰여부를 살펴보고 체중은 항상 일정한 시간과 같이 조건을 통일해 측정하여 입원 전 몸무게와 측정한 날과의 일일 변화량을 비교해야 한다.

섭취량과 배설량을 정확하게 기록하고 대변에 혈액이나 점액이 섞여있는지를 확인하며 기저귀를 차고 있는 어린 아동은 젖은 기저귀와 새 기저귀의 무게를 비교하여 소변의 양을 확인한다.

이외에도 아이가 늘어지고 보채고 활동수준이 감소하는지, 환경에 대한 흥미가 떨어지는지, 과민하거나 울음소리가 약한지 등의 전반적인 특성도 함께 사정한다.

혈청 나트륨의 상승은 뇌에 영향을 미쳐 뇌세포의 탈수를 초래할 수 있으며 두통, 안절부절못함, 의식 혼미, 섬망(의식 장애), 경련, 혼수 등 신경학적 증상이 나타난다. 또한 식욕이 감퇴하고, 호흡이 빨라지며, 피부 긴장도가 감소하고, 메스꺼움과 구토가 심해진다.

기본적인 응급처치는 순환 보조, 기도 확보, 호흡 보조(Circulation, Airway, Breathing, CAB)를 시행해야 하는데 응급처치가 신속하게 이루어지지 않으면 의식상실이 초래될 수 있으므로 정확한 사정과 중재가 요구된다.

구토 (Vomiting)

구토란 입을 통해서 위의 내용물이 밖으로 나오는 것으로 일회적인 구토는 특별한 문제가 없지만 구토가 길게 지속되면 심각한 문제가 될 수 있다.

> **※ 구토의 양상과 동반되는 증상에 따라서 원인을 다음과 같이 추정해 볼 수 있다.**
> - 구토에 동반되는 열과 설사 : 감염
> - 구토에 동반되는 변비 : 해부학적 또는 기능적 폐색
> - 국소적인 복부의 동통과 구토 : 충수돌기염, 췌장염, 위궤양
> - 구토와 동반되는 의식수준의 변화나 두통 : 중추신경계장애, 대사장애
> - 사출성(투사성) 구토 : 유문협착증

1. 원인 및 병태생리

구토의 원인은 다양한데 감염이나 대사문제, 폐색이나 약물, 멀미 또는 섭식장애를 포함한 다양한 심리적 문제에 의해서 구토가 유발될 수 있다. 차량이나 선박, 유원지의 놀이기구 등을 오랜 시간 동안 타거나 격렬하게 흔들리는 환경에 있을 때, 착용이 힘든 옷, 모자, 헬멧 등을 착용할 때에도 구토를 겪을 수 있다. 구토가 설사와 함께 나타나는 경우에는 위장염과 관련성이 높으며 아동에게서 흔히 볼 수 있는 구토는 다른 질환의 증상으로써 나타날 수 있다.

2. 임상증상

위(stomach)에서 소화가 덜된 음식물이 나오는 것이 구토의 전형적인 증상이다. 두통 등의 다른 부위의 증상을 수반하는 구토의 경우에는 장기나 뇌, 신경계의 손상이나 다른 병의 원인에 따르는 부차적인 증상일 가능성이 있기 때문에 경우에 따라 목숨에 위협이 될 수 있다. 따라서 빠른 시일 안에 의사의 진단을 받아야 한다.

일반적으로 구토했을 경우, 토사물은 위산을 중심으로 소화 중의 음식인 경우가 대부분으로 보통 녹색이나 갈색일 가능성이 높으며, 위염이나 위궤양 등의 질병에 의해 발생했을 경우에는 음식물 이외에 피를 포함할 경우 선홍색이나 적갈색을 띄기도 한다(표 3-3).

표 3-3 구토의 원인과 질병명

구토 원인	질병명
급성복부질환	급성충수염, 급성담낭염, 장폐쇄, 급성복막염
소화관 질환	소화성 궤양, 미주신경절제술, 당뇨성 위병증, 특발성 위운동장애, 가성장폐쇄
감염성질환	위장관의 바이러스성 감염, 세균성감염, 기생충 감염
중추신경계 질환	급성 미로염, 메니에르 병, 멀미, 편두통, 급성 뇌수막염
심장질환	급성심근경색, 울혈성심부전
암	말기 암환자
대사성 내분비질환	요독증, 당뇨병성 케톤혈증, 부갑상선 기능저하 및 기능항진증
약/화학약품 부작용	강심제, 모르핀, 히스타민, 살리실레이트, 아미노필린, 독소
정신질환	대식증

3. 간호진단

아동 소화기계 질환의 간호진단 참조

4. 치료 및 간호

1) 치료

아동의 구토는 대부분은 일시적이며 심각하지 않지만 아동은 성인에 비해 구토로 인해 수분전해질 균형이 깨지기 쉬우므로 아동의 상태를 주의해서 사정해야 하며 이 때 구토로 인한 탈수의 교정이 중요한 치료의 목표가 된다.

우선적으로 원인을 파악하고 정맥수액요법과 적절한 전해질 보충을 통해 탈수를 관리하며 이차적으로는 합병증을 예방해야 한다. 설사 치료에 사용되는 경구용 재수화 용액(ORS)이 구토의 치료에도 적용된다.

대부분의 구토는 가정에서 관리할 수 있는데 경구용 재수화 용액을 섭취하면서 연령에 맞는 식이를 소량씩 제공하여 수분균형을 유지하도록 한다. 구토가 오래 지속되고 그 정도가 심각한 경우에는 입원을 통해 정맥수액 요법을 적용하는 것이 좋다. 진토제는 구토의 원인이 확실한 경우에만 제한적으로 사용한다.

2) 간호

구토와 관련된 가장 큰 문제는 구토 자체보다는 구토로 인한 탈수, 수분전해질 불균형이다. 따라서 일차적으로 환아의 수화 상태에 세심하고 주의 깊은 사정이 요구된다.

섭취량과 배설량, 체중을 정확히 측정해야 하

BOX 3-2 구토와 영양

구토로 인해 수분과 전해질이 손실되어 탈수증과 전해질 불균형이 있을 수 있으므로 급성기에는 탈수 교정을 위한 수분과 전해질 공급이 필요하다. 또한 영양 공급도 병행하여야 한다.

- 권장 : 토스트, 크래커, 요구르트, 샤베트, 부드러운 과일이나 채소, 맑은 유동식, 얼음조각
- 제한 : 기름진 음식, 사탕/쿠키같은 단 음식, 맵고 짠 음식, 향이 강하거나 뜨거운 음식, 이상한 냄새가 나는 음식
- 실천사항
  - 조금씩 자주 천천히 먹는다.
  - 배가 고프면 메스꺼울 수 있으므로 그전에 먹는다.
  - 구토시 손실된 수분을 섭취한다.
  - 소화가 잘되는 음식을 섭취한다.
  - 식후 1시간 정도 앉아서 휴식을 취한다.
  - 몸이 조이지 않는 옷을 입는다.

며 몸무게의 변화량을 지속적으로 확인한다. 또한 효과적인 간호중재는 원인에 따라 다르기 때문에 구토의 원인을 파악하는 것이 중요하다. 따라서 동반된 증상과 상황을 통해서 정확한 원인을 규명해야 한다.

정확한 자료를 얻기 위해 보호자와의 면담이 추가적으로 필요할 수 있다. 원인이 파악된 이후에는 구토를 줄이고 탈수를 예방하는 쪽에 중점을 두고 간호를 제공한다. 경구용 재수화 용액을 소량씩 자주 제공하여 포만감을 느끼게 하고 아동의 위장관 팽만을 예방한다.

구토를 하는 상황에서도 아동의 상태에 따라서 연령에 적합한 식이를 제공할 수 있다. 그러나 위장관을 자극하고 오심이나 구토를 초래할 수 있는 음식은 피한다. 심리적 요인 역시 중요한 원인이 될 수 있으므로 스트레스, 불안과 같은 요인을 최소화하는 것도 중요하다. 이외에도 위를 자극할 수 있는 음식이나 활동의 적절한 제한이 오심, 구토를 완화시키는데 유용하다. 또한 구토물에 의해서 기도흡인이 발생할 염려가 있으므로 좌위나 측위가 적절하다(Box 3-2).

위식도 역류(Gastro esophageal reflex, GER)

위식도 역류는 원위부 식도 조임근의 기능장애 또는 불능으로 위 내용물이 식도로 넘어오는 것으로 건강한 아동이나 성인에게도 생길 수 있는 정상적 생리현상이다.

1. 원인 및 병태생리

병리적인 원인은 다양하고 복잡하지만 조임근 부위 근육 및 신경의 발달 지연 혹은 위식도 조임근의 기능 부족으로 생길 수 있다. 또한 미숙아나 기관지폐이형성증, 기관-식도 누공, 식도폐쇄, 천식, 측만증, 낭성 섬유증, 신경계이상, 뇌성마비인 경우에 자주 나타난다.

2. 임상증상

대표적인 임상증상으로는 가슴 쓰림, 역류와 구토이다. 가슴 쓰림은 오목 가슴뼈 뒤나 명치부 위에서 가슴이 타는 듯이 느끼면서 목으로 증상

이 전파된다. 보통 식후 30분~2시간 내에 나타나며 눕거나 앞으로 구부리면 증상이 생기거나 심해지고 제산제 등에 의해서 완화될 수 있다.

역류 증상은 위액 등 위 내용물이 목이나 입으로 역류로 인한 시거나 쓴맛을 말한다. 그 외 흉통, 목이물감, 삼킴곤란, 인후통, 쉰목소리, 속쓰림, 명치부위 불편감 등도 호소할 수 있으므로 진단에 신중을 기해야 한다. 이외에도 체중감소, 혈변, 토혈, 빈혈, 무호흡증, 폐렴의 재발, 출혈, 성장지연을 보인다.

3. 임상검사

위식도 역류의 진단을 위해 신체검진과 간호력은 매우 중요하다. 따라서 주의 깊은 문진을 수행하고 바륨 연하로 식도를 촬영하며, 산역류 검사, 식도경 검사, 상부 위장관 시리즈(Uupper GI series)를 시행하여 진단한다.

4. 치료 및 간호

1) 치료

치료는 대상아동의 중증도와 합병증 정도에 따라 다양하다. 위식도 역류의 증상이 가벼운 경우에는 내과적 치료를 시행하며, 중증일 경우에는 외과적인 치료를 하도록 한다.

내과적 치료로는 식이와 체위가 중요한데 어린 영아의 경우에는 2~3시간 마다 소량의 우유를 제공하고 조제유에 곡류를 첨가해 농도를 진하게 하여 구토를 방지한다.

성장한 아동의 식이에서는 산의 역류를 유발

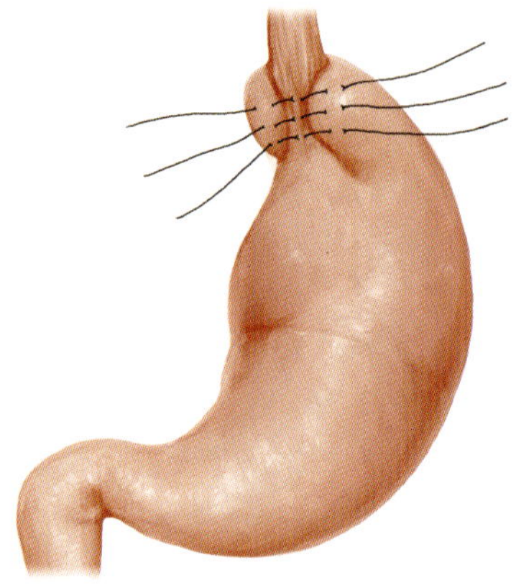

그림 3-3 외과적 치료 : 니센 위저부 추벽 형성술

할 수 있는 카페인, 토마토, 감귤류, 튀긴 음식 등을 제한하고 소량씩 자주 음식을 섭취하도록 아동의 식생활 양식을 개선하는 것이 효과적일 수 있다. 필요시 식간에 제산제를 투여하여 통증을 완화시키고 역류를 방지하기 위해 영아의 상체를 곧게 하여 위가 수직이 되도록 up-right position을 취해 준다.

또한 복위를 취해주는 것이 역류의 가능성을 줄여줄 수는 있지만 영아돌연사 증후군의 가능성이 있기 때문에 낮 동안에는 복위를 취해주고 밤에는 앙와위로 재우는 것이 안전하다.

2) 간호

위식도 역류는 대부분의 신생아나 영아에게 생길 수 있는 생리적 미성숙이며 자연적으로 아동이 성장발달함에 따라 위의 조임근도 성숙되어 점차 사라질 수 있는 증상임을 부모에게 인지시켜 심리적 안정을 도모한다.

예후는 18개월이 되면 60% 정도가 증상이 사라지며 앉는 자세가 가능하게 되면 증상이 상당히 호전될 수 있다. 따라서 수유 시 자세의 중요성에 대하여 부모에게 적절한 교육과 시범이 필요하다.

반추증 (Rumination)

반추는 '다시 씹는다'라는 뜻으로 섭취한 음식을 다시 역류시키는 행동을 말한다. 식도나 위의 내용물이 힘없이 입 밖으로 나오는 것이며 횡경막과 복근의 수축을 동반하지 않는다. 구토와 유사하지만 오심이 선행되지 않으므로 구별 할 수 있다.

3~12개월 사이의 유아에게 나타나며 인지장애를 가진 아동에서 흔히 발견된다. 이는 기질적, 환경적 요인들을 원인으로 보고 있으며 자극이 결여된 환경과 양육인의 역할도 발생과 관련이 있다. 반추가 계속 되면 많은 양의 수분과 전해질을 잃게 되고 결국에는 성장장애를 보일 수 있다. 아동을 안아주고, 흔들어주고 이야기를 해주는 등의 환기를 시켜줌으로써 반추를 감소시킬 수 있다.

위산에 의해서 계속해서 식도가 자극을 받으면 식도염이 발생하게 되고 이로 인해 위장관 출혈, 철결핍성 빈혈, 연하통과 식욕 부진이 나타난다. 바륨을 이용한 식도 조영술이나 24시간 식도 산도 검사를 통해서 진단 및 증상의 중증도를 확인할 수 있다. 증상이 아주 심하면 약물이나 수술적 치료를 고려해 볼 수도 있으나 이보다는 아기의 자세가 중요하다.

수유를 한 후 어린 영아는 엎드려 놓는 것이 좋으나 이 때 바닥이 이불과 같이 폭신하면 아기가 질식할 위험이 있기 때문에 단단한 것을 바닥에 깔아 놓아야 한다. 분유에 미음이나 쌀가루(분유 1온스(28.4cc)에 쌀가루 15cc)를 넣어서 걸쭉하게 먹일 수도 있다. 수유를 한 후 아기를 품에 안는 것보다는 마주보는 자세로 아기를 엄마의 무릎 위에 앉은 후에 위아래로 등을 쓰다듬어 주어 트림을 유도한다.

식이의 농도를 진하게 하여 제공하는 것이 효과적일 수 있는데 음식물이 걸쭉하면 역류시키기가 어려울 수 있기 때문이다. 반추의 정도가 심각해지면 입원이 필요하다.

영아 산통 (Paroxysmal abdominal pain, Colic)

흔히 '배앓이'라고도 하는 영아산통은 특히 신생아나 생후 2~3개월 된 영아가 신체에 어떤 병이 없는데도 발작적으로 심하게 계속 우는 증상을 말한다.

1. 병태생리 및 임상증상

영아 산통은 급성 복통의 원인으로서, 발작적으로 심하게 계속 울며 보채는 것이 특징적인 증상이다. 영아는 크고 발작적인 울음을 보이며, 얼굴이 붉어지고 홍조를 띠며 입 주위는 창백하다. 또한 복부 팽만이 있으며 양손을 움켜쥐고 배에 잔뜩 힘을 주며 다리를 배 쪽으로 구부리고 있어 심한 통증이 있는 모습을 보인다. 이러한 상태는 영아가 지치거나 가스를 배출하면 소실되며 진찰 시 특별한 이상이 없다. 또한 영아는 이러한 징후가 있음에도 잘 먹고 체중

BOX 3-3 영아산통 줄이는 배마사지

- 양손으로 물레방아 돌리기 : 엄마의 양손을 아기의 배에 대고 물레방아 돌듯 번갈아가며 쓸어내린다.
- 가스제거하기 : 양손으로 아기의 다리를 잡고 양쪽무릎을 붙인 채로 아랫배까지 올린다.
- 한손으로 해그리기 : 한손을 아기의 배 위에 올리고 배꼽을 중심으로 시계방향으로 원을 그리며 마사지 한다.
- 시소타기 : 한손을 아기의 배위에 가로로 얹고 손바닥을 앞뒤로 느리게 굴린다. 손바닥 끝과 손가락 끝을 시소를 탈 때처럼 움직이면 된다.
- 양손을 배에 대주기 : 엄마의 양손을 아기의 배 위에 대어 배를 따뜻하고 편안하게 한다.
- 주의사항 : 아기가 아파할때도 조금씩 해주는게 필요하므로 부드럽게 달래면서 시작한다.

도 늘고 잘 자란다.

영아 산통의 원인은 확실하지 않지만 미숙한 아기의 소화기계가 원인으로 제기되고 있다. 특히 분유에 함유된 유단백 또는 유당에 민감한 영아에게서 분해되지 않는 성분들로 인해 복부 팽만감 또는 통증이 생길 수 있다. 또한 수유 중 공기를 과다하게 삼키거나 배에 가스가 많이 찼을 경우와 같이 올바르지 않은 수유방법 및 모아 간의 정신적 긴장이 원인으로 제기되고 있다. 이 외에도 부모의 흡연이나 수유하는 어머니의 식사내용과도 관련이 있을 수 있으므로 관련 요인에 대한 충분한 연구가 필요하다.

2. 간호 및 관리

영아 산통 관리의 첫 번째 단계는 산통과 관련된 요인을 찾기 위해 일상생활에 관한 병력을 면밀히 사정하는 것이다. 이를 위해 2~3일간의 생활을 기록하는 것이 중요하다. 산통은 우유 알레르기의 한 증상으로도 나타날 수 있으므로 원인 감별을 위해 최소한 5일 정도 우유가 함유된 식이를 섭취하지 않도록 하고 만약 우유 알레르기 증상으로 산통이 발생한 것으로 확인되면 앞으로 식단에서 우유를 제외하고 보충식이가 필요할 수 있다.

영아 산통이 의심되면 간호사는 우선적으로 영아의 건강력을 통하여 포괄적인 사정을 진행하여야 한다. 만약 수유 후에 발작이 일어났다면 바로 직전에 무슨 일이 있었는지 설명하게 하고, 모유수유와 인공수유 등의 영아의 수유양상을 파악한다. 인공수유아는 가스를 형성하는 효소의 결핍으로 가스가 복부에 차서 산통을 일으키는 확률이 모유수유아보다 높다. 그러므로 산통 영아에게는 모유수유를 권장해야하며, 적은 양의 빈번한 모유수유를 하여 복부의 팽만과 불편감을 감소시키는데 도움을 주어 산통의 기간을 감소시키거나 제한할 수 있어야 한다. 만약 모유수유아에서 산통이 있는 경우에는 어머니의 식사양상을 조사하여야 한다. 때로 환경적 자극이나 변화가 영아에게 산통을 유발할 수 있으므로 편안하고 조용한 분위기를 제공하는 것이 유용하다.

산통의 원인이 명확하지 않을 때는 산통발작과 수유시간과의 관계, 발작이 있을 때 곁에 있었던 사람이 누구인지, 산통 발생 시 돌보는 사람의 행동이 어떠한지, 가족 중 흡연자가 있는지, 영아를 달랠 때 유용한 방법이 무엇인지 사정하고 특히 부모의 수유기술을 직접 관찰하고 문제가 없는지 확인하여야 한다.

아기들은 원래 잘 울며 평균적으로 하루에 2시간 30분 정도 운다. 하지만 영아 산통으로 괴로워하는 아기는 계속 울고 다리를 쭉 펴서 들어 올리고 버둥대기도 한다. 영아산통은 저녁 6시에서 자정 사이에 주로 발생하며 저녁 무렵에 악화되는 경향이 있다. 보통 생후 2~4주부터 영아산통을 겪다가 3개월 정도가 되면 나아지지만 6~9개월까지 지속되는 경우도 있다.

산통으로 영아가 지속적으로 울면 부모는 당황하고 고통스러워하거나 자책감에 빠지면서 양육에 대한 자신감을 잃게 된다. 따라서 간호사는 부모가 산통이 있는 영아를 자녀로 둔 것에 대한 느낌을 말로 표현할 수 있도록 지지하고, 이러한 증상은 영아에게 나타날 수 있는 증상으로 생후 4개월 이후가 되면 합병증 없이 자연적으로 사라질 수 있음을 설명하여 안심시킨다.

부모가 영아의 울음에 즉각적으로 반응하며 복부를 마사지하고 부드럽고 신축성 있는 담요로 영아를 단단히 싸주거나 복부를 따뜻하게 하여 복위를 취해주는 것도 산통에 효과적이다. 만약 산통의 원인이 수유 방법과 관련이 있다면 부모의 수유방법을 평가하고, 수유 후에는 반드시 트림을 시키고, 젖병 꼭지의 구멍 크기를 확인하여 수유 중에 공기가 많이 들어가지 않도록 하고, 눕힌 상태가 아닌 안은 상태에서 수유할 수 있도록 교육하고, 조용하고 쾌적하며 자극적이지 않은 환경을 만들어 줄 수 있도록 한다.

급성 위장염 (Acute Gastroenteritis)

위장염은 위장관의 감염으로 소화기계 어느 부위에나 영향을 미칠 수 있으며 흔히 구토와 설사가 동반된다. 장염은 바이러스, 세균 또는 기생충 감염에 의해 급성으로 또는 만성으로 나타날 수 있는 문제이다. 아동에게는 흔히 로타바이러스 감염이 문제가 된다. 5세 미만 아동들은 평균적으로 1년에 2회 정도 장염을 앓는다.

영아와 어린 아동들은 설사나 급성 장염으로 인해서 쉽게 탈수에 빠질 수 있으며 손실된 체액과 전해질이 적절하게 보충되지 않으면 저혈량성 쇼크의 위험성도 높다.

1. 원인 및 병태생리

아동의 설사는 매우 다양한 원인에 의해 초래 될 수 있는데 특정한 원인이 항상 밝혀지는 것은 아니다(표 3-4). 주된 기전은 염증으로 인해서 장의 흡수 능력이 감소되고 표면의 흡수 면적이 감소되었거나 부교감신경의 신경분포 변화에 의해 초래된다. 위생상태가 좋지 않은 환경에서 장염의 발생 위험이 증가한다.

2. 임상증상

주요 증상은 설사이다. 경증, 중등도, 중증 설사가 발생 한다(표 3-5).

1) 경증 설사

대변횟수가 약간 증가되고 좀 더 경도가 묽다.

표 3-4 아동 설사의 주요 원인

원인		임상증상
장의 감염	• 박테리아(E. coli, Salmonella, Shigella) • 바이러스(Human rotavirus, Enteric virus, Adenovirus)	• 점막의 염증 • 장의 점막분비 증가
정서적 스트레스		운동성 증가
식품	• 글루텐 민감 • 우유 알러지 • 새로운 식이의 도입(이유식) • 유당 불내성 • 과식	• 음식 소화능력 감소 • 운동성 증가 • 장의 점막 분비 증가
장 질환(대장염, 괴사성 장염, 장염)		• 장벽의 염증, 궤양 • 체액의 흡수 감소 • 장 운동성 증가
약물		불편감과 중복감염
외과적 변화(짧은 장 증후군)		• 대장의 크기 감소 • 흡수면적 감소

2) 중등도 설사

아동은 매우 묽은 변이나 물 같은 설사를 한다. 다른 증상으로는 보채고 불안정하며 식욕부진, 오심, 구토가 동반될 수 있다. 중등도 설사는 보통 자연적으로 치유되며 치료 없이도 1~2일 이내에 호전된다.

3) 중증 설사

물 같은 설사가 계속된다. 아동은 수분과 전해질 불균형 증상을 나타내고 경련성 복통을 호소하며 불편감으로 매우 불안정하고 보챔이 심하다.

3. 간호진단

병력조사, 신체검진, 임상소견을 기초로 진단한다. 신체검진에는 탈수의 징후를 사정하는 것이 포함되어야 하며 대변검사와 배양검사를 시행한다. 혈액검사와 소변검사를 통해 전해질 불균형과 다른 결핍을 확인한다.

4. 치료 및 간호

1) 치료

치료의 목적은 수분전해질 불균형을 교정하고 정상 장 운동성을 회복하는 것이다. 치료는 설사의 중증도와 수분 전해질 불균형 정도에 따라 진행된다. 경증과 중등도의 탈수는 일차적으로 경구용 재수화 요법을 이용하여 교정하는데 이는 가정에서 이루어질 수 있다(Box 3-4).

심각한 탈수가 진행된 경우에는 재수화를 도모하기 위해서 정맥 내 수액요법이 필요하다. 가급적 빨리 유동식이나 모유수유를 도입하고 정상식이로의 진행을 돕는다. 식품은 일반적으로 1~2일 이상은 제한하지 않는다. 단, 탄산음

표 3-5 급성 설사의 유형

	경증 설사	중등도 설사	중증 설사
1일 설사 횟수	5회 미만	5회 이상~10회 미만	10회 이상
체중 감소	5% 미만의 체중 감소	5~9% 체중 감소	10% 이상의 체중 감소
치료	경구용 재수화 용액(ORS)	경구용 재수화 용액(ORS)	정맥 수액 요법

BOX 3-4 성공적인 중재를 위한 권고

- 탈수의 회복은 경구용 재수화 용액(ORS)으로 한다.
- 탈수에 대한 초기 경구 수액요법은 첫 4시간 이내에 끝낸다.
- 초기 탈수가 교정되면 바로 정상적인 영양을 제공한다.
- 불필요한 설사치료용 약물요법은 피한다.
- 설사 기간 중 언제라도 모유 수유는 중단하지 않는다.

료와 당분이 많은 음료는 위장관계에서 당분의 작용이 가스와 복부팽만을 유발하고 빈번한 설사의 원인이 되기 때문에 제한한다. 만일 설사가 세균이나 기생충에 의해서 유발된 것이라면 항균제를 투여하고 어린 아동에게는 진토제와 지사제는 잘 사용하지 않는다.

2) 간호

간호는 설사와 관련된 합병증을 예방하고 수액과 전해질 균형을 유지하며 안위를 증진하는 것에 초점을 둔다. 원인을 규명하기 위해서 철저한 병력조사가 필요하다. 부모에게 최근의 질병에 대한 노출여부, 항생제 사용, 여행이나 새로운 음식물의 섭취 여부, 식품 과민성이나 알레르기에 대하여 자세히 질문하고 아동이 어린이집이나 유치원에 다니는지 여부를 확인한다.

아동이 입원하게 된다면 발병시점, 설사의 빈도, 대변의 색깔과 양 및 대변의 경도를 확인하는 것이 중요하다. 아동이 구토를 한다면 구토의 양과 유형에 대하여 모니터링이 필요하다. 신체사정을 할 때에는 탈수의 증상과 징후를 확인하는데 초점을 두고 소변량과 소변의 비중도 평가해야 한다.

입원 시 정확한 몸무게의 측정이 필요하며 이를 근거로 매일의 몸무게 변화량을 확인한다. 활력징후를 2~4시간 간격으로 모니터링하며 발열이 있는 경우에는 수분 소실량이 증가하므로 탈수가 발생하기 쉽다. 특히 회음부와 직장 주변의 피부긴장도를 사정하고 발진이나 이상 징후에 대해서는 기록한다.

아동에게 정서적 지지를 제공하고 휴식과 안위를 증진하고 적절한 영양섭취를 제공하는 것에 초점을 둔다. 입원아동의 불안을 감소시키기 위해 장비를 만져볼 수 있도록 허용하고 치료적 놀이기술을 이용하며 부모와 함께 있도록

BOX 3-5 부모교육

- 탈수교정을 위해 정해진 전해질 농도 이외의 용액을 주는 것은 위험한 합병증을 유발할 수 있다.
  우유를 끓여주면 전해질 성분이 진해지므로 가열하면 안되고, 콜라, 사이다, 스포츠음료, 맹물 등은 전해질이 거의 들어 있지 않으므로 효과가 없다. 경구용 수액제도 4~6시간만 단독으로 먹이고 이후에는 영양공급이 필요하다. 장을 쉬게 하기 위해 아무것도 먹이지 않는 것은 탈수만 초래한다. 영유아 설사에는 수분공급과 식이요법이 최선이며 효과적이다.
- 영유아 설사는 전염성이 강하다.
  기저귀를 갈거나 설사 뒤처리를 해준 후에는 꼭 손을 깨끗이 씻어서 다른 사람에게 전염시키지 않도록 해야하며, 요리 전, 아기에게 먹이기 전에도 손을 씻어야 한다.
- 즉시 병원을 찾아야 할 경우
  탈수가 심해 보챌 때, 설사변에 피가 보일 때, 설사가 심할 때(8시간 동안 8회), 구토를 동반할 때, 무기력 할때 등

배려한다.

아동의 입술이 건조하지 않도록 젖은 거즈나 수건을 적셔주고 얼음조각을 줄 수도 있다. 피부통합성을 유지하기 위해서 설사를 하고 난 후에는 매번 물로 잘 닦아 주어 피부간호를 제공한다.

적절한 영양을 확보하는 것이 중요한데 정맥수액 주입을 하고 있는 동안에도 유동식이 제공되는데 연령에 적합한 소량의 정상식이를 제공하도록 한다. 영아는 모유수유나 인공분유를 허용하며 아동의 식이는 아동의 경과에 따라 점진적으로 증가시킨다.

손 씻기는 장염의 확산을 예방하는데 가장 중요한 건강유지 방법이다. 개별 아동을 간호한 다음에는 반드시 손 씻기를 수행하며 부모에게도 손 씻기의 중요성에 대하여 교육한다.

변비 (Constipation)

소아에서 변비는 설사 다음으로 흔한 소화기 증상이다. 발생빈도의 국내 통계는 없으나 대략 소아과 외래 환아의 3%, 소아 소화기 전문의에게 의뢰되는 환아의 10~25% 정도를 차지한다. 그러나 최근에 전통적인 한식 위주의 음식보다는 서구화된 식단과 각종 인스턴트식품 및 유제품의 섭취 증가와 모유 수유율의 저하 그리고 맞벌이 부모가 늘어나면서 아이를 돌보는 사람과 환경의 변화 등의 영향으로 소아변비가 더 많아지고 있다.

소아는 나이에 따라 정상적인 배변 횟수가 다르다. 모유수유를 하는 아기들의 일부에서는 정상적으로 수일 이상동안 변을 보지 않는 경우도 있으나, 대개 생후 첫 일주일은 하루 평균 4회이다가, 대장의 수분 보유 능력이 성숙되면서 점차 길어져서 2세 무렵에는 평균 1.7회가 되고, 3~4세경이 되면 정상성인과 같은 배변 횟수인 하루 3회에서 주 3회가 된다. 따라서 성인에서는 주 3회 미만의 배변횟수를 변비라고 정의하지만, 소아는 진단기준이 다르며, 아직까지 공통적으로 인정되는 진단기준은 없다.

이에 2004년 7월 파리에서 개최된 제2회 세계 소아소화기-간-영양학회(2nd World Congress of Pediatic Gastroenterology, Hepatology and Nutrition in Paris in July 2004)에서 이 분야 전문가들(PA CCT group)이 모여서 소아 만성 변비에 대한 실용적인 진단기준을 제시하였다. 여기에서는 ① 배변횟수 주 3회 이하, ② 변실금 주 1회 이상, ③ 직장에 변이 차 있거나 복부 진찰에서 촉지되는 변, ④ 변기가 막힐 정도의 대량배변, ⑤ 변을 참는 자세나 행동, ⑥ 배변 시 통증 등의 6가지 항목 중에서 적어도 2가지 이상이 8주 이상 지속되는 경우를 소아 만성 변비라고 정의하고 있다. 한편, 미국소아소화기학회(NASPGHN)에서는 배변과 관련된 불편감이나 통증 또는 배변 간격지연이 2주 이상 지속되는 경우를 변비로 정의하고 있다.

1. 원인 및 병태생리

소아변비는 변보는 횟수가 줄거나 배변이 쉽게 되지 않는 상태가 2주 이상 지속되는 상태를 가리키며 횟수와 상관없이 대장 내의 매복된

표 3-6 기능적 변비의 다양한 원인

발달적 요인	• 인지 장애(cognitive disorder) • 주의력 결핍증(attention deficit)
환경적 요인	• 지나친 부모의 간섭 • 강압적인 배변 습관 • 화장실 공포증 • 학교 화장실 기피증
심리적 요인	• 우울증(depression) • 신경성 식욕 부진(anorexia nervosa)
체질성 요인	• 유전적 체질 • 대장 무력(colonic inertia)
섭취량 부족	• 저섬유질 식사 • 탈수증 • 영양실조, 영양 부족 • 부적당한 식사-과량의 우유

변으로 인한 유분증을 보이는 경우도 변비가 있을 수 있다고 본다.

최근 소아 변비환자가 많이 늘어나고 있는데 그 원인은 기질적이거나 기능적일 수 있다. 기질적인 원인으로는 ① 식이(저섬유질 식이, 부적절한 수분섭취, 과도한 유제품 섭취 등), ② 소화기계의 구조적 장애(장 협착, 선천성 거대결장-상대적으로 드묾), ③ 대사성 내분비 장애(당뇨, 납 중독, 갑상선 기능저하), ④ 신경 장애(뇌성마비, 척수 수막류), ⑤ 약물(아편제, 항우울제, 항콜린 약물, 제산제)등이 있다.

대부분 아동에게는 비기질적 또는 기능적인 문제가 원인이 된다. 영아 및 소아는 특히 세 시기에 변비가 생기는 경향이 있습니다. 첫 번째 시기는 영아기로, 이 시기에 변비는 흔하지 않지만 간혹 수유량이 지나치게 많거나, 조제유에서 우유로 전환하는 과정에서 일어날 수 있다. 두 번째 시기는 유아기로 강압적인 배변훈련을 받은 아동의 경우 대변을 참게 된다. 또한 딱딱한 변을 배출하고자 고통스러웠던 경험이나 항문이 찢어지는 통증을 경험한 아동은 배변 자체에 두려움을 갖게 된다.

유아기 아동은 인지적으로 마술적 사고가 특징적인데 세균이 변기를 기어오르는 변기 세정제 광고를 보면서 변기에 대한 두려움을 갖게 되기도 한다. 세 번째는 학교를 다니기 시작하는 시기인 학령기이다. 이 시기에 아동은 학교에 있는 동안 배변을 억제하여 변비가 될 수 있다.

2. 임상증상

변은 평소보다 더 단단하고 적은 양의 대변을 며칠 간격에서 몇 주 간격으로 배변하며, 배변 시 통증을 느낄 수 있다. 배변 훈련 중인 아동은 속옷에 대변이 묻어있을 수도 있다. 장내에 대변이 쌓일수록 아동의 복부 통증과 팽만은 심해지며 아동은 과민해지고 식욕이 감퇴된다. 또한 신체검진 시 복부에서 변괴가 자주 촉진된다.

3. 임상검사

소아변비의 95% 정도는 원인 질환이 없는 기능성 변비이다. 그러나 변비는 질환이 아니고 증상이기 때문에 해부학적 이상, 신경학적 이상, 내분비질환, 약제 등의 변비를 일으킬 수 있는 기질적 원인에 대한 감별진단이 있어야 한다. 이를 위해 자세한 병력청취와 신체사정은 매우 중요하다.

종합적인 식이력, 변비 발생 시기, 배변횟수, 변의 굳기, 굵기, 배변 시 통증, 항문열상, 변 참음 및 배변훈련 경험 등을 포함한 배변 관련 사항, 약물의 사용여부를 조사 한다. 또한 복부단순촬영에서 변과 가스로 커져 있는 직장을 확인할 수 있다.

4. 치료 및 간호

1) 치료

변비가 발생될 수 있는 환경과 상황의 조절, 적절한 배변훈련, 식이조절 등으로 예방이 가능하다. 그러나 일단 변비가 발생되면 방치하지 말고 즉각적인 개별 치료를 하여 만성화되지 않도록 한다. 단순 급성 변비는 식이조절과 적절한 배변훈련으로 대부분 해결된다. 반면에 만성 변비는 조절이 간단하지 않다. 교육, 정체 변 제거, 재 축적 방지를 위한 유지 요법과 배변훈련, 식이조절을 하면서 장기간의 추적관찰이 필요하다.

2) 간호

(1) 교육과 상담

변비의 발생기전과 치료과정을 설명한다. 큰 아이들에서 속옷에 변이 묻는 것은 의도적인 행위가 아님을 이해시키고 야단을 치거나 행동교정으로 해결되는 것이 아님을 주지시킨다. 변비치료에 가장 중요한 역할을 하는 사람은 보호자이며, 치료는 상당 기간이 필요하여 인내심이 필요하고, 재발이 드물지 않으며, 이때는 재치료가 필요함을 이해시킨다. 그리고 항문열상의 조절을 위한 좌욕방법, 식이조절, 완화제 복용의 중요성을 설명한다.

(2) 정체 변 제거

정체 변 제거가 효과적으로 이루어져야 유지요법의 효과가 제대로 나타난다. 정체 변 제거 없이 완화제를 사용하게 되면 오히려 변실금, 복통, 복부팽만이 유발될 수 있다. 물론 변 정체가 심하지 않은 경우에는 완화제를 바로 사용해도 효과가 있다. 경구약, 관장, 좌약을 단독 또는 병행한다. 자극성 하제, PEG 용액, 글리세린 관장 등을 단기간 사용한다. 손으로 파내야 하는 경우도 가끔 있다.

(3) 유지 요법

유지 요법의 목적은 변의 재 축적을 방지하고, 변을 무르게 하여 배변 시에 통증이 생기지 않도록 하는 것이다. 이를 위해서 완화제를 투여하고 배변훈련을 하면서 충분한 수분 섭취와 함께 변비를 악화시키는 식품의 섭취를 줄이고 섬유질 섭취를 늘린다.

⊕ 혈변

혈변은 변에 피가 묻어 나오거나 섞여 나오는 현상으로 아동에서 드물지 않게 발생하며 부모들을 대단히 불안하게 한다. 혈변의 색깔은 출혈부위나 출혈량에 따라 달라 선혈변, 흑혈변, 잠혈변으로 구분이 된다.

선혈변은 선홍색이나 밤색의 피가 항문을 통해서 나오는 것을 가리키는데 순수한 혈액만

나올 수도 있고 굳은 변에 혈액이 묻어 나오거나 대변과 혈변이 섞여서 나올 수도 있다. 출혈 부위가 항문에 가까울수록 변에 소량의 혈액이 섞여도 비교적 쉽게 확인이 되며 밝고 선명한 색을 보이지만 항문에서 멀어질수록 밤색으로 되고 소장에 가까울수록 거무스름해져서 흑혈변에 가깝다. 그러나 대량의 상부 위장관 출혈 시에는 혈액의 설사 효과로 인하여 선혈변이 나올 수도 있다.

영유아나 학령전기의 아동이 평소에 변비가 있거나 변비가 없더라도 단단한 변을 보면서 선홍색의 피가 대변에 묻어 나오는 경우는 대부분 항문 주위가 찢어져서 생기는 현상이며 어린이에서 직장 출혈의 가장 많은 원인이다.

신생아나 영아 초기에 비교적 무른 대변에 선홍색 피가 실이나 반점처럼 묻어 있으면서 약간의 점액이 함께 나올 경우에는 알레르기성 직결장염에 의한 경우이다. 그리고 설사변과 함께 점액이 섞인 혈변을 보이면 세균 감염에 의한 대장염을 확인해야 하고, 건강하게 보이는 어린이에서 소량의 선홍색 혈변이 반복해서 나타나는 경우에는 연소성 용종을 의심해야 한다.

변에 혈액이 섞이는 현상은 어떤 경우에도 정상적일 수가 없으며 진단과 치료는 혈변을 일으킨 원인에 따라서 달라진다. 섭취한 식품이나 약제에 의해서 혈변처럼 보이는 경우라면 특별한 검사가 필요치 않으며 다만 혈액이 아니라는 사실만 명백히 확인되면 된다. 그러나 명백한 혈변의 경우에는 혈변의 원인과 위치를 알기 위해서 육안적 검사, 대변 검사, 혈액 검사, 위 및 대장 내시경 검사, 방사선학적 검사를 선별적으로 시행하게 되며 치료도 원인 질환에 따라서 개별화 해야한다.

항문 열상과 같이 경미한 질환에 의해 가볍게 나타나는 경우도 있지만 때로는 즉각적인 치료를 하지 않으면 심각한 상황을 초래할 수 있다. 가벼운 혈변이라도 심각한 질환이 숨어 있을 수 있으며, 또 많은 양의 출혈이 있는데도 어린이들은 적응을 잘하고 또 외형적으로 뚜렷한 변화가 잘 드러나지 않는 경우도 있기 때문에 아동이 혈변을 보일 때는 반드시 병원을 방문하여 진료를 받는 것이 안전하다.

구조적 결손

토순 및 구개파열

(Cleft lip and cleft palate)

토순 및 구개파열은 신생아에게 가장 흔하게 볼 수 있는 안면부의 선천성 기형이다. 토순과 구개파열은 단독으로 존재하든 그렇지 않든 간에 입술, 코, 구개의 정상적인 발달을 방해하게 된다. 토순은 1 : 1000, 구개파열 1 : 250의 빈도로 생길 수 있으며 동양인의 발생빈도가 높다. 부모의 연령이나 모체측의 과도한 알코올 섭취, 엽산의 부족도 환경적 인자로서 추정되고 있다.

1. 원인 및 병태생리

태아의 maxillary bone과 nasal process는 재

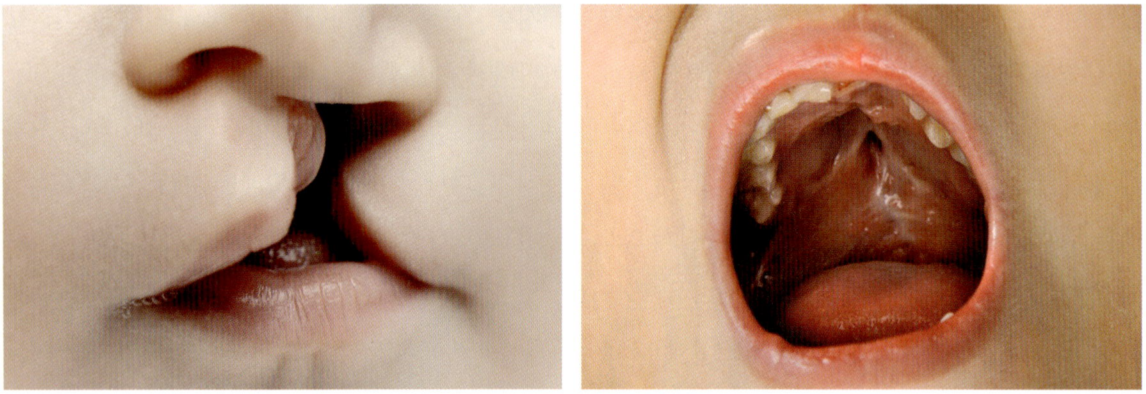

그림 3-4 토순과 구개파열

태 기간 5~8주에, palatal process는 재태 기간 9~12주에 생기는데 이 시기에 비타민 부족이나 바이러스 감염에 의해 토순이나 구개파열이 생길 수 있다. 토순은 비 돌기와 상악돌기의 융합실패로 인해 발생하며 구개파열은 구개 판의 융합실패로 인해 발생한다.

2. 임상증상

토순은 입술에 일측성 혹은 양측성 절흔이 발생한 것으로 토순의 정도는 가벼운 입술의 패임에부터 비강 안쪽까지 완전히 분리되어 있는 경우까지 다양하다. 구개파열은 토순과 별도로 존재하며 경구개와 연구개의 융합이 실패하여 비정상적인 열이 생겨있는 것이다.

3. 간호진단

아동 소화기계 질환의 간호진단 참조

4. 치료 및 간호

1) 치료

토순을 가진 아동의 치료는 외과적 수술이며 흉터 회복 외에는 특별히 장기적 간호는 필요하지 않다. 토순의 교정수술은 출생 후 빨리 시행하는 것이 원칙으로 신생아에게 적절한 영양을 공급하고 모아관계 애착형성을 도와주기 위한 목적에서 보통 100일 이내에 시행하게 된다. 가능하면 생후 1~2개월경에 Z-성형술을 시행하고, 생후 4~5개월이 되면 교정 수술을 하게 된다(표 3-7).

구개파열 치료는 소아과 전문의, 성형외과, 치열교정과, 이비인후과, 언어병리학과, 청력학, 간호학, 사회사업 등의 다양한 보건 관련직의 협조적인 노력이 필요하다. 치료는 구개파열의 봉합, 합병증 예방 및 아동의 정상적인 성장과 발달을 촉진하는 방향으로 이루어진다. 대개 1세경에 시행하는 것이 합리적인데 지나치게 빨리 수술을 시행하게 되면 정상적인 구개의 성장을 방해하기 때문에 적절한 시기까지 기다려주

표 3-7 **연령별 치료계획**

나이	전문가치료
출생	부모와의 피부접촉이 중요하며, 젖빨기 장애가 있을 경우 Hotz 장치를 장착해 주고 구개열 아기용 젖꼭지 사용
3~4개월	구순열의 외과적 수술
6개월	예방적 치과치료의 시작
15~18개월	언어치료사에 의한 언어평가 및 구개열 수술전 언어치료 시작
18~24개월	구개열의 외과적 수술
2~3세	교정과에서 치아의 연조직을 검사, 이비인후과 의사는 청력 및 고막을 검사하며, 구강위생 중요성 숙지
4세	언어치료와 청력검사 유지
4~5세	경구개폐쇄 수술
4~6세	발음 개선을 위한 인두성형술
8~12세	치조열에 대한 2차 골이식술
8~14세	치과 교정치료 및 언어치료
4.5~16세	누공 발생 시, 구순의 2차 수정수술
17세 이후	악골 발육이 끝난후이므로 악교정 수술, 치과교정을 용이하게 하는 수술, 보철 치료

어 충분한 구개의 성장을 도모하게 된다. 그러나 너무 수술시기가 늦어지게 되면 아동의 언어발달을 방해할 수 있기 때문에 최근에는 아동의 언어발달이 본격화되기 이전에 약간 수술시기를 앞당기는 것이 바람직하다고 보고 있다.

BOX 3-6 ESSR 수유법

- 큰 젖꼭지(Enlarge nipple)
- 흡철반사자극(Stimulate suck reflex)
- 적절하게 우유삼키기(Swallow fluid appropriately)
- 아기가 얼굴표정으로 신호를 보낼 때 잠시 쉼(Rest when the infant signals with facial expression)

2) 간호

간호에 있어서 가장 중요한 초점은 아동의 정상 성장발달을 촉진하기 위한 안전하고 적절한 영양공급이다. 이를 위해서 다양한 수유도구들이 사용될 수 있는데 구멍이 커서 쉽게 수유가 가능한 변형된 젖꼭지라든가, 압력이 조금만 주어져도 쉽게 우유가 나오는 젖병 등을 이용하게 된다. 수술 전 ESSR 수유법(Box 3-6)을 이용하면 전통적인 방법으로 수유 한 영아보다 현저한 체중의 증가를 나타낸다.

토순 아동의 수술 후 간호에서 가장 중요한 것은 수술 부위를 보호하는 것이다. 수술 후 울거나 얼굴 움직임으로 인해 발생할 수 있는 봉합부위의 긴장을 예방하기 위해 뺨에 금속성 기구나 접착테이프를 안전하게 붙인다. 수술 직후 영아가 봉합부위를 문지르지 않도록 팔꿈치 억제대를 적용할 수 있는데 억제대의 매듭 부분을 아기의 옷에 안전핀으로 꽂아주는 방법도 유용하다. 뒤집기가 가능한 아기의 경우 배쪽으로 뒤집어서 바닥에 입술을 문지르는 상황을

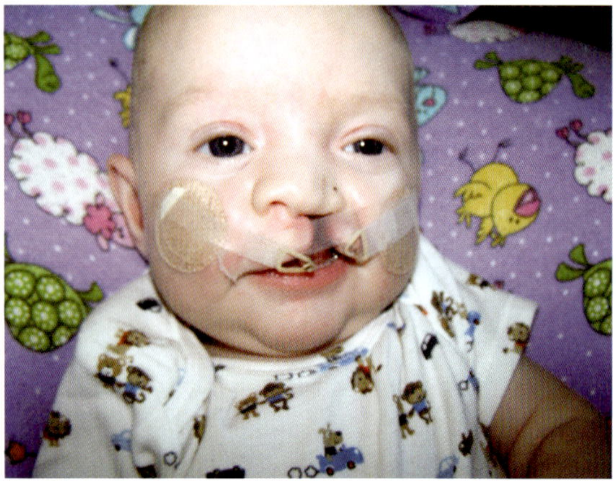

그림 3-5 토순 수술 후 수술부위 보호를 위해 사용하는 로간보우(Logan Bow)

예방하기 위해 재킷억제대가 필요하다.

억제대는 1시간에 한 번씩 풀어주어 순환상태를 확인하도록 한다. 아기를 아기의자에 앉히는 것은 아기에게 다른 관점으로 주변환경을 바라보게 하고 체위변경을 위해 필요하다. 수술 후 통증 완화와 불안정 예방을 위해 적절한 진통제가 필요하다 (그림 3-5).

영아가 마취에서 완전히 깨어나면 맑은 유동식을 제공하며, 수유는 일상적인 것으로 한다. 감염이나 염증은 상처 치유와 성형수술의 미용효과를 방해하므로 봉합부위를 세심하게 관리하여야 한다. 봉합부위는 주의 깊게 세척하거나 생리식염수를 적신 면봉으로 분비물을 닦아내고 항생제 연고를 얇게 도포한다.

흡인(aspiration)과 호흡기계 합병증 예방을 위해 구강과 비인두 분비물을 부드럽게 흡인(suction)한다. 영아를 똑바로 앉히는 자세는 수술직후 분비물 조절이 어려움 영아에게 도움이 된다. 구개파열 교정술을 받은 영아는 수술 직후 오히려 분비물의 원활한 배출을 위해 복위를 취해준다. 아동은 젖병, 모유, 컵을 이용하여 수술 후 단시일 내에 수유하게 된다.

구개파열 교정술 후 구개 보호를 위해 구강패킹(oral packing)을 하는 것이 좋으며, 이 패킹은 일반적으로 2~3일 이후 제거한다. 어떤 아동들은 수술 후 숨쉬는 것을 어려워한다. 따라서 코로 숨을 쉴 수 있도록 호흡 양상을 변화시킬 필요가 있다. 아동이 손을 입으로 가져가지 않도록 구개가 치유될 때 까지 4~6주 동안 팔꿈치 억제대를 사용하며, 억제대는 1시간에 한번 풀어 팔운동을 자주 할 수 있게 한다.

영아나 아동의 수술 후 통증 정도를 사정하고, 필요시 진통제를 투여할 수 있다. 마약성 진통제는 초기에 처방될 수 있으며, 아세트아미노펜은 나중에 필요에 따라 처방될 수 있다. 나이든 영아나 아동은 의사가 다른 것을 지시할 때까지 갈거나 부드러운 음식을 먹을 수 있다. 부모에게 토스트, 과자 및 감자칩처럼 딱딱한 음식은 새롭게 형성된 구개를 손상시킬 수 있으므로 먹이지 않도록 교육한다.

간호사는 아동의 신체적 결함 및 외과적 교정술과 관련하여 부모의 불안과 걱정을 사정하고 정서적으로 지지해주어야 한다. 특히 안면부의 기형은 부모와의 조기 애착형성에 방해가 될 수 있으므로 부모가 솔직하게 감정을 표현할 수 있도록 도와주고 허용적인 분위기를 만들어 준다. 어려움을 잘 극복하고 대처할 수 있도록 자조모임을 연결해 주는 것도 유용하다.

토순이나 구개파열의 경우에는 다른 합병증을 동반할 위험성도 크고 아동이 성장하면서 여러 번 반복적인 수술과 언어치료 등의 관리가

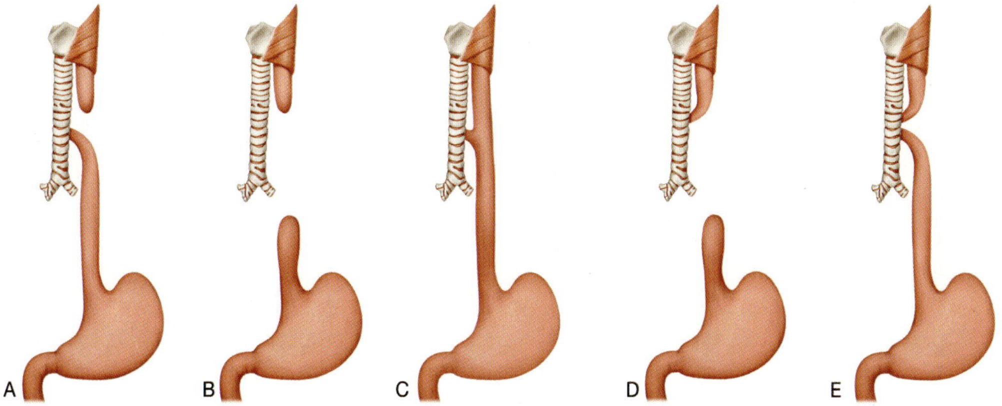

그림 3-6 식도폐색과 식도기관루. **A,** 원위부에 기관식도누공이 동반된 식도 폐쇄. **B,** 식도 폐쇄만 있는 형태. **C,** 식도 폐쇄없이 기관식도 누공이 있는 형태. **D,** 근위부에 기관식도누공이 동반된 식도 폐쇄. **E,** 근위부와 원위부에 기관식도누공이 동반된 식도 폐쇄

필요할 수 있으므로 장기적인 돌봄이 요구된다.

기관-식도 누공(Tracheo-esophageal fistula, TEF), 식도협착(Esophageal atresia)

태아의 후두, 기관, 폐 조직은 재태 기간 4~8주에 완성되어야 하는데 이 시기의 발달장애로 인하여 기관-식도 누공이 생길 수 있다. 가장 많은 빈도를 차지하는 형태는 그림 3-6의 5가지 형태의 기관-식도 누공이며 발생률은 1 : 5000이고 남녀의 발생률이 동일하다.

저체중아나 조산아의 경우에 기관-식도 누공의 빈도가 높으며 재태 기간에 양수과다, 선천성 심장, 직장항문, 비뇨기계 기형이 동반되는 경우가 많이 있다.

1. 원인 및 병태생리

배아기 6~8주 경에 기관으로부터 식도가 분리되어 발달할 때 분리의 결함으로 인해 기관-식도 누공과 식도폐색이 발생하게 된다. 식도폐색은 식도의 불완전 형성으로 식도가 정상적으로 위까지 도달되어 있지 않고 끊어져 있다. 보통 식도폐색 단독으로 발생하기 보다는 기관-식도 누공과 함께 발생한다.

여러 가지 형태의 결함 중 식도 상부 분절은 맹낭으로 끝나고 하부 분절이 기도로 연결된 형태가 가장 흔하다.

2. 임상증상

간호사가 신생아를 사정할 때 입에 거품과 침(drooling), 청색증을 보일 수 있으며 기침, 질식이 나타나고 수유 시에 몇 번 삼키다가 갑자기 역류가 발생 할 수 있다.

식도협착과 누공이 함께 있는 경우에는 흡입된 공기로 인하여 위 팽만을 보일 수 있다. 또한 울 때 흉복부 압박이 있으며 누공을 통해 위액의 역류로 화학성 폐렴이 초래되기도 한다. H-형태의 누공인 경우 흔히 수유 시 청색증, 질식이 생길 수 있다.

3. 임상검사

방사선 촬영에 의해서 진단한다.

4. 간호진단

아동 소화기계 질환의 간호진단 참조

5. 치료 및 간호

1) 치료

식도기형의 유형에 따라 교정수술을 진행한다. 일차적으로 식도의 양끝을 연결하고 기관-식도누공을 막도록 한다. 경우에 따라서 영아의 상태에 따라 수술이 단계적으로 진행될 수도 있는데 이럴 경우에는 일차적으로 누공을 막고 영양공급을 위해 위관을 삽입하며 이차적으로 식도의 양끝을 연결하는 문합술을 시행한다.

2) 간호

신생아 사정 시 입에서 거품, 침, 청색증이 나타나면 기관-식도 누공을 의심하여 바로 검사를 의뢰하고 금식시킨다. 수술 전 관리로서 흡인을 방지하는 것이 가장 중요하다. 따라서 금식상태를 유지하면서 정맥수액 요법을 통해 수화를 유지시키고 기도흡인을 시행하여야 한다. 체위는 30° 정도 상체를 올려서 좌위 혹은 복위를 취해주도록 한다.

수술 후 간호로는 아동의 기도를 유지하고 문합부위를 보호하여 충격을 최소화시키도록 한다. 기도를 유지하면서 조직이 손상되지 않도록 부드럽게 흡인을 시행 하고 기도폐쇄의 조기 증상을 주의 깊게 사정한다.

수술 후 위루관을 상승시켜서 위의 분비물이 소장으로 흘러가도록 하여 공기가 내려가도록 돕는다. 약 10~14일 정도, 영아의 장음이 돌아올 때까지 금식을 유지하면서 비경구적인 방법으로 영양을 공급하고 영아의 빠는 욕구를 충족시키고 구강수유에 대비하기 위해 노리개 젖꼭지를 제공한다.

폐쇄성 및 운동성 질환

비후성 유문협착증

(Hypertrophic pyloric stenosis, HPS)

비후성 유문협착증은 유문의 환 조직이 생후 몇 주 이내에 두꺼워져 폐쇄를 초래하는 것으로 첫 번째 아기에게 자주 나타나며, 남아의 발생률이 여아보다 4배나 높으며 백인에게 잘 생기고 만삭아의 발생률이 높으며 가족적 성향을 보이나 정확한 원인은 밝혀져 있지 않다.

1. 원인 및 병태생리

발병원인이 정확하게 밝혀져 있지는 않으나 고가스트린혈증(hypergastrinemia), 동맥관개존

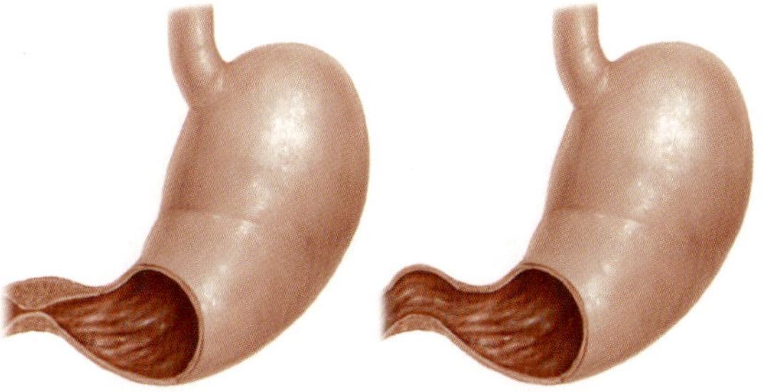

그림 3-7 유문근 협착증

증(patent ductus arteriosus, PDA) 치료를 위해 prostaglandin E 주입을 받은 영아에게서 호발하는 것으로 알려져 있다. 위의 유문을 둘러싼 근육고리인 유문 조임근이 비후된 것으로 유문강이 길어지고 좁아져서 위 내용물이 십이지장으로 내려가는 것이 방해를 받게 된다. 점차적으로 내강은 염증이 생기고 부어오르며 완전한 폐쇄가 진행될 때까지 좁아진다(그림 3-7).

2. 임상증상

초기증상으로 담즙이 섞이지 않은 사출성 구토를 보인다. 구토는 수유시마다 발생하기도 하고 간헐적일 수도 있으며 수유를 하더라도 반복적으로 구토가 유발되다보니 아기는 곧 배가 고파하며 토한 후에도 먹으려 하고 보채다가 무력감과 탈수, 영양실조를 보인다. 잦은 구토로 인해 전해질 이상이 초래될 수 있는데 저칼륨혈증, 저염소 대사성 알칼리증이 흔하다. 복부 시진을 통해 위의 연동운동이 관찰되기도 하고 촉진 시 우측상복부에 올리브 모양의 덩어리가 확인된다.

3. 임상검사

진단 검사는 신체검진, 방사선 검사, 초음파검사, 위장관조영술, 혈장전해질 검사를 시행할 수 있다. 임상증상이 뚜렷하고 복부에서 우측 상복부에서 2~3cm 크기의 덩어리가 만져지면 진단 내릴 수 있다. 초음파 검사 상 날문부 근육층의 두께가 4mm 이상이고 날문부 길이가 14mm 이상이면 진단이 가능하다.

4. 간호진단

아동 소화기계 질환의 간호진단 참조

5. 치료 및 간호

1) 치료

반복적 구토로 인한 수분 전해질 교정이 우선되어야 한다. 탈수가 교정되고 수술에 대비하여 알칼리증이 교정될 때까지 수액요법을 시행한다. 치료적 수술은 pyloromyotomy(Fredet Ramstedt procedure)를 시행하여야 한다.

2) 간호

수술 후 간호는 체액과 전해질 균형을 유지하는 것이다. 위의 운동성은 마취 후 24시간 정도는 지연되기 때문에 수유는 천천히 주의해서 진행하여야 한다. 수술하고 4~6시간 후에 포도당, 물, 전해질을 섭취시키며, 섭취한 음식의 보유가 가능하면 조제유를 섭취시킨다.

보통은 수술 후 12~24시간 이후부터 식이가

가능해진다. 임상증상, 수유행동, 탈수, 영양 상태를 잘 관찰하며 수술 전 수분, 전해질 균형, 피부 및 점막의 수화상태를 사정하며 수술 후 구토의 발생을 관찰한다. 마시는 물의 양을 포함하여 섭취량과 배설량을 측정하며, 소량의 잦은 섭취를 하도록 수유를 지도하여야 하며, 수술부위의 상처 관리에 주의한다. 수술부위의 발적이나 염증, 배액상태를 관찰하고 고열과 같은 감염의 징후를 관찰한다.

담도폐쇄증 (Biliary atresia)

담도폐쇄증은 간 바깥에 위치하는 담도(간외담도)의 전체 또는 일부분의 폐쇄로 담즙배설이 이루어지지 않는 질환이다. 아이에게 발생하는 경우 임신 말기부터 출생 직후, 또는 생후 1개월 전후에 간외 담도가 일부 또는 전부가 어떤 원인에 의해 폐쇄되어, 담즙을 장관으로 배설할 수 없는 상태가 된다.

1. 원인 및 병태생리

담도폐쇄증은 정확한 원인은 잘 알려져 있지 않으나 태생기 또는 출생 직후의 간담도의 감염이 원인이 되는 신생아간염과 유사한 원인으로 고려되고 있다. 출생 전후 바이러스 감염, 담즙흐름의 기능적 장애에 의해 생길 수 있다. 알 수 없는 원인에 의해 간외담도(extrahepatic bile duct)가 서서히 녹아서 없어지는 질환으로 간외담관이 부분적으로 또는 전체적으로 폐색된 상태이다. 혈액검사상 빌리루빈 수치가 증가했으며 alkaline phosphate도 증가되어 있다. 간 생검상 간의 섬유화와 간내 담도의 증식이나 간내 담관 내 담즙의 정체를 확인할 수 있다. 생후 8주 이내에 수술을 받게 되면 예후가 좋다.

2. 임상증상

주로 생후 1개월경부터 증상이 나타나기 시작한다. 열이나 뚜렷한 독성 증상은 나타나지 않으며 영양상태도 상당한 기간 동안 좋은 상태를 유지할 수 있다. 초기에는 황달을 보이며 담즙이 섞이지 않은 회백색 변, 간 비대와 복부 팽만, 이후에 비장 종대가 나타난다. 질병의 진행경과에 따라 지방대사 부전으로 체중증가 불량, 성장장애가 생길 수 있고 소양증, 복수, 자극에 대한 과민반응, 불편감을 보인다.

3. 임상검사

초음파 검사, 십이지장 내의 담즙성분 검사, 수술적 담도 조영술, 경피적 간 생검술 등이 진단에 유용하다.

4. 간호진단

아동 소화기계 질환의 간호진단 참조

5. 치료 및 간호

1) 치료

치료는 외과적 수술을 시행한다. 총담관의 폐

쇄나 총간관의 폐쇄인 경우에는 담도 식이지장 문합술, 담도 공장 문합술, 담낭공장 문합술 등으로 교정하며 간문부 담관의 폐쇄인 경우에는 간문맥－장문합술(hepatic portoenterostomy, Kasai op)을 실시한다. 이러한 교정수술을 통해 담즙이 간에서 장으로 이동할 수 있게 된다.

2) 간호

담도폐쇄증의 간호로는 고칼로리 조제유를 섭취시키고 저염식이를 제공하며 지용성 비타민, 이뇨제를 제공하도록 한다. 또한 소양증 감소를 위한 간호를 수행하고 출혈예방을 위해 Ca과 Vit. K를 투여하도록 한다.

장중첩 (Intussusception)

장중첩증은 장의 일부분이 안쪽으로 말려들어간 것으로 3～5세 사이에 빈발하며 50%는 1년 미만의 영아(3～12개월)에게 주로 발생한다. 여아보다 남아의 발병률이 높으며 대부분은 원인이 밝혀져 있지 않다. 이 질병의 10% 미만에서 폴립, 림프종 등이 발견되며 회장(ileum)이 맹장(cecum)쪽으로 잘 밀려들어가 겹쳐져서 생길 수 있다(그림 3-8).

1. 원인 및 병태생리

장의 한 분절이 다른 부위로 겹쳐 말려들어가면서 장벽이 눌리고 혈액과 림프의 순환이 차단된다. 이로 인해 염증과 출혈이 발생하면서 특징적인 장중첩증의 대변양상인 점액과 혈액

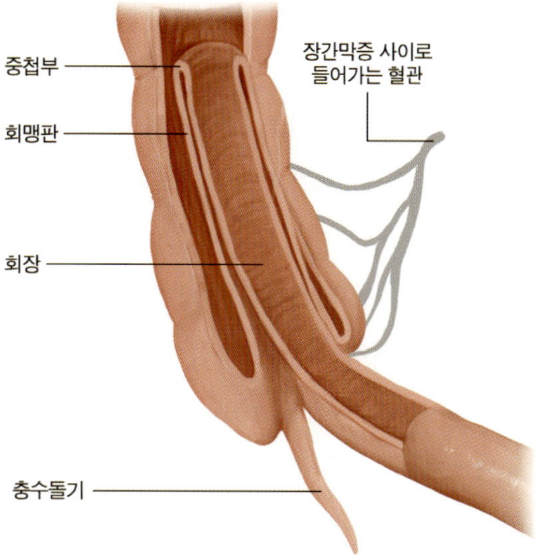

그림 3-8 회맹부의 장중첩

섞인 대변이 동반되며 장폐색으로 인해 복부팽만과 구토가 초래된다.

2. 임상증상

주기적으로 급성 복통과 담즙 섞인 구토가 나타나며 우측 하상복부에서 소시지 모양의 덩어리가 촉진되다가 12시간 정도 후 건포도 모양의 변(젤리모양의 혈액과 점액이 섞인 변)을 보는 것이 특징이다.

복통과 함께 구토가 동반되는 경우가 많은데 대부분의 경우 24시간 내 감돈이 발생하지는 않으나 진행할수록 괴사가 발생하고, 발열, 복부 팽만, 맥박 상승을 보이다가 쇼크가 발생할 수도 있다.

3. 임상검사

장중첩증의 진단을 위해서는 방사선 검사, 복

부 초음파, 바륨 관장 등을 시행한다. 진단이 의심되는 상황에서는 우선적으로 방사선 검사를 시행하여 장관내의 가스분포와 덩어리의 음영을 확인하고 복부초음파나 조영술을 시행하여 확진한다.

복부초음파는 100%의 정확성으로 장중첩증 진단에 가장 널리 사용되는 검사방법으로 초음파 상 겹쳐진 장벽의 단면이 도넛 모양으로 관찰된다. 바륨 등의 조영제를 이용한 관장법은 과거에 초음파가 발달하기 전에는 가장 유용하게 사용되던 방법이었으나 최근에는 장중첩증 진단이후 비수술적 치료방법으로 많이 사용되고 있다.

4. 간호진단

아동 소화기계 질환의 간호진단 참조

5. 치료 및 간호

1) 치료

일차적으로는 수분전해질 불균형 증상의 교정을 위하여 코를 통하여 비위관을 삽입하고 위를 감압시키면서 수액을 공급한다. 이후 바륨 등의 조영제나 공기를 이용한 관장으로 중첩된 부위를 정복하는 시술을 적용하게 되는데 70~90%의 사례에서 정복이 가능하다. 그러나 이러한 방법으로도 장이 제자리로 돌아가지 않을 경우에는 외과적 수술을 시행한다. 최근에는 바륨보다는 공기압을 이용한 관장이 더 선호되고 있다.

2) 간호

간호에서 중점적으로 확인해야 할 사항은 수분전해질의 균형을 유지하고 회복하는 것이다. 수술 전 중점적으로 사정할 사항은 활력징후, 통증의 지속시간, 강도, 빈도(15~20분), 통증이 있을 때의 자세 등이다. 또한 장음을 4시간마다 청진하고 복부팽만 여부도 주의 깊게 관찰하도록 한다. 또한 시술이나 수술 전에 감압 목적에서 비위관을 삽입하고 적절한 수액을 공급하게 되므로 섭취량과 배설량을 잘 확인하고 탈수 및 전해질 불균형을 교정하도록 한다.

정상 갈색변의 배출은 장중첩증의 완화를 의미할 수 있으므로 배변양상을 주의 깊게 관찰해야 한다. 또한 아동의 통증을 완화시키고 시술이나 수술에 대비하여 아동과 가족을 준비시키는 중재가 포함될 수 있다.

수술 후 간호로는 활력징후, 장음의 청진, 섭취량과 배설량의 확인이 요구된다. 수술부위 감염의 징후 등을 잘 확인하고 통증양상을 사정하는데 중점을 둔다. 식이 프로토콜은 병원마다 차이가 있으나 일반적으로 정상 장기능이 회복되면 모유수유나 맑은 유동식이(clear liquid feeding)를 시작하여 점진적으로 식이를 진행한다.

⊕ 선천성 거대결장(Hirschusprung's disease, Congenital aganglionic megacolon)

선천성 거대결장은 불충분한 장의 연동 운동으로 인하여 기계적 장폐쇄를 초래하는 선천성 장애를 말하며 신생아기 장폐색의 약 1/4을 차지한다 (그림 3-9).

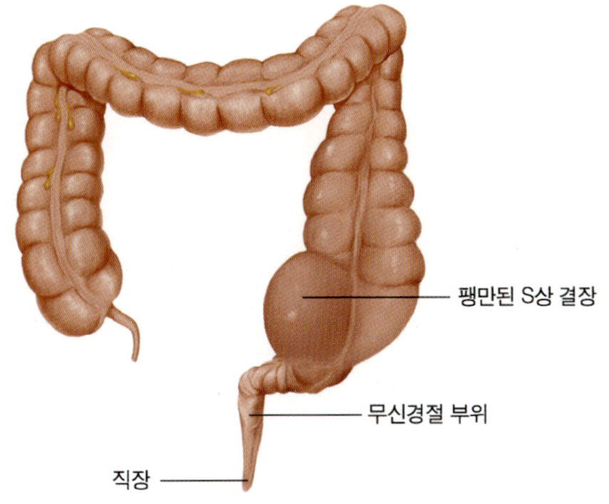

그림 3-9 선천성 거대결장

장운동을 담당하는 장관신경절세포의 부재와 관련된 이 질환은 과거에는 결장에만 국한되어 발생하는 질환으로 알려져 있어 '선천성 거대결장'이라고 불렸으나 최근에는 결장 뿐 아니라 장관의 신경절 세포의 문제가 발생한 곳에서는 어디서든 발생할 수 있음이 밝혀지면서 '히르슈슈프룽 병'이라고 한다. 상염색체 우성인자로 가족적 소인을 가지며 흔히 다른 선천성 장애(예, 다운증후군)와 합병되어 나타난다.

1. 원인 및 병태생리

선천적으로 장의 운동을 담당하는 신경절 세포의 결함으로 발생한다. 신경절 세포는 장의 이완에 관련된 운동을 하는데, 한 개 혹은 두 개 이상의 결장분절의 장근 혹은 점막하 자율신경 부교감신경절의 부재로 인하여 장의 연동운동이 없어지게 되면 섭취된 음식물이 내려갈 수가 없게 되어 장정체가 생기게 된다. 이로 인해 항문괄약근의 이완 실패로 장팽대와 허혈이 생길 수 있으며 장염 등의 합병증이 발병하여 심한 경우에는 사망할 수도 있다.

2. 임상증상

임상증상은 증상, 연령, 침범 범위, 합병증 여부에 따라 다를 수 있으며 신생아는 출생 후 24~48시간 내에 태변 배출이 어렵고 수유거부와 구토, 복부팽만 등의 증상을 보일 수 있다.

영아는 불충분한 체중 증가, 변비, 복부 팽만, 설사와 구토, 혈변, 발열, 무기력, 식욕부진을 보인다. 또한 아동기에는 만성적 변비, 리본모양의 변, 나쁜 냄새가 나는 변, 복부팽만, 식욕부진과 성장지연을 보일 수 있다.

3. 임상검사

신생아는 임상증상에 근거하며 영아는 임상적 증상과 만성 변비, 직장검사로 평가하나 보통 2개월 이후에 확인되며 직장 조직검사로 확진할 수 있다.

항문 직장 압력 측정법(rectal manometry), 직장내 풍선 삽입, 내부 항문 괄약근의 이완과 외부괄약근의 수축반응 검사로 진단이 가능하다. 직장 생검을 통해 장의 일부에 신경절 세포가 없음을 확인하여 확진한다(그림 3-10).

4. 간호진단

아동 소화기계 질환의 간호진단 참조

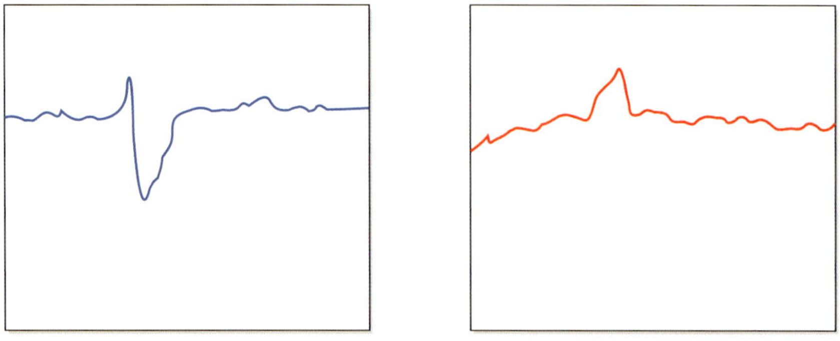

그림 3-10 항문 직장 압력 측정법(rectal manometry) 진단 소견. 정상적으로는 직장이 이완되면서 압력이 떨어져야 하지만, 질병이 있는 경우 이완이 되지 않아 압력이 증가하게 된다.

5. 치료 및 간호

1) 치료

치료는 보통 2차에 걸쳐 단계적으로 시행되는데 1차적으로 확장된 장의 휴식을 도모하고 정상화되도록 일시적 결장루술(ileostomy)을 시행한다. 이후 생후 1년가량 지나 장이 정상화되고 영아가 수술에 적응할 수 있을 정도의 신체조건이 되면 2차로 완전교정술을 시행하게 된다.

보통 영아의 체중이 9~10kg 정도 되면 적당한 것으로 판단되며 신경절 세포가 없는 부위를 잘라내고 정상적인 부분을 연결해주는 문합술(colectomy with ileorectal anastomosis)을 통해 폐쇄부분의 절제와 연동운동의 회복, 외부항문괄약근 기능보존을 하게 된다.

2) 간호

간호사정을 위해 우선 장운동의 빈도, 변의 특성, 변비의 발생 시기, 식욕부진, 짜증과 보챔, 복부팽만, 영양실조에 대한 관찰이 필요하다. 또한 생리식염수 관장을 하여 변비를 해소하여야 하며 수술 전 신생아는 장의 멸균상태를 유지하며 신생아 이후에는 반복 청정관장으로 장의 세균증식을 예방하여야 한다. 감염관리를 위하여 적절한 항생제를 복용하고 복부 팽만 시 복위를 측정하여 손상을 방지한다.

선천성 거대결장아의 부모에게는 장루(인공항문)에 대한 준비가 필요하다. 부모에게 적절한 교육을 시행하여 가정에서도 장루를 잘 관리할 수 있도록 도와주어야 하며 심리적 안정에 대한 지지가 필요하다.

특히 장루 주변의 피부간호에는 감염의 증상과 징후에 대한 세심한 관찰과 관리가 요구된다. 수술 후에는 금식을 하며 위장관 흡인을 시행하여야 한다. 또한 섭취량 및 배설량을 측정하고 계속적으로 장루교육, 가정간호, 장루관련 피부 관리, 장루 백 교환, 관찰사항에 대한 교육을 수행한다.

감염성 질환

급성 충수염(Acute appendicitis)

충수염은 맹장 끝부분의 작은 낭에 해당하는 충수의 염증으로 아동에게서 응급으로 복부수술을 요하는 가장 흔한 급성 외과적 상황이다. 충수염은 어느 연령에서나 발생 가능하지만 12~18세 아동 청소년기에 가장 발병률이 높으며 5세 미만 아동에게서는 전체의 5% 정도에 불과할 정도로 드물게 발생한다.

급성 충수염은 아주 잘 알려져 있는 질병이지만 응급상태에서는 정확한 진단을 하기에 많은 어려움이 있으며 복강 내에서 발생할 수 있는 여러 질환과 감별이 필요하다. 이 질환의 사망률은 낮지만 이환율은 여전히 높으며 아동의 경우 충수가 길고 가늘어 성인보다 쉽게 천공되기 때문에 예후가 좋지 않다. 특히 아동의 발병연령이 어릴수록 의사소통의 문제로 인해 조기진단이 어려워서 2세 미만의 아동에서는 사망률과 합병증 위험이 높다.

1. 원인 및 병태생리

충수염은 다양한 병리적 원인에 의해 발생할 수 있는데 가장 흔한 경로는 세균에 의해서 충수의 벽이 침범되는 경로이다. 또 다른 원인은 충수돌기 내강의 폐쇄에 따른 내강압의 증가인데 여기에는 단단한 대변덩어리인 분석(fecalith), 림프의 과형성(lymphoid hyperplasia), 섭취된 이물질, 기생충, 종양이 주요인으로 작용할 수 있다. 식이도 한 원인이 될 수 있는데 고섬유질 식이를 섭취하는 아동에게서 발생률이 낮다.

이상의 여러 가지 원인에 의해서 충수내강이 폐쇄된 상태에서 증가된 내강의 압력은 림프 및 혈관의 울혈과 부종을 유발하고 충수내강이 폐쇄된 상태에서 점액분비가 계속되면 압력이 점차 증가하면서 정맥혈 흐름이 방해를 받게 되어 허혈성 조직손상이 일어난다. 여기에 세균의 침입이 쉽게 동반되면서 염증변화가 초래된다.

급성 염증 반응이 심해지면 궤양 및 농양이 형성되며 충수 전 층에 걸쳐 괴사가 진행되기도 한다. 충수가 파열되거나 천공되면 복막염이 빠르게 확산되어 치료하지 않는다면 소장이 폐쇄되고 전해질 불균형과 패혈증, 저혈량성 쇼크 및 사망까지도 초래될 수 있다.

2. 임상증상

주요 증상으로는 갑작스런 통증을 호소하게 되는데 초기에는 배꼽 주변에 통증이 나타나며 시간이 경과함에 따라 통증이 우하복부로 이동하여 맥버니점(Mcburney's point)이라고 부르는 우하복부에 전형적인 통증이 국한되는 것이 특징이다. 반발압통(rebound tenderness)의 양상을 보인다. 복통이 먼저 생긴 다음 오심, 구토가 발생하며 식욕부진, 변비, 설사 등의 위장관 증상이 동반되기도 한다(그림 3-11).

아동들은 통증 때문에 잘 걷지 못하고 활동을 하게 되면 통증이 더욱 심해질 수 있다. 가벼운 미열과 더불어 빈호흡, 빈맥, 안면홍조, 불안 등이 동반되기도 하는데 충수돌기가 천

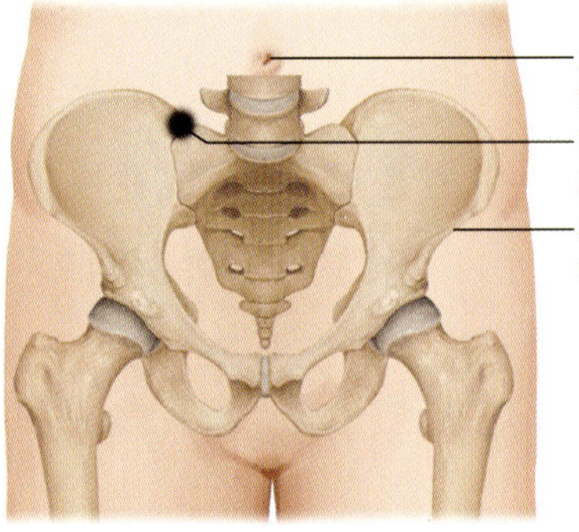

그림 3-11 Mcburney's point

공되면 고열이 발생할 수 있다. 그러나 전형적인 임상증상이 모두 나타나는 경우는 흔하지 않고 특히 어린 아동에서는 비특이적인 소견이 흔하기 때문에 일반적으로 통증과 구토증상이 가장 흔하고 압통은 없을 수도 있다. 충수돌기의 위치에 따라 통증 양상이 다양할 수 있으며 오른쪽 옆구리에 통증이 있을 수도 있고, 치골 위쪽의 애매한 불편감이 나타나기도 한다.

3. 임상검사

조기 진단이 필수적이고 대부분 병력과 복부 진찰로 진단이 가능하다. 복부 촉진 시 특징적인 반발압통은 진단에 유용한 소견이지만 어린 아동의 경우 성인에 비해 진찰이 쉽지 않고 의사소통이 원활하지 않아 진단이 확실하지 않은 환자에서는 초음파 검사를 반드시 시행하는 것이 좋다.

혈액검사 상 백혈구 증가(12,000~15,000/μl) 소견을 보이지만 경우에 따라서는 백혈구 수는 정상이거나 오히려 감소하기도 한다. 어린 아동에게서는 비전형적인 임상소견이 더 흔하게 나타나므로 진단에 주의가 필요하다.

4. 간호진단

아동 소화기계 질환의 간호진단 참조

5. 치료 및 간호

1) 치료

충수염의 진단이 강하게 의심되거나 확실시되면 대부분은 즉각적으로 충수절제술을 시행하게 된다. 최근에는 항생제 치료와 더불어 방사선학의 발달로 충수의 상태와 아동의 전반적인 상태에 따라 선택적으로 비외과적인 방법으로 배액을 시도할 수 있게 되었다. 천공이 발생한 경우에는 먼저 항생제를 투여하고 8주 후에 충수절제술을 시행한다.

2) 간호

(1) 수술 전 간호

수술 전에는 다른 질환과의 감별을 위해서 아동의 통증양상에 대한 세심한 사정이 우선적으로 선행되어야 한다. 간호목표는 조기진단을 돕는 것이다. 복부 사정 시에는 먼저 장음을 청진하고 통증 유발을 최소화하기 위해서 촉진은 가장 나중에 수행한다. 안위를 증진시키기 위해서 아동이 편안해 하는 자세를 취하도록 하며 보통은 무릎을 구부린 채 측위를 취하게 된다.

활력징후를 4시간마다 확인하고 금식을 유지하며 정맥수액 주입, 항생제 투약이 필요하다. 갑작스러운 입원 및 수술 상황에 대한 부모와 아동의 불안을 사정하고 심리적인 지지를 제공한다.

(2) 수술 후 간호

간호의 초점은 안위를 증진하고 적절한 수화를 유지하며 수술부위를 관리하며 감염의 증상과 징후를 관찰하고 정서적 지지를 제공하는 것이다.

수술 후 간호로는 2시간마다 수액량을 사정하고 피부 긴장도 등의 탈수의 징후를 관찰하며 섭취량과 배설량을 기록한다. 장의 기능이 정상화되는지 확인하며 적절한 통증사정 척도를 이용하여 통증을 사정한다. 발적이나 배액 등과 같은 감염의 징후를 주의 깊게 사정하고 활력징후를 측정한다. 감염을 예방하기 위해서 정맥으로 항생제를 투여하고 장의 기능이 정상화될 때까지 금식을 유지한다. 복막염 증상을 관찰하고 조기 이상을 권장한다.

6. 합병증

급성 충수염의 합병증으로는 천공이 가장 흔하며 급성 충수염을 적절한 시기에 외과적으로 적출하지 않으면 충수 천공으로 인한 충수주위 농양, 괴사부위 파열로 인한 복막염 등이 발생할 수 있다.

메켈게실 (Meckel's diverticulum)

메켈게실은 태아기 동안 배아의 중장(midgut)을 난황낭(yolk sac)에 연결하는 난황관 또는 배꼽 장간막관(omphalomesenteric duct)이라고도 불리는 태생기 난황낭의 잔유물이다.

메켈게실은 발생부위가 다양하지만 회장 하부에 호발하며 특히 회맹판 주변에 위치하고 있는 경우가 많다. 대부분은 회맹판으로부터 50~75cm 이내에 위치하지만 드물게는 상부에서도 발견되기도 한다(그림 3-12).

모양과 크기도 다양하지만 보통 직경 0.5~1cm, 길이 3~6cm 정도이며 소장의 지름보다는 작다. 게실내에는 이소성 위점막이나 이자조직이 포함되어 있어서 산이 분비되며 이것이 불편감과 궤양을 유발하는 원인이 된다.

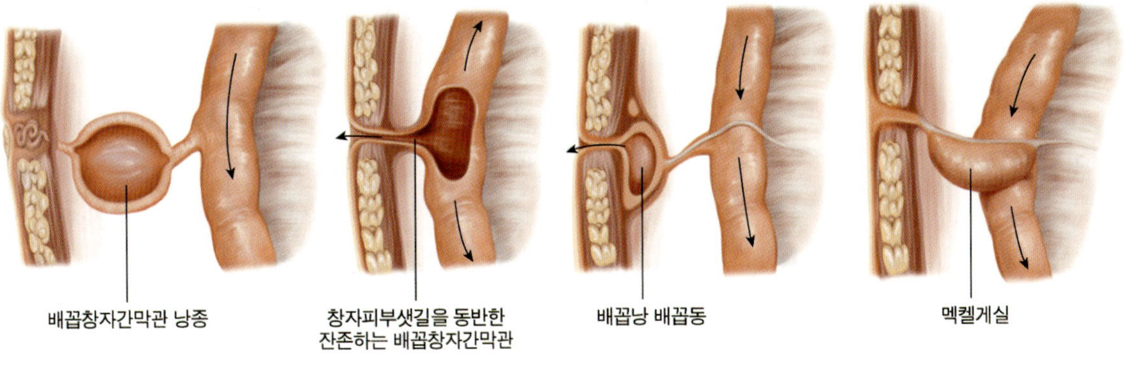

그림 3-12 메켈게실의 종류

1. 원인 및 병태생리

태아의 난황관은 배아의 중장과 난황을 연결해 주는 관으로 난황관은 태생기 10주 정도면 폐쇄되면서 복강 내로 장이 들어가야 하는데 이 시기의 결함으로 제장간막관이 퇴화되지 않고 남아 생기는 것이 메켈게실이다. 가끔 메켈게실에 염증이 발생되기도 하고 폐색이 초래되면서 장중첩이나 염전 등이 발생할 수 있다.

2. 임상증상

뚜렷한 증상이 없는 경우가 대부분이며 임상증상은 보통 2세 이전에 발현되며 가장 흔한 증상은 무통성 직장출혈이다. 1~2세 어린 영유아에서 대량의 무통성 직장출혈이 발생하게 되면 메켈게실을 우선적으로 의심하여야 한다. 출혈은 보통 통증 없이 갑자기 발생하고 대변 없이 출혈만 있을 수도 있다.

대변 색은 벽돌색 또는 혈액 섞인 점액변(current jelly stool)으로 표현되는데 종종 감염이 발생하여 급성 충수염과 유사한 증상을 나타내기도 한다. 가끔 장중첩, 장폐색, 염전 등의 증상이 보일 수 있으며 치료하지 않는 경우에는 천공이나 복막염으로 진행할 수도 있다.

3. 임상검사

메켈게실의 진단은 우선적으로 병력조사에 근거하는데 확진은 쉽지 않다. 메켈게실이 너무 작아서 바륨검사나 단순 복부 방사선 촬영 등의 시각적인 영상을 통해 확인하는 검사들은 유용하지 않을 수 있다. 일반적으로 방사선 동위원소 스캔을 통해서 진단할 수 있는데 동위원소를 정맥주입한 후 정상 위점막과 게실 내 이소성 위점막에 함께 동위원소가 축적되는 것을 통해서 확인하게 된다.

4. 간호진단

아동 소화기계 질환의 간호진단 참조

5. 치료 및 간호

1) 치료

증상이 발생하면 외과적 교정이 필요하다. 수술로 게실을 절개하고 침범된 장 부위를 제거한다. 게실염이 있는 경우에는 수술 전에 항생제를 투여하며 정맥내 수액요법 등의 내과적 중재가 필요하다. 수술 후 예후는 좋은 편이며 기타 장중첩, 장폐색, 염전 등이 동반된 경우에는 적절한 치료가 함께 이루어져야 한다.

2) 간호

수술 전 간호로는 우선적으로 정맥수액 요법을 시행하여 수분 전해질 불균형을 교정한다. 만약 장출혈이 동반되었다면 특히 환아 상태에 대한 세심한 주의가 필요하다. 섭취량과 배설량을 모니터링하고 직장출혈 양상을 관찰하며 대변내 잠혈검사를 시행한다. 아동은 침상 안정하도록 하고 활력징후를 2시간마다 사정하고 쇼크증상을 관찰한다.

수술 후 간호는 일반적인 복부수술 환아 간호와 유사하다. 감염 관리와 더불어 환아 상태를 잘 사정하고 입원과 수술에 대한 정서적 지지가 필요하다. 퇴원교육으로 수술부위를 잘 관리하고 감염을 예방하고 적절한 식이를 제공하며 처방된 약물을 잘 투여하도록 부모를 교육한다.

⊕ 염증성 장질환(Inflammatory bowel disease) : 궤양성 대장염(ulcerative colitis)

궤양성 대장염은 대장의 점막 또는 점막하층에 염증 또는 궤양이 생기는 질환으로 아직 정확한 원인이 밝혀지지 않은 만성 재발성 질환이다.

1. 원인 및 병태생리

염증성 장질환의 발병에는 유전적 요인과 환경적 요인이 관련되어 있는데 일반적으로 이들 질환은 청소년기에 발병하며 아동기에 시작되는 경우는 거의 드물다.

궤양성 대장염은 원인 불명의 염증질환으로 대장에 국한되어 발생하는데 흔히 직장에서 시작되어 상부 원위부 쪽으로 확장된다. 주로 직장과 하행결장을 침범하는데 염증이 직장에 국한되는 경우에는 궤양성 직장염(ulcerative proctitis)이라고 하고 전체 대장을 침범하게 되면 전대장염(pancolitis)이라고 한다. 염증반응은 흔히 점막과 점막하 조직에 국한되어 발생하는데 침범 정도는 다양하다.

확실한 원인은 밝혀져 있지 않지만 유전적 민감성이 있는 개인에게서 면역학적 반응이 매개되어서 발생하는 것으로 추정되고 있다. 그러나 다른 지역에서 생활하는 같은 인종 간의 발생률이 다르기 때문에 환경적 요인의 중요성도 고려되고 있다. 특정 감염원과의 관련성은 밝혀져 있지 않으며 장 점막의 면역조절 기전의 비정상이 궤양성 대장염 발병에 중요한 요인으로 제시되고 있다. 조직학적으로 점막에 국한된 염증소견을 보이나 병변이 심해지면 결장 전체로 궤양이 퍼지기도 한다.

2. 임상증상

궤양성 대장염의 가장 흔한 증상은 설사이다. 종종 혈액과 점액이 섞인 대변을 보게 되며 이따금 변비가 같이 동반되기도 한다. 하복부 통증과 긴박한 경련성 통증이 장운동 전과 장운동이 일어나는 동안 나타난다.

발열, 심한 빈혈, 저알부민혈증, 백혈구증가증 등이 동반되며 질병의 영향으로 인해 식욕부진, 체중감소, 영양결핍 등이 점차적으로 나타난다. 그러나 성장과 관련된 문제점들이 크론병에 비해서는 심각하지 않다. 만성적인 출혈로 인한 혈액손실과 섭취량의 부족 때문에 철분 결핍이 나타날 수 있다.

3. 임상검사

진단은 병력조사, 신체검진, 임상증상 및 진단검사에 근거하고 전형적으로 내시경적 검사

(직장경)와 조직학적 검사소견을 통해 확진하게 된다. 혈액검사 소견상 빈혈과 저알부민혈증의 증거가 보인다.

직장경에서 궤양 및 염증이 발견되는데 전형적으로 직장에서 홍반, 부종 등의 변화가 동반된다. 직장 생검을 통해서 장점막의 급만성 염증소견을 확인할 수 있다. 그러나 전격성 대장염이 의심되는 경우에는 천공이나 독성 거대결장의 위험성 때문에 대장 내시경은 금기이다. 중증 대장염 아동에게서 크론병과 감별진단하고 침범 정도를 평가하기 위해서 소장을 포함한 상부 위장관 조영술이 유용하게 사용된다.

4. 간호진단

아동 소화기계 질환의 간호진단 참조

5. 치료 및 간호

궤양성 대장염의 의학적 완치는 어렵다. 치료의 목적은 증상을 조절하고 재발의 위험성을 감소시키는 것이다. 치료의 강도는 발병위치, 증상의 심각성 정도에 따라 다양한데 내과적 치료가 우선적으로 적용된다.

1) 내과적 치료

경증 궤양성 대장염의 일차치료 약제로써 주로 사용되는 것은 aminosalicylate이다. sulfasalazine은 상부 위장관에서 조기에 흡수되지 않고 대장까지 도달되어 효과적으로 대장을 치료해주며 궤양성 대장염의 재발 방지에도 효과적이다. 이 약물을 투여할 때에는 약물복용으로 인한 위장관계 이상증상(오심, 복통)이 나타나지 않도록 일주일에 걸쳐 서서히 약물의 용량을 증가시킨다. mesalamin도 sulfasalazine 만큼 효과적인 약제로 사용되고 있다. 중등도와 중증 아동에서는 스테로이드가 효과적인데 흔히 prednison이 사용된다.

장기간의 스테로이드 치료는 여러 가지 부작용 때문에 권장되지 않는다. 성장부진, 부신 억제, 포도당내성, 백내장, 감염의 위험성 증가, 외모의 변화 등이 주요한 부작용이다. 스테로이드에 의존적이거나 스테로이드 치료에 반응하지 않는 중증 궤양성 대장염의 경우에 cyclosporine, azathioprine, 6-mercaptopurine 같은 면역조절인자(immunomodulator)가 효과적으로 사용된다. 또한 중등도 이상의 일부 궤양성 대장염의 선택적인 치료법으로 infliximab(Remicade, chemical mononuclonal anti-TNF antibody)이 최근 사용되고 있다.

2) 외과적 치료

내과적 치료가 매우 어렵거나 전격성 대장염인 경우에는 전결장절제술(total colectomy)이 시행된다. 일반적으로 일시적 회장루(ileostomy)가 취약한 문합 부위를 보호하기 위해서 설치되기도 한다.

6. 합병증

궤양성 대장염은 만성적인 질병으로 완화와 악화가 반복되면서 위장관 출혈이나 천공 등이

표 3-8 염증성 장질환의 비교

구분		궤양성 결장염	크론병
임상증상	설사	심함	심함
	혈변	심함	흔하지 않음
	복부 덩어리	없음	덩어리가 있음
	복통	경한 통증(흔치않음)	경련성 통증이 흔함
	천공	거의 없음	흔함
	누공형성	없음	흔함
	암발생	관련성이 높음	관련성이 약함
	항문주위 변화	거의 없음	흔함
	전신 영향	중등도의 체중감소	심각한 성장장애
	장외 증상	독성 거대결장의 위험	관절통, 관절염
내시경 및 방사선 소견	직장 병변	심함	중등도
	회장 병변	없음	중등도
병리 조직 소견	병변의 특성	연속적인 병변	건너뛰기 병변

합병증으로 나타날 수 있다. 특히 궤양성 대장염 발병 이후에는 대장암 발생 가능성이 증가한다.

7. 염증성 장질환의 공통 간호

간호의 주목적은 지역사회와 가정에서 아동과 가족이 질병에 잘 적응할 수 있도록 돕는 것이다. 여기에는 질병으로 인한 정서적 충격, 약물투약과 식이요법, 영양상태에 대한 감독, 성장발달 상태에 대한 사정, 적절한 의뢰를 제공하는 것이 포함된다.

소화성 궤양(Peptic ulcer)

소화성 궤양은 위장관계의 일부 점막 및 점막하층과 근육 조직이 손상되면서 위산분비에 노출되어서 발생하는 질환이다. 궤양은 원발성 혹은 속발성으로 발생하는데 주로 위와 십이지장에 발생하며 소아에서는 드문 질환이다.

영유아에서는 패혈증이나 심폐부전, 탈수, 화상 등 중증 질환이나 비스테로이드성 항염증제(NSAIDs) 등 약물로 인해서 속발하여 급성으로 발생하는 경우가 많다. 영아에서는 위궤양이 십이지장 궤양보다 2배 이상 발생하며 나이 든 아동의 경우에는 H. pylori 감염과 관련된 궤양이 주로 나타나는데 이러한 궤양은 주로 만성이며 십이지장궤양이 대부분이다(그림 3-13).

1. 원인 및 병태생리

정확한 원인은 알려져 있지 않지만 유전적,

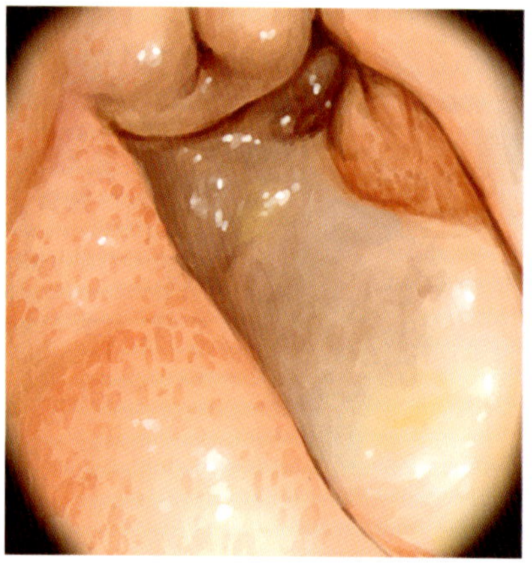

그림 3-13 내시경을 통해 관찰된 깊은 위궤양

환경적, 감염성 요인이 복합적으로 작용하는 질환이다. 음주나 흡연, 식이가 영향을 미치며 스트레스 등의 심리적 요인도 영향을 미치는 것으로 보고되고 있다. 소화성 궤양은 이러한 다양한 요인들의 영향 속에서 위장관 점막의 세포방어인자(cytoprotective factor)와 세포독성인자(cytotoxic factor) 간의 균형이 깨어지면서 점액-중탄산염 장벽에 변화가 일어나 발생하게 된다.

세포방어인자에는 상피세포막, 점액층, 중탄산염 분비, 프로스타글란딘 생성, 표피성장 인자 등이 있고 세포독성인자로는 위산과 펩신을 들 수 있다. 산과 펩신의 분비가 늘어나고 이를 중화시키는 점막보호인자가 약해지면 소화성 궤양이 발생하기 쉽다. 또한 H. pylori는 가장 중요한 원인이 되는데 아동의 위궤양의 60%, 십이지장 궤양의 80%에서 H. pylori 균이 발견된다. 이외에도 위산분비를 자극하는 가스트린 분비가 증가되는 Zollinger-Ellison 증후군에서도 소화성 궤양이 발생하기도 한다.

2. 임상증상

발생연령과 발생부위에 따라 다양한데 아동에게서 발생하는 소화성 궤양의 주증상은 복통, 구토, 출혈이다. 특히 위가 비었을 때 경련성 통증이 발생하며 화끈거림을 경험하기도 한다. 이외에도 혈변, 토혈, 빈혈, 복부팽만 등이 동반되기도 하며 학령기 이후 아동에서는 성인에서와 비슷한 증상이 나타난다.

3. 임상검사

병력조사, 신체검진, 진단검사 등을 통해서 진단한다. 상부 위장관 내시경 검사를 통해 확진하며 궤양이 있으면 생검을 시행하여 H. pylori 감염여부를 확인한다. 초음파 검사는 담석이나 종양 등이 의심되는 경우 시행할 수 있다. 기본적인 혈액검사, 생화학검사, 소변검사, 대변검사(혈변확인)가 동반된다.

4. 간호진단

아동 소화기계 질환의 간호진단 참조

5. 치료 및 간호

1) 치료

궤양을 치료하고 일차적인 발생 원인을 제거하는 것이 치료의 주목적이다. 내과적 약물 치료가 보편적으로 적용된다. 아동에게서 일차약물로 선택되는 약제는 H_2 수용체 길항제(H_2 receptor antagonists), 프로톤 펌프억제제(항궤양제, proton pump inhibitors)이다. 필요에 따라 제산제, 점막보호약제 등을 사용하여 치료한다.

궤양에서 H. pylori 균이 확인된 경우에는 1~2주 정도에 걸쳐 항생제와 프로톤 펌프억제제의 병합요법을 사용한다. 현재 H. pylori 감염을 예방하는 백신이 개발 중에 있다. 출혈이나 천공, 폐쇄 등의 합병증이 심각한 경우에는 외과적 치료를 시행할 수 있다. 선택적으로 출혈된 혈관이나 천공의 봉합, 미주신경 절단술, 유문 형성술 등이 시행된다.

2) 간호

소화성 궤양 아동의 간호는 치유를 촉진하며 질병으로 인한 불편감을 감소하고 재발을 방지하는 것이다. 여기에 적절한 영양섭취를 촉진하는 것이 중요하다. 우선적으로 아동의 복통, 구토와 복부팽만을 사정하고 H. pylori의 가족력을 확인한다. 영양학적으로 충분하고 연령에 적합한 식이가 제공되어야 하며 질병이 악화되었을 경우에 한해서 음식섭취를 제한할 수도 있다.

대부분의 치료가 가정에서 이루어지게 되므로 가족과 협력하여 약물투여의 필요성과 지속성을 교육하고 이행도를 높이도록 한다. 위점막 불편감을 유발할 수 있는 aspirin은 복용하지 않도록 주의하며 필요시 진통제로 acetaminophen을 투여할 수 있다. 스트레스가 궤양의 원인이 되기도 하므로 부모와 아동은 아동의 일상생활에서 스트레스원을 확인하고 대처기전을 사정하며 적절한 심리상담을 의뢰할 수도 있다.

영양 장애

과잉영양(Overnutrition)

과잉영양 즉 비만증(obesity)이란 피하조직내에 지방의 과다 축적을 의미한다. 원인은 과식과 운동 부족, 유전적 소인, 특수 질병(뇌의 병변, 고 인슐린 혈증 등), 사회 경제적 상태(선진국에선 사회 계층이 낮은 그룹에서 많음) 등으로 올 수 있다. 발생빈도는 남녀 구별없이 사춘기에 높게 나타나나 점차 연령층이 낮아지는 경향을 보인다.

1. 원인 및 병태생리

병태 생리적 기전은 영아기부터 과다한 칼로리 섭취를 하게 되면 지방세포의 수와 크기의 증가로 인해 비만이 발생하게 된다. 또한 비만은 혈중 인슐린 농도가 증가되어 있어 그 결과 지방분해는 줄고 지방흡수는 증가하게 되므로 비만증이 올 수도 있다.

아동 초기에 발생한 비만은 체중을 줄인다해도 지방 세포의 크기는 감소하지만 수는 줄어들지 않기 때문에 완전히 치료하기는 어려운 것으로 알려져 있다. 그러므로 비만은 치료보다는 예방적 차원으로 다루어지는 것이 효과적이다.

2. 임상증상

비만아는 정상아보다 키가 크고 체중이 표준보다 20% 이상 더 나가며 골연령이 증가되어 있다. 가슴부위에 지방조직의 축적을 볼 수 있으며 이로 인해 남자의 경우 성기가 작아 보인다. 사지는 상지가 하지보다 더 길고 다리에는 외반슬이 올 수 있으며 경우에 따라서는 정신적 장애를 일으키기도 한다.

검사로는 비만아의 피부 두께를 측정하여 지방의 과다정도를 파악하고 1~2주 동안 먹은 음식을 모두 기록하여 칼로리 과다의 원인을 밝힌다. 먹은 음식의 종류와 활동량, 가족의 식사형태 등을 확인하며 유전가능성도 조사한다. 비만인 경우 합병증으로는 일반적으로 당뇨병, 고혈압, 호흡곤란을 볼 수 있으며 드물기는 하지만 심폐기능의 심한 장애를 일으키는 Pickwickian 증후군이 올 수도 있다.

3. 표준 체중과의 비교

조사 대상자의 체중을 신장 및 동일한 집단의 평균체중치(표준체중)와 비교하여 백분율로 나타낸 것이다. 우리나라에서는 아동의 경우 대한 소아과학회에서 측정한 한국소아의 신장별 체중 백분율의 50%일 때를 표준체중으로 사용하여 비만도를 계산한다.

체중과 신장의 비는 흔히 비만지수 또는 체질량지수라고 하며, 유아인 경우에는 영양상태를 어른의 경우에는 비만도를 나타내주는 지표로 쓰인다. 즉,

$$\text{비만도(표준체중의 백분율)} = \frac{\text{현재체중}}{\text{표준체중}} \times 100(\%)$$

또는

$$\text{비만도} = \frac{\text{실측체중} - \text{신장별 표준체중}}{\text{신장별 표준체중}} \times 100(\%)$$

표준체중은 성인인 경우 신장(cm)에서 100을 뺀 값으로 하는 브로카의 지수와 동양인에 적합하도록 0.9를 곱한 값으로 한다.

[브로카 변법]

표준체중(kg) = [신장(cm) − 100] × 0.9

단, 신장이 150cm 이하인 경우는

표준체중(kg) = 신장(cm) − 100

비만도 판정은 표준체중과 비교할 때 보통 10% 이상을 과체중, 20% 이상을 비만이라고 할 때, 비만은 다시 20~30%일 때 경도비만, 30~50%는 중도 비만, 50% 이상을 고도비만이라 한다. 카우프 지수는 2세 이하의 영유아기 영양상태 평가에 적합한데 이때 80~20이면 비만 경향으로 20 이상이면 비만으로 판정할 수 있다.

$$\text{카우프 지수} = \frac{\text{체중(g)}}{[\text{신장(cm)}]^2} \times 10^4$$

뢸러 지수는 학령기 아동의 영양평가로서 신장 110~129cm에서는 180 이상, 130~149cm

표 3-9 비만도 판정

비만도	
>150	고도비만
131~150	중등도 비만
121~130	경도비만
111~120	과체중
90~110	정상
80~89	저체중

범위에서는 170 이상, 150cm 이상에서는 160 이상을 비만으로 판정기준으로 하고 있다.

$$롤러\ 지수 = \frac{체중(g)}{[신장(cm)]^3} \times 10^7$$

3. 치료 및 간호

비만증 환아의 치료 목적은 체중 감소에 있다. 10~14세 아동에 대해서는 수개월 동안 1,100~1,300 칼로리로 식사를 제한하는 식이요법을 적용할 수 있다. 그러나 필요한 양의 단백질은 제공한다. 식사는 칼로리는 적고 양이 많은 음식을 주며 간식은 하루에 한번으로 제한한다. 급격한 체중 감소는 정상적인 성장을 저해하므로 피하도록 하고 비타민 D를 투여하는 것이 좋다.

대부분의 비만아는 자신이 느리고 서투르기 때문에 스포츠를 피하는데 이때 간호사는 운동의 가치를 설명하고 음식의 섭취, 칼로리의 이용, 운동과의 관계를 강조한다. 특히 비만의 치료는 환자 자신의 결심과 가족의 이해가 필수적이므로 간호사는 인내심을 가지고 오랜 상담과 지지를 하도록 한다.

영양 부족(undernutrition)

개발 도상국의 많은 아동들이 성장을 저해받을 정도의 영양 불량으로 인해 위험에 직면해 있다. 이 아동들은 충분한 열량을 섭취하지 못하여 영양부족 상태이며 특히 단백질이 부족하다. 현재 전 세계 여러나라의 아동들이 5세 이전에 사망하고 있는 실정이므로 이를 해결하기 위한 조처들이 요구되고 있다. 초기 학령기 동안의 부적절한 식이는 성인이 된 후 신장과 체중에서의 차이, 뼈 성숙의 지연, 신체성장의 지연, 생화학적 성숙의 지연, 정신적 성장의 지연을 초래하게 된다.

소모증(marasmus)

소모증이란 영아기에 열량섭취 부족으로 인해 영양실조를 일으키는 것을 의미한다.

1. 원인 및 병태생리

소모증의 원인은 대부분 모유 수유를 일찍 중단한 후 필요한 인공 영양을 제공받지 못해 초래된다. 즉 빈곤 지역에서는 충분한 양의 우유를 확보하기 어렵고 우유 희석시에 오염된 물을 사용하거나 우유 저장 시설의 부족, 인공영양 및 위생 관념의 부족으로 만성적 설사를 일으켜 발생된다. 이 외에도 음식물 흡수 장애, 선천성 대사성 질환, 기타 스트레스나 급만성 질환에 이환되었을 때, 또는 항생제를 장기간 투여할 때에도 나타날 수 있다.

소모증은 대부분 생후 7개월에서 1년 사이에 발생되지만 빠른 수유 중단과 계속되는 기근으로 인해 더 어리거나 큰 아동에게도 올 수 있다. 예후는 소모증 정도에 따라 차이가 있으나 심한 감염이 없는 한 대부분 예후가 좋은 편이다. 그러나 경우에 따라서는 신체적, 정신적, 정서적 장애가 올 수 있으며 사망하기도 한다.

2. 임상증상

소모증 환아는 처음에는 체중 증가가 없다가 차츰 체중 감소가 나타나 피부 긴장도가 소실되고, 주름이 생기며, 피하지방이 소실되면서 쇠약(emaciation)해져 거의 시체의 모습이라고 할 정도까지 신체의 조직을 소모하게 된다. 체온은 낮고 맥박은 느리며 기초 대사율도 저하되기 시작하며 환아는 불안해 하고 무감각하며 위축된다.

영양부족이 계속되면 소화효소 분비가 저하되어 주요 아미노산, 수용성 비타민, 엽산의 손실을 가져온다. 부종은 주로 다리에서 시작되어 얼굴, 팔 하부에 나타나고 복수가 차게 되면 결국 전신 부종으로 진전된다. 변비가 오기도 하고 기아성 설사로 인해 탈수증이 올 수도 있다. 검사로는 음식물 섭취에 대한 자세한 병력을 조사하고 생화학 검사, 각종 영양소의 혈청치 측정, 피부주름의 두께를 측정한다.

3. 치료 및 간호

소모증 환아의 간호는 생명을 유지하고 성장 발달을 증진시키기 위해 필수적인 영양소와 비타민, 무기질을 제공해야 한다. 장에서의 흡수가 불량할 수도 있기 때문에 조심스럽게 음식 섭취율을 증가시켜야 하며 심한 세포외액의 소실로 인해 체중 감소가 발생할 경우에는 전해질 불균형을 교정해 주어야 한다.

칼로리는 1일 체중 kg당 175칼로리까지 점차 늘려 주고 단백질 섭취는 1일 체중 kg당 약 2.5mg이나 그 이상으로 증가시킨다. 만일 고칼로리 섭취로 인해 저 알부민증, 부종, 지방변이 발생되면 일시적으로 섭취수준을 낮춘다. 급성인 경우에는 포타슘 치료를 받게 되는데 이 때 간호사는 소변 관찰(소변이 나올 때까지 포타슘 투여를 보류함), 심전도 점검, 혈청내 포타슘 수치를 알아보아야 한다. 빈혈이 심한 경우, 또는 감염에 저항성을 높이기 위해 수혈을 할 수도 있고 감염의 예방을 위해 항생제 요법이 시행될 수 있다.

피부 간호로는 매일 항생제 비누로 목욕시켜 주며 욕창과 침하성 폐렴을 예방하기 위해 체위변경을 자주 해준다. 체온이 정상보다 낮을 수 있기 때문에 체온유지를 위해 따뜻하게 해주어야 한다. 섭취한 것과 토물, 대변, 소변 등 배설에 대해 정확하고 자세히 기록한다.

소모증의 경우 적당한 영양소와 열량 공급이 중요하므로 총정맥 영양(total parenteral nutrition)을 많이 이용하게 된다.

⊕ 단백질 영양실조 (Kwashiorkor)

Kwashiorkor라는 용어는 '새로운 아기가 태어났을 때 언니가 얻는 병'이라는 뜻으로 주로 단백질이 극도로 결핍되거나 열량이 부족하여 나타나는 증후군이다.

1. 원인 및 병태생리

원인은 이유기 이후에 단백질의 불충분한 섭취나 단백질 흡수장애 및 합성장애로 인해 필수아미노산이 부족하게 되어 나타나는 질환이다. 또 다른 요인으로는 위장계 감염이나 홍역 등 심한 감염 때도 올 수 있다. 대부분 생후 4개월에서 5세 사이 영유아에게서 많이 발생한다. 예후는 나이가 어릴수록 장애정도가 심하게 나타나는데 성장 발육 지연과 뇌 손상이 심각한 경우도 있고 심한 비타민 A결핍으로 영구적인 실명이 오는 경우도 있으며, 수분 및 전해질 불균형, 감염증, 순환 장애로 사망하는 경우도 있다.

2. 임상증상

초기에는 기면 상태, 감정둔화, 자극에 대해 과민성을 나타내며 점차 성장지연, 식욕 부진, 피하조직의 소실, 전신부종, 간비대, 저혈당증도 나타난다. 머리카락은 성기고 얇아지며 탄력성이 소실되고 탈색 현상으로 붉거나 회색으로 변한다. 피부는 붉고 자극받는 부위는 검어지며 벗겨진 부위는 색소침착이 나타난다. 신기능의 저하로 신장혈류, 사구체 여과율 및 세뇨관 기능감소를 일으키며 혼미와 혼수상태에 빠져 사망하게 되는 경우도 있다.

검사 소견은 혈청 알부민치와 혈당치가 감소되어 있고 포도당 내성검사는 당뇨병형으로 나타난다. 케톤뇨, 요배설률의 감소, 췌장 소화 효소의 감소, 빈혈, 비타민 결핍, 무기질 감소가 오게 된다.

3. 치료 및 간호

Kwashiorkor 환아의 간호는 심한 설사, 신부전, 쇼크, 탈수, 감염과 같은 급성 증상에 대해 응급 치료가 시행되도록 도와준다. 탈수 교정 후 식이요법으로는 소량의 묽은 우유를 주기 시작하여 5일에 걸쳐 우유의 농도와 양을 차츰 증가시킨다. 필요한 경우 탈지유, 카세인 수화물(casein hydrolysates), 아미노산 제제 등을 보충시켜 준다. 그러나 고칼로리, 고지방 식이를 너무 일찍 투여하게 되면 복부 팽만이 나타나고 회복이 지연될 수 있다.

결핍된 비타민 A와 칼륨, 마그네슘 등 무기질을 보충시켜주며 빈혈을 교정해주기 위해 철분과 엽산을 섭취시킨다. 감염증이 있을 때는 항생제를 투여한다. 치료 후 신체성장은 빠르게 회복되나 정신적 발달 수준은 심각한 뇌의 장애를 받지 않는 한도 내에서 회복이 가능하다.

영양결핍

⊕ 비타민 D 결핍성 구루병

(Vitamin D deficiency rickets)

비타민 D는 장관에서 칼슘과 인의 흡수를 촉진시키고 신장에서 인의 재흡수를 촉진하며 뼈에서 미네랄 침착과 흡수대사에 직접 관여하는 호르몬이다. 비타민 D 결핍 시에는 성장 중에 뼈나 뼈모양 조직(osteoid tissue)으로 칼슘이 침착이 되지 않아 뼈의 변형을 초래하여 구루병을 유발할 수 있다.

구루병은 비타민 D가 강화된 조제분유가 나오면서 감소하였다가 1990년대부터 여러 나라

BOX 3-7 구루병 발생률이 높은 집단 아동

- 비타민 D와 칼슘이 적게 함유된 식
- 비타민 D가 함유되지 않은 유제품을 섭취
- 햇빛에 적게 노출되고 검은 피부색소 침착
- 비타민 D 섭취가 부족한 어머니가 모유수유
- 충분한 비타민D 섭취나 보충제 없이 6개월 이상 모유수유

에서 영아와 소아기 어린이들의 비타민 D 결핍성 구루병이 증가하고 있다(Box 3-7).

1. 원인 및 병태생리

구루병은 비타민 D 결핍이 가장 흔한 원인이다. 대부분 비타민 D의 섭취가 부족하거나 피부에서 합성이 부족한 영아기에 발생한다. 모유의 비타민 D 함유량은 15～50IU/L로 450IU/L가 들어 있는 분유에 비해 절대량이 적어 모유를 오래 수유하는 영아의 경우 햇빛의 조사량이 적을수록 결핍증의 위험이 높아진다. 또한 검은 피부색소가 침착된 아동 또한 위험이 높아진다

2. 임상증상

구루병이 있는 경우 가장 먼저 나타나는 증상은 두개골이 연화되어 손가락으로 눌렀을 때 탁구공처럼 움푹 들어가는 두개로(craniootabes) 현상이다. 또한 대천문 폐쇄가 지연되며 오다리, 갈비뼈의 전방돌출(구루병 염주, rachitic rosary), 새가슴, 저신장 등이 나타난다. 이 외에도 척추 만곡증, 내반슬, 외반슬이 나타날 수 있으며 골절이 되기 쉽다.

3. 임상검사

구루병의 진단은 혈액 내 25-hydroxycholecalciferol(25-OHD3)이 5ng/mL 미만인 경우 심각한 비타민 D 결핍증(severe Vit. D deficiency)으로, 5ng/mL 이상 15ng/mL 미만인 경우 비타민 D 결핍증(Vit. D deficiency)으로 15ng/mL 이상 20ng/mL 미만인 경우 비타민 D 불충분증(Vit. D insufficiency)으로 진단한다.

혈청 칼슘은 정상이거나 약간 감소하는 소견을 보이며 저인산혈증을 보인다. 총 알칼리인산분해효소(alkaline phosphatase, ALP)가 대부분 500IU/dL 이상으로 상승하고 혈청 25-OHD3 (25-hydroxycholecalciferol)은 20ng/mL 이하로 감소한다. 1,25-dihydroxyvitamin D [1,25(OH)2D]는 부갑상샘호르몬(parathyroid hormone, PTH)과 저인산혈증에 의해 조절되기 때문에 비타민 D 결핍의 정확한 진단을 위해서는 25-hydroxyvitamin D를 측정하여야 한다. 방사선학적 검사로 손목, 무릎, 머리, 가슴을 촬영을 촬영할 수 있으며 검사 소견상에 뼈 감소증, 성장판 확장, 장골 피질의 감소등을 확인할 수 있다.

4. 간호진단

아동 소화기계 질환의 간호진단 참조

5. 치료 및 간호

1) 치료

비타민 D는 경구 또는 근육주사로 투여할 수

있으며, 치료를 시작하면 생화학적 검사소견은 1주내에 정상으로 회복되며, 방사선 소견은 2~4주내에 회복되기 시작하여 수개월 내에 정상화된다.

2) 간호

비타민 D 구루병이 있는 아동의 간호 시 아동에게 비타민 D가 풍부한 식품을 섭취하도록 권장하며, 모유수유 하는 아동의 경우 어머니에게도 비타민 D를 충분히 섭취하도록 하여야 한다. 강화우유를 제공하는 경우에는 그 양을 하루에 1L로 제한하도록 한다. 또한 햇빛 조사량을 충분히 확보하여 구루병을 예방하고, 햇빛 조사량이 부족한 어머니가 모유 수유하는 영아나 미숙아에게는 비타민 보충제를 하루에 400IU 투여하는 것이 좋다는 의견이 있으나 특별한 경우를 제외하고는 권장하지 않는다.

골절 예방을 위해 가능한 한 환아를 적게 만지고 체위를 자주 변경하여 피부손상과 호흡기 감염을 예방하며, 신체선열을 바르게 유지하도록 한다. 경우에 따라 뼈를 지지할 수 있는 부목이 적용될 수 있다.

흡수장애

글루텐 민감성 장질환(Celiac disease)

글루텐 민감성 장질환은 소장점막의 표면적 감소로 인한 대표적인 흡수장애 증후군이다. 글리아딘(gliadin) 성분이 포함된 곡류(귀리, 보리, 밀, 호밀 등)를 섭취했을 때 그 단백 성분에 대한 과민성으로 발생한다. 즉, 섭취한 글리아딘을 소화하지 못해 발생하는 병으로 글리아딘은 글루텐(gluten)을 구성하는 일종의 단백물질이기 때문에 글루텐 장질환, Celiac병이라고도 한다.

이 질환은 가족력이 있으며 강한 유전적 요인이 관련된 것으로 알려져 있으며 우리나라나 아시아에서는 드물다. 다운 증후군 아동의 4~17%에서 동반된다.

1. 원인 및 병태생리

글루텐 민감성 장질환은 면역학적 질환으로 밀, 보리, 호밀, 오트밀 등에 함유된 단백질에 대한 면역 반응이 원인이 되어 점막세포의 파괴결과 발생한다. 일단 글루텐이 포함된 식품을 섭취하게 되어 소장의 점막이 글루텐 성분에 노출되면 그 부위에 림프구와 형질세포들이 모여들고 이 세포들이 점차적으로 세포손상을 유발하게 된다.

경과가 진행됨에 따라 소장의 융모가 수축되어 점막의 표면적이 감소되고 융모에서 혈류로 가는 흐름이 방해되면서 흡수 장애가 발생한다. 초기에는 지방대사에 영향을 미치는데 그 결과 대변으로 다량의 지방이 배출된다(steatorrhea). 소장 점막이 지속적으로 변성됨에 따라 단백질 및 탄수화물의 흡수에 문제가 동반되고 비타민 A, D, E, K 및 비타민 B_{12} 흡수에도 장애가 발생한다.

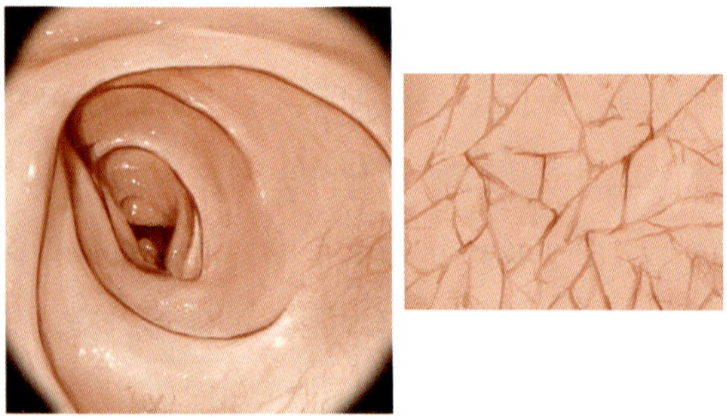

그림 3-14 **내시경을 통해 관찰된 십이지장.** 점막이 갈라진 진흙처럼(cracked-mud) 접혀있다.

2. 임상증상

증상은 보통 아동이 글루텐이 포함된 고형음식을 섭취하였을 때 나타나게 되는데 주로 6개월~2년 사이에 이유식을 시작하면서 나타난다. 그러나 실제 성인기가 되어서야 진단되는 경우가 많다.

영아기에 나타나는 주요 증상은 만성설사로, 성장장애가 서서히 나타나면서 복부팽만이 동반되기도 한다. 식욕저하와 더불어 아동은 기운이 없고 빈혈, 근 긴장저하(hypotonia), 비타민 결핍증, 불안정 증상을 보인다. 옅은 색의 묽고, 양이 많은 대변이 특징적이며 가스가 자주 나온다. 좀 더 성장한 아동에게서는 오심, 구토 등의 증세와 더불어 복통과 복부팽만이 동반되기도 한다. 흔히 성장이 지연되고 철분결핍과 치아법랑질의 결손 등이 나타날 수 있다.

3. 임상검사

대변검사를 통해 대변에 함유된 지방의 정도를 측정하고 글루텐(gluten)에 대한 항체의 혈청 분석(Ig A antiendomysial antidody test, Ig A antitissue transglutaminase), 장점막 생검(duodenal biopsy) 등을 통해 확진하게 된다. 아동의 식이에서 글루텐이 포함된 음식을 제한하면서 반응을 감시하는 것도 진단에 유용할 수 있다.

4. 간호진단

아동 소화기계 질환의 간호진단 참조

5. 치료 및 간호

1) 치료

글루텐이 포함된 식이(밀, 호밀, 귀리, 보리)를 철저하게 배제하는 것이 치료의 기본이다. 이 식이요법은 평생 지속되어야 한다. 글루텐이 함유된 식품의 섭취를 중단하면 보통 수일~수주 내로 증상이 호전되고 장의 융모가 정상화되는 데에는 6개월 정도가 걸린다. 필요에 따라 철분이나 칼슘과 비타민 보충제를 투여한다.

2) 간호

간호는 가족과 아동에게 적절한 영양 가이드라인을 교육하고 아동의 정상 성장 발달을 촉진할 수 있도록 지지하는 것에 중점을 둔다. 아동의 구토와 불안정성, 빈혈, 구강궤양, 근긴장저하 정도를 사정하고 아동의 성장발달 성취 정도를 평가한다. 아동의 배변습관에 대하여 물어보고 대변의 양상을 확인한다.

글루텐이 포함되지 않은 식단(gluten-free diet)을 유지하도록 부모를 지지하는 것이 중요하므로 질병과정에 대한 충분한 정보를 제공한다. 질병에 대한 이해를 통해서 아동의 증상이 사라지더라도 평생 동안 주의를 해야 한다는 사실을 확인시키고 먹을 수 있는 음식의 종류를 알려준다. 식품의 제한이 아동의 정상 성장발달을 저해시킬 위험이 있으므로 지속적인 사정과 추후 관리가 필요할 수 있다. 식이요법이 제대로 진행되면 6개월 이내에 장이 정상화되면서 성장발달도 점진적으로 향상된다. 아동의 키와 몸무게도 1년 이내에는 정상범위에 도달하여야 한다.

가정에서는 아동의 식이요법을 진행하는 것이 쉽지만 아동이 학교생활을 하게 되면 철저히 식단을 유지하는 것이 어려울 수 있다. 학령기와 청소년기는 특히 또래와 어울리면서 글루텐이 포함된 빵이나 케이크, 쿠키 등의 유혹을 받기가 쉽다.

아동과 가족을 대상으로 글루텐 제한 식이의 중요성을 다시 강조하고 순응도(compliance)를 높일 수 있는 방안을 계획하도록 한다. 아동에게 글루텐이 포함되지 않은 대체 간식을 선택할 수 있도록 아동과 부모를 대상으로 대체식단에 대한 정보를 제공하는 것도 필요하다.

⊕ 유당불내증 (Lactose intolerance)

유당불내증이란 우유 및 유제품에 들어있는 유당(젖당)을 소화할 수 없는 질환이다.

1. 원인 및 병태생리

유당은 모유에는 약 7%, 우유에는 4~5%가 포함된 이당류로서 소장에서 락타아제에 의해 포도당과 갈라토스(과당)로 가수분해 된 후에 흡수된다. 유당불내증은 락타아제가 부족하여 섭취한 유당이 소화하지 못하고 대장으로 그대로 통과되어 고삼투압 효과를 나타내는 장내 증상이다.

선천성 유당불내증은 매우 드문 편으로 락타아제가 전혀 없거나 심하게 부족한 상태로, 유당이 포함된 모유나 우유를 처음 섭취했을 때 알게 된다. 원발성 유당불내증은 가장 흔한 형태로, 증상이 나타나는 시기가 4~5세 이후가 흔하며, 이차성(속발성) 락타아제 결핍증은 장관이 손상을 받아 락타아제가 파괴되거나 결핍된 경우 2차적으로 나타난다.

2. 임상증상

초기 증상은 유당이 함유된 음식 섭취 후 1~24시간 이내에 복통, 복부팽만, 경련, 방귀, 더부룩함, 설사 등이다. 선천성 유당불내증이 있는 아동의 경우 묽은 설사를 하게 되고, 영양소 흡수가 어려워 성장장애까지 초래할 수 있다.

3. 임상검사

유당불내증의 진단은 병력청취와 유당이 감소된 식이를 섭취하여 관련 증상이 완화되는 것을 기초로 내려진다. 수소호흡검사(breath hydrogen test)는 유당불내증을 진단하기 위한 검사로 권장된다. 유당을 소화하지 못하면 장내 세균이 번식하면서 수소가스를 생성하게 되고 아동이 내쉬는 호흡에 포함된 수소농도를 검사하여 진단한다.

4. 간호진단

아동 소화기계 질환의 간호진단 참조

5. 치료 및 간호

아동에서 우유의 적당한 섭취는 심한 부작용을 나타내지 않으며, 영양적으로 도움이 된다. 그러나 유당불내증 치료를 위해서는 유제품 섭취 제한과 락타아제 보충이 필요하다. 영아의 경우 모유나 두유를 먹이는 경우가 많으나, 모든 유제품을 제한하기 보다는 매일 소량의 유당을 조금씩 섭취하도록 하여 필요한 영양소를 제공받도록 한다.

성장기 아동과 청소년의 경우 유제품은 칼슘과 비타민 D의 주된 공급원이 된다. 우유을 단독으로 섭취하지 않고 다른 식사와 함께 소량씩 섭취하면 유당불내증이 어느 정도 조절될 수 있다. 또한 미생물에서 추출한 락타아제가 포함된 우유를 섭취하는 것도 방법이 될 수 있으며 우유 대체식품으로 요구르트, 치즈, 저유당 우유 등을 섭취한다.

식품과민증 (food sensitivity)

식품과민증은 음식을 먹고 신체에 나타나는 모든 형태의 반응을 통칭한다. 식품과민증은 식품불내증(food intolerance)과 식품알레르기(food allergy)로 분류한다.

식품불내증은 면역기전과 무관하게 나타나는 반응으로 이는 체질, 심리적 반응, 효소결핍 등의 신체적 요인에 의해 발생하는 것으로 유당불내증의 경우 이에 속한다. 반면, 식품알레르기는 음식에 함유된 알레르기원에 반응하여 IgE가 관련된 면역학적 기전에 의해 이상반응이 나타나는 것으로 아나필락시스와 같은 즉각적, 중증 반응부터 경미하고 지연된 반응까지 다양하게 나타난다.

우유 알레르기 (Milk allergy)

식품 알레르기 중 가장 흔한 형태로 보통 생후 4개월 이내에 나타난다. 우유 알레르기가 있는 영아의 대부분은 2세가 지나면 알레르기 반응 없이 잘 적응하게 된다.

1. 임상증상

식품알레르기는 식품을 먹었을 때만 증상이 나타나는 것을 특징으로 한다. 우유를 주식으로 하는 영아에게 우유 알레르기 증상은 지속적으로 나타날 수 있다(표 3-10).

표 3-10 **우유 알레르기 임상증상**

구분	증상
위장관 증상	설사, 구토, 복통, 장내가스 축적
피부증상	아토피 피부염, 급성두드러기
호흡기증상	천식, 비염
아나필락시스	급격히 빠른 속도로 진행하는 피부증상, 호흡기와 위장관 증상, 심혈관계 허탈증상

2. 임상검사

먼저 병력을 조사하고, 대변에 혈액, 백혈구, 당이 검출되는지 확인하며, 특정 항원에 대한 피부검사나 방사능알레르기 검사가 흔히 사용된다. 그러나 한 가지 검사만으로 정확한 진단은 어려우며, 가장 정확한 진단방법은 공격테스트(challenge test)로, 식이에서 우유를 제거하고 증상이 호전된 후 증상의 재발을 발견하기 위해 다시 식이에 소량의 우유를 첨가하는 것이다. 이 때 아나필락시스성 쇼크가 올 수 있으므로 주의 깊은 관찰이 반드시 필요하다.

3. 간호진단

아동 소화기계 질환의 간호진단 참조

4. 치료 및 간호

우유 알레르기 반응이 나타나면 우유의 섭취를 철저히 제한하는 것이 유일한 치료방법이다. 신생아와 영아에게 최소한 6개월간 모유수유를 권장하고, 모유수유가 불가능한 경우에는 가수분해된 단백질이 들어있는 아미노산 중심의 특수 조제유를 대체식으로 권장한다. 우유 단백에 민감한 영아의 10%가 콩 단백에도 민감하며, 아토피 가족력이 있는 6개월 미만의 영아의 경우 콩의 불내성이 발현될 빈도가 높아 두유는 추천하지 않는다. 또한 염소젖과 양젖은 엽산이 부족하여 권유하지 않는다.

▸ 위장관 기능 장애

1. 성장과 수분량의 변화

1) **체표면적** : 영아의 체표면적은 상대적으로 넓기 때문에 불감성 수분소실량이 많음
2) **기초대사율** : 영아의 신진대사율은 활동조직의 질량에 비해 체표면적이 더 넓기 때문에 성인보다 더 높음
3) **신장기능** : 출생 시 기능적으로 미성숙하여 대사에 의해 생긴 노폐물 배설이 비효율적임
4) **수분요구량** : 영아는 나이든 아동보다 체중 1kg당 수분량을 더 많이 흡수하고 배설함

2. 탈수 : 수분의 배출량이 총 섭취량을 초과할 때 발생

1) **유형** : 혈장 내 나트륨 농도에 의함
   (1) 등장성 탈수 : 수분과 전해질의 결핍이 거의 같은 비율로 나타나는 경우, 혈장나트륨 130~150mEq/L
   (2) 저장성 탈수 : 전해질 소실이 수분소실을 초과할 때 발생, 혈장나트륨 130mEq/L 미만
   (3) 고장성 탈수(고나트륨성, 고삼투압성 탈수) : 수분소실이 전해질 소실을 초과할 때 발생, 혈장나트륨 150 mEq/L 이상

탈수 정도에 대한 평가

임상징후	경증	중증
체중감소 : 영아	3~5%	≥10%
맥박	정상	매우증가
혈압	정상	기립성 저혈압에서 쇼크
행동	정상	과흥분, 기면
갈증	약간	심한
점막	정상	심한건조
눈물	있음	없음, 함몰된 눈
피부	모세혈관 충전 : 2초 이상	아주 느려진 모세혈관 충전(4초 이상)
요비중	감소	핍뇨 혹은 무뇨

2) **치료 및 관리** : 수분손실이나 부족을 해결하고 근복적인 원인을 치료할 수 있도록 함
3) **간호중재**
   (1) 활력징후 측정
   (2) 매일 같은 시간 체중 측정
   (3) I & O 체크

▸ 위장기능 장애

1. 설사 : 소화, 흡수 및 분비기능의 장애로 생긴 증상

- 급성설사 : 5세 미만의 질환 아동에서 야기되는 갑작스러운 변의 횟수 증가 및 경도 변화
- 만성설사 : 14일 이상 변의 수분 함량과 횟수가 증가하는 것
- 영아의 난치성 설사 : 생후 수개월부터 시작하여 원인이 밝혀지지 않은 채 2주 이상 지속되며, 치료에 반응하지 않는 증후군

병인	특성	내용
★로타바이러스 잠복기 : 48시간	• 묽은변과 구토 • 열과 구토는 2일 이내 줄어들지만, 설사는 5~7일간 지속	• 5세 이하 아동의 주요 설사 원인
대장균	• 1~2일간 수양성 설사 • 심한 복통	• 식품요인성 병원균 • 여행자 설사
clostridium difficile	• 경하고 묽은 설사	• 성인 • 증상있는 환자에게 항생제 치료 : metronidazole • 내성생김 • 재발 잘됨 • 감염됨

1) 치료 목표

(1) 수액과 전해질의 불균형 사정
(2) 재수화
(3) 수액요법의 유지
(4) 적절한 식이의 재도입

2) 예방

(1) 로타바이러스 백신 접종
(2) 손 씻기
(3) 식수 오염방지
(4) 음식물의 세심한 준비에 대한 부모교육

2. 변비

배변의 획수, 경도 또는 배출의 용이성 등이 변화된 상태(개인차 있음)

3. 선천성 거대결장 : 장의 일부분이 부적절한 운동으로 기계적인 폐색 초래

1) 병태생리 : 소장 내 환부지역에 존재하는 신경절세포의 부재

2) 임상검사 : 태어난 지 몇 개월내에 진단 될 만큼 증상이 뚜렷하게 나타남

3) 치료 및 관리

(1) 외과적 수술 : 장의 무신경절을 외과적으로 제거, 변 배출을 위해 일시적 장루 형성술 시행
(2) 예후 : 완전교정술 이후 항문협착과 변실금이 합병증으로 나타날 수 있음

4) 간호목표

(1) 자녀의 선천성 장애에 적응할 수 있도록 부모를 지지

(2) 아동과 부모 사이의 결속력 촉진

(3) 내외과적 중재에 대해 준비하도록 함

(4) 퇴원 후 결장루 간호를 도움

※ 수술전 간호 : 관장, 저섬유성식이, 고열량·고단백식이 제공, TPN 시행

※ 수술후 간호 : 장루간호, 기저귀를 드레싱보다 아래에 핀으로 고정

※ 퇴원 간호 : 수술 후 부모에게 장루간호에 대해 교육

4. 위식도 역류 : 위 내용물이 식도로 넘어오는 것

위식도 역류의 임상양상		합병증	
• 뱉어내기, 역류, 구토 • 체중감소, 성장장애 • 토혈 • 무호흡 • 가슴쓰림	• 복통 • 만성기침 • 연하곤란 • 반복적인 폐렴	• 식도염 • 식도협착 • 후두염	• 반복성 폐렴 • 빈혈

1) 병태생리 : 하부식도 괄약근의 부적절한 일시적 이완

2) 임상검사 : 상부위장관 검사, 24시간 식도 내 산도 검사

3) 치료 및 관리

(1) 위산 역류를 조장하는 음식을 삼감

(2) 좌위

(3) 농축조제유 수유

(4) 약물요법(H_2 길항제 : H_2수용체 신호차단, 양성자펌프억제제 : 위산분비를 감소)

(5) 수술 : 니센위저부추벽 형성술

4) 간호목표

(1) 증상을 가진 아동 확인

(2) 가정간호를 위해 수유, 체위 및 약물요법에 관해 부모 교육

(3) 외과적 교정술 중인 아동에게 간호 제공

질병과 진단검사, 처치에 대한 이해부족과 관련된 부모의 불안

분석자료	• 반복되는 질문, 안절부절 못함, 불안함을 표현, 지식부족
간호중재	• 환아 부모에게 정상적인 상부위장관에 대한 해부학 및 소화과정에 대한 설명을 한다. • 환아 부모에게 각각의 진단내용을 교육한다. • 구강섭취, 임상병리검사결과, X-ray, 통증치료, 식이계획, 아이를 안는 법, 비위관 삽관 등의 수술 전과 수술 후 간호에 대한 정보를 제공한다. • 부모에게 환아 간호중에 생길 수 있는 의문사항들을 적어 놓도록 한다.

구토와 관련된 체액부족

분석자료	• 투사성 구토, 체중감소, 피부탄력성 감소, 건조한 점막 및 피부, 농축된 소변과 소변량 감소, 혈중 전해질 농도의 변화, 맥박수 증가, 체온상승
간호중재	• 활력징후를 사정한다. • 섭취량/배설량을 관찰하고 매일 체중을 측정한다. • 구토의 양, 횟수, 성질 등을 관찰한다. • 탈수의 증상, 징후를 사정한다. • 전해질 용액을 구강이나 정맥주사로 투여한다.

토물흡인과 관련된 질식위험성

분석자료	• 투사성 구토, 기침, 청색증, 발한, 기면
간호중재	• 활력징후와 호흡상태를 사정한다. • 구토를 할 때 옆으로 누이거나 머리와 목을 옆으로 한다. • 수유는 1~2기간마다 소량씩 천천히 시키고 자주 트림시킨다. • 수유 후마다 환아를 똑바로 세워 안고 움직임을 적게 한다.

장폐색과 관련된 통증

분석자료	• 아프다는 표현, 심한 울음, 고통스런 얼굴표정, 자지러지는 듯한 울음, 다리를 배 위로 끌어당기는 자세를 취함, 복부에 소시지 모양의 덩어리가 만져짐, 구토, 맥박수/호흡수 증가, 체온, 혈압상승, 안절부절 못함
간호중재	• 통증의 상태(기간, 정도)를 사정한다. • 금식시키고 필요 시 비위관을 유지한다. • 불필요한 자극을 줄인다.

수술부위 오염과 관련된 감염의 위험성

분석자료	• 발열, 발한, 복통, 복부팽만, 기면상태, 창백증, 장음의 감소/소실, 구토, 빈맥, 빈호흡, 혈압하강, WBC↑, ESR↑, CRP(+)
간호중재	• 활력징후 및 감염징후를 2~4시간마다 사정한다. • 간호 전후 반드시 손을 씻는다. • 필요시 항생제나 해열제를 투여하고 그 효과와 부작용을 관찰한다. • 수술부위 드레싱을 깨끗이 유지하고 발적, 부종 등이 나타나는지 관찰한다. • 적절한 수분과 영양을 공급한다.

수술과 관련된 통증

분석자료	• 통증호소, 맥박, 혈압변화, 표정변화, 발한, 흥분, 안절부절 못함
간호중재	• 수술 후 매 2시간마다 아기의 보챔, 식욕상실, 안절부절 못함을 사정한다. • 처방에 따라 진통제를 투여한다. • 큰 아이들을 위해서 게임, 카드놀이, 비디오테이프, 독서물과 같은 기분전환 활동들을 제공한다.

마취, 수술 후 부종 및 과도한 점액생산과 관련된 기도 개방유지 불능

분석자료	• 호흡곤란, 기좌호흡, 청색증, 무호흡, 호흡수 증가, 비정상적인 호흡음, 호흡리듬 변화, 비효과적 기침, 점액량 변화, 안절부절못함, 불안, 발한, 빈맥
간호중재	• 비정상적인 호흡음, 청색증, 견축, 천명 혹은 벌렁거리는 코 등의 호흡기 상태를 매 4시간마다 사정한다. • 매 2시간마다 체위를 변경한다. • 처방에 따라 아기를 가습텐트에 있도록 한다(규칙적으로 홑이불을 교체한다). • 아기에게 상체를 올린 자세로 수유시킨다.

수술절개와 관련된 피부손상

분석자료	• 표피, 진피조직의 파괴, 수술부위 발적, 통증, 가려움
간호중재	• 수유 후와 필요에 따라 봉합선 간호를 한다. • 처방에 따라 팔 억제대를 적용한다. • 수술 후 체위는 옆으로 혹은 앙와위로 누인다. • 아기 울음을 감소시키기 위해 아기의 욕구를 미리 알아본다.

Pyloric stenosis

태어 난지 3주된 남아가 어머니에게 안겨 소아과 외래를 방문하였다. 아이는 임신나이 39주, 체중 3.0kg, 키 45cm로 태어났다. 신생아실에서 퇴원한 이후 분유를 먹은 뒤 트림을 시켜도 자주 토했다고 한다. 어머니는 분유 때문인 것 같아 분유를 바꿔보았지만 토하는 양상은 여전히 비슷하다고 했고, 언제부터인지는 잘 모르겠지만 토하는 양상이 뿜는 듯 하다고 말하였다. 또한 토한 후에 매우 보챈다고 말했다. 진찰 결과, 오른쪽 상복부에서 단단한 올리브 모양의 덩어리가 촉진 되었다. 이 상황을 간호과정에 적용해 보세요.

- 주관적, 객관적인 자료?
- 도출될 수 있는 간호진단은?
- Maslow's Hierachy needs 이론에 근거해서 가장 우선적으로 시행되어야 하는 간호중재는?

PEDIATRIC NURSING

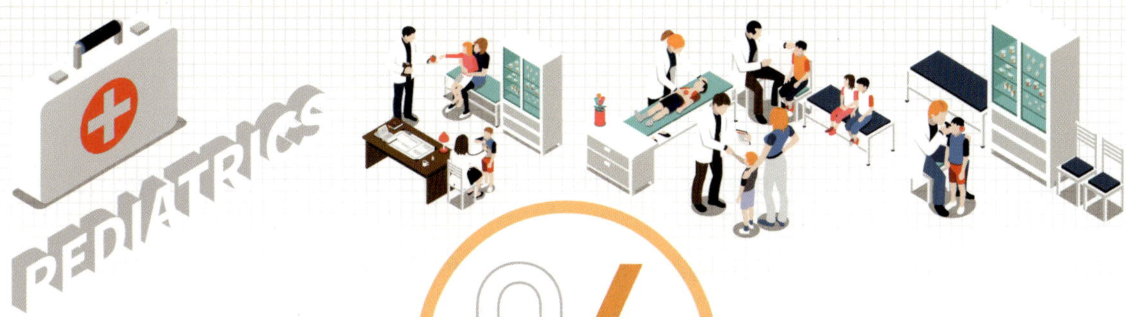

CHAPTER 04

순환계 건강문제 아동간호

Pediatric Nursing

학·습·목·표

- 아동순환기의 특성을 설명한다.
- 순환기능을 사정한다.
- 선천심장병의 병태생리를 설명한다.
- 심방중격결손 아동에게 간호과정을 적용한다.
- 심실중격결손 아동에게 간호과정을 적용한다.
- 동맥관 개존증 아동에게 간호과정을 적용한다.
- 대동맥 축착 아동에게 간호과정을 적용한다.
- 대동맥 협착 아동에게 간호과정을 적용한다.
- 폐동맥판 협착 아동에게 간호과정을 적용한다.
- 팔로네증후 아동에게 간호과정을 적용한다.
- 대혈관전위 아동에게 간호과정을 적용한다.
- 심내막염 아동에게 간호과정을 적용한다.

주·요·용·어

• afterload	**후부하** : 심장에서 혈액이 나가려고 할 때 즉 좌심실이 수축 시 좌심실 벽에 가해지는 압력
• arterial septal defect(ASD)	**심방중격결손** : 좌우 양 심방 사이의 중격에 구멍이 있는 경우를 말한다.
• capillary refill time	**모세혈관 충전** : 단시간의 혈류 중단 후 모세혈관으로 혈액이 귀환하는 과정. 심박출량이 감소하고 사지 관류가 약할 때 모세혈관 충전이 느리다. 5초 동안 손톱으로 꽉 누르고 난 뒤 혈액 귀환 속도를 잰다. 심박출량과 사지 관류가 정상이면 3초 이내에 모세혈관 충전이 이루어진다. 3초 초과시 사지 순환부진, 5초 초과시 비정상으로 간주한다.
• clubbing finger	**곤봉형 손가락** : 손가락 원위부의 비정상적인 비대. 곤봉화는 모든 말단 부위에 발생하지만 대부분 손가락에서 쉽게 관찰된다.
• coaractation of the aorta	**대동맥축착증** : 대동맥의 국소적인 협착이 특징인 선천적 심장기형, 그 결과 손상된 부위의 증가된 압력과 그 이하 말단 부위의 감소된 압력이 나타남
• ductus arteriosus	**동맥관** : 태아의 혈관 연결 통로로서 폐동맥과 하행대동맥을 직접 연결한다.
• ductus venosus	**정맥관** : 태아의 혈관 연결 통로로 간을 통하고 제대정맥과 하대정맥을 연결한다.
• Eisenmenger syndrome	**아이젠맹거 증후군** : 좌우 혈액의 흐름 방향이 뒤 바뀐 상황을 말하며 폐고혈압과 청색증이 나타나는 심실중격 결손. 우－좌단락이 되어 청색증이 심함
• foramen ovale	**난원공** : 태아 심장의 좌우 심방 사이 중격의 구멍, 출생전 순환계의 특징적인 해부구조임
• patent ductus arteriosus (PDA)	**동맥관 개존증** : 출생 후 태내 동맥관이 닫히지 않아 나타나는 대동맥과 폐동맥간의 비정상적 개방으로 미숙아에서 주로 나타난다.
• polycythemia	**적혈구증가증** : 원발성 또는 속발성 폐질환, 심장질환에서 생기며 혈액내 적혈구수 증가함
• preload	**전부하** : 심장으로 혈액이 들어오려고 할 때 즉 좌심실의 이완 시 좌심실 벽에 가해지는 압력
• prostaglandin	**프로스타글란딘** : 소량으로 생성되어 태아순환에서 대동맥과 폐동맥을 열려있게하는 역할을 함
• right-to-left shunt	**우－좌단락** : 팔로네증후나 다른 질병 상태와 같이 비산화정맥혈이 좌심실,심방으로 흐르는 형태
• tetralogy of Fallot	**팔로네증후** : 폐동맥판 협착, 심실중격결손, 대동맥의 우위, 우심실 비대로 이루어져 있다.
• transposition of the great arteries	**대혈관전위** : 폐동맥이 좌심실에서 기시하고 대동맥이 우심실에서 기시함으로써 혈액의 혼합이 불가능한 선천적 기형 상태. 결손이나 동맥관개존증과 같은 심장 결손이 없이는 생존이 불가능함
• ventricular septal defect(VSD)	**심실중격결손** : 심실을 분리하는 중격에 있는 비정상적인 개구가 특징이며 가장 흔한 선천성 심장병

04 CHAPTER 순환계 건강문제 아동간호

순환기계의 해부와 생리

순환계는 혈액이 순환하는 신체 기관이다. 순환계는 펌프기능을 하는 심장(심실, 심방, 판막)과 동맥, 정맥 및 말초혈관으로 이루어진 혈관으로 구성된다. 순환계는 혈액을 순환시킴으로써, 혈액 내의 산소와 영양분을 전신에 전달하고 조직으로부터의 노폐물과 이산화탄소를 폐와 여러 장기로 보내 제거되도록 하는 기능을 수행한다.

심장은 스스로 박동을 시작할 수 있는 자율성을 가지고 있다. 심장 박동은 동방결절(sinoatrial node)에서 시작하여 방실결절(atrioventricular node)로 전달되고 전기전달 시스템에 의해 심실(ventricle)로 전달된다. 전기전달시스템은 히스다발(His bundle)과 푸르킨예섬유(Purkinje fiber)로 구성되어 심실세포로 전기를 전달한다.

혈액이 순환하는 경로(순환경로)는 출생을 전후하여 변화하며 아동 심장 질환은 심장이나 혈관이 발생하는 과정의 선천성 기형, 출생 시 변화에 적응하지 못한 결과, 또는 감염 등에 의해 발생한다.

1. 태아 순환(Fetal circulation)

태아의 심장은 수정 후 3주경에 관 모양으로 형성되기 시작하며, 4주경이 되면 관이 접히면서 고리모양을 형성하고, 7주경에 심실중격(interventricular septum)이 완성된다. 수정 후 8주경에는 심장의 형태가 완성되어 태아의 심장이 뛰기 시작한다.

태아의 심장순환은 출생 전·후가 다르다. 태내에서는 폐혈관저항(pulmonary vascular resistance)이 매우 높아서 폐는 허탈(collapse)되어 있으며 기능을 하지 않는다. 따라서 태아가 산소가 많은 혈액과 풍부한 영양분을 받을 수 있는 방법은 태반에서 물질교환을 통하여 모체로부터 공급받는 것이다.

태아의 심장 구조, 순환 형태는 출생과 더불어 달라진다. 출생 전(태아순환)에는 정맥관(ductus venosus), 동맥관(ductus arteriosus), 난원공(foramen ovale)이 존재하여 폐순환(pulmonary circulation)이 존재하지 않는다. 출생 후에는 정맥관, 동맥관, 난원공이 존재하지 않고 폐순환이 시작된다 (Box 4-1). 태아순환에서 태반을 경유하여 제대정맥(umbilical vein)으로 유입된 혈액은 두 부분으로 나뉘어서 순환한다.

혈액의 대부분은 정맥관을 통해 직접 하대정맥을 통해 우심방(right atrium)으로 들어가고, 혈액의 일부는 간(liver)을 경유하면서 문맥순환(portal circulation)을 이룬다.

하대정맥(inferior vena cava)을 통해 우심방으로 유입된 혈액의 1/3은 난원공을 통해 좌심방(left atrium)으로 바로 들어간 후, 좌심실을

BOX 4-1 태내 순환 도식

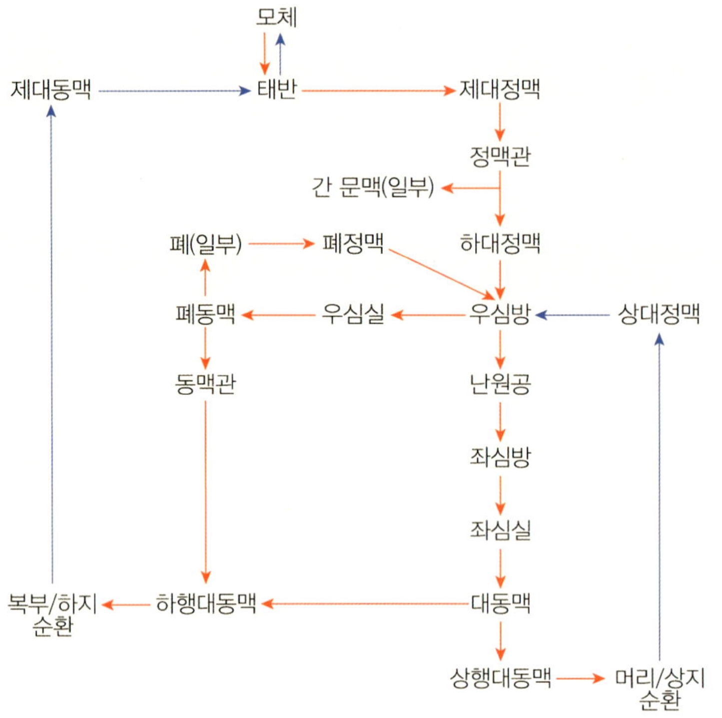

거쳐 상행대동맥(ascending aorta)으로 들어간다. 상행대동맥으로 들어간 혈액의 2/3은 머리와 상지로 순환하고, 1/3은 하행대동맥(descending aorta)을 거쳐 전신으로 순환한다. 반면 우심방으로 유입된 혈액의 나머지 2/3은 삼첨판(tricuspid valve)을 통해 우심실(right ventricle)을 거쳐 폐동맥(pulmonary artery)으로 들어간다. 폐동맥으로 유입된 혈액은 폐로 들어가지 못하고 동맥관을 통해 대동맥으로 유입되어 온몸으로 순환된다.

폐동맥으로 유입된 혈액이 동맥관으로 흐르는 이유는 전술한 바와 같이 태아의 폐혈관 저항이 매우 높기 때문이다. 즉, 태아에서는 폐혈관 저항(pulmonary ventricular resistance)이 체순환 저항(systemic resistance)의 5배에 이르기 때문에 폐순환으로 유입된 혈액에서 소량을 제외한 대부분은 폐순환을 하지 못하고 동맥관을 통해 하행대동맥에 유입되어 전신으로 순환하는 것이다. 하행대동맥을 통해 전신을 순환한 혈액은 제대동맥(정맥혈)을 통해 태반(placenta)으로 전달된다(그림 4-1, Box 4-1).

2. 출생 후 순환(Circulation after birth)

태아기 동안 태반을 통해 모체로부터 산소와 영양분을 받고, 제대동맥과 제대정맥, 난원공, 동맥관 및 정맥관을 가지고 순환을 유지하던 심혈관계는 출생과 함께 제대로부터의 혈액이 중단되고 아기가 호흡을 시작하면서 순환의 변화가 생긴다.

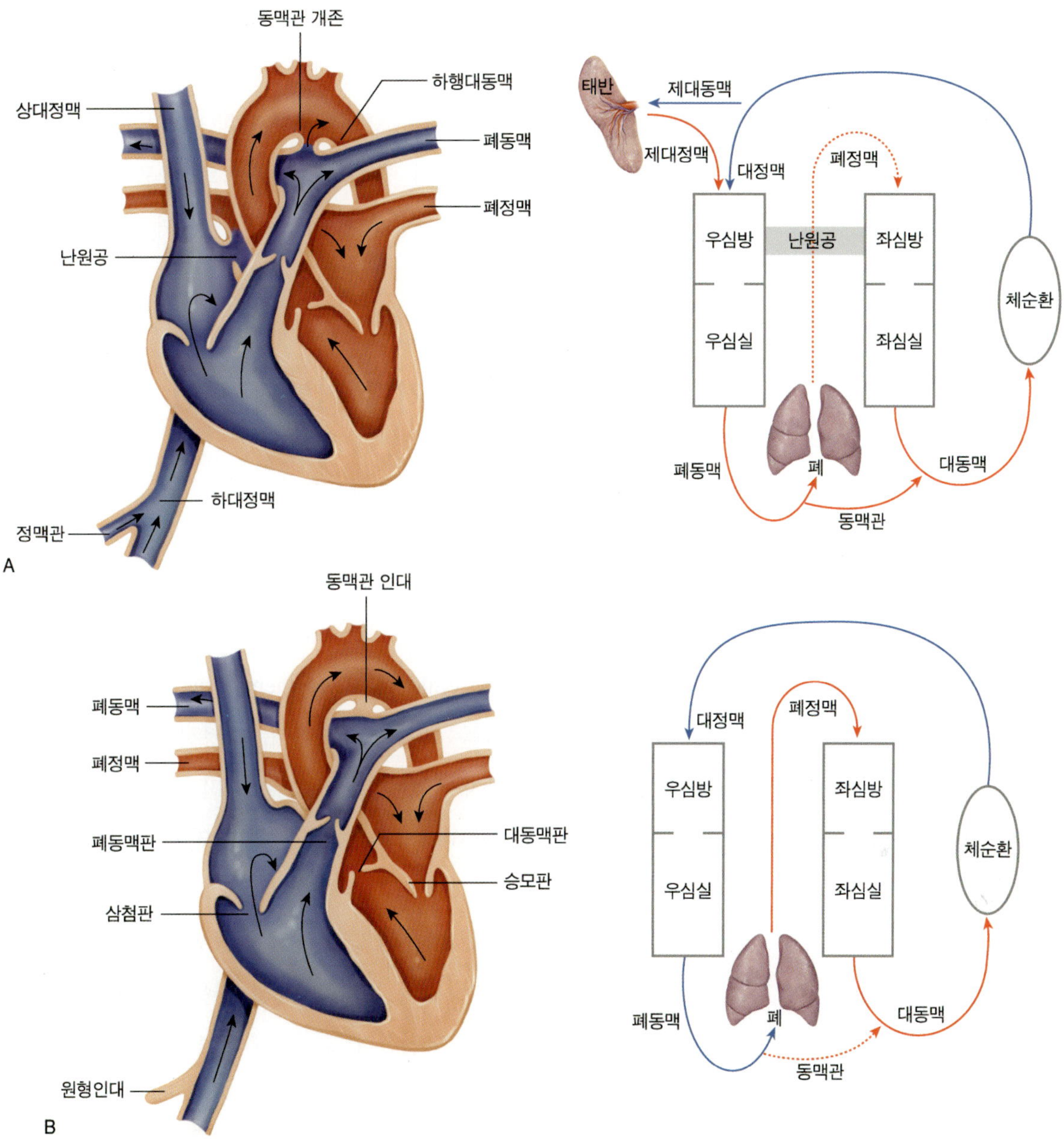

그림 4-1 출생 전후의 순환의 변화. A, 태내 순환. B, 출생 후 순환

출생 후 첫 호흡은 분만시 일시적인 질식상태와 갑작스런 환경변화로 호흡중추가 자극되면서 시작된다. 첫 호흡을 하게 되면 폐포는 물 대신 공기로 채워지게 되고, 폐포와 함께 폐혈관이 확장된다. 폐동맥이 확장되어 폐혈관 저항은 1/7로 급격히 감소하고, 제대절단과 함께 제대동맥이 막히면서 대동맥을 통한 전신으로의 혈관 저항은 증가한다. 폐혈관 저항의 감소로 인하여 폐로의 순환혈액량이 증가하며, 폐정맥으로부터의 혈액유입이 많아지므로 좌심방과 좌심실(left ventricle)의 압력이 높아진다.

태아순환 동안 각각 우심방, 우심실보다 낮았

던 좌심방, 좌심실의 압력이 증가하면서 심방 사이의 난원공을 통하여 우심방에서 좌심방으로 순환하던 혈류의 방향이 좌심방에서 우심방으로 바뀐다. 이러한 혈액 흐름의 변화로 인해 출생 후 수 분 내에 난원공이 닫히고 수개월 내에 조직으로 봉합된다.

태아순환 동안 동맥관을 통하여 폐동맥으로부터 대동맥으로 순환되던 혈류는 폐혈관저항이 감소하면서 혈류의 방향이 바뀌고, 신생아가 호흡을 시작하여 혈액 내에 산소농도가 증가하게 되면서 동맥관이 폐쇄된다.

동맥관은 산소에 예민한 조직이기 때문으로, 신생아가 스스로 호흡을 하면서 높은 산소분압의 혈액이 동맥관으로 흐르면 24시간 이내에 기능적으로 막히고 2~3주 내에 완전히 막힌다. 그러나 2~3주 이내에 혈액의 산소분압이 떨어지거나, 필요에 의해 prostaglandin E1을 투여하게 되면 동맥관이 폐쇄되지 않거나 다시 개통될 수 있다.

제대를 절단하면서 제대정맥이 막히게 되면

BOX 4-2 신생아 순환 도식

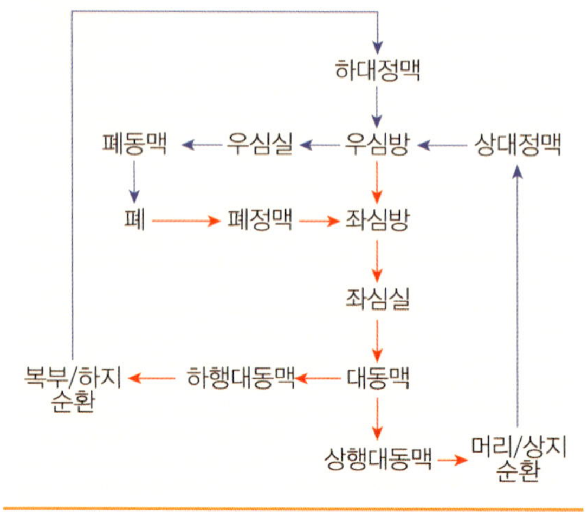

정맥관은 막혀서 인대로 퇴화한다. 제대정맥은 생후 약 3~7일까지는 카테터를 삽입할 수 있어서 제대수혈 시에 사용할 수 있다. 결국 태아순환에서 출생 후 순환으로 바뀌는 과정에서 난원공, 정맥관, 동맥관이 닫히게 된다(Box 4-2).

순환기계 기능의 사정

1. 건강력

산모에 대한 간호력에서는 임신 중 및 산후기간 동안 당뇨병(diabetes mellitus)이나 루프스(systemic lupus erythematosus)등 모체의 질환, 약물 복용력(항경련제, 항정신성 약물, 호르몬제제 등), 알코올 섭취, 풍진 감염력 여부를 조사한다. 임신 중 풍진에 감염된 산모의 태아에서 동맥관 개존증의 발생빈도가 증가한다. 유전 또는 가족력과 관련된 심장질환의 유무를 알아보기 위해 부모, 형제를 비롯한 가족의 심장질환을 확인한다. 심장질환과 관련된 유전 질환으로는 다운증후군(Down syndrome), 에드워드증후군(Edward syndrome), 터너증후군(Turner syndrome) 등이 있다.

소아에서는 순환기 관련 증상이 있는지를 확인한다. 수유 시 쉽게 피로해 하고, 호흡수 증가, 발한, 입술 주변의 청색증 등의 증상이 나타나는지 물어본다. 심장질환이 있으면 호흡기 감염의 발생율이 높으므로, 잦은 호흡기계 감염이 있는지 확인한다.

순환계 질환이 있는 아이는 잘 먹지 않으며,

BOX 4-3 건강력 조사를 위한 질문

질문	관련정보의 근거
아동의 내원이유는 무엇인가요? 처음 나타나는 증상인가요? 아니면 자주 나타났나요?	아동의 현재 병력을 알기 위함
증상이 언제부터 나타났나요? 어떤 양상으로 나타났나요? 어떻게 대처 했나요?	아동의 내원 전 상황을 알기 위함
병원에 오기 전 아동이 먹은 약물은 있나요? 먹었다면 무슨 약인가요?	약물의 정보를 알기 위함
아동이 인두염, 감기 등을 자주 앓았나요?	과거력, 관련 질병의 유무를 알기 위함
아동이 지친모습, 쪼그리고 앉는 모습을 자주 보이나요?	심장질환의 증상을 알기 위함
아동이 호흡 시 힘들어하지 않나요?	호흡기계통의 감염여부를 알기위함
아동은 항상 엄마와 같이 있나요?	애착정도 파악하기 위함
아동이 가장 좋아하는 놀이는 무엇인가요?	환경변화에 적응시키기 위함
아동의 형제, 부모의 병력이 있나요?	가족력

※ 위의 내용들을 간호사는 환아의 질병회복을 위해 긍정적인 관계형성을 통해 수행해야함

많이 보채고, 체중도 잘 증가하지 않는다. 순환계 질환이 있으면 성장발달과 체중증가가 지연되므로 키와 체중을 정상발달과 비교하여 검진한다. 또래 아이들과 비교하여 계단 오르기나 자전거 타기 등의 활동에서 피로감을 호소하는지 질문한다.

심장질환 아이는 활동적이지 않으며, 쉽게 피로해져서 활동지속성이 떨어진다. 심장질환이 있는 아동의 부모는 아동을 과보호하거나 불필요한 제한을 가하는 경우가 많으므로 보호자와 아동의 상호관계와 대처능력을 사정하는 것도 중요하다(Box 4-3).

2. 신체검진

1) 활력징후 측정

호흡, 맥박, 체온은 안정된 상태에서 측정하며, 호흡과 맥박의 빈도 및 규칙성은 반드시 1분간 측정한다. 맥박은 심첨(apex)에서 측정한다. 빈맥(tachycardia)과 서맥(bradycardia), 불규칙한 박동은 심장의 이상을 의심할 수 있는 단서가 된다. 심박동수는 심첨 부위에서 청진하여 측정한다(Box 4-4).

BOX 4-4 맥박 측정을 위한 심첨음(Apex) 부위

- 4~5th ICS와 LMCL이 만나는 지점
- ICS : Intercostal space
- LMCL : Left mid clavicular line

심박동수는 아이의 상태에 따라 차이가 크다는 것을 이해하여야 한다. 울 때는 심박동수가 170회/분까지도 상승했다가, 잘 때는 70~90회/분까지 떨어지기도 한다. 혈압은 상지와 하지에서 모두 측정한다. 아동의 경우에 의료인을 처음 만나는 경우 혈압이 상승할 수 있으므로 반복적으로 방문하여 아동이 적응하도록 함으로

써 실제 혈압을 측정할 수 있도록 한다.

정상적으로 생후 1년까지는 상완과 대퇴의 혈압에 차이가 없고, 그 이후로는 대퇴동맥(femoral artery)의 수축기혈압(systolic blood pressure)이 상완 혈압보다 10mmHg 정도 높다. 상지와 하지에서의 혈압 차이가 비정상적으로 증가되어 있으면 대동맥 축착(coarctation of the aorta)을 의심할 수 있다.

2) 전신 관찰 (시진)

전신 상태를 관찰하고, 체중 및 신장을 측정하여 정상발달과 비교한다. 심장질환이 있는 아이들은 저산소증 때문에 전반적으로 피로해 보이거나 활동량이 적다. 활동 중 웅크리고 앉는 자세(squatting position)를 취하기도 하는데, 이는 심장으로의 정맥환류(venous return)를 감소시켜 심장의 부담을 줄이기 위한 자세이다. 또한 피부의 창백함이나 입술, 혀, 손톱의 청색증이 있는지를 관찰한다.

사지에 냉감이 있거나 피부가 얼룩덜룩하고 모세혈관 재충혈 시간(capillary refill time)이 지연될 수 있다. 만성적인 저산소증이 있는 경우에는 손가락 끝이 뭉툭하게 변하여 손톱과 손톱저부의 각도가 180° 이상이 되는 곤봉형 손가락(clubbing finger)이 관찰된다.

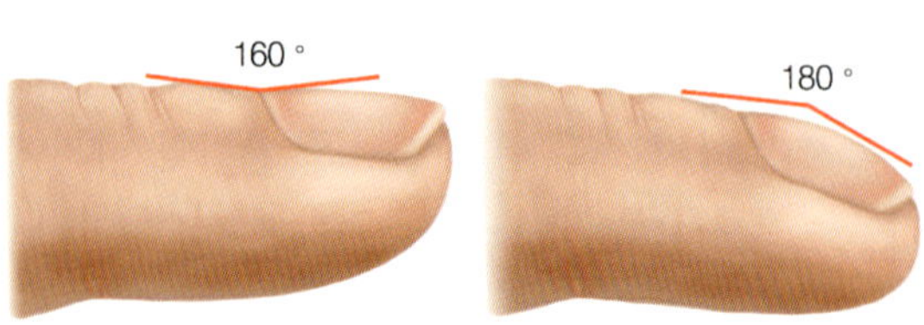

그림 4-2 곤봉형 손가락

곤봉형 손가락은 만성적인 저산소증에 대한 보상기전으로 말초혈관이 증대되어 나타나는 장기간의 결과로 대개 생후 1년이 지나야 나타난다 (그림 4-2).

3) 심혈관계 촉진

요골동맥(radial artery)과 대퇴동맥을 동시에 촉진하였을 때의 맥박 크기의 차이를 평가한다. 대동맥 축착이 있는 경우 대퇴동맥의 맥박이 요골동맥보다 조금 늦게, 그리고 약하게 촉진된다. 촉진은 심장의 크기를 진단하는데 유용하다. 심장질환과 관련된 수축기성 진전(thrill)이 만져지는 부위를 확인함으로써 심장의 크기를 짐작할 수 있다. 복부 촉진 시 간이나 비장의 비대도 촉진한다.

4) 호흡음과 심잡음 청진

심음(heart sound)을 청진하면 심박동수와 심장리듬의 정상 여부를 알 수 있다. 심장 내 혈류가 비정상적이거나 혈류의 유출로가 좁아져 있으면 심잡음(cardiac murmur)이 청진된다. 울혈성 심부전(congestive heart failure)으로 폐부종(pulmonary edema)이 발생하면 수포음(crackles), 천명음(wheezing) 등 비정상적인 호흡음이 청진된다.

3. 심혈관계 질환의 진단 검사

1) 흉부 단순 방사선 촬영 (Chest X-ray)

흉부 단순 방사선 촬영을 하면 심장의 크기와 모양, 폐혈류 양상과 관련된 정보를 알 수 있다. 예를 들면, 팔로네증후(tetralogy of Fallot)에서는 장화모양의 심장, 폐정맥 환류이상(anomalous pulmonary venous return)에서는 8자 모양의 심장이 흉부 단순 방사선 영상에 나타난다.

2) 심전도 (Electrocardiogram, EKG)

심전도는 심장의 전기 활동을 피부에서 측정한 기록이다. 심전도는 심장박동수 이상, 비정상적인 전도, 심근의 허혈, 심근비대, 전해질 불균형, 여러 약물의 영향에 관한 정보를 제공한다. 부정맥의 검출을 위하여 24시간 이상 지속적으로 심전도를 기록하는 Holter monitoring을 하기도 한다.

정상 신생아는 출생 시 우심실이 좌심실보다 더 큰 상태였다가 성장하면서 좌심실이 발달하므로 성인과는 다른 심전도 양상을 보인다.

3) 심초음파 (Echocardiography)

심초음파는 초음파를 이용하여 심장의 구조를 관찰하는 진단방법이다. 심초음파는 비침습적인 방법으로 심장의 해부학적 구조, 크기, 기능과 혈역학적 정보를 비교적 정확하고 용이하게 확인할 수 있다.

심초음파는 검사과정에 통증을 유발하지 않으며, 인체에 특별한 해가 없다. 심초음파를 하려면 어두운 방에 약 30분 정도 누워있어야 하므로, 영유아에게는 진정제를 사용하는 등 아동들이 겁먹지 않고 검사를 받을 수 있도록 준비한다. 검사를 이해할 수 있는 연령의 아동에게는 검사에 대해 미리 설명함으로써 아동의 불안을 감소시키고 협조를 구할 수 있다.

4) 심도자술 (Cardiac catheterization)

심도자술은 말초혈관을 통해 카데터를 심장으로 삽입하여 심장질환을 진단하거나 치료하기 위해 시행한다. 심도자술을 하면 심장 내 혈액의 산소포화도와 압력, 혈류양상 및 혈액 박출량, 심장의 해부학적 기형에 대한 정보를 얻을 수 있다. 혈류와 관상동맥을 평가하기 위하여 조영제를 주입하기도 한다.

심도자술은 선천성 심장병을 진단할 수 있는 가장 유용한 방법이지만 침습적(invasive)이라는 단점이 있다. 심도자술은 개심 수술의 대안적인 방법으로 협착 부위를 풍선으로 확장하거나, 기구를 사용하여 결손부위를 폐쇄하는 등의 치료적인 목적으로도 활용되고 있다. 심도자술 전후의 간호는 Box 4-5에 제시하였다.

순환기계 질환의 분류

선천성 심장병

선천성 심장병은 심장의 발달과정에서 염색체 이상, 유전적 요인 등에 의하여 심장 또는 대혈관에 구조적 이상이 발생하는 질환이다. 선천성 심장기형의 발생 빈도는 인종과는 상관없이 살아서 태어나는 신생아 1,000명당 8명 정도이다. 선천성 심장병이 있는 경우에는 타 신체부위의 기형을 동반하는 경우가 많다. 생후 첫 1년간 선천성 기형으로 인한 사망의 원인 중에서 선천성 심장기형으로 인한 사망의 비율이 가장 높다.

BOX 4-5 심도자술의 검사 전·후 간호

1. 검사 전 간호

• **신체사정**

- 신장과 체중을 측정한다(카테터 길이선택).
- 조영제에 의한 알레르기 반응 유무를 사정한다.
- 감염증세 유무를 사정한다.
- 양측의 족배동맥과 경골동맥에서 맥박을 측정하여 기록한다(시술 후 비교자료로 활용).
- 청색증이 있는 경우 산소포화도를 측정한다.

• **아동과 가족에게 검사과정에 대한 설명**

- 국소마취를 할 것이다.
- 카테터를 혈관에 넣을 때 무엇인가 몸 안으로 들어가는 느낌이 든다. 조영제를 주사하면 뜨거워지는 듯한 느낌이 든다.
- 조영 촬영을 하는 동안에는 방 안의 불은 꺼지고 기계소리가 날 것이다.

• **시술 전 처치**

- 나이, 손상부위, 손상 정도, 임상증세에 따라 적절한 진정제를 투여한다.
- 시술 4시간 전부터 금식한다.
- 탈수와 저혈당증 예방을 위해 수액을 정맥 주입한다.
- 장난감이나 인형을 가져갈 수 있도록 허용하고, 여분의 기저귀와 젖병 등을 함께 검사실로 보낸다.

2. 검사 후 간호

• **활력징후 사정**

- 시술부위 아래쪽 맥박의 대칭성을 사정. 시술 후 몇 시간 동안은 맥박이 약하지만 점차 정상으로 회복됨
- 시술부위 사지의 온도와 피부색을 사정한다(동맥폐색 여부를 확인하는 것이 중요함).
- 처음 1시간 동안은 매 15분마다, 그 후 1시간마다 활력징후를 측정한다. 1분간 심장박동수를 측정하고 부정맥이나 서맥을 확인한다.
- 저혈압은 심도자 부위의 출혈이나 심각한 부정맥의 발생을 의미한다.

• **카테터 삽입 부위 사정**

- 카테터 삽입 부위의 출혈과 혈종을 확인한다.
- 출혈이 있으면 카테터 삽입부위보다 2.5cm 위쪽을 직접 압박한다.
- 모래주머니는 원위부의 혈액순환에 방해가 될 수 있으므로 사용하지 않는다.

• **침상안정**

- 혈관의 회복을 위해 침상안정을 취함. 정맥을 이용한 우심도자술은 4~6시간, 동맥을 이용한 좌심도자술은 6~8시간 동안 시술한 쪽 사지를 편 채로 침상안정을 취하도록 한다.
- 아동의 침상안정을 유지하기 어려운 경우에는 엄마 무릎에서 정확한 체위를 유지하게 한다.

• **기타**

- 식이는 물 한모금을 먼저 삼킬 수 있는 지 확인한 후 진행한다.
- 조영제 배출을 위해 수분섭취와 배뇨를 권장한다.
- 감염예방을 위해 드레싱 부위를 건조하게 유지한다.
- 필요에 따라 처방된 진통제를 제공한다.

1. 선천성 심장병의 원인

1) 염색체 이상

다운증후군, 터너증후군 및 에드워드 증후군과 같은 염색체 이상이 있는 경우에 선천성 심장기형의 발생빈도가 증가한다. 염색체 이상이 있는 경우에는 만곡족이나 잠복고환, 소뇌증 등 다른 선천성 기형과 동반되기 쉽다.

2) 임신 중 질환

임신 중 모체의 당뇨병이나 루프스 등의 질병, 임신 초기 모체의 풍진이나 콕사키 바이러스 감염, 임신 중 약물 복용(암페타민, 페니토인, 에스트로겐, 프로게스테론, 탈리도마이드, 항경련제 등), 임신 중 흡연 및 알코올 섭취와 방사선 조사, 40세 이상의 임신, 임부의 영양결핍이나 미숙아 출산 등이 선천성 심장기형의

발생빈도와 연관이 있다.

2. 선천성 심장병의 증상

선천성 심장병의 증상은 심장의 결손부위나 중증도에 따라 다양한 양상으로 나타난다. 선천성 심장병 아동의 일반적인 임상증상은 표 4-1에 요약되어 있다.

심장질환이 있는 아동은 발육이 느려 왜소하고 산소부족으로 인하여 활동하는 것을 힘들어 한다. 신생아의 경우 수유 시 힘들어서 땀을 흘리고 빠는 능력이 약하다. 심부전으로 인한 폐정맥의 울혈로 호흡기 감염이 자주 발생한다.

활동이 증가되는 유아기가 되면 저산소증으로 활동 내구성이 감소하고, 활동 중 무릎을 가슴에 붙이는 슬흉위(knee-chest position 또는 squatting position)를 취하는 모습을 보인다.

이후 질환의 과정으로 후기증상으로 나타날 수 있는 저산소혈증(hypoxemia)은 동맥혈 산소분압이 정상 이하로 낮아진 상태를 의미하며, 혈액 내 산소포화도(oxygen saturation)가 낮아 점막, 피부, 손톱과 발톱이 푸른빛을 띠는 청색증(cyanosis)으로 관찰된다.

청색증은 일반적으로 산소와 결합하지 못한

표 4-1 선천성 심장병의 증상

특징적 초기증상	설명
청색증	• 청색증은 산소화되지 않은 혈액이 전신 순환을 함으로써 관찰됨 • 우-좌 단락이 있는 경우에 발생 • 좌-우 단락이 있는 경우에는 청색증이 없다가 폐동맥 고혈압으로 우-좌 단락이 발생하면 발생 • 팔로네증후, 대혈관전위가 있는 경우에 발생 • 흔히 입술에 나타나지만 손바닥, 발바닥의 색을 관찰하여 확인 • 곤봉형 손가락은 만성적인 말초 저산소증의 결과임
빈호흡	• 신생아에서는 휴식 시 호흡수가 60회/분 이상인 경우 • 코를 벌름거림, 구강호흡, 흉부 견축, 약한 울음소리로 관찰됨 • 호흡 곤란이 심할 경우에는 슬흉위(knee-chest position)를 취해주면 호흡이 용이해짐
빈맥	• 심장박동수가 정상보다 빨라지는 현상 • 심장박동수가 신생아 200회/분 이상, 영아 150회/분 이상, 아동 120회/분 이상인 경우
수유곤란	• 수유 시 쉽게 지치고 수유 시 식은땀을 흘림 • 수유 시 제대로 삼키지 못함 • 아기는 늘 빠는 흉내를 내고 배고파 보임
체중증가부진	• 체중 측정시 성장 곡선 상 낮은 순위에 위치하고 체중이 늘지 않음 • 갑작스러운 체중 증가는 심부전의 초기증상(부종)을 의미할 수 있음
부종	• 선천성 심장병이 진행되어 심부전이 발생하면 눈 주위 등에 부종이 발생 • 부종은 다리, 발, 복부에도 발생
활동 내구성 장애	• 잠을 많이 자고, 젖을 먹을 때도 자는 경우가 많아짐 • 비활동적이며, 운동발달이 지연됨 • 아동은 쉽게 피로하며, 간단한 운동에도 힘들어 함

비산화 혈색소(deoxygenated hemoglobin)가 혈액 중에 5g/dL 이상이거나 동맥 산소포화도가 80~85% 이하일 경우 관찰된다. 만성 저산소혈증에 대한 생리적 반응으로 다혈구혈증(polycythemia)과 곤봉형 손가락(clubbing of the fingers)이 나타난다.

3. 선천성 심장병의 병리학적 구분

선천성 심장병은 병리학적으로 다양하게 분류되고 있으나, 형성 장애(저형성, hypoplasia), 폐쇄(obstruction defects), 중격 결손(septal defects), 청색성 결손(cyanotic defects)으로 구분할 수 있다.

1) 형성 장애

형성장애는 좌심실 또는 우심실의 형성 장애에 의해 발생한다. 좌심실 또는 우심실의 형성 장애는 심장에 펌프 기능을 하는 심실이 한 개만 존재하는 심장 기형(단일 심실, single ventricle)을 초래한다. 단일 심실만이 존재하는 경우에는 동맥관 개존이 있거나 난원공이 열려 있어야 환아가 생존할 수 있다. 통상적으로 응급 개심술을 하지 않으면 심실 형성 장애가 있는 환아는 생존할 수 없다.

2) 폐쇄

폐쇄에 의한 선천성 심장병은 심장 판막, 동맥, 정맥의 협착 또는 폐쇄로 인하여 혈류의 흐름이 차단되어 발생한다. 판막 또는 동맥이 협착 또는 폐쇄되는 경우에는 협착부의 원위부로는 혈류가 감소하거나 폐쇄되고, 협착부의 근위부로는 부하되는 압력이 증가한다.

정맥이 폐쇄되면 정맥환류가 이루어지지 않아 심장으로 혈액이 유입되는 데 장애가 발생한다. 대동맥 협착(aortic stenosis, AS), 폐동맥 협착(pulmonic stenosis, PS) 및 대동맥 축착(coarctation of the aorta, CoA)이 이 분류에 속한다.

3) 중격 결손

심방과 심실의 중격에 결손이 발생하면, 좌심방과 우심방 또는 좌심실과 우심실 사이에 혈류가 흐르게 되는 선천성 심장병이 발생한다. 폐순환 혈류의 증가하는 형태의 심장질환이다. 가장 흔한 형태의 선천성 심장병의 원인이며, 심방중격결손(atrial septal defect, ASD), 심실중격결손(ventricular septal defect, VSD)이 이 분류에 속한다.

4) 청색성 결손

청색성 결손은 심장 내에서 폐혈류와 체순환 혈류가 섞임으로 인하여 저산소증이 초래됨으로써 청색증이 관찰되는 선천성 심장병을 유발한다.

우심의 산소분압이 낮은 혈액이 폐순환을 하지 않고 좌우 심장 사이의 결손부위를 통해 좌심으로 이동하여 체순환에 혼합되거나 정맥혈이 좌심으로 직접 유입되거나 대동맥으로 박출됨으로써 저산소혈증이 발생한다. 폐순환혈류가 감소되는 심장질환이다.

팔로네증후(tetralogy of Fallot), 대혈관전위

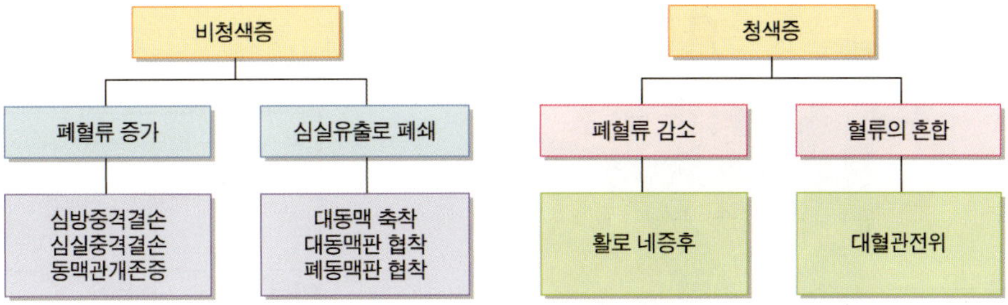

그림 4-3 선천성 심장병의 분류

(transposition of the great arteries, TGA)가 대표적인 질환이다.

4. 선천성 심장병의 유형

임상적으로 선천성 심장병은 청색증이 발생하는 경우와 청색증이 발생하지 않는 경우로 구분할 수 있다(그림 4-3). 청색증은 정맥혈이 동맥혈에 혼합됨으로써 발생한다.

선천성 심장병 중 정맥혈이 직접 좌심방 또는 좌심실로 유입되는 경우는 출생부터 청색증이 발생한다. 또한 출생시에는 좌우 단락(left-to-right shunt)이 있어서 정맥혈이 동맥혈에 혼합되지 않다가 폐동맥 고혈압으로 우좌 단락(right-to-left shunt)이 발생(Eisenmenger syndrome, 아이젠멩거 증후)함으로써 청색증이 발생하기도 한다.

심방중격결손 (Atrial septal defect, ASD)

좌심방과 우심방 사이 중격에 결손이 있는 심장질환이다.

1. 원인 및 병태생리

정상 심장의 심방사이에는 심방 중격(interatrial septum)이 있어서 좌심방과 우심방 사이에는 혈액이 흐를 수 없다.

심방중격결손이 있으면, 폐순환을 거쳐 이미 산화된 혈액이 심방 중격에 위치한 결손 부위를 통해 압력이 높은 좌심방에서 우심방으로 흐른 후(left-to-right shunt) 우심실을 거쳐 다시 폐순환을 하게 된다. 좌심방으로부터 우심방으로 유입된 혈액에 의해 우측 심장의 용적과 크기기 증가되고 폐동맥으로의 혈류가 증가된다.

심방중격결손은 결손이 존재하는 부위에 따라 일차공 심방중격결손(primum type), 결손부위가 심방 중격 중앙부의 난원공과 가까운 이차공 심방중격결손(secondum type), 정맥굴 심방중격결손(sinus venosus type)으로 나뉜다.

이차공 심방중격결손이 가장 흔한 유형이며, 주로 난원공 부위에 단독으로 발생한다(그림 4-4). 일차공 심방중격결손에서는 승모판 기형과 동반되는 경우가 많다.

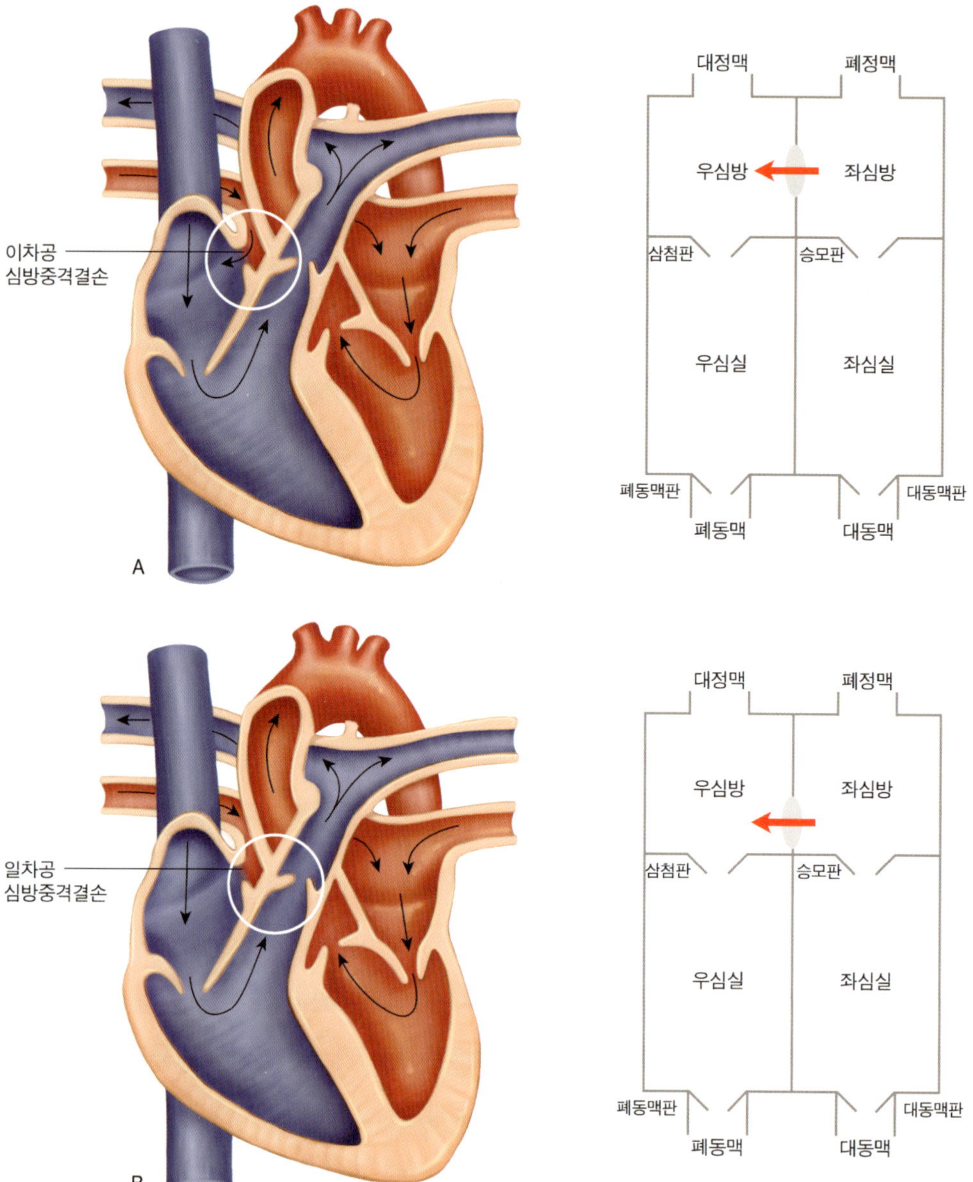

그림 4-4 심방중격결손. 좌심방과 우심방 사이의 심방중격에 결손이 발생하는 선천성 심장병. A, 이차공 심방중격결손. B, 일차공 심방중격결손

2. 임상증상

결손부위의 크기에 따라 무증상에서 심부전까지 증상의 정도가 다양하다, 학령기까지 발견되지 않기도 한다. 울혈성 심부전증이 심해져서 우심방에서 좌심방으로 산화되지 않은 혈류가 역류되지 않는 한 청색증은 나타나지 않는다. 선천성 심장병 환아의 증상을 참조한다 (표 4-1 참조).

3. 임상검사

심전도와 X-ray에서 우심방과 우심실비대, 폐혈관 확장이 나타난다. 심초음파로 결손의 위치, 크기, 결손을 통한 혈류의 양과 흐름을 확인할 수 있고, 심도자술을 하면 우심방에서 산소농도가 정상보다 증가된 것을 확인할 수 있다.

4. 간호진단

아동 순환계 질환 간호진단 참조

5. 치료 및 간호

비교적 크기가 작은 이차공 심방중격결손이 있는 경우에는 심도자술을 통해 결손부위를 막아주는 기구(amplatzer)를 사용하는 비수술적 방법(amplatzer occulder implamtation)으로 폐쇄할 수 있으며 성공률은 100%에 가깝다. 생후 첫 2년 동안 결손부위가 자연스럽게 폐쇄되는 경우가 많으므로 증상이 없다면 개심술(open-heart surgery)을 통한 수술은 3~5세에 하는 것이 좋다.

심실중격결손(Ventricular septal defect, VSD)

좌심실과 우심실 사이 중격에 결손이 있는 심장질환이다.

1. 원인 및 병태생리

심실중격결손은 선천성 심장병 중 발생 빈도가 가장 높다. 심실 중격에 위치한 개구부를 통해 압력이 높은 좌심실에서 우심실로 혈류가 흐르는 좌우단락(left-to-right shunt)이 발생하므로, 폐순환량이 증가하여 폐혈관 고혈압이 생긴다(그림 4-5). 치료하지 않으면 폐혈관 고혈압에 의해 우심실압이 증가하며, 우심실압이 좌심실압보다 높아지면 단락(shunt) 혈류의 방향이 바뀌어 우좌단락(right-to-left shunt)이 발생한다.

우좌단락이 발생하면 우심실에서 좌심실로 산화되지 않은 혈액이 역류하는 현상(Eisenmenger syndrome)이 생긴다. 폐혈류가 체혈류의 2배가 되면 울혈성 심부전증이 발생하며, 우좌단락이 발현된 후에는 수술사망률이 100%가 되므로 수술은 금기이다.

2. 임상증상

결손의 직경이 0.5cm 이하인 작은 심실중격결손은 수축기 잡음 이외에 증상이 없고, 수술을 하지 않아도 자연폐쇄의 가능성이 높다. 중등도의 결손이 있는 경우는 수유 시나 운동 시에 숨이 차고 쉽게 피로하며, 호흡기 감염의 빈도가 높다.

우좌단락이 발생하지 않으면 청색증은 관찰되지 않는다. 결손 부위가 큰 경우는 출생 후 1~2개월에 수유곤란, 창백, 허약, 빈번한 호흡기 감염, 발육부전 등의 증상이 발현된다.

3. 임상검사

청진 상 수축기 잡음을 들을 수 있으며, 심전

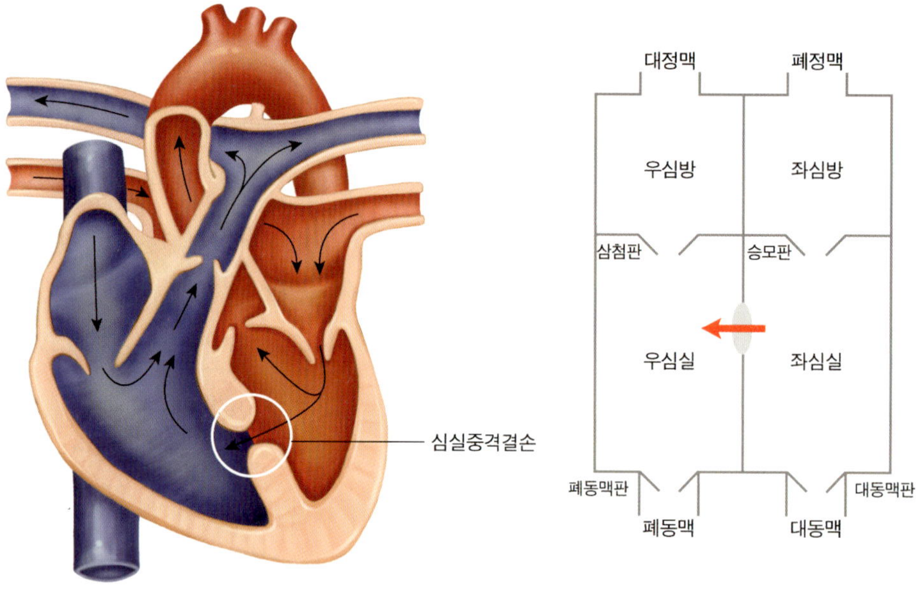

그림 4-5 심실중격결손. 좌심실과 우심실 사이의 심실중격에 결손이 발생하는 선천성 심장병

도상 좌심실 비대가 나타난다. 중등도 이상의 결손인 경우에는 흉부 X선 상에서 심장 비대와 폐동맥의 울혈을 관찰할 수 있고, 심초음파로 결손의 위치, 크기, 결손을 통한 혈류의 양과 흐름을 확인할 수 있다. 심도자 상에서 우심실 산소농도가 비정상적으로 증가한 것을 확인할 수 있지만, 진단을 위해 심도자를 하는 경우는 드물다.

4. 간호진단

아동 순환계 질환 간호진단 참조

5. 치료 및 간호

심실중격결손의 60~80%는 결손 부위가 작아 대부분 1세 이전에 자연적으로 폐쇄된다. 그러나 5세까지 자연 폐쇄되지 않으면 예후는 불량하다. 완전교정을 위해서는 작은 결손은 묶어주고, 큰 결손은 패치를 사용하여 막는 방법을 사용하며, 대개 3~12개월에 시행한다. 심부전이나 심한 성장장애, 폐동맥의 고혈압이 나타나는 경우에는 진단 즉시 수술해야 한다.

수술 후 합병증으로 심부전과 세균성 심내막염의 위험을 염두에 두어야 한다. 예후는 결손의 수, 위치, 다른 결손과의 동반여부에 따라 달라진다. 단일결손의 경우 수술 후 사망률은 5% 이하이지만, 복합결손의 경우 수술 후 사망률은 20%에 달한다.

동맥관 개존증
(Patent ductus arteriosus, PDA)

동맥관이 폐쇄되지 않고 열려 있는 선천성 심장병이다.

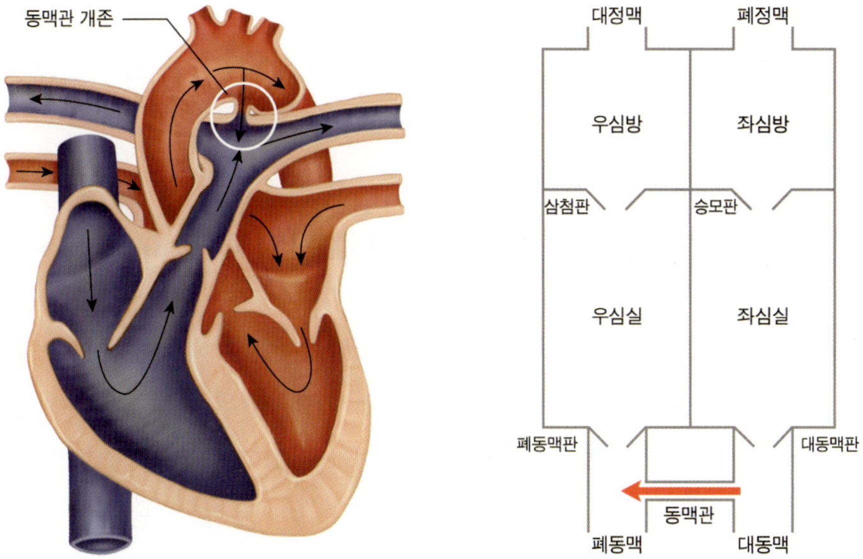

그림 4-6 동맥관 개존증. 태아순환에서 폐동맥과 대동맥을 연결하고 있던 동맥관이 출생 후에도 계속 열려 있어서 발생하는 심장질환

1. 원인 및 병태생리

동맥관 개존증은 태생기에 존재하던 동맥관이 폐쇄되지 않고 열려있는 선천성 심장병이다(그림 4-6). 선천성 심장병 중에서 두 번째로 많은 유형으로, 전체 선천성 심장기형의 약 5~10%를 차지한다.

출생 후 태아가 호흡을 시작하면서 동맥관 조직은 산소가 많은 혈액에 의해 수축하여 12시간 내에 기능적으로 폐쇄되고 2~3주면 완전히 닫힌다. 그러나 출생 후 저산소증이나 호흡기 문제가 있는 경우에는 동맥혈에 산소농도가 동맥관을 수축시키기에 충분하지 못하여 동맥관이 열려있게 된다. 따라서 호흡기능이 미숙한 미숙아에서 빈도가 많고, 다른 심장질환과 동반되는 경우가 많다. 모체가 임신초기 풍진에 감염된 경우에도 발생가능성이 높다.

2. 임상증상

동맥관의 크기에 따라 무증상에서 심부전까지 증상이 다양하다. 동맥관이 열려 있으면 압력이 높은 대동맥에서 압력이 낮은 폐동맥으로 혈액이 흘러서 폐혈류량은 증가하고 체순환 혈류량는 감소한다.

특징적인 증상으로는 맥압 상승과 뛰는 듯한 맥박(bounding pulse)이 있고, 지속적인 기계성 심잡음(continuous machinery murmur)이 좌측 쇄골 밑에서 청진된다. 운동 시에 임상증상이 더욱 심해지며, 영아기에는 증상이 없다가 성장하면서 증상이 발현된다.

3. 임상검사

흉부 X-선 촬영영상에서 좌심방, 좌심실, 폐

동맥 비대가 관찰되며, 폐고혈압이 동반되는 경우에는 우심실 비대가 보인다. 심전도에서는 좌심실 비대(초기), 양쪽 심실의 비대(후기)를 확인할 수 있다. 심도자술 시행 시에 카테터가 폐동맥에서 동맥관을 거쳐 하행대동맥으로 들어감으로써 동맥관의 존재를 확인할 수 있다.

폐동맥압은 정상이거나 상승되어 있으며, 폐동맥의 산소농도는 증가되어 있다. 그러나 심초음파로 진단이 내려지므로 심도자술은 대개 필요하지 않다.

4. 간호진단

아동 순환계 질환 간호진단 참조

5. 치료 및 간호

태아기 동안 동맥관이 유지되도록 하는 물질인 prostaglandin을 억제하는 약물을 투여하면 동맥관을 폐쇄시킬 수 있다. 따라서 미숙아에게 prostaglandin 억제제인 ibuprofen 또는 indomethacin을 투여하면 동맥관 수축이 발생함으로써 동맥관이 닫힐 수 있다. 심도자술로 동맥관에 작은 코일을 넣어 막기(PDA coil closure)도 하며 성공률은 95%이다.

외과적 치료로는 흉강경과 기구를 늑골 사이에 삽입하여 동맥관을 클립으로 결찰하는 방법(visually assisted thoracoscopic surgery, VATS)을 사용한다. 이 방법은 개심술을 필요로 하지 않으므로 수술이 쉽고 성공률이 높으며 사망률은 1% 이하이다. 임상증상이 없어도 만성적인 폐혈류 증가로 인한 울혈성 심질환과 감염성 심내막염의 예방을 위해 동맥관 개존증을 교정해야 한다.

대동맥 축착(Coarctation of the aorta, CoA)

동맥관 개구부와 연결되는 부위의 대동맥이 좁아져 대동맥의 근위부와 원위부 사이에 압력차이가 발생하는 선천성 심장병이다.

1. 원인 및 병태생리

동맥관 개구부와 연결되는 부위 주변의 대동맥궁이 좁아져 있는 것으로, 협착된 부위의 근위부는 압력이 높고 원위부는 압력이 낮다.

협착된 대동맥에 대항하여 좌심실이 박동을 해야 하므로 좌심실의 압력이 높고 좌심실 근육이 비대해진다(그림 4-7). 전체 선천성 심장기형의 8~10% 정도의 발생빈도를 보인다.

2. 임상증상

동맥관 연결부보다 근위부에 위치한 상행대동맥을 통해 상지로 가는 혈액의 압력과 원위부에 위치한 하행대동맥을 통해 하지로 전달되는 혈액의 압력이 차이가 난다. 따라서 상완동맥과 대퇴동맥의 혈압차이가 나타나며, 요골동맥에서는 뛰는 듯한 맥박이 촉진되는 반면 하지 쪽에서는 맥박이 잘 촉진되지 않는다.

대동맥 협착으로 인하여 전신의 혈류가 감소하여 쇼크를 초래할 수 있으며, 달리기 등을 하

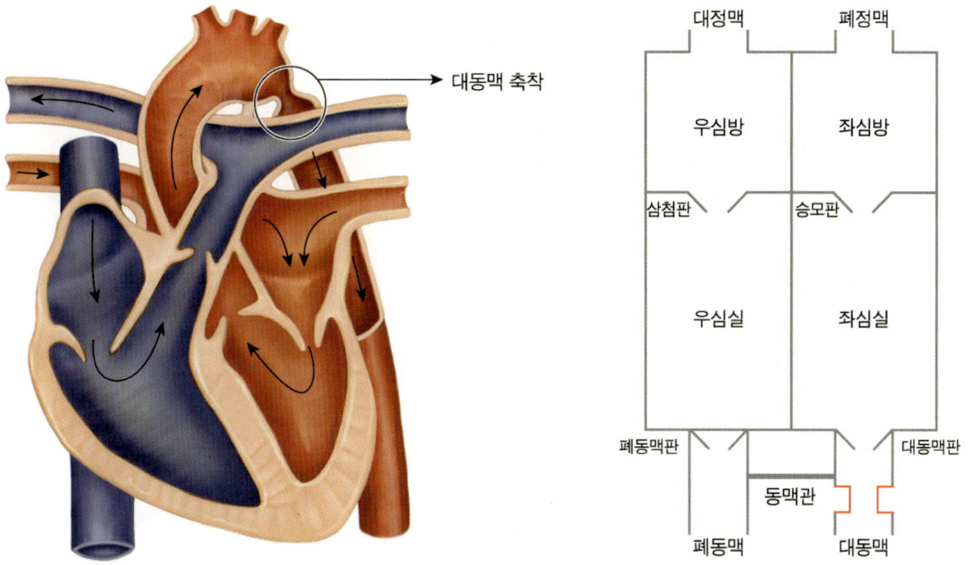

그림 4-7 대동맥 축착. 동맥관 개구부 근처의 대동맥이 좁아져 압력차이가 발생하는 심장질환

면 하지의 맥박이 감소하고 산소부족으로 인한 다리 통증을 호소한다. 또한 신장으로 가는 혈류도 감소하므로 레닌-안지오텐신-알도스테론 체계가 활성화되어 고혈압이 발생한다.

고혈압이 발생하면 비출혈, 두통, 어지러움증, 실신, 활동 시 흉통 등을 경험하게 된다. 상체 고혈압으로 인한 두개내출혈, 대동맥류 파열, 좌심의 압력 증가로 인한 심부전, 세균성 심내막염 등의 합병증이 발생한다.

3. 임상검사

흉부 X-선 촬영, 심전도 및 심초음파 상에서 좌심실 비대가 나타날 수 있다. 심도자술을 통해 축착된 부위와 길이를 알 수 있으나 진단을 위해 시행하지는 않는다. 오른쪽 상완의 혈압과 하지의 혈압의 차이가 20mmHg 이하인 경우는 경증으로 판단할 수 있다.

4. 간호진단

아동 순환계 질환 간호진단 참조

5. 치료 및 간호

비수술요법으로는 풍선확장술(balloon angioplasty)로 좁아진 대동맥을 넓혀주는 방법을 사용한다. 그러나 비수술요법은 영아에게는 재발율이 높으므로 수술 후 협착이 재발하는 경우에 주로 사용한다. 수술적 요법으로는 협착된 부위를 절제하고 문합하는 수술을 시행하며, 협착 부위가 길어서 절제가 어려운 경우는 대동맥 조직이식을 받도록 한다.

수술 후 영구적인 고혈압으로 이행하는 것을 막기 위하여 2세 이내에 수술하는 것을 권장한다. 다른 선천성 심질환이 동반되지 않고 대동맥 축착만 있는 경우에 수술시 사망률은 5% 이

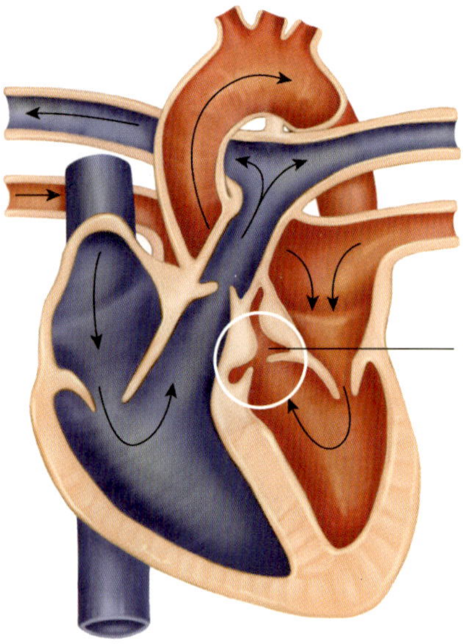

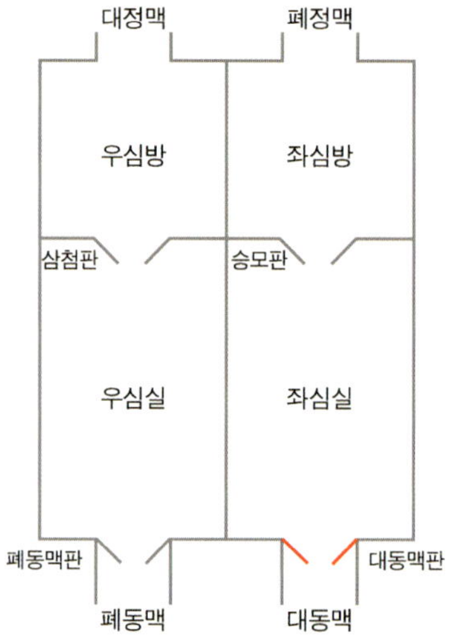

그림 4-8 대동맥판(막) 협착. 대동맥 판막이 좁아져서 좌심실과 대동맥 사이에 압력차이가 발생하는 심장질환. 대동맥판막의 하부 또는 상부가 좁아지는 경우도 있다.

하이다. 교정 후 합병증으로는 재협착과 고혈압이 있다. 재협착은 영아기에 최초 수술을 한 경우에 주로 발생하고, 고혈압은 6세 이후에 교정을 한 경우에 현저한 것으로 알려져 있다.

대동맥판(막)협착 (Aortic stenosis, AS)

좌심실 유출로, 대동맥 판막, 또는 판막 상부에 협착이 발생하는 선천성 심장병이다.

1. 원인 및 병태생리

좌심실에서 체순환으로 나가는 경로인 대동맥 판막에 협착이나 꼬임이 있어서 심박출량이 감소하는 것이다. 대개 대동맥 판막의 상부나 하부(좌심실 유출로)의 협착으로 나타나므로 좌심실에서 대동맥으로 혈류를 내보내는데 저항이 발생하여 심박출량이 감소하고 좌심실 비대(hypertrophy)가 발생한다(그림 4-8).

혈액이 대동맥으로 나가지 못하고 좌심방으로 역류하게 되면, 좌심방압이 증가하고 폐혈관의 울혈로 이어진다. 대개 다른 기형과 동반되며, 폐쇄가 점차 진행하는 경향이 있다.

2. 임상증상

협착이 심하지 않은 경우에는 대부분 증상이 없다. 심각한 협착이 있는 영아에서는 약한 맥박, 빈맥, 저혈압, 수유곤란이 나타난다.

아동에서는 심박출량 감소로 인해 피로, 활동 내구성 감소, 어지러움, 실신, 흉통을 호소하고, 급격한 운동 시에는 갑작스러운 관상동맥 혈류의 감소로 사망할수도 있다. 대동맥판(막) 협착이 있으면, 감염성 심내막염, 관상동맥 부전, 심실기능 부전의 빈도가 증가한다.

3. 임상검사

청진시 특징적인 수축기잡음이 대동맥 부위에서 크게 들린다. 흉부 X-선 촬영과 심전도 상에서 정상 소견을 보이거나 약간의 좌심실 비대가 나타난다. 심도자술을 하면 심장 내에서 압력을 측정하여 대동맥판(막) 협착을 진단하고 협착 부위와 정도를 알 수 있다.

4. 간호진단

아동 순환계 질환 간호진단 참조

5. 치료 및 간호

영아기에는 개심술 자체가 위험하며 협착은 진행되는 특성이 있으므로, 수술 적응증에 해당되지 않으면 일단 비수술적 방법을 적용하고 성장기가 끝날 때까지 수술을 미룬다. 비수술적 방법으로는 풍선확장술을 적용하여 좁아진 판막을 넓혀주는 치료를 한다.

심장비대가 심한 경우, 심도자 상에서 대동맥과 좌심실의 압력차이가 60mmHg 이상인 경우, 협심증이나 실신 등의 증세가 나타나는 경우 및 울혈성 심부전증이 있는 신생아에서는 수술적으로 판막절개술을 한다. 수술로 교정이 어려울 정도로 판막기형이 심한 경우는 이식 심장에서 떼어낸 판막이나 인공판막 이식술을 시행한다. 치료 후에 재협착과 세균성 심내막염의 위험이 높다. 인공판막 이식술 후에는 wafarin과 같은 항응고제를 지속적으로 투여하여야 한다.

⊕ 폐동맥판막 협착(Pulmonary stenosis, PS)

우심실 유출로, 폐동맥 판막, 또는 판막 상부에 협착이 발생하는 선천성 심장병

1. 원인 및 병태생리

폐동맥 판막이나 판막의 상부 혹은 하부가 좁아지면 폐순환으로 나가는 우심실 혈류가 방해받는다(그림 4-9). 이로 인해 우심실 수축기압이 증가하고 우심실이 비대해지고, 폐동맥으로 나가지 못한 혈액이 우심방으로 역류하면 점차 울혈성 우심부전으로 진행된다. 다른 심장기형, 특히 팔로네증후와 동맥관 개존증이 동반되어 나타날 확률이 높다.

2. 임상증상

경도 혹은 중등도의 폐동맥 협착증의 경우에는 심잡음 이외에는 특별한 증상이 없으며, 시간이 경과해도 협착이 진행되지 않는다. 그러나 협착의 정도가 심하면 청색증, 운동 시 흉통과 피로, 운동 불내성 등의 증상이 나타나고, 전신 부종 등의 울혈성 심부전증의 증상이 나타난다.

3. 임상검사

대부분 임상검진을 통해 진단하며, 흉부 X-선

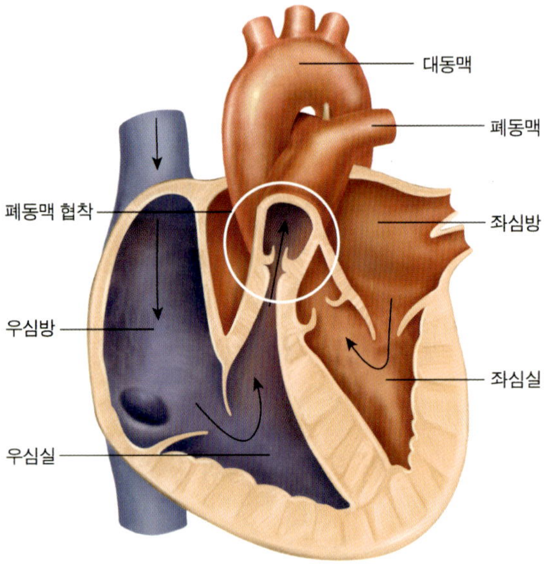

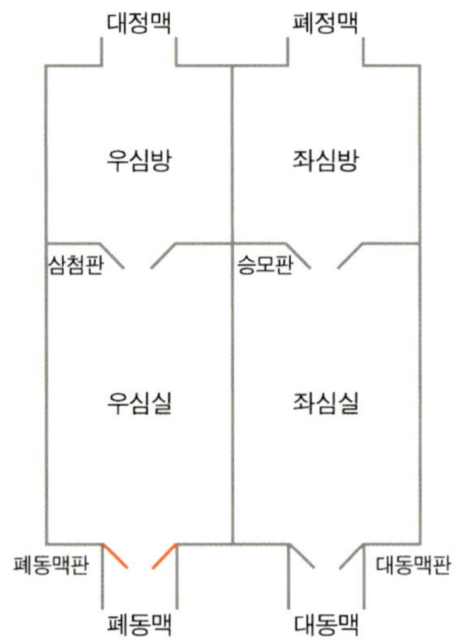

그림 4-9 폐동맥판막 협착. 폐동맥 판막이 좁아져서 우심실과 폐동맥 사이에 압력차이가 발생하는 심장질환. 폐동맥판막의 하부 또는 상부가 좁아지는 경우도 있다.

촬영과 심전도 상에서 우심실 비대 소견을 볼 수 있다. 심도자술로 우심실과 폐동맥압의 차이를 확인할 수 있으며, 심할 경우 협착정도에 따라 우심실압이 폐동맥압보다 30~200mmHg 정도까지 높을 수도 있다.

4. 간호진단

아동 순환계 질환 간호진단 참조

5. 치료 및 간호

증상이 나타나지 않는 경증은 수술하지 않고 심도자를 통해 풍선확장술로 좁아진 판막을 넓힌다. 대부분의 경우 풍선확장술로 치료가 되며, 증상이 심한 영아의 경우에는 수술 시기까지 폐로 가는 혈류를 유지하기 위하여 동맥관을 열어두기 위한 목적으로 prostaglandin E1을 투여할 수 있다. 우심실의 압력이 80mmHg 이상이거나 우심실과 폐동맥압의 차이가 50mmHg 이상이 되면 5~10세 사이에 폐동맥 판막절개술을 시행한다.

팔로네증후 (Tetralogy of Fallot, TOF)

폐동맥 협착(pulmonary stenosis), 심실중격 결손(ventricular septal defect), 대동맥 우위(dextroposition of the aorta)와 우심실 비대(hypertrophy of the right ventricle)가 발생하는 선천성 심장병

1. 원인 및 병태생리

폐순환 혈류가 감소하는 가장 흔한 유형으로, 전체 선천성 심장병의 약 10%를 차지한다.

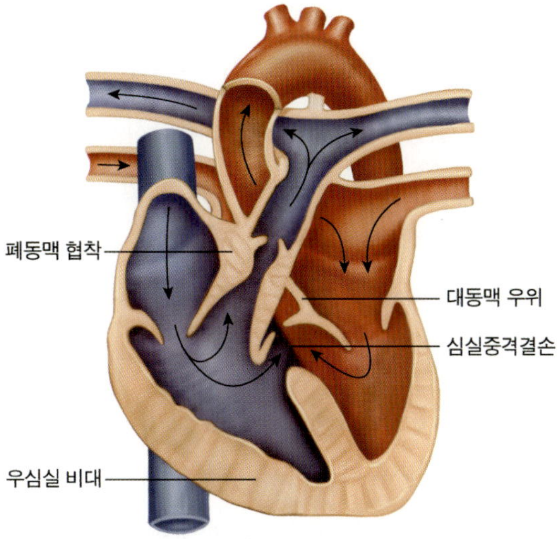

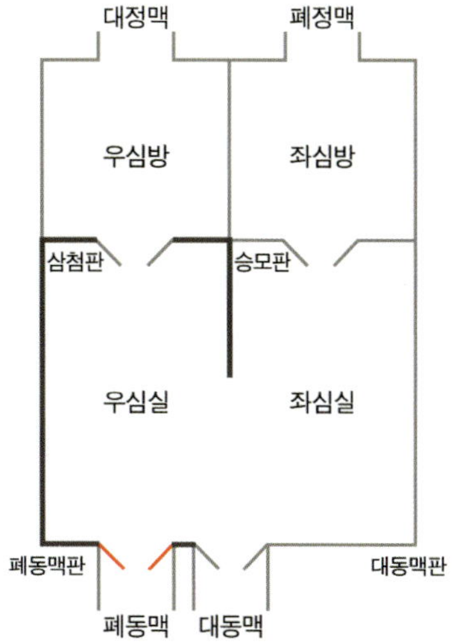

그림 4-10 팔로네증후. 폐동맥 협착, 심실중격결손, 대동맥 우위, 우심실 비대가 관찰되는 팔로네증후. 대동맥이 좌심실과 우심실에 걸쳐 있고 폐동맥 협착이 있기 때문에 산소화되지 않은 우심실로부터의 혈액이 대동맥으로 흘러 청색증을 유발한다. 우심실 비대는 폐동맥 협착에 의하여 이차적으로 발생한다.

폐동맥 협착(pulmonary stenosis), 심실중격 결손(ventricular septal defect), 대동맥 우위(dextroposition of the aorta)와 우심실 비대(hypertrophy of the right ventricle)의 4가지의 결합이 팔로네증후이다(그림 4-10).

폐동맥의 협착으로 폐순환으로 들어가지 못한 혈액으로 인해 우심실의 압력이 상승하면 산화되지 않은 혈액이 심실중격결손 부위를 통해 우측으로 치우쳐 있는 대동맥으로 유입되어 전신으로 순환하게 된다. 따라서 폐동맥 협착의 정도가 전체 질환의 예후를 결정하는 가장 중요한 요인으로, 이에 따라 임상증상과 수술 시기가 결정된다.

2. 임상증상

임상증상은 폐동맥 협착의 정도에 따라 달라지는데, 청색증 없이 정상적으로 성장할 수도 있고 출생 시부터 현저한 청색증을 보일 수도 있다. 우-좌 단락에 의해 산화되지 않은 혈액이 체순환으로 유입되므로 대개는 초기부터 수축기 잡음과 함께 청색증이 관찰된다. 동맥내 산화되지 않은 헤모글로빈이 3~4gm /dL 이상이면 생후 수개월~1년 이내 청색증이 발현된다. 특히 폐동맥 협착이 심한 경우 청색증이 일찍 나타난다.

청색증과 저산소혈증으로 산소요구량이 혈액공급을 능가하는 상황에서는 폐동맥 협착이 심해지면서 폐혈류량이 감소하여 심한 청색증이 생기는 과청색증 발작(hypercyanotic spell) 혹은 무산소성 발작(anoxic spell)이 나타난다. 이때 아동은 뇌의 산소부족으로 심한 호흡곤란, 안절부절, 심한 청색증, 경련, 실신, 무의식을 경험하게 되는데, 움직임이 많아지기 시작하는 생후

6～18개월에 발생하기 시작하여 3세 후에는 소실된다. 영아의 경우 울거나 수유를 할 때, 배변을 할 때, 혹은 상기도 감염 시에 호발한다.

그 외에도 동맥혈의 산소포화도 저하에 대한 보상작용으로 적혈구의 생산이 증가되어 헤모글로빈과 헤마토크릿이 증가하여 이로 인해 혈액순환속도가 느려지고 혈전성 정맥염, 색전증이나 뇌혈관 혈전증이 유발되는 다혈구혈증(polycythemia)이 진행된다. 장기간의 저산소증으로 성장발달과 지적발달이 지연되는 경향이 있다.

3. 임상검사

흉부 X-선 촬영과 심초음파에서 우심실비대, 대동맥 우위, 그리고 특징적인 장화모양 심장의 소견을 볼 수 있다. 심도자술로 우심실압력이 대동맥압력과 비슷하거나, 동맥혈의 산소농도가 저하된 결과를 확인한다.

4. 간호진단

아동 순환계 질환 간호진단 참조

5. 치료 및 간호

비수술적 치료는 풍선확장술로 협착된 폐동맥 부위를 확장시켜는 방법으로, 산소포화도를 높여서 개심수술을 할 수 있는 연령까지 기다리도록 하는 것이다. 또한 프로스타그란딘 E1을 경구 혹은 정맥 투여함으로써 출생 후 동맥관의 평활근조직을 이완시켜 동맥관의 개존상태 유지하여 폐순환 혈류를 증가시킴으로써 수술 시기까지 증상을 완화시킬 수 있다.

수술적 치료는 폐동맥 협착 정도에 따라 달라지는데, 폐동맥의 협착이 심하지 않으면 4～5개월 이후 완전 교정 수술이 가능하다. 폐동맥의 협착 정도가 심하여 한 번에 수술을 할 수 없는 경우에는 폐혈류를 증가시키고 산소포화도를 증가시켜서 증상을 완화시키기 위하여 대동맥이나 쇄골하동맥에서 폐동맥으로 인공관으로 연결하는 Blalock Taussing(BT) shunt 수술을 먼저 시행한다.

전체교정술은 대개 3세 이후에 심실중격결손을 폐쇄하고, 폐동맥 협착과 대동맥의 치우침을 교정한다. 팔로네증후의 교정을 위한 수술 후 장기간의 합병증으로 부정맥과 심부전이 발생할 수 있고 사망률은 2～5%이다.

무산소 발작이 나타나는 아동에게는 무릎을 굽혀 가슴에 붙이는 자세(knee chest position)를 유지하면서 안정을 취하도록 하고, 산소를 공급하여 저산소증을 교정한다. morphine을 투여하면 호흡기 부종과 호흡발작을 억제하면서 아동을 안정시킬 수 있다. 아동의 발작은 주변 사람들을 당황시키므로 부모에게 발작에 대처하는 법을 교육하여야 한다(Box 4-6).

BOX 4-6 무산소 발작 시 처치와 치료

- 슬흉위자세를 취해준다(Knee-chest position).
- 처방된 산소를 투여한다(Mask를 이용).
- 필요시 처방된 morphine sulfate를 정맥내 혹은 피하주사한다.
- 환아가 편안해질 때까지 안고 재운다.

대혈관전위(Transposition of the great vessels or arteries, TGV or TGA)

대혈관(대동맥, 폐동맥)의 위치가 서로 바뀌는 선천성 심장병

1. 원인 및 병태생리

대혈관의 위치가 서로 바뀐 선천성 심장기형으로, 폐동맥이 좌심실 후방에서 나오고 대동맥은 우심실의 전방에서 나오기 때문에 체순환과 폐순환사이의 연결이 없는 상태이다(그림 4-11). 대정맥에서 우심방으로 들어온 혈류는 우심실을 거쳐 대동맥으로 다시 체순환을 하고, 폐정맥으로 좌심방에 들어온 혈류는 좌심실을 거쳐 폐동맥으로 다시 폐순환을 한다.

대동맥은 산화되지 않은 혈액을 전신순환으로 보내고 폐동맥은 산화된 혈액을 폐로 되돌려 보내기 때문에 심방중격결손, 심실중격결손이나 동맥관 개존증과 같이 체순환과 폐순환을 이어주는 기형이 동반되지 않는다면 생존할 수 없다. 발생률은 전체 선천성 심장기형의 10% 정도이다.

2. 임상증상

대개 정상 체중의 신생아로 출생 즉시 혹은 수일 이내에 청색증이 나타나며, 심한 호흡곤란, 과호흡, 대사성 산증이 나타난다. 산소 부족으로 대사성 산증과 심부전이 진행된다.

3. 임상검사

임상증상과 심초음파로 진단을 내리며, 흉부

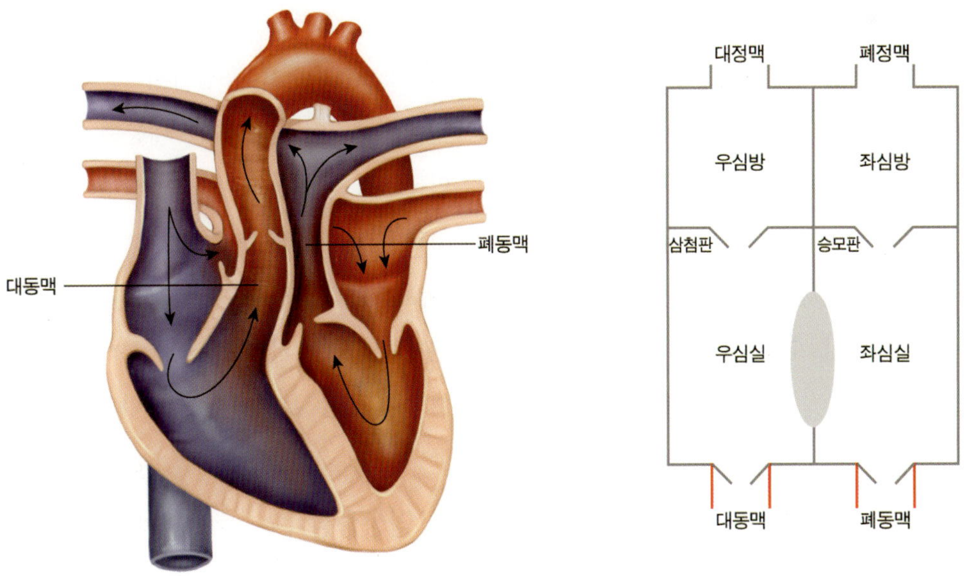

그림 4-11 대혈관전위. 대혈관의 위치가 바뀌어 대동맥이 우심실로부터, 폐동맥이 좌심실로부터 나오는 선천성 심장병. 심실중격결손, 심방중격결손, 동맥관 개존증 등 좌심과 우심의 단락이 동반되지 않으면 생존할 수 없다.

X-선 촬영에서 우심실비대, 양심실비대의 소견이 보일 수 있다. 심초음파로 확진할 수 있으며, 심도자술을 하는 경우는 심장에 들어간 카테터가 우심실에서 직접 대동맥으로 들어가며, 폐동맥의 산소농도가 대동맥보다 상승한 것으로 측정된다.

4. 간호진단

아동 순환계 질환 간호진단 참조

5. 치료 및 간호

완화적 혹은 외과적 교정술을 시행하기 전까지 prostaglandin E_1을 투여하여 동맥관을 열어 체순환과 폐순환 사이에 교통할 수 있는 통로를 유지하여야 한다.

완전 교정술 이전에 증상을 완화하기 위한 방법으로 폐혈관 저항증가와 심부전을 예방하기 위하여 심도자술로 기존 심방중격결손 부위에 풍선확장술을 실시하거나 심방중격결손을 외과적으로 만들어준다. 완전교정술로는 생후 1~2주 이내에 대동맥 치환술을 실시하며, 수술 사망률은 5~10%이다. 수술 후 부정맥과 심실 기능 부전이 나타날 수 있다.

후천성 심장질환

소아의 흔한 후천성 심장질환으로는 감염성 심내막염, 고혈압, 울혈성 심부전이 있다.

감염성 심내막염

감염성 심내막염(Bacterial endocarditis)은 선천성 또는 후천성 심장질환이 있는 아동에서 심장의 판막이나 심장 내막의 세균감염이 있는 질환이다.

1. 원인 및 병태생리

주요 침범부위는 치과 치료 중 구강을 통한 감염, 인공 도뇨 후 비뇨기계 감염, 정체 도뇨 후 혈행 감염, 심장질환을 진단 및 치료하는 과정에서의 감염, 혹은 심장 수술 후 심장 부위에서 침범한다. 주요 원인균은 streptococcus viridans, staphylococcus aureus, fungus(candida albicans) 등이다.

국소감염을 통해 혈액으로 유입된 세균은 혈류를 통해 비정상적인 심내막과 같이 혈액의 불규칙한 흐름이 있는 곳에 자리잡고 증식하여 섬유소, 혈소판을 응집시킨다.

심내막염이 진행되면 대동맥과 승모판 등의 인근조직을 침범하여 조직을 파괴한다. 증식된 조직은 쉽게 떨어져 나가 색전을 형성하여 비장, 신장, 폐, 중추신경계를 침범하여 광범위한 전신증상을 야기하게 된다. 특히 심장 기형이나, 협착이 있는 부위에서 심내막염이 호발한다.

2. 임상증상

증상은 시작시기가 불분명하고 점진적으로 시작된다. 급성기에는 고열이 나타나고, 아급성기에는 간헐적인 미열과 함께 식욕부진, 권태, 체중감소 증상이 나타난다.

심장 외부에 색전 형성으로 인해 손톱 아래 출혈, 구강점막의 점상출혈, 손가락과 발가락 끝의 완두콩만한 압통 결절(Osler node) 혹은 손바닥이나 발바닥에 작은 무통성 출혈점(Janeway spots)이 나타난다. 심부전, 부정맥, 심잡음이 동반되기도 한다.

3. 임상검사

감염성 심내막염은 임상양상과 함께 혈액배양과 심초음파를 근거로 진단한다. 심장초음파에서 판막의 세균증식과 비정상적인 판막을 관찰할 수 있으며, 혈액배양에서 원인균을 찾을 수 있다. 그 외에도 흉부 X-선 촬영에서는 심비대 또는 심부전 소견을 확인할 수 있다.

4. 간호진단

아동 순환계 질환 간호진단 참조

5. 치료 및 간호

치료는 즉시 시작하여야 하며, 적어도 6~8주 동안 정맥으로 고용량의 적합한 항생제를 투여한다. 주기적으로 혈액배양검사를 하여 항생제의 효과를 평가하고 항생제의 부작용도 주의 깊게 사정한다.

판막이 심하게 침범된 경우, 색전 형성이 반복되는 경우, 인공판막이나 패취 등의 제거가 필요한 경우, 세균혈증이 반복되는 경우, 판막이나 이식 후 기능부전이 나타나는 경우는 수술을 고려한다.

감염성 심내막염은 예방이 가장 중요하다. 심장질환이 있는 아동은 치과 발치나 비뇨기계 시술 등과 같은 침습적 처치 시에 심내막염 발생을 예방하기 위해 시술 1시간 전에 예방적으로 amoxicillin과 같은 항생제를 투여한다.

간호사는 아동의 부모에게 심내막염에 관심을 가져야 하는 이유와 그 증상에 대해 교육하고, 치과치료와 같은 처치 전에 예방적으로 항생제 치료를 해야 하는 필요성을 교육한다.

퇴원 후에도 아동은 최상의 구강 건강상태를 유지하여 세균 노출의 위험을 감소시키고, 감염성 심내막염을 경험하였거나 인공판막 수술을 받은 고위험 아동의 경우는 치과의사와 의료진에게 아동이 심장질환이 있음을 알려주어야 한다.

고혈압(Hypertension)

소아의 고혈압은 성인기의 심혈관계 질환 발생의 중요한 위험인자이다. 성인과는 달리 소아의 고혈압은 연령별 표준 데이터에 기초한다. 연령, 성별, 신장에 따른 백분위수 혈압을 기준으로 하여 90백분위수 미만인 경우를 정상혈압으로 간주한다. 수축기 및 이완기 혈압이 최소한 3회 이상, 동일 연령과 성별 및 신장 대비 혈압의 95백분위수 이상인 경우를 고혈압으로 정의 한다.

1. 원인 및 병태생리

소아의 고혈압도 성인과 마찬가지로 일차성(본태성)과 이차성 고혈압으로 분류한다. 일차성 고혈압이란 혈압 상승의 원인이 되는 질환이 없는 경우이며, 이차성 고혈압은 혈압을 상승시키는 질환에 의해 혈압이 상승한 것이다. 아동기에는 일차성 고혈압보다 이차성 고혈압이 더 흔하다.

일차성 고혈압은 어린 나이보다는 청소년기에 더 흔하고, 대부분 가족력이 있다. 반면에 이차성 고혈압은 6세 이하의 어린 아동에게서 더 흔하다(표 4-2).

2. 임상증상

일차성 고혈압의 경우는 대개 신체검사 시에 혈압이 상승된 것을 발견할 때까지 무증상이며, 대부분은 과체중이다. 이차성 고혈압의 경우는 심각한 혈압상승과 함께 두통, 어지러움, 시력 변화 및 경련 등의 증상이 나타날 수 있으나, 대부분은 무증상이다. 어린 아동의 경우는 증상을 말로 표현할 수 없으므로 행동적인 특징을 관찰하여야 한다.

3. 임상검사

여러 번의 혈압측정으로 혈압이 상승된 것을 확인한다. 정확한 혈압 측정을 위하여 측정 전 2~3분간 안정시킨 후에 아동의 팔 둘레에 적합한 혈압계 커프(팔 둘레의 40% 이상, 공기퍼프가 팔 둘레의 80% 이상을 감싸도록)를 이용하여 측정하며, 주로 우측 팔에서 측정한다. 아동은 병원에서만 일시적으로 혈압이 높아지기도 하므로(white coat hypertension), 24시간 동안 높은 혈압이 유지되는지 확인한다.

측정된 결과는 나이, 성별, 신장에 따른 정상혈압 기준표와 비교하여 고혈압 여부를 판단한다. 나이 뿐 아니라 신장은 고혈압 판정의 주요 기준으로, 키가 큰 아동은 작은 아동에 비하여 정상 혈압이 높아서 연령만으로 고혈압을 진단하는 경우 정상혈압임에도 고혈압으로 진단될 수 있다.

고혈압으로 진단이 되면 체질량지수(body mass index, BMI)를 구하여 비만도를 측정한다. 원인질환을 사정하기 위하여 병력, 가족력을 확인하

표 4-2 **소아 고혈압의 분류**

분류	정의	주 연령층	주요 원인
일차성 고혈압	혈압상승과 관련된 알려진 질환이 없을 때	6세 이후	• 유전, 가족력, 비만, 스트레스 • 신체적 활동 저하, 염분 과다 섭취
이차성 고혈압	혈압상승의 원인이 되는 연관질환이 있을 때	6세 이하	• 신장질환(만성신우신염, 사구체신염 등) • 심혈관질환(신동맥협착, 대동맥 축착 등) • 내분비질환(쿠싱증후군, 갑상선기능항진증 등) • 신경계질환(종양, 출혈 등)

고, 혈액검사, 소변검사, 심장초음파, 신장초음파 검사를 시행한다.

4. 간호진단

아동 순환계 질환 간호진단 참조

5. 치료 및 간호

아동과 청소년의 고혈압 치료를 위해 생활습관 개선과 약물 치료를 적용할 수 있다. 아동기의 고혈압은 성인기에도 이어지므로, 고혈압의 조기발견을 위해 의료기관을 방문하는 3세 이상의 아동은 반드시 혈압을 측정하여야 한다.

생활습관 개선은 체중감소 및 식이중재와 관련된 바람직하지 못한 습관을 교정하는 것에 중점을 두도록 한다. 체질량지수를 10% 감소시키면 8~12mmHg의 혈압을 감소시킬 수 있다. 매일 30~60분의 규칙적인 유산소운동이 체중감소에 도움이 되며, 컴퓨터 게임이나 TV시청을 위해 앉아있는 시간을 되도록 줄여야 한다. 99백분위수 이상의 고혈압 환아에게는 혈압이 조절될 때까지 경쟁적인 운동이나 과도한 행동들은 제한한다.

식이중재로는 저염식이와 열량제한을 적용하여야 한다. 이로써 체중조절 뿐 아니라 혈압조절의 효과도 기대할 수 있다. 아침식사를 포함한 규칙적인 식사를 하도록 하며, 채소, 과일 유제품을 식사 전에 먼저 먹도록 유도하고, 볶거나 튀기기보다는 찌거나 삶는 요리법을 사용한 음식을 먹도록 한다. 모유수유는 비만을 감소시킬 수 있다.

생활습관이 성공적으로 개선되면 약물 복용이 필요하지 않을 수도 있다. 그러나 생할습관의 개선되었음에도 고혈압이 지속되는 경우에는 약물치료가 필요하다. 이뇨제, 베타차단제, 안지오텐신변환효소(ACE) 억제제, 칼슘통로차단제를 사용할 수 있으며, 한 가지 약으로 시작하여 단계적으로 추가해 나간다.

울혈성 심부전증

(Congestive heart failure)

울혈성 심부전은 선천성 또는 후천성 심장질환을 포함한 심장질환 또는 비 심장질환이 원인이 되어 심장이 신체 대사를 유지하기에 충분한 혈액량을 순환시키지 못하는 상태를 말한다.

심부전은 심실의 기능부전, 판막 이상, 선천성 심장병에 의한 순환혈류량 증가, 유출로의 협착 또는 폐쇄, 대사 이상 등에 의해 발생한다. 심부전은 다양한 원인의 심장질환이 진행하였을 때 나타나는 최종 결과이기도 하다.

1. 원인 및 병태생리

심장이 신체 대사요구량만큼 충분한 혈액을 체순환계로 내보내지 못하여 발생하는 기능부전 상태이다. 아동기 심부전의 대부분은 선천적인 심장구조의 기형으로 인하여 심근에 주어지는 과도한 부담에 의해 이차적으로 발생하는 증상이다.

소아 심부전의 80%는 영아기에 발생한다. 심부전은 전부하(preload) 및 후부하(afterload)의 증가, 심근의 수축력 감소에 의해 발생한다. 선천성 심장병을 가진 아동에게서 전부하가 증가하는 경우(high preload)는 심장에 비정상적인 개구부가 있어서 폐순환과 체순환 혈액이 섞여서 혈액량이 증가할 때이며, 후부하가 증가하는 경우(high afterload)는 혈관에 협착이나 폐쇄된 부위가 있어서 혈액이 빠져나가지 못해 혈액을 박출할 때 이겨야 하는 압력이 증가하는 경우이다. 혹은 심근염이나 심낭염 등으로 인해 심근의 수축력이 감소할 때에도 심부전이 발생한다. 또한 과도한 정맥주입으로 인해 혈액량이나 압력이 증가하거나, 정상적인 심장이 공급할 수 있는 이상의 산화된 혈액이 요구되는 상황(갑상선기능항진증, 중증 빈혈, 폐색성 호흡질환, 패혈증, 폐동맥 고혈압 등)에서도 심부전이 발생한다.

2. 임상증상

울혈성 심부전증은 우심부전(right side heart failure)과 좌심부전(left side heart failure)으로 분류된다. 그러나 좌심과 우심은 상호의존적인 관계로 한쪽의 기능부전은 반대편의 기능에도 영향을 미치기 때문에 좌심부전이나 우심부전이 단독으로 발생하는 경우는 많지 않다.

울혈성 심부전증의 증상은 심근수축력의 감소, 폐울혈, 체정맥 울혈에 의한 것으로 표 4-3와 같다.

첫째 우심부전은 우심실 내 혈액이 폐동맥으로 충분히 박출되지 못하는 상태이다. 폐동맥으로 나가지 못한 혈액으로 인해 우심실에 압력이 증가하면 우심방압도 증가하고, 원활하게 순환되지 못한 혈액이 정체되면서 전신적인 정맥고혈압으로 이어져 전신의 부종, 간 비대, 비장비대 등의 증상이 나타난다.

둘째, 좌심부전은 좌심실 내 혈액이 전신 순환으로 충분히 박출되지 못하는 상태이다. 좌심실의 혈액이 대동맥으로 나가지 못하여 적절하게 비워지지 못하면 좌심실의 압력이 증가한다. 이 압력이 좌심방과 폐정맥으로 이어져서 폐는 혈액으로 울혈이 되고, 이로 인해 기침, 호흡곤란, 청색증, 운동불내성 등의 증상이 나타난다.

또한 심박출량의 감소로 인한 전신의 혈액 감소로 핍뇨, 사지냉증, 감각 둔화 등의 증상도 동반된다. 특히 영아의 경우에는 교감신경계의 보상반응으로 두피에 발한 증상이 나타

표 4-3 **울혈성 심부전증의 증상**

심근수축력의 감소	폐 울혈	체정맥 울혈
• 심박출량의 감소로 인한 증상 : 피로, 허약감, 운동 능력 감소, 미약한 말초 맥박, 맥압 감소, 심장비대로 인한 심첨부 이동, 청진 시 말발굽 소리(S_3 또는 S_4), 소변 배설량 감소 • 심박출량 감소에 대한 보상 작용(교감신경계 활성화) : 빈맥, 창백하고 축축한 피부, 부적절한 발한(식은 땀), 식욕부진, 신경질적 반응 등	• 호흡 곤란, 빈 호흡 • 기침, 각혈 • 흉부함몰 • 호흡 시 코가 벌름거림 • 청진시 천명음, 잡음	• 체중증가 • 간 비대 • 말초부위 부종(눈주위) • 복수 • 경정맥, 말초정맥의 확장

BOX 4-7 울혈성 심부전증 병태생리

- 우심부전 → 체정맥 고혈압
  - 간비대 : 복수
  - 신장 : Na, 물의 축적 → 부종
  - 전신순환계 과부하 → 부종, 정맥확장
- 좌심부전 → 폐정맥 고혈압
  - 폐의 과부하 → 폐부종 → 우심부전
  - 심박출량↓
    - 신장 : 핍뇨
    - 사지 : 사지 냉증, 피로, 허약
    - 뇌 : 감각둔화

난다(Box 4-7). 이외에도 울혈성 심부전을 가진 환아에서 빈호흡으로 인한 수유곤란, 피로, 운동내구성 저하가 나타나며, 이에 따른 부적절한 체중증가와 성장부전도 흔하다.

3. 임상검사

울혈성 심부전은 임상적 증상에 근거하여 진단한다. 흉부 X-선 촬영에서 심장비대, 심장 및 폐혈관의 위치와 모양을 확인한다. 심전도 상에서 심실비대와 전도장애를 확인할 수 있다. 심초음파로는 심방과 심실의 비대, 심장판막과 심근의 기능부전, 결손 부위를 확인할 수 있다. 심도자술은 특수 결손부위를 확인하고 혈액역학을 상태를 확인하기 위해 시행한다. 혈액검사로는 전해질, 혈당, 혈액가스 및 혈액조성성분을 검사한다.

4. 간호진단

아동 순환계 질환 간호진단 참조

5. 치료 및 간호

울혈성 심부전증 치료의 목표는 ① 심장 수축력 향상과 후부하 조절, ② 체액량(또는 전부하)의 조절, ③ 심장의 부담을 감소(신체 산소 요구량 조절)시키기 위해 산소 소비를 감소시키는 것이다. 울혈성 심부전 증상이 발현되는 것은 기존의 심장질환이 악화되는 것을 의미한다. 휴식 시 빈맥, 빈호흡, 피로, 불안정, 갑작스러운 체중증가와 영아의 경우 머리 부분의 심한 발한 등 조기 심부전을 의미하는 증상들을 주의 깊게 확인한다.

심장질환아동에게서 울혈성 심부전이 나타나면 우선 약물치료로 심부전 증상을 안정시킨 후 외과적으로 원인질환을 교정한다.

1) 심장 수축력 향상과 후부하 조절

심장의 수축력을 증가시켜 심근의 기능을 증진시키기 위해서 디기탈리스 당화물(digitalis glycoside)를 투여한다. 소아의 경우 효과가 빠르고 반감기가 짧은 digoxin을 가장 많이 사용한다.

Digoxin의 기능은 심근세포의 Na-K pump를

억제함으로써, 심근 수축을 향상시킨다. 또한 digoxin은 심근수축력 증가와 더불어 심장박동수를 낮춤으로써 심박출량을 증가시킨다.

Digitalis는 첫 24시간 동안 최적의 심장기능을 유도하는데 필요한 포화용량을 8시간 간격으로 나누어 정맥 투여한다. 유지용량은 포화용량의 1/4 용량을 1일 1회 또는 2회에 투여한다. Digoxin의 치료적 혈중농도는 0.8～2ng/ml로서 매우 좁은 치료적 혈중 농도 범위를 가지고 있으므로 독성 발생에 유의한다.

Digoxin을 투여할 때 간호사는 용량을 정확하게 계산하여 투여한다. Digoxin은 치료를 위한 양과 독성을 일으킬 수 있는 용량과의 차이가 매우 적으므로 정확하게 투여하면서 투여 시 가능한 부작용을 주의 깊게 관찰한다.

Digoxin의 부작용은 식욕부진, 오심, 구토, 설사, 복통, 두통, 현기증, 환각, 기면, 호흡곤란, 서맥, 부정맥 등이다. 특히 digoxin 중독이 발생하면 심장차단과 서맥의 위험이 있으므로, 심전도로 심박동수와 심장리듬을 주기적으로 사정해야 한다.

투약 중에 맥박이 지나치게 감소하는 경우(영아의 맥박 90～100회/분 이하, 아동의 맥박 70회/분 이하)는 1～2회 투약을 중단하고 1일 총량을 줄여야 한다. 약물의 투여는 반드시 심전도로 감시하면서 실시하여 바람직한 결과 및 부작용을 관찰한다. Digoxin투여 후에는 심전도 상 P-R간격이 지연되고 심실 박동수가 감소한다.

심장의 후부하인 체혈관 저항을 조절하면 심부전 치료에 도움이 된다. 울혈성 심부전에 사용하는 다른 약물로는 ACE 억제제(angiotensin-converting enzyme inhibitor)가 있다. ACE 억제제는 angiotensin I을 angiotensin II로 전환하는 과정을 차단하여 혈관을 확장시키고 혈관저항을 감소시킨다.

그 결과 폐혈관 및 체혈관의 저항이 감소하고, 혈압을 감소시켜 후부하를 감소시키는 효과가 있다. 소아과에서 흔히 사용되는 ACE 억제재로는 captopril, enalapril이 있으며, 소량투여가 가능하여 영유아에게 널리 사용된다.

간호사는 ACE 억제제 투여 시에 나타날 수 있는 저혈압, 신부전, 전해질 불균형을 사정한다. 특히 ACE 억제제와 이뇨제를 병행하여 투여할 때에는 전해질농도와 신기능에 대해 신중하게 사정하여야 한다. Spironolactone과 같은 칼륨보전 이뇨제와 ACE 억제제를 병행 투여할 때에 고칼륨혈증을 유발할 수 있으므로 주의한다.

약물을 새로 시작하거나 용량을 조절하는 경우 저혈압이 나타날 수 있으므로 투여 후 1시간 안에 혈압을 재 측정한다. 또한 체중, 섭취량과 배설량, 요비중을 매일 측정한다. 체중 측정 시 같은 체중계, 같은 옷, 같은 시간을 지켜야 한다. 퇴원 후 가정에서 디지털리스 당화물을 정확하게 투약할 수 있도록 교육을 실시하여야 한다(Box 4-8).

약물 투여의 정확한 방법과 부작용 사정방법을 교육하고, 가능한 한 단순하게 투약계획을 세우고, 잊지 않고 실행하도록 차트나 시각적인 기구를 활용하도록 한다. 또한 발한의 증가나 소변양의 감소 등과 같이 질환이 악화되었음을 알리는 증상들에 대해 교육한다.

BOX 4-8 Digoxin 투여 방법 교육

- 12시간 간격으로 규칙적인 시간을 엄수한다(오전 8시, 오후 8시).
- 투약을 잊은 경우 다음 투약시간에 맞춰 투여한다.
- 투여 후 구토를 해도 다시 투여하지 않는다. 구토가 자주 있다면 디곡신 중독증상(오심, 구토, 서맥, 수유거절)을 의심하고 관찰한다. 이후 심해지면 의료진에게 보고한다.
- 큰 아동의 경우 액체약물을 투여한다면 치아의 부식방지를 위해 양치를 하게한다.
- 약물을 음식, 음료수와 섞지 않는다.
- 2회 이상 투약을 못했다면 의료진에게 보고한다.
- 투약을 많이 한 경우 즉시 응급실로 내원한다.
- 약은 아이들의 손이 닿지 않는 안전한 곳에 보관한다.

교정이 불가능한 선천성 심장병이 있는 경우에는 필요에 따라서 가족들이 아동의 임종에 대해 대비할 수 있도록 지지한다.

2) 체액량(또는 전부하)의 조절

축적된 체액과 나트륨을 제거하고 체액이 축적되는 것을 예방하기 위해서 ① 이뇨제를 투여하고, ② 수분제한 및 염분 제한식이를 적용한다. 주로 사용되는 이뇨제는 furosemide(lasix) spironolactone(aldactone), chlorothiazide(diuril), ethacrynic acid(edecrin) 등이 있다.

Furosemide는 가장 많이 사용되는 이뇨제이며, 고리 이뇨제로 칼륨소실을 유발하는 이뇨제이므로 투여 중에는 전해질 불균형을 예방하기 위해 혈청 전해질 수준을 감시하여야 한다. 저칼륨혈증의 증상을 사정하고, 칼륨이 풍부한 음식(감자, 토마토, 바나나, 오렌지 등)의 섭취를 권장한다.

칼륨보조제가 처방된 경우는 쓴 맛이 나지 않도록 과일주스에 섞어 먹인다. 이뇨제의 부작용으로는 저혈압, 탈수, 테타니, 대사성 알칼리증이 나타날 수 있다. 이뇨제의 효과를 평가하기 위해 섭취량과 배설량을 정확하게 기록하고, 매일 아침 같은 시간, 같은 옷, 같은 체중계로 체중을 측정하여 변화양상을 점검한다. 이뇨제는 오전에 투여하여 밤에 배뇨하는 불편함을 피할 수 있도록 한다.

일반적으로 수유의 어려움 때문에 수분을 제한하지는 않지만 필요에 따라 수분과 염분의 섭취를 제한한다. 수분제한 시에는 탈수증상을 주의 깊게 사정하며, 아동의 연령에 맞게 수분을 제한해야 하는 이유를 설명하고 협조를 구하며, 주변에 스스로 먹을 수 있는 물을 두지 않는다. 청색증성 심질환이나 다혈구혈증이 심한 경우에는 수분제한이 쉽게 탈수를 초래할 수 있으므로 주의하여야 한다.

영아의 경우 울혈성 심부전에 동반되는 호흡곤란으로 수분섭취나 수유 자체가 어렵기 때문에 철저하게 제한하지 않아도 무방하다. 염분을 제한해야 한다면 나트륨 함유 음식에 대해 부모와 상의하고 교육하도록 한다.

동의 경우 울혈성 심부전으로 인해 수유곤란과 식욕부진으로 이미 섭취량이 줄어있기 때문에 조리된 음식에 소금을 추가하지 않는 정도로 제한하는 것이 좋다.

3) 심장의 부담 감소 (신체 산소요구량 조절)

불필요한 자극이 주어지지 않도록 하고, 신체 활동을 제한하고, 자주 휴식을 취하게 한다. 호흡곤란이 나타나면 폐확장을 지지해 주기 위해 체위는 반좌위나 좌위를 취해주고, 억제대, 기저귀, 옷 등은 느슨하게 해준다. 청색증이 동반되는 심장기형의 경우 슬흉위를 취해주면 도움이 된다.

울혈성 심부전이 있는 아동의 호흡사정은 휴식 시에 1분간 신중하게 측정한다. 침상안정 시에는 피부손상을 예방하기 위하여 2시간 간격으로 체위변경을 실시한다.

환경의 온도변화를 최소화하여 체온유지에 필요 이상의 대사를 하지 않도록 한다. 특히 차고 습한 산소는 오한을 유발할 수 있으므로 옷이 젖거나 체온이 떨어지지 않도록 주의한다. 체온이 일정하게 유지되지 않으면 대사에너지가 소모되므로 고체온과 저체온에 유의하며, 열이 있을 때는 의사에게 보고한다.

유아나 학령전기 아동의 경우는 격심한 운동은 피하고, 심장에 주어지는 부담을 감소하기 위하여 산소후드나 캐뉼라를 사용하여 산소를 흡입하게 한다. 고농도의 습화된 산소가 필요한 경우 영아는 보육기나 산소후드를 이용하고, 아동은 산소텐트를 적용한다. 호흡수, 호흡노력, 피부색, 산소포화도를 기록하여 산소요법에 대한 영아의 반응을 세심하게 평가한다.

호흡기계 감염은 울혈성 심부전을 악화시키므로 적절히 치료하도록 하며, 가능하면 예방하도록 한다. 호흡기계 감염을 예방하기 위하여 비감염성 질환 아동과 같은 방을 쓰도록 한다.

영아의 경우 에너지를 보존하기 위하여 수면을 방해하지 않도록 한다. 필요한 처치는 한꺼번에 모아서 시행하는 것이 좋으며, 수유시간은 아기의 수면–각성 주기에 따른다.

아동이 수유하는데 필요한 노력을 최소화하기 위하여 소량씩 자주 먹이며, 배고파 울기 전에 배고픔의 첫 번째 신호를 보낼 때 수유하도록 한다. 울면 바로 먹이도록 하고, 젖꼭지는 부드럽고 구멍이 약간 큰 것으로 먹이되 흡인의 위험이 없도록 주의하고, 영양사의 도움을 받아 조제유의 칼로리를 높일 수 있는 방법을 찾도록 한다.

수유 시에는 앉은 자세를 유지하는 것이 좋고, 트림을 자주 시켜준다. 일반적인 수유가 어려운 경우는 위관영양을 실시하며, 필요하다면 가정에서도 위관영양을 할 수 있도록 가족들을 교육한다. 또한 탈수를 예방하기 위하여 빨대나 컵을 이용하여 수분을 충분히 섭취하도록 한다. 스트레스는 심장기능에 부담을 주게 되므로 사전지도를 통해 아동의 스트레스를 경감시킬 수 있는 방법을 모색하고, 부모와의 잦은 의사소통을 통해 확신을 주어 스트레스를 경감시킨다.

부모의 적극적 참여는 아동의 요구를 최대한 만족시킬 수 있는 좋은 방법이다. 따라서 검사, 처치 혹은 침상안정으로 인해 아동이 경험하는 분리감과 불안을 최소화하기 위해 부모가 수유, 목욕, 체위변경 등의 간호에 참여하도록 권장한다. 영아나 불안정한 아동의 경우 급성기 동안 휴식을 위해 진정제를 적절히 활용할 수 있다.

심장 수술 환아의 간호

심장문제를 치료하기 위한 수술은 환아의 건강상태와 병의 심각성을 고려하여 시행되며, 좋은 결과를 위해서는 적절한 시기에 시행하는 것이 중요하다.

1. 수술 전 준비 간호중재

수술 전에 아동과 가족에게 병원환경을 소개하여 친근감을 가지고 불안을 감소시킬 수 있도록 유도한다. 아동의 이름을 친근하게 불러주는 것이 불안 감소에 효과적이다. 일반적으로 어린 아동은 수술이나 검사일정에 가까워졌을 때 준비하는 것이 좋고, 후기 아동이나 청소년은 시술하기 몇 주 전에 미리 정보를 주는 것이 도움이 된다. 준비하고 교육하는 과정에 부모를 참여시킴으로써 아동을 지지하도록 격려한다. 학령전기 아동들은 인형이나 축소모형을 사용하여 설명하는 것이 불안 감소에 효과적이고, 학령기 아동은 직접 보도록 배려하는 것이 좋다.

수술 후 가게 될 회복실과 중환자실에 대해 소개하고 가능하면 부모와 아동이 함께 방문할 수 있도록 한다. 수술실이나 중환자실에서 경험하게 될 소리(알람, 목소리 등), 시각적 자극(모니터, 기구, 의료진의 옷 등), 느낌(목마름, 통증 등) 등에 대한 정보를 제공한다.

아동이 대처할 수 있는 방법에 대해 교육하는 것도 포함되어야 한다. 어린 아동의 경우 인형이나 좋아하는 물건을 가지고 갈 수 있고, 후기 아동의 경우 좋아하는 음악을 들을 수 있음을 설명해주는 것이 힘든 과정을 견디기 위해 도움이 된다. 통증이 있거나 혼자 누워서 검사를 기다려야 하는 경우 숫자세기, 노래하기, 이야기하기와 같은 방법을 사용하여 대처하도록 격려한다.

아동과 그 가족에게 수술 후 합병증 예방을 위해 필요한 중재들도 수술 전에 미리 교육하여야 한다. 심호흡은 간호사의 가슴이 올라가고 내려가는 것을 보고 아동이 따라해 보도록 지시하며, 폐를 풍선에 비유하여 가슴이 많이 올라갈수록 많은 공기가 폐로 유입됨을 설명한다. 수술후 기침요법을 교육하고 물에 빨대를 담가 물거품을 내도록 하거나 빨대 그림을 그리는 등의 놀이를 사용하는 것도 효과적이다.

아동과 가족이 받아들일 수 있는 이상의 정보를 억지로 제공해서는 안 된다.

2. 수술 후 간호

수술 직후 아동은 일반적으로 중환자실에서 집중치료를 받는다. 활력징후 관찰, 호흡상태 유지, 체액균형의 유지, 휴식과 점진적 활동 강화, 안위증진, 정서적 지지 및 수술 후 합병증 관찰과 관련된 간호과정을 적용하여야 한다(표 4-4).

3. 퇴원 및 가정간호에 대한 준비

입원 시기부터 계획된 퇴원 준비는 퇴원 후 가정에서의 투약방법, 영양과 식이, 활동제한과 등교 시기, 드레싱교환, 목욕방법을 포함한 상처간호, 감염 및 합병증 증상과 징후, 세균성 심

표 4-4 심장 수술 후의 간호

활력징후, 동맥압 및 중심정맥압 관찰	• 활력징후와 혈압은 안정될 때까지 자주 측정한다. • 심박동과 호흡은 1분간 측정한다. • 심장박동과 리듬을 관찰하여 부정맥이 나타나는지 사정한다. • 1시간마다 호흡음을 청취하여 무기폐, 늑막삼출, 기흉 발생 여부를 사정한다. • 심장과 동맥에 삽입된 모니터로 심장기능과 혈액상태를 평가한다.
호흡상태 관찰	• 수술 후 기관내 삽관을 제거한 후 습윤 산소를 마스크, 후드 혹은 캐뉼라를 사용하여 공급한다. • 흡인이 필요한 경우 간헐적으로 시행하며, 저산소증 예방을 위하여 1회 5초 이상을 넘기지 않는다. 흡인하는 동안 빈호흡, 심박동의 변화를 사정한다. • 흉부배액관은 밀봉배액상태로 유지하고, 호흡시 배액상태를 관찰하여 기능 상태를 사정한다. • 적어도 두 시간마다 심호흡과 체위변경을 격려한다. 진통제를 사용하거나 수술부위를 지지하는 방법으로 아동을 지지한다.
체액균형 유지	• 수분의 섭취량과 배설량을 정확히 계산한다. 섭취량은 정맥주입량과 동맥관이나 중심정맥관으로 주입되는 수액과 약물을 포함한다. 배설량에는 시간당 소변량, 흉부와 비위관을 통한 삼출물, 검사를 위해 채취한 혈액을 포함한다. • 시간당 소변배설량과 요비중으로 수화 정도를 평가한다. • 수술 직후 과혈량은 심근의 부담을 증가시키고 심부전을 유발하므로 이를 예방하기 위해 수분은 제한한다.
휴식과 점진적 활동 강화	• 심장수술 후 심장의 부담을 감소시키고 치유를 촉진하기 위해 휴식이 필요하다. • 활동은 아동의 상태를 반영하여 계획적으로 수행한다. 일반적으로 보행은 수술 후 2일째부터 시작하며, 침상에 걸터앉은 자세부터 시작하여 점진적으로 시행한다. • 활동 시에는 빈맥, 호흡곤란, 청색증, 산소포화도 저하, 피로감 등을 주의깊게 사정하여 심장의 부담을 평가한다.
안위증진	• 통증조절을 위해 마약성 진통제를 지속적으로 정맥으로 주입하거나 자기조절장치로 투여한다. • 모든 관을 제거한 후에는 경구용 약물로 통증을 조절한다.
수술 후 합병증 관찰	• 심장계 : 울혈성 심부전, 저산소증, 부정맥, 심장압전(cardiac tamponade) • 호흡계 : 무기폐, 폐부종, 폐농양, 기흉 • 신경계 : 발작, 뇌부종, 뇌손상 • 혈액계 : 빈혈, 수술 후 출혈 • 감염 : 상처부위 감염, 폐렴, 중이염 • 심낭막 절개후 증후군 : 심장수술 7일~2주 후에 발열, 백혈구 증가, 폐의 마찰음 및 삼출 증상이 나타나는 것으로 바이러스 감염 혹은 자가 면역성 질환으로 추정된다.

내막염의 예방법, 의료적 도움을 청할 수 있는 방법, 그리고 가족의 적응을 위한 내용이 포함되어야 한다.

- 아동이 투여 받는 약물과 부작용에 대해 가족이 알고 있어야 하며, 이를 학교에도 알려야 한다. 수술부위의 상처 주변은 가볍게 닦고 건조시켜야 하며, 상처의 발적, 부종, 삼출물 등을 사정할 수 있어야 한다. 목욕은 2주 후부터 가능하다.
- 영아나 아동은 수술 이전의 식이로 돌아가며, 기저귀에 젖는 양으로 적절한 영양과 수분을 섭취하는지 확인하여야 한다.
- 가족과 보호자는 심장질환의 주요 합병증인 심부전의 징후에 대해서 잘 알고 있어야 한다. 또한 세균성 심내막염의 예방을 위한 예방적 처치에 대해서도 교육을 받아야 한다.

- 아동의 건강상태 변화에 대한 아동과 가족의 적응 정도를 사정하여야 한다. 악몽, 수면장애, 분리불안, 과도한 의존과 같은 수술 후 나타나는 행동장애에 대해 부모는 의료진과 상담한다. 심한 놀이와 활동은 퇴원 후 6주까지는 제한하며, 2주 후부터는 학교생활에 참여할 수 있다.
- 추후 예약일정, 의학적 도움이 필요한 시기와 의료진과의 연락방법에 대한 지침도 필요하다. 복잡한 심장결손의 경우 완전교정은 불가능하며, 재 협착의 교정이나 이식 혹은 인공도관을 교환하기 위하여 재수술이 필요한 경우도 많다. 따라서 가족들이 지속적인 의학적 관리와 정서적 지지를 받을 수 있도록 연계되어야 한다.
- 부모의 지지와 교육을 위하여 지역사회 기관과의 연계를 고려할 수 있다.

심장이식수술

선천적으로 심장구조에 교정할 수 없는 심각한 문제가 있는 아동은 뇌사자로부터 건강한 심장을 받아 병든 심장을 대신하도록 제공하는 심장이식을 받게 된다.

성공적인 수술 후에도 아동은 평생 면역억제제를 복용하여야 하며, 감염의 위험을 최소화하여야 한다. 예방접종은 생백신 예방주사를 제외하고 계획대로 시행한다. 이식수술이 성공하면 수술 후 6개월이면 학교와 연계되어 복귀한다.

의료표시(medical alert tag 또는 symbol)와 같은 신원확인 카드를 소지하여 인공심박 조율기나 심장을 이식받았거나 항응고제 치료를 받는 아동임을 알 수 있도록 한다(Box 4-9).

심장질환 아동의 가족간호

심장질환을 가진 아동을 돌보는 가족은 치료적 이행 뿐 아니라 죽음에 대한 공포와 죄책감 때문에 양육방식과 생활방식에 변화를 경험하게 된다. 또한 가족들은 신체적, 정서적, 사회적 및 재정적인 어려움도 경험하게 된다. 따라서 심장질환을 가진 아동의 가족을 돌보는 간호사는 전문적인 간호기술 뿐 아니라 섬세한 정서적 간호도 제공할 수 있어야 한다.

BOX 4-9 항응고제 복용 방법 교육

심장에 인공판막을 넣거나 인공혈관 수술을 하는 경우 혈관과 심장 내에 비정상적으로 혈액응고가 일어날 수 있다. 혈액이 응고되어 혈전을 형성하고 이것이 색전이 되어 떨어져나가 중요한 장기(뇌, 관상동맥)로 가는 동맥혈관을 막으면 생명이 위태로울 수 있다. 이를 예방하기 위하여 쿠마딘(coumadin) 또는 와파린(wafarin) 같은 항응고제를 복용하여야 한다.

약의 용량은 정기적인 혈액응고검사 결과에 따라 결정한다. 프로트롬빈 타임(Prothrombin Time)을 평가하면서 적정 용량을 정하며, 매일 같은 시간에 정확한 용량을 복용하도록 교육하고, 주기적인 병원방문을 통해 혈액응고 수준을 점검한다. 약을 복용하면 잇몸 출혈, 피부의 멍, 코피 등의 증상이 나타날 수 있으므로 주의깊게 관찰하고, 과격한 신체활동은 절제하고 부드러운 칫솔을 사용하도록 한다.

1. 질병에 대한 가족의 대처

영아와 아동의 심장질환은 부모에게 스트레스원이 된다. 불안, 공포, 상실감을 경험하는 부모를 지지하고, 질병에 대한 부모의 지식 정도를 사정하며, 부모에게 필요한 정보를 제공한다. 부모역할장애, 부모의 피로는 양육에 대한 부담감을 갖게 하기 때문에 부모역할에 대한 확신감을 격려해주는 것이 간호사의 역할이다.

간호사는 환아에 대한 과잉보호, 과도한 의존성은 통제하고 보상과 강화의 훈육방법을 부모에게 알려준다. 영아와 아동이 지치지 않는 상황에서 또래 친구들과의 놀이 활동을 권장하고 장기간의 적응문제를 격려한다.

2. 질병관련 정보에 대한 교육

1) 부모교육

부모교육의 내용에는 심폐기능의 산소화, 충분한 영양공급, 감염예방법에 대한 정보를 제공하고 장기적으로 먹어야하는 투약의 중요성과 부작용이 나타날 때의 관리법, 그리고 안전한 장소에 보관하는 법에 대해 교육한다. 최근의 가족들은 스스로 심장질환에 대한 정보를 얻고 서로 지지하기도 한다.

사회적인 지지가 부모들에게 중요하지만 인터넷의 자료가 모두 정확한 것은 아니며 자신의 상황에는 적용되지 않을 수도 있다는 것을 인식시켜야 한다. 부모들이 수집한 정보가 정확한 것인지 시행 전에 의료진과 상의하도록 한다.

2) 아동교육

아동교육에서 중요한 기준은 아동의 성장발달 단계에 다른 언어와 인지능력이다. Piaget의 직관적인 시기인 4~6세의 아동은 심장의 해부학적 위치에 대해 인식하고 있으나, 하트 모양의 툭툭 소리가 나는 곳으로 인식한다. 7~10세의 아동은 심장의 구조와 기능에 대해 비교적 구체적으로 인식한다. 그 이상의 아동은 심장의 기능을 자세하게 이해할 수 있다. 물론 그들의 언어로 이해가 가능하며 죽음을 연결할 수 있다. 그 나이에 맞는 구체적인 설명을 하고 질병에 스스로 적응하도록 설명한다.

청색증이 있는 아동들은 전반적으로 피부색이 파랗다는 것에 두려움을 느낀다. 청색증이 있는 아동은 산소의 부족으로 전반적인 성장발달이 지연 된다는 것을 이해시키고 그에 치료의 결과에 따라 해결될 수 있다는 것을 아동의 언어에 맞게 격려한다.

1. 출생 전 순환과 출생 후 순환

	출생 전 순환	출생 후 순환
폐순환	존재하지 않는다.	존재한다.
난원공	존재한다.	존재하지 않는다.
정맥관	존재한다.	존재하지 않는다.
동맥관	존재한다.	존재하지 않는다.
가스교환	태반에서 이루어진다.	폐에서 이루어진다.

2. 순환계 사정

건강력	• 임신중이나 산후기간 동안의 모체의 질환, 약물 복용력, 알코올 섭취, 흡연 여부를 사정한다.	
신체검진	활력징후 측정	• 맥박은 심첨부에서 1분간 측정하며 혈압은 상지, 하지 모두 측정한다.
	전신관찰	• Squatting position, Clubbing finger, Capillary refill time의 지연 등을 사정한다.
	심혈관계촉진	• 요골동맥과 대퇴동맥를 촉진 시 차이가 있으면 대동맥 축착을 의심한다.
	호흡음,심잡음	• 심장내 혈류가 비정상적이면 심잡음이 청진된다.

3. 선천성 심장병의 분류

형성 장애	• 형성 장애는 좌심실 또는 우심실의 형성 장애에 의해 발생
폐쇄	• 심장 판막, 동맥, 정맥의 협착 또는 폐쇄로 인하여 혈류의 흐름이 차단되어 발생(대동맥 협착, 폐동맥 협착 및 대동맥 축착)
중격결손	• 심방과 심실의 중격에 결손이 발생(심방중격결손, 심실중격결손)
청색성결손	• 청색성 결손은 심장 내에서 폐혈류와 체순환 혈류가 섞임으로 인하여 저산소증이 초래됨으로써 청색증이 관찰(팔로네증후, 대혈관전위)

4. 선천성 심장병의 유형

심방중격결손	• 좌심방과 우심방 사이 중격에 결손, 난원공이 폐쇄 되지 않는 경우가 가장 많다.
심실중격결손	• 좌심실과 우심실 사이 중격에 결손으로 좌우단락이 발생하여 폐순환량이 증가한다.
동맥관 개존증	• 동맥관이 폐쇄되지 않고 열려있으며 치료는 Prostaglandin 억제제를 투여한다.
대동맥 축착	• 동맥관 개구부와 연결되는 부위의 대동맥이 좁아져 대동맥의 근위부와 원위부 사이에 압력차이가 발생한다.
대동맥 협착	• 좌심실 유출로, 대동맥 판막 또는 판막 상부에 협착이 발생하며 심박출량이 감소하고 좌심실비대가 발생한다.
폐동맥 협착	• 우심실 유출로, 폐동맥 판막, 또는 판막 상부에 협착이 발생하며 우심실이 비대해지고 울혈성 우심부전으로 진행한다.
팔로네증후	• 폐동맥 협착, 심실중격 결손, 대동맥 우위와 우심실 비대가 발생하며 폐혈류 감소가 특징이다. • 무산소 발작이 일어나며 발작시 슬흉위자세를 취해주고 산소를 투여한다.
대혈관전위	• 대혈관(대동맥, 폐동맥)의 위치가 서로 바뀌는 선천성 심장병으로 심실중격결손이 존재시 환아의 상태가 좀더 편안하며 아닌 경우 동맥관을 열어주어 혈액을 혼합시킨다. 이때 prostaglandin E1을 투여하여 동맥관을 열어 체순환과 폐순환 사이에 교통할 수 있는 통로를 유지한다.

5. 후천성 심장질환 유형

<table>
<tr><td>감염성 심내막염</td><td colspan="2">• 심장의 판막이나 심장 내막의 세균감염으로 원인균은 streptococcus viridans, staphylococcus aureus, fungus(candida albicans) 이다.
• 심장 외부에 색전 형성으로 인해 손톱 아래 출혈, 구강점막의 점상출혈, 손가락과 발가락 끝의 완두콩만한 압통 결절(Osler node) 혹은 손바닥이나 발바닥에 작은 무통성 출혈점(Janeway spots)이 특징이다.</td></tr>
<tr><td>고혈압</td><td colspan="2">• 일차성(본태성)과 이차성 고혈압으로 분류하며 고혈압으로 진단이 되면 체질량지수(body mass index, BMI)를 구하여 비만도를 측정하며 이뇨제, 베타차단제, 안지오텐신변환효소(ACE) 억제제, 칼슘통로차단제의 약물치료가 필요하다.</td></tr>
<tr><td rowspan="3">울혈성 심부전증</td><td>정의</td><td>• 심장이 신체 대사를 유지하기에 충분한 혈액량을 순환시키지 못하는 상태이다.</td></tr>
<tr><td>임상증상</td><td>• 심근수축력의 감소, 폐울혈, 체정맥 울혈에 의한 것으로 우심부전과 좌심부전으로 분류됨. 우심부전은 전신의 부종, 간 비대, 비장 비대 등의 증상이 나타나고 좌심부전은 기침, 호흡곤란, 청색증, 운동불내성 등의 증상이 나타난다.</td></tr>
<tr><td>치료 및 간호</td><td>• 심장 수축력 향상과 후부하 조절
- Digoxin은 심근 수축을 향상시킨다. 또한 digoxin은 심근수축력 증가와 더불어 심장박동수를 낮춤으로써 심박출량을 증가시킨다. 투여 시 정확한 용량과 부작용을 관찰한다. 투약 전에 맥박을 측정한다(영아의 맥박 90~100회/분 이하, 아동의 맥박 70회/분 이하는 1~2회 투약을 중단). 투여 시 12시간 간격으로 규칙적인 시간을 엄수하며 투약을 잊거나 구토를 해도 다음 투약시간에 맞춰 투여한다.
- ACE 억제제는 angiotensin Ⅰ을 angiotensin Ⅱ로 전환하는 과정을 차단하여 혈관을 확장시키고 혈관저항을 감소시킨다. 저혈압, 신부전, 전해질 불균형을 사정해야한다. 칼륨보전이뇨제와 병행시 고칼륨혈증을 유발할 수 있다.
• 체액량(또는 전부하)의 조절
- 축적된 체액과 나트륨을 제거하고 체액이 축적되는 것을 예방
▹ 이뇨제를 투여하고 이뇨제 투여시 저칼륨혈증을 사정하고 칼륨 보조제가 처방된 경우 과일주스와 같이 먹인다.
▹ 수분제한 및 염분 제한식이를 적용한다. 수분 제한 시 탈수 증상을 사정하여 주의한다.
• 심장의 부담을 감소(신체 산소요구량 조절)
- 불필요한 자극이 주어지지 않도록 한다.
- 신체활동을 제한하고, 자주 휴식을 취하게 한다.
- 호흡곤란이 나타나면 폐확장을 지지해 주기 위해 체위는 반좌위나 좌위를 취해준다.
- 체온이 따뜻하게 유지 되도록 한다.</td></tr>
</table>

침습적 처치, 부적절한 일차, 이차 방어기전, 병원체에 대한 잦은 노출과 관련된 감염위험

분석자료	• 피부손상, 손상된 조직, 임상검사자료(혈색소, 백혈구 감소증, 적혈구 침강속도, C-반응 단백질의 증가), 발한
간호중재	• 환아 중재 전후 손씻기, 침습적 절차시 무균법을 철저히 시행한다. • 환아의 열감을 호소하는 말에 민감하게 경청하고 반응한다.

환기관류 불균형, 폐포 모세혈관막 변화와 관련된 가스교환장애

분석자료	• 동맥혈 가스분석, 활력징후, 청색증, 호흡곤란 징후(비익확장, 불안정, 빈맥), 발한
간호중재	• 환아의 산소 요구도를 감소시키기 위해 체온을 정상적으로 유지한다. • 우유나 식사는 적은 소량을 자주 준다. • 환아는 저산소증으로 인해 피곤하고 힘들어서 빠는 힘이 약해서 필요한 만큼 먹을 수 없다(필요시 위관영양을 시행한다). • 저산소증 대한 중재(처방된 산소투여)

산소 공급, 요구량의 불균형과 관련된 활동지속성 장애

분석자료	• 활동시 호흡곤란, 허약한 모습, 피로함의 표현
간호중재	• 환아의 호흡곤란 정도, 산소요구량을 파악한다. • 환아의 안정을 위해 환아에게 자극을 주는 간호행위를 최소한 감소한다. • 환아의 환경을 최대한 편안하고 따뜻하게 유지시켜준다.

심박수/리듬의 변화, 전부하, 후부하의 변화, 수축력의 변화와 관련된 심박출량 감소

분석자료	• 부정맥, 빈맥, 서맥, 부종, 경정맥 팽창, 체중증가, 심잡음, 차고 축축한 피부, 호흡곤란, 핍뇨, 혈압변화, 피부색변화, 기좌호흡, 안절부절하며 산만한 행동, 피로한 모습
간호중재	• 심박수 리듬의 변화에 대한 중재 – 맥박, 호흡수, 혈압, 심전도검사를 처방에 따라 측정한다. • 전부하의 변화에 대한 중재 – 부종 치료를 위한 이뇨제 특성(이뇨제는 탈수와 전해질불균형을 초래할 수 있고 특히 칼륨 손실을 예방해야 함. 칼륨보충제 투여 시 과일주스와 같이 투여하고 바나나, 오렌지 곡류, 견과류를 섭취함)을 정확히 알고 처방대로 올바른 투여방법으로 중재한다(울혈성 심부전증환아의 간호중재 참조). – 저칼륨 혈증 증상(근육 쇠약, 저혈압, 빈맥, 서맥, 무호흡, 핍뇨)을 관찰한다. – 칼륨 손실을 예방하기위해 염분제한식이가 처방되면 염분제한교육을 부모에게 시행한다. – 섭취량과 배설량을 매일 기록한다. – 같은 시간, 같은 옷, 같은 체중계로 매일 체중을 측정한다. • 후부하의 변화에 대한 중재 – 후부하의 감소를 위해 안지오텐신 전환효소억제제(ACE inhibitor)를 투여한다. 투여전 혈압을 측정하고 혈압이 전 측정결과보다 낮으면 투여를 중지한다. – ACE inhibitor는 알도스테론의 작용을 차단하여 칼륨소실은 없다. – 소변의 양상, 핍뇨를 관찰한다. – 아주 어린 영아는 호흡곤란증상이 있으면 두위를 30° 이상 세워서 안아준다. – 필요시 처방된 산소를 투여한다. • 심근 수축력의 변화에 대한 중재 – 심장의 부담을 감소하기위해 영아는 조금씩 자주 수유를 시키도록 한다. – 심근육 수축력을 강화시키기 위해 처방된 디곡신을 투여 한다. 디곡신 투여 방법(투여전 심첨맥박의 측정)과 독성증상(오심구토, 식욕감퇴, 서맥, 시력장애)을 숙지하여 부모교육을 한다(울혈성 심부전증 환아의 간호중재 참조).

간·호·진·단

악화요인에 대한 지식부족(염분섭취, 부동)과 관련된 비효과적 말초조직 관류

분석자료	• 피부특성변화, 모세혈관 충혈자연(3초 이상), 부종
간호중재	• 염분섭취를 제한하고 필요성을 교육한다. • 활동이 가능하다면 운동을 권유하고 그렇지 않으면 자주 체위변경을 해준다.

불안, 호흡근의 피로, 과소환기, 폐 울혈과 관련된 비효율적 호흡양상

분석자료	• 호흡곤란증상(비익호흡, 기좌호흡, tripod position), 폐활량 감소, 호흡깊이의 변화
간호중재	• 폐의 확장을 위해 환아를 30～45° 정도로 세워 앉힌다(금기가 아닌 상황에서). • 환아의 옷은 쪼이지 않게 단추를 풀고 호흡이 용이하게 한다. • 호흡횟수와 깊이, 피부색, 산소요구량을 측정하여 처방된 산소를 투여한다.

부모감시부족, 2세 이하의 나이, 침대에 혼자 있는 환경과 관련된 낙상위험성

분석자료	• 환아의 나이사정, 부모의 아이 양육태도, 침대의 높이
간호중재	• 환아와 부모에게 낙상의 위험성을 인식시킨다. • 환아의 나이가 2세 이하라면 혼자 침대에 두지 않는다. • 침대에 부착되어있는 사이드레일을 이용하여 낙상을 예방한다.

신체적 장애의 영향과 관련된 성장발달지연

분석자료	• 연령대 또래와 신체적 성장 비교, 인지적 비교
간호중재	• 연령대 신체적 성장발달을 비교한다. • DDST를 통한 4개영역의 발달상황을 조기점검한다.

감염과 관련된 비효과적 기도 청결

분석자료	• 감염의 여러 가지 증후
간호중재	• 호흡기 간호의 중재를 기준으로 중재한다.

저혈압, 저혈량증, 저산소혈증, 감염과 관련된 쇼크의 위험

분석자료	• 혈압측정결과, 산소혈증측정결과, 핍뇨, 감염의 증후(활력증후 측정결과)
간호중재	• 비정상적인 증상을 빠르게 확인하고 보고하고 처방을 받는다. • 처방 후 신속한 간호중재 후 추후 계속 관리한다.

환경의 변화, 정신적 스트레스, 전해질 불균형, 식습관의 변화와 관련된 변비

분석자료	• 복통호소, 대변횟수 감소(기저귀 가는 횟수 감소), 복부팽만, 청진시 장음의 약화, 식욕부진, 타진시 둔탁한 소리, 배변의 어려움 호소
간호중재	• 환아가 병실에 적응할 수 있게 친숙한 장난감, 침상친구와의 놀이를 권장한다. • 입원 시 받는 분리불안, 통제감 상실의 스트레스원을 파악하고 스스로 할 수 있는 것을 최대한 허용한다. • 이뇨제가 투여되는 환아 경우 합병증인 전해질 불균형을 점검한다. • 병실에서의 식사시간을 즐겁게 하기위해 식단의 선택과 식사 시 즐거움을 준다(식사 시 테이블보를 깔아주고 아이 옆에서 같이 동참한다).

부동, 순환장애, 면역저하, 체액상태의 변화, 영양 상태 불균형과 관련된 피부통합성장애

분석자료	• 신체구조의 침습적 변화, 피부층의 파괴
간호중재	• 관련요인을 파악하여 적절한 간호중재를 시행한다.

조절 기전 부전(수분과잉섭취, 나트륨과잉섭취, 호흡곤란, 복수, 체중증가)과 관련된 체액과다

분석자료	• 부종, 호흡곤란, 핍뇨, 폐울혈, 전해질변화, 섭취량이 배설량보다 많음
간호중재	• 심장의 과부하를 예방하기위해 수분을 제한한다. • 부종으로 인해 생길 수 있는 피부통합성 장애를 예방하기위해 부종부위를 보호한다(체위변경, 조직의 변화를 수시 점검). • 체중증가를 확인한다(같은 시간, 같은 옷, 같은 체중계를 사용한다). • 염분제한식이를 처방하여 염분을 제한한다. • 처방된 이뇨제를 투약의 원칙에 근거하여 투여한다.

신체적 만성장애와 관련된 만성통증

분석자료	• 통증 사정 시 통증표현정도, 불안정한 모습, 얼굴모습, 식욕부진, 칭얼거림. 엄마와의 분리불안에 대한 두려운 표정
간호중재	• 통증의 경감에 따라 환아에게 간호를 제공한다. • 전환요법을 환아에게 적용한다(아이의 관심을 전환시켜주는 요법).

아동건강관리에 대한 지식부족, 신체적 질병, 경제적 어려움과 관련된 부모역할장애

분석자료	• 환아(병에 자주 걸림, 애착의 결핍증거), 부모(자녀에게 공격적인 모습, 좌절감의 표현, 안전하지 못한 집안환경, 환아의 요구에 불안해하는 모습)
간호중재	• 아동의 질병에 대한 올바른 정보를 제공해준다. • 애착결핍의 원인을 파악하기 위해 친숙한 라포를 형성한다. • 좌절감의 표현은 심리적, 경제적인 상황이 원인이라면 경청해주는 것은 좋은 중재가 된다.

소음, 신체적 질병, 익숙하지 않은 주위환경과 관련된 수면양상장애

분석자료	• 수면에 대한 아이의 반응, 보호자의 아이의 수면양상 보고, 잠을 자지 못하고 칭얼대는 아이의 모습
간호중재	• 소음을 최대한 감소시킨다(다인실의 경우 방문객을 제한한다). • 환아의 익숙한 장난감을 병실에 가져오게 한다. • 심장관련 질병으로 인해 나타나는 저산소증, 호흡곤란으로 인한 경우 치료한다.

Patent ductus arteriosus

3개월 여아가 숨이 찬 것 같다는 엄마의 호소로 병원에 왔다. 아이는 임신나이 39주, 체중 3.3kg (50백분위수), 키 51cm(50~75분위)로 태어났으며, 젖병을 빨 때 식은땀을 흘리고 빠는 것을 자주 쉰다고 하였다. 진찰 결과, 혈압 87/42mmHg, 맥박 110회/분, 호흡 36회/분, 체온 36.6도, 체중 5kg, 키 55cm였다. 양쪽 넙다리 동맥에서 도약맥박(bouncing pulse)이 만져졌으며, 청진 상 왼쪽 빗장뼈 아래에서 지속적인 기계음 심잡음이 들렸다. 맥박산소계측기로 측정한 산소포화도는 97%였다. 환아의 엄마는 당황해하는 표정과 행동을 보이고 쩔쩔매고 있다. 이 상황을 간호과정에 적용해 보세요.

- 주관적, 객관적인 자료?
- 도출될 수 있는 간호진단은?
- Maslow's Hierachy needs 이론에 근거해서 가장 우선적으로 시행되어야 하는 간호중재는?

Tetralogy of fallot

2살 여아가 숨이 차고 입술이 파랗게 변한다는 호소로 병원에 왔다. 아이는 임신나이 38주, 체중 2.8kg, 키 40cm로 태어났다. 1살 경부터 울 때마다 입술이 파랗게 변했으며, 최근에는 걷다가 숨이 차서 쪼그리고 앉는 자세를 취하곤 했다고 한다. 진찰 결과, 혈압 92/62mmHg, 맥박 110회/분, 호흡 38회/분, 체온 36.7도, 체중 8kg, 키 70cm였다. 입술과 손톱에서 약간의 청색증이 관찰되었으며, 청진 상 복장뼈 상부의 양쪽에서 수축기 심잡음이 들렸다. 맥박산소계측기로 측정한 산소포화도는 90%였다. 이 상황을 간호과정에 적용해 보세요.

입원 시 초기 진단적 검사 결과

- ABGA상 pH 7.28, PaO_2 60mmHg, $PaCO_2$ 28mmHg, HCO_3 22.7mEq/L, BE −4mmol/L
- WBC 1,1800/mm^3, hemoglobin 19.0g/dl, hematocrit 56%, Na^+/K^+ 140/5.1mEq/L, CRP 0.80mg/dL
- Chest A-P상 부츠 모양의 심장, 폐혈관 관류량 감소

- 주관적, 객관적인 자료?
- 도출될 수 있는 간호진단은?
- Maslow's Hierachy needs 이론에 근거해서 가장 우선적으로 시행되어야 하는 간호중재는?

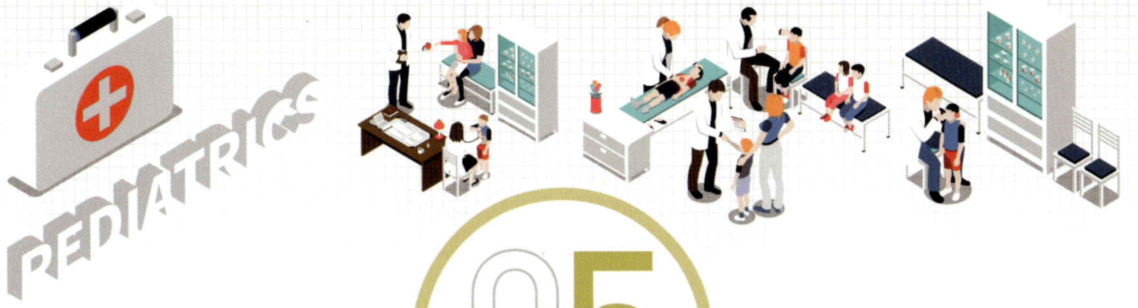

05 CHAPTER

혈액계 건강문제 아동간호

학·습·목·표

- 아동기 혈액의 특성을 설명한다.
- 혈액기능을 사정한다.
- 철분결핍성 빈혈 아동에게 간호과정을 적용한다.
- 재생불량성 빈혈 아동에게 간호과정을 적용한다.
- 혈우병 아동에게 간호과정을 적용한다.
- 특발성 혈소판 감소성 자반증 아동에게 간호과정을 적용한다.

주·요·용·어

- **aplastic anemias** — **재생불량성 빈혈** : 골수의 이상으로 생기는 빈혈이다. 골수란 뼈속에 존재하는 것으로 혈구를 생성하는 세포들과 미성숙한 혈구들로 이루어져 있다. 이것들이 여러 가지 원인에 의해서 파괴되었을 때 생기는 빈혈을 재생불량빈혈이라고 한다. 그러므로 적혈구만의 감소가 아니라 모든 혈구 세포의 감소를 볼 수 있다. 치료로는 혈구 생성을 자극하는 호르몬을 투여하는 것이 있지만 이것으로는 파괴된 혈구를 생성하는 세포의 재생이 일어나지 못하므로 완전한 치료라고는 볼 수가 없다. 완전한 치료로는 남의 골수를 채취해서 이것에서부터 혈구를 생성하는 세포를 분리, 환자에게 이식하는 골수이식이 있다.
- **bone marrow aspiration** — **골수천자** : 골수천자를 사용해서 골수강으로부터 골수액을 흡인하고 골수의 조혈세포의 상태를 조사하는 방법을 말한다. 골수천자의 부위로서는 흉골, 장골, 요추극돌기 등이 사용된다.
- **erythrocytes, red blood cell, RBC** — **적혈구** : 말초혈액 요소의 하나. 보통 사람에게서 그 성숙형은 그 배치와 헤모글로빈 성분으로 인하여 산소수송에 적합한 무핵, 황색, 양요의 판으로 되어 있다.
- **hematocrit, Hct** — **헤미토크릿** : 혈액분석을 위한 진단과정
- **hemoglobin, Hb** — **혈색소** : 정의 적혈구의 주요 성분으로 산소와 이산화탄소를 운반하는 역할을 수행한다. 혈중 혈색소의 양을 측정함으로써 혈액의 산소운반 능력을 알 수 있는데, 체내의 적혈구 생산 감소, 파괴 증가 또는 출혈로 인해 혈색소 수치가 낮아지면 조직에 산소운반이 제대로 이루어지지 않을 수 있다.
- **hemophilia** — **혈우병** : 혈액 응고에 관여하는 단백질을 만드는 유전자에 이상이 있어 혈액 응고 작용이 정상적으로 일어나지 않는 유전병
- **iron deficiency anemia** — **철결핍성 빈혈** : 인체의 철분 손실이 많아서 저장된 철분이 고갈되어 나타나는 빈혈. 빈혈의 종류 중에서 가장 흔한 것으로 성장이 빠른 성장, 임신, 생리, 그외에도 여러 가지 만성적 혈액 손실 등에 인해서 나타난다.
- **leukocyte, white blood crll, WBC** — **백혈구** : 백혈구는 혈액과 조직에서 이물질을 잡아먹거나 항체를 형성함으로써 감염에 저항하여 신체를 보호하는 역할을 한다.
- **mean corpuscular volume, MCV** — **평균적혈구 용적** : 적혈구항수의 한가지이다.
- **megaloblastic anemia** — **거대적아구성 빈혈** : 세포질은 정상적으로 합성되지만 핵의 세포분열이 정지되거나 지연되어 세포의 거대화를 초래하는 빈혈 질환
- **platelets** — **혈소판** : 혈구세포의 일종으로, 혈액 내에서 혈액 응고 및 지혈 작용에 중요한 역할을 한다.
- **reticulocyte** — **망상적혈구** : 적혈구의 모세포인 골수속의 유핵적아구가 성숙하여 핵을 잃게 되면 유약한 적혈구가 되어 혈류속에 나오는데 이러한 미숙한 적혈구를 말하며 2~3일이면 망상물질을 잃고 성숙 적혈구가 된다.
- **sickle cell anema** — **겸상적혈구** : 이상 헤모글로빈증인 헤모글로빈 S병에서 볼 수 있으며, 적혈구가 특히 저산소상태가 되면 가늘고 긴 돌출을 내거나 전체가 가늘고 길게 되어 낫과 같은 형태를 하는 것을 말한다.
- **thrombocytopenia** — **혈소판감소증** : 혈액의 응고와 지혈을 담당하는 혈액 내 성분인 혈소판의 수가 감소하는 현상이다.

05 CHAPTER 혈액계 건강문제 아동간호

혈액계의 해부생리

1. 혈액의 구성

혈액은 세포성분인 혈구와 액체성분인 혈장으로 구성된다. 세포성분인 혈구는 총 혈액용적의 45%를 차지하며, 종류로는 적혈구와 백혈구, 혈소판이 있다. 백혈구는 세포질 내 과립을 가지고 있는지의 여부에 따라 과립구와 무과립구라고 부른다.

액체성분인 혈장은 총 혈액용적의 55%를 차지하며, 혈장의 약 90%가 물로 이루어져 있고, 그 외 아미노산, 단백질(알부민, 글로블린, 섬유소원), 영양소, 호르몬, 기타 무기염류 등으로 구성된다. 혈장의 기능은 영양소, 노폐물, 항체, 응고인자, 호르몬 등을 운반하고, 체온을 조절한다(그림 5-1).

배아와 태아에서는 성장이 빨라 많은 양의 적혈구가 필요하여, 적혈구 조혈기능이 증가된다. 산소 분압이 낮고 태아 조직의 대사율이 높으며, 산소 전달 체계가 다르고, 양수 내 환경은 무균상태이다.

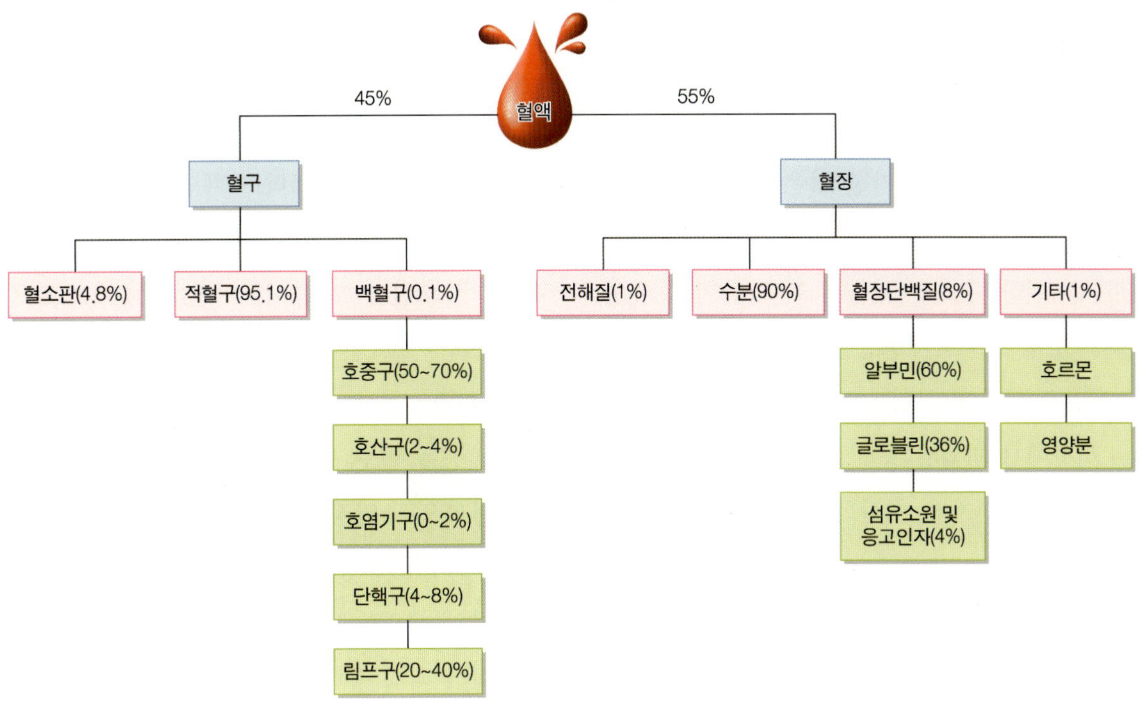

그림 5-1 혈액의 구성

표 5-1 영아와 소아 혈액의 정상 수치

연령	혈색소(g/dl)	헤미토크릿(%)	적혈구용적(%)	백혈구(10^3/uL)	호중구(%)	림프구(%)	호산구(%)	단구(%)
2주	16.5	50	50	12	40	63	3	9
3개월	12.0	36	36	12	30	48	2	5
6개월~6세	12.0	37	37	10	45	48	2	5
7~12세	13.0	13	38	8	55	38	2	5

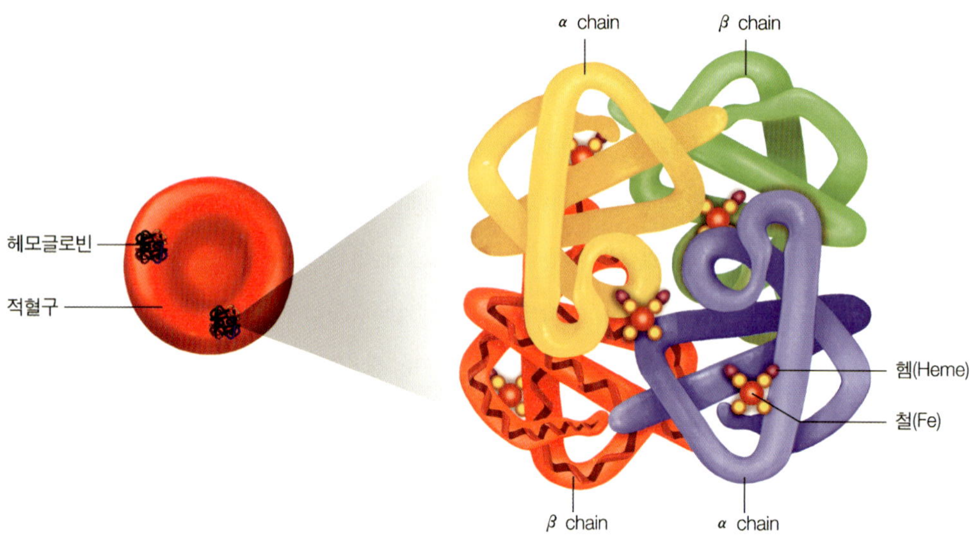

그림 5-2 혈색소의 구조

1) 적혈구

혈구세포 중 수가 가장 많은 적혈구는 세포에 핵이 없고, 오목한 원반모양으로 이는 산소 운반을 위한 구조로 지금은 7~8μm이며 유연성이 있어 좁은 모세혈관을 통과할 수 있다. 생존기간은 약 120일 정도로 수명을 다한 적혈구는 비장에서 파괴된다.

적혈구는 산소와 이산화탄소를 운반하기 위하여 헤모글로빈(hemoglobin, Hb)이라는 혈색소를 가지고 있다. 헤모글로빈은 철분이 함유된 색소인 헴(heme)과 단백질인 글로빈(globin)으로 구성되며 산소와 결합한 혈색소는 선홍색을 띠게 된다. 헤모글로빈 분자는 철을 포함한 4개의 헴(heme)과 폴리펩티드 체인(α1, 2-polypeptide chain, β1, 2-polypeptide chain)으로 연결된 4개의 글로빈이 모여 이루어진다(그림 5-2).

2) 백혈구

백혈구는 혈구 중 크기가 가장 크고, 형태가 아메바형으로 일정하지 않다. 골수와 림프절에서 형성되며, 보통 체세포와 같은 핵을 가지고 있으며 무색으로 백혈구를 현미경 상으로 보면 세포질의 과립 유무에 따라 과립구와 무과립구로 분류한다(표 5-2).

표 5-2 혈구의 종류

세포		구조	기능
과립구 (박테리아 소화, 파괴하는 리소좀 효소 함유, 식균작용)	호중구(neutrophil) (50~70%)	• 다엽의 핵 • 눈에 띄지 않는 세포질 과립	• 침입한 외부 물질의 첫 번째 방어선 • 염증 초기 식균작용
	호산구(eosinophil) (2~4%)	• 이엽의 핵 • 붉은 세포질 과립	• 식균작용(호중구보다는 약함) • 알러지 반응에서 항원-항체 복합체 포획 → 알러지성 질환 시 수치 상승 • 기생충 감염으로부터 보호
	호염기구(basophil) (0~2%)	• 엽이 있는 핵 • 큰 청보라색 세포질 과립	• 히스타민, 세로토닌, 헤파린 함유 • 과민반응 시 과립 깨지면서 순환계로 유리 (염증반응, 알레르기 반응)
무과립구	림프구(lympocyte) (20~40%)	• 구형, 톱니모양의 핵 • 흐린 청색 세포질	• 세포성, 체액성 면역 • 자연살해세포(NK cell)
	단핵구(monocyte) (4~8%)	• U자, 신장모양 • 청색 세포질	• 강력한 식균세포, 세포성 면역 • 상처 치유, 항원 형성

출생 시에는 다형핵 백혈구가 주로 많다가 생후 3주까지 감소하며 이후 영유아기는 전체 백혈구의 50% 미만을 차지하게 된다. 백혈구(leukocytes)는 과립구, 단핵구, 림프구가 있으며, 과립구에는 호중구, 호산구, 호염구가 있다.

림프구로는 체액성 면역을 담당하는 B림프구, 세포성 면역을 담당하는 T림프구와 자연살해세포(natural killer cell, NK cell)가 있다. 조직이 손상되면 백혈구가 손상부위에 모이게 되고 염증반응을 일으킨다. 백혈구의 주요기능은 식균작용을 통해 미생물을 없애고 이물질을 제거한다. 백혈구는 필요 시 생성되고 수명은 10일 정도이다.

말초순환에서 미성숙 호중구의 수가 증가하는 것은 세균성 감염에 대응하는 것과 같은 생리적 요구 때문이라 할 수 있다. 신체가 세균성 감염에 대항 할 수 있는지 판단하기 위해 절대 호중구 수(absolute nerutrophil count, ANC)를 검사 할 수 있는데, ANC 수치가 $500/mm^3$ 미만일 경우 심각한 감염의 위험을 고려하여 입원시 격리병상(양압시설 있는 병실)으로 입실한다.

3) 혈소판

적혈구와 마찬가지로 핵이 없고, 형태가 불규칙적이며 생존기간은 약 10일 정이다. 혈소판은 비장에서 파괴되며, 주요작용은 지혈에 관여한다.

혈소판의 대부분은 혈청에 존재하며, 이는 혈소판이 빠르게 생성되는 것을 의미한다. 혈소판 감소 시에는 피부에 멍이들고 지혈이 지연되며 잇몸에서 출혈이 발생한다.

4) 혈액응고

(1) 혈액응고의 기전

혈관, 혈소판, 응고인자, 응고억제인자, 섬유소용해가 관여하여 지혈과정이 이루어진다. 혈관의 외상 및 질환에 의한 손상 시 출혈이 생기면, 출혈을 멈추기 위하여 혈관수축과 1차 지혈과정인 혈소판의 부착 및 응집에 의한 혈소판 마개(platelet plug)가 형성됨과 동시에 2차 지혈과정인 응고인자들의 활성화를 통해 지혈마개(hemostatic plug)가 형성되어 완전한 지혈이 이루어진다.

Prothrombin이 thrombin으로 또한 thrombin으로 인하여 fibrinogen이 fibrin으로 최종 변환되어야 지혈이 된다. 1차 지혈과정과 2차 지혈과정은 별개의 과정이 아니라 서로 연관되어 있다.

1차 지혈과정인 혈소판 활성화가 혈액응고를 가속화시키고, 2차 지혈과정의 산물인 thrombin이 혈소판 활성화를 유도한다(그림 5-3). 혈관손상이 회복되면 지혈과정 중에 형성된 섬유소가 완전히 용해(fibrinolysis)되면서 혈액의 흐름이 정상적으로 이루어진다(그림 5-4).

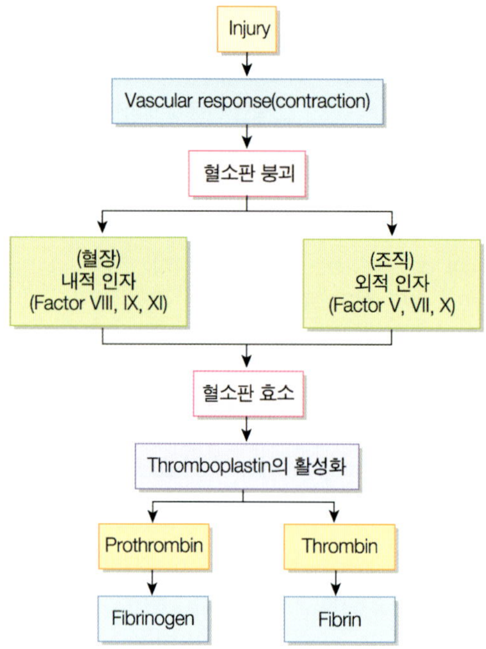

그림 5-3 혈액응고기전

(2) 혈액응고 인자

응고인자는 1954년 국제혈액응고인자명명위원회(international committee for the nomenclature of blood clotting factors)에서 로마숫자로 표시하기로 제안하였으며, I인자부터 XIII인자

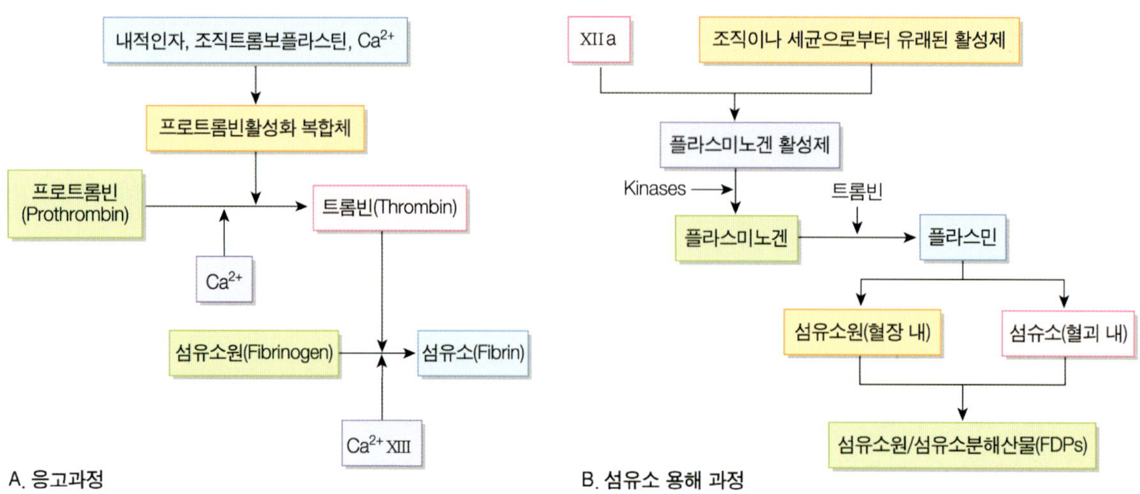

그림 5-4 섬유소 용해과정

까지 13개가 있다.

대부분의 응고인자는 간에서 생성되어 혈장 내에 비활성 효소원(zymogen)으로 존재하며 순차적으로 활성화되어 세린 단백분해효소(serine protease)로서 다음 단계의 응고인자를 활성화 시킨다.

출생 시 신생아의 응고기능(coagulation)에 대한 최근 연구에 의하면(saxonhouse, 2009) 출생 시 신생아의 응고기능은 미숙하며 특히 미숙아에 있어서는 출혈증상 또는 이상 응고 현상으로 문제가 되는 경우가 있으며, 만삭아인 경우에도 응고기능이 성숙되려면 적어도 생후 6개월 이후에나 이루어진다.

(3) 혈액응고와 관련된 검사

① Prothrombin time(PT)

PT측정은 혈장에 조직 thromboplastin과 Ca를 첨가하여 fibrin이 석출될 때까지의 시간을 측정하는 것이다. 정상인의 경우 흔히 12~14초 걸리며, 외적 인자의 부족이나 prothrombin 부족 시(비타민 K 결핍) 지연되는 것을 확인 할 수 있다.

② Partial thromboplastin time(PPT)

응고 기전에서 외적 체계와 일반적인 통로의 적절성 여부를 평가하기 위해 이용하는 것으로 정상인의 경우 흔히 25~40초 걸리며, 내적인자의 부족시 지연되는 것을 확인 할 수 있다(표 5-3). BT(Bleeding test), CT(Clotting time)는 현재 임상에서는 많이 활용되지 않고 있다.

혈액기능의 사정

1. 건강력

혈액기능을 사정하기 위해서는 개인과 가족의 과거 현재 건강력 뿐 아니라 양쪽 부모의 가계도도 확인하여야 한다. 아동에게 나타나는 증상은 피로감, 허약, 나른함, 열감, 권태감 등 아동이 호소하는 증상을 파악한다.

열은 흔히 백혈병이나 림프종에서 흔히 나타나며, 용혈성질환에서는 심한 오한이 있다. 타박상, 혈종, 비출혈, 잇몸출혈, 흑색변(melena), 혈뇨 등의 증상을 파악하고 항암 치료를 받는

표 5-3 응고 질환에 대한 일반적 검사 및 검사 결과

검사	정상	혈우병	ITP	DIC
혈소판 수치 - 혈액의 혈소판 수를 측정	20~30만개/mm^3	정상	감소	감소
표준출혈시간(Ivy method) - 혈관과 혈소판 인자 측정	1~9분	정상	지연	지연
프로트롬빈 시간(PT 또는 INR) - 응고의 외인자 체계와 공동경로 평가	11.0~12.5초	정상	정상	지연
부분 트롬보플라스틴 시간(PTT) - 응고의 내인자 체계와 공동경로 평가	60~70초	지연	정상	지연

아동은 약물 독성으로 적혈구, 백혈구, 혈소판 수치가 감소되며, 아스피린은 출혈경향을 일으키는 약물이다.

또한 섭취하는 음식에 철분이 부족하면 철결핍성빈혈이 발생할 수 있으므로 식습관을 파악한다. 간질환이 있으면 혈액응고가 잘 되지 않으므로 혈액계 질환과 연관되는지 확인한다.

2. 신체사정

시진과 촉진, 타진으로 머리에서 발끝으로 사정한다.

1) 피부

자반(purpura), 점상출혈, 혈종, 반상출혈이 있는지 확인한다.

2) 머리, 목

안구 결박부위 창백시 빈혈을 안구 공박부위 황달에는 용혈성 질환 및 구강점막 궤양 또는 잇몸 출혈 시 백혈병이 있는지 확인한다.

3) 복부

간과 비장을 타진하고 촉진하고 혈액계 질환이 있으면 간종대와 비장종대가 나타난다.

4) 골격계

뼈의 통증은 혈액의 악성종양과 관련된 증상일 수 있다.

5) 림프절

백혈병에서는 림프절종대가 나타난다.

6) 신경계

오심, 구토, 경련, 뇌성마비가 나타나면 중추신경계 증상일 수 있다.

3. 진단적 검사

1) 전혈구검사

전혈구검사(complete blood cell count, CBC)는 적혈구수, 백혈구수, 혈색소와 헤마토크리트를 검사한다.

적혈구 지수는 빈혈의 종류를 감별하기 위해 시행하는데, 평균 적혈구 용적(mean corpuscular volume, MCV), 평균 적혈구혈색소량(mean corpuscular hemoglobin, MCH), 평균 적혈구혈색소 농도(mean corpuscular hemoglobin concentration, MCHC)가 있다. 백혈구 수와 혈소판 수를 측정한다.

2) 혈액 도말검사

말초혈액을 슬라이드에 도말하여 현미경으로 혈구를 검사한다. 혈구의 크기와 모양을 관찰할 수 있다.

3) 골수검사

골수검사(bone marrow examination)에는 골수흡인(bone marrow aspiration)과 골수생검(bone marrow biopsy)이 있다.

골수흡인은 골수에 있는 조혈세포를 흡인하

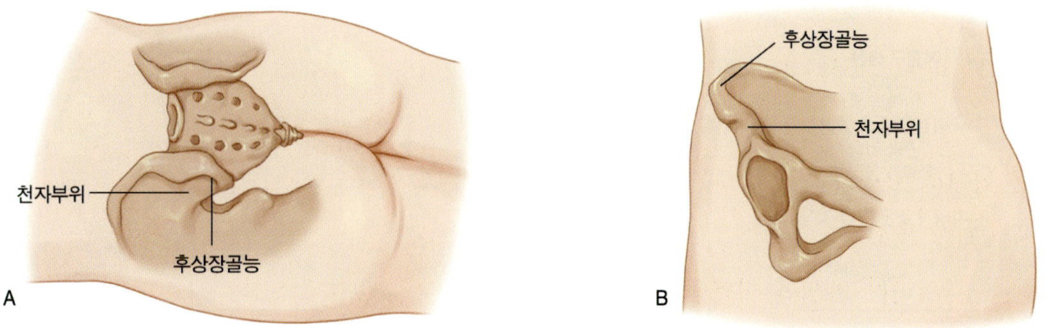

그림 5-5 경골근위부와 후상 장골능. **A,** 영아기에 흔한 골수천자부위는 후상장골능 부위. **B,** 영아기 이후에는 후상장골능이나 전상 장골능 부위

여 검사하는 방법이고 골수생검은 조혈조직을 검사하는 것이다. 검사위치는 주로 후상장골극(posterior iliac crest)에서 시행한다. 혈액세포의 수나 모양의 이상, 암의 존재 여부를 알 수 있다(그림 5-5).

적혈구 기능의 장애

빈혈(Anemia)

빈혈은 유전에 의한 것은 매우 드물고 대부분 후천적으로 발생한다. 빈혈은 골수에서 적혈구를 생성하지 못하거나, 혹은 생성된 적혈구가 어떤 원인에 의해 파괴되거나 또는 심한 출혈에 의해 발생한다. 즉 적혈구의 헤모글로빈 농도가 정상치 보다 낮은 상태를 말한다.

적혈구의 손실이 증가하는 경우, 적혈구의 파괴가 증가하는 경우, 적혈구의 생산이 부족한 경우, 내분비 기능 장애, 만성 질환이 있는 경우 등으로 분류한다(그림 5-6).

골수의 기능저하로 적혈구 생성이 감소되거나, 조혈에 관련된 영양소인 비타민 B_{12}, 엽산, 철분, 단백질이 부족하거나, 간과 비장에서 적혈구가 과도하게 파괴되면 빈혈 발생의 원인이 된다.

철결핍성 빈혈(Fe deficiency anemia)

철결핍성 빈혈은 지구상에서 가장 흔한 영양결핍 빈혈로서 이는 헤모글로빈을 만드는데 필수적인 철분이 부족하여 골수에서 적혈구를 원활하게 만들지 못하기 때문에 일어나며, 철결핍성 빈혈은 소아와 영아의 가장 흔한 혈액장애이다.

철분결핍으로 인한 심한 빈혈은 모체 및 소아 사망률과 관련이 있다. 철분결핍성 빈혈의 원인은 다음과 같다.

1. 원인 및 병태생리

미숙아, 쌍둥이, 태아 실혈, 분만 시 출혈(태

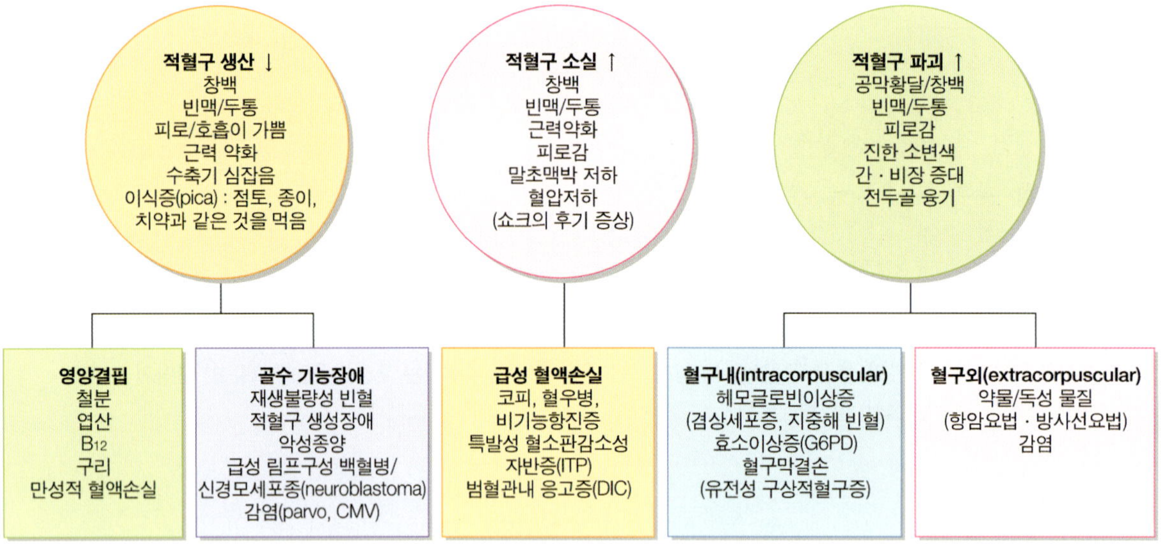

그림 5-6 빈혈의 원인에 따른 분류

반조기박리, 전치태반 등)로 출생 시 철 저장능력의 감소 또는 철 소실의 증가, 철분이 부족한 식이, 만성 설사, 흡수장애 증후군, 위장 장애로 인한 철분 섭취의 부족으로 발생한다.

또한 성장속도가 빠른 경우 예를 들면, 미숙아, 영아, 청소년 시기로 철분 요구량의 급격한 증가나 생우유 섭취로 인한 대장 장애, 기생충(특히 구충) 감염, 위장장애(소화성 궤양, 폴립, 메켈 게실, 혈관종, 염증성 대장질환 등), 빈번한 코피, 월경 과다 등으로 인한 실혈이 원인이 된다.

2. 임상증상

피부 창백이 가장 중요한 징후이다. 빈혈이 서서히 일어나면 보상 기전으로 피부 창백 이외에 증상은 나타나지 않을 수 있으나, 심한 빈혈 또는 급성 빈혈 발생 시 과민성, 식욕감소, 빈맥, 심장비대, 수축기 잡음 등이 나타날 수 있다. 상피조직에 변화를 일으켜서 설염, 구순구각염, 스푼형 손발톱의 증상이 나타날 수 있다.

철분의 결핍은 신경학적 기능 및 지적 기능에 영향을 미친다. 빈혈을 동반하지 않아도 철분결핍은 영아와 청소년에게 주의집중력, 각성도 및 학습능력에 영향을 줄 수 있다.

3. 임상검사

임상 증상에 대한 문진 및 신체검진을 통해 철분결핍성 빈혈을 진단 내릴 수 있으며, 빈혈의 정도가 심한 경우 적혈구 지수(MCV, MCH, RDW)로 진단이 가능하고, 페리틴(ferritin), 트랜스페린(transferrin)의 소견으로 확진이 가능하다(표 5-4).

철 결핍의 단계에서 철저장의 고갈이 먼저 발생하는데, 혈청 페리틴 수치가 신체 철저장의 상태를 비교적 정확하게 반영한다. 그러나 간질

표 5-4 빈혈에 대한 일반적인 검사

검사	정상	철분결핍성 빈혈	겸상적혈구성 빈혈	재생불량성 빈혈
헤모글로빈-말초혈액의 총 Hb 수치 측정	9~16g/dL	감소	감소	감소
Hematocrit-총 혈액용적의 RBC 비율을 측정	28~49%	감소	감소	감소
Reticulocyte 수치-RBC 생성을 측정하기 위해 미숙한 RBC 측정	영아 : 0.5~3.1% 아동/청소년 : 0.5~2%	정상	증가	감소
평균적혈구용적(MCV)-평균 RBC용적과 크기 측정	80~95μ^3	감소	정상	정상
평균헤모글로빈용적(MCM)-RBC 내 Hb 농도 측정	27~31pg	감소	정상	정상
평균헤모글로빈농도용적(MCHC)-한 RBC의 평균 Hb 농도 측정	32~36g/dL	감소	정상	정상
헤모글로빈 전기이동-Hb의 비정상적 형태 발견	Hb A 증가, 아동이 성장할수록 Hb F 감소	정상	Hb S 많음	정상
말초 표본-RBC 크기, 색, 그리고 모양의 변화 확인	정상세포, 정상색소	소세포성 저색소성	정상세포 정상색소 겸상적혈구성	정상세포 정상색소
혈청 철-혈액의 transferrin과 결합한 철 측정	60~190μ/dL	감소	정상	정상
혈청 ferritin-사용 가능한 철 측정	6개월~15세 : 7~142ng/ml 남자 청소년 : 12~300ng/ml 여자청소년 : 10~150ng/ml	감소	정상	정상
총 철결합능력(TIBC)-transferrin 측정	25~420μg/dL	증가	감소	정상

환, 감염, 만성염증, 만성신장 질환, 악성 종양 등을 앓고 있는 환아에서 페리틴이 증가할 수 있어 해석에 주의를 요한다. 반면에 혈청 트랜스페린 수치 검사는 혈청 페리틴과 달리 염증에 영향을 받지 않아서 만성 빈혈과의 감별에 유용한데 철분 결핍성 빈혈에서는 상승된 수치를 보인다.

1세 이하의 영아는 적혈구 용적이 70μm^3 이하면 철분결핍성 빈혈로 진단할 수 있다. 1세에서 10세 아동의 적혈구 용적은 70μm^{3}에 연령을 합하면 정상 범위의 하한치를 계산할 수 있다. 또한 철분 제제 투여에 의한 혈색소의 상승은 철분 결핍을 의미한다.

4. 치료 및 간호

일차적인 치료의 목표는 적절한 영양공급과 철분 보충을 통한 예방이다. 먼저 식이 상담을 통해 수유방법과 식이를 통한 영양제공 방법의 변화를 권장한다. 예를 들어 인공수유를 하는 경우에는 철분강화 조제유나 철분강화 곡류를 먹이도록 하는 것이 좋지만 12개월 이하 영아는 우유단백질에 대한 알레르기로 인해 위장관 출혈이 발생할 수 있으므로 생우유는 12개월 이상의 아동에게 제공하도록 한다 (Box 5-1).

BOX 5-1 철분이 함유된 음식

- 육류 : 기름기가 적은 쇠고기, 돼지고기, 닭고기, 간
- 해산물 : 대합조개, 새우, 굴
- 야채류 : 시금치, 고구마, 감자
- 콩류 : 완두콩, 강낭콩, 콩과 식물
- 곡류 : 통곡류빵, 영양 강화 시리얼, 두부
- 과일 : 토마토, 프룬 주스, 건포도, 무화과
- 기타 : 당밀, 난황, 영양발효제

1) 철분 투여

(1) 경구투여

철분은 흡수율이 낮기 때문에 식이로만 철분 결핍을 해소하는 것은 불충분하므로 적어도 3개월 정도는 철분제를 하루 2~3회 경구로 투여해야 한다. ferrous salt을 elemental iron 4~6mg/kg/일을 최대 200mg을 3회 분복한다.

혈색소가 정상화 되어 빈혈이 교정된 후에도 부족한 체내 저장철을 충족시키기 위해 2~3개월 정도 더 철분제제를 복용하여 철결핍성 빈혈의 재발을 방지해야 한다.

(2) 비경구적 철 요법

경구용 철분의 약물요법에 효과가 없거나 경구 복용을 이행하지 않을 때, 흡수장애(염증성 장질환)가 있을 때, 투석환자에서 적혈구조혈제(EPO) 치료가 필요할 때 비경구투여의 방법으로 철분을 공급한다.

근육주사를 할 때에는 Z-tract 방법을 이용하여 큰 근육에 깊이 주사한다. 또한 주사 부위는 피부착색과 자극을 최소화하기 위해 주사 후에 문지르지 않는다. 한 부위에 1ml 이상 주입하지 않아야 하므로 여러 번 주사할 수도 있다.

BOX 5-2 예방

- 영아는 모유수유 권장
- 곡분을 줌
- 미숙아인 경우 필요시 철분 제제 투여

BOX 5-3 철분제제의 경구투여 원칙

- 처방된 양을 투여
- 철부제제는 어린이 손이 닿지 않는곳에 보관
- 오심, 복통, 변비, 설사와 상복부 불편감 등의 부작용 관찰
- 부작용 심하면 식사 직후에 복용하도록 설명
- 대변색이 짙은 녹색으로 변함
- 액상 철분제제는 치아에 일시적으로 착색 될 수 있으므로 빨대나 점적기를 이용하여 구강 내 뒤쪽으로 점적
- 철분 흡수를 방해하므로 투여 1시간 전이나 투여 후 2시간 이내에는 불소, 제산제 달걀, 통밀빵, 테트라사이클린 등을 주지 않는다.
- 철의 흡수를 방해하는 우유는 하루 500ml 이하로 섭취
- 변비 지속 시 변비완화제 투여
- 철분 흡수를 증진시키기 위해 비타민 C가 풍부한 감귤류나 쥬스 등과 함께 복용
- 공복 시에는 흡수가 좋아 식사 시에 비해 2배 이상 흡수율이 높음

⑥ 겸상적혈구 빈혈(Sickle cell anemia)

겸상적혈구 빈혈은 유전질환으로 나타나는 빈혈 형태로 정상적인 헤모글로빈이 부분적 또는 완전 비정상적인 낫 모양의 헤모글로빈으로 대치되면서 적혈구막의 유연성이 감소되어 쉽게 용혈되는 특징을 보이게 된다.

1. 원인 및 병태생리

겸상적혈구 빈혈증은 겸상적혈구 혈색소(HBS)

라 불리는 비정상적인 헤모글로빈이 생성되는 상염색체 열성으로 유전된다. 이것은 부모 모두에서 겸상적혈구 혈색소(HBS)가 발견되는 경우에만 발생한다. 만약 겸상적혈구 혈색소(HBS)가 한쪽 부모에게만 있는 경우는 증상이 없는 보인자가 된다. 이 질환은 주로 아프리카계 흑인에게 발생률이 높다. 아프리카계 미국인의 발생 빈도는 400명 중 1명이다.

이 질환은 만성적인 빈혈을 초래하고 용혈이나 재생불량성 빈혈이 초래되면 생명이 위독한 상태가 될 수 있다. 재발되는 위험은 신장과 폐, 뼈, 간, 그리고 중추신경계에 손상을 준다. 낫 모양의 적혈구가 혈관을 막거나 장기 손상을 유발하면서 급성 통증성 발작이 나타날 수 있고, 이환된 등뼈나 장골, 가슴에서 수 시간 길게는 수 일간 통증이 지속될 수 있다. 이 증상은 겸상적혈구가 미세혈관을 통과하는데 적혈구 세포막의 유연성이 감소되어 쉽게 파열되기 때문이다.

탈수나 감염, 열, 급격히 산소 농도가 낮아지는 상황(고도가 높은 곳, 등산, 추운 곳의 노출)에 노출되면 적혈구가 겸상으로 변하여 쉽게 파괴되며 혈액의 농도가 높아진다. 겸상적혈구 빈혈증은 다른 많은 신체 장기에 영향을 미칠 수 있다. 이러한 질환의 증상은 겸상 세포 위기라고 불리는 시기 동안 가장 심하다. 비록 이 질환을 가지고 태어나면서 유전이 된다고 하지만 증상은 4개월 이전에는 나타나지 않는다.

2. 임상증상

적혈구가 낫 모양이 되고, 제 기능을 못하므로 증상이 나타나게 되는데 즉 적혈구의 산소 운반 기능이 떨어지고, 적혈구가 많이 파괴되면서 다음과 같은 증상을 볼 수 있다. 피로감, 허약, 식욕부진, 고열, 구토, 성장 지연과 사춘기 지연, 황달(적혈구 급속 파괴로 빌리루빈 과잉축적), 사지의 큰 관절, 등과 복부의 통증 호소, 무기력, 등이다. 추가적으로는 혈뇨, 심한 갈증, 음경 통증, 포경, 흉통, 불임도 나타날 수 있다 (그림 5-7).

3. 임상검사

겸상적혈구 빈혈의 가족력을 가지고 있고, 임상 증상을 보인다면, 일반 혈액 검사, 겸상적혈구 혈색소(HBS) 선별 검사, 헤모글로빈 전기영동법, 분자유전학 검사를 통해서 겸상적혈구성 빈혈을 진단하게 된다.

1) 사정

(1) 신체사정

- 심장, 간, 비장 : 커짐, 점차 기능 상실
- 신장 : 조직의 괴사
- 중추 신경계 : 두통, 시력 장애, 경련 → 뇌일혈, 반신불수, 사망
- 골격계 : 골수가 넓어지고 골다공 현상

(2) 위기(Crisis)

- 혈관 폐색성 위기 : 모세혈관이 폐쇄되어 혈

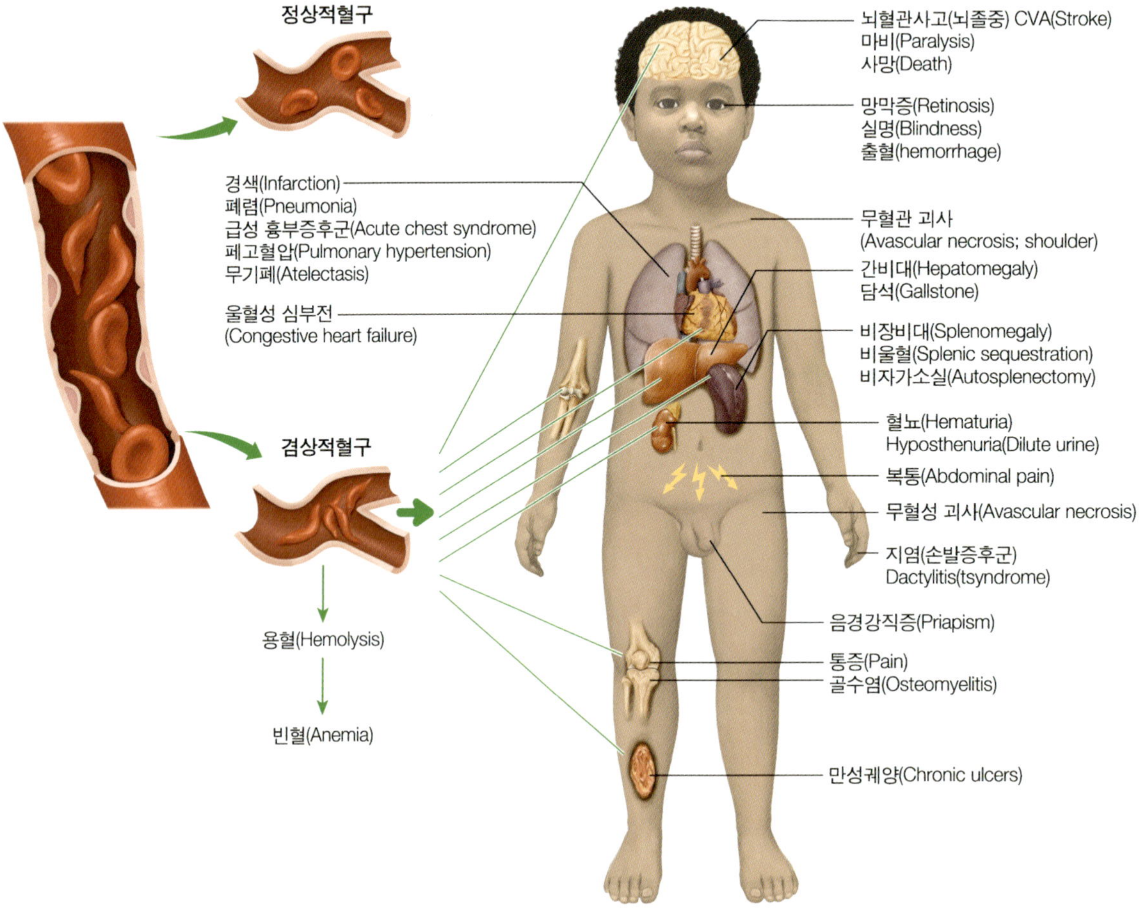

그림 5-7 겸상적혈구가 아동에 미치는 증상

류의 흐름이 막힌 결과 괴사, 폐색, 통증 매우 심한 것이 특징, 뇌졸증

- 비장 분리 위기 : 간과 비장이 커지고(제한된 장소에 혈액이 고이기 때문) 순환성 허탈 발생
- 재생불량성 위기 : 적혈구 생성의 감소
- 용혈 과다 위기 : 급격하게 적혈구가 파괴되어 헤모글로빈 수치가 매우 떨어져 수혈이 필요할 수 있다.

4. 치료 및 간호

알려진 치료방법이 없는 질환으로서, 치료의 목적은 보조적인 치료이고 증상을 없애는 것이다. 겸상화 위기 동안 안정을 취하고 산소를 공급하는 것이 필요하며, 저산소증은 겸상화를 초래하여 산혈증을 만든다.

지속적인 엽산 공급이 필요하며, 급성으로 발생한 통증이 있는 경우에는 진통제와 적절한 수분 공급을 한다. 수혈은 일상적으로 시행하지는 않지만, 재생불량성 혹은 용혈성 상황에서는 수행할 수 있다.

부모는 자녀가 정상적인 삶을 영위할 수 있다고 용기를 북돋아 줘야 하지만 겸상적혈구 위기의 발생을 막기 위해서는 조직 산소 결핍의 예방, 특히 비장이 커져 있는 경우 스트레스가 있는 운동은 피해야 하며, 감정적인 스트레스, 낮은 산소의 환경, 감염의 위험 등은 피하도록 한다.

간호사는 산소 소모량을 최소화하기 위해 침상안정을 권유하고 혈액희석을 위한 수분을 충분히 공급하고, 저산소증으로 인한 대사성 산증을 예방하기 위해 전해질을 공급하여 균형을 유지하고, 감염을 치료하기 위해 항생제 투여, 통증 경감(관절이나 복부의 심한 동통)을 위해 진통제 투여 및 국소적 더운물 찜질을 적용한다.

재생불량성 빈혈 (Aplastic anemia)

다양한 원인에 의해 골수세포의 기능부전으로 골수 내 조혈모세포수가 감소하여 결과적으로 조혈능력이 감소되는 질환이다. 즉 골수에서 적혈구, 백혈구, 혈소판 생성이 모두 감소하는 범혈구 감소증(pancytopenia)이 나타나는 조혈 기능의 장애를 나타내는 질환이다.

1. 원인 및 병태생리

선천성 재생불량성 빈혈은 비교적 드물며, 판코니 빈혈, 선천성 이상각화증(dyskeratosis congenital), 슈바치만 다이아몬드 증후군(shwachman-diamond syndrome) 등의 질환이 동반되어 나타날 수 있다.

후천성 재생불량성 원인으로는 방사선, 약제, 벤젠, 바이러스, 자가면역질환, 호산성 근막염(eosinophilic fasciitis), 임신, 수혈과 관련된 이식편대숙주병(림프구가 이식되었을 때 환자의 몸 안에서 증식하여 상피세포 등 조직을 공격하는 질환(Graft-Versus-Host Disease, GVHD), 발작 야간 혈색뇨증(혈구 세포막의 결함으로 생기는 용혈질환, paroxysmal nocturnal hemoglobinuria) 등이 있지만 대부분은 원인이 밝혀지지 않는 특발성이다.

국내에서는 서구에 비해 발생 빈도가 높으며 상대적으로 젊은 층에서 많이 발생한다. 소아에서도 대부분의 경우 원인을 알 수 없으며 선천성인 경우가 약 4.1%이었고, 극히 일부 환자에서 간염이나 투약과 연관되어 발생한 경우를 볼 수 있다.

- 방사선 노출(방사선병)
- 화학요법
- 환경 독소(살충제, 벤젠(benzene), 질소머스터드(nitrogen mustard))
- B형간염, 파보바이러스(parvovirus) B19, 사람면역결핍바이러스(HIV)와 전염단핵구증(epstein-barr 바이러스 감염)을 포함하는 특정 바이러스 감염
- 클로람페니콜(chloramphenicol, 상품명 : 클로로마이세틴(chloromycetin)), 페닐부타존(phenylbutazone, 상품명 : 부타졸리딘(butazolidin)), 설파제(sulfonamides, 상품명 : 간타놀(gantanol)과 다른 약들), 시메티딘(cimetidine, 상품명 : 타가메트(tagamet))을 포함한 수많은 약물
- 신체가 부적절하게 자신의 혈액 줄기세포를 공격하게 되는 자가면역질환

2. 임상증상

일반적인 증상은 빈혈에 의한 무기력, 피곤감, 두통, 피부 및 안구결막의 창백함, 활동 시 호흡곤란 등 이다. 빈혈 정도가 심하면 맥박수가 90~100회 이상으로 증가한 빈맥과 함께 심잡음이 들릴 수 있다. 혈소판 감소증에 의한 반상출혈(1~2cm 정도 크기의 피하 조직내의 출혈), 점상출혈, 코로 인해 세균 및 진균의 감염, 오한, 발열 등 피, 생리 과다, 잇몸출혈 등이다. 백혈구 감소 심각한 감염증이 나타난다. 간이나 비장이 커져 있거나 림프절이 부어있는 징후는 관찰되지 않는다 (Box 5-4).

3. 임상검사

혈액검사 상 적혈구, 백혈구, 혈소판 수치가 감소되어 있다. 확실한 진단은 골수천자를 실시함으로서 내려진다.

- 말초혈액검사
  - 빈혈, 교정망상구 수 감소
  - 백혈구 및 호중구 감소
  - 혈소판 감소
- 골수검사 : 전형적인 골수소견은 조혈모세포(stem cell, 모든 종류의 혈액세포를 만들어낼 수 있는 능력을 가진 세포)의 감소와 함께 텅 빈 골수가 지방으로 차 있다.
  - 조혈세포조직 감소
  - 골수세포충실도의 감소
  - 다른 질환과의 감별에 중요하고 확진을 위해 반드시 필요하다.

BOX 5-4 재생불량 빈혈 임상증

- 창백한 피부, 피로감, 허약
- 어지러움, 가벼운 두통, 빈맥, 심잡음, 감염
- 멍자국과 피부의 작은 출혈반
- 잇몸, 코, 질이나 소화기관의 비정상적 출혈 또는 소변의 혈액

BOX 5-5 재생불량성 빈혈의 진단 기준

- 호중구 <500㎕
- 혈소판 <20,000㎕
- 망상적혈구 <1%
- 골수세포성 <20%

  - 지방조직으로 대체
- 염색체 검사 : 골수이형성증후군(myelodysplastic syndrome)과의 감별을 위해 중요하다.
- 기타 검사 : 재생불량성 빈혈을 유발할 수 있는 원인을 찾기 위해 각종 바이러스 감염에 대한 검사 및 자가면역질환 등에 대한 검사를 부수적으로 실시한다.

4. 치료 및 간호

재생불량성 빈혈의 주된 치료방침은 면역조절치료 또는 조혈모세포 이식이며 치료 과정 중의 지지요법(적혈구 및 혈소판 수혈요법, 감염에 대한 적극적인 항생제 치료 등)도 중요하다. 중증 재생불량성 빈혈의 경우 조직적합성항원(HLA)이 일치하는 혈연 간 골수이식이 최우선적인 치료법으로 최근에는 장기 생존율이 90% 이상 차지한다.

사람 백혈구 항원이 일치하는 형제 제공자가 있는 경우 조혈모세포이식 90%에서 장기 생존이 가능하지만 전체 환자의 20% 정도에서 제공

자를 찾을 수 있다. 면역억제 요법에 반응하지 않는 경우 또는 재발한 경우에는 사람 백혈구 항원 일치 비혈연 조혈모세포이식과 고용량 cyclophosphamide 요법을 고려할 수 있다.

형제 간에는 조직적합성항원(HLA)이 일치할 확률이 25~30%이며, 최근에는 형제의 수가 감소하여 많은 수의 환자가 이식을 시행하지 못하고 면역조절치료를 받게 된다. 면역조절치료는 치료 관련 사망률이 낮은 반면 완치적 치료법은 아니고 30~40%에서 재발을 하며 10~20%에서 골수형성이상증후군 혹은 발작성 야간혈색뇨증(nocturnal hemoglobinuria, 야간 혈색소 요증)으로 진행될 수 있는 단점이 있다. 간호는 백혈병 환자 간호와 유사하다.

지혈 기능 장애

혈우병 (Hemophilia)

1. 원인 및 병태생리

혈우병은 특정 응고인자가 결핍되어 심한 출혈을 야기하는 가장 흔한 유전질환이다. 결핍된 응고인자 중 제 8인자 결핍(혈우병 A)이 80%, 제 9인자 결핍(혈우병 B)이 10~15%를 차지하고 남아 5000명에 1명의 빈도를 보인다.

혈우병은 X-연관 열성 유전질환이지만 환자의 약 2/3에서만 가족력을 보인다. 여성 유전자는 2개의 X염색체를 갖고 있기 때문에 여성이 2개의 열성인자를 갖고 있을 때 나타난다. 하지만 남성은 X염색체가 1개이므로 1개의 열성 혈우병 유전자가 있어도 질환이 나타난다.

따라서 여성은 부모가 모두 열성 인자를 갖고 있을 때만 혈우병이 나타나지만 남성은 어머니만 열성 유전자를 갖고 있어도 나타난다. 이런 이유로 혈우병은 남성에게서 현저히 많이 나타난다.

한 가지 예외는 제 11인자 결핍으로 초래되는 혈우병 C형인데, 이것은 상염색체 열성 유전으로 남성과 여성 모두에게 동일하게 나타난다. 혈우병 환자의 3/1은 가족력 없이 유전자의 돌연변이로 발생하기도 한다. 혈우병의 종류는 다음과 같다.

- 혈우병 A형 : 인자 VIII의 부족
  - 전형적인 혈우병
- 혈우병 B형 : 인자 IX의 부족
- 혈우병 C형 : 인자 XI의 부족

2. 임상증상

지속적인 출혈(신체 어느 부위에서나 가능), 피하, 근육 내, 관절 내, 두 개내, 위 장관, 척추 내, 구강, 목, 흉곽 등 출혈 증상을 보인다. 점상출혈(petechia)은 혈소판 부족 시 나타나므로 혈우병 환자에게는 흔치 않다(표 5-5).

3. 임상검사 및 간호진단

출혈에 대한 기왕력, 유전적 소인, 혈액응고 검사, 혈액응고인자 소견으로 진단한다. 모든 혈우병에서 활성화 부분 트롬보플라스틴 시간

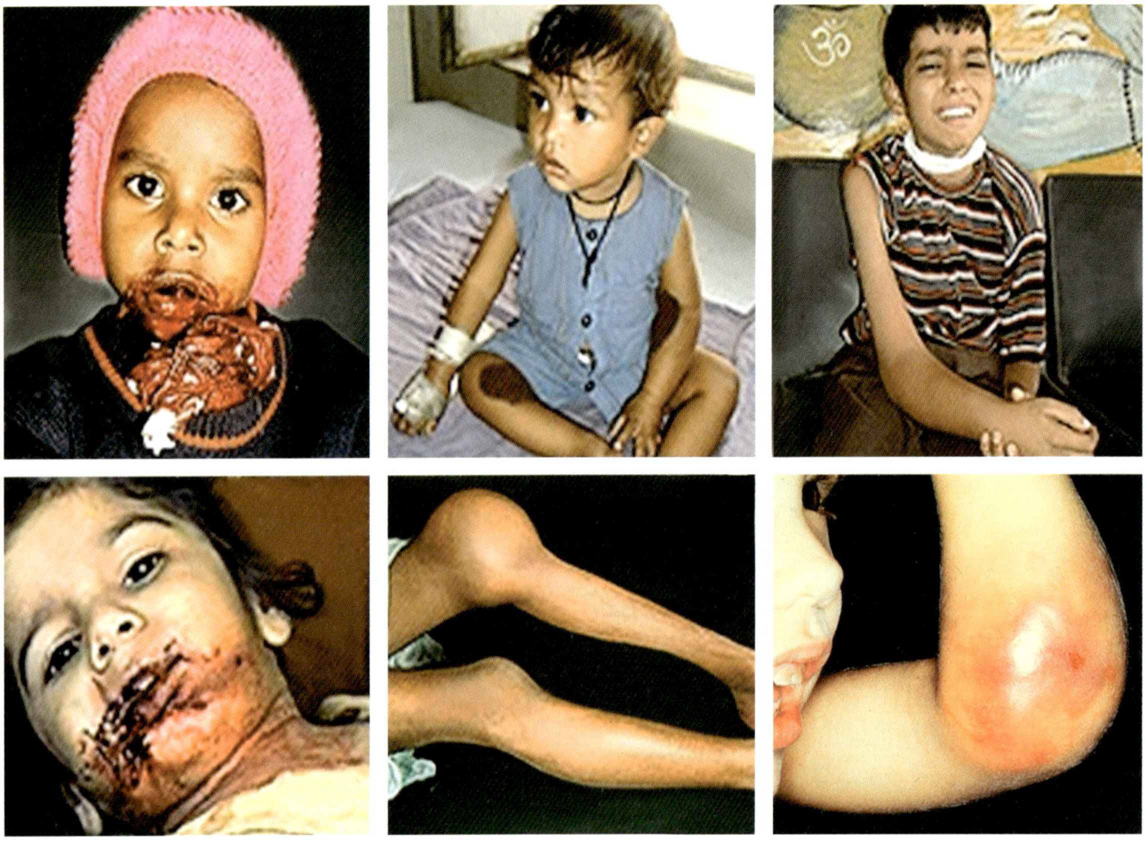

그림 5-8 혈우병 아동

표 5-5 응고인자 수치와 출혈정도

응고인자 수치	출혈정도
40% 이상	거의 출혈없음
20~40%	대수술시의 출혈 경향
5~20%	소술이나 작은 외상 후 출혈 경향
1~5%	작은 손상에 출혈이 심하며 때로는 관절강내 출혈이나 자연 출혈도 있음
1% 미만	관절이나 근육내에 자연출혈가능

(activated partial thromboplastin time, aPTT)이 지연된다.

반면에 혈소판 기능을 검사하는 출혈시간(bleeding time, BT), 혈소판(PC) 수치, 프로트롬빈(PT) 정상이다. 또한 혈액 내 각각 응고인자의 수치를 측정해서 확진한다. 그외 유전자 검사, 산전검사(융모막검사, 양수검사)를 시행할 수 있다.

4. 치료 및 간호

치료는 혈액 내 부족한 응고인자를 대체하는 요법을 실시한다. 혈우병 A형에서는 8번 응고인자농축액, 혈우병 B형에서는 9번 응고인자농축액을 보충한다.

응고인자농축액은 단백질로서 정맥투여만 가능하고 경구나 근육주사는 효과가 없다. 응고인자농축액은 출혈 즉시, 충분한 용량을 지혈이 될 때까지 투여한다. 심각한 부작용은 응고인자 농축액에 대한 항체형성으로 출혈을 조절하기 어렵고 출혈 후유증으로 인해 사망에 이를 수 있다.

- 혈액 응고 인자를 보충한다.
- 일반적인 약제 투여 계산식 및 투여기간
  - 8번 응고인자 용량

$$\frac{\text{체중(kg)} \times \text{원하는 혈중응고인자}}{2}$$

  - 9번 응고인자 용량

$$\frac{\text{체중(kg)} \times \text{원하는 혈중응고인자}}{1.2}$$

- 투여기간
  - 일반적 출혈인 경우 2~3일
  - 대수술인 경우 14일 정도
- 출혈을 예방하고 치료한다.
- 관절강내 출혈로 인한 장애를 예방한다.
- 적절한 운동을 격려한다. 적합한 운동 종류와 방법에 대해 교육한다(예, 과격한 신체 접촉하는 축구, 하키 대신 수영 권장)
- 비만 예방한다. 적절한 식이요법, 체중조절에 대해 교육한다.
- 환아와 가족을 지지한다.
- 유전 상담을 한다.

⊕ 특발성 혈소판 감소성 자반증

(Idiopathic thrombocytopenic purpura, ITP, 면역성 혈소판 감소성 자반증, immune thrombocytopenic purpura)

특발성 혈소판 감소성 자반증이란 말초혈액 내 혈소판 수가 감소되어 자반증과 점막이나 피부 또는 조직 내에 비정상적인 출혈을 일으키는 질환으로, 소아 및 젊은 여성에게서 주로 나타난다. 혈소판감소증은 200,000/mm^3 이하의 혈소판 수치를 말하며 자반증은 피부 또는 점막하의 출혈반을 말한다.

1. 원인 및 병태생리

특발성 혈소판 감소성 자반증의 원인이나 기전은 정확히 밝혀지지 않아서 '발병 원인을 잘 모른다'는 뜻으로 특발성이란 이름을 붙여 사용하고 있다. 최근에는 면역체계의 이상에 의해서 일어나는 자가면역질환의 일종으로 밝혀지면서, 특발성 혈소판 감소성 자반증이 있는 대상자는 자신의 혈소판을 공격하는 세포와 항체를 생성하게 된다.

따라서 면역체계가 항혈소판 항체라고 하는 비정상적인 단백질을 만들고, 이 단백질이 혈소판에 부착되면 비장에서는 비정상적인 혈소판으로 인식하여 혈액에서 혈소판을 파괴하여 혈소판 감소현상이 나타난다.

급성의 경우 2~4세 아동에게 가장 발병률이 높다. 주로 소아에게서 흔하게 나타나며, 대부분 상기도 감염, 홍역, 수두, 풍진 같은 생백신 접종 후나 약물 복용 후에 발생한다. 만성으로 오는 경우는 성인 여성에게 많다.

2. 임상증상

급성 특발성 혈소판 감소성 자반증은 표재성 피부의 점상출혈, 반상출혈이 많고 비출혈, 점막출혈, 혈뇨, 망막내 출혈, 장출혈이 있는 경우

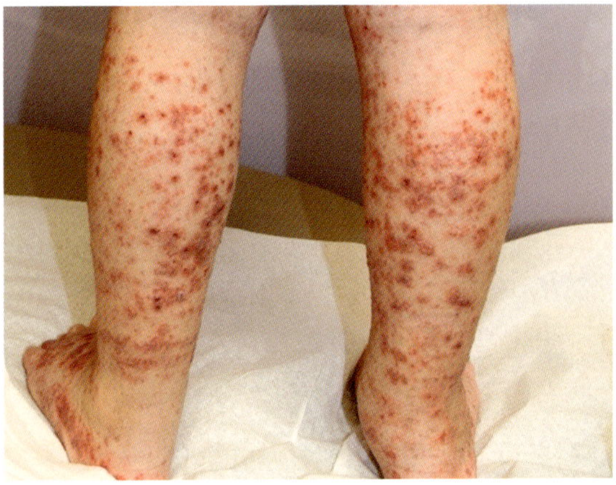

그림 5-9 특발성 혈소판 감소성 자반증

도 있으며, 1% 미만의 경우에서 뇌출혈이 동반되어 구토, 두통을 호소하는데, 이런 경우는 위험할 수 있다.

만성특발성 혈소판 감소성 자반증은 6개월 이상 저혈소판증이 지속되는 경우로 간헐적으로 원인도 모르게 쉽게 멍이 들어 서서히 치료되고, 잘 지혈되지 않는 베인 상처나, 발치 후에 출혈이 오래 지속되며, 월경 기간이 비정상적으로 길어지거나 양이 많아지기도 한다.

잦은 타박상(bruising), petechia, ecchymosis, epistaxis, 점막출혈(코피, 잇몸, 점상출혈반), 일혈반(특히 뼈 돌출부위), 하지의 혈종, 내출혈(토혈, 하혈, 혈관절)

3. 임상검사

혈액검사 상 혈소판 수치가 20,000mm^3/dL 이하로 현저하게 감소되어 있고, 말초혈액도말검사에서도 혈소판 감소현상을 확인할 수 있다. 혈소판 기능에 영향받는 출혈시간(bleeding time, BT)이 지연되고, 지혈대검사(tourniquet test), 응고퇴축시간(clot retraction time)이 비정상적인 소견을 보인다.

4. 치료 및 간호

대부분 치료없이 회복이 되기도 한다. 급성기인 경우 대증적인 요법을 시행한다. 출혈이 심하면 출혈을 막기 위해 혈소판 수혈을 실시한다. 원인 치료를 위해서는 약물요법과 수술요법을 시행하며, 스테로이드는 효과적인 약물요법으로 면역 기능을 억제하여 혈소판을 파괴하는 면역세포를 약화시키는 역할을 한다. 하지만 스테로이드 약물의 부작용으로 계속적인 투여가 불가능하거나 6개월 이상 고용량을 사용해야 하는 경우 혈소판 파괴를 억제시키기 위해 비장절제술을 시행한다.

스테로이드 약제 복용 및 비장절제술을 받아도 효과가 없는 경우에는 면역 억제제를 투여하거나 고용량의 면역글로불린 주사 등이 시행되기도 한다. 최근에는 감마글로불린(gammaglobulin)의 새로운 형태인 항-D항체(윈로에스디에프, winRHO SDF)를 사용하여 혈소판의 생존기간을 연장시키는 새로운 치료법이 사용된다.

간호로는 몸을 부딪치거나 넘어지지 않도록 주의하고, 구강간호 시 솔은 부드러운 것을 사용하고 너무 세게 닦지 않도록 한다. 코를 세게 풀지 않도록 하고, 규칙적으로 배변을 하여 딱딱한 변이 되지 않도록 변비예방을 위한 중재가 필요하다.

적혈구 질환

구분	철분결핍성빈혈	재생불량성빈혈	겸상적혈구성빈혈
임상증상	• 창백 • 예민하고 쉽게 짜증을 냄 • 식욕부진 • 심비대, 빈맥, 집중력저하	• 피로감, 허약, 어지럼증, 가벼운 두통, 빈맥, 심잡음, 멍자국과 피부의 작은 출혈반	• 헤모글로부린이 낫모양의 헤모글로빈으로 대치 • 상염색체 열성으로 유전, 흑인에게 많음
치료	• 경구용 철분 보충제 투여방법	• 조혈모세포이식, 지지요법	• 진통제 및 항생제 투여
간호	• 철분제 경구 복용시 음식이 철분 흡수를 방해하므로 식사와 식사 사이에 오렌지 주스와 함께 복용(하루 500ml 이하) • 치아 착색 가능성 있으므로 빨대나 점적기 사용 • IM일 경우 Z-tract 방법을 이용 주사 및 주사부위는 마사지하지 않기	• 백혈병 간호 참조	• 침상안정 • 수분공급 • 통증경감 • 더운물 찜질

지혈장애

구분	혈우병	혈소판감소성 자반증
임상증상	• 출혈증상 • 관절주위 동통	• 점상출혈반, 점막출혈 하지의 혈종, 점막출혈, 잦은 타박상
치료	• 결핍인자 보충 • 관절부위 염증감소	• 면역글로불린 • FFP(fresh frozen plasma) 스테로이드 사용
간호	• 출혈 예방에 대한 교육, 상해 위험 감소 • 구강출혈 예방 • 아스피린 금지 • 출혈 조절	• 상처방지를 통한 출혈 예방이 우선 • 혈소판 수가 1~10만 이하일 경우 활동 제한 • 채혈 후 5~10분간 천자부위의 압박

간·호·진·단

아동건강 관리에 대한 지식 부족

분석자료	• 아동 질환에 대한 지식부족
간호중재	• 아동의 질병에 대한 올바른 정보를 제공해 준다.

신체적 일시적 장애와 관련된 통증

분석자료	• 통증 사정시 통증표현정도, 얼굴모습, 칭얼거림, 불안정한 모습
간호중재	• 통증의 경감에 따라 환아에게 간호를 제공한다. • 전환요법을 환아에게 적용한다.

나이 및 환경과 관련된 낙상위험성

분석자료	• 환아의 나이사정, 부모의 아이 양육태도, 침대의 높이
간호중재	• 환아와 부모에게 낙상의 위험성을 인식시킨다. • 환아의 나이가 2세 이하라면 혼자 침대에 두지 않는다. • 침대에 부착되어있는 사이드레일을 이용하여 낙상을 예방한다.

질환과 관련된 출혈 위험성

분석자료	• 출혈의 여러 가지 증후
간호중재	• 관련 요인를 파악하여 적절한 간호 중재를 시행한다.

질환과 관련된 피부통합성 장애

분석자료	• 신체구조의 침습적 변화, 피부층의 파괴
간호중재	• 관련 요인을 파악하여 적절한 간호중재를 시행한다.

질환과 관련된 불안

분석자료	• 불안정한 모습, 초조한 모습
간호중재	• 불안 요인을 파악하여 적절한 간호중재를 시행한다.

질환과 관련된 피로

분석자료	• 빈혈, 산소운반능력 감소
간호중재	• 충분한 휴식을 격려한다. • 대상자에게 피로의 원인을 설명한다. • 피로를 회복시킬 수 있는 계획을 말하게 한다. • 빈혈에 좋은 음식을 교육한다.

사례 1

10세 혈우병 남아가 학교 운동장에서 축구를 하다가 넘어졌다. 왼쪽 발목에 통증 심하게 호소하고 붓고 열감이 있고 터질 것 같은 단단한 느낌을 호소한다. 응급실에 도착해 방사선 검사 결과 발목 골절은 없다. 환아 병력 조사 시 혈우병 A형으로 에디베이트로 유지요법 하고 있었다. 이 상황을 간호과정에 적용해 보세요.

- 주관적, 객관적인 자료?
- 도출될 수 있는 간호진단은?
- Maslow's Hierachy needs 이론에 근거해서 가장 우선적으로 시행되어야 하는 간호중재는?

사례 2

2세 여아로 최근 잦은 코피와 피곤함을 호소하여 병원에 방문하였다. 얼굴은 창백하고 어지럼증 호소하고 기운 없어 보인다. 입원시 혈액 검사 상 헤모글로빈은 정상 수치였고, 혈중 Ferritin 12μg/L, Serum Fe 50μg/dl, TIBC 300μg/dl로 측정되었다(측정되어 철결핍성 빈혈로 진단되었다). 이 상황을 간호과정에 적용해 보세요.

- 주관적, 객관적인 자료?
- 도출될 수 있는 간호진단은?
- Maslow's Hierachy needs 이론에 근거해서 가장 우선적으로 시행되어야 하는 간호중재는?

PEDIATRIC NURSING

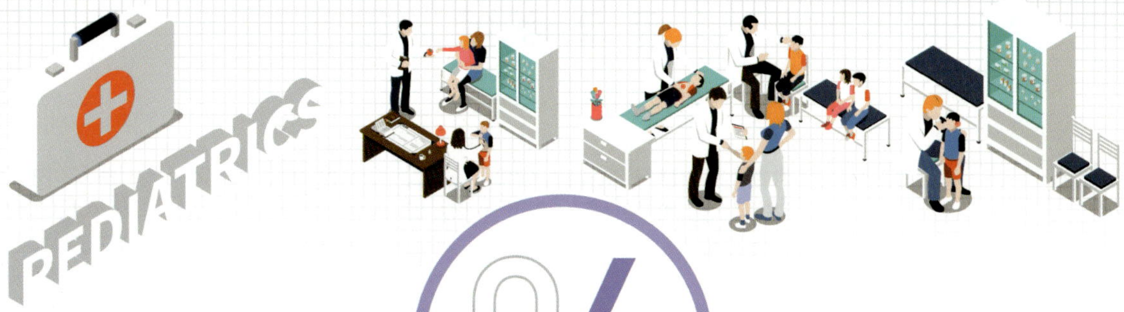

06

CHAPTER

면역계 건강문제 아동간호

Pediatric Nursing

학·습·목·표

- 아동기 면역기전을 설명한다.
- 아토피성 피부염 아동에게 간호과정을 적용한다.
- 알레르기 비염 아동에게 간호과정을 적용한다.
- 천식 아동에게 간호과정을 적용한다.
- 류마티스열 아동에게 간호과정을 적용한다.
- 가와사키병 아동에게 간호과정을 적용한다.
- 헤노흐－쇤라인자색반(Henoch-Shonlein purpura) 아동에게 간호과정을 적용한다.

주·요·용·어

- antigen

항원 : 특이한 면역반응을 일으킬 수 있는 어떠한 물질. 여기에서 말하는 특이한 면역반응이란 비특이적인 면역반응과는 반대되는 의미로 그 물질에 대해서 특이하게 반응할 수 있는 항체나 그 물질에 대해서 특이하게 반응할 수 있는 세포를 만드는 것을 말한다.

- asthma

천식 : 기도의 만성 염증성 질환으로 기관지 근육이 위축되고 점막이 부풀어 올라서 생기고 기침발작, 천명, 호흡곤란의 증상을 보이는 만성질환이다.

- atopic dermatitis

아토피성 피부염 : 어떤종류의 물질에 대한 과민 반응으로 소양증, 부종, 홍반, 피부 벗겨짐, 구진, 가피등을 초래하는 진피와 표피의 만성적인 재발성 염증질환이다.

- erythema marginatum

홍반성 반점 : 중심부가 희고 경계가 명확한한 소양증을 동반하지 않은 일과성 반점이다. 몸통과 사지 내측에 나타나며, 얼굴에는 나타나지 않는다.

- immune therapy

면역요법 : 알레르기를 일으키는 특정 알레르기원을 소량에서부터 점차 증량하여 반복해서 주사함으로써 아동의 원인 알레르기원에 대한 과민성을 감소시키고 증상을 호전시키는 치료 방법이다.

- rheumatic fever

류마티스열 : 용혈성 연쇄상구균 감염에 대하여 감수성을 가진 사람에게 일어나는 조직의 과민반응이다.

- streptococcus

연쇄상구균 : 지름 1마이크로 내외의 구균이 몇 개에서 십수 개가 사슬 모양으로 연결된 세균

- subcutaneous nodules

피하결절 : 피부의 밑부분부터 근육을 싸는 근막 윗부분에 비정상적인 조직이 살갗 위로 불룩하게 두드러진 멍울

- antibody

항체 : 항원의 침입을 받은 생체가 거기에 반응하여 만들어 내는 단백질을 로 항원에만 결합하는 성질이 있고, 결합에 의해 항원인 세균 등을 용해하거나 독소를 중화하여 생체를 방어한다.

06 CHAPTER 면역계 건강문제 아동간호

면역의 해부 및 생리

신체는 질환을 일으킬 수 있는 외부의 침입으로부터 자신을 방어하는 기전인 면역체계(immune system)를 가지고 있다.

해부학적으로 면역체계에는 골수(백혈구 등 면역세포의 생성), 순환계(생성된 면역세포가 혈류를 통해 조직으로 이동), 림프계통(lymphatic system, 백혈구가 저장, 성숙되는 장소이며 순환계와의 연결 통로)으로 구성된다. 림프계통은 림프관(lymphatic vessels), 림프절(lymphatic node), 흉관(thoracic duct), 지라(spleen), 가슴샘(thymus)으로 구성되어 있다(그림 6-1).

세균, 바이러스, 암세포, 독소 등 자아가 아닌 외부 물질은 우리 몸에서는 자아(self)가 아닌 비자아(non-self)로 인식되어 항원(antigen)으로 작용한다. 항원이란 몸속에 들어와 이물질(foreign body)로 인식되는 물질을 말한다. 항원이 침입되었다고 인식되면 우리 몸에서는 면역체계가 작동되기 시작한다. 면역체계는 외부 항원과 항

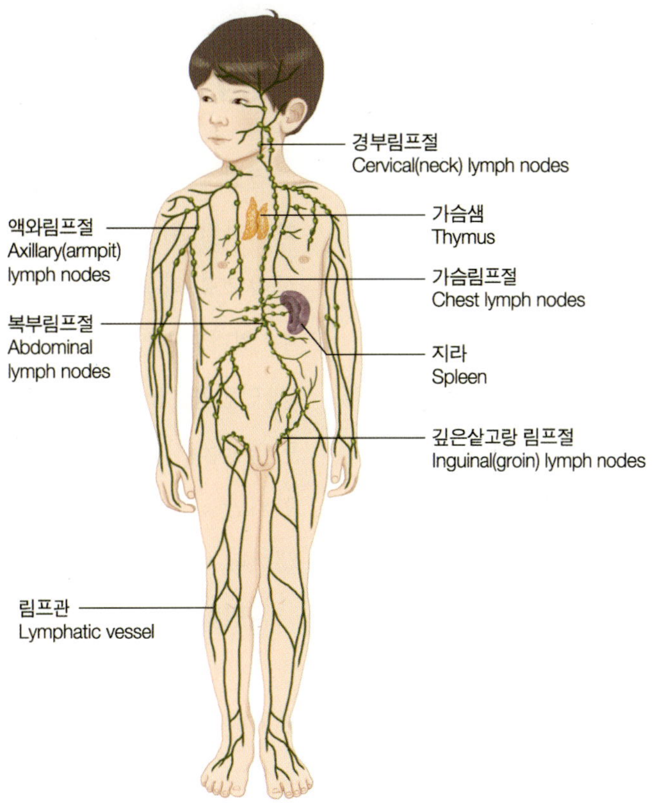

그림 6-1 림프계통

상 접촉하고 있는 피부, 호흡기, 소화기에 존재하는 방어벽(barrier)과 항원이 체내에 들어왔을 때 작동되는 면역반응(immune response)으로 구성되어 있다.

면역반응에는 항원의 종류에 관계없이 항원에 노출되면 일차적으로 작동되는 선천성 면역(innate immunity)과 출생 이후에 노출되었던 항원에 의하여 작동되는 후천성 면역(adaptive immunity)이 있다. 우리 몸에 세균 등 항원이 침입하면 일차적으로 선천성 면역 반응이 발생하여 항원을 제거하기 위한 비특이적 반응이 즉시 시작되며, 이차적으로 항원-항체 반응을 통한 후천성 면역 반응이 발생한다.

선천성 면역의 예는 폐렴균에 감염되었을 때 중성구가 증가하고 열이 나는 것이다. 선천성 면역은 특정 항원에 대한 반응이라기보다는 외부로부터 침입한 항원에 대한 일차성, 비특이적(non-specific) 반응이다. 선천성 면역에는 식균작용을 하는 대식세포, 호중구 및 호산구, 비만세포(mast cell), 그리고 히스타민이나 류코트리엔 등의 화학물질 등이 관련된다.

후천성 면역의 예는 수두 감염 후 또는 예방주사에 의한 면역이다. 수두균에 감염된 이후에 우리 몸의 면역세포의 기억에 의해 반복 감염이 발생했을 때 해당 병원체에 대해 특효가 있는 반응을 하는 것이 후천성 면역의 역할이다. 후천성 면역에는 항원에 의해 활성화된 T세포(T-cell)과 B세포(B-cell)이 중요한 역할을 한다.

T세포는 항원에 감염된 세포를 직접 파괴하거나 대식세포를 활성화시켜 항원을 제거한다. B세포는 항원에 특이적인 항체(antibody)를 생성함으로써 항원이 제거되도록 한다. 항체는 항원과 특이적으로 반응하는 물질을 말하며, 면역글로불린 항체(immunoglobulin antibody)이라고도 한다. 항체의 종류와 기능은 표 6-1에 요약되어 있다.

표 6-1 항체의 종류와 기능

면역글로불린 항체	기능
Immunoglobulin(Ig) G	• 혈액 내의 주요 항체 • 예방접종 후 상승되는 주요 항체
Ig M	• 항원 노출 시 가장 먼저 생성되는 항체
Ig D	• 기능이 잘 알려져 있지 않은 항체로 항상성 유지와 관련이 있음
Ig A	• 점막으로 분비되는 항체
Ig E	• 알레르기 반응과 연관된 항체

면역 병리(Immunopathology)

면역체계는 우리 몸을 외부의 항원으로 부터 보호하기 위한 것이다. 그러나 면역체계가 비정상적으로 작용함으로써 우리 몸에 병을 일으킬 수 있다. 면역체계의 이상은 과도한 면역반응(과민반응, hypersensitivity reaction), 부적절한 면역반응(자가면역, autoimmunity), 비효율적인 면역반응(면역결핍, immunodeficiency)으로 발생한다(표 6-2).

과민반응은 항원에 대해 과도한 면역반응이 발생하는 현상으로써, 다양한 형태가 있다. 알레르기나 아나필락시스(anaphylaxis)는 과민반응의 전형적인 예이다. 비만세포(mast cell)는 알레르기의 주요인이 되는 면역 세포이다. 비만세포의

표 6-2 이상 면역 반응과 관련 질환

이상 면역 반응		관련 질환
과민반응	Type Ⅰ : 알레르기 반응	알레르기, 아나필락시스
	Type Ⅱ : 세포독성, 항체-의존 반응	태아적아구증, 혈소판 감소증
	Type Ⅲ : 면역 콤플렉스 반응	홍반성 낭창
	Type Ⅳ : 지연형 과민반응	결핵, 장기이식 거부반응
자가 면역		1형 당뇨병, 애디슨병, 갑상선 기능항진증, 다발성 경화증, 류마티스 관절염
면역 결핍		후천성 면역결핍증

표면에는 Ig E 형태의 항체가 잘 붙을 수 있는 표면 인자를 가지고 있다.

알레르기 유발인자가 인체 내로 들어오면 Ig E가 증가하고, 증가된 Ig E가 비만세포에 결합하면 비만세포가 활성화된다. 활성화된 비만세포는 히스타민을 외부로 분비하며, 분비된 히스타민은 두드러기, 부종, 저혈압 등의 과민반응을 초래한다. 다른 형태의 과민반응에 의해 발생하는 질환에는 태아적아구증(erythoroblastosis fetalis), 홍반성 낭창(systemic lupus erythematosus), 결핵(tuberculosis), 장기 이식 후 거부 반응 등이 있다.

자가면역은 면역계가 정상 조절기능을 상실하여 자신의 조직을 비자아로 인식함으로써 자신의 정상 조직에 대한 면역반응을 일으키는 현상이다. 자가면역이 발생하면 자가항체(autoantibody)와 자가반응 T세포(self-reactive T cells)가 형성되어 자신의 조직에 염증을 유발하게 된다. 대표적인 자가면역 질환은 1형 당뇨병(type I diabete mellitus), 애디슨병(Addison's disease), 갑상선 기능항진증(Graves' disease), 다발성 경화증(multiple sclerosis), 류마티스 관절염(rheumatoid arthritis) 등이다.

면역결핍은 면역체계가 감염질환에 대해 반응할 수 있는 능력을 상실하는 것이다. 면역결핍은 선천성 면역결핍(congenital immunodeficiency)와 후천성 면역결핍(acquired immunodeficiency)로 구분된다. 선천성 면역결핍은 선천적으로 항체 형성이 되지 않거나 항체 형성과정에 장애가 있을 때 발생한다. 후천성면역결핍은 후천성 면역결핍 바이러스(human immunodeficiency virus) 감염, 백혈병 등 면역능력을 상실함으로써 발생한다.

아동 면역계의 특성

영아는 출생 직후에는 모체로부터 전달된 항체를 보유하고 있으나, 모체로부터의 항체는 곧 소멸되므로 감염 등 외부 항원의 침입으로부터 취약하다. 또한 일부 아동은 선천적으로 면역결핍을 가지고 있을 수도 있으므로, 반복적인 감염이 발생하는 경우에는 면역 이상을 검사해야 한다. 면역계와 면역질환과 관련된 아동의 특성은 다음과 같다.

첫째, 아동은 피부가 연약하고 방어기전이 미숙하여 외부항원이 몸 속으로 침입할 가능성이 높으므로, 알레르기 등 면역질환이나 감염질환의 발생율이 높다.

둘째, 면역질환은 신체의 여러 장기에 영향을 미치며, 면역질환에 의한 임상 양상은 아동의 성장과 함께 변화하거나 사라지기도 한다. 예를 들어 영아기에는 우유 알레르기와 피부문제가 나타났다가 사라지고, 아동기에는 알레르기성 비염이나 천식이 나타나거나 다른 양상의 피부 문제가 나타나기도 한다.

셋째, 아동의 신체구조적 특성 때문에 면역질환에 의한 임상증상이 심하게 나타나는 경우가 있다. 예를 들면 아동의 기도는 더 좁고 흉곽은 더 연약하기 때문에 천식이 발생했을 때 임상증상이 성인보다 더 심하게 발현된다.

넷째, 아동을 대상으로 시행할 수 있는 면역질환의 진단방법이 많지 않아 진단이 어렵다. 성인에게서 시행되는 피부반응 검사, 폐기능 검사, 기관지유발 검사와 같은 검사들을 어린 아동들을 대상으로 시행하기 어렵다. 따라서 면역질환의 진단과 치료는 임상병력과 증상을 기준해야 한다.

다섯째, 면역질환을 치료할 때 사용되는 약물 중에는 부작용의 발생 위험으로 인하여 아동에게 사용이 제한되어 있는 약물이 있다. 따라서 아동의 면역질환을 치료하는 과정에서는 약물의 사용이 제한적인 경우가 많다.

아토피성 피부염

아토피성 피부염(Atopic dermatitis)은 소양증, 부종, 홍반, 피부 벗겨짐, 장액성 삼출물, 구진, 가피 등을 초래하는 진피와 표피의 만성적인 재발성 염증질환으로, 흔히 '발진을 동반하는 소양증'으로 묘사된다.

1. 원인 및 병태생리

아토피성 피부염은 최근 발생빈도가 증가하고 있다. 영유아에서 그 발생빈도가 가장 흔하

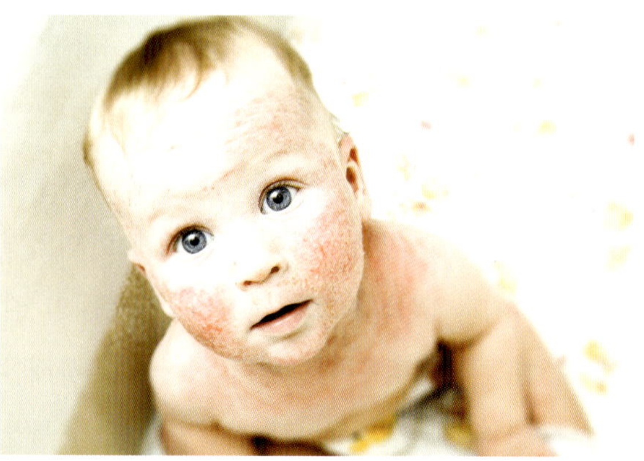

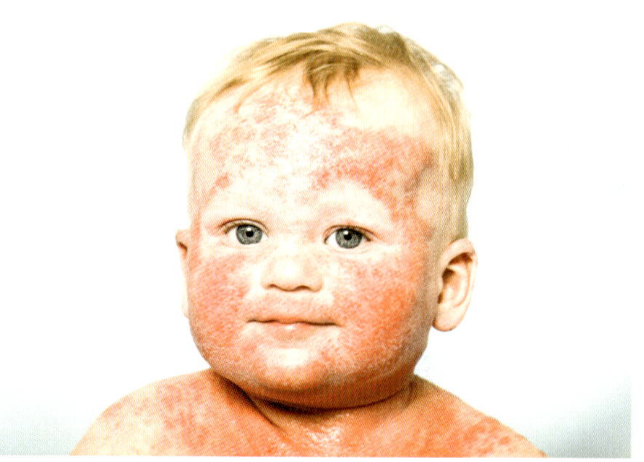

그림 6-2 영아에서 나타난 아토피성 피부염

며 아토피 환자의 75%가 생후 6개월 이내에 처음 나타나고, 80~90%의 경우 5세 이전에 나타난다. 아토피성 피부염 환아의 약 40~70%는 청소년기에 이르면 자연히 사라지지만 많은 경우에서 자극원에 의해 건조한 피부를 계속적으로 경험하게 된다.

정확한 원인은 불분명하지만 알레르기와 관련성이 있는 것으로 여겨지며, 대부분의 아토피성 피부염을 가진 아동들은 Ig E 수치가 높게 나타나고 T-cell의 기능이 저하되어 있다. 아토피를 가진 아동의 가족구성원들을 보면 아토피성 피부염, 알레르기성 비염, 천식, 식품 알레르기 등을 갖고 있으며, 아토피성 피부염을 가진 아동의 절반 정도에서 천식으로 발전할 가능성이 있다. 아토피 피부염의 병태생리는 정확하지 않으나 유전, 환경, 면역학적 요인이 복합적으로 관여한다고 본다.

2. 임상증상

증상은 매우 다양하며, 아토피성 피부염은 진행과정은 일정한 현상을 반복하는 순환과정을 거친다. 피부가 건조하게 되면 먼저 피부의 각질층이 파괴되기 시작하고 피부는 보습력을 상실하게 된다. 이 과정에서 세균이나 화학물질의 침투가 쉽게 이루어지게 되고, 진피층에 있는 혈관이 외부로 드러남과 동시에 발열과 발적, 부종이 생기거나 가려움증이 생긴다. 또한 구진이나 농포를 가진 발진이 생기기도 한다.

시간이 흐르면서 점차 피부염 증상의 일부는 완화되고 일부는 터지면서 궤양을 형성하고 진물을 배출하게 된다. 그 이후 상처가 회복되면서 딱지가 앉고 다시 가려움증이 시작되면서 피부가 또 건조해진다.

손으로 건조하고 가려운 부위를 긁게 되어 피부에 2차감염이 진행되는 악순환을 반복한다. 또한 이들은 내인성 코티졸(endogenous cortisol)에 의한 면역반응이 둔감하여 스테로이드요법에도 잘 반응하지 않는다. 아토피성 피부염의 임상증상(표 6-3) 및 피부병변의 위치는 그림 6-3과 같다.

3. 치료 및 간호

아토피성 피부염의 치료의 목표는 ① 소양증을 완화, ② 피부의 보습을 유지, ③ 염증이나 재발을 감소, ④ 2차 감염을 예방과 조절하는 것이다.

심한 소양증과 이에 따른 긁음을 관리하는 것이 치료의 가장 큰 목표 중 하나이지만 가장 어려운 일이기도 하다. 아토피성 피부염 환아가 손톱으로 긁어 상처를 일으켜 2차 감염이 유발될 수 있으므로 손발톱은 짧게 자르고 손에 장갑이나 면양말을 착용하게 하는 것도 좋다.

소양증을 증가시키는 요인은 가능한 피하거나 제거한다. 양털 의류나 담요, 털이 있는 동물은 가급적 피하고, 열과 습기는 발한을 일으켜 소양증을 증가시키므로 기후에 적절한 옷을 입혀야 하며, 헐렁하고 부드러운 면소재의 옷을 입히는 것이 좋다.

의복과 침구는 순한 세제로 세탁하고 깨끗한 물에 잘 헹궈 세제 찌꺼기가 남지 않도록 한다.

표 6-3 아토피성 피부염의 임상증상

	영아형	아동형	청소년·성인형
병변의 분포	• 전신적으로 분포 • 특히 뺨, 두피, 몸통, 사지의 바깥쪽에 분포	• 굴곡된 부위(팔꿈치, 무릎 뒷부분, 목) • 손목, 발목, 발	• 얼굴, 목의 측면, 손, 발, 발꿈치, 무릎 뒤 굴곡된 부위
병변의 양상	• 홍반, 수포, 구진, 삼출성 가피, 인설 • 주로 대칭성	• 작은 홍반, 붉은 구진, 작은 반흔성 반점 • 건조 시 과다한 색소침착, 태선화, 모공성 각화증 • 주로 대칭성	• 아동과 유사하며 건고하고 태선화된 두꺼운 병변, 융합된 구진
아토피성 피부염의 기타 증상	• 심한 소양증 • 건조하고 거친 피부(영향을 받지 않은 부위) • 림프절 종대(영향을 받은 부위) • 손금의 증가 • 냉한 손	• 창백한 얼굴 • 백색 비강진(pituriasis alba) • 아토피성 주름(하안검 아래) • 눈 아래가 청색으로 변화(allergic shiners) • 바이러스에 의한 피부염의 증가	

목욕은 따뜻한 미온수 목욕을 권장하되, 15~20분 이상 지속되어서는 안 된다. 목욕 시에는 순한 비누(일반 비누, 거품목욕은 피함)를 사용한다. 목욕 후 피부에 외상을 최소화하기 위해 문지르지 않고 두드려서 건조시키고, 수분 손실을 방지하기 위해 피부 보습제를 목욕 후 3분 이내에 바른다.

국소적 corticosteroid는 아토피성 피부염을 위해 가장 많이 처방되는 치료제이며, 염증을 감소시키기 위해 사용된다. 경증이나 중등도인 경우 1% hydrocortisone 크림이나 연고를 사용하기도 한다. 그러나 영아와 어린 아동인 경우 체표면이 넓기 때문에 강력한 스테로이드를 광범위한 염증부위에 사용하게 되면 흡수량이 증가하여 전신 부작용이 나타날 위험이 증가하므로 주의한다.

광범위한 증상의 아토피성 피부염인 경우는 하루 2번씩 국소용 스테로이드를 사용하며, 완화되면 매일 수용성 완화제를 적용하면서 스테로이드의 사용을 주 2회로 점차 줄여야 한다.

습식 드레싱 요법(wet dressing therapy)은 처방된 약물의 흡수를 향상시키고 소양증을 완화시키기 위한 방법으로, 심하거나 지속적인 증상이 있는 환아에게 사용한다. 국소적 corticosteroid를 피부에 바르고 시원한 젖은 타월(겨울에는 열 손실을 방지하기 위해 약한 따뜻한 타월)을 10~15분간 덮어둔다. 그 후에 타월을 벗기면서 스테로이드 연고를 다시 바르고, 이어서 보습제를 발라준다.

아동이 목욕이나 드레싱 하는 것을 힘들어하면 잠 잘 때나 텔레비전 시청, 놀이 등에 집중해 있을 때 적용하는 것이 좋다.

Tacrolimus(Protopic)와 Pimecrolimus(Eladil)는 새로운 비스테로이드성 면역조절 물질로, 피부가 붉고 가려우며 발적이 증가되기 시작될 때 효과적으로 사용할 수 있는 아토피성 피부

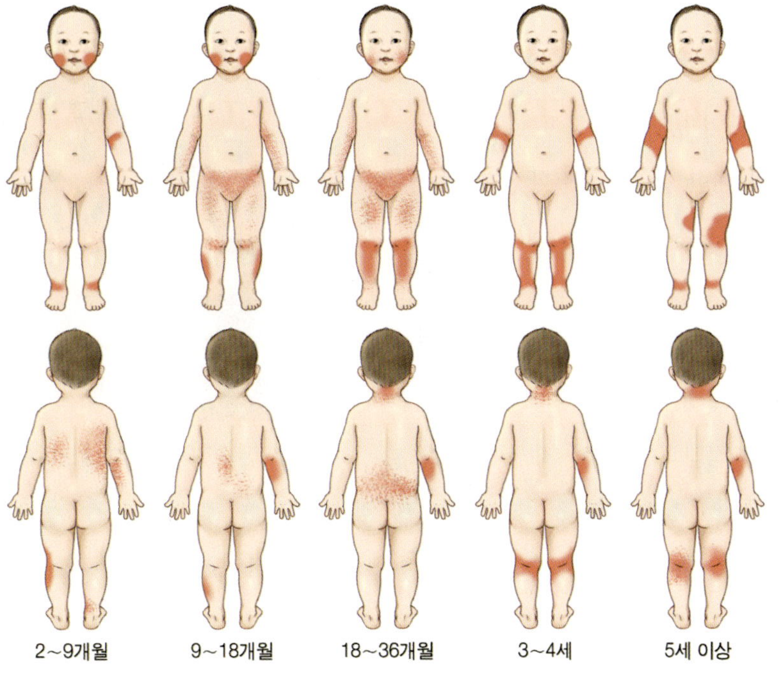

그림 6-3 연령별 피부병변 위치

염 치료제이다. 이 약물들은 T세포의 활성을 억제하여 발진과 관계되는 염증과정을 저하시키는 역할을 한다. 또한 스테로이드 사용 시에 피부가 얇아지는 부작용이 나타나지 않아서 얼굴에도 안전하게 사용할 수 있으며, 2세 이상의 아동에게 사용할 수 있다.

식이조절은 알레르기를 일으키기 쉬운 음식들을 피하여야 하는데, 이러한 저 알레르기 식이의 효과는 단시간에 나타나는 것이 아니므로 이를 보호자에게 교육하고 이해시키도록 한다.

간호사는 2차 감염이 없으면 흉터가 남지 않으며, 피부의 병변은 전염성이 없음을 보호자에게 알려주어 안심시켜준다. 정서적 스트레스는 아토피 피부염을 더욱 악화시키므로 간호사는 환아와 부모의 불안을 덜어주며 지지해 주어야 한다.

알레르기 비염

알레르기 비염은 흔한 질환으로, 주로 5세 이상 아동에게 발생한다. 청소년기에 가장 많이 발생하며, 가족력이 있는 아동에게 호발한다. 알레르기 비염은 크게 계절성 알레르기 비염과 다년성 알레르기 비염으로 구분된다. 계절성 알레르기 비염은 특정한 계절에만 증상이 나타나며, 주로 꽃이 피지 않는 나무, 풀, 잡초와 같은 주로 화분과 곰팡이에 의해 발생한다.

화분에 의한 비염은 봄에, 곰팡이에 의한 비염은 가을까지 나타난다. 다년(통년)성 알레르기 비염은 주로 집먼지 진드기, 동물의 털, 비듬 등에 의해 발생하며, 계절적 영향을 받지 않는다. 약 20~40%의 아동이 알레르기성 비염을 겪는다고 본다.

1. 원인 및 병태생리

꽃가루나 먼지 등의 알레르기원이 비강 점막에 들어오면, 그에 대한 특정 Ig E 항체가 생산되고, 이것이 비만세포에 존재하는 Ig E 수용체에 결합하여 히스타민이 방출된다. 이로 인해 발생한 비강 점막의 모세혈관 확장, 부종 현상으로 코가 가렵고, 재채기나 코막힘 증상이 나타난다. 또한 비강 점막의 분비선 자극 현상으로 콧물 증상이 동반되기도 한다.

2. 임상증상

알레르기성 비염의 3대 증상으로 발작적인 재채기, 맑은 콧물, 코막힘이 있다. 발작적인 재채기와 맑은 콧물은 알레르기 비염의 특징적 증상이며 아침에 증상이 심하다. 코막힘으로 인해 구강 호흡이 지속되면 입을 벌리고 숨을 쉬고 이로 인해 앞니가 튀어나오는데, 이러한 특징적인 얼굴 모양을 아데노이드형 얼굴이라고 한다 (그림 6-4).

코가 가려워 손바닥으로 코끝을 비비며 위로 밀어 올리는 증상이 계속되면 코 아래에 주름이 생긴다. 가려움으로 눈을 비비면 결막이 충혈되면서 가렵고 눈물이 나는 알레르기성 결막염이 동반되기도 한다. 합병증으로 부비동 염이 동반되면 맑은 콧물 대신 누런 콧물이 나온다.

3. 간호진단

병력과 임상검사로 진단할 수 있다. 가족력 유무를 사정하고, 진단 검사로 콧물을 채취하여 총 백혈구 수에 대한 호산구 백분율이 10% 이상이면 알레르기 비염으로 진단한다.

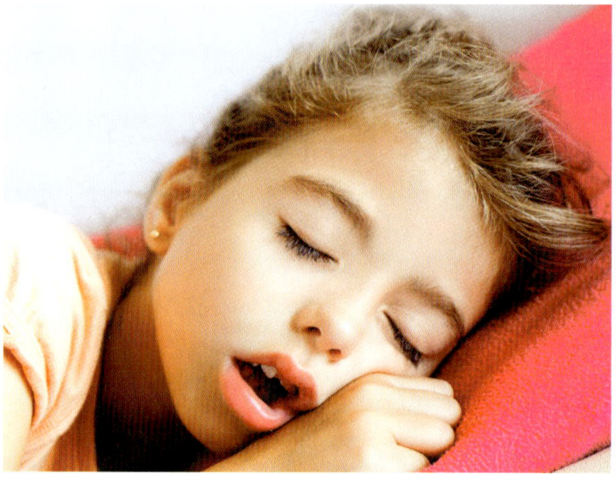

그림 6-4 아데노이드형 얼굴

의심되는 알레르기원을 확인하기 위해 피부반응검사, 특이적 Ig E 항체를 검사하는 RAST (radio allergen sorbent assay), 혹은 40종류의 알레르기원에 대한 Ig E 항체를 확인하는 MAST (multiple antigen simultaneous test) 검사를 실시할 수 있다.

4. 치료 및 간호

알레르기성 비염의 치료 목표는 알레르기원을 제거하고 증상을 경감시켜주는 것이다.

1) 알레르기원의 제거

환경관리와 알레르기 항원을 피하는 것은 알레르기 질환들의 치료 원칙 중 가장 중요한 것이다. 알레르기원이 확인되면 동물의 털이나 음식물이라면, 집안에서 애완동물을 키우지 않도록 하며, 음식물은 식사에서 제외하는 방법을 선택하나, 알레르기원이 먼지, 꽃가루라면 이를 효과적으로 제거하기가 쉽지 않다.

아동 및 부모에게 알레르기원을 제거하고 알레르기를 유발하는 환경을 조절하도록 정보를 제공한다.

2) 약물 요법

(1) 항히스타민제

항히스타민제는 염증반응에 의한 히스타민의 작용을 억제하는 것으로, 가려움증, 재채기, 콧물 등을 감소시키기 위해 사용되지만 코막힘에는 거의 효과가 없다. 동반될 수 있는 알레르기성 결막염과 두드러기 치료에도 효과가 있다. 그러나 졸음 때문에 아동의 학습 수행 능력을 감소시키는 부작용이 있을 수 있다. 최근에는 부작용을 개선한 항히스타민제가 개발되었다.

(2) 스테로이드제

비강 흡입용 스테로이드제는 알레르기 비염의 증상 조절에 효과가 매우 좋다. 코막힘, 가려움증, 콧물을 감소시키는 데에 효과가 좋고, 코막힘에 대한 개선 효과가 항히스타민제보다 우수하다.

비강의 충혈이 심한 경우에는 처음에 경구용 스테로이드제나 국소 비충혈제거제로 코막힘 증상을 개선한 후 비강 흡입용 스테로이드제를 사용하는 것이 좋다.

(3) 비충혈 제거제

비강 흡입용 비충혈제거제는 심한 코 막힘 증상이 동반된 비염에 다른 약제를 사용하기 전에 단기간 사용하는데, 7~10일 이상 사용하는 경우에는 약물 유발성 비염의 위험이 있으므로 주의한다.

3) 면역요법

환경 내에서 알레르기원을 제거할 수 없고, 약물요법이 효과가 없을 경우, 피부반응검사를 통해 알레르기원이 확인되었을 때 면역요법을 시행한다.

이 요법은 항원을 탈감작시키는 것으로 알레르기 백신을 아동이 항원에 대한 내성을 가질 때까지 소량씩 증량하여 투여한다. 약 1년간 무증상이면 치료를 종료하며, 대개 최소 3~5년이 걸린다.

4) 간호

아동과 가족으로 하여금 민감한 알레르기원을 확인하도록 돕고 환경조절, 약물투여, 면역요법에 따른 교육과 정보를 제공한다. 합병증으로는 중이염, 부비동염, 천식, 코 폴립 등이 올 수 있다.

천식

천식(asthma)은 기도의 만성 염증성 질환으로, 염증으로 인해 천명, 호흡곤란, 가슴이 조여드는 느낌, 기침 발작 등을 경험하게 된다. 이 증상들은 자연적으로 호전되기도 하고 치료가 필요하기도 한다. 천식은 아동들에서 가장 흔한 만성질환으로 입원율이 높다.

천식은 최근 세계적으로 증가하는 추세를 보이고 있으며 우리나라도 사회적 환경 변화와 함께 꾸준히 증가하는 추세를 보이고 있다. 천식은 아동들에서 가장 흔한 만성질환으로 입원율이 높다.

1. 원인 및 병태생리

천식은 유전적 소인과 환경적인 요인이 복합적으로 관련되어 발생한다. 천식은 유전적 혹은 가족적 소인과 관련성이 높은 질환으로, 부모가 모두 천식인 경우 자녀에게 유전될 확률은 약 70%이다. 환경적 요인으로는 알레르기겐, 호흡기 감염, 담배연기, 아황산가스와 오존과 같은 환경오염물질 등이 천식을 유발하는 원인이 될 수 있다. 천식을 일으키는 꽃가루, 참나무, 버드나무 등의 나무, 동물의 털, 집 먼지 진드기, 곰팡이, 바퀴벌레, 환경변화 같은 정서상태이다(Box 6-1).

천식은 하나의 세포나 알레르기원으로 야기되기 보다는 복합적인 염증 세포와 매체들이 함께 작용하며, 그로 인한 이상세포와 조직이 계속해서 기도에 남아 있어 증상을 악화시킨다.

천식의 증상은 기도의 과민성에 초래되는 증상들에 의해 기도가 폐쇄되고, 이에 따라 가스교환에 장애를 동반하는 것으로 나타난다. 활성화된 기관지의 거대세포, 대식세포, 상피세포로부터 염증 매개체가 방출하여 다른 염증세포의 이동을 활성화시키고, 기도의 상피조직과 자율신경계의 변화를 일으켜 기도평활근을 자극하여 기도폐쇄로 인한 호흡곤란을 유발한다.

BOX 6-1 천식의 가능한 원인

- 알레르기원
  - 실외 : 나무, 풀, 공해, 공기오염, 꽃가루 등
  - 실내 : 먼지, 바퀴벌레, 모기, 진드기 등
- 자극 물질 : 담배연기, 악취, 분무제, 연기, 공업용 화학물질
- 운동
- 차가운 공기, 갑작스러운 온도의 변화
- 갑작스러운 환경 변화 : 이사, 전학 등
- 감기, 감염
- 동물 : 고양이, 개, 말
- 약물 : Betablocker, 아스피린, 비스테로이드성 항염제, 항생제
- 심한 정서적 반응 : 공포, 두려움, 웃음, 울음
- 질병 : 위식도 역류, 식도기관루 등
- 음식물 : 땅콩, 우유, 유제품
- 호르몬의 변화 : 생리, 임신, 갑상선 질환 등

기도폐쇄는 기도 전반에 걸쳐 일어나지만 소아에서는 특히 작은 기관지에서 가장 심하다. 천식으로 유발된 기도폐쇄는 대부분 환기관류 불균형을 동반하고, 폐쇄의 심한 정도에 따라 다양한 호흡부전 증상을 일으킨다.

천식 발작이 반복되면 기도의 탄력성이 저하되고 기도 벽이 비후된다(그림 6-5).

2. 임상증상

천식의 전형적인 증상은 기침, 호기시 천명음, 호기성 호흡곤란이다. 천식의 특징은 야간 증상 일수 있다. 심한 발작이 있는 아동은 짧은 호흡을 하며, 숨을 깊게 쉬려고 노력한다. 호기가 지연되며 천명을 들을 수 있다. 이 기침 발작은 수면을 방해하며 낮 동안에 피로감을 증진시키고, 천명음은 심해 질 수있다(표 6-4).

아동은 창백해지지만 어린 아동은 안절부절

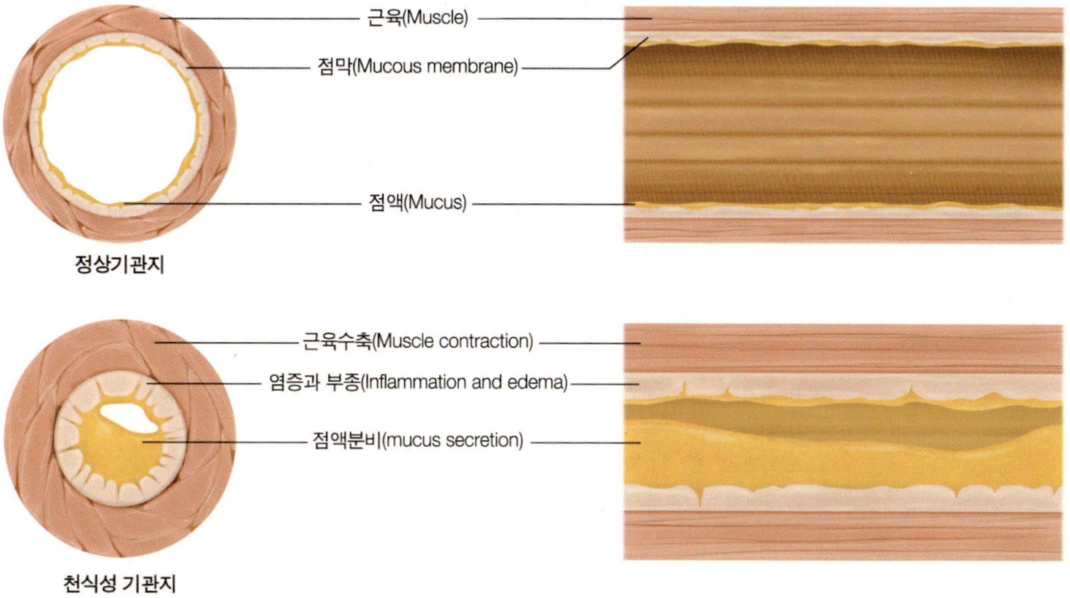

그림 6-5 천식의 기도폐쇄기전

못하고 불안해한다. 발작과 함께 발한이 동반되며, 아동은 누워 있지 않으려고 한다.

영아에서 천식의 증상은 분명하게 나타나지 않을 수 있다. 영아의 흉곽은 유연해서 호기의 지연이 관찰되지 않을 수도 있다. 호흡기 감염, 심장 기형, 낭포성 섬유증식증(cystic fibrosis), 흡인이 있는 영아에서도 천명이 나타나기 때문에 천식 진단이 늦어지기도 한다.

흉부 신체사정에서는 타진 시 과도한 공명음을 들을 수 있으며, 호흡음은 크고 거칠고, 거친 수포음, 천명이 청진된다. 호기가 지연되고 기도가 폐쇄되면서 흡기와 호기 모두에서 고음의 천명음이 청진된다. 심한 경련이나 폐쇄가 있을 때는 호흡음이나 수포음이 들리지 않고 빈호흡, 코를 벌렁거림, 흉부함몰, 청색증 등의 호흡부전 증상을 관찰할 수 있다.

만성 중증 천식 아동은 기관지 근조직의 점액선과 세포의 혈관이 발달하고, 진한 점액성 분비물이 분비되어 기관지가 비후되어 있다. 반복되는 천식 발작으로 가슴은 전후경과 좌우경이 비슷해지는 술통형 흉곽이 되며, 호흡 시 보조근육을 사용하므로 어깨가 위로 치켜 올라간다.

약물치료에도 불구하고 호흡곤란 증상이 계속되는 상태를 천식 지속상태라고 한다. 이 시기에는 발작과 치료에 영향을 미치는 폐렴과 같은 합병증이 동반되기도 한다. 천식 지속상태는 빠르게 진행하여 질식을 일으키므로 위급한 상태이며, 치료하지 않으면 호흡부전과 사망에 이르게 된다. 지속적으로 환기가 되지 않으면서 이산화탄소가 축적되어 호흡성 산증이 초래될 수 있다. 치료로 아동을 중환자실에 입원시켜 지속적인 관찰과 감시를 하고, 호흡성 산증을 교정하며, 환기를 증진시키고, 합병증 예방에 주력하여야 한다.

표 6-4 청소년의 부모에 대한 불만

기침	호흡	흉부	재발작
• 빠르고 빈발·발작적·불안정하며 분부밀이 없음 • 거품이 있고 맑고 끈적끈적한 객담 배출	• 짧은 호흡 • 호기의 지연 • 천명(wheezing) • 귀와 뺨이 붉어짐 • 입술색이 변함 • 손톱 밑이나 입주위의 청색증 • 안절부절 • 염려 • 발한 증가 • 큰 아동은 어깨를 구부리고 팔을 침대나 의자에 의지한 채 곧게 앉아 있음 • 짧고 끊어진 문장으로, 띄엄띄엄 말함	• 타진시 과도 공명음 • 거칠고 큰 호흡 • 폐에서 천명 • 호기의 지연 • 염발음(crackles) • 흡기와 호기시 천명 : 고음	• 술통 모양의 가슴(barrel chest) • 어깨가 올라가 있음 • 호흡시 보조근육 사용 • 얼굴은 협골이 편평하고 눈 밑에 어두운 그늘이 있으며 코가 좁고 치아의 돌출이 있음

표 6-5 임상증상과 심각성에 따른 천식의 분류

1단계 : 경증 간헐적 천식	2단계 : 경증 천식	3단계 : 중등도 천식	4단계 : 중증 천식
• 증상발현 : 주 2회 이하 • 경미한 재발(몇 시간 혹은 몇 일 정도) • 야간발작 : 한 달에 2회 이상 • PEF 혹은 FEV_1 : 정상치의 80% 이상 • PEF 변동 : 20% 이하	• 증상발현 : 주 2회 이상, 그러나 하루에 1회 이하 • 재발로 활동에 제한이 올 수 있음 • 야간발작 : 한 달에 2회 이상 • PEF와 FEV_1 : 정상치의 80% 이상 • PEF 변동 : 20%~30% 정도	• 증상발현 : 매일 • 재발로 활동에 제한이 올 수 있음 • 재발이 주 1회 이상 나타나 지속됨 • 야간발작 : 주 1회 이상 • PEF와 FEV_1 : 정상치의 60%~80% 이하 • PEF 변동 : 30% 이상	• 증상발현 : 항상 • 재발로 신체활동이 제한됨 • 야간발작 : 잦음, 주 1회 이상 • 잦은 재발 • PEF와 FEV_1 : 정상치의 60% 이하 • PEF 변동 : 30% 이상

천식의 중증도와 임상증상에 기초를 두어 경증 천식, 간헐적 천식, 중등도 천식, 중증 천식의 4단계로 분류할 수 있다(표 6-5). 각 단계는 증상의 빈도 및 심각성 재발의 빈도 폐기능에 따라 구분되므로 약물요법과 환경요법 등도 각기 다르게 적용되어야 한다.

3. 간호진단

진단은 일차적으로 임상증상, 병력, 신체검진, 임상검사를 통해 확인하며, 호흡기 감염이 없는 아동이 만성적인 기침을 하거나 흡기 시 천명이 있는 아동은 진단을 받아야 한다.

다른 폐 질환이 있는지 확인하기 위해 X-선 검사를 한다. 협조가 가능한 6세 이상의 아동에서는 폐 질환의 정도와 치료 효과를 알기 위해 폐기능 검사(Pulmonary Function Test, PFTs)를 시행한다. 또한 운동 전후에 폐기능 검사를 하여 운동유발성 천식을 진단한다.

폐기능을 사정할 수 있는 다른 도구로는 spirometry로 하는 FEV(forceed expiratory volume in(second)을 임상에서 주로 사용한다. 최대호기 유속측정기(Peak Expiratory Flow Rate, PEFR)이다. PEFR은 1초 내에 힘차게 내뿜을 수 있는 최대의 공기량을 측정하는 것으로, 1분당 리터(L/min)로 측정된다. PEFR검사방법은 최근 많이 사용하지 않는다.

동위원소를 이용한 방사 알레르기원 흡수검사(Radioallergosorbent Test, RAST)는 음식과 관련된 알레르기원을 찾는데 유용하다.

4. 치료 및 간호

천식의 치료 목표는 증상의 악화요인을 제거하거나 회피하고, 약물 및 치료의 효율성을 높이기 위하여 교육하고, 천식을 정기적으로 적절하게 관리하는지 평가하고 감시하는 것이다. 이러한 목표를 달성하기 위해 급성 발작을 조기에 인식하여 적절한 치료를 하고, 환경 내에서 자극 물질과 알레르기원을 제거한다. 또한 부모에게 만성 질병임을 알려주고 아동이 질병에 적극 대처하도록 돕는다.

1) 알레르기원의 통제(단계적 노출)

비약물요법의 목표는 아동이 공기로 운반되는 알레르기원과 자극물질에 노출되는 것을 예방하거나 최소화하는 것이다. 치료계획의 기본은 아동의 전반적인 건강을 유지시키고, 천식 증상을 유발하는 요인들을 사정하는 것이다.

가정의 먼지나 먼지 속의 집먼지 진드기나 곰팡이가 가장 흔한 알레르기원 중의 하나이다. 먼지 속에 해충을 제거하기 위해서는 집안을 청결히 하고 집안 내 습도를 50% 이하로 유지하는 것이 좋다. 가정의 바퀴벌레로 인한 천식도 간혹 볼 수 있는데, 증상 정도가 심각하여 응급실에 오는 경우도 종종 있다.

2) 약물요법(급성발작치료)

약물요법은 천식 증상을 예방·관리하고 천식 발작의 빈도와 심각성을 경감시키기 위해 사용된다. 천식의 심각성에 따라 약물의 종류와 양을 결정하여 단계적으로 약물요법을 실시하도록 한다.

천식 치료를 위한 약물은 크게 2가지로 분류된다. 급성 증상 완화를 위한 속효성 완화제와 항염 효과가 있는 지속성 조절제가 있다.

완화제에는 속효성 β_2-교감신경효능제, 항콜린제, 전신성 스테로이드 제재가 있으며, 조절에는 흡인성 콜티코 스테로이드(inhaled corticosteroid), cromolyn sodium(외인성천식 예방) nedocromil, 기관지확장제(지속성β_2-교감신경효능제) epinephrine, methylxanthines(thephylline, aminophylline)가 있다.

흡입용약제는 연무기(nebulizer)나 정량흡입기(Mmetered Dose Inhaler, MDI)를 통해 흡입한다. 아동을 위한 MDI는 어린 아동이 쉽게 사용할 수 있도록 저장통(spacer)이 부착되어 있다. MDI 사용이 힘든 영아나 어린 아동은 연무기(nebulizer)를 통한 분무요법으로 증상을 완화시킬 수 있다.

Corticosteroid는 기도를 호전시키며 만성천식에서 기관지의 과민성을 감소시킨다. 천식의 염

표 6-6 세기관지염, 폐렴, 천식의 비교

사정	세기관지염	폐렴	천식
원인	대개 RSV	박테리아(pneumococcal, H.influenzae), 바이러스, mycoplasma	type I 면역 과민반응
연령	2세 이하	아동기 전체	1~5세
감염	상기도감염 후	상기도감염 후	알레르겐에 의한 노출 후
외모	피로, 불안, 얕은 호흡, 가슴의 전후 지름의 증가	피로, 불안, 얕은 호흡	천명음, 지침, 놀램, 술통형 흉곽 호흡 시 오조은 사용으로 어깨 위로감
기침	발작성, 마른기침	잦은 거친 기침	끈끈한 점액을 생산하는 발작성 기침
열	미열	열이 올라감	열 없음
청진소리	약한 호흡소리, 나음 호기시 천명음	호흡음 감소, 나음	천명음

증성 반응을 감소시켜 기도폐쇄 완화,염증과 같은 2차 감염을 숨길 수 있어 장시간의 복용을 금함, 아스피린은 약물자체가 알레르기원이 될 수 있으므로 천식아동에게는 사용을 금지한다.

아동의 사회적 발달을 위해 정상적 일상생활과 적당한 운동 유지하며, 운동 전 예방 적 약물 투여로는 cromolyn sodium, β-adrenergic agonists 이다.

3) 면역요법

면역요법 혹은 탈감작 요법은 알레르기를 일으키는 특정 알레르기원을 소량에서부터 점차 증량하여 반복해서 주사함으로써 아동의 원인 알레르기원에 대한 과민성을 감소시키고 증상을 호전시키는 치료 방법이다. 경우에 따라서는 치료과정에서 천식 발작 등 원래 질환이 악화되거나, 심하게는 과민 반응과 주사부위의 부종 및 통증 등의 심한 부작용이 발생할 위험이 있기 때문에 반드시 응급조치가 가능한 기관에서 의료인에 의해 실시되어야 한다.

1~2년간의 치료에도 증상호전이 없으면 면역요법을 중단하고 재평가를 받아야 한다. 하기도 호흡질환과 천식의 비교는 표 6-6와 같다.

4) 간호

(1) 알레르기원 제거 환경

증상악화를 피하기 위해 부모는 질병에 관해 알아야 하며, 가능하다면 알레르기원을 확인하고, 원인이 확인된 경우 환경 내에서 천식 발작을 완화시키거나 피할 수 있는 방법을 알아야 한다.

(2) 기관지 완화

부모와 환아는 초기 증상과 징후를 알고 있어야 하며, 증상이 나타나는 경우에 신속하게 통제할 수 있도록 기관지 경련 완화 약물에 대해 알고 있어야 한다. 대부분의 아동은 발작 6시간 전부터 전구 증상을 인지할 수 있고, 예방요법을 시행할 수 있다. 부모가 관찰할 수 있는 객관적 증상으로 기침, 미열, 안절부절, 소양증,

BOX 6-2 Metered-dose inhaler(MDI) 사용법

- 뚜껑을 열고 흡입기를 똑바로 잡는다.
- 흡입기를 흔들어 준다. 필요하다면 스페이서를 연결한다.
- 머리를 약간 뒤로 젖히고 숨을 천천히 내쉰다.
- 똑바로 선 자세에서 흡입기의 입 부분을 입에 3~4cm 정도 넣고, 공기가 들어가지 않도록 잘 물고 입술로 잘 덮는다.
- 정상 호기 말에 약물이 나오도록 흡입기의 윗부분을 손가락으로 단단히 누르고, 3~5초에 걸쳐서 천천히 숨을 들이마신다.
- 약을 들이마신 후 약물이 폐의 깊은 곳까지 도달하도록 5~10초간 숨을 참는다.
- 흡입기를 입에서 떼고 코로 천천히 숨을 내쉰다.
- 추가로 흡인이 필요한 경우는 1분 쉬고 다시 시행한다.

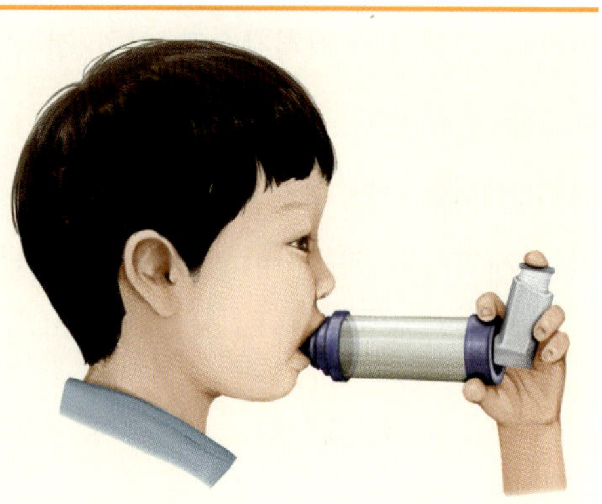

수면장애, 식욕저하 등이 있다. 천식 증상을 예방하고 완화시키기 위하여 약물을 적절하게 투여할 수 있도록 정량흡입기나 연무기(nebulizwe)의 사용법을 숙지시켜야 한다(Box 6-2).

(3) 건강유지와 합병증 예방

아동의 천식 발작을 유발하거나 증상을 악화시킬 수 있는 호흡기 감염은 미리 예방해야 한다. 이를 위해 손을 자주 씻고, 네뷸라이저나 정량흡입기는 오염되지 않도록 철저히 세척하고 소독한다. 호흡기능 개선을 위하여 호흡근을 강화시킬 수 있는 호흡운동법을 교육한다. 호흡운동법에는 비누방울 불기, 탁구공 불기, 풍선 불기, 휴지 불어 떨어뜨리지 않기 등을 활용할 수 있다.

(4) 일상활동 증진

효과적인 자가관리 계획은 정보를 제공하는 것뿐만이 아니라 기술을 습득하고 확신을 갖도록 돕는 것을 포함한다.

BOX 6-3 알레르기 반응

- 보통 이질인자로 인식되지 않는 물질에 대해 항체를 형성하는 반응이다.
- 지연성(속발성)으로 일어나는 알레르기 반응과 즉각적 알레르기 반응으로 분류할 수 있다.
- 지연성 알레르기 반응은 항원 접촉 후에 반응이 나타나기까지 48시간 정도가 소요된다.
  - 집안 세척용 화학물질로 인한 접촉성 피부염
- 즉각성 알레르기 반응(즉각 과민반응) : 꽃가루 혹은 페니실린 같은 약제에 의해 일어날 수 있다. 이 반응의 가장 심한 상태가 아나필락시스이다.

아동의 능력에 맞는 활동을 권장하며, 휴식과 활동의 균형을 적절하게 유지시킨다. 운동하기 전에 운동유발 천식발작을 예방할 수 있는 약물을 투여한다. 만약 운동 중에 천식 발작이 발생한다면, 운동을 즉각 멈추고 약물을 투여한다. 증상이 사라지면 운동을 다시 시작할 수 있지만, 증상이 지속되면 병원을 방문한다.

(5) 아동과 가족의 지지

간호사는 아동과 가족이 천식에 잘 대처할 수 있도록 교육하고 자신감을 갖도록 격려해야 한다. 또한 천식 아동의 부모가 천식 발작을 예방하지 못했다는 죄책감으로 인한 정서적 스트레스를 조절하고 정상적인 삶을 유지하도록 정서적 지지를 제공해야 한다. 가족을 지지할 수 있는 지역사회 기관이나 단체에 의뢰를 하거나 지지모임 등을 소개하는 것도 도움이 된다.

류마티스열

Group A β-용혈성 연쇄상구균(Group A β-hemolytic streptococcus)에 의한 상기도 감염 후 2~6주내에 조직의 과민반응에 의해 속발하는 염증성 질환이다. 5~15세의 연령에서 주로 발생하며, 낮은 사회경제적 상태, 인구밀집 환경, 빈곤, 불량한 위생상태, 영양결핍, 차고 습기가 많으며 온도의 변동이 심한 지역에서 호발한다.

1. 원인 및 병태생리

류마티스열(Rheumatic fever)은 용혈성 연쇄상구균 감염에 대하여 감수성을 가진 사람에게 일어나는 조직의 과민반응이다. 대부분의 류마티스열 환자는 2~4개월전 연쇄상구균에 의한 인후염, 편도염, 성홍열 등을 앓은 병력이 있으

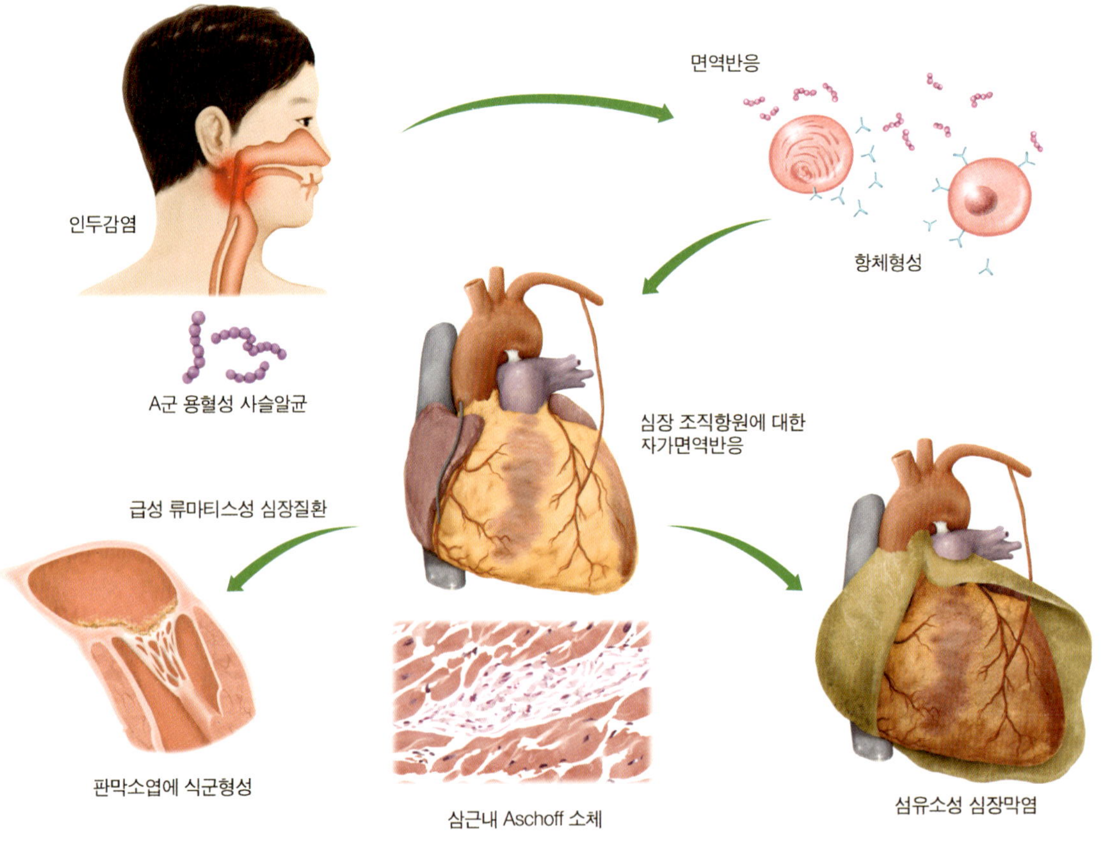

그림 6-6 류마티스열의 병태생리

표 6-7 류마티스열 진단기준(Jones criteria)

주증상(5개)	부증상(4개)
① 심염 ② 관절염 ③ 무도병 ④ 홍반성 반점 ⑤ 피하결절	① 관절통 ② 고열 ③ Erythrocyte sedimentation rate(ESR) 증가, C-reactive protein(CRP) 증가 ④ 심전도상 P-R간격 연장

- 최근 연쇄상구균 감염의 증거가 있는 환자에서 주증상이 2개 이상, 혹은 1개의 주증상과 2개의 부증상
- 고열 : 저위험군에서는 38.5℃ 이상, 중등도 또는 고위험도 군에서는 38℃이상
- ESR : 저위험군에서는 60mm 이상, 중등도 또는 고위험도 군에서는 30mm 이상
- CRP : 30mg/dl 이상

며, 혈액 내 연쇄상구균에 대한 항체를 가지고 있다. 항원-항체 복합체가 면역학적으로 표적이 되는 심장, 관절, 중추신경계, 피하조직에 축적됨으로써 발생하는 자가면역질환으로, 심장판막질환이 류마티스열의 가장 치명적인 합병증이다(그림 6-6).

2. 임상증상 및 진단

류마티스열의 진단은 임상증상을 기초로 한다. 미국심장협회의 Jones criteria에 의하여 최근 연쇄상구균 감염의 증거가 있으면서, 2가지 주증상 혹은 1가지 주증상과 2개의 부증상이 발현되는 경우에 류마티스열로 진단한다(표 6-7).

1) 증상

(1) 심염(carditis)

연쇄상구균에 의한 심내막, 대동맥 판막, 승모판을 침범으로 발생하여 영구적 손상을 남긴다. 가장 흔히 영향을 받는 부위는 승모판이다. 심잡음, 빈맥, 심비대, 심부 동통 등의 증상과 함께 심전도 상에서 P-R간격이 연장된다. 심한 경우 울혈성 심부전으로 발전한다. 심근염의 유무가 류마티스열의 예후와 가장 높은 관련이 있다.

(2) 다발성 관절염(Polyarthritis)

가장 흔하게 나타나는 증상이지만 영구적인 손상을 주지는 않는다. 관절에 부종, 발적, 열감, 통증 및 움직임의 제한을 나타내며, 1~2일 후 다른 관절로 이동한다. 무릎, 팔꿈치, 고관절, 어깨, 손목, 발목 관절과 같은 큰 관절에 더 잘 나타난다. 주로 오후와 야간에 발생하며 움직일 때는 통증을 호소하지 않으며 주무르면 통증이 가라앉는 성장통과 감별을 요한다.

(3) 홍반성 반점(Erythema marginatum)

중심부가 희고 경계가 명확한 소양증을 동반하지 않은 일과성 반점이다. 몸통과 사지 내측에 나타나며, 얼굴에는 나타나지 않는다. 추우면 사라지고, 덥거나 목욕을 하면 더 악화된다.

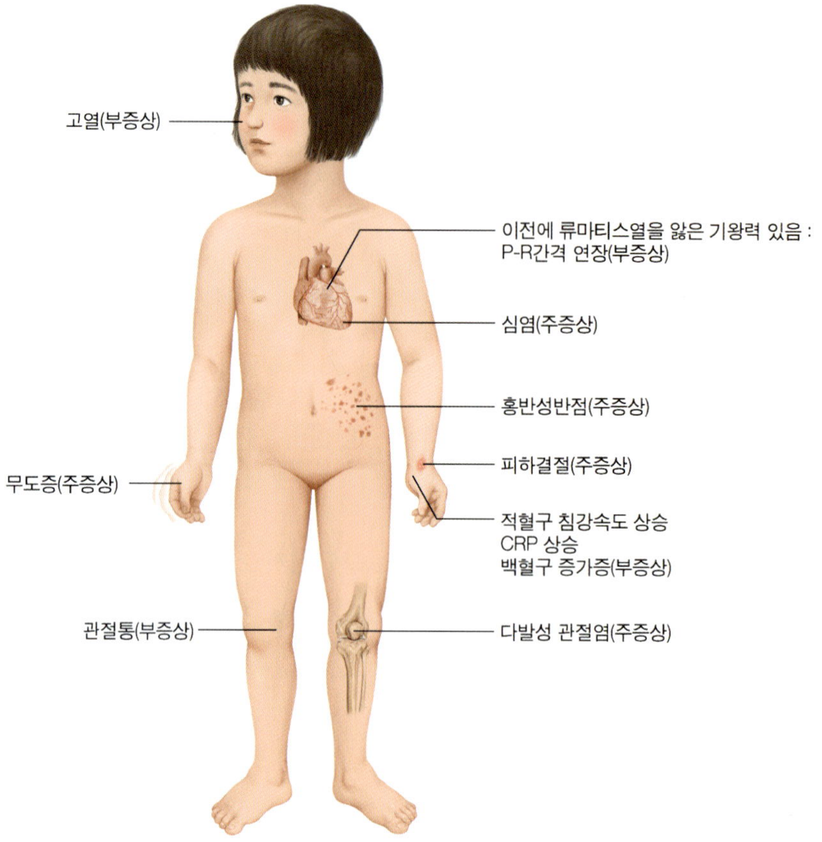

그림 6-7 류마티스열 질환 아동의 증상

(4) 무도증(Sydenham chorea)

뉴런의 염증성 반응에 따른 중추신경계 장애로 인해 감정의 불안정, 언어장애, 성격의 변화가 나타난다. 목적 없고 불규칙적인 사지의 운동이 나타나며, 불안하거나 섬세한 활동 시 심해지고, 휴식으로 완화된다. 질병의 후기 증상으로 8~12세 여아에서 잘 나타나며, 수 주 이내에 가라앉는다.

(5) 피하결절(Subcutaneous nodule)

딱딱한 종창으로 뼈나 건의 돌출부위에 형성되며, 무통성으로 둥글고 통증이 없는 움직이는 결절이 피부의 발적없이 나타났다가 일정기간 지속 후 점차 소실된다(그림 6-7).

2) 임상검사

류마티스열이 의심되면 인두배양에서 Group A β-hemolytic streptococci를 검사한다. 가장 확실하고 표준화된 검사는 ASO(antistreptolysin O) tilter로 류마티스열 환아의 80%에서 상승되어 있다.심초음파는 질병의 예후에 가장 중요한 심장판막의 양상을 평가하는 유용한 방법이다.

3. 치료 및 간호

치료의 목표는 용혈성 연쇄상구균의 박멸, 영

구적인 심장손상 예방, 증상의 완화, 류마티스열 재발방지이다. 연쇄상구균 치료에는 페니실린을 사용한다. 페니실린은 선택적으로 사용하는데 경구로 10일간 투여하거나, 또는 1회 근육주사한다. 페니실린에 알레르기가 있는 아동은 erythromycin이나 clindamycin을 사용한다.

관절의 염증과 열, 불편감을 줄이기 위해 살리실산(salicylates, aspirin)은 염증과정, 특히 관절염을 조절하고 열과 불편감을 감소시키기 위해 사용하며 프레드니손(prednisone)은 심염과 판막에 문제가 있을 경우 사용한다.

치료기간은 아동의 경과에 따라 조절한다. 급성기 동안침상안정을 취하고 울혈성 심부전 시 digoxin이나 이뇨제 등의 약물을 투여한다. 류마티스열은 재발이 잦으며, 그로 인해 심장판막의 손상 위험도가 높아진다. 재발을 막기위한 2차적 예방적 항생제를 투여한다.

보통 경구 페니실린을 매일 복용하거나, 매달 한번씩 페니실린(benzathine penicillin G)을 근육주사한다. WHO는 최근 염증이 나타난 후 5년 동안, 심장에 문제가 있을 때는 더 오랫동안 예방적 투약을 권고하고 있다.

류마티스열 아동의 간호는 투약에 대한 이행 격려, 질병으로부터 회복 촉진, 정서적 지지 제공, 재발의 예방이다. 급성기 동안에는 침상 안정을 취해야 한다. 방문객을 제한하고, 아동의 활동을 최소화하여 심장부담을 줄일 수 있는 놀이를 하도록 한다. 활동 제한의 기간과 종류는 아동의 임상상태에 따라 다르다.

아동과 가족에게 이차적 예방을 위한 항생제 치료의 중요성에 대해 교육한다. 어떤 아동들은 아프지 않거나 증상이 없어 항생제를 복용할 필요성을 느끼지 못하거나, 장기간의 치료로 인해 약물 복용을 잊을 수도 있다.

가장 다루기 힘든 증상 중 하나인 무도병은 서서히 일어나며, 발병 후 수 주에서 수 개월 후에 나타나기도 한다. 무도증이 나타나면 활동이 심하게 제한되기 때문에 아동은 좌절감을 느낄 수 있다. 아동에게 감정을 말로 표현할 수 있는 기회를 제공하고, 무도증은 일시적이므로 증상이 없어 질 것이라고 알려주고, 증상이있는 동안 부모와 교사에게 갑자기 불수의적인 움직임이 일어날 수 있음을 알려준다.

가와사키병

가와사키병(Kawasaki disease, KD)은 감염성으로 인한 급성 전신성 맥관염으로, 1961년 일본에서 처음 보고된 이후 세계적으로 인정되었으며, Muco-cutaneous Lymph Node Syndrome (MCLS)라고도 한다. 2세 이하의 아동에게서 발생빈도가 높으며, 80%는 5세 이하의 학령전기 아동에서 주로 발생하고, 10세 이후의 발병은 드물다.

여아보다 남아에게서 더 많이 발생하며, 아시아계 아동에게 더 흔하지만 모든 인종에서 나타난다. 정확한 원인은 알려지지 않았으며, 감염성 소인과 유전성 소인이 관련된 자가면역질환이라고 여겨진다. 계절적으로 늦겨울에서 이른 봄에 발병하는 양상을 보이며, 직접적인 접촉에 의해 전염되지는 않는다.

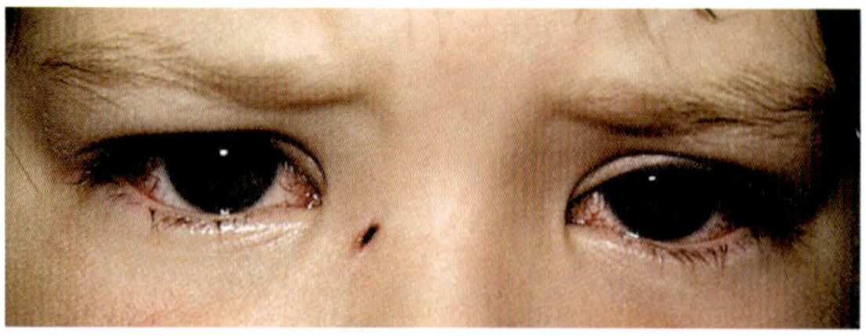

안구결막 충혈

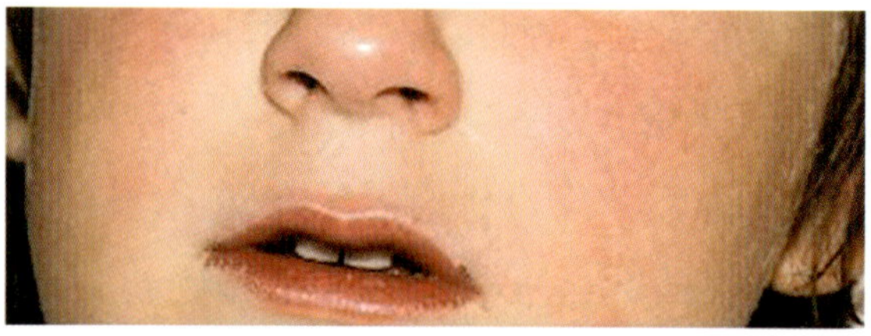

입술 홍반과 균열

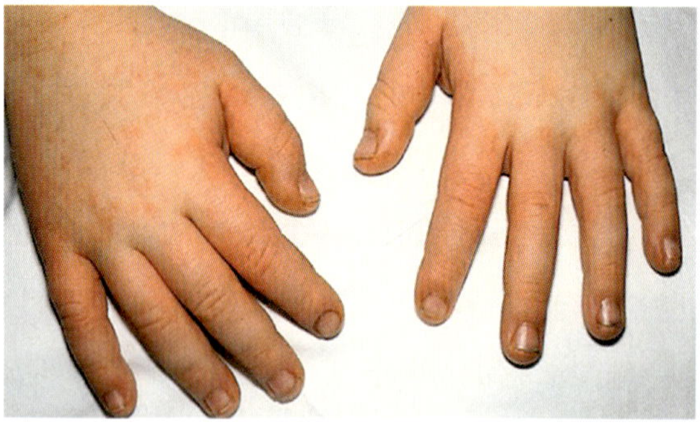

손의 부종과 발적

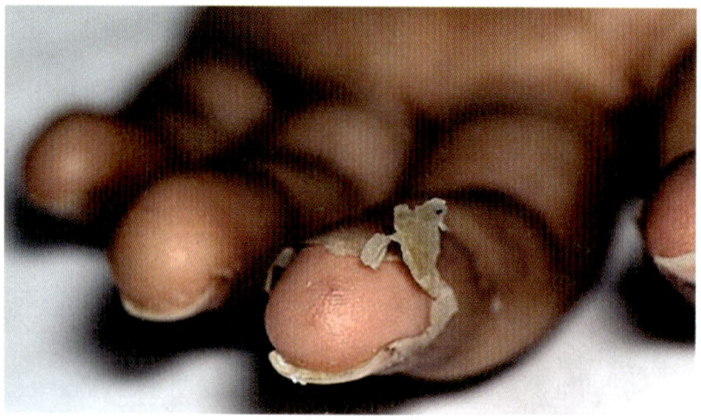

손톱주위 표피탈락

그림 6-8 가와사키병의 임상증상

1. 원인 및 병태생리

가와사키병의 일차적인 병소는 심혈관계로, 세동맥과 세정맥 및 모세혈관에 염증을 유발한다. 이어 관상동맥, 심장, 대정맥의 염증으로 진행되면 혈전을 형성하고 혈관에 상흔을 남겨 협착을 유발한다. 질병의 경과는 급성, 아급성 및 회복기의 3단계로 진행된다.

급성기인 첫 10～14일에는 염증이 혈관에 침투되면서 항생제나 해열제에 반응하지 않는 38～41℃의 고열이 5일 이상 지속된다. 이 시기에 결막충혈, 구강의 변화, 사지말단의 변화, 홍반성 발진, 경부임파선의 종대 등의 임상증상들이 발현되며, 아동은 매우 불안정하다.

10～25일 사이에는 열이 내리고 염증과정이 감소하면서 아급성기가 되는데, 사지의 발적이 소실되면서 손바닥과 발바닥의 피부가 박리가 된다. 이 시기에 관상동맥 혈전과 심근의 기능부전이 발전할 가능성이 높다. 그 후 가와사키의 모든 임상증상이 사라지고 임상검사 수치가 정상화될 때까지 25～60일이 회복기에 해당한다. 40일 이후에 관상동맥 이상부위는 점차 섬유화되고 치유된다. 합병증으로 관상동맥이나 심장의 이상이 동반되는 경우에는 사망률이 증가한다.

2. 임상증상 및 진단

가와사키병의 진단은 임상증상을 기초로 하여 특징적인 6가지 증상 중 4～5가지 기준에 부합할 때 진단된다(그림 6-8, Box 6-4).

- BCG 예방접종 주사부위 발적, 부종이 관찰된다.

BOX 6-4 가와사키병 진단을 위한 기준

- 해열제에 반응하지 않는, 5일 이상 지속되는 고열
- 결막의 충혈 : 삼출물 없는, 무통성의, 양측의 결막 충혈
- 구강의 변화 : 입술의 홍조와 홍반, 건조, 균열, 구강 인두의 홍반, 딸기모양의 혀
- 사지말단의 변화 : 사지의 부종. 특히 손, 발바닥의 부종. 손, 발바닥의 발적, 열이 내린 후 손, 발가락 피부 박리
- 홍반성 발진 : 사지에서 몸통방향으로 나타나는 여러 형태의 발진
- 경부 임파선종대 : 비화농성 경부임파선 종대. 주로 일측성

* 이상 6가지의 증상 중 5일 이상 지속되는 발열을 포함한 4~5개에 해당하는 경우 확진한다.

- 손과 발은 단단한 부종과 함께 발진이 생기고, 질병이 진행되면서 열이 내리고 나면 피부가 벗겨진다.
- 전구 증상없이 갑작스러운 고열로 발병하며, 고열은 해열제를 투여하여도 내리지 않는다.
- 딸기처럼 붉은 혀와 구강의 홍반 및 갈라진 혀가 관찰된다.
- 결막염은 삼출물과 통증이 없이 양측에 발생한다.
- 경부의 임파선 비대는 압통과 움직임이 없는 비화농성 임파선 종대로, 대개 일측성이며 고열이 나타나는 질병의 첫날부터 나타나 10일간 지속된다.
- 사지에서 몸통으로 진행되는 광범위한 홍반이 나타나 5~6일간 지속된다.

임상검사 결과에서 백혈구, 혈소판, ESR이 상승하고, CRP가 양성으로 나타나지만, 가와사키를 진단할 수 있는 특정한 진단 검사는 없다 (그림 6-9).

3. 치료 및 간호

10일 이내에 정맥으로 면역글로불린을 투여하기 시작하여 10~12시간 동안 투여하면 관상동맥의 변화를 경감시킬 수 있다. 면역글로불린을 투여하는 동안에는 혈액제재를 투여할 때와 같은 간호를 제공한다. 저혈압, 빈맥, 오한, 오심, 과민반응과 같은 부작용이 나타날 수 있으므로 사정하고, 과민반응이 나타나면 즉시 투여를 중단하고 의사에게 알려야 한다.

면역글로불린과 함께 아스피린을 투여하는데, 이로써 해열, 항염 작용과 더불어 혈소판 응집을 방지한다. 아스피린은 체온이 조절된 후에도 혈소판수가 정상으로 돌아올 때까지 관상동맥의 혈전이 형성되는 것을 예방하기 위해 계속 투여한다.

아스피린은 처음에 100mg/kg/day로 고농도로 투여하다가 열이 떨어지면 용량을 3~5mg/kg/day로 감소하여 6~8주간 투여한다. 관상동맥류가 있으면 문제가 해결될 때까지 투여하며, 1년 정도 투여될 수도 있다.

가와사키병에 이환된 아동은 급성기에 입원하므로 2시간마다 체온을 사정하고, 탈수 방지를 위해 피부상태, 섭취량과 배설량을 확인한다. 입술과 구강의 변화로 통증이 있으므로 부드럽게 구강간호를 실시하고, 입술에 윤활제를 발라준다. 부드러운 음식과 수분을 자주 제공하고, 적절한 수분과 칼로리를 섭취할 수 있도록 한다.

부종이 있는 피부는 마찰과 압력을 방지하여야 하며, 피부의 불편감을 감소하기 위하여 미

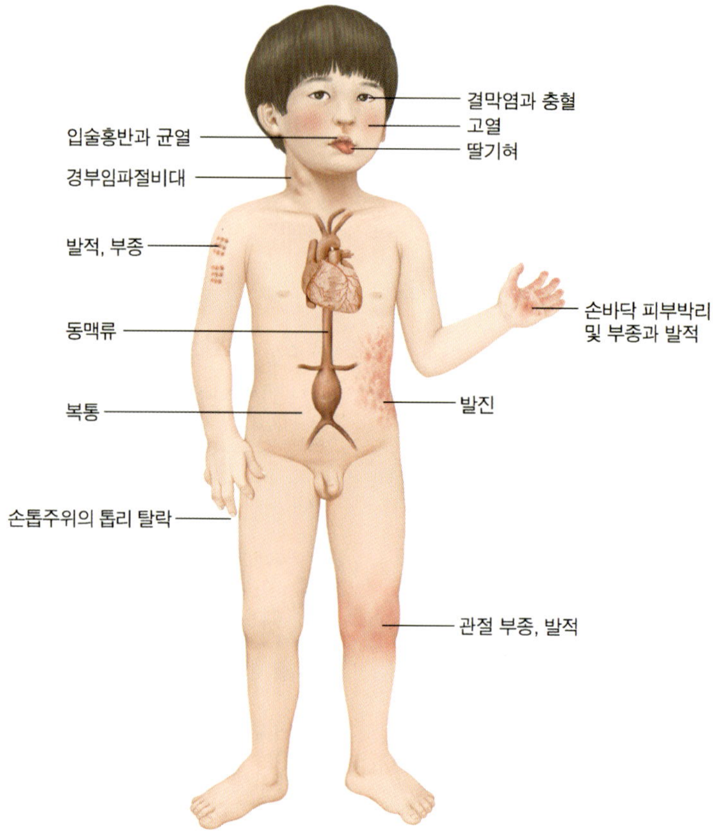

그림 6-9 가와사키 질환 아동

온수 목욕이나 냉습포를 활용하거나 진통제나 항소양제를 사용할 수 있다.

심장상태를 관찰하기 위하여 체중과 섭취량과 배설량, 심전도를 매일 측정한다. 또한 소변량의 감소, 빈맥, 호흡곤란, 발한 등과 같은 울혈성 심부전의 증상을 관찰한다.

가와사키병에서 회복되는 아동의 가족을 위한 퇴원교육에는 질병양상에 대한 교육을 포함하여야 한다. 질병의 특징적인 증상은 2개월까지도 지속되므로 퇴원 후에도 조용하고 편안한 환경을 제공하여 열, 부종, 관절통의 불편함을 최소화하도록 하여야 한다.

가와사키병은 대개 치료 후 완전히 회복된다. 자가소멸 질환이지만 치료하지 않으면 5명 중 1명은 심장에 문제가 생긴다. 특히 1세 이하의 아동에서는 심근염, 심막염, 관상동맥염, 관상동맥 혈전과 같은 아동의 후천성 심장질환의 주요원인이 된다. 관상동맥 변화를 확인하기 위해 심장초음파를 하도록 한다.

이러한 관상동맥의 변화는 가와사키병의 증상이 발현된 이후 한 달이 지난 이후에도 발생할 수 있으므로, 처방에 따라 시간에 맞추어 아스피린을 투여하고 증상을 사정하도록 한다. 아스피린을 투여하면 출혈 경향이 증가하므로 과격한 신체운동이나 칫솔질을 심하게 하는 등의 행동에 대한 주의사항이 교육되어야 한다. 정맥

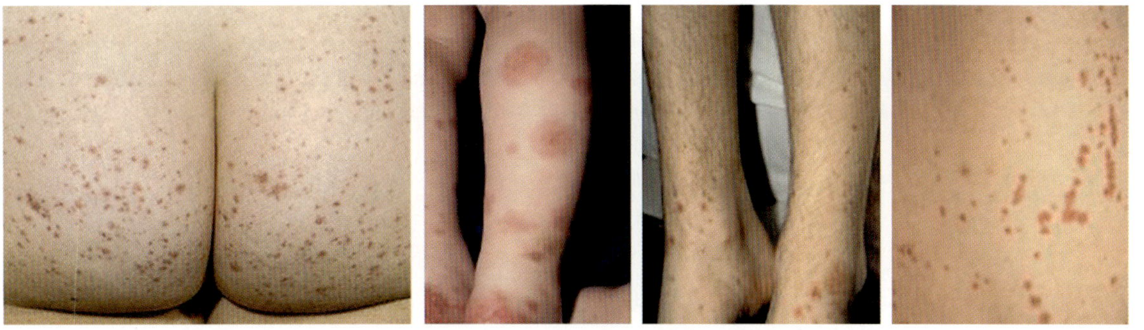

그림 6-10 Henoch-Schönlein purpura의 임상증상

내 면역글로불린을 주입한 아동은 추후 3개월 동안은 예방주사를 맞지 않도록 한다.

헤노흐-쇤라인자색반

(Henoch-Schönlein Purpura, HSP)

헤노흐-쇤라인자색반(Henoch-Schönlein Purpura, HSP)은 아나필락시스양 자반증(Anaphylactoid purpura) 혹은 Allergic purpura라고도 한다. 아동기에 비교적 흔한 질병으로, 과민성 면역반응에 의한 전신성 혈관장애이다(그림 6-10).

1. 원인 및 병태생리

아나필락시스양 자반증, 혹은 H-S purpura는 비혈소판 감소성 자반으로, 원인은 분명치 않으나 대개 상기도 감염 후에 속발되어 세균성 혹은 바이러스성 감염에 대한 면역학적 과민반응으로 여겨진다. 또한 페니실린이나 아스피린과 같은 약에 대한 과민성이나 음식에 대한 알레르기에 의해 발현되기도 한다.

전신의 작은 혈관에 염증이 발생하고, 침범된 혈관에 적혈구가 침윤되어 점상출혈이 나타나며, 염증과 출혈이 소화기관, 활막, 신사구체 및 중추신경계까지 침범한다. 침범된 혈관의 크기와 분포에 따라 증상이 나타난다. 6개월에서 16세 사이의 아동에서 발생하나, 2~8세 사이에서 흔히 발생한다. 백인에게 흔하며 남아에서 발병율이 2배 가량 더 많으며, 봄, 가을에 발생빈도가 증가한다.

2. 임상증상

모세혈관 및 세동맥의 혈관염으로 인한 자반과 복부증상, 관절증상 및 신장염을 특징으로 한다. 증상은 발열, 식욕부진과 기진과 같은 전신증상을 동반하여 갑자기 시작되며, 여러 증상이 동시에 나타나기도 하고 혹은 다른 증상이 순차적으로 점진적으로 나타나기도 한다.

일차적인 소견은 피부증상으로, 엉덩이와 하지에 대칭성 자반이 나타나고 차츰 상지의 신전면으로 확산되지만, 얼굴, 복부, 손바닥, 발바닥 등에는 거의 없다. 반상 구진상 발진과 두드

표 6-8 아나필락시스양 자반증의 임상증상

침범부위	증상
피부	• 대칭성 자반 : 엉덩이와 하지에 주로 나타나며, 상지로도 퍼질 수 있다. • 상체, 얼굴, 손바닥과 발바닥에는 드물다. • 붉은색으로 나타나 수일 내에 적갈색으로 변한다. • 점상출혈, 반상출혈, 두드러기 • 영아와 어린 아동의 경우 손등, 발등, 안검, 입술, 귀, 두피의 부종이 나타날 수 있다.
위장관	• 대상아동의 2/3에서 발현된다. • 제와 주위의 산통이 반복된다. • 구토, 잠혈 뿐 아니라 장의 부종으로 인한 장중첩이 발생하기도 한다.
관절	• 대상아동의 2/3에서 발현된다. • 관절에 통증을 동반한 부드러운 부종이 무릎과 발목에 호발한다. • 관절에 손상없이 수일 내에 회복되고, 여러 관절에 옮겨 다니며 발생하는 양상을 보인다.
신장	• 대상아동의 1/2에서 발현된다. • 육안적 혹은 현미경적 혈뇨, 단백뇨 • 심하면 만성화되어 만성신장염, 신부전으로 발전한다.

표 6-9 혈질환의 진단검사와 주요 검사소견

출혈질환	선별검사				특수검사
	PC	BT	PT	PPT	
혈관장애 : 헤노흐-쇤라인자색반	N	N	N	N	• 임상적 소견만으로 진단
혈소판 장애 : 면역성 혈소판 감소성 자반증	L	P	N	N	• 임상적 소견과 골수검사 • 혈소판 항체검사(양성)
혈액응고장애 : 혈우병	N	N	N	P	• Ⅷ인자 분석

PC : platelet count, BT : bleeding time, PT : prothrombin time, PP : partial thromboplastin time
N : normal, L : 저하, P : 연장

러기, 홍반이 나타나며, 심한 경우에는 부분층 화상과 유사한 양상을 보인다.

관절증상은 2/3에서 나타나는데, 단일 관절의 무증상 부종에서 여러 관절의 단단한 동통성 부종까지 다양하다. 부드럽고 통증을 동반한 부종이 무릎과 발목에 가장 흔하게 나타나며, 후유증은 남기지 않고 수일 만에 사라진다.

복부증상은 2/3에서 볼 수 있는데, 배꼽 부근에 신한 산통이 반복적으로 나타나고, 구토와 하혈을 동반하기도 한다. 때로는 복부 증상이 자반보다 먼저 나타나기도 한다.

신장증상은 육안적 혹은 현미경적 혈뇨, 단백뇨가 환자의 25~50%에서 나타나며, 잠재적으로 가장 심각한 합병증을 유발할 수 있다. 대부분 완전하게 회복하지만 어떤 경우에는 만성 신질환으로 발전되기도 한다.

3. 간호진단

병력과 임상증상을 근거로 진단한다. 검사실 검사는 위장과 및 신장 침범을 확인하기 위해 실시한다. 검사소견으로는 백혈구와 호산구가 약간 증가할 수 있으나, 혈소판, 출혈시간, 응고시간 등 혈액응고에 관한 증상은 모두 정상이다. 신장증상이 늦게 나타나는 수가 있으므로 소변검사를 반복하여 시행하여야 한다.

4. 치료 및 간호

치료는 주로 지지적인 것으로 신장 및 위장관 증상을 면밀히 관찰한다. 부종, 발진, 관절통은 acetaminophen이나 NSAIDs(비스테로이드성 항염제)로 치료하며, 보다 심한 부종, 관절통과 복부 산통에는 스테로이드가 처방된다. 감염을 동반한 경우에는 항생제를 사용한다.

가장 심각한 합병증인 신병증 예방을 위하여 수분 전해질 균형과 소금 섭취, 혈압을 주의깊게 관찰하며, 항고혈압제가 필요할 수도 있다.

신체에 손상을 입으면 주요기관에 출혈가능성이 증가하므로 난폭한 놀이는 피하도록 한다. 호발 연령이 2~8세이므로 자반에 대한 수치심을 감소시키기 위하여 긴팔, 긴바지를 입도록 하며, 증상이 일시적인 것임을 설명해 주어야 한다.

대부분의 아동은 입원하지 않고 치료하며, 단순한 급성 발병인 경우 1개월 이내에 회복하고 2~3년 동안 주기적으로 재발할 수 있으므로 혈뇨와 혈변이 나타나는지 확인하도록 교육하여야 한다. 드물게 심한 위장관 합병증, 급성 신부전 또는 중추신경계를 포함한 합병증으로 예후가 좋지 않다.

면역계 질환

구분	아토피 피부염	알레르기 비염
임상증상	• 홍반, 소양증, 구진, 수포, 가피, 피부벗겨짐	• 발작적 재채기와 콧물, 가려움증, 코막힘, 비충혈, 과도한 눈물
진단 및 치료	• 홍반성 부종, 소양감, 가족력, 혈청내 IgE농도 상승	• 알레르기원 흡수검사(RAST), 말초혈액검사, 항히스타민제, 국소 스테로이드제 투여, 약물요법에 효과가 없을 경우 면역요법실시
간호	• 알레르기 유발 식이 제한, 서늘한 환경 제공, 부드러운 면제품 착용, Wet dressing으로 염증 완화, 미지근한 물 사용 목용, 목욕 후 몸이건조 예방 위해 수용성 오일이나 보습제 발라줌, 손싸개를 이용하여 긁음으로인한 상처 예방	
구분	천식	류마티스열
임상증상	• 경련성 기침, 호흡곤란, 천명음, 안절부절하고 불안한 표정, 밤에 천식 더심해짐	• 심염, 다발성 관절염, 홍반, 무도증, 피하결정
진단 및 치료	• 호산구의 증가, IgE 증가, 기관지 점막의 부종, 알레르기원 제거, 약물요법, 기관지 확장제, 탈감작요법	• 연쇄상 구균에 대한 항체 역가 상승, ESR증가, CRP증가, 심전도 상 P-R간격 연장, 페이실린 근육주사 투여, 증상완화 및 재발 방지
간호	• 천식발작을 가능한 예방, 호흡운동과 호흡조절법 교육, 연무기 나 흡입기 사용법 교육, 정서적 안정 취하도록함, 일상생활 활동 유지 및 적절한 운동	• 연쇄상구균에 의한 상기도 감염시 빠른 시간내 치료, 페니실린 예방적 투여의 중요성 교육, 흥미있는 조용한 활동하도록 격려, 피부와 관절 압력 감소위해 주기적 체위 병경 실시
구분	가와사키병	헤노흐-쇤라인자색반
임상증상	• 5일 이상 고열, 결막충혈, 입술홍조, 소발부종, 부정형 발진, 경부 임파선 종창	• 반복되는 복부 산통, 하나의 관절 주위에 부종, 대변의 잠혈과 점액, 대칭적 자반, 오심, 구토
진단 및 치료	• 5일 이상 지속되는 발열, 양측 결막의 충혈, 구강점막의 충혈, 말초부종과 손바닥의 홍반, 조갑박리, 발진, 면역글로부린 투여, 아스피린투여	• 혈소판 감소가 없으며 관절과 복부 부종 및 통증시 acetaminophen이나 NSAIDs(비스테로이드성 항염제)로 치료
간호	• 심장병 예방, 탈수방지, 체온조절, 안위와 휴식제공, 피부간호	• 통증시 진통제 투여, 피부는 건조하고 청결하게 유지, 피부자반에 대한 정서적 지지로 긴팔과 긴바지를 입히고 일시적 증상임을 설명하고 안심시킴, 대소변의 잠혈 반응 관찰, 신장증상에 대한 세심한 감독

활동제한과 치료약물과 관련된 지식 부족

분석자료	• 아동 질환의 치료약물애 대한 지식부족
간호중재	• 아동의 질병에 대한 올바른 정보를 제공해 준다.

심근염, 관생동맥류 발생 위험

분석자료	• 통증 사정시 통증표현정도, 얼굴모습, 칭얼거림, 불안정한 모습
간호중재	• 통증의 경감에 따라 환아에게 간호를 제공한다. • 전환요법을 환아에게 적용한다.

나이 및 환경과 관련된 낙상위험성

관련요인	• 환아의 나이사정, 부모의 아이 양육태도, 침대의 높이
간호중재	• 환아와 부모에게 낙상의 위험성을 인식시킨다. • 환아의 나이가 2세 이하라면 혼자 침대에 두지 않는다. • 침대에 부착되어있는 사이드레일을 이용하여 낙상을 예방한다.

증상으로 인한 고체온

분석자료	• 체온측정결과 전신 열감
간호중재	• 관련 요인를 파악하여 적절한 간호 중재를 시행한다.

질환과 관련된 피부통합성 장애

분석자료	• 신체구조의 침습적 변화, 피부층의 파괴
간호중재	• 관련 요인을 파악하여 적절한 간호중재를 시행한다.

질환과 관련된 호흡기능장애, 비효율적 호흡양상

관련요인	• 기도경련, 폐쇄, 산소운반능력 저하
간호중재	• 적절한 약물요법에 대해 설명한다. • 산소포화도 모니터링을 한다.

사례 1

18개월된 남아가 엄마와 함께 응급의료센터에 왔다. 증상은 두 눈은 충혈되어 있고, 입술은 빨갛고, 양쪽 손 발등은 부어 있으며, BCG 예방접종 부위도 빨갛고 부어있고 심하게 보채고 있다. 진찰결과 활력증후 맥박 100회/분, 호흡 30회/분, 체온 38.4℃였다. 아이는 심하게 보채고 엄마는 걱정스러운 표정과 불안한 모습과 행동을 보이고 있다. 이 상황을 간호과정에 적용해 보세요.

- 주관적, 객관적인 자료?
- 도출될 수 있는 간호진단은?
- Maslow's Hierachy needs 이론에 근거해서 가장 우선적으로 시행되어야 하는 간호중재는?

사례 2

6세된 남아가 유치원에서 현장학습을 다녀온 후 미열, 인후통, 팔, 다리의 붉은 반점, 손목, 발목 및 복부통증을 호소로 병원에 왔다. 남아는 피로해 보이며 잘 움직이지 못하고 웅크리고 있었다. 진찰결과 활력증후는 정상이었으며 환아 및 엄마는 불안한 표정과 행동을 보이고 있다. 이 상황을 간호과정에 적용시켜보세요.

- 주관적, 객관적인 자료?
- 도출될 수 있는 간호진단은?
- Maslow's Hierachy needs 이론에 근거해서 가장 우선적으로 시행되어야 하는 간호중재는?

사례 3

6세 여아가 응급의료센터로 왔다. 숨을 쉴때 색색거리는 휘파람 소리가 나면서 호흡이 빠르다. 밤에 발작적인 기침이 심하고 목이 아파 식사는 거의 못하고 축 쳐져 있다. 얼굴은 붉은 홍조를 띠며 힘들어 한다. 이 상황을 간호과정에 적용해 보세요.

- 주관적, 객관적인 자료?
- 도출될 수 있는 간호진단은?
- Maslow's Hierachy needs 이론에 근거해서 가장 우선적으로 시행되어야 하는 간호중재는?

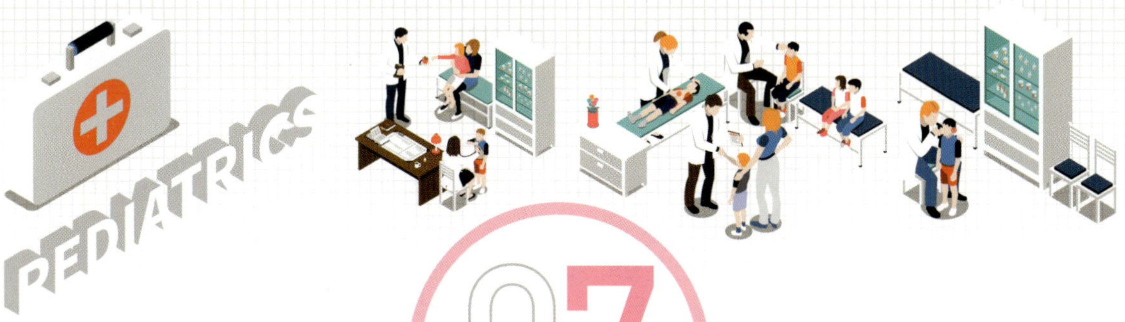

07
CHAPTER

피부계 건강문제 아동간호

Pediatric Nursing

학·습·목·표

- 아동의 피부특성을 설명한다.
- 농가진 아동의 간호과정을 설명한다.
- 머릿니 아동의 간호과정을 설명한다.
- 옴 아동의 간호과정을 설명한다.
- 지루성 피부염 아동의 간호과정을 설명한다.
- 기저귀 피부염 아동의 간호과정을 설명한다.
- 접촉성 피부염 아동의 간호과정을 설명한다.
- 여드름 아동의 간호과정을 설명한다.
- 화상 아동의 간호과정을 설명한다.
- 칸디다증 아동의 간호과정을 설명한다.

주·요·용·어

- **acne** — **여드름** : 여드름은 털을 만드는 모낭에 붙어 있는 피지선에 발생하는 만성염증성 질환
- **burn** — **화상** : 높은 온도의 기체, 액체, 고체, 화염따위에 데었을 때 일어나는 피부의 손상. 깊이에 따라 1도, 2도, 3도, 4도 화상으로 분류하며, 1도는 표피의 손상으로 붉은색으로 변하지만 수포가 생기지 않은 상태, 2도 화상은 진피까지의 손상으로 수포가 생긴 상태, 3도 화상은 피하지방층까지 손상된 상태, 4도 화상은 근육과 뼈의 손상으로 숯덩이 같이 된 상태이며, 체표면적에 따른 분류는 경증, 중증, 중등도로 구분한다. 깊은 2도 이상의 화상에서는 치유 후 결합조직의 이상증식으로 반흔이 나타날 수 있다.
- **contact dermatitis** — **접촉성 피부염** : 피부의 알레르기 반응을 일으키는 알레르기원에 노출 시 나타나는 염증
- **diaper dermatitis** — **기저귀 피부염** : 기저귀 채운 부위에 나타나는 급성 염증 과정
- **impetigo contagiosa** — **농가진** : 감염성이 높은 세균 피부감염
- **milia** — **미립종 피부** : 보통 얼굴의 피부내에 표재성으로 존재하는 작은 구형의 백색 상피낭종으로서 층상 각질을 함유한다. 좁쌀종은 흔히 다수 발생되어 특히 눈꺼플, 뺨, 이마에서 볼 수 있다.
- **pediculosis** — **이감염증** : 머리, 음부, 겨드랑이의 털에 기생하는 이(lice)에 의한 것. 특히 머릿니가 흔하다.
- **salmon patch** — **연어반점**
- **scabies** — **옴** : 옴 진드기 종류에 의해 생기는 피부질환
- **seborrheic dermatitis** — **지루성 피부염** : 머리, 눈썹, 눈꺼풀, 코 주위, 귀 등 피부기름(피지)이 많이 분비되는 부위에 많이 생기는 만성 염증성 질병

07 CHAPTER 피부계 건강문제 아동간호

해부 생리

피부는 인체를 감싸고 있는 하나의 생체기관으로 여러 가지 기능을 수행한다. 즉, 병원성 미생물로부터 인체를 방어하고, 감각기능과 체액을 보유하며, 체온조절에 관여하고, 자외선으로부터 인체를 보호하며, 내부 장기의 질환을 반영하고, 면역기관의 기능을 수행한다. 아동건강의 민감한 지표이다. 구체적인 기능을 보면 다음과 같다(그림 7-1).

1. 보호(Protection)

외부로부터 인체를 보호하는 작용은 피부의 주 기능이다. 피부는 인체의 내부 장기와 외부 환경 사이에 놓여 있는 장벽으로 과도한 마찰이

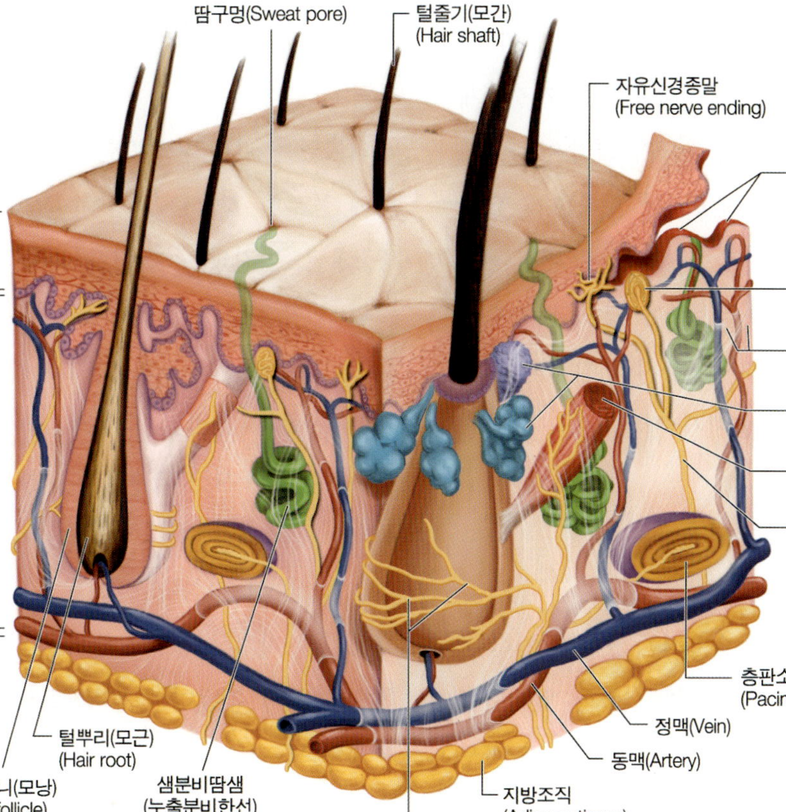

그림 7-1 피부의 구성 및 피부 부속기관

발생하면, 피부는 두꺼워지고 보호 작용을 하는 굳은살을 형성한다. 피부는 또한 질병을 유발하는 미생물의 침입에 대해서도 인체를 방어하며, 피부의 멜라닌색소는 자외선의 해로운 작용으로부터 인체의 내부 장기를 보호한다.

2. 온도조절 (Temperature regulation)

피부는 체온조절에 있어서 중요한 역할을 한다. 체온조절은 자율신경섬유와 혈관, 땀샘의 상호작용에 의해 이루어지는데 외부환경의 온도가 높거나, 체온이 상승하면 얕은 소동맥이 확장되면서 다량의 혈류가 흐르게 되면서 공기 중에 방사되어 손실되는 열이 증가한다.

동시에 땀샘은 땀을 많이 분비하고 땀이 인체표면에서 증발되면서 냉각효과를 가져오게 된다. 반대로 외부환경의 온도가 내려가거나 체온이 저하되면, 얕은 세동맥이 수축하게 되고 다량의 혈류는 피부속 깊은 혈관으로 순환한다. 이러한 작용에 의해 열손실이 방출되는 것을 줄이게 된다. 땀의 분비로 동시에 감소되어 증발에 대한 열손실을 줄이게 된다.

3. 체액조절 (Fluid regulation)

피부는 체액이 다량 손실되는 것을 방지한다. 정상적으로 체액손실은 땀샘을 통해 일어나는데 자율신경계통에 의해 조절된다. 하지만 피부가 심하게 손상 받거나 화상을 입은 경우는 체액이 외부로 다량 빠져나가게 된다.

심한 화상 후 일어나는 급속한 다량의 체액 손실은 신체의 수분균형을 깨고 심혈관계통이 붕괴되어 사망에 이르기도 한다. 피부에는 케라틴과 지질이 함유되어 있는데 이 성분들은 수분을 외부에서부터 침투하지 못하게 하기도 한다.

4. 분비작용 (Excretion)

피부는 분비기관의 기능을 수행한다. 땀샘을 통해 수분, Na^{+}, Cl^{-}, K^{+}, 젖산, 소량의 요소 등이 배설된다. 피부의 외상은 아동과 청소년에게 가장 중요한 문제로 인식될 수 있다. 청소년의 자기 이미지와 자존감은 신체상에서 비롯되는 것으로, 외모의 결과는 타인에게서 얻는 반응 뿐 아니라 스스로에게 보여지는 모습을 포함하고 있다.

의료인은 피부의 간략한 관찰을 통해 개인에 대해 풍부한 정보를 얻을 수 있다. 창백, 청색증, 황달, 발진, 부스러진 머리카락, 탈모증, 침습의 징후, 멍, 그리고 피부병변은 추가적 평가를 필요로 하는 지표의 예이다. 발달단계와 다양한 인종과 관련된 피부의 차이를 이해하는 것은 적절한 사정과 치료적 중재를 제공하기 위해 필수적이다. 신체 대부분의 기관처럼 피부계는 출생 시 미성숙하다.

영아의 피지선의 활동은 모체의 호르몬의 영향으로 인해 활발히 활동하므로 피부를 매끄럽게 하기도 하며 신생아 여드름을 초래할 수 있다. 피지선의 활동이 감소하면 피부는 건조해지고 갈라지기 쉬우므로 수분을 제공하는 로션을 사용해야 한다.

BOX 7-1 피부질환 원인

- 유전적 요소
- 상해물질과의 접촉(화학물질, 신체외상, 감염을 일으키는 유기물질 등)
- 외적 요소(알레르기 물질)
- 전신성 질병(영양결핍질환, 홍역, 전신성 홍반성 낭창, 수두 등) 등

학령전기 아동 피부의 보호기능은 한층 성숙해지며 약 2~5세까지 Ig A가 감소하므로 미생물에 대한 점막저항이 감소되어 있다. 보호자는 감염의 위험을 줄이기 위해 아동이 입에 물건을 넣지 못하게 해야 한다.

에크린선은 2~3세에 성숙하며, 몸 전체에 분포되어 있고 발한을 일으키며 체온조절에 관여한다. 땀의 증발은 피부의 pH를 저하시키고 미생물에 대한 저항을 증가시킨다. 아포크린선은 8~10세쯤 기능을 하며 액와, 두피, 얼굴, 복부, 생식기 부위에 집중 분포되어 있는 땀샘으로, 이곳에서의 발한은 사춘기가 시작하기 수년 전에 시작되고 정상 사춘기 발달의 징후일 수 있다.

학령기 때 피지선의 분비는 피부의 윤활제를 제공하는 동시에 피부의 pH를 낮추는 역할을 한다. 청소년기에는 안드로젠의 분비에 영향을 받은 피지선의 활동이 증가하여 여드름이 발생하는데 이는 많은 청소년들의 고민거리가 되기도 한다. 성선호르몬의 영향으로 액와모와 음모가 남녀 청소년 모두에서 발달하며, 남아의 얼굴에는 수염이 나기 시작한다.

피부증상의 원인에서 중요한 요소는 아동의 나이이다. 예를 들어 영아는 '모반' 기형이나 아토피 피부염이 잘 나타난다. 학령기 아동은 두부백선에 감염되기 쉽다. 여드름은 사춘기의 특징적인 피부병변이다. 접촉성 피부염은 유해물질이 있는 환경에서만 나타나며, 긴장감과 두려움은 피부의 이상상태를 유발하거나 변형시키거나 연장할 수 있다.

아동기 피부의 특성

아동기의 피부는 성인과 기능과 형태면에서 차이를 나타낸다. 아동의 피부는 연약하고 섬세하여 외부자극에 민감하게 반응하고 아동기 피부 증상은 전신질환과도 연관되는 경우가 많다.

신생아 및 영아의 피부는 피부를 통한 수분손실, 기계적 자극에 대한 민감성, 국소도포된 약제의 흡수 등이 성인과 다르므로 주의를 기울여야 한다.

출생 시 아동의 피지선은 미숙하나 사춘기를 지나 피지생산이 증가하고 이와 관련한 청소년기 피부 문제가 발생하기도 한다.

감염성 질환

농가진 (Impetigo contagiosa)

농가진은 취학 연령 이전의 소아에게 호발하며 감염성이 매우 높은 표재성 세균 피부감염으로 표피에서의 국소염증과 감염이 특징이며 전염성 농가진과 수포성 농가진의 두 가지 형

태가 있다. 잠복기는 7~10일 이며 12~14일간 치료하면 호전된다.

1. 원인 및 병태생리

농가진은 여름 중기에서 말기, 덥고 습한 기후에서 많이 발생하며 특히, 영아와 아동에서 가장 많이 발병한다. 주로 1~6세까지의 연령에서 발생빈도가 가장 높으며 비위생적이고 밀집된 환경에서 농가진의 발병 위험이 증가된다.

원인균은 Staphylococcus aureus와 Group A β-hemolytic streptococcus에 의해 발생한다. 이 균들은 정상 세포 기능에 방해가 되는 외독소와 효소를 분비하며 결합조직을 파괴하고 피부의 박리를 일으킨다.

2. 임상증상

전염성 농가진의 병변은 작은 홍반에서 시작하여 얇은 수포나 농포가 형성된 후 파열된다. 터진 수포로부터 노란 진물이 나오고 이것이 말라붙어 노란색 가피를 형성한다. 병변은 지름 1~2cm까지 커질 수 있으며 주변에 더 작은 병변을 흔히 볼 수 있다.

수포성 농가진은 작고 붉은 홍반으로 시작하지만 빠른 속도로 수포를 형성하고 커져서 터지기 쉬운 수포를 형성할 수 있다. 터진 수포는 피부의 번들거리는 미란을 초래하거나 노란색의 가피를 형성한다. 그 외 증상으로 쇠약, 발열, 설사와 같은 전신증상 등을 동반한다.

두 가지 형태 모두 얼굴, 특히 코나 입 주변에 병변이 가장 많이 발생하며 사지와 엉덩이에서 시작하는 병변의 형태도 있다. 병변으로 인한 불쾌감이나 소양증이 나타나는데 아동이 가려워서 긁은 후 신체 다른 부위를 만졌을 때 자가 감염이 발생할 수 있다. 연쇄상구균에 의한 감염인 경우, 드물기는 하나 사구체신염이 발생할 수도 있다.

3. 임상검사

농가진의 진단은 대개 특징적인 병변만으로도 가능하며 가장 대표적인 특징으로는 노란색의 가피이다. 농가진환아가 치료에 반응을 나타내지 않을 때는 원인 병원체의 규명을 위해 병변의 안에 있는 액체를 채취하여 배양한다.

4. 간호진단

피부계 건강문제 아동간호 간호진단 참조

5. 치료 및 간호

농가진의 치료로는 원인균을 제거하며 환아의 안위를 제공하고 합병증을 예방하는 데 초점을 맞춘다. 병소 부위를 깨끗이 씻어주고 습포로 딱지를 제거하며 새로운 병소의 발생을 막기 위해 항생제를 국소 도포한다. 병소가 넓거나 고열 등 전신 증상이 있는 경우에는 구강으로 항생제를 복용하거나 정맥주사를 시행한다. 농가진을 가진 아동의 간호관리는 감염의 해결, 감염의 전파예방, 합병증 예방과 관련된 보호자 교육에 초점을 맞춘다.

감염의 전파를 예방하기 위해 환아와 접촉 전후에는 반드시 세심한 손씻기가 필요하며, 간호 중에는 장갑을 착용하도록 한다. 대부분의 아동에서는 기분 전환술을 이용하여 따뜻한 비눗물에 부드럽게 담그고 가피를 제거하며 손톱은 짧게 잘라줘야 한다.

환아와 가족은 농가진의 전염성을 이해하고, 항균비누를 이용한 철저한 손씻기와 같은 올바른 위생관리방법에 대해 교육을 받아야 한다. 또한 환아가 사용한 수건이나 물건들은 공동으로 사용하지 말아야 한다. 농가진은 치료를 빨리 시작하면 농가진으로 인한 반흔은 남지 않는다. 환아는 전신 항생제를 시작한 후 첫 24~48시간 동안은 다른 사람에게 전염되는 것을 막기 위해 등교하지 않도록 해야 한다.

머릿니

머리, 음부, 겨드랑이의 털에 기생하는 이(lice)에 의한 것으로 가려움증, 긁어서 생기는 2차 피부염이 특징적인 증상이다. 머릿니는 학령기 아동에게 매우 흔한 기생충으로 또래집단의 웃음거리가 될 수 있다.

머릿니는 표면 기생충, 즉 몸의 표면에 거주하는 기생충으로 하루 수차례 혈액을 섭취하며 성충은 숙주인 인간으로부터 떨어져서는 48시간 정도만 생존이 가능하다. 이의 알은 따뜻한 환경을 요구하기 때문에 암컷은 밤에 머리카락 줄기부위나 두피 가까운 곳에 알을 낳고 이 알(서캐)은 약 7~10일 정도 후에 부화한다.

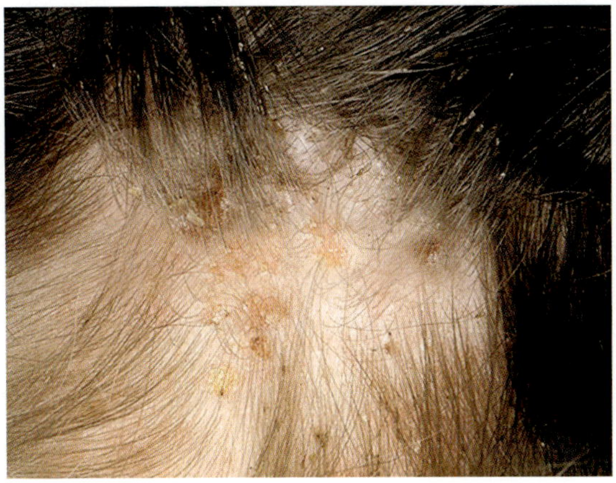

그림 7-2 머릿니

1. 원인 및 병태생리

머릿니의 감염은 나이, 사회경제적 수준이나 위생 상태에 관계없이 누구나 걸릴 수 있으나 주로 3~10세의 건강한 아동에서 흔하며, 학령기의 여아에서 가장 흔하다. 머릿니 기생충으로 인해 발생한다.

2. 임상증상

두피의 지속적인 가려움증이다. 그 외 미열, 림프선증, 권태감을 동반할 수도 있다. 머릿니 기생충의 타액은 피부에 알레르기 반응을 자극해서 소양증을 초래하는데 지속적으로 긁게 되면 두피에 염증을 일으키기도 한다.

가장 흔한 침범부위는 귀 뒤쪽, 후두부, 목덜미이며 간혹 눈썹과 속눈썹 부위 등도 있다. 이는 빗이나 모자, 스카프, 코트, 침구류 등 물건들을 통해 전파되며 애완동물을 통해서는 전파되지 않는다. 머릿니의 크기는 깨알 크기만큼 작으며, 이동이 빠르고 수명은 30일 정도로 찾기 힘들 수도 있으나 알(서캐)은 한 번에 수백 개가 있을 수 있으며 찾기가 더 쉽다.

3. 임상검사

머릿니는 두피에서 이나 서캐를 확인하여 진단한다. 설압자로 머리카락을 나누고 정수리, 귀뒤나 목덜미 등을 밝은 빛 아래에서 비춰보며 주의 깊게 살펴본다. 모간에 붙어있는 서캐도 확인하여 진단한다.

4. 간호진단

피부계 건강문제 아동간호 간호진단 참조

5. 치료 및 간호

머릿니 기생충의 효과적인 치료는 살충제를 도포하고 알을 제거한다. 주로 사용되는 약물은 Permethrin 1% 크림(Nix)으로 한 번 도포하면 성충과 알을 모두 제거 할 수 있다.

치료를 확실히 하기 위해서는 7～10일 이내에 다시 한 번 재치료를 하게 된다. 그 외 Pyrethrin 계 약물이 있는데 이 약물은 호그위드(hogweed) 같은 특정 식물에 접촉성 알레르기가 있는 개인에게는 금기가 될 수 있다. 적절한 약물과 함께 가는 빗을 사용하면 알을 제거하는데 더욱 더 효과적이다.

화학약품을 이용해서 반복적으로 머리를 감기는 것은 화학약품에 대해 머릿니가 내성을 일으킬 수 있으므로 좋지 않다는 염려 때문에 효과적인 비약물적 조절방법이 필요하다. 촘촘한 빗으로 매일 아동의 머리전체를 꼼꼼하게 빗질해주며 머리카락을 한 가닥씩 긁어가면서 서캐를 떼내는 방법도 있다.

약제를 아동의 두피와 머리카락에 발라 수분 동안 있어야 하므로 아동을 편안한 체위로 놔둔 후 머리를 감긴다. 머리를 감긴 후 아동이 눈에 불편감을 호소하면 미지근한 물로 깨끗이 씻어준다. 살아있는 머릿니는 숙주 밖에서 2일만 생존할 수 있으나 알(서캐)는 7～10일 후 알을 깨고 부화하므로 더 이상의 감염을 막기 위한 조치가 필요하다. 살충제 스프레이를 뿌리는 것은 아동이나 동물에게 위험하므로 사용하지 않는다.

머릿니 감염은 아동에게 심한 심리적 스트레스를 유발할 수 있다. 아동들은 부모나 보건교사, 직원들의 반응에 영향을 받으며 간혹 죄의식이나 수치심을 느끼게 된다. 머리를 자르는 행위는 아동의 스트레스를 가중시키며 외모의 차이로 인해 또래집단에서 놀림을 받게 되는 경우도 있으므로 정서적인 지지를 해줘야 한다.

학령기 아동의 머릿니 감염 증가는 부모나 보건교사, 지역사회건강요원에게 심각한 문제가 되고 있으며, 학교 보건교사는 주기적인 검진으로 머릿니가 전파되는 것을 막아야 한다.

옴 (Scabies)

옴은 옴 진드기(scabies mite, sarcoptes scabiei)의 종류에 의해 생기는 피부질환으로 학령기 아동에 흔한 질병이다. 옴진드기는 피부각질층에 구멍을 파고 들어가며 그곳에 알을 낳고 분비물을 배설하며 사람끼리의 접촉에 의해 이동한다.

1. 원인 및 병태생리

옴은 연령에 상관없이 발병하며 전세계의 다양한 환경에서도 발병한다. 주로 감염된 사람에서 사람으로 전파되지만 매개물을 통해서도 전파된다. 옴 진드기가 사람의 피부에 침입하면 진드기는 표피에 굴을 파고 들어가 알을 낳는다.

2. 임상증상

증상은 이전에 진드기에 감작된 사람인 경우 노출된 지 48시간 후 염증반응이 일어나고, 처음 접촉인 경우는 대략 30~60일 정도가 지난 후에 나타난다. 염증반응과 더불어 밤에 심해지는 전적인 소양증, 홍반성 수포성 발진은 특징적인 증상이다. 또 다른 특징은 미세한 회갈색의 실 같은 터널 끝에 검은 점처럼 보인다. 발진은 주로 피부가 접히는 부위인 액와, 손가락 사이, 슬와, 서혜부 등에 분포되어 있다. 영아의 경우는 습진성 발진이 나타나기 때문에 검사자는 독립된 구진, 구멍, 수포를 찾아야 한다.

2세 이상의 아동은 손과 손목에 발진이 주로 발생하고, 2세 미만의 아동에게는 발과 발목에 주로 발진이 발생한다. 진드기가 지나간 어느 부위든지 가렵고 특징적인 발진형태를 보인다.

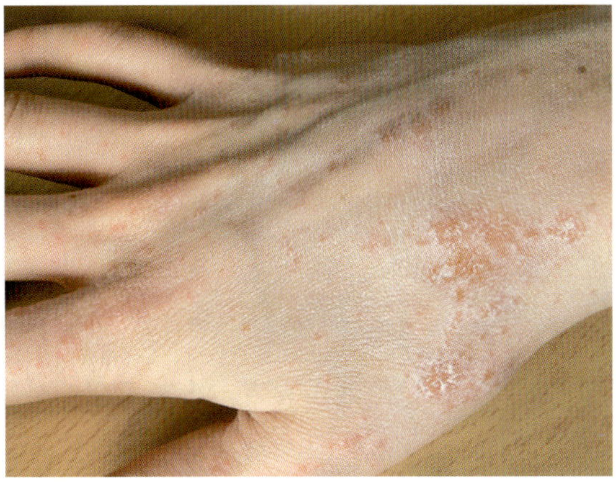

그림 7-3 옴

일반적으로 진드기에 감염되려면 장기간의 접촉(진드기가 피부 아래에 구멍을 파는 데는 약 45분 정도가 소요됨)이 있어야 하며 일시적인 신체접촉으로는 전염되지 않는다. 옴의 진단을 위해서는 피부병변을 긁어내어 현미경으로 감염유무를 확인한다.

3. 임상검사

의심되는 부위를 긁어서 조직을 얻은 뒤 현미경을 통해 옴 진드기를 확인하여 진단할 수 있다. 또한 의심되는 부위에 잉크를 발라 문지른 다음 알코올 솜으로 닦아서 확인하는 굴잉크 검사(burrow ink test)를 시행하는데 이는 옴에 감염된 경우 피부에 지그재그 모양의 선이 나타나는데 바로 기생충이 지나간 굴에 잉크가 스며들어 보이게 된다.

4. 간호진단

피부계 건강문제 아동간호 간호진단 참조

5. 치료 및 간호

옴의 치료는 5% Permethrin(Elimite) 크림이 매우 효과적이며 독성의 위험이 낮아 어린 영아에서도 안전하게 사용될 수 있다. 1% Lindane(kwell) 로션도 옴 치료제로 쓰이고 있으나 신경독성 같은 부작용의 우려로 일부 연령 집단에서는 금기 약물이며, 다른 치료에 반응하지 않는 경우에 한해 신중하게 사용해야 한다.

5% Permethrin 크림은 머리부터 발바닥까지 발진이 있는 부위뿐만 아니라 모든 피부표면에 흡수되도록 철저하고 부드럽게 마사지를 해야 하며 특히 손가락, 발가락 사이, 겹쳐진 부위인 손목, 허리, 배꼽, 엉덩이 부위 등의 피부 표면에 꼼꼼하게 발라준다.

손톱이나 발톱 밑은 이쑤시개를 이용해 도포할 수도 있으며 만일 약제가 눈에 들어갔을 때는 즉시 물로 잘 헹궈줘야 한다. Permethrin 크림은 도포 후 8~14시간 작용하게 되므로 이후에는 머리를 감기고 목욕을 하여 약물을 제거한다. 약물은 한 번의 사용으로 충분하며 치료 후 1~2주 동안 소양감이 지속될 수 있으나 그 이후에도 소양감이 지속되면 재검사를 받아봐야 한다. 간호사는 환아를 간호할 때 장갑을 착용하고 이전에 입었던 옷들과 침구류를 뜨거운 물로 세탁하도록 하고 환아와 잦은 접촉이 있는 사람에게 알리고 예방적 치료를 권장해야 한다.

지루성 피부염 (Seborrheic dermatitis)

지루성 피부염은 영아와 청소년에게 영향을 미치는 만성적이고 재발이 잘되는 염증성부의 질환이다.

1. 원인 및 병태생리

원인은 불분명하지만 피지 분비물이 증가하는 영아 초기에 더 흔하게 나타난다. 주로 두피(cradle cap, 유아지방관)에 흔히 발생하지만 안검, 외이도, 서혜부, 비구주름(nasolabial folds)에도 발생한다.

지루성 피부염은 생후 3개월 이내에 가장 많이 나타나며 8~12개월이 지나면 자연히 소실된다. 청소년의 경우 2~5% 발병률을 보이며 여아보다 남아에서의 발병률이 더 높다. 청소년기 때는 겨울철에 발생률이 증가하며 만성화될 가능성이 있다.

2. 임상증상

지루성 피부염은 피지선과 관련 있는 약한 염증과정의 결과로 초래되는데 영아기와 청소년기 때는 피지선의 활동이 왕성한 시기이다. 호르몬의 활동은 피지생성의 증가에 영향을 줄 수 있는데 영아 초기에는 영아에게 순환하는 모체 호르몬에 의해 발생하고 그 수준이 감소되는 생후 12개월쯤 소실된다.

피부병변의 특징을 보면 두껍게 달라붙어 있는 노란색의 비늘과 기름기가 있는 반점들로 소양증이 동반될 수 있다. 영아에서는 두피에 병변이 가장 흔하지만 얼굴, 몸통, 피부 접힘 부위에도 있으며, 청소년기 때는 병변이 두피에서

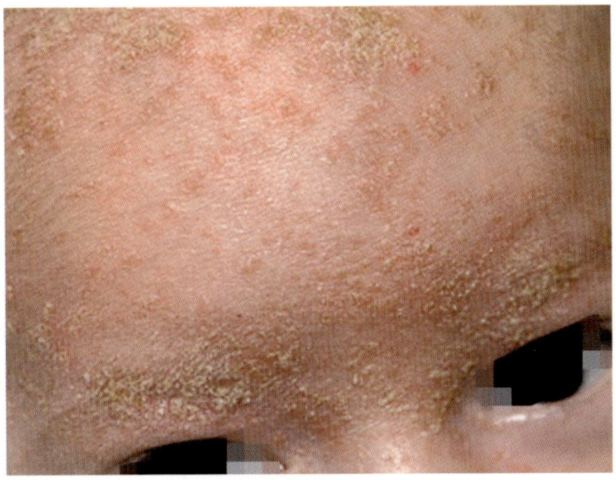

그림 7-4 지루성 피부염

시작하여 눈썹, 이마, 코 주변 주름, 귀 뒤 부위에 나타나며 수염이 나는 부위에는 농포도 동반된다.

3. 임상검사

피부사정으로 확인된다.

4. 간호진단

피부계 건강문제 아동간호 간호진단 참조

5. 치료 및 간호

지루성 피부염의 초기 치료는 위생적인 방법으로 가피를 제거하는 것이고 부모에게 두피 청결에 대한 교육을 시켜준다. 머리를 감길 때 매일 순환 비누나 베이비 샴푸를 사용한다. 인설을 부드럽게 하기 위해서는 샴푸를 묻혀 몇 시간 놔두고 가는 빗이나 부드러운 브러시로 빗어준다. 미네랄오일이나 바셀린은 2~4주 동안 두피에 바르고 밤새 놔두어 지속적인 인설을 제거하는데 도움이 될 수 있다.

간호사는 영아의 보호자에게 질환이 몇 주 이내에 해소될 것이며 8~12개월에 자연 소실된다는 것을 알려주어 안심시켜 주며, 적합한 샴푸의 사용이나 샴푸를 그대로 놔두는 시간, 올바르게 인설을 제거하는 방법 등을 교육해야 한다. 청소년은 장기간 치료를 할 수 있지만 예후는 좋다.

기저귀 피부염 (Diaper dermatitis)

기저귀 피부염은 기저귀 발진(diper rash)라고도 하며, 아동기의 가장 흔한 염증성 접촉 피부염이다. 흔히 나타나는 문제로서 기저귀를 채운 부위에 나타나는 급성염증 과정을 말한다.

1. 원인 및 병태생리

모유를 먹는 영아보다는 인공수유를 하는 영아에게서 더 자주 볼 수 있다. 왜냐하면 모유수유 영아의 소변과 대변의 pH는 인공 수유 영아의 것보다 더 낮기 때문에 자극이 적기 때문이다. 출생 후 2세까지 영아의 약 10%가 경험하고 7~9개월에 가장 증세가 심한 것으로 알려져 있다. 적절하게 치료하면 완전하게 나을 수 있다.

기저귀 피부염은 영아의 대소변이나 비누 사용 등으로 인해 반복적인 피부자극을 받아서 나타난다. 대소변으로 인해 젖은 기저귀를 장시간 착용하게 되면 피부의 투과성이 증가되며

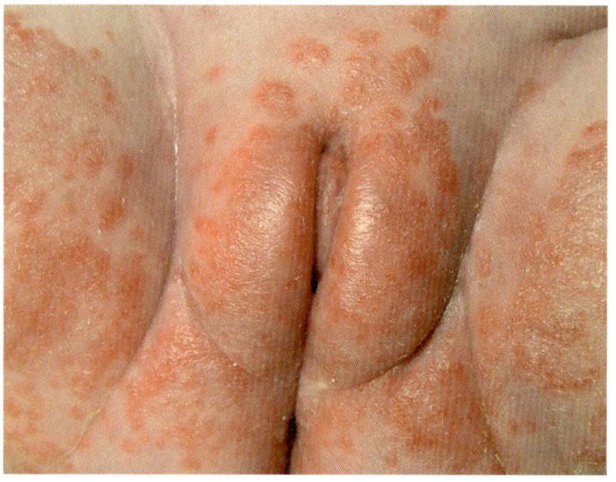

그림 7-5 기저귀 피부염

자극과 마찰이 커져 찰과상이 발생하며 세균의 증가를 초래하여 피부를 짓무르게 만들고 상하게 한다.

소변은 대변의 요소분해 효소(fecal urease)에서 요소(urea)를 파괴하여 산도(pH)를 높이며 산도가 높아지면 단백질 분해효소와 리파아제와 같은 대변의 효소가 활성화되어 손상된 피부를 더 자극한다.

대변의 효소와 담즙염(bile salt)은 피부에 또 다른 자극물질이 되어 피부를 자극한다. 아동이 헝겊으로된 기저귀를 사용할 경우 세탁 후 남아있는 잔류세제나 1회용 기저귀 속의 화학물질 등에 의해 추가적인 자극을 초래하여 피부 손상을 유발시키며 candida albicans를 포함한 미생물의 감염될 위험을 증가시킨다.

2. 임상증상

일차성 자극성 기저귀 피부염으로 인한 증상은 반질거리는 홍반이며, 심한 경우 수포와 구진, 인설 등이 발생할 수 있다. candida albicans 감염으로 인해서는 발진, 피부 손상, 등이 나타나며 서혜부나 회음부에 나타나며, 통증이 동반되기도 한다.

3. 임상검사

피부사정으로 확인된다.

4. 간호진단

피부계 건강문제 아동간호 간호진단 참조

5. 치료 및 간호

기저귀 피부염의 관리는 예방이 가장 좋은 접근 방법이며, 초기에 발적상태일 때 피부를 공기 중에 노출하여 건조하게 유지시키는 것이 좋다. 염증이 발생 시에는 0.5% 또는 1% hydrocortisone cream과 같은 저용량 스테로이드제제를 발라준다. cadida albicans로 인해 발생하는 기저귀 피부염은 항진균제인 Mycostatin 크림이나 연고가 사용된다. 강력한 스테로이드와 항진균제가 혼합된 연고는 전신흡수의 위험 때문에 피해야 한다.

기저귀피부염을 예방하기 위해서는 자주 기저귀를 확인하고 갈아주어야 하며 피부를 건조하게 유지시켜줘야 한다. 천기저귀인 경우 세탁 시 찬물에 오래 담가두며, 충분히 헹궈주어 잔류세제가 남지 않게 해주며 자주 삶아준다. 천기저귀 위에 씌어주는 기저귀 커버는 공기가 통하지 않으므로 기저귀 피부염을 악화시키므로 가능한 사용하지 않는 것이 좋다. 1회용 기저귀는 가능하다면 초강력 흡수성 일회용 기저귀를 사용하는 것이 좋다. 피부와 습기를 자극으로부터 보호하는 연고와 방어크림도 적용할 수 있다.

피부를 지나치게 씻지 말고 특히 향료가 섞인 비누나 거친 수건은 자극을 줄 수 있으므로 피하고, 알콜이 함유된 유아용 물티슈와 로션은 발진을 악화시켜 통증을 초래할 수 있으므로 피하는 것이 좋으며, 중성 비누와 물을 사용해 청결을 유지하는 것이 좋다.

접촉성 피부염 (Contact dermatitis)

피부의 자극원이나 알레르기 반응을 일으키는 알레르기원이 노출되었을 때 나타나는 피부염증이다. 염증의 증상에 따라 자극성 접촉피부염, 알레르기성 접촉피부염으로 나눈다.

1. 원인 및 병태생리

화학적 알레르기 물질, 독소, 자극 물질의 접촉에 의한 염증성 질환이 자극성 접촉 피부염이다.

자극성 접촉피부염은 피부에 유독, 자극하는 화학물질에 노출되는 경우 발생한다. 아동에게 가장 흔한 자극성 접촉피부염은 '기저귀 발진'인데, 소변이나 대변에 있는 자연 화학물질에 기저귀 착용 부위가 장시간 노출되어 생기는 피부 반응으로 여러 가지 요인인 피부의 상태, 부위, 나이, 환경요인(온도, 습도) 등이 있다.

알레르기성 접촉피부염은 후천적 면역반응으로 이전에 접촉한 적이 있는 어떤 물질에 반응한 사람에게서 동일 물질에 다시 접촉이 되면 알레르기 반응으로, 특정 어떤 물질이 피부에 닿은 후 며칠이 지나 가려우면서 구진, 반점 등의 피부 증상이 나타나는 질환으로, 시간이 지나면 피부에 나타난 증상은 점점 더 심해지고 나중에는 온몸으로 퍼져 가게 된다.

2. 임상증상

경증일 때는 피부에 약간의 발적이 있으나 심한 경우 피부 부종, 물집, 궤양이 생길 수도 있다. 2차적으로 세균감염이 되면 농포가 생기며 피부가 닿거나 젖거나 덮이거나 담긴 부분에서만 나타난다.

3. 임상검사

접촉피부염을 일으키는 원인 물질을 알아내서 피하도록 한다. 피부사정 및 첩포검사, 알레르기 유발 검사 등이 있다.

4. 간호진단

피부계 건강문제 아동간호 간호진단 참조

5. 치료 및 간호

적절한 치료를 받으면 증상이 2~3주면 좋아진다. 그러나 오랫동안 유해한 화학물질과 알레르기 항원 물질에 노출된다면 수년간 지속할 수 있는 만성 접촉피부염이 발생할 수 있으므로 빨리 치료를 받도록 한다. 의심되는 원인 물질을 피하는 방법이 가장 좋다. 원인 물질을 발견하여 이를 제거하는 것이 빠른 치료법이다.

알레르기가 의심되는 경우 첩포시험(Box 7-2)을 통해 원인 물질을 찾아 이를 피하도록 하고, 피부소독, 장갑, 보호 의복이나 피부보호 크림 등을 사용하여 피부를 보호하는 방법이 필요하다. 치료가 늦어지면 증상도 다양해지고 치료기간도 오래 걸린다.

증상이 심할 때의 간호는 차가운 물로 적신 타월을 비닐 주머니에 싸서 병변 부위에 대고 증상을 가라앉힌 다음 의사의 치료를 받아야 한다. 심해져서 아동이 긁다가 보면 균이 들어가 농가진이나 염증이 겹치는 경우도 있는데 이런 경우 피부 연고를 함부로 바르면 병이 더 심해지고 오래갈 수 있기 때문에 연고를 함부로 사용해서는 안된다. 먹는 약으로는 항히스타민제(상품명 : 베나드릴, 지르텍, 알레그라 등) 부신피질호르몬제 등이 사용된다.

BOX 7-2 첩포검사

알레르기성 접촉성 피부염이 의심될 때 시행한다. 흰색 부드러운 파라핀 안에 잠재적인 항원을 준비하여 소형 금속판에 펼쳐 놓고 피부, 대개는 등에다 저자극성 테이프로 고정하고 첫 48시간 후에 첩포를 제거하고 피부에 홍반이나 부은 모양이 관찰되는지 검사하며 다시 48시간 후에 확인한다.

두 번 모두 피부 이상이 나타나면 알레르기 반응에 의한 이상소견이며, 만약 처음 48시간 이후에는 이상이 있지만 다음 48시간 이후 검사에서 이상 소견이 없으면 단순 반응으로 의미는 없다.

여드름(Acne)

여드름은 주로 청소년시기에 나타나는 피부질환으로 단순한 여드름에서부터 염증성 반응에 이르기까지 개인에게 다양한 영향을 미친다. 질환이 자연스럽게 소실되고 생명에 위협적이지는 않을지라도 청소년들에게 미치는 영향은 매우 크며, 성공적인 관리를 위해서는 생리적, 심리적, 사회적 안녕을 모두 다뤄야 한다.

1. 원인 및 병태생리

여드름의 발생빈도가 가장 높은 시기는 10대 후반으로 여성보다 남성에서 더 흔하게 나타난다. 정확한 원인은 모르지만 일반적으로 사춘기 때 안드로겐 및 피지생성 증가와 관련되는 것으로 보인다. 피지선은 얼굴, 가슴 등 상부, 목에 많이 분포되어 있기 때문에 이 부위에서 가장 흔히 발생한다. 여드름의 발생에 가장 큰 영향을 미치는 병태 생리적 요인들은, 과도한 피지 생산, 면포 형성, Propionibacterium acnes(P. acne)의 과잉 성장이다.

피지생산의 증가로는 부신피질의 성숙시기 동안 부신 및 성선 호르몬의 영향을 받아 크기가 증가하고 생성도 증가한다. 이러한 피지생성은 청소년기 때 최고점에 도달하고 20세 이후에는 감소한다.

면포의 형성은 개방성 면포(blackhead)일 수도 있고, 폐쇄성 면포(whitehead)일 수도 있으며 비염증성 이다. P. acne는 일반적으로 무해한 혐기성 세균으로, 피지를 영양분으로 삼아 성장하며, 염증반응을 자극하고 모낭벽을 손상하는 유리 지방산과 효소를 생성한다.

염증은 P. acne의 증식으로 인해 발생하며, 염증성 구진, 농포, 낭포, 소결절의 원인이 되는 호중구의 침윤이 일어난다. 심한 여드름인 경우 가족적 경향이 있으나 여러 가지 요인들이 영향을 미친다. 즉, 열, 습기, 마찰의 증가, 지성용 화장품, 월경주기에 따라, 스테로이드의 투여, 마찰의 증가 등이다.

여성의 70%에서는 월경 중에 여드름이 퍼지며 청소년 남성의 45%는 가족력을 가지고 있다. 과학적인 연구에서 스트레스와 여드름과의 분명한 연관성을 설명 할 수는 없지만 청소년의 여드름 발생 원인으로 흔히 스트레스를 연관시킨다.

2. 임상증상

여드름은 피지선과 모낭을 포함하는 모발피지선 모낭과 관련 있는 질병이다. 여드름의 흔한 분류는 폐쇄적이고 비염증성인 면포성 여드름과 염증성 구진과 농포, 결절이 특징인 염증성 여드름으로 나눈다. 면포는 비염증성 여드름의 특징적인 병변이다.

폐쇄성 면포(whitehead)는 약하게 만져지는 비홍반성 구진으로 미세한 열린 구멍이 있으며 지름이 약 1~3mm이며 흰색 또는 살색을 띈다. 폐쇄성 개방성면포(blackhead)는 넓게 이완된 열린 구멍이 있는 병변으로 검은색의 먼지같이 보인다. 이는 먼지가 아니라 멜라닌 산화의 결과로 검게 보인다.

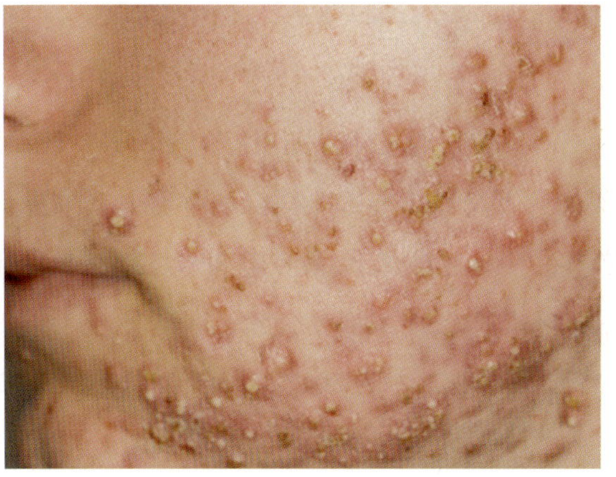

그림 7-6 여드름

염증성 병변은 모낭벽이 터져서 구진, 농포, 결절, 낭포를 형성한다. 결절은 반흔이 생길 확률이 가장 높지만 어떤 염증성 병변이든지 반흔을 남길 가능성이 있다. 병변을 손톱으로 긁게 되면서 생긴 이차 감염으로 인해 더 많은 반흔을 남길 수 있다.

집단연구에 의하면 여드름을 가진 청소년은 없는 청소년보다 자존감, 신체 만족감이나 자아 가치감이 더 낮다고 보고되고 있으므로 여드름으로 인한 정신적 측면을 무시해서는 안된다. 청소년기에 여드름은 장기간 심리적 영향을 끼치게 되므로 적절한 치료에 대한 중요성이 강조된다.

3. 임상검사

피부사정으로 확인된다.

4. 간호진단

피부계 건강문제 아동간호 간호진단 참조

5. 치료 및 간호

여드름의 성공적인 관리는 간호제공자와 청소년, 부모들의 협조에 의해 좌우된다. 간호제공자는 청소년의 치료 목적을 확인하고 여드름의 원인과 치료에 대한 이해를 증진시켜야 한다. 치료의 목표는 개인의 전체적인 건강을 증진시키고, 외모를 향상시키며, 염증병변에 의한 불편함을 줄이고 반흔 형성을 예방, 또는 최소화하고 부정적인 심리적 결과를 예방하는 것이다.

여드름의 병변은 다른 피부문제와 다르게 천천히 호전된다. 개인에 따라 여드름이 소실되는데 몇 주에서 몇 개월까지 소요되며 일반적으로 구진이나 농포 등은 약 1주 안에는 소실된다. 치료에는 일반적인 관리와 병소의 유형에 따라 결정되는 특별한 치료들로 구성된다.

여드름은 피부 표면의 먼지나 기름에 의해 야기된 것은 아니므로 세안은 순한 중성비누를 이용해 하루에 한 두 번 정도면 충분하다. 항세균 비누는 비효과적이며 국소 여드름치료제를 함께 사용하면 피부를 지나치게 건조시킨다. 이마의 여드름은 머리카락이 이마에 닿지 않게 함으로 증상이 완화될 수 있다.

여드름이 초기 중재 시 대부분의 국소적인 투약으로 더 심해지는 것을 예방할 수 있다. 여드름 치료제로 쓰이는 약물은 국소적, 전신적 약물로 나뉜다. 여드름의 모든 형태에서 1차적인 치료제로 추천되는 약물은 retinoid이다. 국소 retinoid는 미세여드름을 생산하는 비정상적인 포상의 각화를 효과적으로 중지시킨다. 이 약물은 세안 후 최소한 20~30분 후에 발라야 한다. 왜냐하면 세안 후 바로 바르면 화끈거리는 현상이 있기 때문이다. 또한 retinoid 치료 시에 매일 보습제를 사용해야 하며 햇빛에 노출되면 화상을 입을 수 있기 때문에 햇빛을 피하고 밤에 약물을 바르고 낮 동안에는 자외선 차단제를 사용하도록 권장한다.

Topical Benzoyl peroxide는 P. acne의 성장을 억제하는 항균성 제제로 염증성, 비염증성 여드름에 모두 효과적이다. 전신적인 항생제 요법은 국소적 치료에 반응을 하지 않는 심한 여드름의 경우에 사용한다. Tetracycline, Erythromycin, Minocycline, Doxycycline, Clindamycin 등은 여드름 치료에 효과적으로 사용되는 경구용 항생제이다. 경구용 항생제는 1개월 동안 충분한 용량의 전신적 항생제를 사용하여 경과를 줄이고 나서 용량을 점차 감소시키고 나서 국소적 치료를 지속한다.

중등도의 여드름을 가진 여아는 국소적 치료와 함께 경구 피임약을 투약했을 때 증상에 호전을 보인다. 이는 내인성 안드로겐의 생성을 감소시키기 때문이다.

이소트레티노인(Isotretinoin)의 적용은 다른 치료에 잘 반응하지 않는 심각한 낭성 여드름의 치료에 사용된다. 일반적으로 16~20주 동안 지속되며 치료에 반응하지 않을 경우 2~5개월 후 재 치료를 받을 수 있다.

이 약물의 부작용은 여러 가지가 있는데 건조한 피부, 근골격계 증상, 성장판의 조기폐쇄, 안구건조, 야간 시력 저하, 기분 변화, 우울, 자살충동등과 관련 등이 있다. 또한 임신부는 기형 발생 우려가 있으므로 금지해야 한다.

보조치료로는 면포의 제거와 스테로이드 주사 등이 있다, 면포 제거는 바늘로 면포를 절개하여 병변의 내용물을 제거하는 것과 병변 내 스테로이드의 주사는 병변과 관련된 통증, 염증을 완화시키고 반흔의 가능성을 줄이기 위해 사용된다. 건강한 지지는 여드름으로 인해 자존감과 신체상이 손상된 청소년에게 도움이 된다.

치료계획에 관한 자세한 정보를 알 수 있도록 해야 하며 사용되는 약물과 사용방법, 부작용등을 교육해준다. 지나친 세안과 손톱으로 면포를 짜는 것은 피지선 조직을 손상시켜 증상을 더욱 악화시키는 원인이 될 수 있음을 알려준다. 또한 가족은 즉각적인 효과가 안 나타나더라도 치료과정을 잘 따를 수 있게 청소년을 격려해줘야 한다.

화상(Burn)

1. 원인 및 병태생리

아동은 각종 호기심이 발동하는 시기로 경증화상에서 사망에 이르는 중대한 화상을 입을 수 있는 있다.

화재로 인한 사망은 아동 사망원인 중 자동차사고에 이어 두번째로 높은 사망순이다.

아동에게 발생되는 화상의 유형으로는 뜨거물에 의한 열탕화상, 노출된 전기콘센트에 의한 전기화상, 락스 등에 의한 화학화상, 방사선 등으로 구분할 수 있다.

화상손상 아동의 대부분은 뜨거운 물에 의한 화상(85%)이 가장 많으며, 특히 4세 이하 아동에게 많이 발생한다. 화염 화상(13%)은 고학년 아동과 청소년기에 많이 발생하며 그밖에 전기적, 화학적 화상을 포함한다.

2. 임상증상

아동학대의 원인이 되는 화상(16%)을 사정하는 것도 매우 중요하다. 화상은 최소한의 국소적 손상에서부터 큰 화상의 경우 모든 기관과 여러 신체 체계에 영향을 미친다.

1) 화상의 범위

화상의 분류는 깊이에 따라 1도, 2도, 3도, 4도로 분류하고 (그림 7-7), 손상의 범위는 전체체표면적(total body surface area)에 따라 백분율로 나타내며, 이 분류는 치료와 간호에 중요한 지표가 된다. 아동화상의 범위는 성인의 신체비율과 다르기 때문에 성인의 표준법(rule of nines)을 그대로 적용하지 않는다.

2) 화상의 깊이

(1) 표피 화상(1도)

대개 잠복기가 지나서 홍반이 생긴다. 조직 손상이 적어 방어 기능은 정상적이며, 통증이 주증상으로 5~10일 후 흉터 없이 낫는다. 예를들면 태양빛으로 인한 약간의 화상 등이 있다.

(2) 부분층 화상(2도)

표피와 진피의 일부를 침범한 상태이다. 동통이 있고, 빨개지며, 물집이 크게 잡힌다. 찬 공기에 민감하며 물집을 형성하여 일반적으로 하

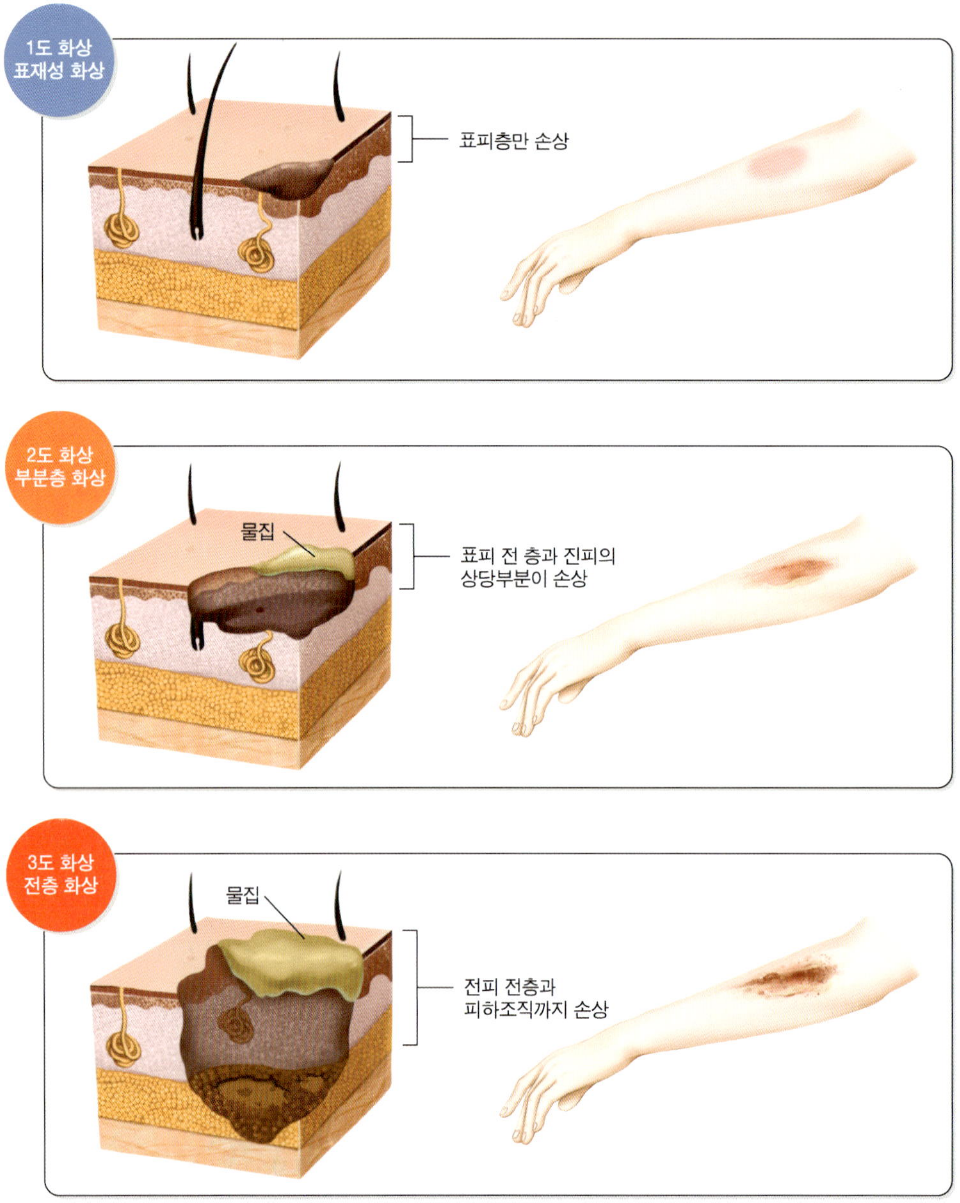
1도 화상
표재성 화상
표피층만 손상
2도 화상
부분층 화상
물집
표피 전 층과 진피의
상당부분이 손상
3도 화상
전층 화상
물집
전피 전층과
피하조직까지 손상

그림 7-7 손상 깊이에 따른 화상 분류

얇게 된다. 이러한 상처는 보통 14~21일 내로 치유되며 상처가 피부의 진피층까지 깊이 있을 경우 흉터를 남길 수 있다.

(3) 전층 화상(3도)

표피, 진피를 포함하여 피하조직으로까지 확장된다. 이러한 화상은 보통 두꺼운 가죽같은 죽은 피부인 가피를 형성한다.

(4) 피부 전층 화상(4도)

건, 근육, 뼈까지 손상된 상태로 건 또는 뼈가 노출되어 있을 수가 있다. 보통 전기적 화상으

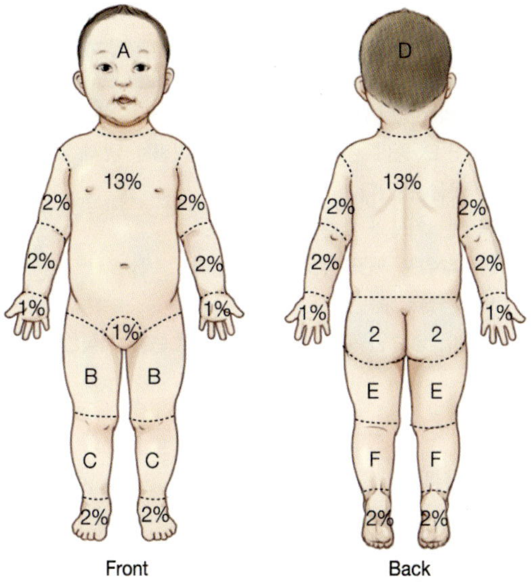

By age in years				
Area	0	1	5	10
Head(A/D)	10%	9%	7%	6%
Thigh(B/E)	3%	3%	4%	5%
Leg(C/F)	2%	3%	3%	3%

그림 7-8 신체표면의 비율을 산정하기 위한 차트. 영향을 받는 신체 표면적의 백분율을 그림에 표시된 알파벳을 확인하여 전체 면적 화상을 추정함

로 인해 발생한다. 전층 화상은 백색이며, 가죽 느낌이며, 건조한 외양을 나타내며 통증에 대한 감각이 감소되어 있다. 이러한 화상은 상처와 구축을 남기며 피부이식과 피부판이나 완전한 치유를 위해 가능한 경우 절단을 필요로 한다.

3) 화상의 심도(그림 7-8)

화상은 경증, 중증도, 중증으로 분류한다.

(1) 경증화상(minor burn injury)

외래에서 치료가 가능하며 10% 이하의 부분적인 화상을 나타내며, 경우에 따라 하루정도의 입원치료가 필요할 수도 있다.

(2) 중증도화상(moderate burn injury)

10~20%의 부분층 화상으로 일반병원에서 화상전문가에 의한 치료가 필요하다.

(3) 중증화상(major burn injury)

20% 이상의 부분층 화상과 전층화상을 포함하며, 전문화상센터의 치료가 필요하다.

3. 임상검사

피부를 사정하며, 화상부위에 따른 면적을 계산한다.

4. 간호진단

피부계 건강문제 아동간호 간호진단 참조

5. 치료 및 간호

화상아동의 응급간호는 타들어가는 과정을 차단하는 것이 가장 우선적이다. 그 이후 가장

표 7-1 화상의 응급 처치

경한 화상(minor burns)	중한 화상(major burns)
• 화상 진행 방지 : 수돗물로 화상부위를 식혀 준다. • 물집을 터뜨리지 않는다. • 상처에 아무것도 바르지 않는다. • 작은 화상은 공기에 노출시킨다. • 손상이나 오염의 염려가 있을 때는 들러붙지 않는 것을 대준다. • 손상이나 오염의 위험이 있을 때는 깨끗한 옷으로 덮는다. • 탄 옷이나 장신구는 제거한다.	• 화상의 진행 방지 : 화염화상 – 불을 끈다, 환아를 수평위치로 둔다, 담요 등에 환아를 말아둔다 – 머리는 덮지 않는다. • 탄 옷을 벗긴다. • 적절한 기도와 호흡을 사정한다. • 상처부위를 깨끗한 옷으로 덮는다. • 의료시설로 옮긴다. • 호흡이 없으면 구강 대 구강 인공호흡을 시작한다.

가까운 병의원으로 운반하여 화상센터로 옮겨야할지를 결정한다. 운반 시에는 환아와 부모를 안심시킨다(표 7-1). 주요한 화상치료로는 호흡관리, 수액환원, 통증관리, 상처간호, 기동성 손상 예방, 영양적지지, 심리적지지 등이다.

(1) 상처관리

상처관리는 아동이 안정된 후에 시작된다. 화상의 상처관리는 무균적으로 소독하며, 통증감소를 위해 치료전 진통제를 투여 후 드레싱을 시작한다. 심도 2도 이상의 깊이에서 생긴 가피(eschar)는 제거되어야 하며, 2도 화상은 가장 통증이 심하다.

가피를 제거하기 위해서는 10분 이상 상처를 생리식염수를 뿌려 젖게 한 후 제거하며, 상처는 안쪽에서 바깥쪽으로 소독한다. 2도 이상의 화상에서 생긴 수포는 제거하며, 박리된 피부와 가피를 제거하지 않으면 염증의 원인이 된다.

상처와 주변의 부위가 깨끗해진 후 세균증식을 최소화하고 감염을 예방하기 위해 silver sulfadiazine과 같은 항균 크림을 바른다. 그 후에는 적절한 드레싱을 한다.

- 물통, 욕조, 샤워기 안에서 시행
- 전해질 상실을 막기 위해 20분 이상은 시행하지 않는다.

(2) 수치료법

죽은 조직을 제거하는 시술과 상처부위의 순환을 향상하기 위해 죽은 조직을 부드럽게 하는 데 쓰인다. 오래된 드레싱을 제거하고 화상부위를 소독된 식염수나 순한 비누나 물로 세척한다(능동적 관절가동 범위 운동 시행).

(3) 화상 드레싱

하루에 한 번 혹은 두 번 교환하며 일단 상처의 죽은 조직이 절개되고 치유하기 시작되면 치유과정을 촉진하기 위해 다양하고 일시적인 피부이식이 사용된다.

1) 화상손상 예방

아동에게 안전규칙만 준수시키면 예방할 수 있다. 5세 이하의 아동 사망의 대다수가 가정 화재와 관계가 있다. 뜨거운 물에 의한 화상은 가장 흔한 비치명적인 화상이므로 주전자의 손잡이가 아이의 손에 닿지 않게 안쪽으로 향하게 하고, 어린 아동이 뜨거운 물이 담긴 컵과 그릇 곁에 가지 않도록 함으로 화상을 예방할 수 있다.

목욕시 뜨거운 물을 49℃ 이상이 되지 않도록 맞추고 플라스틱 플러그를 전기 구멍에 삽입하고 전기 코드를 아동의 시야에서 보이거나 닿지 못하게 하여 아동이 씹지 않도록 하여야 한다. 모든 세제는 서랍 속에 두어 잠그고 세제 사용시 아동을 주의하여 지켜본다. 자외선 빛에 의한 화상은 햇빛 차단제를 사용하고 피부를 보호할 수 있는 옷을 착용하여 예방할 수 있다.

(1) 화염에 의한 화상

화염화상을 막기 위해서는 성냥이나 라이터는 안전한 장소에 보관, 유아에게 물건을 가지고 놀면 위험하다고 가르친다.

(2) 전기화상

전기콘센트는 사용하지 않을 때는 플라스틱 마개를 해 두거나 가능하면 가구로 막아 닿지 않게 해 둔다. 가능하면 손이 닿지 않게 보관한다. 특히 전기화상은 피부 손상이 적다고 하더라도 대부분의 손상이 피부아래의 근육이나 뼈에 가해져 있기 때문에 보이지도 않고 처음에는 진단하기도 어렵다.

(3) 뜨거운 물

화상손상 중 가장 흔한 형태로 뜨거운 수도꼭지를 틀거나 뜨거운 목욕탕에 빠져서 심한 화상을 입는 아동이 많다. 목욕물의 온도를 조사해야 하며, 집에서 쓰는 물의 온도를 49℃가 넘지 않게 한다. 이 온도에서는 10분간만 노출되어도 3도 화상까지 입을 수 있다.

칸디다증 (Candidiasis)

칸디다증은 모닐리아증(moniliasis)이라고도 불리우며 candida albicans에 의한 진균류 감염으로 신생아에게 흔한 질환이다. 신체의 어떤 기관에서도 질병을 일으킬 수 있으며, 분만동안 모체의 질, 오염된 손에 의한 접촉, 젖병, 젖꼭지, 오염된 기구들로 인해 감염된다.

대부분은 표재성이지만 전신 감염이 일어날 수도 있다. 영아와 아동에서는 구강 칸디다증(아구창, thrush) 또는 칸디다성 기저귀 피부염의 형태로 가장 많이 나타난다.

1. 원인 및 병태생리

대부분의 칸디다균의 근원은 숙주의 정상균총으로 집락화는 미생물이 포자가 번식하기 위해 점막세포에 부착함으로써 시작한다. 온도와 pH, 환경적 요인 등 적절한 숙주상태에서 효모포자는 균사기로 변환하며 균사기의 미생물은 이후 숙주 조직을 침투하여 감염을 일으킨다.

정확하진 않지만 영아에서 아구창의 발생빈도는 약 2~4% 정도이며 젖병 수유 영아가 모유 수유 영아보다 발생률이 더 높으며 출생시 모체의 산도에 있는 칸디다균에 의해 감염될 수도 있으며 수유 중 엄마로부터 또는 제대로 소독되지 않은 젖꼭지를 통해 감염될 수 있다.

신생아는 면역계의 미성숙한 발달로 인해 감염에 대한 감수성이 더 높으며 다른 요인으로는 항생제 치료, 점막의 약화, 내분비질환, 면역억제 치료, 철분 결핍성 빈혈, 천식으로 인해 흡

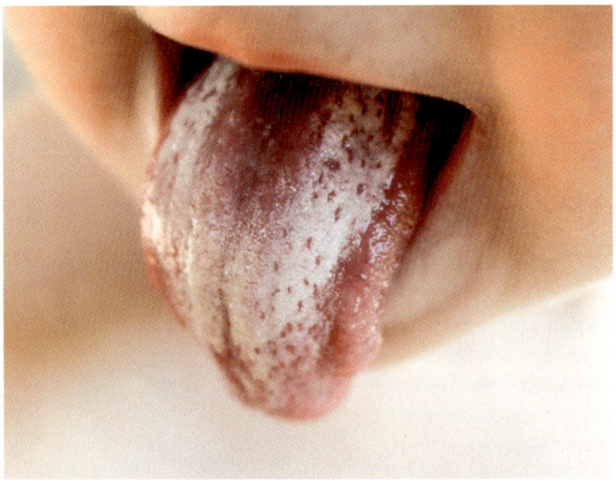

그림 7-9 칸디다증

인성 스테로이드를 사용하는 아동의 경우 구강 칸디다증의 위험이 증가한다.

2. 임상증상

구강 아구창의 증상은 혀나 입천장, 뺨 안쪽에 붙어 있는 백색반점(plaque)이 특징이다. 이 백색반점은 간혹 우유찌꺼기로 오인해 닦아내려 해도 떨어지지 않으며 무리해서 닦는 경우 약간의 출혈을 보일 수 있다. 아구창으로 인한 입안의 동통으로 인해 신생아는 수유를 거부할 수도 있으며 신생아 초기에 급성으로 나타나고 영유아기에는 만성화 되는 경향을 보인다. 면역상태가 좋지 못할 경우 아구창은 식도염이나 전신질환으로 퍼질 수 있다.

3. 임상검사

칸디다증은 병변의 임상적 모습으로 진단이 가능하다.

4. 간호진단

피부계 건강문제 아동간호 간호진단 참조

5. 치료 및 간호

이 질환은 청결유지와 항진균제를 사용해서 치료할 수 있으며 재감염을 예방하기 위해 감염의 원인이 되는 어머니도 치료를 받는 것이 권장된다. 아구창은 대부분 4~6시간 간격으로 구강 니스타틴(nystatin)현탁액(100,000U/ml)을 국소 도포하는 것으로 증상이 번지는 것을 예방 할 수 있다. 또한 국소치료제에 반응이 없을 경우 어머니와 영아에게 경구용 플루코나졸(fluconazole)을 투여할 수 있으며 재발을 예방하기 위해서 병소가 사라진 후에도 치료는 2일간 지속해야 하며 만성적인 아구창인 경우에 다른 진균제와 같이 젠틴바이올렛(gentian vilot) 용액을 추가로 사용할 수 있다. 이는 위장관 칸디다증에는 효능이 없으며 구강점막을 손상시킬 수 있다.

구강칸디다증인 아구창을 치유하기 위해서는 수유 후 니스타틴을 면봉이나 주사기를 사용해서 구강점막과 혀의 표면에 도포해 주며 나머지는 위장관 칸디다증을 치료하기 위해 영아가 삼킬 수 있도록 입안에 넣어준다. 청결유지를 위해서는 수유 후 약물을 도포하기 전에 아이의 구강을 물로 헹궈주며 사용한 젖꼭지와 젖병 등은 씻고 나서 최소한 20분 동안 매일 자불소독해야 하며, 모유수유를 하는 엄마의 유두를 통한 재감염을 예방하기 위해 신생아와 같이 치료해야 한다.

1. 감염성 질환

구분	농가진
임상증상	• 원인균 : 포도상구균 • 홍반에서 시작, 수포나 농포가 형성 후 파열, 노란진물이 가피를 형성 • 병변으로 인한 불쾌감이나 소양증
치료와 간호	• 원인균 제거, 안위제공, 합병증 예방 • 습포 후 가피와 잔여물 제거 • 전신 항생제 시작 후 첫 24~48시간 동안은 전염 예방위해 등교하지 않음

구분	머릿니	옴
임상증상	• 원인균 : 이 • 소양증, 긁어서 생기는 2차 피부염	• 염증반응, 밤에 심해지는 소양증, 홍반성 수포성 발진 • 회갈색의 실같은 터널 끝에 검은 점처럼 보임
치료와 간호	• Permethrin 1%크림(Nix)으로 도포	• 5% Permethrin 크림 • 1% Lindane 로션

2. 염증성 질환

구분	지루성 피부염	기저귀 피부염
임상증상	• 원인균 : 불분명 • 두피에 흔히 발생 • 두껍게 달라붙어 있는 노란색의 비늘과 기름기 있는 반점 • 소양증이 동반될 수 있음	• 원인 : 영아의 대소변으로 인한 피부자극 • 홍반, 심한경우 수포와 구진 • 발진, 피부손상, 홍반
치료와 간호	• 가피제거, 두피청결	• 초기 발적 시 피부를 공기에 노출 • 자주 기저귀 확인 및 갈아줌 • 염증 시 hydrocortisone cream 저용량 스테로이드제제 연고 도포

구분	접촉성 피부염	여드름
임상증상	• 원인 : 알레르기원이 노출되었을 때 나타나는 피부염증	• 원인 : 사춘기에 안드로겐 및 피지생성 증가, 스트레스 • 과도한 피지분비, 면포형성, 염증반응
치료와 간호	• 원인물질을 찾아 제거	• Isotretinoin(비정상적인 모낭의 각화현상 중지) • 염증이 심할 경우 전신적 항생제 투여 • 긍정적 신체상 격려

3. 표피기능성 장애

구분	화상
임상증상	• 원인 : 대부분 뜨거운 물에 의한 화상 • 화상의 깊이 : 표피 화상(1도), 부분층 화상(2도), 전층 화상(3도), 4도 화상 또는 피부전층화상
치료와 간호	• 호흡관리, 수액환원, 통증관리, 상처관리, 기동성 손상예방, 영양적 지지, 심리적 지지

피부 보호막 소실과 혈중 단백질 저하와 관련된 잠재성 감염

분석자료	• 개방된 상처, 부종 및 통증 증가, 두통, 오한, 화농성 삼출액, 화상부위를 긁거나 만지려고 함
간호중재	• 체액소실의 지표가 되는 임상검사 결과 사정(혈색소, 헤마토크리트, 혈중 전해질, 요비중) • 화상부위를 만지지 못하도록 설명하고 필요시 억제대를 사용한다. • 필요시 해열진통제를 투여하고 결과를 사정한다. • 드레싱 교환시 죽은피부와 삼출물은 제거한다. • 항생제를 필요에 따라 경구나 혈관을 투여하거나 국소도포하고 반응을 관찰한다.

피부 파괴와 관련된 피부통합 장애

분석자료	• 화상부위 통증, 화농성 삼출액, 피부파괴, 괴사조직, 발열, 상처의 치유지연
간호중재	• 피부의 손상정도(크기, 깊이, 발적이나 배액여부, 수포, 위치)를 사정한다. • 드레싱 교환시 멸균법을 지키며, 괴사조직을 깨끗이 제거한다. • 가피의 색깔변화, 비정상적인 냄새, 화농성 삼출물의 여부를 사정한다. • 화상부위를 긁거나 만지지 못하게 한다. • 구강섭취가 가능 시 비타민, 무기질을 포함한 고열량, 고단백식이를 공급한다.

상황적 위기와 관련된 비효율적 가족대처 : 절충

분석자료	• 죄의식과 분노, 비효율적 가족대처, 지식부족, 가족의 상호지지 부족, 우울
간호중재	• 입원시 화상경위, 사고상황, 돌보던 사람 등에 대해 사정한다. • 환아 및 가족의 지지체계를 사정하고 격려한다. • 두려움과 우려를 표현하도록 격려한다. • 치료와 간호에 가족을 참여시키고, 직접간호의 기회를 제공한다. • 같은 상황에서 성공적으로 대처했던 가족과 만나도록 주선한다. • 연령에 맞는 범위에서 놀이 속에 목욕과 드레싱 간호를 포함한다(예, 환아와 같은 상황의 인형을 주고 같은 절차를 경험하게 한다). • 지지그룹(동료, 가족, 의료진, 사회사업가, 성직자)과 치료적 관계를 갖도록 돕는다.

Burn

7세 윤아는 어머니가 잠시 주방에 없는 사이 요리를 하려고 데워둔 뜨거운 물에 오른쪽 손가락과 팔에 3도 화상을 입고 응급실에 내원하였다. 정도가 심해 피부 이식수술까지 고려하는 상황이다. 두통과 오심을 호소하며 화농성 삼출액이 보이고 있다. 화상부위를 자꾸 만지려고 하며, 통증을 호소한다. 응급실에서 어머니는 죄책감이 들어 눈물을 보이며 아버지도 어머니 탓을 하고 있다. 이 상황을 간호과정에 적용해 보세요.

- 주관적, 객관적인 자료?
- 도출될 수 있는 간호진단은?
- Maslow's Hierachy needs 이론에 근거해서 가장 우선적으로 시행되어야 하는 간호중재는?

PEDIATRIC NURSING

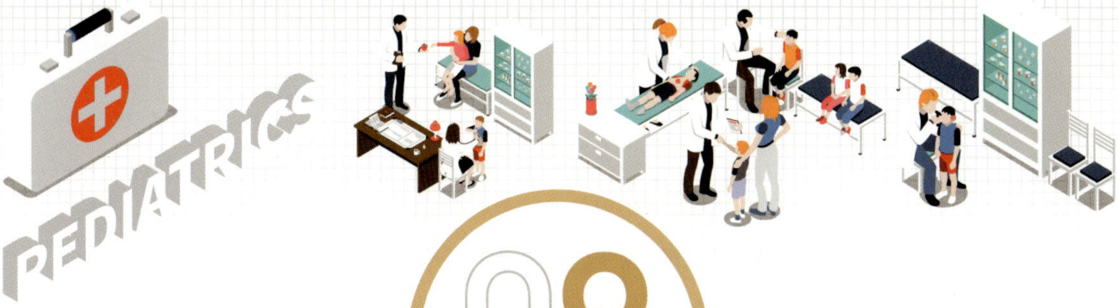

08
CHAPTER

내분비계 건강문제 아동간호

Pediatric Nursing

학·습·목·표

- 아동기 내분비계 특성을 설명한다.
- 내분비기능을 사정한다.
- 성장장애 아동에게 간호과정을 적용한다.
- 성조숙 아동에게 간호과정을 적용한다.
- 갑상선저하증 아동에게 간호과정을 적용한다.
- 당뇨병 아동에게 간호과정을 적용한다.

주·요·용·어

- **diabetes mellitus** — **당뇨병** : 인슐린의 분비량이 부족하거나 정상적인 기능이 이루어지지 않는 등의 대사질환의 일종으로, 혈중 포도당 농도가 높은 것이 특징인 질환
- **diabetic ketoacidosis** — **당뇨병성케톤산증** : 인슐린부족으로 인해 케톤이 과량으로 생기는 응급 상태
- **endocrine gland** — **내분비샘** : 호르몬을 생산하여 그 호르몬을 직접 혈액에 방출하는 순환기계통 기관
- **hormone** — **호르몬** : 우리 몸의 한 부분에서 분비되어 혈액을 타고 표적기관으로 이동하는 일종의 화학물질을 일컫는다.
- **hyper(hypo)glycemia** — **고(저)혈당(증)** : 혈액 속의 포도당 농도(혈당)가 비정상적으로 상승한 상태 / 혈중 포도당이 정상 수치 이하로 감소하여 발생하는 병적인 상태
- **hyper(hypo)thyroidism** — **갑상선 항진(저하)증** : 갑상선 호르몬은 우리 몸의 대사량을 조절하는 역할을 하는데, 갑상선 호르몬이 너무 많이 나오거나 기능이 비정상적으로 항진될 경우에는 에너지를 필요이상으로 만들어내어 몸이 더워지고 땀이 많이 나며 체중이 줄고, 자율신경기능이 흥분되어 심장의 박출량이 많아지고 심박수 또한 빨라지게 된다. 반대로 갑상선 호르몬이 너무 적게 나오거나 기능이 비정상적으로 저하될 경우에는 동작이 느려지고 추위를 많이 타며 체중이 늘고 심박수도 느려지게 된다. / 갑상선은 목의 앞부분에 위치하는 내분비 기관으로, 뇌에 있는 뇌하수체에서 분비되는 갑상선자극호르몬의 신호를 받아 갑상선호르몬을 만들어 내는 일을 한다. 그런데 '갑상선'을 병명으로 오인하여 갑상선에 병이 있다고 진단을 받은 사람들이 '갑상선에 걸렸다' 또는 '나는 갑상선이다' 라고 표현하는 경우를 자주 보게 된다.
- **kussmaul respiration** — **쿠스마울 호흡** : 당뇨병혼수 또는 요독증성 혼수시 지속된 이상하게 깊고 느린 호흡을 말한다. 당뇨병성 혼수시에는 호기에 아세톤냄새를 수반한다.
- **polydipsia** — **다음증, 다갈증** : 갈증이 심해 다량의 물이 마시고 싶은 증세, 다갈증·다음증·구갈이라고도 한다.
- **polyphagia** — **다식증** : 식욕의 항진에 따라 이상하게 다량의 식품을 섭취하는 상태
- **polyuria** — **다뇨** : 하루의 총 배뇨량이 정상보다 많은 상태
- **target cell** — **표적세포** : 호르몬이나 신경전달물질과 특이적으로 결합하는 리셉터라 불리우는 단백질을 함유하고 있는 세포
- **target organ** — **표적장기**

08 CHAPTER 내분비계 건강문제 아동간호

내분비계 해부생리

내분비계(endocrine system)는 다양한 신체조직과 기관에 여러 가지 영향을 주는 화학물질인 호르몬을 생산, 분비하는 선(gland)으로 구성되어 있다. 분비선은 뇌하수체, 갑상선, 부갑상선, 부신, 췌장, 난소, 시상하부 그리고 고환 등이 포함된다(그림 8-1).

내분비 장애는 특정 호르몬의 부족(기능저하증)과 혹은 과다(기능항진증)분비와 관련이 있다. 내분비 장애는 서서히 발생하는데, 대부분의 경우는 임상증상으로의 발현이 늦을 수가 있다. 이러한 내분비 장애를 조기에 발견하는 것은 자칫 생명을 위협할 수 있는 문제를 방지

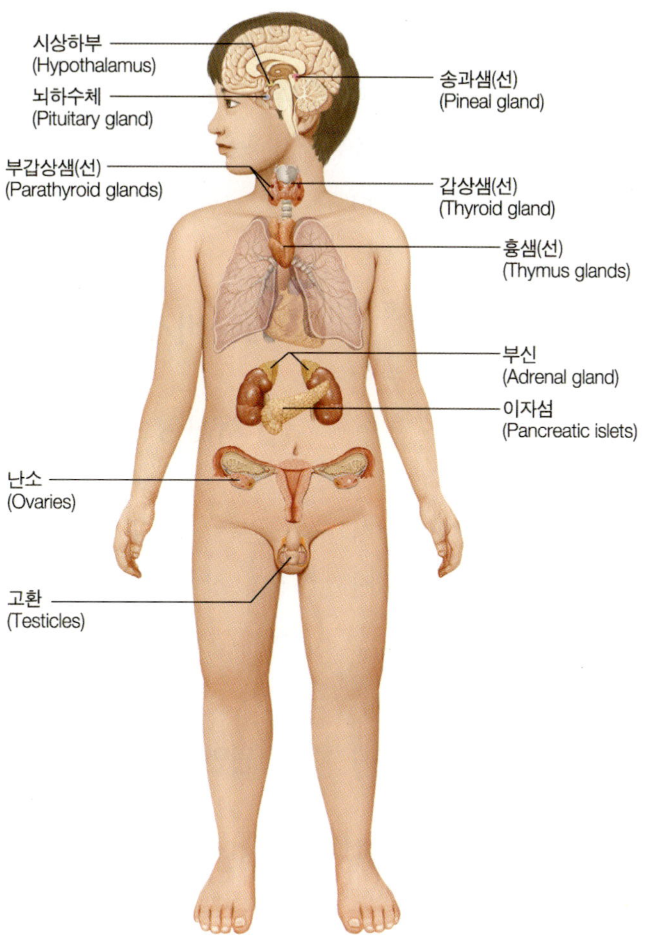

그림 8-1 내분비계

할 수 있다는 면에서 중요하다.

호르몬은 내분비선에 의해 생성된 화학물질로서, 특별한 도관이 없이 혈액내로 배출되고 흡수된다. 신진대사, 성장, 발달을 조절하기 때문에 신체에 필수적이며 혈액으로 분비된 호르몬은 혈행을 따라 표적기관에 영향을 준다. 혈중 호르몬은 특정한 조직세포나 장기에만 영향을 미치며 이를 표적세포(target cell) 또는 표적기관(target organ)이라고 한다. 표적세포가 호르몬에 반응하기 위해서는 호르몬이 결합 할 수 있도록 특별한 단백질 수용체가 세포막이나 내부에 존재해야 한다.

호르몬과 수용체 결합이 발생할 경우에만 호르몬이 세포에 작용할 수 있다. 인체 내 호르몬의 농도가 일정 수준 증가되는 경우 더 이상 호르몬 분비가 되지 않도록 막는데 이 과정을 음성 되먹이기 기전(negative feedback mechanism)이라고 한다. 이러한 호르몬 분비 조절은 호르몬성, 체액성 그리고 신경성 자극에 의해 조절된다 (Box 8-1). 호르몬은 성장, 수분전해질 균형, 에너지 생산, 생식과 스트레스에 대한 반응 등을 조절한다.

내분비계는 신경계와 긴밀한 관계가 있어서 항상성을 유지한다. 인체 내에서 내분비계는 신경계와 유사하게 세포의 작용을 조절하고 통합하는 작용을 한다. 아동의 내분비계는 출생 시 미성숙한 상태에서 생후 12~18개월이 지나서야 비로소 원활하게 기능할 수 있다.

BOX 8-1 호르몬의 생리적 특성

- 소량으로도 강한 효력을 발생한다.
- 생체 내에서의 작용은 서서히 니디난다.
- 같은 종류의 호르몬은 동일한 효력을 발생한다.
- 성호르몬, 갑상선 호르몬 이외의 호르몬은 경구 투여 시 효과가 없다.
- 과다, 과소분비 시 특이증상을 나타낸다.
- 주성분은 단백질이며, 소변을 통해 배설된다.

내분비계 기능사정

아동의 건강관리에 있어서 성장 모니터링은 기본적이며 필수적인 부분이다. 내분비계의 기능을 사정하기 위하여 건강력, 시진 및 촉진 기법을 활용하여 증상 확인, 생체내의 각종 호르몬을 검사하게 된다. 내분비선 호르몬은 뇌하수체전후엽, 갑상선, 부갑상선부신피질, 췌장, 난소, 고환으로 분류되며 기능의 저하, 항진 관련 내용은 표 8-1과 같다.

내분비계 장애 관련 질병

저신장 (Short stature)

같은 성별을 가진 같은 연령 소아의 키 정규분포 상에서 키가 3%(100명 중 작은 쪽에서 3번째) 미만인 경우를 저신장증이라 한다.

1. 원인 및 병태생리

특발성 뇌하수체 기능 저하증 혹은 특발성 뇌하수체 발육부전은 보통 성장호르몬(GH) 결핍과 관련이 있고, 성장호르몬의 결핍은 모든

표 8-1 내분비선에서 분비되는 호르몬

호르몬		기능저하	기능항진
뇌하수체 전엽	성장호르몬 (Growth hormone, GH)	• 성장 정지와 함께 골단판 융합 • 사춘기 이전의 왜소발육증 • 전반적인 성장지연 • 저혈당	• 사춘기 이전의 거인증 • 말단비대증 • 당뇨 • 사춘기 이후 저단백혈증
	갑상선 자극 호르몬 (Thyroid-stimulating hormone, TSH)	• 갑상선 기능저하증 • 사춘기 지연 • 연소형 점액수종	• 갑상선 기능항진증 • 갑상선 중독증 • Graves병
	부신피질자극호르몬 (Adrenocorticotrophic hormone, ACTH)	• 급성 부신피질 기능저하증(Addison병) • 저혈당 • 피부착색 증가	• 쿠싱증후군
	성선자극호르몬(Gonadotropins)	• 불완전하거나 없는 사춘기	• 성조숙증 • 조기 골단판 폐쇄
	난포 자극 호르몬 (Folicle-stimulating hormone, FSH)	• 성선기능저하증 • 불임 • 이차성징의 감소 혹은 부재 • 무월경	• 성조숙증 • 원발성 난소기능상실 • 다모증 • 다낭포성 난소 • 조기 골단판 폐쇄
	황체화 호르몬 (Luteinizing hormone, LH)	• 성선기능저하증 • 불임 • 발기부전 • 이차성징의 감소 혹은 부재 • 난소 기능상실 • 고환 발육부전	• 성조숙증 • 원발성 난소기능상실 • 다모증 • 다낭포성 난소 • 조기 골단판 폐쇄
	유즙분비 호르몬(Prolactin, PL)	• 수유불능 • 무월경	• 유즙분비 과다 • 기능적 성선기능 저하증
	멜라닌세포자극호르몬 (Melanocyte-stimulating hormone, MSH)	• 색소침착 부재 혹은 감소	• 색소침착 증가
뇌하수체 후엽	항이뇨 호르몬 (Antidiuretic hormone, ADH)	• 요붕증	• 수분정체 • 저나트륨혈증
	옥시토신(Oxytocin)	• 자궁수축 • 유즙분비	
갑상선	티록신/트리요오드티록신 (Thyroxine, T_4 Triodothyronine, T_3)	• 갑상선 기능저하증 • 점액수종 • 하시모토갑상선염 • 전반적인 성장지연	• 안구돌출성 갑상선종(Graves병) • 길이성장 증가 • 조기 골단판 폐쇄
	티로칼시토닌 (Thyrocalcitonin)	• 칼슘과 인의 대사조절 • 뼈의 발달과 골화에 영향	
부갑상선	부갑상선 호르몬 (Parathyroid homone, PTH)	• 저칼슘혈증(테타니)	• 고칼슘혈증(뼈의 탈무기질화) • 저인산염혈증

표 8-1 **내분비선에서 분비되는 호르몬** (계속)

<table>
<tr><th colspan="2">호르몬</th><th>기능저하</th><th>기능항진</th></tr>
<tr><td rowspan="4">부신피질</td><td>무기질코티코이드
(Mineralocorticoids : aldosterone)</td><td>• 부신피질 부전증</td><td>• 전해질 불균형
• 고알도스테론증</td></tr>
<tr><td>성호르몬</td><td>• 남성의 여성화</td><td>• 부신성기증주후군</td></tr>
<tr><td>당류코티코이드
(Glucocorticoids : cortisol)</td><td>• Addison병
• 급성부신피질 부전증
• 성장과 성적인 기능상</td><td>• 쿠싱증후군
• 지연된 근골격계의 성숙으로 심한 성장장애
• 당신생 작용과 단백질과 지방 이화 작용 증가</td></tr>
<tr><td>에피네프린(Epinephrine)
노에피네프린(Noepinephrine)</td><td colspan="2">• 심장과 평활근의 혈관수축 야기(혈압상승)
• 당분해를 통한 혈당 증가
• 위장관 활동 억제
• 한성 활성화</td></tr>
<tr><td rowspan="3">췌장의
랑게르한스섬</td><td>인슐린(Insulin)</td><td>• 당뇨병</td><td>• 고인슐린혈증</td></tr>
<tr><td>글루카곤(Glucagon)</td><td></td><td>• 고혈당증
• 당뇨병성 케톤산증 발생시 사용</td></tr>
<tr><td>소마토스타틴(Somatostatin)</td><td></td><td></td></tr>
<tr><td rowspan="2">난소</td><td>에스트로겐(Estrogen)</td><td></td><td>• 성조숙증
• 조기 골단판 폐쇄</td></tr>
<tr><td>프로게스테론(Progesterone)</td><td></td><td></td></tr>
<tr><td>고환</td><td>테스토스테론(Progesterone)</td><td>• 성적 발달지연 혹은 고환 발육부전</td><td>• 성조숙증
• 조기 골단판 폐쇄</td></tr>
</table>

신체 세포의 성장을 억제하여 왜소증(dwarfism)을 유발한다. 출생시에는 정상 성장상태이나 자라면서 정상 성장률에서 벗어나는 성장양상을 보이고, 이러한 성장부진은 가끔 영아기부터 시작되기도 한다.

주증상은 작은 키이다. 원인은 불명확하나 흔히 TSH와 ACTH와 같은 다른 뇌하수체호르몬의 결핍과 연관되어 있다. 키가 작은 모든 아이들이 성장호르몬이 결핍된 것은 아니다. 대부분의 경우에 작은 키의 원인은 가족적이거나 체질상의 성장지체이다. 그러나 특정 가족에서 더 자주 관찰되는 것으로 보아 유전적인 원인에 의해 발생할 수도 있음을 알 수 있다.

1) 성장호르몬의 기능

성장 호르몬은 크게 두 가지 기능을 하는데 하나는 간과 신장에서 연골조직에 작용해 성장을 자극하는 인슐린양 성장인자(Insulin-link Growth Factor, IGF)인 성장호르몬촉진인자(somatomedin)의 분비를 증가시켜 뼈와 근육의 성장을 촉진하는 역할을 한다. 또한 성장 호르몬은 인체의 대사에 관여하여 단백질의 합성과 지방의 동원과 이용률을 증가시키는 한편 탄수화물의 사용을 저하시켜 정상 혈당치 유지에 관여한다.

2) 원인

골격계의 내인적인 결합으로 발생하는 저신장을 1차성 저신장, 외부의 환경적 인자에 의하여 발생하는 저신장을 2차성 저신장 장애라고 한다. 1차성 저신장의 경우 대부분 질환이라고 보기 힘든 유전성 저신장의 경우가 가장 많으며 보통 태생 전부터 성장의 지연이 있다.

2. 임상증상

저신장의 주된 증상은 작은 키이다. 신체 균형은 정상이나 신장이 3 percentile 미만인 왜소증을 보인다. 성장발달 곡선상 저신장의 특징적인 외모는 성장 호르몬 장애와 관련이 있다 (Box 8-2).

3. 임상검사

성장지연의 조기 발견이 중요하다. 지속적, 주기적인 성장발달 및 성장지연의 사정이 필요

BOX 8-2 저신장의 특징적 외모

- 가는 머리카락, 빈약한 손톱, 코뼈의 발달부진, 천문 폐쇄 지연
- 전두부의 돌출, 뼈의 성숙지연, 치아발달 지연, 남아 음경의 작음
- 소하악증(micrognathia), 정상적 신체 균형
- 영아기－말라 있음, 아동기－비만의 경향(복부비만)
  - 고음의 목소리
  - 뇌손상 없을 시 지능은 정상
  - 감별진단 : 체질성 성장지연(constitutional growth delay), 유전성 저신장

하다. 확진검사(definitive test)로 두 개 이상 시에 두개골 X 선 사진, Brain CT, MRI 등 검사소견이나 성장호르몬의 분비를 자극하고 일련의 혈액검사를 실시하여 GH의 혈액 내 농도를 관찰하는 성장호르몬 유발검사를 한다.

1) 방사선 검사

3세 이하 아동은 골격 검사를, 3세 이후의 아동은 골화 상태의 파악을 위해 손과 손목의 골연령 방사선 검사를 실시한다. 골연령 방사선 검사를 통해 화골핵의 출현, 골단 융합의 지연, 화골핵의 석회화 지연 등을 발견 할 수 있다. 또한 두 개 내 병변을 파악하기 위해 두개골 X-선 사진을 실시한다. 때로는 Brain CT, MRI, 핵방사선 스캔 또는 경동맥혈관조영이 필요할 때도 있다.

2) 성장호르몬 유발 검사

확실한 진단은 성장호르몬의 농도와 밀접한 관련이 있다. 성장호르몬의 혈중 농도는 매우 낮기 때문에, 성장호르몬의 분비를 자극하고 난 다음에 측정하는 것이 더 정확하다. 운동과 수면이 성장호르몬의 분비를 자극하기 때문에 격렬한 운동 20분 후, 잠들고 난 후 45～90분에 수치가 증가된다.

약물에 의한 성장호르몬의 분비를 자극하기 위해 L-dopa, insulin, arginine, clonidine 또는 glucagon을 투여한다. 부정확하거나 위음성 반응의 발생률을 줄이기 위해 두 개 이상의 약물을 이용한다 (Box 8-3). 성장호르몬 Somatomedin-C의 검사 시 성장호르몬의 최고 반응치가 7～10ng/ml

BOX 8-3 성장호르몬 분비자극 방법 및 유의점

- 운동
- Insulin IV : 저혈당증에 유의
- Clonidine P.O. : 저혈압 유발(BP check)
- Levodopa P.O. : 오심과 구토
- Arginine 유발검사

이상일 때 정상이며, 질환아동의 경우 5ng/ml 이하이다.

3) IGF-I, IGFBP-3의 혈중 농도

성장호르몬의 감소가 있을 경우 IGF-I과 IGFBP-3 (Insulin-link growth factor binding protein-3)의 혈중 농도가 감소한다. 그러나 IGF-I은 영양상태, 전신 질환 상태에 따라 혈중 농도의 변화가 심하므로 성장 호르몬 결핍증의 확진에는 이용되지 않는다.

4) 성장호르몬 이외의 뇌하수체 호르몬 결핍

(1) TSH 결핍

갑상선 호르몬의 농도가 감소되며, TSH 농도는 정상 혹은 감소되어 있다.

(2) ACTH 결핍

Insulin으로 저혈당을 유발시킨 후 혹은 CRF를 투여한 후 혈중 부신피질 호르몬 및 ACTH 농도를 측정한다. 보통 이 검사를 통해 ACTH의 결핍소견이 관찰되어도 대부분에서는 부분적 결핍인 경우가 많다.

(3) LH/FSH 결핍

GnRH를 투여하여 결핍 여부를 판단한다.

4. 간호진단

내분비계 건강문제 간호진단 참조

5. 치료 및 간호

기질적 병변에 의한 경우 종양 제거 등의 원인 질환에 대한 치료를 진행하고, 성장 호르몬 결핍의 경우 성장호르몬의 주입(주당 15~20U/m^2를 매일 피하에 주사)한다. 키가 작은 사춘기 이전의 아동에게 매일 성장 호르몬을 투여하면 8.7±1.5cm/년의 성장속도를 기대할 수 있다. 영상의학적 진단에 의하여 골단 성장판의 폐쇄가 가까워질 때 중단한다.

그 외 다른 호르몬의 결핍을 가진 아동들은 각 호르몬의 주입이 필요하다. 갑상선 호르몬, 코티솔, 테스토스테론, 에스트로겐, 프로게스테론 등이 투여된다. 특히 성호르몬의 투여의 경우, 정상적인 성적 성숙을 증진하기 위하여 청소년기에 시작한다. 보이는 연령이 아닌 제 연령에 맞게 아동을 대우해 주고 아동이 특정 과제를 성취할 수 있도록 격려하고 전문가와 상의한다. 잠재적 위험에 노출되지 않도록 아동의 자존감 증진 및 발달과제를 성취 할 수 있게 도와준다.

정상적인 성장과 성적 발달의 지연은 특별한 정서적인 적응이 필요하다. 더불어 아동의 신체적 변화를 유심히 관찰한다. 키와 체중을 파악하고, 종양의 여부가 의심되는 행동 또는 신체적 변화를 주의 깊게 관찰하여 성장지체의 초기 증상과 연관시켜 본다.

진단 검사 시 아동과 가족을 잘 준비시키고,

표 8-2 성조숙증의 분류

구분	진성 성조숙증	가성 성조숙증
시상하부-뇌하수체 축기능의 의존도	의존적	비의존적
Iso 또는 heterosexual(동성 또는 이성)	항상 동성	동성 또는 이성
성장 형태(골연령, 성장 속도등)	전형적으로 사춘기 때와 같다	비전형적
제 2차 성징 발달	완전	불완전
혈중 성선 자극 호르몬 농도	높다(사춘기 형태)	낮다(사춘기 전 형태)
배란, 정자 형성	+	–
성선 발육	완전	불완전

검사과정에서도 주의 깊게 관찰한다. 특히 insulin을 이용하는 검사에서는 저혈당증이 발생할 수 있으므로 증상이 발현되는지를 유심히 관찰하고, glucagon을 투여 받는 아동들에게는 오심과 구토의 위험이 있다는 것을 교육한다.

일반적으로 호르몬 요법의 과정은 침습적인데, 이에 아동이 잘 적응 할 수 있도록 자가 관리를 위한 교육을 반드시 해야 한다. 간호사는 약의 조제와 저장, 주사 부위 선정 및 방법, 주사기구 관리와 관련해 아동과 함께 가족이 교육에 참여할 수 있도록 격려한다.

호르몬은 투여시간이 중요하기 때문에 반드시 시간을 지켜 투여하도록 교육한다. 또한 호르몬 치료의 비용은 매우 비싸기 때문에 환아 가족의 재정적 지원을 위한 고려도 있어야 할 것이다.

⊕ 성조숙증 (Precocious puberty)

여아는 8세, 남아의 경우 9세 이전에 음모의 발달과 유방의 성숙과 같은 2차 성징이 나타나는 경우를 성조숙증이라 한다. 보통 여아에게서 많이 나타난다(표 8-2).

1. 원인 및 병태생리

정상적으로 사춘기가 되면 시상하부의 분비인자들이 뇌하수체 전엽에서 GnRH의 분비를 자극한다. 남아에서는 간질세포자극 호르몬(interstitial cell stimulating hormone)이 고환의 라이디히 세포가 testosterone을 분비하도록 자극하고, 여아의 경우 FSH와 LH가 난포에서 estrogen을 분비하도록 자극한다. 그러나 어떤 이유로 이러한 주기에 조기 활성화가 일어나면 성조숙증의 증상이 나타난다.

시상하부에서 시작되어 뇌하수체 난소와 고환과 같은 성선에 이르기까지의 중추신경계에서 2차 성징의 발달이 시작되는 경우를 진성(완전) 성조숙증이라 하고 중추신경계에서 성선자극호르몬의 분비는 정상적이지만 난소, 고환의 종양과 같은 문제로 성선에서 estrogen, testosterone 그리고 androgen의 증가가 나타나는 경우를 가성(불완전) 성조숙증이라고 한다.

여아의 경우 특발성이 80%로 가장 많으며 병리적 원인으로는 난소종양과 같은 생식기계 종양이 15% 다음으로는 뇌질환이 5% 정도로 발생하며 남아의 경우는 특발성이 50%, 뇌질환이 20% 부신피질의 질환이 25% 고환의 종양과 같은 생식기계 종양이 5%를 차지하고 일반적으로 여아의 발병률이 남아에 비해 5배 정도 높다.

우리나라의 경우 최근 2005년부터 2010년 사이 성조숙증의 진료를 받은 아동의 수가 이전에 비하여 약 10배 정도 증가할 정도로 사회적 문제가 되고 있다. 명확한 원인은 아직 밝혀지지 않았지만 일반적으로 환경호르몬으로 불리는 호르몬 유사물질에 노출을 원인으로 본다.

2. 임상증상

급성장, 근골격계의 활성화 그리고 정서변화와 같은 증상이 아동에게서 관찰되며 여아의 경우 자궁의 성장, 질 점막의 비후 그리고 질이 분홍색으로 변화하는 것과 같은 생식기 성숙과, 월경, 액모, 음모 그리고 성인의 체취가 난다. 남아의 경우도 여아와 마찬가지로 액모, 음모, 성인의 체취 그리고 여드름과 같은 증상이 나타난다(Box 8-4).

3. 임상검사

혈액검사를 통해 성선자극호르몬과 성호르몬의 농도의 증가를 검사한다. X-ray 검사로 추정된 연령이 역연령(chronological age)를 앞서는지 알 수 있다. 초음파 검사를 통해 여아의 경우 난소의 크기가 사춘기 크기로 증대되어 있음을 확인한다.

4. 간호진단

내분비계 건강문제 간호진단 참조

5. 치료 및 간호

진성 성조숙증의 경우 GnRH agonist인 Leuprolide acetate(lupron depot)를 매 4주마다 0.2~0.3mg/kg 근육 주사한다. 투여 초기에는 일시적으로 증상이 악화되는 것처럼 보일 수 있으나 중추의 탈감작이 진행되면서 증상이 완화된다. 성장속도가 감소되고 완화된다. 성장속도가 감소되고 골성숙의 촉진도 저지되며 제2차 성징의 정지 혹은 쇠퇴가 일어나는 등의 치료효과를 보이며 아동의 정상적인 성장발달 시기 에 맞추어 치료를 중단하면 사춘기가 다시 진행한다.

저용량의 방사선 조사는 사춘기 발달을 지연시키는 반면 고용량의 방사선(25~47Gy)을 백혈병이나 뇌종양에 조사할 경우 성조숙증을 유발하기도 한다. 아동이 또래에 비해서 성숙한 신체구조와 일찍 찾아온 사춘기적 정서변화가 있을 수 있다는 것을 아동과 보호자에게 설명해 주어야 한다.

치료적 의사소통 방법과 처방된 약물의 투여방법 그리고 부작용을 교육하여 가정에서 효과적인 간호를 수행 할 수 있도록 도움을 제공한다. 효과적인 가족의 대응과 아동의 자아개념

BOX 8-4 가성 성조숙증

1. **진성 성조숙증**
   - 특발성
   - 뇌의 기질적 병변 : 시상하부 과오종, 뇌종양, 뇌수종, 감염, 뇌상 등
   - 기타 : 뇌 상사선 조사, 갑상선 저하증 등
2. **가성 성조숙증**
   - 여아
     - 여아(동성) 가성 성조숙증
       - McCune-Albright 증후군
       - 자율성 난소 낭종
       - 난소 종양, 생식 세포종, 성선 자극 호르몬 분비 종양 등
       - 여성화 부신 종양
       - 외인성 에스트로겐
       - 불완전 성조숙증(사춘기 발달의 변이형) : 유방 조기 발육증, 음모 조기 발육증, 초경 조기 발생증
     - 남성화(이성) 가성 성조숙증
       - 선청성 부신 과 형성증
       - 부신 종양, 난소 종양
       - 외인성 안드로겐
   - 남아
     - 남성화(동성) 가성 성조숙증
       - 선청성 부신 과형성증
       - 부신 피질 종양, Leydig 세포종
       - hCG 분비 종양 : 뇌종양, 간모세포종, 종격동 종양
       - 외인성 안드로겐
     - 여성화(이성) 가성 성조숙증
       - 여성화 부신피질 종양
       - 외인성 에스트로겐
     - 여성화 유방

향상이 간호의 주된 목표이다.

선천성 갑상선 기능 저하증 (Congenital hypothyroidism)

선천성 갑상선 기능 저하증은 크레틴병이라고도 하는데, 태아기부터 갑상선의 형성 부전이나 갑상선 호르몬의 합성 장애 등과 같은 다양한 원인에 의해 갑상선 기능이 저하되는 상태를 말한다.

1. 원인 및 병태생리

갑상선 호르몬은 소아의 성장, 지능 발달에 있어서는 반드시 필요하며 중요한 호르몬으로 결핍이 되면 골 성숙의 지연, 성장 장애, 정신지체 등 여러 가지 장애가 발생한다. 갑상선 저하증은 소아기에 가장 흔한 내분비 질환으로 선천성, 후천성으로 나뉜다. 상염색체 열성 유전 질환으로 갑상선 호르몬 합성장애가 오는데 이 경우에는 호르몬 자체가 합성되지 않아 소아의

성장, 지능발달에 저하를 가져오게 된다.

가장 흔한 경우로는 갑상선 형성부전을 들 수 있는데 이는 갑상선 자체가 제대로 형성되지 않음으로 인해 호르몬의 분비가 저하되면서 증상이 발현하게 된다. 3,500∼4,000명중 1명꼴로 여아가 남아에 비해 3배 정도 많다. 갑상선 호르몬 합성장애의 경우 상염색체 열성 유전으로 환아의 10∼15% 정도를 차지한다. 신생아 30,000∼50,000당 1명꼴로 발생한다. 이 밖에 임신 중 산모가 갑상선 기능 저하제를 투여 받은 경우에도 생길 수 있다.

2. 임상증상

생후 2∼3개월간은 무증상이나 출생 시 증상을 보이는 경우는 5% 이다(조기 screening test의 중요성). 모체의 갑상선 호르몬이 출생 시까지는 태아에게 어느정도 공급되므로(출생 시 33%는 T_4 농도가 정상) 생후 2∼3개월까지도 임상 증상이 잘 나타나지 않는 수가 있다. 보통 3∼4 개월에 증상이 뚜렷하게 나타나며 여아에게서 남아보다 약 2배 많이 발생한다.

일반적인 증상으로 얼굴의 부종, 대천문이 큼, 소천문 open, 낮은 콧등, 큰 혀를 밖으로 내밀거나 좁은 이마, 목쉰 소리, 제대탈장, 복부돌출, 차갑고 얼룩덜룩한 피부, 무긴장증 그리고 반사작용의 지연 등의 증상이 있으며 신생아기엔 조용한 아기로 보일수도 있다. 그리고 발육저하가 나타난다.

3. 임상검사

골발육 검사 시 화골핵 출현의 지연, 골단 형성 부전이 나타난다. 혈청 T_3(thyroxine), T_4(tri-iodothyronine) 검사 결과가 정상 이하거나 경계선에 있다. Technetium scanning을 통해 갑상선 조직 유무 확인한다.

4. 간호진단

내분비계 건강문제 간호진단 참조

5. 치료 및 간호

갑상선 제제 투여(levothyroxine) sodium-L-thyroxine을 투약한다. 개인차가 크므로 혈중 TSH, T_4를 측정하여 투여용량을 조절하며 콩 우유나 철분 제제와 동시 투여는 흡수에 장애가 된다. 심한 흥분성, 불면증, 다뇨증, 빈맥, 고혈압, 구토, 설사 그리고 복통 등 Levothyroxine 과량 투여 시 부작용을 관찰한다.

예후는 발견 및 치료가 빠를수록 좋다. 1개월 이전에 조기 발견하여 치료 시 정상적 성장발달을 이룰 수 있다. 그러나, 치료 지연 시 지능발육에 대한 예후는 불량하다. 아주 낮은 T4 농도 아주 심한 골격성숙 지연이 있는 경우는 조기에 치료를 시행하여도 지능 지수가 5∼10점 낮고 발병이 2세 이후부터 시작된 경우는 치료 후 정신 지체 등 신경학적 후유증에 대한 예후가 좋다.

조기발견 후 조기치료가 중요하므로 증상에

대해 산전 교육이 이루어져야 하고 신생아 사정 시 주의 깊은 관찰이 요구된다. 선천성 지능발달이 부족할 수 있으므로 가족 및 아동의 지지가 필요하다. 가정간호를 위해 호르몬 제제의 투여방법, 약리작용과 증상 그리고 부작용에 대한 정보가 제공되어야 하며 형제에게 발생할 확률은 일반적인 아동이 비해 4배 많으므로 유전상담이 필요하다. 지속적 관리를 위한 정보가 제공되어야 한다.

⊕ 갑상선 기능 항진증

(Graves diseases, hyperthyroidism)

갑상선 기능 항진증은 갑상선에서 분비되는 호르몬(T_3 및 T_4)이 어떠한 원인에 의해서 과다하게 분비되어 갑상선 중독증을 일으키는 상태를 말한다.

1. 원인 및 병태생리

기관 특이성 자가면역 반응으로 청소년기에 호발하여 2/3가 10~15세의 사춘기에서 발생한다. 남아에 비해 여아에서 5배 정도 많이 호발한다. 림프구와 형질 세포의 갑상선 및 후안와 조직에의 침윤, 흉선 비대, 림프절 비대와 함께 말초 림프구 증가가 나타난다.

억제 T 림프구의 이상 및 보조 T 세포의 증가를 통하여 갑상선 자가 항원에 감작된 T 림프구가 증식하여 B 림프구를 자극함으로써 갑상선 세포막 내 TSH 수용체에 대한 자가항체(TSRAb, TSH receptor stimulating antibody)가 생성되고 이 자가 항체가 TSH 수용체와 결합하여 cAMP 생성을 자극하여 갑상선 세포의 성장과 기능을 자극함으로 나타난다.

갑상선 호르몬의 과다 생산으로 인체조직의 모든 대사기능이 항진되는 질환으로 성인에 비하여 매우 낮아 전 환아의 5% 정도를 차지한다. 대부분은 미만성 중독인 Graves병이 차지한다. 드물게 중독성 다결절성 갑상선종(plummer병) 등에서 나타난다.

특정 HLA 항원 빈도와 관련 우리나라 소아는 DQW6, DQW4, DR4 B46에서 빈도가 높으며 인슐린 의존성 당뇨병 에디슨병 중증 근무력증 Celiac병과 같은 HLA D3 관련질환과 관계가 있다. Graves병이 있는 가족에서는 만성 림프구성 갑상선염, 신생아 갑상선 저하증, 자가면역 갑상선 저하증이 잘 나타난다.

2. 임상증상

임상증상은 다양하나 성인처럼 심각하지는 않다. 행동과다, 정서적 불안정, 울음을 보이며 손가락을 펴면 손이 가늘게 떨리는 미세진전(fine tremor)이 나타나고 빈맥과 수축기압의 상승으로 볼의 홍조, 따뜻하고 축축한 피부를 관찰할 수 있다. 비대한 갑상선이 촉진된다.

안구 돌출(exophthalmos)로 인해 안검이 견축되거나 눈물 흘리는 증상이 있다. 성장속도는 급격하나 체중이 감소한다. 고열, 부정맥, 구토, 설사, 불안정 그리고 심하면 사망에 이르는 갑상선 위기를 겪을 수 있다.

3. 임상검사

T_3(thyroxine), T_4(triiodothyronine) 상승, TSH 저하를 보인다. TPO 항체, tg 항체 TRSAb(TSH 수용체에 대한 자가항체, TSH receptoe stimulating antibody) 검출 소실시 관해 되었다고 본다. Thyroid stimulating immunoglobulin 상승, 방사선 동위원소 검사 시 요오드의 과잉섭취 현상이 나타난다. 연령이 어린 소아에서 골연령의 상승, 두개경화증을 나타낸다.

4. 간호진단

내분비계 건강문제 간호진단 참조

5. 치료 및 간호

항갑상선제를 투약한다. Propylthiouracil(PTU), Methimazole(tapazole)가 대표적인 약제 2개이다. 섭취된 무기 요오드 화합물을 유기화 시키는 과산화 효소를 억제하고 TRSAb 농도를 낮추는 작용을 하는 경우 T_4가 T_3로 전환되는 것을 억제 태반이나 모유로 이행되는 양이 적어 임신 수유 시 PTU 사용이 추천된다. 보통 투여 후 1~2주면 증상은 호전되는 양상을 보이며 완쾌는 2~3년 간 소요된다.

WBC감소, 관절통, 복통 그리고 두드러기와 같은 부작용이 있다. 외과적으로 부분적 갑상선 절제술이 동반되기도 한다. 방사성 요오드(radioiodine) 치료는 과거에는 암의 발생률 증가 가능성과 유전 손상 때문에 추천되지 않았으나 최근에는 이 치료방법이 쉽고 안전하고 효과적으로 알려지고 있다. 치료효과는 2~3개월 후에 나타난다. 갑상선 저하증이 치료 첫해에 10~20% 나타나며 이후 약간씩 증가하고 아직까지는 임상에서 흔하진 않다.

진전(tremor), 빈맥 그리고 부정맥 경감 위해 대증적으로 propranol(베타차단제) 투약하기도 하는데 이 경우 합병증으로 갑상선 기능 항진증의 재발, 일시적 저칼슘혈증, 후두신경 손상, 상처 감염 그리고 출혈 등이 나타 날 수 있다. 교육, 가족지지 그리고 증상관리가 간호의 목표이다. 아동이 건강한 신체상을 유지 할 수 있도록 도와주고 가정간호의 지지와 정보를 제공한다.

수술 후 합병증으로 Trousseau sign(상박 압박 시 손과 손가락에 spasm이 나타나는 현상)과 Chvostek's sign(안면신경 과민반응 : 뺨 자극 시 안면근육이 경축)을 관찰한다.

후천성 갑상선 기능 저하증 (Acquired hypothyroidism)

후천성 갑상선 기능 저하증은 정상적인 갑상선 기능을 하던 아동에서 후천적으로 갑상선 호르몬이 부족하게 되는 상태이다.

1. 병태생리

갑상선에 대한 항체가 생성되면서 갑상선에 염증이 발생하고 침윤되며, 점차적으로 파괴된다. 혈청 T_4 수치는 낮고 TSH는 증가되어 있다. 흔히, 2세 이후에 나타나며 일차성, 이차성, 삼차성으로 분류한다. 가장 흔한 형태는 일차성으로 주로 하시모토 갑상선염(hashimoto's thyroiditis)으로 불리는 자가 면역 만성 림프구 갑상선염에 의해 초래되며 아동기와 청소년기 때 발생하며 여아에서 더 많이 발생한다.

2. 임상증상

아동은 피로, 허약감, 변비, 그리고 건조한 피부를 호소하며 일부에서는 갑상선 비대를 보일 수 있다. 후천성 갑상선 기능저하증은 정신지체가 별로 없으나, 성장장애, 점액수종, 변비, 집중력의 감퇴 등을 볼 수 있다. 또한 사춘기 시작과 치아 발현이 늦어지는 경우가 많다.

3. 임상검사

후천성 갑상선 기능저하증의 진단적 평가는 비교적 간단하여, 혈청 갑상선 기능검사가 필요하다(TSH, T_4, 유리 T_4), 자가면역성 갑상선염의 확진은 혈청 갑상선 항체 검출, 갑상선 스캔 등으로 진단된다.

4. 간호진단

내분비계 건강문제 간호진단 참조

5. 치료 및 간호

선천성과 마찬가지로 sodium-L-thyroxine을 투여하며, 용량은 아동의 체중과 갑상선 기능저하 정도에 따른다. 중증이나 만성 갑상선 기능저하증이 있는 아동 또는 청소년의 경우 갑상선 호르몬 보충이 너무 빠르게 이루어지면 부작용이 올 수 있다. 그러므로 처음에는 적은 용량에서 시작하여 증상과 갑상선 임상검사에 따라 서서히 증가시켜야 하며 정상상태에 도달할 때까지 몇 주 간격으로 검사한다.

보호자와 아동에게 일차성 갑상선 기능저하증에 대해 교육한다. 그들에게 매일 투약하는 것이 매우 중요함을 알려야 한다. L-thyroxine은 흡수를 최적화시키기 위해 식전 30~60분에 복용한다. 아동과 청소년은 주로 성장이나 사춘기 발달과 관련하여 진단을 받게 되며, 많은 아동이 치료를 시작한 후 그 동안의 격차해소를 위해 빠른 성장을 경험하게 될 것이다.

아동의 잠재적 성장은 치료에 대한 반응과 관계되며 다른 특수한 방법으로 도움을 받을 수 있는 것이 아니다. 보호자와 아동 모두 그동안 뒤쳐진 성장을 따라잡는 성장 가능성에 대한 충분한 정보가 제공되어야 한다. 보호자는 불안정, 수면장애, 흥분 등의 증상이 나타나면 즉시 의사에게 알려야 한다.

⊕ 당뇨병(Diabetes mellitus)

인슐린의 결핍에 의한 탄수화물, 지방, 단백질의 대사장애로서 당뇨, 과혈당증, 산혈증을 유발하는 에너지 대사 증후군으로 제 I 형 당뇨병, 제 II 형 당뇨병 그리고 기타형으로 분류된다(표 8-4).

▮제1형 당뇨병(Type I diabetes)

- 소아기 발병(juvenile onset)

표 8-3 Type I, II DM의 차이점

구분		Type I (인슐린 의존형, 소아)	Type II (인슐린 비의존형, 성인)
발병연령		30세 이하(10~12세>5~6세>20세 이전)	
발병형태		• sudden onset • 질병의 시작이 확실	• gradual onset • 병의 시작이 불확실
비만증		무관	비만증에서 호발
경중도		severe	mild
Ketoacidosis		흔하다	rare
유전성(일란성 쌍생아 일치율)		50% 이하	90% 이상
HLA 관련		yes	no
치료	인슐린	반드시 필요	1/3에서만 필요
	경구용 혈당 강하제	not use	1/3에서 도움이 됨
	식이요법	단독 적용 시 불충분	1/3에서 식이요법만으로도 ok

- 췌장(pancreas)에서 인슐린이 분비되지 않음
- 유전적 요인은 덜함
- 인슐린 대체치료가 없을 때 케톤혈증으로 진전

▮제2형 당뇨병(Type II diabetes)

- 성인형 당뇨(adult onset diabetes)
- 췌장(pancreas)에서 어느 정도 인슐린이 분비된다. 스트레스와 비만 등 일정기간에만 인슐린 요구량이 증가한다.
- 비만과 관계가 있다.
- 비만과 무관한 아동, 청소년의 발병은 유전적 경향이 있다.

▮기타형

- 2차성 당뇨(secondary diabetes)
- 스테로이드 약물에 과다 노출되거나, 췌장 질환이나 외상 후 이차적으로 발병한다.
- 비유전적 증후군

유전적 요인으로는 다인자 유전이며, 6번 염색체에 HLA type이 있는 경우에는 상염색체 열성으로 유전된다. 조직형항원(tissue typing antigen)과 HLA(human lymphocyte antigen) 관련하여 특정 HLA형의 경우 바이러스 감염에 취약하기도 하고 IDDM을 가진 사람의 대다수에서 자가면역기전과 관련이 있다.

췌장의 랑게르한스섬 세포는 풍진(rubella) 볼거리(mumps)와 같은 바이러스, 화학물질에 매우 취약하다 감염 시 이들 바이러스가 촉진인자가 되어 췌장의 섬세포(islet cell)에 자가면역반응 일으켜 점진적 파괴를 야기한다.

1. 원인 및 병태생리

Insulin 부족시의 증상으로 탄수화물대사 부전, 지방, 단백질의 비정상적 대사 등이 나타난다. 간에 저장되어 있던 당원(glycogen)이 포도당(glucose)으로 전환 되면서 과혈당증(hyperglycemia)이 발생한다.

혈중 포도당 농도가 신장의 포도당 역치 초과 시 소변으로 당이 배설되는 당뇨(glucosuria)와 고삼투성 혈액을 희석하기 위해 인체의 체액이 혈관내로 이동하기 때문에 다뇨(polyuria)가 발생하며 다뇨로 인해 수분과 전해질 배설 증가의 결과로 다음(polydipsia)과 같은 당뇨의 특징적인 증상이 나타난다.

조직에서 당의 이용 감소에 따라 지방조직의 분해 증가하는데 이때 지방의 불완전 연소로 케톤체(ketone body)가 증가하고 그로인한 케톤 산증(ketoacidosis) 이 발생한다. 이로 인해 과일향의 단 냄새가 나는 깊고 빠른 호흡인 쿠스마울 호흡(Kussmaul respiration)이 나타난다.

단백질에서 포도당을 생성하려는 포도당신합성(gluconeogenesis)작용으로 단백질 합성 저하되고 이화작용 촉진된다. 이에 따라 세포내 포타슘과, 소디움이 세포외로 이동하게 되고 고칼륨혈증(hyperkalemia)이 나타난다. 탄수화물의 이용저하로 조직세포의 에너지 요구도 증가하고 이러한 배고픔현상(hunger mechanism)으로 다식증(polyphagia)이 일어난다. 다시 지나친 탄수화물의 섭취로 고혈당증은 더 심해진다.

2. 임상증상

대표적인 증상으로 다뇨, 다식, 다갈 그리고 혈당 증가, 탈수 나타나며 포도당의 이용감소로 체중감소, 야뇨(nocturnal enuresis), 전신권태, 쉽게 피곤 등의 증상이 나타난다. 고혈당증과 조직 세포내 에너지 부족으로 피부감염, 신우신염, 호흡기 감염, 피부건조, 시야 흐림, 궤양 치료의 지연, 홍조 띤 피부, 두통 등의 증상이 나타나고 산증이 심해지면 오심, 구토, 복부 동통 등이 생긴다.

3. 임상검사

▮혈청검사

- random blood glucose : 200mg/dL 이상이면 당뇨병으로 진단한다.
- fasting blood sugar : 120mg/dL 이상
- Serum insulin level : 정상 혹은 약간 상승
- Ketoacidosis : blood glucose 300mg/dL 이상
- Acidosis : $pH < 7.30$, $HCO^{-3} < 15mEq/L$

▮소변검사

- glucose oxidase(tape) test(tes-tape or clinistix) : ketone detection

▮Serum cholesterol, lipid 증가

4. 간호진단

내분비계 건강문제 간호진단 참조

5. 치료 및 간호

1) 인슐린 요법 (Insulin therapy)

(1) 요구량

인슐린 요구량의 경우 혈당치를 관찰하며 결정한다. 질병과 활동 감소, 스트레스 그리고 사춘기 등은 인슐린 요구량을 증가시키며 신체적 운동과 같은 요인에는 인슐린 요구량이 감소한다. 식사의 양과 질, 신체활동 그리고 정신적 상태에 따라 적정 요구가 달라진다.

표 8-4 각종 인슐린 1회 투여 시 작용시간

종류 및 구분		효과발현 시간	최대효과 시간	지속시간
초속효성	Humalog	5~15분	30~75분	2~4시간
	NovoRapid			
	Apidra			
속효성	Regular insulin-Humulin R	30~60분	2~4시간	5~18시간
중간형	Humulin N	2~4시간	4~12시간	18~28시간
지속형	Lantus	2~4시간	no peak	>24시간
	Levemir		3~9시간	
	Tresiba		no peak	

(2) 인슐린 종류

인슐린은 초속효성(rapid acting-Humalog, NovoRapid, Apidra), 속효성(short acting-Humulin R), 중간형(intermediated acting-NPH), 지속형(long acting-Lantus, Levemir)으로 분류된다.

(3) 인슐린 투여

복합용량 주사기, 휴대용 인슐린 주입기(portable insulin pump, continuous subcutaneous infusion)으로 주입, 속효성(regular)+중간형(NPH, Lente)을 아침, 저녁 식사 30분전 투여, 이때 투여량은 인슐린 투여 후 최대 효과가 나타난 후의 혈당량에 의존한다. 통제가 어려운 당뇨병, 사춘기 당뇨병의 경우 하루에 1회의 기저 인슐린+각 식전의 속효성 인슐린 투여한다(표 8-4).

2) 식이

건강한 아동의 경우 음식물 섭취량에 반응하여 인슐린이 분비되나 당뇨병 환아의 경우 인슐린 작용 시작시간, 최대 효과시간, 흡수율, 작용 지속시간이 예측하여 적절하게 인슐린을 피하에 주사하여 공급해야만 한다.

(1) 영양공급 시 유의점

매일 동일한 시간에 투여하고, 칼로리 총량과 기초 영양소의 비율은 매일 일관성 있게 유지해야한다. 칼로리 분배는 활동양상에 근거하여 계산하고 칼로리의 2/10는 아침, 2/10은 점심, 3/10은 저녁, 나머지 3/10은 하루 3회씩 간에 1/10씩 투여하는 것이 이상적이다.

(2) 칼로리 계산

다양한 칼로리 계산 방법이 있지만 간단한 방법으로 1세 1000cal를 기준으로 1세 추가시 마다 100cal 추가한다. 가령 5세 아동의 경우 요구되는 칼로리 $=1000+4\times100=1400$cal으로 추정할 수 있다. 저혈당증(hypoglycemia)을 예방하기 위한 노력으로 식간과 취침 전 간식을 섭취하고 식사, 인슐린, 운동의 균형유지 한다.

표 8-5 당뇨병성 혼수 / 인슐린 쇼크의 증상

구 분		Diabetic Coma	Insulin shock
원인		치료되지 않은 당뇨 감염의 동반	• 과량의 인슐린 투여 • 인슐린 감량 없이 식사량 감소 • 운동량 증가
증 상	특징	• 기면 상태 • 감각의 둔화, 혼미	• 불안정, 초조 • 공복감, 두통, 현기증
	피부	상기됨, 탈수증상	창백, 발한
	호흡	Kussmaul respiration	Weak
	맥박	느리고 약함	빈맥
	신경증상	지각이상, 산혈증, 혼수	진전, 동공산대, 경련, 혼수
검사소견	Blood glucose	250mg/dL ↑	60mg/dL ↓
	Ketone	높고 많다	negative
	U/O	polyuria(초기), oliguria(후기)	정상
	Urine sugar	↑ ↑ ↑	negative
치료		Regular insulin 투여	오렌지 주스, 사탕, glucagon IM or SQ

(3) 운동(Exercise)

운동의 목적은 혈당치를 감소시키는데 의의가 있다. 운동전 혈당을 측정하여 100mg/dL 이하일 경우 운동 전 간식을 섭취하고 100mg/dL 이상일 경우 간식이 필요하지 않은 것으로 본다. 운동 전 혈당이 250mg/dL 이상 경우 소변에서 케톤을 검사하고 케톤이 나오지 않은 경우 운동이 가능하지만 케톤이 존재 할 경우 인슐린주사를 투약하고 운동을 보류한다.

6. 합병증 관리

1) 저혈당증(Hypoglycemia)

혈당치가 60mg/dL 이하인 것을 말한다. 인슐린의 과량투여, 인슐린 요구량이 감소되는 경우(honeymoon period), 칼로리 보충하지 않은 상태에서 운동량이 증가한 경우 그리고 식사시간이 지연되거나 하지 않은 경우가 큰 원인이다. Diabetic coma나 Insulin shock의 증상이 보이지 않는지 관찰한다.

(1) 증상

당뇨병성 혼수와 인슐린에 의한 쇼크는 구분되어야 한다(표 8-5).

(2) 치료

꿀, 과일주스, 우유, 사탕 등으로 10~15g의 단당(simple carbohydrate)을 신속하게 섭취하고, 그 후 혈당유지 위해 밥이나 빵 등 복합탄수화물(complex carbohydrate) 섭취한다. 포도당을 근육이나 피하로 주사하는 경우 혈당회복에는 15~20분 정도 소요된다. 아동이 혼수상태인 경우 기도를 유지하고 산소를 공급한다.

1) 당뇨병성 케톤 산혈증 (Diabetic ketoacidosis, DKA)

부적절한 양의 인슐린을 사용하거나 처방전 식이를 이행하지 못한 경우, 갑상선 기능 항진증, 쿠싱증후군(Cushing's syndrome)과 같은 내분비 질환, 감염으로 인한 glucagon의 증가, 과도한 스트레스나, 성장기(사춘기)와 같은 인슐린 저항성이 증가된 경우 발생할 수 있다.

(1) 진단 및 검사

혈당이 300mg/dL 이상으로 증가, 케톤혈증(ketonemia), pH가 7.3 이하 HCO^{3-}가 15 mEq/L 이하인 산증(acidosis), 당뇨(glucosuria), 케톤뇨(ketonuria), 중등도 탈수, 저칼륨혈증(hypokalemia) 등이 나타나고 혈액이 농축되어 Hb, Hct이 증가하고, 고나트륨혈증(hypernatremia)이 나타날 수 있다.

(2) 기전

고혈당혈증(hyperglycemia)으로 삼투성이뇨(osmotic diuresis)가 계속되면 탈수와 이에 따른 혈량저하(hypovolemia)가 발생한다. 이것은 다시 불충분한 신장 관류(inadequate renal perfusion)로 신장 기능장애(renal dysfunction)를 일으키고 정상적인 H^+ 이온의 대사성산증(metabolic acidosis)이 초래된다.

(3) 증상

다뇨, 다식, 건조한 피부, 홍조, 선홍색 입술, CNS 억압으로 기면상태, 대사성 산증의 결과로 복통, 쿠스마울 호흡(Kussmaul's respiration), 빈맥, 체온 하강, 혈압하강, 혼수 등의 증상이 나타난다.

(4) 치료

탈수를 교정하기 위해 등장액을 투여(ringer's lactate solution or saline)한다. 낮은 용량의 regular insulin을 지속적으로 정맥으로 주입하고, 혈당이 300mg/dL↓이면, 대사성 산증의 교정되면 피하로 주입 시작한다. pH가 7.2 이하일 때 산혈증 교정하기 위해 bicarbonate를 투여한다. 혈액검사를 통해 전해질 수치를 보면서 적절하게 교정해준다.

(5) 간호

지속적 지속주입법(continuous infusion)으로 인슐린 주입 시 매시간 혈당을 측정하여 효과를 평가한다. 섭취량과 배설량, 체중, 활력징후, 점막과 피부 긴장도 등을 관찰하며 수분과 전해질 균형 유지한다. DKA의 재발방지를 위한 원인을 사정한다.

7. 환아 및 가족의 교육 : 자가 관리

1) 인슐린투약

인슐린의 작용, 작용시간, 최대 효과 시간, 주입방법, 주사부위 등 인슐린 투약을 교육한다. 혈당 및 뇨당 측정법, 식이교육으로 각 식품군 포함, 대체하여 먹을 수 있는 식품목록의 사용방법, 정시 식사와 간식의 중요성에 대해 교육한다. 규칙적인 운동의 필요성에 대해 설명하고 운동 전 후 혈당량에 근거하여 운동 전과 운동 중의 부가적 음식섭취 법에 대한 정보를 제공한다. 만약 아동이 질병이 있을시 고혈당증 유발가능성이 증가하므로 4~6시간 간격으로 혈당을 측정하고 공복 시에도 평소의 인슐린 양을 투약할 수 있도록 교육한다. 고혈당증 교육으로 원인(식이, 운동, 인슐린과의 상호 관련성), 증상과 증후, 처치방법 등에 대한 교육이 필요하다.

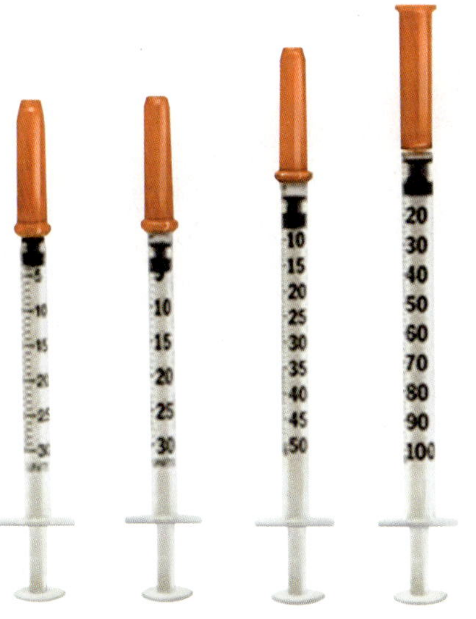

그림 8-2 인슐린 주사

2) 고혈당증 교육으로 원인, 증상과 증후, 처치법

첫 증상 시 혈당 측정하여 250mg/dl 이상이면 DKA 가능성이 있음을 알려주고, 아동의 식이에 있어 농축 탄수화물 제거의 필요함을 강조한다. 감염 예방의 필요성과 조기치료가 필요함을 교육한다. 아동의 경우 매일의 운동량이 다르고 성인에 비하여 처방된 식사를 일정하게 유지하기 힘들며 감염의 빈도가 높아 당뇨 조절이 어려움을 설명한다.

3) 주사부위에 따른 효과 발현과 지속시간

주사부위	복부	팔	다리	엉덩이
속도	매우빠름	빠름	느림	매우느림
지속시간	매우짧음	짧음	길다	매우길다

4) 인슐린 투여방법

(1) 주사기

눈금이 정확하며 주사를 다 놓은 후에 주사기 내에 인슐린이 최소한으로 남는 주사기를 사용하여야 한다. 주사바늘은 뾰족한 것을 사용하여 주사 시 통증을 최소화 시켜야한다. 인슐린은 주로 1cc에 100단위가 들어있는 것을 사용하며 인슐린 용량이 적은 경우에는 30단위, 50단위까지 표시되어 있는 주사기를 활용할 수 있다. 이는 100단위 주사기를 사용하면 너무 적은 인슐린 용량을 정확히 재기 어렵기 때문에 보다 정확히 인슐린을 잴 수 있도록 고안된 것이다(그림 8-2).

(2) 인슐린 펜

만년필이나 볼펜 같이 주머니에 꽂고 다닐 수 있는 것으로, 수시로 인슐린이 필요한 경우에 인슐린 병과 주사기를 가지고 다닐 필요없이 그대로 필요한 인슐린양 만큼을 펜에 표시된 눈금에 맞추어 투여하면 된다(그림 8-3).

(3) 인슐린 펌프

인슐린 펌프는 인슐린이 분비되지 않거나, 소량만 분비되는 당뇨 환자들에게 인슐린을 외부

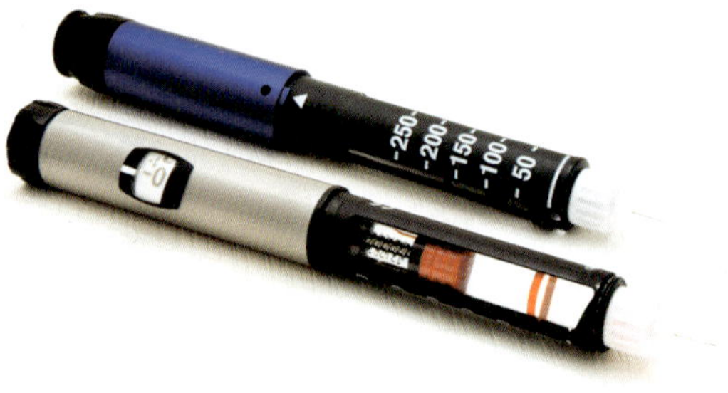

그림 8-3 인슐린 펜

에서 정확하고 정밀하게 몸속으로 공급하여 주는 췌장과 같은 역할을 하는 의료기이다.

식사를 한 후 혈당치가 상승하고 혈당치의 상승에 자극을 받아 췌장의 베타세포에서 인슐린의 분비가 증가되며 또한 식사와는 상관없이 항상 24시간 동안 인슐린이 분비되는 정상인의 인슐린분비를 인슐린펌프가 기초인슐린과 식사인슐린으로 나누어져 자동으로 분사하게 되는 것이다.

초속효성 인슐린을 사용하므로 효율적인 혈당관리와 여러번 주사를 맞아야 하는 번거로움을 최소화시켜주는 장점이 있으나 초기구입비용이 비싸며 바늘을 복부에 꽂고 생활해야 하는 번거로움이 있다. 또한, 아동과 부모는 펌프의 기계적 구조, 배터리 교환, 그리고 알람 시스템 등을 포함한 작동방법을 교육해야 한다. 단지 인슐린 펌프를 착용하고 다니는 것만으로 혈당이 조절되는 것이 아니라는 것을 아동과 가족에게 알려준다. 인슐린 펌프 사용에 있어서 중요한 문제는 투약부위의 감염이나 알레르기 반응이다. 투여 및 관리방법에서 펜을 누른 상태에서 빼주어야 함을 중요하게 교육한다(그림 8-4).

(4) 경구 혈당강하제

경구 혈당강하제는 췌장을 자극하여 인슐린 분비를 촉진하고, 인슐린이 세포에 더욱 잘 결합하도록 해주고, 간에서 새로이 당이 생성되지 않도록 하는 작용이 있다. 따라서 인슐린이 거의 분비되지 않는 1형 당뇨의 경우 경구 혈당강하제를 복용하지 않는다. 일반적으로 공복 시 혈당이 200mg/dl을 넘지 않는 당뇨병의 경우 식사요법과 운동요법을 먼저 실시하고 이러한 방법들이 실패한 경우 이 약제를 사용한다.

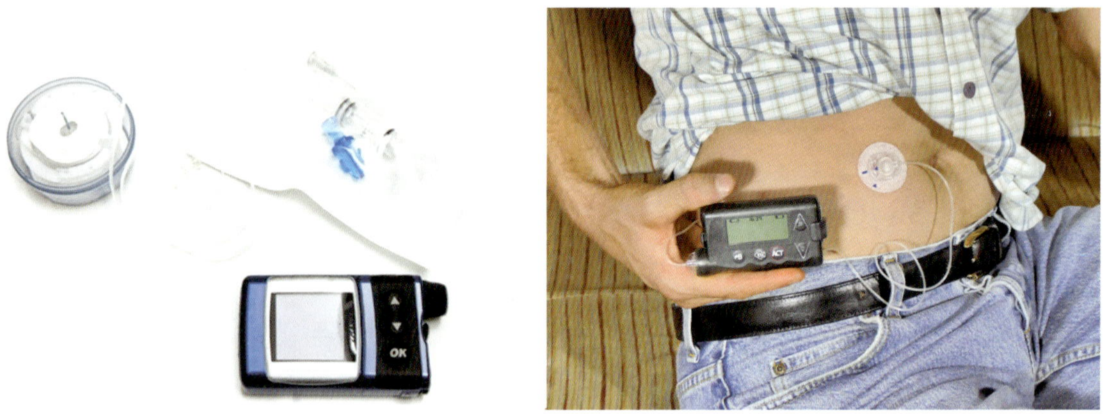

그림 8-4 인슐린 펌프

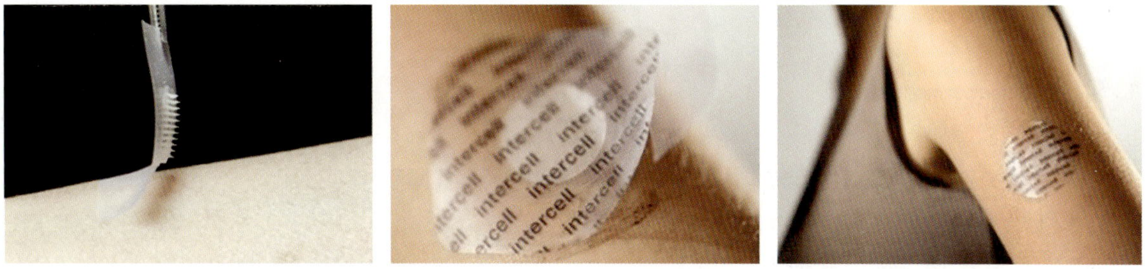

그림 8-5 인슐린 패치

경구 혈당강하제는 그 자체가 인슐린이 아니기 때문에 간, 신장, 소화기계 등에 부작용을 나타날 수 있으므로 약물의 선택과 용량에 있어서 주의를 해야 한다. 제품에 따라서 작용시간, 부작용 등이 다르므로 전문의와 상의하여 복용해야 하며 다른 약물을 같이 복용할 경우 경구용 혈당강하제의 효과가 커지거나 작아질 수 있으므로 환자 임의로 다른 약물을 복용해서는 안 된다. 다른 질병으로 약을 먹거나 치료를 받을 경우에는 경구 혈당강하제를 복용하고 있다는 사실을 알려야 한다.

(5) 인슐린 패치

혈당 수준의 변화에 반응하여 인슐린을 방출해 주는 스마트 인슐린 패치라고 한다. 스마트 인슐린 패치에는 인간 눈썹만 한 바늘 100개가 달려 있는데, 혈당 감시 및 인슐린 주사까지 모두 관여 한다. 스마트 인슐린 패치를 처음 붙일 때는 모기가 무는 것처럼 따끔하지만, 1형 당뇨병 마우스를 대상으로 한 실험에서 최대 9시간까지 효과가 지속되는 것으로 밝혀졌다(그림 8-5).

1. 당뇨병(Diabetes mellitus, DM)

1) 특징

(1) 탄수화물, 지방 및 단백질의 대사장애를 일으키는 만성질환(인슐린 대사장애)

(2) 인슐린의 기능

① 포도당을 세포내로 운반함

② 간과 골격근에서 당원(glycogen)을 생산함

③ 포도당을 트리글리세리드(triglyceride)로 전환시킴

④ 핵산을 합성함

⑤ 단백질을 합성하여 종합적으로 혈당치를 조절함(혈당이 세포로 이동되는 속도를 조절)

2) 진단 : 혈당 200mg/dl 이상, 전해질 검사, 당부하 검사

3) 간호중재 : 식이 및 운동, 인슐린 투약, 개인위생, 피부관리(발, 감염관리), 합병증 예방

4) 인슐린 의존성 당뇨병과 인슐린 비의존성 당뇨병으로 분류

	증상	치료
Ⅰ형 당뇨병 (인슐린의존성)	• 갑작스러운 발병이 특징 • 20세 이하에서 발생 • 발생빈도는 5~8% • 인슐린 형성능력(－) • 심한 당뇨성 케톤산증이 빈발 • 비반증과 관계없음	• 반드시 인슐린치료가 필요함 : Ⅰ형 당뇨병의 결정적인 치료는 인슐린을 대처하는 것 • 식이, 운동 요법 병행 • 경구용 혈당저하제 복용하지 않음
Ⅱ형 당뇨병 (인슐인 비의존성)	• 서서히 시작 40세 이상에서 발병 • 발생빈도는 85~90% • 인슐린 형성능력(＋), 인슐린 수용체 이상(＋) • 비만증과 관계있음	• 인슐린은 1/3정도에서만 필요함 : 1/3은 식사요법만으로 조절 가능함 • 식이, 운동 요법 병행 • 경구용 혈당저하제가 유용함

2. 갑상선 기능 저하증

	영아기	영아기 이후
갑상선 기능저하증	• 계속되는 황달 • 수유곤란 • 열린입, 두꺼운 혀, 눈꺼풀 부종 • 두껍고 얼룩덜룩한 피부 • 거친 머리카락 • 체온저하, 근긴장도 저하	• 성장발달 지연 • 골 발육 저하 • 대천문 폐쇄지연 • 신경계 증상(지능저하, 언어장애등) • 작은 키 • 짧은 사지와 목

3. 갑상샘 기능 항진증

1) 비대된 갑상샘에서 갑상샘 호르몬이 과도하게 생산됨

2) 그레이브스병 증상 : 신경과민, 체중 감소, 식욕 증가, 발한 증가, 불안, 설사, 더위를 참지 못함, 돌출된 눈, 부드럽고 매끄러운 피부, 심계항진, 지전, 집중력 감소 등

3) 항갑상샘 약물 투여, 방사성 요오드 치료(10세 미만) 혹은 수술

4. 성조숙증

1) 이차성징이 빠르게 나타나는 것, 골성숙 촉진, 저신장
2) 성선자극호르몬 작용물질 투여

5. 성장호르몬 결핍

1) 저신장, 성장률 감소, 짧고 넓은 얼굴, 사춘기 지연, 저혈당증, 근육 감소와 지방 증가
2) 합성 성장호르몬 치료(피하주사)

호르몬분비, 질병, 발달적 변화, 자아지각과 관련된 신체상 손상

분석자료	• 부적절한 호르몬 분비, 작은키 등 외모, 자기신체에 대한 비언어적 반응, 느낌 표현, 무력감, 절망감
간호중재	• 부적절한 호르몬 분비와 관련된 증상을 사정한다. • 관련요인 및 질병의 치료적 간호중재를 제공한다. • 비언어적 반응을 수용하고, 느낌을 표현할 수 있도록 한다. • 환아의 질병에 대한 올바른 정보를 제공해준다.

질병관리에 대한 정보 결핍과 관련된 지식부족

분석자료	• 제한된 지식, 정보의 잘못된 해석, 불안, 부적절한 행동, 불이행
간호중재	• 환아의 질병관리에 대한 지식과 이해정도를 사정한다. • 환자의 질병관리에 대한 정보와 교육을 제공한다. • 질병관리에 대하여 적절한 대처를 할 수 있도록 간호를 제공한다. • 자가관리에 관련된 정보와 교육을 제공한다.

선천적 장애, 호르몬 불균형, 영양 및 대사 불균형과 관련된 불균형적 성장위험성

분석자료	• 선천적 장애, 왜소증, 키와 몸무게, 영양상태, 호르몬 수치, 약물, 만성질환
간호중재	• 환아의 키와 몸무게를 측정하고, 성장발달 곡선을 확인한다. • 성장불균형 유발하는 위험요소를 사정한다. • 영양요구를 충족시키는 식이프로그램과 요구량에 대해 교육한다. • 나이에 적절한 활동과 운동을 인식한다. • 호르몬 대체요법이 처방된 대로 이행될 수 있도록 교육한다. • 정기적인 검진을 위한 외래 방문의 중요성을 교육한다.

약물관리, 식이섭취, 스트레스, 신체적 활동수준과 관련된 불안정한 혈당수치의 위험

분석자료	• 투약중인 약물, 스트레스, 신체적 활동 수준, 당뇨관리 부족, 식이섭취 저혈당 증상, 케톤산증 증상, 인슐린 수치
간호중재	• 환아의 혈당을 확인한다. • 환아의 고/저혈당 증상을 사정한다. • 저혈당 징후, 증상, 처치법에 대해서 교육한다. • 당뇨관리계획에 아동과 부모를 참여하도록 한다.

내분비 기능장애, 조절기전 손상(호르몬 분비), 약물과 관련된 전해질 불균형 위험성

분석자료	• 탈수, 소변배출, 식욕부진, 오심, 구토, 경련, 행동변화, 의식수준 변화
간호중재	• 수분–전해질 수준의 변화를 사정한다. • 원인이 되는 기저질환을 확인하고 중재한다. • 전해질 불균형 교정을 위한 간호중재를 수행한다(수분제한, 정맥내 전해질 투여).

Precocious puberty

7세 여아가 3개월 전부터 몽우리와 압통을 동반한 양쪽 유방의 커지는 증상을 호소로 병원에 왔다. 임신나이 40주에 출생체중 3.200g으로 태어났으며, 현재키는 125cm, 체중은 25kg, 뼈 나이는 9세였다. 음모와 여드름은 없었다. 6세때 키는 117cm, 몸무게는 20kg이였다. GnRH자극검사 결과 항진(+)되어 있었으며, 혈중 FSH, LH, E2, T농도를 측정하였다. 이 상황을 간호과정에 적용해 보세요.

- 주관적, 객관적인 자료?
- 도출될 수 있는 간호진단은?
- Maslow's Hierachy needs 이론에 근거해서 가장 우선적으로 시행되어야 하는 간호중재는?

Diabetes mellitus

15세 남아가 의식이 저하된 상태로 병원에 내원하였다. 한달 전부터 자꾸 목이 마르고 물을 많이 마시며, 소변량이 증가하였다고 한다. 한달 동안 5kg의 체중 감소가 있었다. 진찰결과 혈압 110/70mmHg, 맥박 100회/분, 호흡 35회/분, 체온 36.5℃이였다. 다른 검사결과는 다음과 같다. 이 상황을 간호과정에 적용해 보세요.

- 혈액 : ABGA – pH 7.1, HCO_2^- 10meq/L, Na^+ 150meq/L, K^+ 3.0meq/L, CI^- 120meq/L, 혈액 요소질소 32mg/dL, Cr 0.8mg/dL, 포도당 400mg/dL, 케톤(+)
- 소변 : 포도당(4+), 케톤(3+)

- 주관적, 객관적인 자료?
- 도출될 수 있는 간호진단은?
- Maslow's Hierachy needs 이론에 근거해서 가장 우선적으로 시행되어야 하는 간호중재는?

PEDIATRIC NURSING

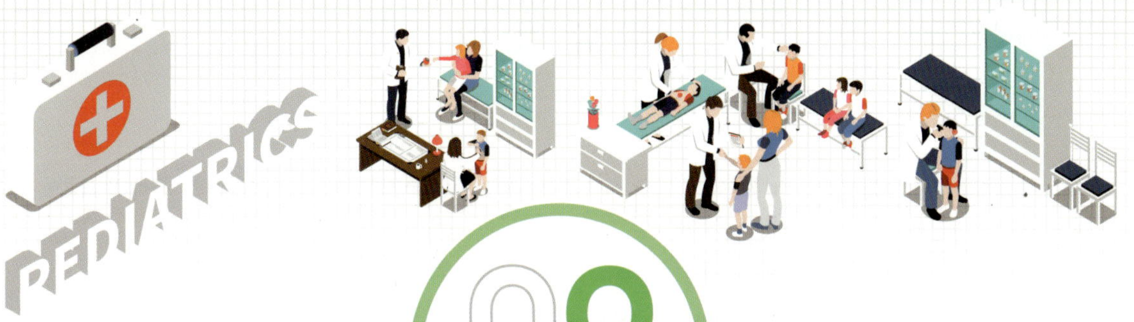

09 CHAPTER

뇌기능장애 아동간호

Pediatric Nursing

학·습·목·표

- 아동기 뇌의 특성을 설명한다.
- 아동의 뇌기능을 사정한다.
- 이분척추 아동에게 간호과정을 적용한다.
- 수두증 아동에게 간호과정을 적용한다.
- 두부외상 아동에게 간호과정을 적용한다.
- 수막염 아동에게 간호과정을 적용한다.
- 뇌염 아동에게 간호과정을 적용한다.
- 세균성 및 바이러스성 수막염 아동에게 간호과정을 적용한다.
- 라이증후군 아동에게 간호과정을 적용한다.
- 열발작 아동에게 간호과정을 적용한다.
- 발작장애 아동에게 간호과정을 적용한다.

주·요·용·어

- **cerebrospinal fluid, CSF** — **뇌척수액** : 뇌와 척수에 존재하는 무색투명한 액체로 생성, 순환, 분해의 과정을 거치며, 항상 일정한 양을 유지한다.
- **decerebrate posture** — **제뇌자세** : 중뇌와 간뇌의 운동섬유 파열로 초래되는 자세이다.
- **decorticate posture** — **제피질자세** : 자발적 운동경로의 중단으로 팔꿈치, 손목, 손가락은 굴곡되고 팔이 내전되어 내측으로 회전된다.
- **encephalitis** — **뇌염** : 뇌 실질의 염증성 질환을 총칭하는 말로서 뇌를 싸고 있는 뇌수막에 생기는 염증(뇌수막염)과는 다른 질환이다.
- **epilepsy** — **뇌전증(간질)** : 단일한 뇌전증 발작을 유발할 수 있는 원인 인자, 즉 전해질 불균형, 산－염기 이상, 요독증, 알코올 금단현상, 심한 수면박탈상태 등 발작을 초래할 수 있는 신체적 이상이 없음에도 불구하고, 뇌전증 발작이 반복적으로(24시간 이상의 간격을 두고 2회 이상) 발생하여 만성화된 질환군을 의미한다.
- **febrile convulsion** — **열발작** : 생후 9개월에서 5세 사이의 소아에게 열과 함께 경련이 발생하는 것을 의미한다.
- **hydrocephalus** — **수두증** : 뇌실과 지주막하 공간에 뇌척수액이 비정상적으로 축적된 상태를 말한다.
- **intracranial pressure, ICP** — **두 개내압** : 뇌척수는 튼튼한 경막에 싸여, 뇌척수액의 안에 떠 있는 상태에 있다. 이 내부의 압력은 균일하며, 통상, 대기압보다 약간 높게 유지되고 있다. 요추천자로 횡와위로 측정한 경우에는 정상인에서 70～150mm 수주의 압을 갖는다.
- **level of consciousness, LOC** — **의식수준** : 수의적 운동, 반사, 자율신경기능을 관찰하고 통증이나 접촉 자극, 시각자극 등에 대한 반응에 의해 판단하며 뇌파소견 등을 참고한다. 의식수준은 대뇌피질과 뇌간망상체 부활계의 상호작용에 의해 유지된다.
- **lumbar puncure, LP** — **요추천자** : 뇌를 감싸고 있는 경막과 뇌 사이의 공간인 거미막밑 공간에 있는 뇌척수액을 뽑거나 그곳에 약을 투여하기 위하여 시행하는 검사법이자 처치법이다.
- **meningitis** — **수막염** : 거미막과 연질막 사이에 존재하는 거미막밑공간에 염증이 발생하는 다양한 질환을 의미한다.

09 CHAPTER 뇌기능장애 아동간호

뇌기능장애 관련 질환은 선천적인 질병, 후천적 기능장애, 감염이나 상해로부터 발생하는 신경계통과 관련된 광범위한 건강문제를 모두 포함한다. 뇌기능장애와 관련된 질환은 심각한 질환 및 후유증의 원인이 될 수 있으며 이는 문제가 사소하다 할지라도 이것은 생명에 위협적인 합병증을 일으킬 수 있다.

신경계의 정보는 대부분 간접적인 방법에 의해 얻어진다. 두개내압 상승과 의식변화는 신경계 질환에서 아주 중요한 부분을 차지한다.

신경계 해부생리

신경계를 분류하는 방법에는 구조적인 분류와 기능적인 분류가 있다. 구조적으로는 뇌와 척수를 포함하는 중추신경계(central nervous system, CNS)와 뇌신경 및 척수신경, 그리고 이 신경들의 신경절로 구성된 말초신경계(peripheral nervous system, PNS)로 분류된다. 대부분의 신경세포들은 출생초기에 분화되어 일생동안 새로운 세포로 대치되지 않으며, 이러한 점에서 사람은 자신의 신경세포와 같은 정도로 노화되는 과정을 경험한다고 볼 수 있다.

신경계통은 심장이 박동을 시작하기 전에 분화되기 시작하여 빠르게 모양이 변화고, 심장이 박동을 시작하면 혈액이 서서히 순환되면서 발생중인 신경계통에 산소와 영양을 공급하여 성장한다. 성숙한 사람의 뇌에서 1,000억 개로 추정되는 신경세포를 형성하려면 출생전기 전체에 걸쳐 분당 2,500개씩 늘려가야 한다. 이는 신경계는 출생 전에 더 빨리 성장한다는 것을 의미한다.

신경계는 생후 첫 12년 동안 계속 성숙해 간다. 중추신경계는 뇌, 척수와 일반적 외상으로부터 주변 조직을 보호하기 위해 주변의 막과 뇌막으로 구성된다. 이 조직은 두개골, 척추 및 뇌척수액(cerebrospinal fluid, CSF)에 의해 보호된다.

뇌는 경막(dura mater), 지주막(arachnoid layer), 연막(pia mater)의 세 개의 막으로 덮여있다. 경막은 두개의 안쪽에 있으며 수막 동맥과 수막 정맥을 덮고 있다. 그 아래 얇고 투명한 지주막 아래에는 뇌척수액이 흐른다. 뇌척수액은 지주막하강에 있는 체액으로 외부의 충격으로부터 보호하는 완충역할을 한다. 세 번째 막은 연막인데 뇌에 붙어있다(그림 9-1).

1. 대뇌 (Cerebrum)

대뇌는 뇌의 가장 많은 부분을 차지하며 2개의 반구와 여러 개의 엽으로 구성되어 있다. 대뇌 반구의 표면은 매우 주름이 많은 대뇌겉질(cerebral cortex)로 덮혀 있는데, 대뇌겉질은 1.5~5.0nm 두께의 회색질층이다. 각 대뇌반구는 일반적으로

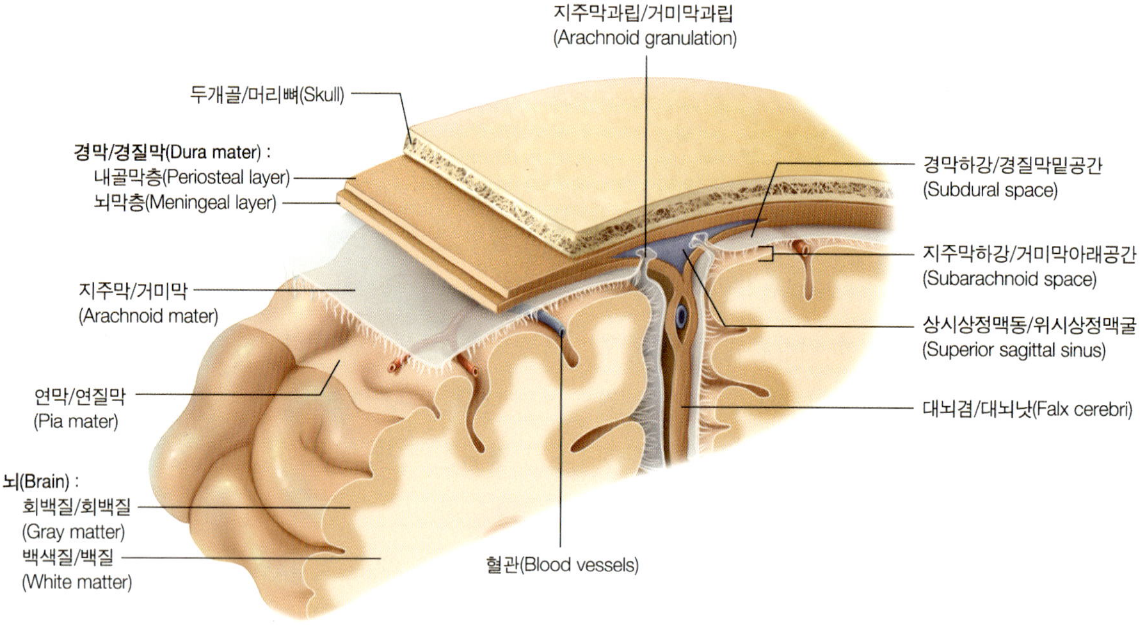

그림 9-1 머리 단면도

4개의 대뇌엽(lobe)으로 구분한다. 이들은 전두엽(frontal lobe), 두정엽(parietal lobe), 후두엽(occipital lobe), 측두엽(temporal lobe)으로 구성된다.

전두엽은 성격, 감정, 복합적인 지적기능, 수의적 운동을 담당한다. 두정엽은 뇌의 측면과 중앙면에 위치하며 운동감각(자세, 촉각, 시각)과 공간기능(우측), 암기, 계산 등의 기능을 담당한다. 미각, 후각, 청각, 언어는 측두엽에 의해 해석되며 시각의 인지 기능은 뇌의 뒤쪽에 자리하는 후두엽이 담당한다.

2. 뇌간 (Brain stem)

뇌간은 소뇌 아래쪽에 위치하며 생명을 유지하는데 필수적인 기능을 한다. 뇌간은 세 부분으로 나뉜다. 중뇌(midbrain)는 시각반사를 관리하며 뇌신경(cranial nerve) III, IV를 조절한다. 교(pons)는 호흡을 조절하고 뇌신경 V, VI, VII, VIII을 조절한다. 연수(medulla oblongata)는 호흡, 심장, 혈관 수축, 재채기, 기침, 구토 반사뿐만 아니라 뇌신경 IX, X, XI, XII를 담당한다.

3. 소뇌 (Cerebellum)

소뇌는 운동 조절, 자세, 균형 등의 기능을 담당한다. 소뇌 기능을 파악하기 위해 정상적인 균형과 근육의 조정 작용을 검사한다. 아동의 걸음걸이를 관찰하고 아동이 자연스럽게 걷는지를 확인한다. 아동에게 자신의 코에 손가락을 닿게 하고 그 다음 검사자의 손가락에 닿도록 하는 검사를 한다. 아동에게 한발로 서도록 하는데, 4세경의 아동은 5초 동안 한 발로 설 수 있으며 똑바로 걷도록 할 때 네 발짝을 연속해서 걸을 수 있다(그림 9-2).

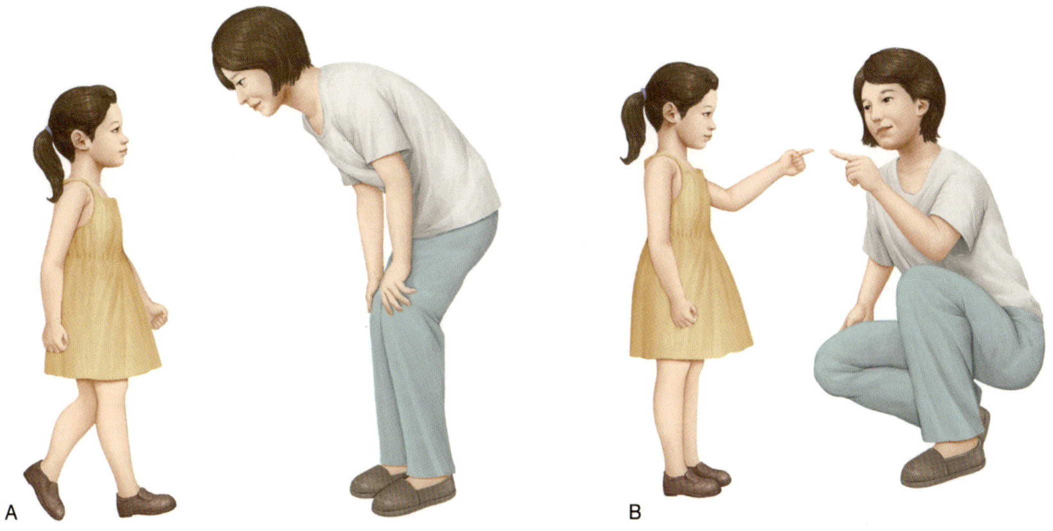

그림 9-2 소뇌기능검사. A, 아동이 똑바로 걸을 수 있는지 관찰한다. B, 코-손가락 검사는 소뇌의 기능을 사정하는 검사이다.

4. 척추(Vertebrae)와 척수(Spinal cord)

척추는 여러 부분으로 나뉘며 각 각은 경추(cervical vertebrae) 7쌍, 흉추(thoracic vertebrae) 12쌍, 요추(Lumbar vertebrae) 5쌍, 천추(sacral vertebra)와 미추(coccygeal vertebra)는 각각 1쌍으로 이루어져 있다. 척수는 31쌍의 신경으로 척추 내에 자리하며 신체를 조절한다. 척수는 신경자극을 뇌로 보내거나(상행), 뇌의 신경자극을 몸으로 보내게 되는데(하행), 감각적 정보는 말초신경을 통해 척수신경으로 가서 뇌의 특정 부위로 전달된다. 반대로, 운동반응은 대뇌피질에서 시작해 연수를 지나 척수의 전각세포를 통해 근섬유로 운동을 유발한다.

5. 자율신경계(Autonomic nervous system)

자율신경계는 교감신경계(sympathetic nervous system)와 부교감신경계(parasympathetic nerveous system)로 구성되며 직접적인 의식의 조절을 거의 받지 않는다. 체성운동신경계통이 수의근을 지배하는 반면 자율신경계통은 불수의근인 민무늬근육, 심장근육, 그리고 샘의 활성에 관여한다. 내장계통 특히 심장혈관계통, 소화기계통 및 호흡기계통과 관련이 있다.

6. 뇌척수액(Cerebrospinal fluid, CSF)

뇌척수액은 뇌를 보호하는 완충역할을 하는 것으로 각 뇌실 맥락총에서 생성되는 액체와 뇌간질액으로 이루어져 있고 하루에 100mL(신생아)~500mL(성인)씩 생성된다. 뇌척수액은 무색의 알칼리성 액체이며 비중은 1.004에서 1.008이다. 미량의 단백질, 포도당, 림프구, 염분 등을 함유하고 있다.

7. 두개내압(Intracranial pressure, ICP)

뇌는 단단한 두개골 안에서 팽팽하게 봉합되어 잘 보호되어 있으나 봉합 안에서 압력이 증가하면 매우 위험해진다. 두개내압은 뇌, 혈액, 뇌척수액이 두개에 가하는 힘(뇌 80%, 혈액 10%, 뇌척수액 10%)을 의미하며 항상 같은 비율로 유지되어야 한다. 즉 세 가지 요소 중 하나라도 비율이 변하면 총 용량 유지를 위해 다른 요소들이 변화하여 뇌의 용적을 일정하게 유지시키려고 한다.

일정한 공간 내에서 압력이 증가되면 실질조직을 눌러 뇌로 가는 혈액량이 감소하여 뇌혈류량과 관류압에 영향을 미치게 된다. 결국 뇌혈류를 감소시켜 뇌혈류와 뇌관류압에 영향을 준다. 뇌압은 정상적으로 0~12mmHg이고 15 mmHg 이상은 비정상으로 간주되나 해로운 영향이 없으면 20mmHg까지 견딜 수 있다. 영아는 두개골이 탄력적이고, 천문이 아직 폐쇄되지 않았기 때문에 큰 아동보다 뇌압상승을 잘 조정할 수 있다.

뇌혈액량이 감소하면 보상적 변화로서 뇌척수액의 생산을 줄이고 뇌척수액 흡수를 늘린다. 천문이 열려있는 아동이라면 두개골 봉합이 확장하여 압력을 줄이는 보상이 일어난다. 그러나 9세경부터는 골화가 종료되어 공간적 보상은 거의 불가능하다. 그러므로 두개골의 부피가 조금만 늘어나도 두개내압이 빠르게 상승한다. 만약 두개내압의 증가가 계속되면 뇌조직이 대후두공으로 밀려나게 된다.

뇌의 대사요구를 충족시키기 위해 반드시 중추신경계 혈액순환(cerebral blood flow, CBF)을 유지해야 한다. 뇌의 혈액공급은 내경동맥과 추골동맥을 통해 공급받는다. 대략 성인과 큰 아동의 경우 뇌 조직 1g의 대사요구에 대한 분당 45~50mL의 혈액이 요구되는데, 만일 분당 18~20mL 이하가 되면 전 신체의 요구 산소량의 10배를 요하는 뇌조직에 허혈증상이 초래되고 이후 뇌손상이 일어난다.

두개내압증가의 초기 증상이나 징후(두통, 구토)는 개인적인 변화, 과민성, 피로 등을 혼합하여 뚜렷하지 않거나 그 양상이 다양하다. 영아와 아동의 두개내압 상승의 임상증후는 표 9-1에 요약되어 있다.

8. 의식수준(Level of consciousness)

의식은 각성상태가 유지되면서 외부 자극에 대하여 자신과 주변 환경을 적절하게 인지할 수 있는 상태가 지속되는 상태를 의미한다. 의식수준을 사정할 때에는 아동이 잠에서 깨어나도록 해야 하며 아동의 반응을 일으키기 위한 적절한 자극을 사용하고 그 반응의 질과 각성 정도를 기록해야 한다. 의식수준의 변화를 통하여 신경계통 증상의 변화를 감지하는 첫 신호를 알 수 있다.

의식수준의 분류는 깨어있고 사람, 장소, 시간에 대해 명확하게 아는 상태인 명료(alertness), 의사결정 능력에 장애가 있는 혼돈(confusion), 말이 느리고 졸린 상태인 기면(lethargy), 깊은 수면상태로서 강한 자극을 반복해야 반응하는 혼미(stupor), 심한 통증이나 흡인 같은 자극에도

표 9-1 영아와 아동의 두개내압 상승의 임상 징후

영아	성격과 행동징후	아동	후기징후
• 팽팽하고 부풀어 오른 천문 • 머리둘레 증가에 의한 봉합선 분리 – 마퀴인(Macewen)징후(깨진 항아리 소리) • 흥분 • 고음의 울음 • 머리둘레의 증가 • 두피정맥의 팽창 • 수유변화 • 붙잡으면 울음 • 일몰징후	• 흥분, 불안정 • 무관심, 기면 • 학업성적 부진 • 신체활동과 운동력 감소 • 수면시간 증가 • 단순한 지시에 따르지 못함 • 무기력 • 기면	• 두통 • 오심 • 구토 • 복시, 흐릿한 시야 • 발작	• 서맥 • 지시에 대한 운동반응의 저하 • 통증에 대한 감각반응의 저하 • 동공크기와 반응의 변화 • 신전 또는 굴곡 자세 • Cheyne-Stokes 호흡 • 유두부종 • 감소된 의식 • 혼수

미약한 반응을 보이는 반혼수(simicoma), 어떠한 강력한 자극에도 전혀 반응이 없는 혼수(coma)로 구분한다.

의식정도를 사정하는 또 다른 방법은 Glasgow Coma Scale(GCS)가 있다. 이것은 눈 뜨기, 언어반응, 운동반응으로 측정하며, 정상은 15점, 8점 이하는 일반적으로 혼수, 3점은 깊은 혼수로 분류할 수 있다. 2세 이하 어린 아동의 경우에는 GCS로 측정할 수 없으므로 웃고, 듣고, 따라하면 5점, 울고 달랠 수 있으면 4점, 부적절한 지속적 울음은 3점, 흥분 및 불안은 2점, 반응 없는 경우 1점으로 사정할 수 있다. 그림 9-3을 참고하여 영유아와 아동의 Glascow Coma Scale 사정할 수 있다.

아동의 신경계 특성

아동 신경계의 해부생리는 성인의 해부생리와는 다르다. 정상 신생아의 해부학적인 구조는 정상이나 기능은 미숙하여 대부분 원시반사에 의하여 이루어진다. 영아기 수초발달은 두미-근원법칙에 준해 발달하여 점차적으로 원시반사는 수의적인 운동으로 바뀐다.

머리둘레가 가슴둘레보다 넓으며, 뇌조직의 성장은 생후 1~2년 사이에 빠르게 성장한다. 중추신경계나 감각기관은 2세에 성인의 70%, 4세에 85%, 6세 90% 정도 발달한다.

신생아의 두개골 봉합선 결합은 불완전하여 소천문(posterior fontanelle)은 생후 2~3개월, 대천문(anterior fontanelle)은 12~18개월에 닫힌다. 또한 영아의 두개골이 더 탄력적이고, 뇌의 성장을 위한 공간이 두개골 내에 어느 정도 있기 때문에 뇌의 압력증가에 덜 예민하다.

아동의 머리는 성인의 머리보다 무게가 무겁고 비율이 크기 때문에 낙상에 의한 뇌손상과 두개골 골절이 흔히 발생한다. 경추의 미성숙한 근육은 척추의 가동성을 증가시켜 경추 1~2번의 상해나 낙상에 의한 척추의 압박골절 위험을 증가시킨다.

신경학적 사정

	동공	오른쪽	크기		
			반응		
		왼쪽	크기		
			반응		
GCS	눈뜸	자발적으로	4		
		말을 듣고	3		
		통증으로	2		
		무반응	1		
	운동 반응	지시에 따름	6		
		통증 부위를 가리킴	5		
		통증 자극을 피함	4		
		비정상적 굴곡	3		
		비정상적인	2		
		무반응	1		
	언어반응	2세 이상			2세 이하
		지남력 있음	5		5 웃고, 듣고, 따라함
		혼돈	4		4 울음, 달랠 수 있음
		부적절한 단어 사용	3		3 부적절한 지속적인 울음
		이해할 수 없는 단어 사용	2		2 끙끙거리거나 신음소리를 냄
		무반응	1		1 무반응기
		관지 삽관	T		
	혼수척도 합계				

++ = 활기참
\+ = 느림
− = 무반응
C = 부종으로 눈을 감음

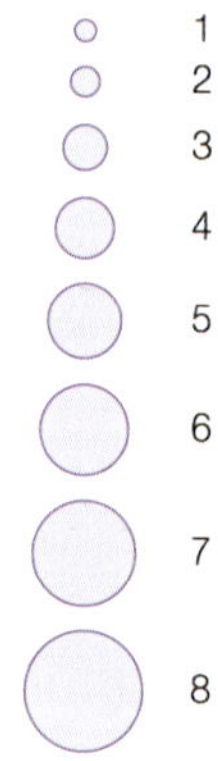

동공척도(mm)

쥐는 힘	LOC	근긴장도	눈운동	천문	기분/감정
같다	기민/지남력 있음×4	정상	정상	부드러움	행복
다르다	졸림	굽힙	안구진탕	편평함	만족
R_ L_	불안정	강직	사시	함몰	조용함
허약함	혼수	무기력함	기타 ______	단단함	움추림
	지남력 장애	약함		팽창	슬픔
	과격함	제피질상태		닫힘	기운 없음
	무기력함	제뇌상태		기타 ______	냉담
	깨어 있음	기타 ______			
	수면				
	기면				
	흥분				

그림 9-3 Glascow Coma Scale

사정 및 진단검사

건강력이나 신체검진 및 신경계 검진에서 파악된 비정상적 결과에 따른 정확한 정보를 위해 다양한 진단적 검사가 수행될 수 있다. 이 검사들은 침습적이며 아동에게 두려움을 줄 수 있으므로 검사를 수행하기 전에 준비할 수 있는 시간을 주는 것이 필요하다.

신경계 사정을 위하여 의식수준의 사정이 필요하며 호흡 양상은 신경계 변화 특히 뇌간 변화의 주요한 지표가 된다. 과호흡과 무호흡이 주기적으로 반복되는 체인스톡 호흡(Cheyne-Stokes respiration)은 양측 대뇌반구나 간뇌의 장애를 의미하며, 깊고 빠른 호흡이 지속적으로 나타나는 형태인 중추신경성 과호흡은 중뇌나 상부뇌교의 기능장애를 나타낼 수 있다.

동공의 크기와 반사는 중뇌의 기능을 나타내며 의식이 없는 아동의 신경학적 검사에서 중요한 부분이다. 간뇌에 장애가 있을 때 양측 동공은 축동(miosis)되고, 중뇌에 손상이 있을 때 양측동공이 산동(mydriasis)되며 대광반사(light reflex)가 소실된다. 깊은 혼수상태에서도 양측 동공은 확장 및 고정되어 대광반사가 소실된다.

통증자극에 대한 반응, 심부건 반사, 근긴장도, 바빈스키반사에 대한 종합평가를 통하여 병변의 위치사정이 가능하다.

대뇌의 심한 미만성 병변에 의한 혼수의 경우, 강한 통증에 반응이 없고 주먹을 쥐고 두 팔을 구부리고 하지는 쭉 뻗는 제피질 자세(decorticate positioning)인 굴곡 자세는 양팔을 안쪽으로 구부려 모으고 손목을 구부린 채 주먹을 쥐어 가슴 위에 놓고, 하지는 안쪽으로 모아 발목을 신전시키고 있는 자세이다. 이는 피질척수로(corticospinal tract)의 뇌간 상위 수준에 병소가 있을 때 특징적으로 나타난다.

상부 뇌교까지 뇌간 기능장애가 초래된 경우 양측 하지가 모두 강직된 신전과 상지의 내회전되는 제뇌 자세(decerebrate posture)인 신전자세는 심각한 뇌간의 기능장애로 거의 말기 혼수상태에서 나타나는 이완성 사지마비반응이다 (그림 9-4).

1. 뇌파검사 (Electroencephalography, EEG)

뇌파검사는 뇌에서 발생하는 전기적 활동을 기록하는 장치이다. 정상적으로 delta, theta, alpha, beta의 네 종류의 정상 파(wave)가 있으며, 대표적인 비정상파는 극파(spike)와 서파(slow

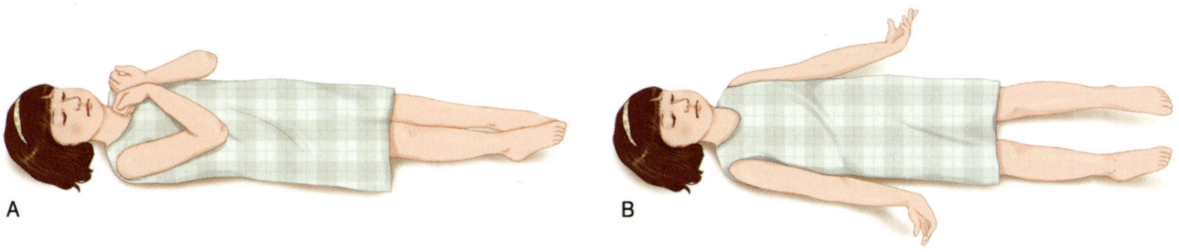

그림 9-4 뇌손상 시 자세. A, 제피질 자세(decorticate posture). B, 제뇌 자세(decerebrate posture)

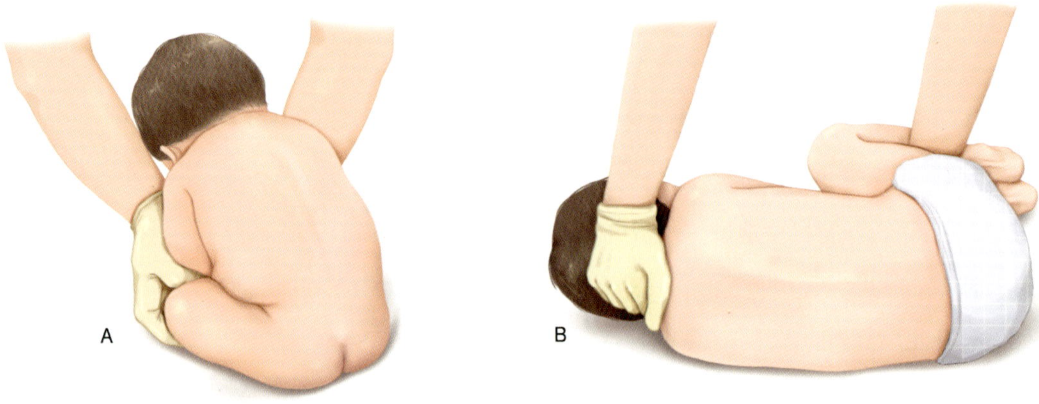

그림 9-5 요추천자 시 체위. A, 영아. B, 아동

wave)이다. 극파는 간헐적으로 갑자기 나타나는 고전압의 날카로운 모양이 특징이며 뒤에 서파가 따라온다.

검사 전 아동에게 방이 어두울 것임을 알려줘 아동이 두려움에 대한 공포를 갖지 않도록 알려주는 것이 필요하다. 뇌파검사는 뇌전증(간질)유무를 확인하는데 많은 도움이 된다.

2. 핵의학 검사

1) 단일광자 방출 전산촬영술 (Single photon emission computed tomography, SPECT)

동위원소를 사용하여 CT를 찍듯이 사진을 찍어 뇌 혈류량을 알아보는 검사이다. 큰 혈관이 막힌 경우 뇌의 혈류상태를 파악할 때 주로 사용된다.

2) 양전자방출 단층촬영 (Positron emission tomogram, PET)

뇌의 혈류변화와 당의 대사, 신경전달물질의 변화 등 생화학적 변화를 파악할 수 있다. 뇌 속으로 양전자 방출(positron emitting) 방사성 의약품(radiopharmaceuticals)을 주사한 후 영상을 보는 검사법으로 뇌전증(간질)부위를 확인하는데 매우 정확한 검사이다.

3. 요추천자 (lumbar puncture, LP)

뇌척수액을 얻기 위해 요추 4, 5번째 또는 3, 4번째 지주막하강으로 바늘을 삽입하여 중추신경계의 출혈과 감염, 뇌척수액 흐름의 폐쇄를 확인하기 위해 사용된다. 시술부위의 감염이나 뇌척수액 압력상승이 의심된다면 실시하지 않는다 (그림 9-5, 그림 9-6).

4. 신경 방사선학적 검사

두개 X-ray는 골절, 두개 내 석회화, 선천성 기형, 두개내압 상승의 진단에 유용하다. CT (computed tomography) 검사는 수두증과 같은

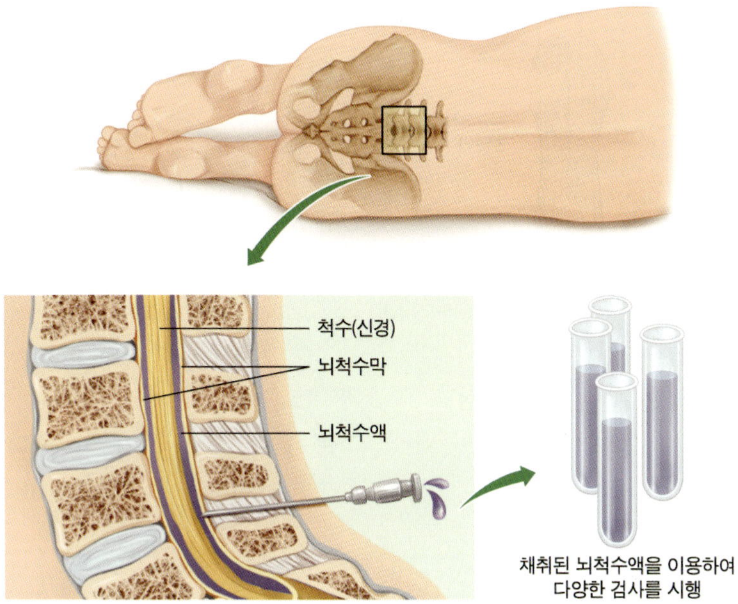

그림 9-6 요추천자를 통한 뇌척수액 채취

선천성 기형, 뇌위축, 뇌종양, 뇌부종, 뇌경색 등의 진단에 유용하다. MRI(magnetic resonance imaging) 검사는 종양, 급성뇌졸중, 퇴행질환, 선천성 기형 등의 진단에 유용하다.

뇌기능 장애와 관련된 질환

이분척추 (Spina bifida)

이분척추증(spina bifida, SB, 척추갈림증)은 중추신경계 선천성 기형에서 흔히 나타나는 질환으로 신경관 결손증(Neural Tube Defects, NTDs)에 속한다. 일부 척추의 추궁이 완전히 유합되지 못하여 척추 결손부위로 수막과 신경이 돌출되어 신경계와 비뇨기계의 장기적인 문제를 유발하는 질환이다.

1. 원인 및 병태생리

원인은 정확히 알 수 없지만 유전요인과 방사선, 임신 중 항 경련제(valproic acid), 산모의 연령, 임산부의 엽산 부족, 그 외 임신 시 심부체온 증가 등의 후천적 요인을 들 수 있다. 발생빈도는 임산부 1,000명 당 1명 정도이며, 남아보다 여아, 흑인보다 백인의 발생률이 더 높다.

피부와 신경계의 발달은 태아기 배아세포의 외배엽에서 시작한다. 신경판(neural plate)은 신경주름(neural fold), 신경구(neural groove, 고랑)의 발생과정을 거쳐 양 끝이 닫혀서 신경관(neural tube)이 되는데, 이 과정에서 '신경관 결손'이라는 기형이 생긴다(그림 9-7, 그림 9-8). 신경관 융합과정은 신경관 결손증과 관련되는 질환은 이분척추 외에도 무뇌증, 뇌수종, 수막류, 척수수막류 등이 있다.

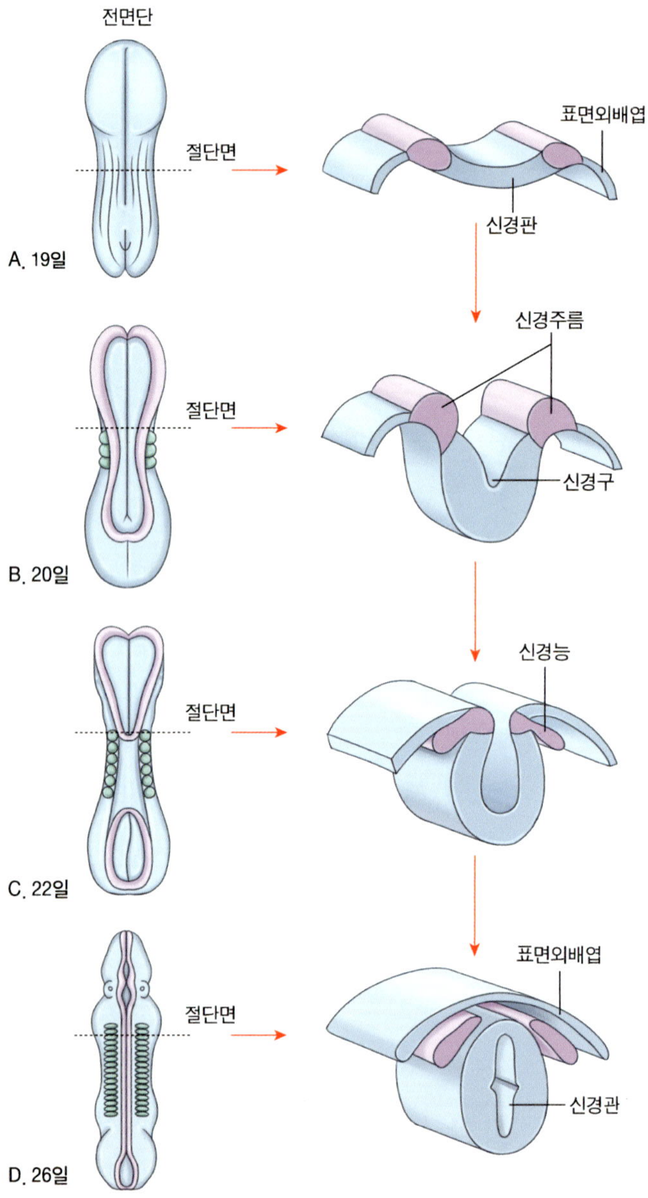

그림 9-7 신경관의 횡단면. 신경관과 시경구로 발달하는 과정

2. 임상증상

이분척추는 척수의 손상 정도에 따라 증상이 다양하다. 이분척추 중 척수수막류의 경우는 출생당시 신생아의 등에 혹 같은 돌출 부위가 발견된다. 증상은 발병부위에 따라 다르나, 운동 기능장애로 보행장애가 일어나고 윗부분일수록 신경계 장애가 더 많이 일어난다.

흔한 증상으로 다양한 하지마비, 특히 발목 주위의 마비로 심한 보행 장애가 있을 수 있으며 방광과 항문의 괄약근 기능이 저하되어 배뇨, 배변의 장애가 흔하게 발생한다. 동반 기형

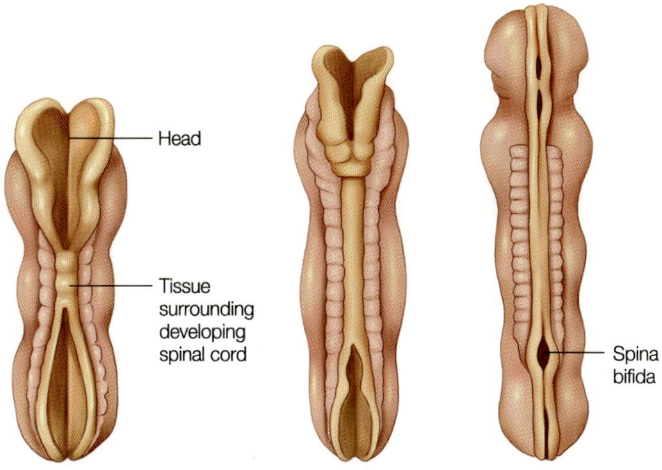

그림 9-8 머리, 척수 주위의 조직 발달

으로는 수두증, 척추 측만증, 아놀드키아리 기형(Arnold-Chiari Malformation, 뇌 형성부전으로 소뇌의 일부분이 두뇌의 기저부를 통해 척추강으로 돌출되어 뇌와 척수가 만나는 곳에 이상이 생기는 것, "소뇌 편도") 및 항문 주위나 요도 기형이 동반되는 경우도 있다.

수두증은 이분척추를 가진 아동의 90%에서 매우 흔하게 나타나며 기형이 심할수록 수두증이 나타날 확률이 높아지며 합병증으로 수막염이 발생할 수도 있다. 이분척추의 종류를 나누어보면 다음과 같다(그림 9-9).

잠재성 이분척추(spina bifida occulta)는 태아기 동안 제5요추이나 제1천골의 척추궁 융합이 되지 않는 것으로 척수나 뇌막의 탈장은 없다. 작게 움푹 들어간 부분이 보일 수도 있지만 척수와 수막은 정상이며 관련부위의 피부의 변화나 근신경 장애를 동반하지 않는 한, 대부분 증상이 없다. 아동이 걷기 시작할 때 걸음걸이의 이상과 이후 소, 대변을 조절하는 데 장애가 나타날 수 있다. 결손부위에서 피부함몰이나 피하지방종, 포도주양 모반, 털 뭉치가 발견될 수 있다.

수막류(meningocele)는 결손부위를 통해 수막이 돌출되어 낭포를 형성한 것을 말하며 낭은 뇌척수액으로 차 있고, 얇고 투명한 점막이나 피부로 덮여있다. 신경학적 후유증을 동반하지는 않는다. 낭의 압력이 증가하여 크기가 증가하면 자연파열을 일으킬 수 있으며 이는 혈액공급이 불량할 때 이차적 괴사성 천공을 초래할 수 있다.

척수수막류(meningomyelocele)는 가장 흔한 유형으로 척추 결손부위를 통하여 뇌막, 뇌척수액, 척수 및 신경근의 일부가 낭의 형태로 돌출되고 결손부위에서 뇌척수액이 새어 나올 수도 있다. 요추나 천추 부위에서 가장 많이 발생하며 침범부위에 따라 운동, 감각, 반사 및 괄약근 기능장애 등 다양한 신경학적 후유증과 뇌수막염을 동반한다.

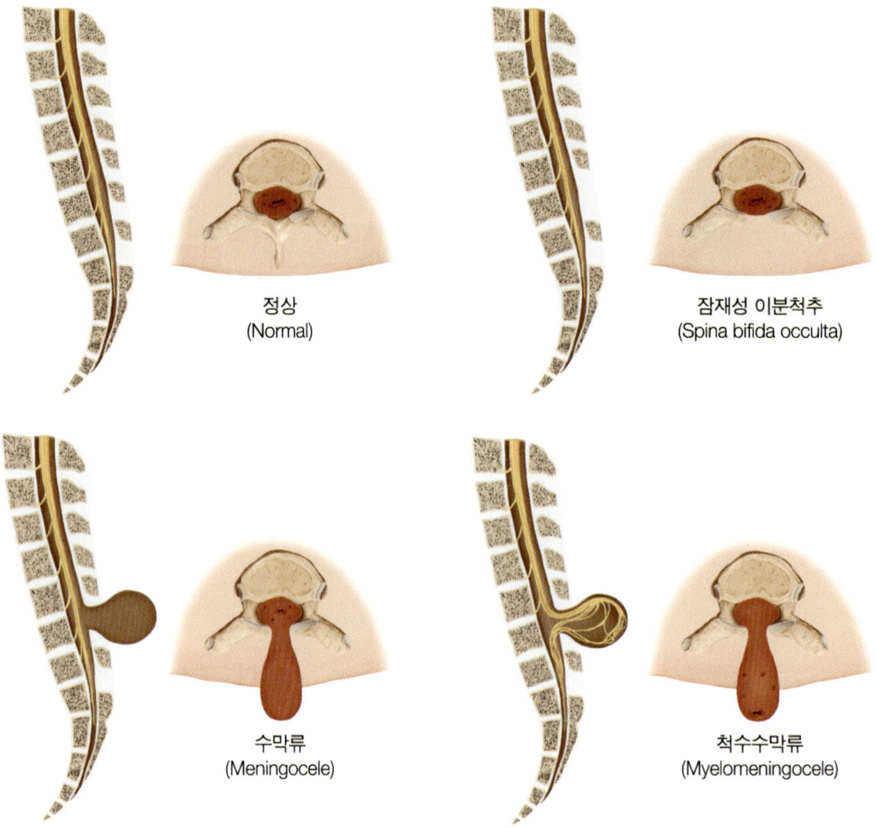

그림 9-9 여러 종류의 신경계 탈장을 동반한 척추의 중앙선 결손

3. 임상검사

신경관 결손의 조기진단을 위하여 임신 약 16주에 임신부의 혈청이나 양수천자 검사로 알파태아단백(MSAFP, maternal serum alpha-feto-protein)검사를 실시한다. 그리고 임신 11～20주 사이, 1 회 이상 태아에 대한 자궁초음파촬영을 한다. 출생 후 낭에 빛을 비추었을 때 낭이 투명하면 수막류, 낭이 투명하지 않으면 척수수막류를 의미한다. 그 외에 CT, MRI, 척수조영술로 신경관 결손의 심한 정도를 평가한다.

세균배양검사는 이분척추의 중요한 합병증인 수막염과 비뇨기계감염을 일으키는 원인균을 찾아내는데 일차적으로 사용된다. 요실금을 가진 영아는 요분석, 요배양과 BUN, Creatinine을 검사를 통해 신장기능을 사정한다.

4. 간호진단

아동 뇌기능장애 질환의 간호진단 참조

5. 치료 및 간호

1) 치료

진단이 이루어지면 전문적인 다학제적인 접근이 필요하다. 이분척추와 관련된 문제 즉, 수

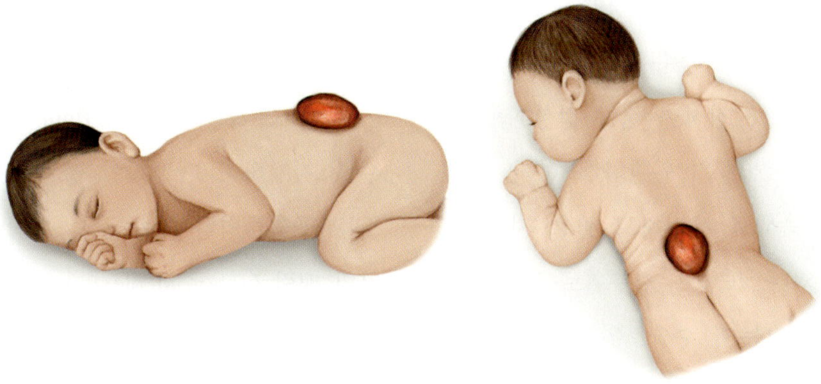

그림 9-10 척수수막류 아동의 체위

두증, 마비, 정형외과 및 비뇨생식기계 기형, 수막염 등에 중점을 둔다. 수두증이 있을 때 증상 완화를 위해 우선적으로 뇌실복강단락술(ventriculoperitoneal shunt, VP shunt)을 실시한다. 24~72시간 내에 결손부위 폐쇄나 조기봉합을 하여 감염예방과 더 이상 낭으로 인한 손상이 진행되는 것을 예방한다.

수술 후 합병증 예방을 위해 두위는 매일 측정하고 천문이 팽창되는지 관찰한다. 신경관 장애가 있는 신생아와 아동은 대개 신경성 방광을 가지므로 요 정체나 빈번한 비뇨기계 감염이 일어난다.

항생제 약물로 수막염을 예방하고 간헐적으로 카테터를 삽입하여 배뇨장애를 예방한다. 예방을 목적으로 수정 후 약 1개월에 신경관이 폐쇄되므로 임신 3개월 전부터 임신 12주 이내의 임부는 엽산제제를 복용하도록 교육 및 지도를 한다.

2) 간호

낭의 노출과 관련된 손상 위험성을 줄이기 위해 무균 생리식염수로 비부착 습윤 드레싱을 적용하여 낭의 공기 중 노출로 감염과 파열이 일어나지 않도록 자주 교환하여 습윤 상태를 유지한다. 환부를 무균적으로 보호하여 감염을 예방하고 특히 대소변으로 인한 감염에 주의한다. 또한 수두증으로 인한 합병증을 사정하기 위해 천문 및 봉합선과 두위를 측정해야 하며 기형의 관찰을 통한 신경학적 사정도 함께 이루어져야 한다.

부동과 관련된 피부손상 위험성을 줄이기 위해 수술 전에 복위를 유지하여 낭의 긴장과 손상으로부터 예방을 한다. 둔부를 약간 구부린 체위인 외전 굴곡하여 대퇴관절의 탈구를 방지한다(그림 9-10). 이 때 둥글게 말은 기저귀나 수건 등을 이용하여 굴곡상태를 유지하게 한다.

발생 가능한 합병증인 수두증을 의미하는 두위 증가 및 천문팽창과 같은 징후를 잘 관찰하고, 수막염을 의심할 수 있는 징후인 체온의 변화나 농, 발열, 경련 등을 관찰한다. 이 밖에도 농축되고 악취 나는 소변이나 불안정, 수유곤란 및 주의력 저하 등도 관찰한다.

수술 후 초기에는 정맥으로 영양공급을 하며 수술 4시간 후부터는 구강수유가 가능하다. 처음에는 포도당으로 시작하여 점차 정상 농도의 분유를 제공한다. 호흡을 원활하게 하기 위해 아동을 복위나 측위로 유지하고 필요 시 산소를 공급할 수 있다. 또한 수술부위로 뇌척수액이 새어 나오지 않는지 수술부위와 배액관 등을 잘 관찰한다. 기형을 예방하기 위해 수동적 관절운동을 시행하고, 욕창을 방지하기 위해 피부의 통합성을 잘 유지하고 청결한 위생을 실시하여야 한다.

장과 비뇨기계의 후유증이 나타나므로 간호사는 요정체나 대변정체, 요로감염 징후를 사정하며 완하제나 배뇨관련 약물을 투여하여 복압을 감소시킨다. 더불어 외과적 드레싱 시 감염예방을 위해 피부색의 변화나 복부팽만 등을 관찰한다. 두위는 처음에는 약간 증가할 수 있으나 점차 정상범위를 유지하게 된다.

수유 중 자주 휴식하며 장난감이나 감각자극을 제공하고 접촉자극이나 모빌, 음악을 제공하여 발달을 촉진한다. 부모가 아동의 상태에 대해 대처할 수 있는 능력을 사정하여 부모교육을 실시하고 아동의 발달을 촉진시킬 수 있는 감각자극활동에 대한 교육을 제공해야 한다.

수두증 (Hydrocephalus)

수두증(뇌수종)이란 뇌척수액의 생산과 흡수의 불균형이나 뇌척수액 순환통로의 폐쇄로 인하여 뇌실 내 또는 두개 강 내에 뇌척수액이 과잉 축적되어 뇌압이 올라간 상태를 의미한다.

1. 원인 및 병태생리

뇌척수액(cerebrospinal fluid, CSF)은 뇌와 척수를 지지하며 기계적인 충격으로부터 보호해주는 무색투명한 액체이다. 측뇌실과 제 3,4뇌실의 맥락총(choroid plexus)에서 1일 100mL(신생아)~500mL(성인)가 분비된다.

정상 아동에서는 20mL/hr 정도로 생산되고, 뇌척수액의 총 용적은 영아는 약 50mL, 성인은 150mL 가량 된다. 뇌척수액의 순환경로는 대부분의 뇌척수액은 측뇌실에서 생성되어 몬로공(foramen of Monro)을 통하여 제 3뇌실로 이동하고 뇌수도관을 지나서 제 4뇌실로 온다. 이후 루시카 공(foramen of Luschka)과 마겐디 공(foramen of Magendie)을 통과하여 상시상정맥동(superior sagittal sinus)속의 지주막융모(arachnoid villi)를 통하여 대뇌 정맥동으로 유입된다. 이러한 순환경로가 어떤 원인으로든 폐쇄되면 뇌척수액의 배출이 어렵게 되어 수두증(hydrocephalus)이 발생한다(그림 9-11).

아동 500명 중 1명이 수두증이 생기며 1/2 이상은 선천성이다. 또한 75% 정도는 운동장애를 가지고 있다. 수두증의 흐름여부에 따라 구분해보면 교통성(비폐쇄성)과 비교통성(폐쇄성)이 있다. 교통성 뇌수종(communicating hydrocephalus)은 뇌척수액의 흐름에서 막힌 부위가 없음을 의미하며 지주막하강 내의 뇌척수액의 흡수결여, 지주막하 저장고의 폐색, 지주막 융모의 기능장애로 뇌척수액의 흡수가 감소되어 나타난다.

비교통성 수두증(noncommunicating or obstructive hydrocephalus)은 폐쇄성으로 수두증의

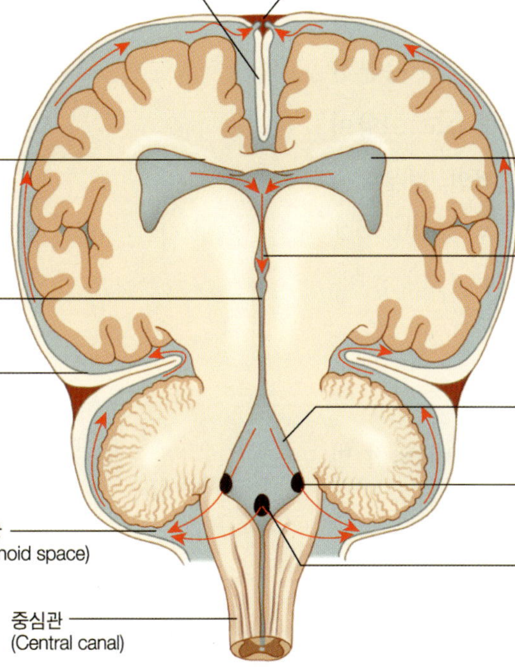

그림 9-11 뇌척수액의 이동경로

99%를 차지하며 대부분 발달상의 기형의 결과로 나타난다.

2. 임상증상

수두증의 징후와 증상은 뇌실에 뇌척수액이 고여 뇌실질을 압박하여 두개내압이 증가하면서 나타나는 증상이다. 과민성, 졸음, 식욕부진, 구토가 흔히 나타나고 영아에서는 빠른 두위증가, 천문의 확대 및 융기, 두피정맥의 확장, 두개골 타진 시 깨진 항아리소리(Macewen's 징후), 이마돌출과 일몰징후(setting sun sign, 눈 하향 편위로 인해 마치 해가 질 때를 연상하게 함)를 보이게 된다 (그림 9-12). 뇌 위축이 진행됨에 따라 의식저하, 팔다리 강직변화, 정신운동

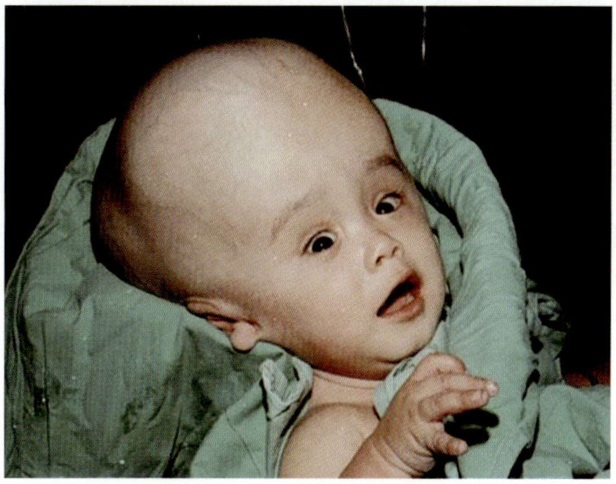

그림 9-12 수두증 아동

지연이 나타난다. 2세 이후 아동은 두통, 구토, 졸음과 같은 두개내압 증상을 보인다 (표 9-1).

신경학적으로 영아는 까다롭거나, 불안하거나, 신경질적이거나, 냉담한 반응이 나타난다. 또한 빛에 대한 동공반응의 소실을 동반한 의

식 수준의 저하, 자세, 부정형 반사 반응, 하지 말단의 경직을 보인다. 또한 영아가 바르게 자세를 잡거나 삼키는데 어려움이 있어서 충분한 음식섭취가 되지 않고 울음소리가 높고 고양이 울음과 같은 소리를 낸다. 극단적인 경우에는 심폐기능의 저하가 올 수 있다.

3. 임상검사

두위의 빠른 증가는 수두증을 나타내는 첫 번째 증상이다. 그러므로 매일 두위를 측정하는 것이 중요하다.

진단은 암실에서 투과조명법(transillumination test)에서 양성이며, 두개 X-선 촬영에서는 봉합선 분리, 두 개의 확대와 대천문 확대를 확인할 수 있다. 주로 CT와 MRI가 진단에 사용되어 구조적 장애나 장애가 일어난 위치뿐만 아니라 뇌실의 팽창이나 확장을 찾을 수 있다. 초음파나 뇌파검사는 개방된 천문으로 양측 뇌실과 제3뇌실의 불균형한 확장과 원인질환 및 동반질환의 진단에 도움이 된다.

4. 간호진단

아동 뇌기능장애 질환의 간호진단 참조

5. 치료 및 간호

수두증의 치료는 조기발견과 감염을 예방하는 것이 중요하다. 치료 목표는 뇌척수액 분비와 흡수의 균형을 유지하여 뇌에 미치는 압력을 줄이고 뇌척수액을 적절하게 배액시키는 것이다. 종양이나 낭종에 의한 수두증에서는 가능하면 수술로 뇌척수액 순환경로의 폐쇄원인을 제거하는 것이 좋다.

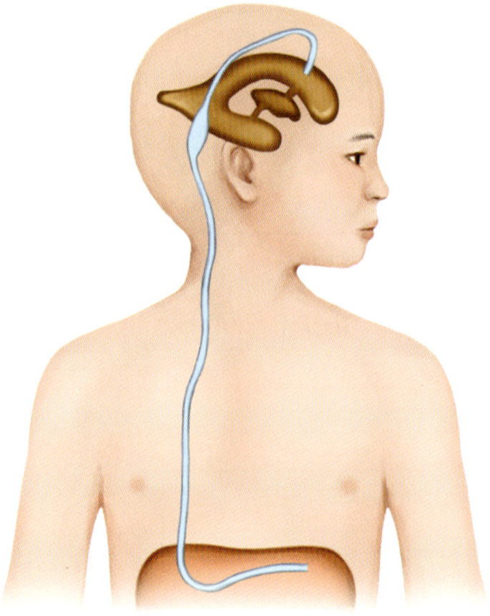

그림 9-13 뇌실복강단락술(VP shunt)

그리고 뇌척수액 우회로, 즉 shunt 수술을 시행하는데 수술방법으로 측뇌실과 복막 안을 연결하는 뇌실복막단락술(ventriculo-peritoneal shunt, VP shunt)이 가장 많이 이용되고, 뇌실심방단락술(ventriculo-atrial shunt, VA shunt 뇌실에서 좌심방으로 연결)도 시행할 수 있다(그림 9-13).

Shunt 시술과 관련하여 가장 심각한 합병증은 감염이다. 약 30%에서 감염이 나타나며 수술후 두 달 이내에 가장 많이 나타난다. shunt 감염이 의심되면 항생제를 정맥이나 척수강 내로 투여한다. 감염이 지속 될 경우, 단락을 제거하고 감염소견이 없을 때까지 뇌실외배액(external ventricular drainge, EVD)을 실시한다.

수술 전 간호사는 매일 아동의 두위를 측정

하여 두개내압상승의 징후와 증상이 있는지 확인하고, 호흡 상태를 사정하고, 섭취 및 배설량을 측정하여 영양상태를 관찰하는 등 조심스럽게 아동을 사정해야 한다. 수술 후에 간호사는 활력징후를 사정하고 2시간마다 신경계를 사정한다. 섭취와 배설량, 피부상태, 장음, 감염의 징후, 두개내압상승의 징후 등도 관찰해야 한다.

수술 전 간호사는 아동의 자세를 만들 때 경부근육을 잘 지지하기 위해 낮은 베개를 받쳐주고 자주 자세를 바꾸어 준다. 흡인을 방지하기 위해 상체를 높여서 안고 먹이고, 소량씩 자주 수유하고 트림을 자주 시킨다.

단락 수술 후에는 감염, 단락장치의 기능부전, 출혈, 과도배액, 과소배액, 구역, 구토 및 두통 등의 합병증이 생길 수 있다. 수술 후 체위는 뇌척수액의 빠른 배액과 밸브의 압력을 막기 위해 수술하지 않은 쪽으로 반드시 눕히고 베개를 베지 않고 편평하게 눕히도록 한다. 만약 머리를 높이면 뇌척수액이 빠른 속도로 줄어들게 되고 이 과정에서 뇌압상승으로 압박되어 있던 대뇌피질이 경막에서 분리되면서 정맥파열이 일어나 경막하혈종이 나타날 수 있다. 만약, 단락장치가 폐쇄되면 뇌척수액이 배출되지 못하여 다시 뇌압상승이 나타나므로 뇌압상승 시는 침상머리를 올리거나 상체를 높이도록 하여 중력에 의해 배출되도록 한다. 또한 뇌척수액이 과도하게 배액되는 것을 조절하기 위하여 조정밸브가 삽입되어 있기도 하다.

감염이 있거나 수술을 할 수 없을 때, 단기적으로 뇌실외배액(external ventricular drainge, EVD)을 할 수 있다. 또한 아동의 활력징후와 신경계 검사를 자주하여 민감성과 불안, 의식의 정도를 평가해야 한다. 반드시 두위를 측정하고 수술 후 24시간 동안 수분섭취가 금지되는 만큼 섭취와 배설량도 측정해야 한다.

두부외상(Head injury)

뇌구조 이상을 초래하지 않는 일시적인 기능부전으로 주로 의식소실을 동반하기도 하지만 광범위한 뇌진탕의 의미로 의식 소실이 없는 경우까지도 포함한다.

1. 원인 및 병태생리

두부외상은 물리적 힘에 의한 두피, 두개골, 뇌척수막, 뇌의 기계적 압박의 결과와 같은 병리적 과정을 포함한다. 두부외상은 개방성이거나 폐쇄성으로 나타날 수 있다.

뇌부외상의 특징은 충격이라는 힘과 직접 관련되며, 물리적 힘은 가속, 감속, 변형이라는 형태로 뇌에서 작용한다. 두부손상은 대부분 가속이나 감속에 의해 발생한다. 가만히 있는 머리에 타격을 가하면 갑작스러운 가속으로 두개골이 변형되고 두 개 내 물질이 움직인다.

뇌량이 변화하지 않는다고 하더라도 타격에 반응해서 뇌의 모양이 변하므로 심각한 변형이 일어나며, 타격 부분에 멍이 들거나 뇌가 충격의 반대 두개골 부분과 부딪칠 수 있다. 그러므로 후두 부분에 타격이 가해지면 전두엽과 측두엽이 심각하게 손상될 수 있다(그림 9-14).

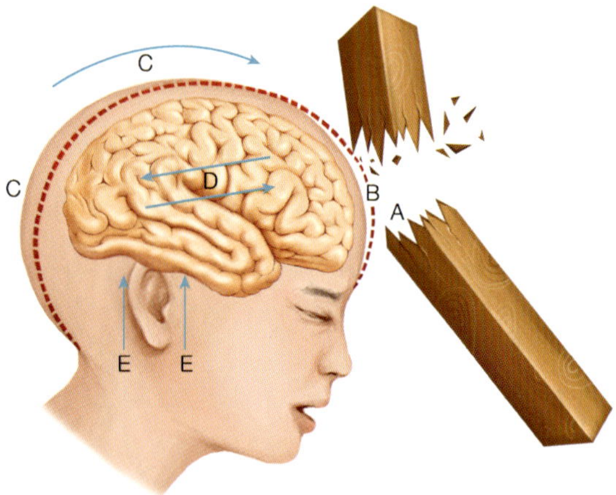

그림 9-14 폐쇄성 두부외상에서 뇌의 구조적 변형 A, 부상전 두개골의 윤곽. B, 타격직후 두개골 윤곽. C, 경막하 혈관파열. D, 전단력(찢는 작용). E, 두개골 기저부와의 접촉으로 인한 손상

아동 두부외상의 가장 큰 원인은 추락이며 중증 두부외상의 가장 큰 원인은 보행자 교통사고이다. 어린이의 경우 봉합선이 벌어질 수 있고 어린 아동의 경우 대천문이 열려있어 두개내압 상승을 방지한다. 그러나 어린이는 상대적으로 머리가 크고, 목의 근육과 인대가 약하며 탄성이 있는 점에서 어른에 비해 두부외상을 받기 쉽다.

남아는 여아보다 외상의 확률이 높은데 추락, 자전거, 학대, 경쟁적인 스포츠, 자동차 사고 등이 그 원인이다. 외상성 뇌손상(traumatic brain injury)은 아동의 지적능력의 장애, 발작 및 신체적 장애를 불러일으키는 가장 큰 원인이다.

아동의 연령은 두부외상의 유형과 관련이 깊다. 영아를 주의 깊게 살피지 않으면 탁자, 침대, 소파, 계단 등과 같은 높은 곳에서 떨어지게 된다. 또한 이 연령대에서 두부외상의 가장 큰 원인은 아동학대와 관련이 있다. 흔들린 아이 증후군(shaken baby syndrome)은 영아가 폭력적으로 흔들리거나 벽과 매트리스 같이 딱딱한 표면에 부딪혔을 때 발생한다.

유아와 학령기 아동은 자동차 사고로 인해 손상을 입는데 이는 차에 타고 있거나 보도를 걷거나 자전거를 타거나 스케이트보드를 탈 때에도 발생한다. 이와 다르게 청소년은 자동차 운전을 하다가 또는 보행을 하거나 운동 중에 손상을 입기도 한다.

2. 임상증상

두부외상을 입은 아동은 그 심각성과 특정 병리에 따라 다양한 증상을 나타낸다. 가벼운 손상이나 진탕증을 입은 아동은 의식을 잃지 않거나 아주 잠시 잃게 될 수 있으며 기억상실이 나타날 수도 나타나지 않을 수도 있다. 또한 두통, 오심, 구토가 일어날 수 있다. 초기 행동이 정상 범주에 있으므로 관찰기간을 지나면 응급실에서 집으로 귀가하게 된다.

중증도 손상을 입은 아동은 그 자리에서 의식을 잃으며 응급실에 도착할 때에 의식을 회복할 수 있다. 또한 아동은 두통, 오심, 현기증, 피로 등을 호소하며 구토, 발작을 하고 민감해지거나 사고 당시의 기억을 상실하게 될 수 있다.

3. 임상검사

두부외상의 유형과 심각성을 알아내기 위해서는 외상과 병력을 사정하여 평가한다. 초기 사정은 ABC(기도, 호흡, 순환)사정, 신경사정(특히 의식수준), 동공의 대칭과 반사 및 발작 등의 사정과 활력징후도 모니터한다. 그 다음으로 두피에 열상이 없는지 또 다른 이상은 없는지 촉진한다. 두피열상이 있으면 혈액 손실이 많다. 철저한 임상검사 후 정확한 부상을 진단하기 위해 여러 가지 진단검사를 시행한다.

두부외상의 진단은 혈종, 출혈, 좌상, 혹은 골절과 같은 구조적 손상의 경우는 보통 육안으로 식별할 수 있다. 가장 널리 사용되는 방법은 CT이고 MRI경우는 때로 진행과정이 약 1시간가량 소요되어 불안정한 아동에게는 거의 사용하기 불가능하다. 뇌파검사는 아동이 발작했을 때 뇌의 어느 부분과 관련 있는지와 발작의 유형을 알아내기 위해 실행한다.

4. 간호진단

아동 뇌기능장애 질환의 간호진단 참조

5. 치료 및 간호

뇌진탕의 정도가 경도에서 중등도이며 의식이 있고 심각한 뇌부상이 없다고 판단되면 대부분 가정에서 돌볼 수 있다. 2시간마다 아동의 반응에 변화가 없는지 사정해야 한다. 음식은 구토가 없어질 때까지 먹지 않거나 마실 수 있다면 맑은 유동액만 먹도록 한다.

아동이 불안해한다면 처방에 따라 가벼운 진정제를 사용하고 두통은 acetaminophen 등으로 완화시킨다. 발작이나 뇌진탕, 열상이 있는 경우는 항경련제를 투여할 수 있다.

뇌부종이 있다면 혼수아동과 같은 방법으로 치료한다. 고체온증은 미온수목욕이나 체온저하담요를 사용한다. 병실은 조용해야 하고 침습적 치료는 최소한으로 실시해야 한다. 두피열상이 있으면 아래의 두개골을 사정한 후 봉합한다. 함몰골절이 있으면 뼈조각을 제거하고 맞추어야 한다. 이러한 아동을 위한 간호로는 세심한 신경학적 사정과 활력징후 측정을 자주 시행하여 정확한 진단을 위한 정보를 수집하는 것이다. 간호사는 아동의 기도를 사정해야 하며 아동의 호흡 상태는 삽관 여부에 상관없이 반드시 평가해야 한다.

부상직후에는 활력징후나 신경학적 변화보다 의식수준의 변화가 먼저 나타나므로 아동의 의식수준 사정은 아주 중요한 간호이다. 또한 두개내압상승의 징후를 자주 관찰하는 것과 상승된 두개내압을 치료하는 방법에 대해 알고 있는 것도 매우 중요하다.

만약 신경계 후유증이 있다면 간호사는 아동과 함께 장애를 받아들이도록 힘써야 한다. 학령기 아동이나 청소년은 자신의 삶과 신체에 대한 조절능력을 상실했다고 믿고 자신이 또래와 다르다고 생각하여 힘들어할 수 있으므로 간호사는 이들 자신의 분노를 표출할 수 있도록 긍정적인 피드백을 통해 그 가족과 아동을 지지하도록 한다.

퇴원계획은 아동이 병원에 온 후 되도록 빨리 시작해야 한다. 재활의사나 사회사업가는 어떠한 서비스가 필요한지 결정하고 또 그것을 어떻게 조정하는지 도와주어야 한다.

수막염 (Meningitis)
: 세균성 수막염 (Bacterial meningitis)

수막염은 세균이나 바이러스에 의한 감염으로 뇌막에 염증이 생기는 것이다. 원인균은 연령에 따라 다르다. 세균성 수막염은 세균 감염, 바이러스성 수막염은 바이러스감염에 의한 뇌막의 염증이다. 세균성은 바이러스성에 비해 심각하고 장기적인 신경계 후유증 및 사망의 위험성이 있다.

1. 원인 및 병태생리

세균성 수막염은 다양한 박테리아 감염에 의해 발생한다. 일반적으로 H. influenza type b (Hib)과 S.pneumoniae, N. meningitis가 주된 원인균으로 매해 수많은 영아, 아동, 청소년이 세균성 혹은 화농성 수막염에 걸린다. 최근 H. influenza type b(Hib)과 S.pneumoniae에 대한 백신이 보급되면서 이들 균에 대한 수막염의 빈도는 감소하고 있다. 이 중 90%는 5세 이하의 아동이다.

수막염은 어린 아동에서 특정 병원균에 대한 면역력 부족으로 주로 발생한다. 또한 어린이집이나 집단 공동생활을 할 경우 N. meningitidis에 의한 감염자와 긴밀한 접촉을 할 수 있는 환경에서 수막염의 발생이 커진다.

세균성 감염에 가장 걸리기 쉬운 때는 영유아기이며 남아가 여아보다 더 잘 감염된다. 가장 흔한 병원균은 계절에 따라 다르다. B형 헤모필루스 인플루엔자는 Hib 백신을 맞으면 감염률이 떨어지긴 하지만 가을과 초겨울에 가장 많이 발생한다.

수막염균과 폐렴 연쇄상구균은 늦겨울과 초봄에 가장 많이 발생한다. 세균은 혈류를 통해 유입되어 뇌막을 통해 뇌척수액으로 들어가 지주막하강에 염증반응이 나타나게 되고 백혈구가 화농성의 삼출물 형태로 뇌의 표면에 축적된다. 어떤 경우이든 뇌압상승으로 뇌는 충혈되고 부종과 뇌신경마비가 초래된다. 뇌척수액의 흐름의 이상으로 뇌수종이 생기며, 지속적인 뇌실질의 괴사와 뇌수종은 영구적 손상이나 사망을 초래할 수 있다.

2. 임상증상

증상은 연령과 병원균에 따라 다르다. 급성수막염은 쇼크, 자색반, 파종성 혈관내 응고, 의식저하 및 24시간 내 혼수나 사망으로 이어지는 급격한 경과를 보일 수 있고, 수일간의 열, 상기도 증상, 위장관 증상 및 비특이 중추신경계통 감염 증상을 보이는 아급성 경과를 보인다.

비특이적인 증상으로 열, 식욕부진, 상기도 감염증상, 근육통, 저혈압, 발진 등이 있다. 뇌막 자극증상으로 목의 경축, 요통, Kernig 징후(아동을 앙와위로 눕혀 고관절을 굴곡 시킨 후 다리를 신전시키려 할 때 저항이나 통증을 호소), Brudzinski 징후(아동을 앙와위로 눕혀 고개를 들어 올렸을 때, 고관절과 무릎이 자동적으로 굴곡되는 검사)가 있는데 12~18개월 아동은 Kernig 징후와 Brudzinski 징후가 보이지 않을 수 있다(그림 9-15).

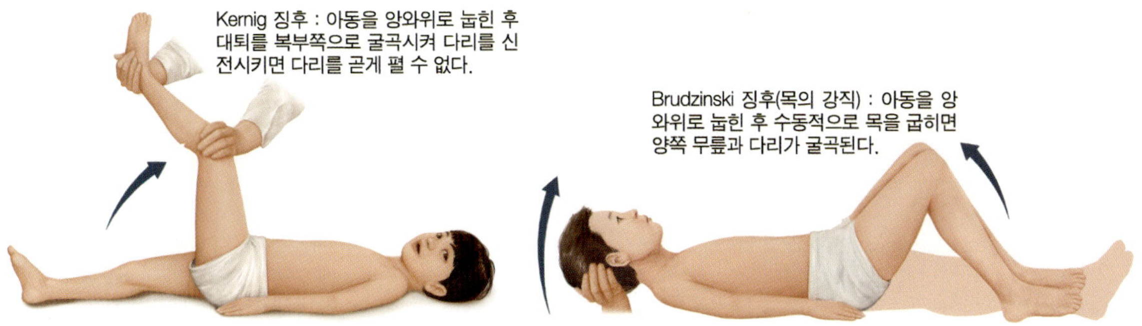

그림 9-15 아동의 Brudzinski 징후와 Kernig 징후

영아는 발작, 의식수준의 저하, 무호흡증과 같은 호흡상태의 저하를 나타낼 수도 있지만 흔하지 않다. 두개내압 상승을 암시하는 증상은 두통, 구토, 대천문 팽창, 봉합선 분리, 시신경 이상, 서맥을 동반한 고혈압, 혼미 및 혼수 등이다. 뇌신경이 불안해지면 반궁긴장(활 모양과 같은 자세) 자세를 나타낼 수 도 있다. 뇌신경과 관련되어 있으면 아동은 광선공포증, 복시, 이명 등의 증상이 나타난다.

3. 임상검사

다른 환자와의 접촉 여부, 발병기간, 그리고 임상증상 등과 같은 자세한 병력은 중요하다. 또한 아동이 발진, 발작, 창백 등을 보였는지, 아동의 행동, 수유, 수면양상에 변화여부도 알아보아야 한다.

수막염의 확진은 요추천자를 통한 뇌척수액 검사를 시행한다. 뇌척수액의 배양검사는 원인균을 규명하고 향후 항생제 치료의 방향을 결정하는데 중요하다. 뇌척수액은 혼탁하고, 백혈구와 단백질이 증가되어 있으며 당이 40mg/dL 이하 일 때, 세균성 수막염을 의심해 볼 수 있다(표 9-2). 혈액배양검사는 모두 시행해야 하며 80~90%의 아동에서 원인균을 확인할 수 있다. 치료하지 않은 세균성 수막염 아동의 70~90%에서 그람염색 양성을 보인다.

전혈구검사(Complete Blood Count, CBC)는 아동의 감염여부 확인에 도움이 되며 혈청 C-반응 단백 검사 시 세균성 수막염일 경우, 40mg/dL 이상 상승한다. 또한 두개내압상승이나 뇌종양의 확인을 위한 CT검사 등을 시행할 수 있으며, 만약 검사가 지연되는 경우 항생제를 투여한다.

4. 간호진단

아동 뇌기능장애 질환의 간호진단 참조

5. 치료 및 간호

1) 치료

세균성 수막염은 생명이 위험할 수 있는 응급상황이다. 따라서 세균성 수막염의 원인균을 신

표 9-2 세균성 수막염과 무균성 수막염의 뇌척수액 소견 비교

유형	세균성	무균성
백혈구 수	상승 : 다혈구 증가	약간 상승 : 림프구 증가
단백질	증가	정상이거나 약간 상승
당	감소	정상
그람 염색 세균배양	양성	음성
색깔	혼탁함	깨끗하거나 약간 혼탁함

속하게 규명하여 즉각적인 치료가 이루어져야 한다. 급성세균성 수막염은 뇌척수액을 채취한 후 즉시 항생제를 투여한다. 만약 두개내압상승과 국소 신경학적 징후를 보이는 경우는 요추천자와 CT검사를 시행하기 전에 항생제 투여와 두개내압 하강을 위한 치료를 먼저 시행한다.

항생제 투여는 약 2주간 시행하는데, 먼저 광범위 항생제를 투여하고 원인균이 밝혀지면 원인균에 적합한 항생제로 변경한다. 6주 이상 된 영아는 신경학적 악화와 사망률 감소를 위해 항생제 투여 1~2시간 전에 dexamethasone을 정맥주사 할 수 있다.

수막염이 있는 아동이 위독하다면 안정될 때까지 심폐 모니터를 장착한다. 수막염은 대사를 촉진시켜 산소소비를 증가시키므로 충분하게 산소를 공급해주어야 한다. 수막염이 있는 아동은 질병의 초기단계에서 구토와 거식증을 자주 보이므로 쇼크가 오지 않도록 I & O체크를 정확히 한다.

특히 세균성 수막염의 예방을 위하여 어린 아동이 상기도감염, 중이염, 부비동염 및 유양돌기염 등이 있을 경우 신속하게 치료한다. 또한 18개월~2세 아동에게 hemophilus influenza B형 백신을 투여하는 것도 예방이다.

점상출혈이나 자반병의 징후는 수막구균혈증, 파종성혈관내 응고 등을 암시하며 기관내 삽관, 근수축제 주입, 혈액이나 혈액 물질 주입, 출혈을 조절하기 위한 기구 등과 같은 신속한 관리가 필요하다.

전신적이거나 국소적 발작증상이 나타날 수 있다. 5분 이하의 발작은 기도유지나 산소를 투여하고 반면 뇌전증이 지속되면 benzodiazepine이 가장 먼저 사용되고, 이후 phenytoin을 사용한다. 일반적으로 발작은 실질조직의 손상을 동반하지 않는 한 지속되지 않는다.

신생아기 이후 세균성 수막염의 사망률은 적절한 치료를 하는 경우 10% 미만이다. 그러나 생존자 중 10~20%는 신경발달에 심각한 후유증이 있으며, 미약하지만 50%는 신경행동장애가 나타난다. 가장 흔한 신경계 후유증은 감각신경 난청으로 모든 세균성 수막염 환자는 면밀한 청력검사를 시행해야 한다.

2) 간호

뇌부종과 관련된 뇌조직의 관류변화 위험성을 줄이기 위하여 다음을 주의한다. 의식수준이

처음보다 저하되는 경우, 의식수준을 더욱 자주 측정한다. 영아의 경우는 천문의 팽창 또는 함몰이 있는지 자주 촉진해보고, 뇌부종으로 인한 두위확장을 판단하기 위해 머리둘레를 매일 측정해야 한다. 뇌부종이 있는 경우 침상머리를 15~30° 상승시켜 정맥혈의 순환을 돕고, 수분공급과잉이 안되도록 섭취량과 배설량을 측정한다. 고나트륨 혈증과 삼투압 확인을 위해 전해질 균형을 모니터링하고 소변비중검사결과를 확인한다.

뇌압상승을 예방하고 관리하기 위해 뇌압상승을 유발하는 자세나 경정맥을 압박하는 자세, 목의 굴곡, 과신전 및 회전, 통증유발 자극, 흡인, 타진 등의 활동을 금하고, 변비를 예방하며 침상머리를 15~30℃ 상승시킨다. 조용하고 안정된 환경을 유지하고 조명과 소음을 최소화한다. 또한 의료적 절차는 조직화하여 수행하고, 필요하면 진정제를 투여한다.

감염에 의한 발열은 신진대사율과 에너지 요구량을 증가시키고, 이는 결국 저산소증, 뇌손상을 초래할 수 있다. 열을 떨어뜨리기 위해 acetaminophen이나 ibuprofen을 투여하거나 오한이 있다면 미온수 마사지나 저체온 담요를 사용할 수 있다. 열은 발작의 빈도를 증가시키기 때문에 발열이 계속되는 아동은 체온을 하강하도록 노력하는 동시에 발작여부를 철저히 감시해야 한다. 발작 시 즉각적인 응급처치를 위해 아동의 침상 옆에 산소투여기, 흡인기 및 기도삽관 준비를 해놓는다. 그 외는 발작아동을 위한 일반적인 간호를 적용한다.

세균성 수막염이 의심되는 아동은 항생제 치료를 시작한 후 최소한 24시간까지는 즉각적인 호흡기 격리조치가 필요하다. 간호사를 비롯한 가족이나 다른 방문객까지도 병실에 들어가기 전에 가운, 장갑, 마스크 등을 착용하여 보호 조치를 취한다. 가족구성원이나 최근 아동과 밀접한 접촉을 한 사람들 대상으로 예방적 항생제를 투여할 수 있다.

세균성 수막염의 주요 증상 중 하나인 두통 완화와 광선공포증(photophobia)이 있는 아동을 대상으로 너무 밝지 않으면서 조용한 환경을 조성해 준다. 가능하면 아동의 휴식을 위해 필요시에만 천천히, 부드럽게 접촉한다. 두통완화를 위해 머리를 들어 올리는 행위는 금하고 통증이 심할 경우, acetaminophen이나 비스테로이드성 항염증제를 사용한다. 마약성 진통제는 중추신경계와 호흡을 억제시킬 수 있기 때문에 금한다.

아동이 감염 합병증으로 청력 손상이나 인지 변화를 나타날 경우, 간호사는 재활팀과 지역사회자원의 도움을 받을 수 있도록 퇴원계획을 세운다.

⊕ 바이러스성 수막염

(Viral meningitis, Aseptic meningitis)

무균성 혹은 바이러스성 수막염은 바이러스에 의한 뇌막 및 뇌조직의 염증상태를 의미한다.

1. 원인 및 병태생리

가장 흔한 균인 장과 구강을 통해 유입되는

enterovirus가 전체 바이러스 성 수막염의 85%를 차지한다. 그 외에는 헤르페스, 아데노바이러스, 아르보바이러스가 있다. 간혹 마이코플라스마, 클라미디아, 다양한 원충류 및 곰팡이 균에 의해 나타나기도 한다. 대부분이 여름이나 가을에 발생하며 청소년이 영유아보다 더 높은 이환율을 보인다.

2. 임상증상

무균성 수막염이 있는 아동은 세균성 감염이 있는 아동보다 심각성이 덜하다. 영아에서는 흥분성, 졸음증을 보이고, 더 큰 아동은 두통, 감각과민을 보이며 청소년은 안구 뒤쪽의 통증을 호소한다. 열, 오심, 구토, 목과 등, 다리의 통증 및 눈부심이 흔하다.

국소 신경학적 징후, 배변 및 배뇨조절 상실, 이완마비 등이 올 수도 있다. 발병은 점차적이거나 갑작스러우며 또한 민감하거나 무기력할 수 있다. 또한 뇌막자극의 징후, 경부강직, 요통, Kernig와 Brudzinski 징후의 양성 반응이 나타날 수 있다. 보통 열이 있지만 40℃ 이상 올라가지 않는다.

3. 임상검사

수막염의 원인균이 세균성인지 바이러스성인지 규명하는 것이 무엇보다 중요하다. 징후와 증상이 비슷해서 처음에는 구분하기 어렵다. 보통 세균성 수막염은 상대적으로 급성으로 발병하며, 증상은 더 심하다. 바이러스성일 경우 백혈구는 약간 증가하며 단백질은 정상이거나 약간 증가한다. 포도당은 약간 감소하나 대부분 정상이며 그람염색과 배양결과 음성반응이다. 뇌척수액의 색깔은 약간 혼탁하거나 정상이다.

4. 간호진단

아동 뇌기능장애 질환의 간호진단 참조

5. 치료 및 간호

무균성 수막염으로 확진되기까지는 항생제가 투여된다. 바이러스 수막염으로 확인된 이후, 단순헤르페스 수막염에서는 acyclovir로 치료하는 것 외에 다른 바이러스에 의한 수막염은 대증요법을 시행한다.

바이러스 수막염으로 확인될 때까지는 일단은 아동을 입원 격리시키고 나머지 간호는 세균성 수막염과 유사하며 감염예방을 위해 올바른 손 씻기와 신경학적 관찰 및 부모의 지지를 포함한다.

뇌염 (Encephalitis)

뇌염이란 뇌실질 조직의 급성감염상태를 의미한다.

1. 원인 및 병태생리

뇌염은 중추신경계에 직접 침입하거나 바이

러스성 질환에 감염된 후 이차적으로 발생할 수 있다. 주로 모기를 매개로 한 바이러스 외 기타 원충류, 박테리아, 진균류 등이 원인이다. 신생아기 이후 아동은 대부분 herpes simplex에 의한 감염이고 드물지만 일부 아동은 파상풍, 홍역, 디프테리아, 풍진 예방접종 후 감염이 발생하기도 한다.

2. 임상증상

침투한 병원균의 종류와 감염부위에 따라 증상은 달라진다. 처음에는 권태감, 심한 두통, 현기증, 호흡기 감염 증상, 오심, 구토를 보이다가 목경직, 광선공포증, Kernig와 Brudzinski 징후 양성과 같은 국소 신경학적 증상이 나타난다. 심한 경우 고열과 안구마비, 지남력 상실, 혼수에 이를 수 있다. 일반적으로 아동이 어릴수록 심각한 후유증이 나타나며 일부 아동은 운동, 지각능력, 시력, 청력장애를 가지게 된다.

3. 임상검사

진단은 임상적인 근거를 기초로 이루어져야 하고 특정 바이러스를 확인하는 것으로 진단이 가능하다. 진단을 위해서 신체검사, 혈액검사, 뇌척수액 검사 및 소변검사 등을 한다. 뇌척수액 소견은 처음에는 정상범위일 수 있으나, 2일 이내 백혈구 증가와 단백수치가 증가한다.

장내 바이러스의 존재여부를 확인하기 위해서는 대변이나 비인두 도말검사, 혈청검사를 통해 바이러스 유무를 확인한다. 비침습적인 자기공명영상촬영(MRI)이나 컴퓨터단층촬영(CT)를 통해서 뇌부종, 뇌실압박 및 단순포진과 관련된 측두엽 괴사 등을 확인할 수 있다. 뇌파검사도 행해진다.

4. 간호진단

아동 뇌기능장애 질환의 간호진단 참조

5. 치료 및 간호

뇌염 아동은 발작, 호흡부전, 두개뇌압 상승의 위험이 매우 크며, 치료는 대증요법에 초점을 둔다. 진단 즉시 집중치료실에 입원하여 집중치료를 한다. 세균성 감염이 의심이 되는 모든 아동에게 항생제를 투여한다. 바이러스에 감염된 아동은 항바이러스제제인 acyclovir를 투여하고 확진 시 10~14일 정도 투여한다.

발작, 호흡기부전 및 두개내압상승의 위험이 높으므로 급성기는 세심한 관찰, 관리 및 간호가 필요하다. 뇌염, 의식상실 및 수막염에 걸린 아동의 간호는 동일하다. 활력징후에 대한 지속적인 사정과 기도와 호흡기 기능에 특별히 관심을 두는 것이 중요하다.

신경계 검사로 동공 확인, Glasgow 혼수척도 평가 등을 포함해야 하며 이를 통해 두개내압 상승이 있는지 확인해야 한다. 발작증상을 알고 대처하며, 관절가동범위를 유지하고 좋은 피부 상태와 적절한 영양 공급을 제공하며, 신경학적 관찰과 환아 및 부모의 지지가 중요하다.

라이 증후군(Reye's syndrome)

인플루엔자나 수두 등의 바이러스 감염과 관련하여 드물지만 매우 치명적인 급성 비황달성 간성 뇌증(acute nonicteric hepatic encephalopathy)으로 급성 뇌증과 간의 지방 변성이 초래된다.

1. 원인 및 병태생리

정확한 원인은 밝혀지지 않았으나 주로 10세 미만의 아동에게 호발하며 바이러스 중 특히, 인플루엔자나 수두바이러스 바이러스 감염 후, 발병하는 것이 가장 흔하다고 보고되어진다. 확실하지는 않으나 질병 치료를 위한 살리실산염(아스피린) 대신 acetaminophen을 사용한 후, 라이 증후군의 발병률이 감소한 것으로 보아 아스피린과 라이 증후군과의 관련성이 있음을 알 수 있다. 그 외에도 외인성 독소, 유전적 요인과 관련성이 있다.

병리적으로 바이러스는 미토콘드리아의 기능 손상에 의한 간의 비대, 미세혈관의 지방 축적, 포도당의 고갈로 암모니아를 요소로 전환하는 효소가 감소하여 고 암모니아 혈증을 나타내고 간효소가 비정상적으로 증가한다. 동시에 두개내압 상승을 동반하는 뇌부종이 나타난다.

2. 임상증상

라이 증후군의 경과는 바이러스성 질병으로부터 회복되는 것처럼 보이다가 갑자기 심한 구토와 함께 의식상태가 나빠지면서 하루 이틀 내에 기면이나 흥분, 식욕부진, 24~48시간 동안 지속되는 구토, 심한 구토로 인한 탈수상태가 발생하여 상태는 매우 악화된다. 또한 의식수준의 감소, 지남력장애, 공격성, 불안정 등 행동변화도 뚜렷해진다. 점차로 혼수상태에 빠지고 동공은 확대되며 시각을 완전히 상실하게 되며 점차 깊은 혼수상태에 빠지게 된다. 제피질 자세(decorticate positioning) 또는 제뇌 자세(decerebrate postruing)가 나타나고, 뇌신경 반사 소실 및 대부분은 혼수를 경험한다.

조기진단 및 치료 시, 신경계의 후유증 없이 빠르게 회복되지만 초기 대응이 미흡할 경우 치명적으로 급속히 진행되어 2~3일내에 사망할 수 있다. 최근 라이 증후군으로 인한 사망률이 급격히 감소하고 있지만 집중력 장애, 언어발달 지연 등의 합병증이 나타날 수 있다.

3. 임상검사

특이적인 진단은 없으나 전형적인 임상 소견으로 추정해 볼 수 있다. 간기능 검사 상 급성 간부전 소견을 보이지만 황달 소견은 없다. 간손상으로 인한 aminotrans-ferase(ALT)의 상승, 프로트롬빈 시간(prothrombin time, PT) 지연, 혈중 암모니아 상승, 저혈당, 뇌압상승 등의 특징적인 임상소견을 보인다.

4. 간호진단

아동 뇌기능장애 질환의 간호진단 참조

5. 치료 및 간호

라이증후군은 조기진단과 적극적인 치료가 우선이다. 발병 즉시 집중치료실에 입원하여 호흡기능 유지, 저혈당 예방 및 뇌부종 완화에 초점을 두고 치료한다. 암모니아 농도와 의식상태로 예후를 가늠해 볼 수 있다.

두개내압상승과 뇌부종이 나타날 경우, 중환자실에 입원하여 치료를 하며 기도삽관을 한다. 기도를 보호하고 충분한 환기를 제공하고 호흡성 산증이나 알칼리증을 교정하며 두개내압을 감소시키기 위해 노력한다.

전해질과 포도당 수준을 확인하며 필요할 때마다 보충제를 정맥주사하고 자주 관찰한다. 만약 비정상적으로 응고시간이 긴 경우, 비타민 K나 신선 동결 혈장을 투입한다.

암모니아 수치를 감소시키기 위한 방법으로 항균효과를 위한 항생제 투여, 식이단백과 아미노산의 조절, 장세척을 위한 비 흡수성 이당류인 락튤로스 등을 사용한다.

프로트롬빈 수준이 정상으로 돌아오면 두개내압을 관찰하기 위해 정맥카테터를 설치할 수 있다. 만약 두개내압이 높은 상태로 지속될 경우 고삼투성 이뇨제인 mannitol을 뇌부종의 감소를 목적으로 투입한다. 수분 섭취는 금하지 않으나 섭취량과 배설량을 정확하게 측정하며, 이를 위해 유치 도뇨관을 삽입한다. 발작 시 benzodiazepine과 phenytoin으로 조절한다.

라이증후군 아동의 부모에게는 진단절차와 치료관리, 병의 경과에 대한 정보를 주어야 하며 관심과 정서적 지지가 필요하다. 급성기가 지나면 적절한 놀이 활동, 다른 사람과의 상호작용 등을 통한 정서적 지지를 제공한다.

⊕ 열발작(Febrile seizure)

열발작은 중추신경계통 감염이나 전해질 불균형 같은 대사질환 없이 열이 동반되면서 발생하는 경련질환을 말한다.

1. 원인 및 병태생리

약 70% 정도가 바이러스 상기도 감염인 편도염, 인두염 및 폐렴, 그 외 중이염, 비뇨기계 감염 및 수막염과도 관련성이 있다. 부모와 형제의 열발작 가족력이 있는 경우가 3~4배 더 많다. 열발작은 6개월에서 3세 사이의 아동에게 흔히 잘 나타나고 5세 이상은 드물다. 열발작의 빈도는 아동의 3~4%에 달하며, 남아가 여아보다 2배 더 많다.

열발작은 중추 신경계 감염, 약물중독, 구토나 설사에 의한 전해질 불균형 및 뇌전증과 감별해야 한다. 특히 뇌전증은 연령에 무관하고 발작 지속시간이 수분에서 수 시간으로 길고, 열발작이 항상 전신성 경련을 하는 데 비해 뇌전증은 국소성 경련을 하기도 한다.

2. 임상증상

단순열발작은 체온이 갑자기 39℃ 이상으로 오를 때 잘 발생한다. 처음에는 긴장-간대성의 전신발작 양상으로 수초에서 드물게 15분까지 지속할 수 있다. 발작 후 단기간의 졸음을 보이고 24시간 동안 1차례의 발작만 보인다. 열발작은 30~50% 정도 재발이 된다. 재발위험성은 12개월 미만에 첫 발작이 일어났거나 열발작에 대한 가족력이 있을 경우, 혹은 더 낮은 온도에서 열발작이 발생하는 경우에 나타난다.

3. 치료 및 간호

대부분의 열발작은 단기간에 멈추므로 항경련제 투여가 필요로 하지 않는다. 그러나 적어도 5분 이상 지속되거나 연이어 발생하는 경우에도 diazepam이나 lorazepam과 같은 약제를 사용하며, 열이 심할 때는 acetaminophen과 같은 해열제를 사용하여 열을 조절하는 것이 일차적 치료이다.

열발작을 예방하기 위해 발작의 직접적인 원인이 되는 고열을 예방하고, 고열이 있는 경우 곧 바로 체온을 하강시켜야 한다. 아동의 옷을 벗기고, 시원한 환경을 조성함과 동시에 오한이 없을 경우 미온수 마사지를 수행한다.

미온수 마사지를 할 때는 미온수에 적신 타월이나 스펀지로 전신을 지속적으로 닦아주거나 얇은 거즈 같은 것을 덮어주어 열이 증발(evaporation)되도록 한다. 만일 젖은 상태의 두꺼운 타월을 열이 나는 신체에 덮어주기만 한다면 오히려 체온이 상승되므로 주의한다. 열성경련 아동의 경우는 아동이 욕조 안에서 미끄러질 경우 이차 발작이 발생할 수 있기 때문에 통 목욕은 금지한다. 체온하강 목적으로 찬물이나 알코올은 사용하지 않는다. 찬물은 미성숙한 신경계에 쇼크나 불쾌감을 유발하고 알코올은 피부로 흡수되기 때문에 사용하지 않는다.

처음 열발작을 경험한 부모에게는 발열을 일으킬 수 있는 열성질환(특히 상기도 감염)을 미리 예방하고, 발열 시 즉각적인 처치, 즉 해열제 투여 등 다양한 열 하강을 위한 방법을 교육해야 한다.

⊕ 뇌전증

발작(seizure)은 특정영역 뇌세포의 과다흥분으로 인한 비정상적인 전기 방출에 의해 발생되는 돌발적이고 일시적인 운동, 감각 또는 행동변화로 질환명이 아니라 증상을 의미한다.

발작은 경련(convulsion) 및 뇌전증(간질, epilepsy)과 구별해야하는데, 경련은 몸 전체나 일부의 근육들이 개인 의지와는 관계없이 빠르게 불수의적인 수축과 이완을 하는 것이며 뇌전증은 뇌질환에 의해 이차적으로 발생하는 만성 뇌장애로 2번 이상의 비유발 발작이 최소한 24시간 이상의 간격을 두고 반복적이고 특별한 이유 없이 나타나는 것을 의미한다.

1. 원인 및 병태생리

발작은 전체 아동의 10% 정도에서 발생하며 그 원인은 영아기는 출생손상, 무산소증 경험, 감염, 뇌출혈, 선천성 뇌기형이 원인이며 큰 아동의 경우는 감염에 따른 2차적 결과로 나타나는 경우가 많다. 정서적인 스트레스, 식이, 수화상태의 변화, 불안, 피로, 약물복용의 불이행 및

표 9-3 단순 부분발작, 복합 부분발작, 결신발작의 비교

임상증상	단순 부분발작	복합 부분발작	결신발작
발병연령	모든 연령	3세 이후	3세 이후
빈도(day)	다양함	1～2회 이상은 드묾	수차례
지속시간	30초 이내	60초 이상, 10초 이하는 드묾	15초 이하, 30초 이상은 드묾
전조증	발작의 독특한 증세가 있을 수 있음	빈번함	전혀 없음
의식소실	전혀 없음	항상 있음	항상 있음(단기간)
자동증	없음	빈번함	빈번함
강대성 발작	빈번함	가끔	가끔
발작 후 손상	드묾	빈번함	전혀 없음
정신적 지남력 상실	드묾	흔함	이례적임

대사 장애와 같은 환경적, 생리적 자극이 유발요인이다.

유전적 원인도 관련성은 있으나 발작의 원인은 알 수 없거나 특발성이 대부분이다. 부분발작은 뇌의 일부영역에서 비정상적인 전기활동으로 시작하고 전신발작은 뇌피질을 통해 뇌간, 중뇌, 망상체까지 확산하여 통제되지 않는 운동양상과 강직증상이 양측성 또는 대칭적으로 나타나면서 의식이 없어진다(표 9-3).

2. 발작의 종류 및 임상증상

1) 부분발작

뇌의 일부 영역인 피질에서 비정상적인 전기적 활동이 일어난다. 손상 입은 부분에 따라 그 증상이 달라진다. 부분발작은 국소 운동적, 감각적, 심리적, 신체적 징후를 나타낸다. 부분발작은 단순 부분발작과 복합 부분발작으로 나눌 수 있다.

(1) 단순 부분발작

단순 부분발작(simple partial seizures)은 대뇌피질주위에 국한되며 어느 연령에서나 일어날 수 있다. 발작이 있는 동안 의식장애는 없고 평균 2～10초간 지속된다. 대개 발작 후 다른 증상이나 무의식적으로 간단하게 일어나는 행동, 즉 입술을 핥거나 씹고, 삼키는 등의 무의식적으로 반복하는 자동증(automatism)도 나타나지 않는다. 발작이 일어나기 전 신체적, 감각적, 심리적인 이상한 느낌이 드는 전조(aura) 증상 역시 나타나지 않는다.

대뇌 특정부위의 이상방전으로 시작되는데, 비정상적인 방전이 후두영역에서 발생하면 시력의 변화가 생기고 담당하는 뇌기능에 따라 증상은 다르다. 단순 부분발작은 대부분 운동과 감각 이상증상을 보인다. 운동증상으로는 무감각하거나 따끔하거나 아픈 느낌이 몸의 한 부위에서 시작되어서 다른 곳으로 퍼질 수 있다. 감각증상으로는 발작시작부위가 대뇌의 감각영역을 침범했을 경우, 저림, 무딘 감각, 통증, 빛

이 번쩍이는 느낌, 시끄러운 소리, 불쾌한 냄새와 맛 등의 감각이 신체 한부위에서 시작하여 다른 쪽으로 퍼져나가는 느낌을 호소하며, 아동은 정서적 불안감을 느낀다. 일반적으로 3～13세 아동에서 나타나고 사춘기 전에 소실되어 예후가 좋다.

(2) 복합 부분발작

아동기에 가장 흔히 나타나는 발작유형인 복합 부분발작(complex partial seizures)은 정신운동발작(psychomotor seizure)이라고도 한다. 의식장애는 혼돈에 가까우며 의식소실이 평균 1～2분 지속되거나 의식소실의 감소 및 전조증상이 나타난다. 아주 짧은 2～10초간 의식소실이 나타나는 결신발작과는 구분을 해야 한다.

3세에서 청소년까지 발병이 가능한데 영아에서는 발작이 시작되면 정신이 나간 사람처럼 멍하게 있거나, 중얼중얼하기도 하고, 여기저기 배회하기도 하고, 고개를 한쪽으로 돌리거나 입맛을 쩝쩝 다시기도 하고, 옷이나 물건을 만지작거리거나 방향 없이 걷기 등의 목적 없는 행동양상, 즉 자동증 현상이 나타난다. 자동증은 흔한 증상(50～70%)으로 의식소실 후 환자는 기억하지 못한다.

일부 아동은 발작이 일어나기 전에 전조를 보일 수 있다. 또한 아동은 불안, 두려움, 어떤 일이 일어나기 전에 일어난 것 같은 느낌을 가지거나 복통을 호소하고 입안에 이상한 맛이나 냄새와 시각적 청각적인 환각이 있을 수 있다.

2) 전신발작

전신발작(generalized seizure)은 전기적 활동이 대뇌피질에서 뇌간으로 확산됨에 따라 나타나며 아동은 의식을 잃을 뿐만 아니라 움직임을 조절할 수 없고 양측성이며 대칭적인 경련을 일으킨다.

(1) 결신발작(absence seizure)

소발작(petit mal seizure)로 불리웠던 결신발작은 4세 전후에 시작하여 보통 청소년기가 되면 사라진다. 발작의 특징은 사전예고 없이 갑자기 하던 행동이나 말을 멈추고 일시적으로 의식을 잃는데 시간은 대개 2～10초 정도이며 하루에 20회 이상, 심하면 100회 이상 순간순간 발작이 일어나기에 주시하고 관심을 기울이지 않으면 알아채지 못할 수도 있다. 어떤 곳을 주시하고 있는 것처럼 멍을 때리거나 입술을 떨거나 안검하수증을 보이면서 눈이 뒤집어지기도 한다. 입술을 움직여 입맛을 다시거나 근육의 긴장이 없어져 고개를 숙이거나 손에 있던 물건을 놓치는 증상도 보일 수 있다. 치료는 2년 정도 약물치료를 하여 대발작으로 발전하는 것을 예방하여야 한다.

(2) 전신성 강직－간대성 발작 (genralized tonic/clonic seizures)

과거 대발작이라고도 하였으며, 뇌전증발작 중 가장 심한 발작형태이다. 어느 연령에서나 가능하며 보통 갑작스럽게 의식을 잃고 쓰러진다. 일반적으로 강직기, 간대기, 경련 후 상태로 단계를 거친다.

강직기(tonic phase)는 강한 근육경축으로 강직이 나타나 턱이 단단하게 닫히며 침 분비 증가로 기도폐쇄의 위험성이 있으며 창백하거나 청색증을 보인다. 방광이나 장의 실금이 가능하며 대개 10~30초간 지속된다.

간대기(clonic phase)는 사지근육의 율동적인 수축과 이완을 하며 호흡근의 지속적인 수축으로 일시적인 호흡정지가 초래될 가능성이 있다. 보통 30초~30분까지 지속된다.

발작 후에는 의식이 없으며 보통 30분에서 2시간 정도 깊은 잠에 빠진다. 발작 후 종종 구토와 두통이 있기도 하며 자신에게 일어난 일을 기억하지 못한다.

(3) 연소성 근간대성 발작 (juvenile myoclonic epilepsy)

소아나 청소년기에 발생하며, 아침에 깨서 1~2시간 이내에, 아동이 졸리거나, 금방 잠이 들었거나, 혹은 깨어있을 때에 사지나 몸통이 순간 경직되어 숟가락이나 칫솔을 놓치는 경우도 있다. 보통 의식도 유지되며 발작 후 증상도 없다. 반복되면 전신성 강직-간대성 발작으로 발전할 수 있다. 유발원인은 수면부족, 술, 빛 등이 있다.

(4) 무긴장성 발작 (atonic or astatic-akinetic seizures)

2~5세에 호발하며 순간적으로 근긴장 저하 및 소실로 아동이 의식을 잃고 몇 초간 머리를 앞으로 떨어뜨려 심각한 경우, 얼굴 쪽으로 쓰러져서 두부손상의 위험성이 있으므로 주의한다. 만약 아동이 빈번하게 무긴장성 발작이 발생하면 아동은 얼굴과 치아가 손상되는 것을 막기 위해 안전모를 써야 한다.

(5) 영아 연축(Infantile spasm, west syndrome)

심한 근간대성 경련질환으로 30%는 원인은 잘 알 수 없으나 85%에서 어느 정도의 정신지체를 갖는다. 4~8개월 사이에 대개 발작이 시작되며, 2~3세 경 사라진다. 남아가 여아보다 2배 이상의 발생빈도를 보인다. 다운증후군 아기에게서 발생 가능성이 있다. 아주 짧은 시간 중심축인 목, 몸통 혹은 사지의 근육을 일시에 짧게 대칭적으로 굽히거나 뻗는 동작을 반복하는 행동이 하루에도 수십 회 혹은 100회 이상, 잠들 무렵이나 잠에서 깨어난 후 가장 많이 발생한다.

영아 연축이 발생하면 지금까지 터득한 발달을 잃어버리거나 새로운 발달을 하지 못하는 경우가 많아 거의 모든 아동들은 발달지연이나 신경학적 기형이 동반된다. 영아 연축이 의심되면, 뇌파검사, 뇌 MRI검사, 대사 이상검사 등을 시행하고 약물치료를 시작하고, 약물에 대한 반응이 없는 경우에는 케톤생성식이요법 등을 시행한다.

3. 임상검사

조기진단은 예후와 적절한 치료를 계획하는데 중요하다. 발작유무, 원인 및 유형을 알아내기 위하여 진단이 필요하다. 부모나 목격자로부터 자세한 병력, 발작 전에 전조유무, 다른 질병의 유무, 약물복용, 입원경력, 유독성 물질에 노출 및 과거 발작경험이 있었는지 확인해야 한다. 더불어 유전과 관련이 있으므로 가족력도 알아보는 것이 중요하다.

전혈구 검사(CBC)를 통해 수막염이나 뇌염 등의 감염유무, 혈청전해질 검사를 통해 저혈당 같은 대사 장애유무를 확인한다. 요추천자, 뇌척수액, 소변과 혈액검사도 시행하고 의식 정도, 반사, 감각운동 반응 등을 확인하는 신경계 평가가 뒤따라야 한다. 구조적인 기형유무를 확인하기 위해 컴퓨터 단층촬영(CT)이나 자기공명촬영(MRI) 같은 방사선 영상검사를 할 수 있다. 혈관조영술은 혈관의 변이를 찾아내기 위해 시행된다.

뇌파검사(EEG)는 비정상적인 전기적 방출의 존재를 확인하며 발작의 유형과 병소에 대한 정보를 제공한다. 또한 양전자방출 단층촬영(Positron Emission Tomography, PET)은 뇌에 기형 부위를 확인하기 위해 사용된다.

4. 간호진단

아동 뇌기능장애 질환의 간호진단 참조

5. 치료 및 간호

발작의 치료목표는 발작의 유형과 원인을 확인하여 조절하고 치료하여 발생 횟수나 정도를 줄여서 아동들이 가능한 한 정상적인 삶을 살도록 돕는 것이다. 따라서 대발작이 있는 아동은 응급상황으로 신속하게 관리해야 한다.

1) 약물치료

항경련제 투여는 발작 감수성의 역치를 올리거나 발작을 예방하는 정도로 약물용량의 기준을 결정한다. 가장 효과적이고 부작용이 적은 약제를 선택하여 사용하는데 부분발작과 전신적인 강직성－간대성 발작의 일차 약물로는 phenytoin, cabamazephine 등이 있으며 결신발작 시는 일차적으로 사용하는 약물은 ethosuximide이고, 대개 한 가지 약물로 시작하며, 혈청 약물수준이 최상의 치료범위에 도달할 때까지 용량을 증가시킨다.

첫 번째 약물에 발작행동이 통제되지 않으면 약물을 첨가하거나 바꾼다. 발작이 멈추게 되면 일반적으로 항경련제를 2～3년간 장기적으로 투여한다. 약물을 투여하는 동안 지속적인 모니터링을 하여 신경흥분의 역치를 유지하도록 정기적으로 약물의 혈청농도수준을 평가하여 투여량을 조정한다.

강직－간대성 발작 아동에게 흔히 처방되는 phenytoin(Dilantin)의 대표적인 부작용인 무통성 치은의 비후는 부드러운 치은 마사지와 구강위생을 통해 최소화 할 수 있다. phenobarbital은 졸음, 집중력 및 기억력 저하를 초래할 수 있다. 경구 투여 시 위장관 자극, 심한 어지러움 등과 같은 부작용이 지속되면 상담하도록 한다.

투약중단은 약물을 투여한 지 약 2년 정도가 되고 발작행동이 잘 조절되면 고려할 수 있다. 갑작스러운 약물중단은 발작의 재발 가능성이 있으므로 점진적으로 약물용량을 줄이도록 한다. 보통 발작의 재발은 투약중단 후, 6개월 이내에 발생하며 이 기간 동안 아동의 행동을 철저히 관찰해야 한다.

2) 식이요법

강직-근강대성 발작치료를 위해 일반적으로 케톤식이요법(ketogenic diet)을 시행한다. 고지방, 저단백, 저탄수화물 식이요법으로 단백질과 탄수화물은 제한하고 지방과 탄수화물의 비율은 4 : 1 정도로 권장하여 칼로리의 90% 이상을 지방에 의존함으로 케톤치가 상승된다. 발작치료와 케톤과의 관련성은 명확하지는 않지만 지방농축의 변화, 수분전해질 균형, 발작의 역치 개선, 중추신경계 안정 등의 효과로 인해 발작의 치료 식이에 적용하는 것으로 본다.

3) 수술요법

난치성 뇌전증 치료의 마지막 대안은 뇌전증 발작을 유발하는 병소를 제거하는 수술이다. 범위가 넓은 대뇌반구에서 유발되는 지속적인 부분발작의 경우, 측두엽 절제술이나 대뇌반구절제술이 시행될 수 있다.

4) 간호

발작은 대부분 갑작스럽게 일어나기 때문에 아동과 가족 모두에게 큰 충격이 아닐 수 없다. 발작과 관련된 간호중재는 다음과 같다.

신체손상 위험성을 줄이기 위해서는 발작 시 있을 수 있는 손상에 대비해 우선 안전한 환경을 제공하여야 한다. 필요 시 사용가능한 침상 옆 기도분비물 흡인기와 산소투여 기구를 준비한다. 발작 시 조용하고 조심스럽게 바닥에 눕혀 베개나 담요를 말아 머리 밑에 대고, 측위를 취해주며, 구토를 하면 머리를 옆으로 돌려준다. 만약, 입에 분비물이 차서 기도를 막으면 측위 상태에서 즉시 흡인을 시행해야 한다. 딱딱한 부위에는 패드를 대어주고 주변의 물건을 치우고 발작 중인 아동을 억지로 옮기려고 하거나 발작을 억제하기 위해 강제로 붙잡지 말고 옷도 느슨하게 입히고 치아에는 어떤 것도 물려서는 안 된다.

강직-간대성 발작이 있는 아동은 발작 중에 흉곽과 횡격막 근육이 굳어져서 가스교환 장애로 인하여 저산소증이 나타날 수 있다. 이때는 안면 마스크나 인공호흡기 등으로 계속 산소를 공급해야 한다. 아동과 가족의 프라이버시를 보호하기 위해 문을 닫고 스크린을 쳐서 다른 사람이 보지 않도록 해 준다. 만일 아동의 발작에 대비해 사전에 처방되어 있다면 항경련제를 투여한다.

발작 종료 후에는 종료시간을 확인하고, 호흡과 의식상태, 상처여부를 사정한다. 측위를 유지하면서, 완전한 회복이 될 때까지 아동 의 곁을 지키고 입으로는 음식을 주지 않는다. 조용한 환경을 만들어 아동이 쉬거나 잘 수 있도록 해주고, 2차 발작에 대비해 침상난간을 반드시 올려놓는다.

뇌전증과 같은 발작질환의 대부분은 만성 경과를 가진다. 발작의 예방을 위해 대부분 가정에서 관리해야 하기 때문에 간호사는 진단 초기부터 발작의 예방과 대처방법에 대해 아동과 부모를 준비시켜야 한다. 발작을 예방하기 위해서는 발작의 유발요인을 설명하고 이들 요인을 제거하도록 한다. 발작을 유발하는 요인은 빛

(갑작스러운 불빛, 카메라 플래시, 자동차등), 소리(특이한 목소리, 갑작스런 자동차경적, 큰 노래소리), 갑작스러운 동작, 피로, 과다호흡, 체온변화, 저혈당, 카페인섭취, 단백질 결핍 등 아동에 따라 매우 다양하다.

발작의 효과적인 통제를 위해서 정확한 시간에 규칙적으로 복용하도록 보호자나 학령기 아동에게는 항경련제의 투약방법을 교육하고 강조한다. 약물투약에 대한 스스로 책임을 지도록 유도하고 질병을 극복할 수 있다는 자신감을 가지도록 한다. 아동이 성장함에 따라 주기적인 혈청검사를 통해 약물의 용량을 일정하게 유지하여 치료효과를 위한 약물의 혈중농도를 모니터하는 것은 간호사의 중요한 책임 중 하나이다. 이에 소요되는 시간이 수개월이 걸릴 수 있음을 부모에게 알려준다.

간호사는 발작질환을 가진 아동에 대한 부모의 양육태도를 관찰하고 적절한 교육을 한다. 부모는 발작아동이 성장발달의 장애가 있을 것이라는 막연한 불안감을 가지고 있다. 그러나 심각한 선천성 및 후천성 뇌손상과 관련 있는 뇌전증의 경우는 지능이나 발달의 지연이 동반될 수 있지만 많은 경우는 정상적인 지능과 생활을 유지한다. 그러므로 정확한 약물투여로 조절이 가능하기에 가능한 한 정상적인 환경에서 아동의 연령에 적합한 단체나 외부활동에 참여하도록 격려한다. 다만, 접촉이 심한 놀이 활동이나 혼자서 등산이나 수영은 하지 않도록 한다. 부모나 아동 주변의 사람들도 아동의 정상적인 성장 발달에 초점을 맞추고 아동의 뇌전증을 인지하되 긍정적 측면을 격려할 수 있는 환경을 조성하는 것이 중요하다. 지나친 걱정으로 아동을 과보호하지 않으며, 다른 아동과 동일하게 대하는 것이 중요하다. 아동 스스로 자신의 제한점을 알고 조절하는 통제감과 숙련감을 증진시키도록 한다. 이를 통해 스스로 관리하도록 책임을 부여하고, 발작을 조절할 수 있다는 자신감을 심어준다.

1. 이분척추

1) 정의

태생기 신경관의 융합부전으로 인한 척추의 후방(척수궁) 융합 장애

2) 원인

(1) 여아>남아

(2) 요추천골 부위 가장 흔함

(3) 엽산의 결핍과 관련 있는 것으로 보임

(4) 흔히 다른 선천적 기형 초래

3) 종류

(1) 폐쇄성 이분척추, 잠재성 이분척추

① 척추골(후 척수궁) 자체 결함, 척수 및 수막은 정상, 결손이 육안으로 드러나지 않아 대부분 증상이 없음. 주로 요천추부(L5, S1)에 호발

② 관련 부위 피부변화나 근신경장애를 동반하지 않는 한 확실히 구분하기 어려움

③ 결손부위에서 피부함몰, 피하지방종, 포도주양 모반, 털 뭉치가 발견될 수 있음

(2) 수막류

① 결손 부위를 통해 수막이 돌출되어 낭포를 형성한 것. 낭은 뇌척수액으로 차 있고 얇고 투명한 점막이나 피부로 덮여 있음

② 신경학적 후유증을 동반하지 않음

③ 낭에 뇌척수액 압력이 증가하여 낭 크기 증가 → 벽이 얇아지며 자연파열 유발 → 혈액공급 불량 시 이차적 괴사성 천공 초래

(3) 수막－척수류

① 가장 흔한 유형

② 척추 뼈의 환의 결함으로 척수와 수막이 모두 밀려나와 낭을 형성한 것 : 돌출된 낭 안에 수막, 뇌척수액, 신경조직을 포함하고 있으며 침범 부위에 따라 운동, 감각, 반사 및 괄약근 기능 장애 등 다양한 신경학적 후유증을 동반

③ 항문, 방광의 괄약근 조절 장애가 심함

④ 위치에 따른 기능 장애

4) 증상

(1) 운동기능 장애 : 보행 장애

(2) 감각기능 장애 : 손상부위 아래 감각 없고 궤양 호발

(3) 결함부위 하부 자율신경계 기능 장애 : 피부건조하며 차갑고 발한기능 폐쇄

(4) 배변, 배뇨 문제 : 요실금, 요정체, 비뇨기 감염, 신 파괴, 변실금, 변정체 등

(5) 뇌수종 : 약 90%에서 나타남 Arnold-Chiari 기형 합병(소뇌기형) → 뇌실계 하부위 폐쇄

(6) 합병증 : 뇌수종, 수막염

5) 간호중재

(1) 낭포의 손상 방지

(2) 환부를 무균적으로 보호, 감염 예방 : 특히 대소변으로 인한 감염 주의

(3) 이분척추 아동에게 나타나는 뇌수종으로 인한 합병증 사정 위해 천문과 봉합선의 양상과 두위 측정, 기형 관찰을 통한 신경학적 사정

(4) 배설 기능 관리 : 수막－척수류는 방광기능 부전의 흔한 원인

(5) 부모의 기형 충격에 대한 정서적지지

6) 수술 전 간호

(1) 낭포 손상 방지 : 낭포 파열, 뇌척수액 누수 방지

① 낭의 긴장을 최소화하기 위해 복위로 눕히고 둔부를 약간 구부린 체위로 측면을 지지하여 대퇴관절 탈구 방지

② 도넛 모양의 소독된 패드 적용

③ 기저귀 채우지 않고 건조하게 유지, 낭 주위에 기저귀나 덮개 닿지 않도록 함

(2) 감염 방지

① 둔부를 매일 공기 중 노출시킴

② heat lamp 적용

③ 피부 보호 크림 도포

④ 척추 하부에는 기저귀 채우지 않도록 함

(3) 하지의 괴사와 기형 예방

① 피부 간호, 압박 받는 부위 순환 촉진

② 수동적 관절 운동

(4) 정상 영아와 같은 정서적지지와 발달 촉진

(5) 합병증 관찰

① 수두증 관찰

② 수막염 관찰

③ 농축되고 악취나는 소변

④ 불안정, 수유곤란, 주의력 저하 등 관찰

(6) 가족의 정서적지지

7) 수술 후 간호

(1) 영양공급 : 초기에는 정맥 투여하며 수술 4시간 후 구강수유 가능, 처음에는 포도당으로 시작하여 점차 우유 제공

(2) 쇼크 예방 : 보온, 척추보다 머리 낮추어 뇌척수압 유지, 수술부위 압력 줄임

(3) 호흡 : 복와위, 측위, 산소 공급

(4) 배액관 간호

(5) 기형 방지를 위해 수동적 관절 운동 시행

(6) 욕창 방지

(7) 두위 측정

(8) 요로 감염 사정

(9) 완화제 및 좌약 투여하여 복압 감소

(10) 감염 예방 : 외적 드레싱, V/S 측정, 피부색 및 복부팽만 등 관찰

(11) 가족 지지와 가정간호 수행 : 아동양육, 신체적 간호기술 교육, 비만 예방, 수분 섭취 권장, 넉넉한 의복 착용 등

(12) 부모 교육

① 퇴원 후 합병증 예방에 대한 관리 교육

② 아동의 상태에 대해 대처할 수 있는 능력 사정

③ 감각자극 활동에 대한 교육 제공

2. 수두증(뇌수종)

1) 정의 및 특성

(1) 뇌척수액의 생성, 순환, 흡수의 불균형으로 뇌에 비정상적으로 뇌척수액이 축척된 것

(2) 뇌척수액은 측뇌실의 맥락막총에서 생성, 뇌실계 순환, 지주막하 공간으로 흡수됨

(3) 수막 척수류와 동반되기도 함

2) 증상

(1) 영아기 : 두위 증가가 가장 특징적임

① 비정상적으로 빠른 머리의 성장

② 대천문 팽창

③ 울 때 두피정맥의 확장이 두드러짐

④ 움푹한 눈, 아래로 전위된 눈으로 인해 공막이 동공 위로 보이는 일몰징후 유발

⑤ 뇌압 증가로 두개골 얇아지고 봉합선 분리되어 타진 시 둔탁하고 항아리 깨지는 소리인 Macewen 증상

⑥ 불안정, 무기력, 잘 먹지 않으려 함, 의식의 변화, 날카롭고 고음의 울음, 구토, 기면 등

(2) 아동기 : 압력에 의한 증상

① 깨어있을 때 두통 호소

② 구토, 유두부종, 사시

③ 운동 실조증, 불안정, 무기력, 무감동, 혼수

3) 치료

(1) 폐색부위 직접적으로 제거, 뇌척수액의 과다생산을 막음

(2) 뇌척수액의 배액을 심장이나 복강으로 배출시키는 단락술 시행

4) 수술 전 간호

(1) 침대 머리를 30°를 상승하여 뇌압상승 방지

(2) 수액요법 시 신체 수액 요구량의 75～80% 넘지 않도록 유지

(3) 욕창, 위축 방지

(4) 각막 궤양 및 감염 예방

(5) 두부와 경부 오염 예방

(6) 외부 자극 최소화

(7) 적절한 영양 공급 : 소량씩 자주 공급, 트림

5) 수술 후 간호

(1) 상태 관찰 및 지지적 간호 제공

① V/S 측정, 체온 유지, 흡인, 체위 변경
② 수술 후 24시간 동안 머리를 편평하게 유지
③ 복부팽만 시 비위관 삽입
④ 구강간호
⑤ 창백증, 피부반점, 신체 냉감 및 의식 수준 관찰

(2) 다량의 뇌척수액 배액
① 천문의 팽창 관찰
② 배액률 조정

(3) 뇌실정맥 단락술을 시행한 환아에서 수술부위 욕창 발생 예방
(4) 체액과 전해질 균형 유지
(5) 뇌압상승, 탈수, 구개 내 감염, 패혈증 등 증상 관찰
(6) 뇌압 상승 시 침상머리 상승
(7) 부모에게 정서적지지 및 교육 시행

3. 수막염

1) **원인** : 대부분 바이러스, 선행 질환에 이어 이차적 속발
2) **특징** : 급성, 세균성 혹은 무균성, 아동 사망 초래 가능성 높음
3) **병태생리** : 비인두 등 신체 다른 부위가 감염되어 병원균이 혈관 주위를 침범하고 뇌척수액으로 들어가 지주막하 공간을 통해 퍼짐
4) **증상**
(1) 영아 및 어린 아동 : 발열, 구토, 기면, 졸음, 목의 경직, 경련, 약한 울음, 고음의 울음, 무호흡, 청색증, 불안, 설사 천문의 팽창
(2) 3세 이상 환아 : 발열, 구토, 혼수, 두통, 목의 경직, 경련 Kernig 징후 양성, Brudzinski 징후 양성, 오한, 불안
5) **합병증** : 청력 상실, 시력 상실, 안면과 목 근육의 허약, 마비
6) **진단**
(1) 요추천자 : 색깔이 탁하고 압력 상승, 백혈구 상승, 호중구 상승, 단백질 증가, 당 감소
(2) 혈액 배양 검사, BUN, 혈청과 소변 내 전해질 수치
7) **치료** : 전염 가능성 있으므로 격리, 정맥 항생 요법
8) **간호중재**
(1) 격리
(2) V/S 사정, 의식수준과 신경학적 증상 사정, 천문 관찰, 두위 측정
(3) 항생제 투여
(4) 침상 머리 약간 상승
(5) 자극을 줄이기 위해 조용하고 약간 어두운 환경 제공
(6) 발열 및 통증 조절
(7) 합병증 관찰

4. 뇌염

1) **병원** : 일본 뇌염 바이러스, 단순 포진 바이러스, 헤모필루스 인플루엔자 등

2) **특징** : 여름 호발, 급성 열성 전염병

3) **감염원** : 모기 매개

4) **증상**

(1) 초기 : 고열, 불안, 두통, 권태, 구토, 불면, 언어장애

(2) 극기 : 고열 최고도, 진전, 경련, 근 강직, 의식장애, 뇌막 자극 증상, Kernig sign 양성, 경부 강직

(3) 회복기 : 해열, 모든 증상이 7일 내 회복

5) **치료**

(1) 경련 혹은 불안 시 진정제 투여

(2) 해열제 및 항생제 투여

(3) 뇌압 상승 시 요추천자 시행

6) **간호중재**

(1) 대증요법

(2) 급성 시 격리 안정

(3) 호흡장애 사정, 산소요법, 필요 시 기관 절개술

(4) 조용한 환경 제공

(5) 구강 간호

(6) 피부 간호

(7) 뇌압상승으로 인한 구토 시 구강 섭취 제한

(8) 목 강직이 있으므로 침대 머리 쪽을 올려주되 옆으로 누운 자세를 취함

7) **합병증** : 행동 장애, 신경학적 장애, 지능 발달 지연

5. 라이증후군

1) **정의 및 특성**

(1) 급성 뇌증과 간기능 이상을 동반하는 독성 뇌질환

(2) 바이러스 감염 후 아스피린을 복용한 소아의 일부에서 동반되기도 함

(3) 뇌압 상승, 혈중 암모니아 상승, 저혈당, 황달 없는 ALT, AST 상승, PT 연장

2) **원인** : 불확실함, 가벼운 바이러스 감염, 아스피린 사용 등

3) **병태생리** : 미토콘드리아 손상으로 인한 대사 장애 → 간, 심내막, 췌장, 신소관내 지방 침윤 → 심한 뇌부종, 내장의 퇴행(특히 간)

4) **증상**

(1) 1단계 : 심한 구토, 무기력, 졸음

(2) 2단계 : 혼수, 깨울 수 있음

(3) 3단계 : 깨어나지 않으나 자극에 움직임

(4) 4단계 : 통증에 반응, 동공반사 존재

(5) 5단계 : 무기력, 통증에 무반응, 동공반응 없음

5) 진단

(1) SGOT, SGPT 상승, 혈청 암모니아 상승, 혈액응고시간 비정상

(2) BUN 상승 혈청 GDH(미토콘드리아 효소), 호흡성 알칼리증, 대사성 산증

(3) 간 생검 시 지방성 수포입자 발견

6) 치료

(1) ICP 상승 완화에 초점

(2) 필요 시 기관내 삽관, 인공호흡 준비

(3) 출혈이 있을 경우 Vit. K 투여

(4) 혈중 암모니아 수치 낮추기 위해 Neomycin, Lactulose enema 시행

7) 간호중재

(1) 동공반사, V/S 사정, 신경계 사정

(2) 수액 요법

(3) 필요 시 흡입

(4) 산소 요법

(5) 경련 시 자극을 최소화

(6) 피부 간호, 체위 변경

(7) 각막 손상 예방, 구강 간호

8) 예후

(1) 3단계 이상 진전되지 않으면 합병증 없이 완전 회복

(2) 4단계부터 심한 신경계 손상 발생, 5단계 뇌사

6. 열발작

1) 병태생리 : 신경계 정상, 고열이 있을 때 급속한 체온상승과 더불어 발생하는 일시적 장애

2) 특징 : 영유아기(6～24개월) 호발, 남 > 여 가족력, 1～2년 내 재발률 높음, 열발작이 반복적으로 발생하는 경우 뇌전증로 발전하기도 함

3) 증상

(1) 15분 이내로 지속되는 발작, EEG는 정상

(2) 전신적 발작, 발작 후 국소적 신경계 결손이 없음

(3) 24시간 내 재발작 일어나지 않음

(4) 발작은 장시간의 고체온보다 체온 상승기에 발생

4) 치료 및 간호

(1) 발열 간호 : 38℃ 이상 미온수 목욕, 해열제 투여

(2) 심한 경련 시 항경련제 투여

(3) 세균감염이 원인인 경우 항생제 투여

(4) 청색증이 나타날 경우 산소 투여, 분비물이 많은 경우 비인두 흡인 시행

(5) 탈수 증상과 경련 증상 사정

(6) 부모에게 해열방법, 항경련제에 대해 교육

7. 뇌전증

1) 원인

(1) 급성 발작 : 두부손상, 전해질 불균형, 뇌수막염

(2) 만성, 반복적 발작 : 분만 시 손상, 주산기 가사, 선천성 대사 이상, 감염, 유전성 질환

2) 부분발작

(1) 단순 부분 발작

① 의식 변화 없음, 신체의 한 부분에 제한된 운동증상 나타남

② 시각, 후각, 청각 등 감각 증상 동반

③ 발작이 다른 신체부위로 진행

(2) 복합 부분 발작

① 측두엽, 정신운동 발작, 발작 시 의식 장애 있음

② 1분 이상 발작 후 졸음, 인식 장애, 감정 장애

③ 발작 후 자동증, 목적 없는 행동

3) 전신발작

(1) 소발작

① 전조증상 없이 의식만 잠깐 소실된 상태에서 비경련성 발작

② 멍한 표정, 무반응, 몇 초 동안 눈을 깜박거림

(2) 근간대성 발작

① 사지나 몸통 근육의 갑작스런 불수의적 수축

② 갑자기 시작, 끝남

(3) 강직-간대성 발작

① 대발작, 1~3분 동안 경련, 발작 후 의식 소실

② 강직기 : 의식 소실 후 모든 근육이 대칭적으로 강직성 경축 나타남, 무호흡, 청색증, 타액 분비 증가

③ 간대기 : 강직성 근 수축과 팔 다리가 간헐적으로 수축, 혀를 깨물거나 요실금, 변실금, 입에 거품을 냄

(4) 무긴장성 발작 : 순간적으로 근력 소실, 경한 발작 시 순간적으로 머리를 숙이는 행동

4) 치료 : 항경련제 투여

5) 간호중재

(1) 뇌전증 발작 시 안전한 환경을 확보하여 손상가능성 최소화 : 주변을 치우고, 기도유지, 억제하지는 않도록 함

(2) phenytoin 투여 시 부작용 관찰 : 잇몸비후, 다모증, 운동실조, 안구진탕증, 오심 등

(3) 항경련제는 정확한 시간과 식간에 투여

(4) 잇몸 비후 현상 감소 위해 구강관리 필요성 교육

(5) 발작 후 응급조치 요하는 경우 : 호흡정지, 5분 이상 발작 지속, 뇌전증 발작적 지속 상태, 첫 번째 발작 시, 발작 후 비대칭적 동공, 발작 후 30분간 구토, 발작 후 깨어나지 않거나 통증에 무반응

손상된 감각, 운동기능과 관련된 기도 개방 유지불능

분석자료	• 손상된 감각 기능 및 운동 기능 사정, 호흡 상태 및 자가 호흡 확인
간호중재	• 환기를 증진할 수 있는 적절한 자세를 취한다. - 필요 시 구강튜브를 삽입한다. - 목의 과신전을 피하고 약간 신전시켜 기도가 열리게 한다. - 옆으로 눕혀 흡인을 예방한다. - 축적된 분비물을 제거하여 흡인을 예방한다. • 기관내관이나 기관절개관 세트를 준비한다. • 인공호흡기를 모니터한다.

부동, 분비물, 침습적 절차와 관련된 피부손상 위험성

분석자료	• 욕창위험사정도구를 이용하여 욕창위험성 사정
간호중재	• 조직파괴와 압박괴사를 예방하기 위해 압박 감소 기구를 사용한다. • 뇌압상승의 금기가 아닌 한 자주 체위 변경을 한다. • 압박 부위를 보호한다. • 피부자극, 홍반, 압박 받은 징후에 대해 정기적으로 피부를 관찰한다. • 피부를 청결히 하고 접히는 부위를 보호한다. • 옷, 이불을 청결히 하고 젖은 경우 바로 교환해 주며 구김이 없게 한다. • 로션으로 피부를 부드럽게 마사지한다.

뇌전증 유형과 관련된 신체손상 위험성

분석자료	• 뇌전증 유형 및 횟수, 시간 등 파악, 발작에 대비한 환경 상태 확인
간호중재	• 발작기간과 응급간호 결정을 위해 발작시간을 확인한다. • 발작 시 손상을 입지 않도록 아동을 보호한다. - 주위의 위험요소 및 요인들을 즉시 제거한다. - 아동을 안전한 곳에 둔다. - 위험사항이 아닌 한 억제하지 않는다. • 처방에 따른 항경련제를 투여한다. • 발작요인 등을 파악하여 발작을 일으킬 수 있는 상황을 피하게 한다. • 발작 시 위험에 처할 수 있는 상황 및 과격한 운동 등을 적절하게 수정한다. • 발작 시나 후에 도와 줄 수 있는 사람을 교육한다.

발작 시 의식소실과 관련된 손상, 저산소증, 흡인 위험성

분석자료	• 뇌전증 유형 및 횟수, 시간 등 파악
간호중재	• 응급간호를 위해 발작시간을 확인한다. • 발작 시 아동을 보호한다. • 기도유지를 위해 옆으로 눕힌다. • 옷을 느슨하게 한다. • 머리 손상을 막기 위해 작은 쿠션이나 담요 등을 대준다. • 흡인의 우려가 있으므로 아동의 입에 아무것도 주지 않는다. • 구토가 있을 경우 고개를 돌린다.

중추신경계 손상 및 안정과 관련된 감각/지각 변화

분석자료	• 중추신경계 손상 여부 확인, 침상안정 상태 기간 확인, 의식 수준 확인
간호중재	• 아동이 가능한 한 접촉자극을 준다. • 연령에 적합하고 아동의 상태에 적절한 청각자극 및 시각자극, 평형 감각적 자극을 제공한다.

부동, 감각저하와 관련된 신체손상 위험성

분석자료	• 중추신경계 손상 여부 확인, 침상안정 상태 기간 확인, 의식 수준 확인
간호중재	• 뇌압안정 관련 간호 – 침대 머리 쪽을 15~30° 가량 올리고 머리를 똑바로 하여 혈액순환을 촉진시키고 경부 압박을 피한다. – 뇌압이 증가되는 자세나 활동을 피한다. – 변비를 예방한다. – 정서적 긴장과 울음을 최소화한다. – 통증은 뇌압을 증가시키므로 통증을 예방하거나 완화시킨다. – 뇌압 측정기구를 모니터 한다. • 뇌 저산소증 관련 간호 – 기도를 유지한다. – 산소를 제공한다. – 처방된 경우 정해진 간격으로 과환기한다. – 혈액 가스분압과 산소포화도를 측정한다. – 기계환기 시 설치와 기능의 적절성 여부를 파악한다. – 처방에 따라 약물을 투여한다. • 뇌부종 예방 간호 – 정맥혈의 배액을 용이하도록 침대 머리쪽을 15~30° 가량 올린다. – 처방에 따라 정맥수액 요법을 실시하되 과잉수액을 피한다. – 섭취량과 배설량을 점검한다. – 고나트륨혈증과 고삼투압 징후를 확인하기 위해 전해질 균형과 비중을 점검한다. – 처방에 따라 부신피질호르몬제나 고삼투성 용액을 투여한다. • 경련 예방 간호 – 부적절한 반응을 유발하는 자극을 피한다. – 휴식을 방해하지 않도록 간호활동을 조직화한다. – 처방에 의해 항경련제(phenytoin)를 투여한다. • 안정된 체온 유지 – 체온을 면밀히 관찰한다. – 처방에 따라 해열제를 투여하거나 미온수 목욕, 저체온 담요를 적용한다. • 호흡기 감염 예방 간호 – 뇌압상승에 대한 금기가 아닌 한 적어도 2시간마다 체위를 변경한다. – 손 씻기를 철저히 한다. – 아동과 접촉하는 모든 기구는 청결하고 무균적으로 유지한다. – 처방에 따라 흉부물리요법을 적용한다. • 신체손상 예방 간호 – 낙상을 방지하기 위해 침대난간을 올려 둔다. – 딱딱한 면에는 패드를 덧댄다.

Epilepsy

6세 여아가 어머니와 함께 응급실로 왔다. 약 1시간 전 집에서 텔레비전을 보고 있는데 갑자기 온몸이 비틀리고 흔들리기 시작했다고 한다. 환아 활력징후는 BP 110/70mmHg, P 88회/분, R 20회/분, BT 37.0℃이다. 의식 상태는 현재 명료하며, "괜찮다"며 묻는 말에 대답도 가능한 상태이다. 환아 팔다리는 모두 수의적이며 대칭적이고 자연스러운 움직임을 보이고 근력도 완전한 관절운동이 가능할 정도이다. 어머니에 따르면 증상이 수 분간 지속되었다고 한다. 환아는 Phenobarbital 30mg을 하루 2회 복용하고 있다고 한다. 환아 상태 관찰하던 중 추가 발작이 시작되었으며, 어머니가 큰 소리로 의료진을 부르면서 걱정스러운 표정을 하고 있다. 이 상황을 간호과정에 적용해 보세요.

- 주관적, 객관적인 자료?
- 도출될 수 있는 간호진단은?
- Maslow's Hierachy needs 이론에 근거해서 가장 우선적으로 시행되어야 하는 간호중재는?

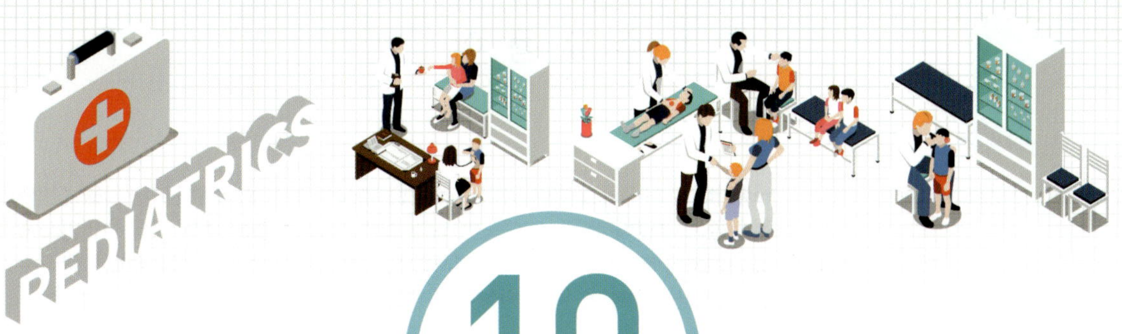

10
CHAPTER

운동기능장애 아동간호

Pediatric Nursing

학·습·목·표

- 아동의 근골격의 특성을 설명한다.
- 근골격기능을 사정한다.
- 골절 아동에게 간호과정을 적용한다.
- 척추 만곡 아동에게 간호과정을 적용한다.
- 근(육)디스트로피 아동에게 간호과정을 적용한다.
- 뇌성마비 아동에게 간호과정을 적용한다
- 소아 류마티스성 관절염 아동에게 간호과정을 적용한다.

주·요·용·어

- **cerebral palsy, CP** — **뇌성마비** : 하나의 질병이 아니라 비슷한 임상적 특징을 가진 증후군들을 집합적으로 일컫는 개념이다. 즉, 미성숙한 뇌에 출생 시 또는 출생 후의 여러 원인인자에 의해 비진행성 병변이나 손상이 발생하여 임상적으로 운동과 자세의 장애를 보이게 되는 임상군을 말하며, 일부 임상적 유형은 성장함에 따라 변화할 수 있게 된다.
- **electromyogram, EMG** — **근전도** : 골격근의 활동전위를 세포외전극을 이용하여 유도, 기록하는 전기적 검사법의 일종으로 피부 표면에 전극을 붙여 바로 밑의 근육의 활동전류를 기록하는 표면도출법과 침상전극을 근육에 꽂아 하나의 신경근 단위에 속하는 근섬유군의 동기적 활동을 기록하는 침전극법이 있다.
- **juvenile idiopathic arthritis** — **소아 특발성 관절염(소아 류마티스 관절염)** : 16세 이하의 소아에서 적어도 6주 이상, 하나 또는 여러 관절에 만성적으로 염증이 나타나는 것을 특징으로 한다. 최근 이 질환은 하나의 질병이라기보다는 만성 염증성 관절염의 다양한 형태를 의미한다.
- **muscle dystropy** — **디스트로피** : 유전적인 요인으로 진행성 근력 저하 및 위축을 보이고, 병리학적으로 근육섬유의 괴사 및 재생을 특징으로 하는 퇴행성 근육병증을 말한다.
- **plaster band age** — **석고붕대** : 석고나 섬유유리(fiber glass)와 같은 합성물질로 만들어지는데, 뼈를 움직이지 않게 고정시켜주고, 뼈가 정복된 후에 보호해 주거나, 신체의 기형을 바로잡아 주는데 사용할 수 있다.
- **range of motion, ROM** — **관절가동범위** : 사지를 움직일 때 측정한 관절의 운동범위를 말하고 그 최대각도를 각 운동 방향에 따라서 표현한다.
- **scoliosis** — **척추 옆굽음증(척추 측만증)** : 정상적인 척추는 정면에서 보았을 때 일직선이며 옆에서 보았을 때에는 경추와 요추는 앞으로 휘고(전만곡) 흉추와 천추부는 뒤로 휘어(후만곡) 있다. 척추 측만증은 척추가 정면에서 보았을 때 옆으로 휜 것을 지칭하나, 실제로는 단순한 2차원적인 기형이 아니라 추체 자체의 회전 변형과 동반되어 옆에서 보았을 때에도 정상적인 만곡 상태가 아닌 3차원적인 기형 상태이다.
- **torticollis** — **사경** : 경부가 뒤틀려 두부가 한쪽으로 기울어진 상태를 의미한다.
- **traction** — **견인** : 축방향으로 양단을 잡아끌 듯이 잡아당기는 것을 의미한다. 골절의 정복조작 시와 같은 급속견인, 상완골 과상 골절에 대한 견인요법과 같은 지속견인법이 있다.

10 CHAPTER 운동기능장애 아동간호

근골격계의 해부생리

사람의 골격은 출생 직후 270개의 뼈로 구성되지만, 성장하면서 일부 뼈들이 융합하여 성인은 206개의 뼈가 된다.

아동의 근육조직은 출생 시에 거의 발달되어 있으며, 성장은 근섬유의 크기가 증가하는 것이다. 인체의 골격은 발생 첫 2~3주에 내에 중배엽에서 시작되어 성인이 되면 대체로 성장이 멈춘다.

뼈의 성장은 첫째, 두개골 같은 편평골의 성장 방식, 즉 결합조직의 막이 직접 뼈로 대체되는 막내골화 방식이 있으며 둘째, 대부분의 뼈가 길이 성장을 하는 방식, 즉, 뼈의 모양을 한 초자연골이 형성되었다가 일차골화중심과 이차골화중심에서 칼슘이 침착되면서 단단한 뼈로 대체되며 길이 성장을 하는 연골내 골화 방식 두 가지가 있다.

근골격계는 형태를 유지하고 몸의 특정한 기능을 수행하는 골격, 근육, 관절, 인대로 구성되어 있다. 근골격계는 무기질의 저장, 지지, 내부기관을 보호한다. 또한, 골격계는 조혈기능을 수행하는데 골수에서 적혈구를 생산하고 칼슘이나 인과 같은 무기물을 저장한다.

뼈는 길이성장, 부피성장, 재형성, 재생과 같은 현상이 일어난다. 뼈는 골간(diaphysis), 두개 이상의 골단(epiphysis)과 골간단(metaphysis)으로 구성되어 있다. 골간은 장골(long bone)의 체부를 이루고, 골단은 장골의 말단에서 근위골단과 원위골단으로 이루어져 있다.

골단은 뼈의 골화작용(ossification)을 하는 핵심적인 곳이다. 근육은 근위골단과 원위골단에 부착된다. 골간단은 장골의 갈라진 부분으로 골간과 골단이 만나 아동의 경우 성인이 될 때 까지 성장을 담당하는 곳이다. 골간단은 연골을 포함하고 뼈를 만들어낸다.

골수강(medullary cavity)은 뼈의 내부에 있으며 황골수(yellow bone marrrow)와 적골수(red bone marrow)를 포함한다. 조혈작용이 적골수에서 일어나며, 황골수는 지방이 저장되는 장소이다.

뼈의 형성은 발생기 4주 정도에 이루어지는데 골화작용은 출생과 동시에 거의 완성된다. 뼈의 성장은 첫째, 골아세포에 의한 뼈 형성(osteoblastic activity)과 둘째, 파골세포에 의한 노화된 뼈조직의 재흡수(osteoclastic activity)로 이루어진다.

골단 성장판은 연골의 얇은 층으로 장골의 말단부분에 있는 골간단과 골단 사이에 존재하며, 뼈의 성장을 조절하고 활발하게 세포가 분열하는 혈관이 많은 부분이다. 골단판의 말단에 새로운 연골조직이 생기고 골단판의 골간단 말단부분에서 뼈로 바뀐다.

골단에서 성장하는 세포는 영양과 호르몬의

변화에 영향을 받는다. 뇌하수체 전엽에서 분비되는 성장호르몬(growth hormone)은 뼈의 성장을 담당한다.

뼈가 성숙하고 형태가 만들어지는 것은 보통 21세까지 계속된다. 아동의 경우 두개골은 봉합이 붙지 않고 후천문은 생후 2~3개월에, 대천문은 생후 약 16~18개월에 닫힌다. 이러한 현상은 아동의 뇌와 두개골이 성장할 수 있는 공간을 준다. 천문이 닫히기 전에 두개골 내압이 증가하면 봉합된 부분을 분리시켜 영아의 머리를 커지게 한다.

아동이 성장함에 따라서 근육의 길이와 굵기가 증가한다. 근육조직은 두 가지 형태로 나누어지는데 횡문근과 평활근이다. 횡문근이 근육의 대부분을 이루는데, 움직일 수 있게 하고, 몸의 형태를 유지시키고, 체중의 거의 반을 이루고 있다. 평활근은 위장의 연동운동을 담당하고 있다. 근육의 움직임은 감각기전, 반사작용, 신경계의 작용을 통해서 조절되고 있다.

긴뼈의 성장은 연골내골화 방식에 의해 뼈의 골단 부위에서 발생하며 이 부위의 손상은 성장장애를 초래한다. 성장하는 뼈는 신속하게 치유되므로 대부분 아동들의 골절은 내부적 고정이 필요하지 않다. 1세 이하의 영아는 골절이 거의 발생하지 않지만 병태 생리적 문제나 심한 학대의 경우에는 골절을 초래할 수 있다.

신경학적 조절 능력의 발달과 뼈, 근육, 지방조직의 성장에 의해서 영아기와 아동기 동안 자세변경이 가능해지므로 따라서 자세변경은 근골격계, 신경계의 발달 수준을 보여준다.

근골격계의 기능 사정

1. 건강력

어린 아동은 불편한 증상을 말로 표현하기 어렵다. 정확한 건강력을 사정하기 위해서는 아동뿐만 아니라 부모의 진술이 무엇보다 중요하다. 근골격계 기능장애는 출생력과 관련이 있으므로 임신 중 아동에게 영향을 미칠 수 있는 질병이 있었는지 확인하는 것이 필요하다. 분만형태와 상황, 출생 후 성장발달 양상을 알아보고 가족력을 질문한다.

2. 검사

1) 혈액 검사

(1) Alanine aminotransferase, ALT

ALT은 SGPT(serum glutamic pyruvic transaminase)와 동일하며 특히 간에 많아서 간세포 질환을 나타내는 지표이나 간, 심장, 신장, 골격근에 많이 분포한다.

알코올이나 간 손상 외에도 근디스트로피, 광범위한 근육손상, 심근경색증, 심부전증, 신부전증 등에서 증가하지만 간 손상 시보다는 그 수치가 낮다.

(2) Aldolase

포도당이 분해 될 때 사용되는 효소로서 대부분의 신체 조직에 들어 있다. 근육 및 간세포 손상이나 질환을 확인하기 위해 측정한다. 간세포질환, 근디스트로피 같은 근육질환, 심근경색증 등에서 상승하고 말기 근디스트로피나 근소모성 질환에서는 감소한다.

(3) Creatine Phosphokinase(CPK)

Creatine Kinase(CK)라고도 한다. 근육의 수축 이완에 필요한 효소로서, 분포장기는 골격근, 심근, 뇌에 특이적으로 많이 포함되어 있다. 심근경색 시 3~4시간 내에 가장 먼저 증가하는 효소로서 근육이나 뇌질환 진단의 지표로 사용된다.

(4) Lactate Dehydrogenase(LDH)

젖산탈수소효소(LD 혹은 LDH)는 거의 모든 세포에 존재하는 효소로서 세포가 손상되거나 파괴될 때 혈액으로 유출되기 때문에 특정질환을 진단하기는 무리이나 세포 손상의 지표로서 사용된다.

2) 방사선 검사(X-ray)

방사선이 뼈를 투과하지 못하는 것을 이용하여 뼈의 윤곽을 촬영하는 검사이다. 골절의 정도와 유형 및 회복과정을 확인할 수 있으며 관절과 건의 문제, 종양, 골다공증 정도를 확인할 수 있다. 장골의 성장을 예측할 수 있으며 서있는 자세로 촬영을 하여 Cobb 각을 측정하면 척추 만곡의 정도를 확인 할 수 있다.

3) 근전도(Electromyogram, EMG)

골격근의 활동전위를 세포외전극을 이용하여 유도, 기록하는 전기적 검사법의 일종으로 피부 표면에 전극을 붙여 바로 밑의 근육의 활동전류를 기록하는 것이다. 파장이 점차 감소하면 중증근무력증을 의심해 볼 수 있다.

4) 컴퓨터 단층촬영 (Computerized Tomography, CT)

여러 각도에서 방사선을 이용하여 촬영을 한 후 여기서 얻은 결과를 컴퓨터를 이용하여 3차원에 가까운 영상으로 만들어내는 비침습적인 검사이다.

일반적인 X-ray검사로는 찾기 힘든 작은 병소나 뇌의 질환도 알아 낼 수 있는 장점이 있다. 방사선이 투과되지 않는 조직은 흰색, 투과된 조직은 검은 색으로 나타난다.

5) 자기공명영상 (Magnetic Resonance Imaging, MRI)

강력한 자석을 이용해 인체 세포내 수소원자에 자기장이 작용하여 영상을 만들어 내는 원리로서 대상자를 자기장안에 눕힌 상태에서 신체의 단면을 검사하는 비침습적인 검사이다. CT는 횡단면만을 보여줄 수 있는데 반해 MRI는 종, 횡단면 및 관상면을 모두 보여주는 입체영상으로 높은 해상도의 영상으로 좀 더 세밀한 검사가 가능하다.

6) 뼈 스캔(Bone scan)

방사성 의약품을 정맥에 주사하여 뼈에 섭취된 방출되는 감마선을 촬영함으로써 뼈의 염증, 손상을 확인하거나 뼈에 암이 전이되었는지를 확인하기 위해 시행하는 검사이다.

아동기 골절의 특성

아동은 연조직 결합이 더욱 강하여, 청소년이나 성인에게 자주 나타나는 염좌(sprain)보다 성장판의 손상이 더 일반적이다.

아동 골격계 손상의 약 1/3은 외부의 충격에 손상을 가장 많이 받는 성장판이 차지한다. 성장판은 관절을 보호하는 쿠션 역할을 하지만, 외부충격 시 골단 분리와 폐쇄의 가능성이 있다. 성장판의 연골세포가 손상되면 뼈 성장의 각도 변화나 뼈 길이가 단축된다. 골단판 손상으로 인한 성장장애는 어릴수록 심하게 나타난다. 대퇴골 같은 장골이 골절되었을 때는 치유과정 중에 충혈로 인해 성장판이 자극되어 과성장이 일어나기도 한다.

골막(periosteum)은 성인보다 더 강하고 단단하고 혈액공급이 풍부하기 때문에 아동의 뼈가 부러지기 전에 충격을 흡수하거나 빨리 치유가 된다. 연령이 어릴수록, 골단판 쪽에 골절이 가까울수록 자연적인 치유력이 좋다. 두

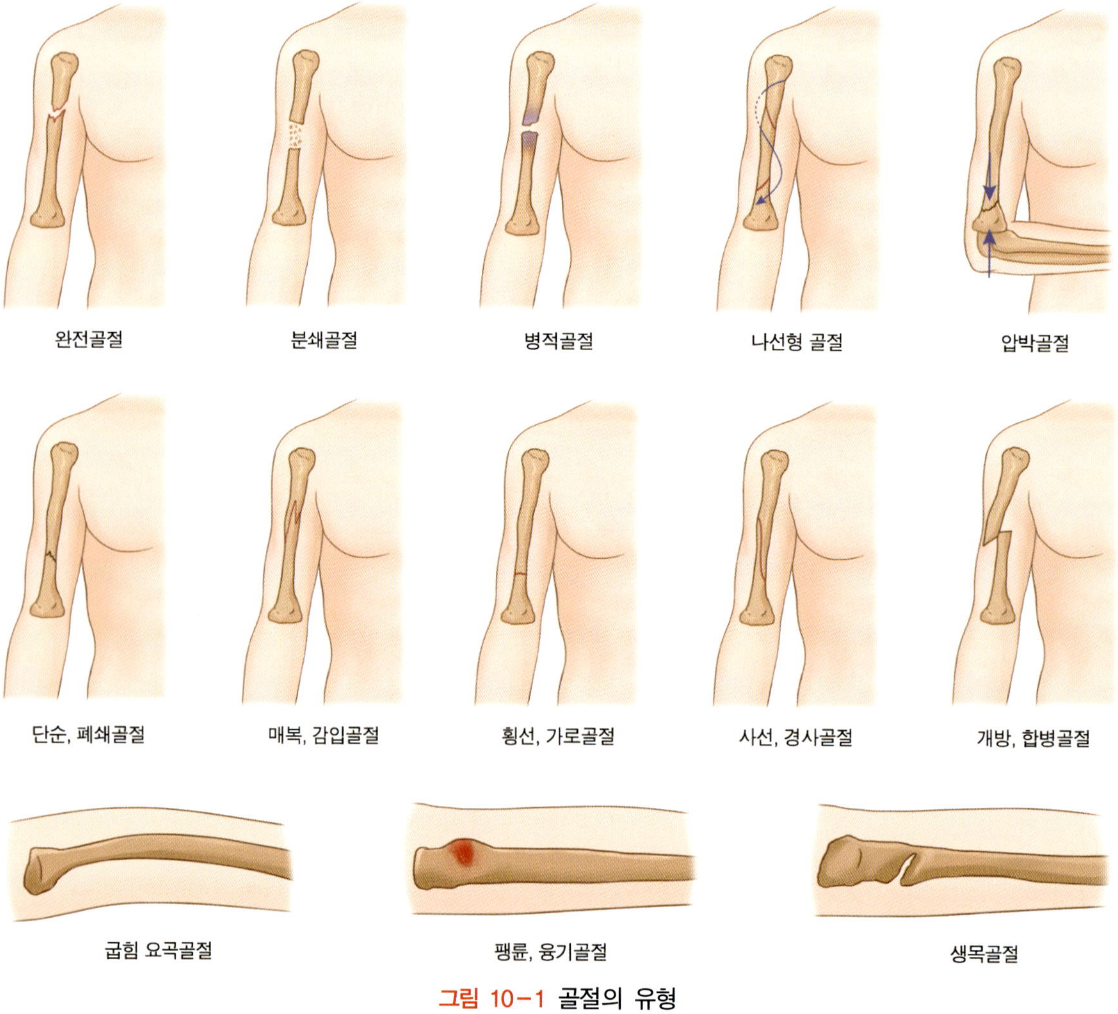

그림 10-1 골절의 유형

꺼운 골격은 도수 정복 시에 장애물로 작용할 수도 있으나 정복 후에는 골절을 안정시키고 더 빠르게 치유되고 운동능력을 회복할 수 있도록 한다.

아동의 뼈는 골화되지 않은 연골의 형태로, 피질골의 밀도가 낮아서 낮은 미네랄 함량과 하버스관이 크고 풍부하여 다공성과 투과성이 좋다. 그리하여 성인에 비해 더 많은 에너지를 흡수하여 변형이나 완전골절이 덜 발생한다.

성인의 뼈는 단단하여 충격을 받으면 골절보다 주위의 체조직 상해가 나타나지만 아동의 체조직은 탄력이 좋기 때문에 외상 시 체조직 손상보다 골절이 흔히 나타난다. 그러나 골절의 형태는 뼈가 유연해서 강한 충격이 있을 때에는 충격을 흡수하거나 분산하기에 뼈의 한 쪽은 구부러지고 다른 한 쪽만 부러지는 생나무 골절(접목, Green stick)나 팽륜골절 등이 아동에게는 특징적으로 잘 생긴다(그림 10-1).

아동기에는 연조직의 탄력성이 좋으므로 성인에 비해서 탈구나 염좌가 덜 발생한다.

석고붕대

석고붕대는 뼈를 움직이지 않게 고정시켜주고, 뼈가 정복된 후에 보호해 주거나, 신체의 기형을 바로잡아 주는데 사용할 수 있다. 재료는 대부분 석고나 섬유유리(fiber glass)와 같은 합성물질로 만들어진다. 석고는 신체에 더 잘 맞도록 적용할 수 있지만 젖었을 때 부서지고 비교적 무겁다. 섬유유리는 가볍고, 방수가 되고, 여러 색상이 가능하고 빨리(15분) 마른다. 하지만 석고붕대 보다 훨씬 비싸다(표 10-1).

간호사는 가정에서 석고붕대를 한 아동을 돌보는 방법을 부모에게 교육을 하여야 한다. 석고붕대를 적용하기 전에 뼈가 돌출된 부위의 손상여부를 미리 살펴보고 부드러운 천으로 감싸주어야 한다. 자극을 일으킬 수 있는 다른 요인들은 제거하고 석고붕대를 적용한다.

석고붕대를 골절부위에 적용한 후에는 석고붕대가 마르도록 기다리면서 적어도 2시간마다 체위변경을 해주어야 하며 건조과정에 선풍기

표 10-1 소석고 붕대와 유리섬유 석고붕대

구분	소석고 붕대	유리섬유 석고붕대
재료	포도당 또는 녹말을 흡수시킨 무명천에 황산칼륨 가루를 흡착시킨 것	섬유유리에 폴리우레단 중합체를 흡착시킨 것
건조 시간	24~72시간	5~20분
색깔	흰색	주로 푸른색
외면	매끄러움	거침
방수	안됨	방수됨, 세척할 수 있음
내구성	유리섬유보다 약함	내구성이 강함
조작	형태를 만들기 쉬움	형태를 만들기 쉽지 않음
무게	무겁고 큼	다공성이라 가볍고 작음
가격	저렴한 편	소석고의 3~7배

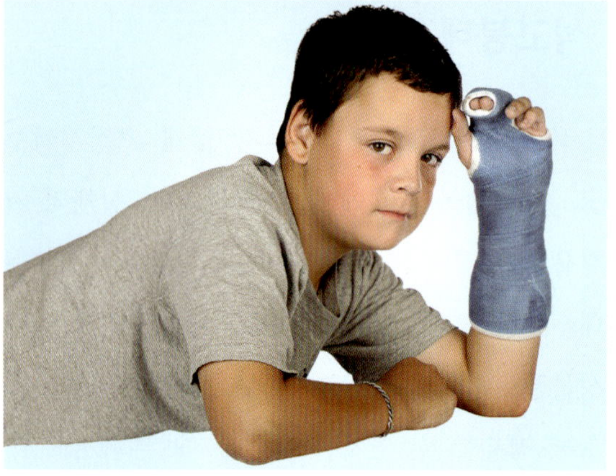

그림 10-2 유리섬유 석고붕대를 한 아동

나 드라이기 등을 사용할 경우에는 화상으로 인한 손상과 석고 손상의 위험성이 있기 때문에 사용하지 말아야 한다.

석고붕대 적용 후에 가장 중요한 사항은 적용한 부위가 너무 조여서 혈액순환을 방해하는지를 반드시 확인하여야 하며, 석고붕대를 한 상태에서 신체선열(body alignment)을 잘 유지하고 되도록 적용한 부위를 심장위치보다 높여 정맥혈 순환을 증진시킨다(Box 10-1).

견인(Traction)

견인은 골절부위를 재 정렬하기 위해 사용된다. 추 무게는 원위부 골편에 적용되는 반면, 몸무게는 상대견인(countertraction)으로 작용한다.

1. 견인의 형태

도수견인(manual traction), 피부견인(skin traction) 및 골격견인(skeletal traction)으로 나눈다.

1) 도수견인

수동견인으로 골절된 뼈가 중복되어 있지 않고 근육긴장이 거의 없는 사지의 단순골절에 적용한다. 골절 원위부에 직접 손으로 힘을 가하여 재정렬하기도 하고 석고붕대를 적용하는 동안에 골편 선열을 유지하기 위하여 사용하는 방법이다.

BOX 10-1 석고붕대를 한 아동을 위한 가정간호

- 석고붕대를 한 후 완전히 말리며, 마르는데 24~48시간 정도 걸린다. 석고붕대를 부드럽게 다룬다.
- 부종을 막고 순환을 돕기 위해 석고붕대를 베개 위에 얹어서 심장의 높이보다 높게 올린다.
- 석고붕대를 치거나 부딪히게 하지 않는다. 석고붕대에 손상을 주거나 재손상을 야기할 수 있다.
- 석고붕대가 젖는 것을 피한다. 비닐 랩이나 비닐 주머니를 이용하면 목욕하는 동안 석고붕대가 습해지는 것을 막을 수 있다.
- 몰스킨(moleskin) 면포로 석고의 울퉁불퉁한 면을 매끄럽게 해 주거나 접착테이프를 붙여서 거칠고 자극적인 모서리로부터 아동의 피부를 보호한다.
- 석고붕대 안에 아동이 작고 날카로운 물건을 넣지 못하게 한다. 연필, 펜, 작은 장난감 조각 같은 것은 피부를 상하게 할 수 있다.
- 가려울 경우에는 헤어드라이어의 찬바람으로 석고붕대 안쪽으로 바람을 불어넣을 수 있다. 가려움증이 심한 경우 항히스타민제를 사용한다.
- 이상한 냄새, 과부종, 출혈, 심한 통증 등의 증상은 바로 알린다.

2) 피부견인

피부에 직접 견인력을 적용하여 뼈, 근육, 연조직 등을 간접적으로 고정하는 방법이다. 골편 이탈이 적고 근육경련이 거의 없을 때 사용한다. 피부 신장은 탄력붕대, 접착물질 등에 의해 이루어진다. 견인물에 대한 피부반응으로 피부의 소양감과 땀으로 인한 불편감, 압박으로 인한 욕창 및 부종, 근육소모와 관절한 강직이 합병증으로 발생할 가능성이 있다. 종류로는 Bryant 견인, Buck 확장 견인, Russell 견인, 경부견인 중 Cervical halter, 평형현수 견인(balanced suspension), Dunlop 견인 등이 있다(그림 10-3, 그림 10-4).

Bryant 견인은 한 방향으로 견인하며 2세 이하나 체중이 12~14kg 이하인 아동에게 적당한 방법이다. 무릎을 펴고 엉덩이를 90° 로 굴곡시키고 엉덩이가 침대에 닿지 않도록 약간 올려주어 체중이 역 견인으로 작용되도록 한다.

Buck 견인은 다리의 무릎 관절을 편 상태에서 견인을 한다. Bryant 견인처럼 둔부를 굴곡시키지 않음으로 과도한 긴장이 초래되지 않는다.

Russell 견인은 하지에 수평과 수직의 두 방향으로 견인하는 방법이다. 발목 부위에 패드를 대고 견인하여 슬와와 비골신경이 압박되면 족하수(foot drop)가 생길 수 있으므로 자세를 자주 관찰하고 2시간 마다 감각과 순환상태를 사정한다.

3) 골격견인

철사(wire), 핀(pin), 집게(tongs) 등을 뼈에 직접 적용하는 것으로 금속핀이 뼈를 통과한다. 대퇴, 상박, 경골 골절일 때 자주 사용되며 뼈의 정렬과 부동을 유지하기 위한 중요한 견인력이 필요할 때 사용한다. 가능한 합병증으로는 핀 주위의 감염, 지연유합이나 유합결여, 골성장 장애, 관절강직과 근육소모 및 기형이 발생할 수 있다. 종류로는 90°－90° 견인, 평형현수 견인, 경부견인으로는 Cervical tongs과 Halo 견인 등이 있다.

90°－90° 견인은 가장 일반적인 골격 견인으로 앙와위 상태에서 엉덩이와 무릎을 모두 90°로 굴곡시킨다.

평형현수 견인은 나이든 아동이나 체중이 많이 나가는 아동을 들어 올릴 때 적용하며 피부견인과 골격견인에 함께 적용이 가능하다.

4) 견인 간호

(1) 적절한 견인을 유지

바른 신체선열유지 및 척추가 굴곡되어 근육통의 유발을 예방하기 위하여 침대는 스프링이 없고 단단해야 한다. 견인줄은 도르래 중앙에 위치하고 부드럽게 잘 움직이며 팽팽하게 유지되어야 한다. 매듭을 단단하게 매어야 하므로 풀리지 않았는지 확인하고, 느슨해지지 않도록 한다. 견인장치를 연결하는 나사의 조임 여부 및 추의 무게를 확인하고 의사의 처방이 없이 추 무게의 가감이나 침대를 올리거나 내리지 않는다. 견인추가 침대나 바닥에 닿으면 견인력이 변하게 되므로, 추가 매달려 있도록 하고 아동의 손에 추가 닿지 않도록 한다.

피부견인 시 붕대가 정확하게 적용되어 있는지, 너무 조이거나 풀리지 않았는지 확인한다.

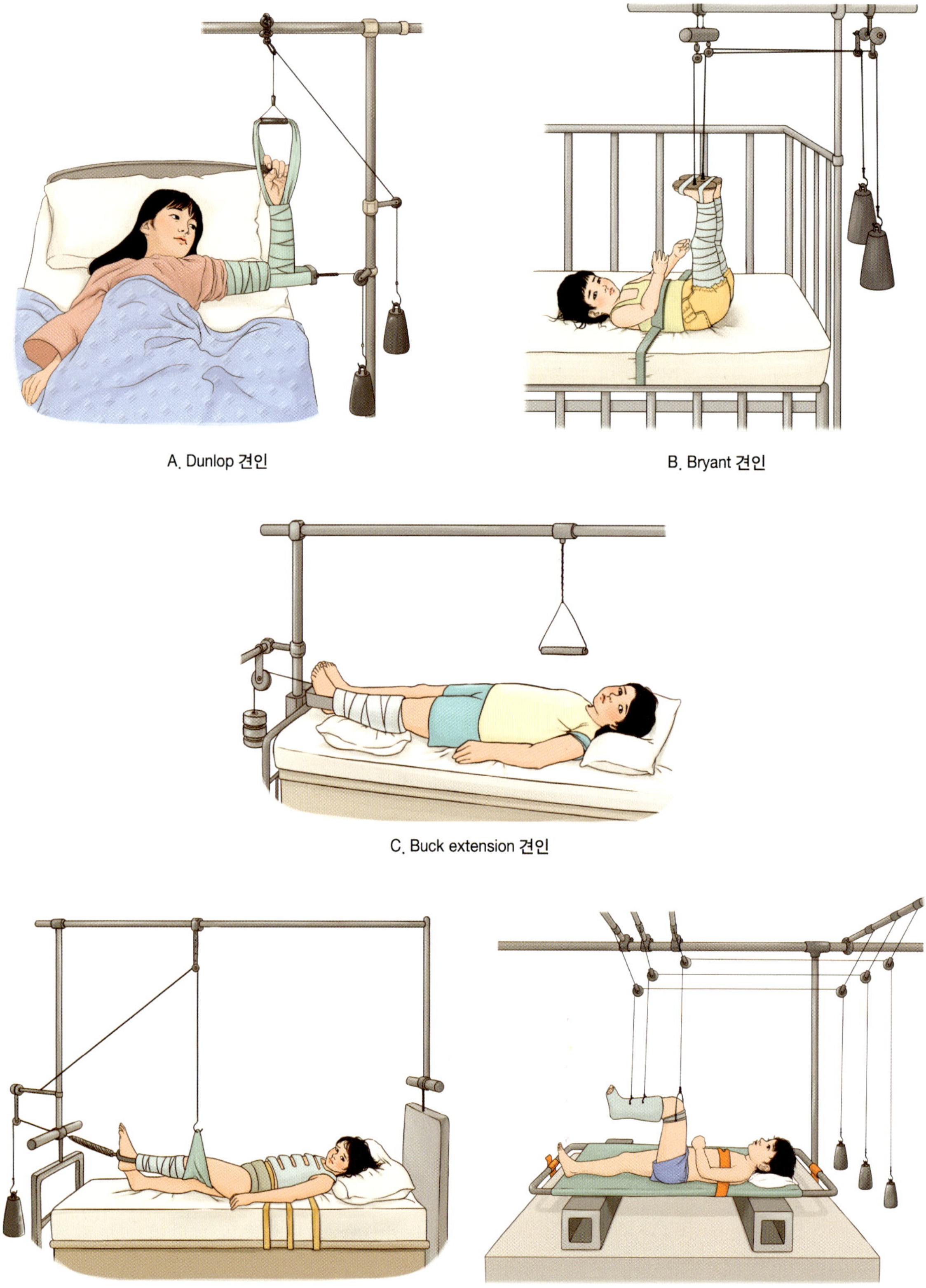

A. Dunlop 견인

B. Bryant 견인

C. Buck extension 견인

D. Russell 견인

E. 90–90° 견인

그림 10-3 견인의 종류

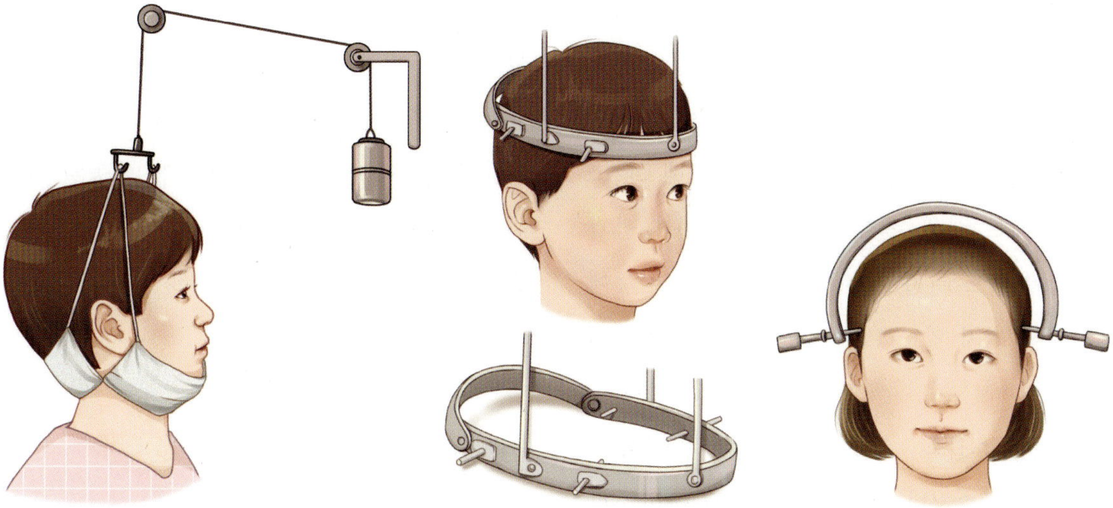

그림 10-4 경부 견인의 종류

바른 선열과 일정한 견인력을 유지하기 위해 갑작스런 움직임을 피하고 침대가 흔들리지 않게 하며, 이동 후는 다시 선열을 점검한다.

(2) 적절한 체위유지

근육이 약해지지 않도록 이환되지 않은 부위의 관절 운동과 자세 변경을 실시한다. 능동적, 수동적 관절운동과 물리치료 프로그램을 이용할 수 있다. 머리 위에 삼각대를 설치하여 스스로 일어날 수 있도록 한다. 관절과 근육운동을 돕기 위해 장난감을 갖고 노는 것도 좋다.

(3) 손상 징후 관찰

과도한 견인과 부동 상태가 오래 지속되면 관절 움직임 감소, 저림, 무감각과 같은 신경마비 증상이 나타날 수 있다. 견인한 다리의 발가락을 움직여보게 하여 운동기능과 관절운동 범위 확인 및 발적, 창백, 종창 등의 발생 여부로 말초 순환상태를 살펴본다. 제한 범위를 벗어나지 않게 체위변경을 하고, 견인이 적용된 곳을 자주 살펴본다. 처음 한 시간 동안은 15분마다, 24시간 동안은 한 시간마다, 그 이후에는 4시간마다 관찰한다.

(4) 감염 예방

골격견인 시 핀 삽입 부위에 출혈이 있는지, 발적이나 화농성 분비물 같은 감염 증상이 있는지 주기적으로 살펴본다. 간혹 소량의 장액성 분비물은 조직 윤활제이므로 정상으로 본다. 패드로 튀어나온 핀 끝부분을 감싸서 긁힘을 예방한다. 핀 부위를 닦고 국소 소독제나 항생제를 적용하여 드레싱을 한다.

(5) 피부통합성 유지

압박을 받는 곳에 발진, 발적, 자극이 있는지 확인하고 가능하면 매일 피부를 씻고 건조시킨다. 피부를 부드럽게 마사지하고, 특히 계속해서 압박을 받는 등과 천골 같은 뼈 돌출 부위는 자주 마시지한다. 2시간 마다 체위를 변경하여 혈액순환을 촉진시킨다. 압박 방지용 매트리스나 공기매트 사용, 침대 시트를 팽팽하게 당겨 주름지지 않도록 하고, 찌꺼기를 제거하여 등에 자극원이 되지 않도록 한다.

(6) 불편감 감소

견인을 계속하면 불편함 및 통증을 호소할 수 있다. 견인을 하는 이유와 지속 기간, 효과에 대해 설명하여 심리적으로 견인을 견딜 수 있도록 도와준다. 통증을 호소하면 진통제나 근육 이완제를 투여한다.

(7) 아동과 부모교육

아동과 부모에게 견인을 적용하기 전에 목적과 방법, 적용기간, 주의점 및 합병증을 설명 하고, 견인이 일정기간 지속되어야 효과가 있음을 알려준다. 아동의 스트레스를 해소와 기분 전환을 위해 친구나 가족 방문을 권하고, 장난감을 손닿는 곳에 놓아주거나, 학령기 아동일 경우 원할 경우 입원 중에도 공부를 할 수 있도록 격려해준다.

척추 만곡증

척추가 휘는 만곡증은 척추 측만증, 척추 후만증, 척추 전만증으로 구분될 수 있다(그림 10-5).

척추 측만증(Scoliosis)

1. 원인 및 병태생리

척추는 정상적으로 정면에서 보았을 때 일직

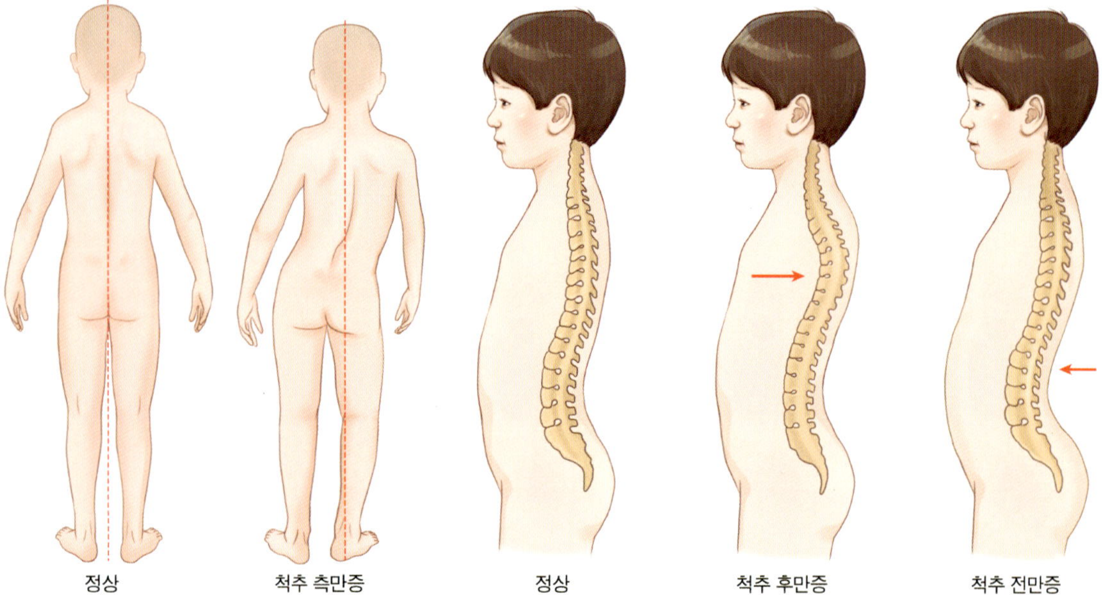

그림 10-5 척추 만곡증의 유형

선이며 옆에서 보았을 때 경추와 요추는 앞으로 휘고(전 만곡), 흉추와 천추부는 뒤로 휘어(후 만곡) 있다. 그러나 척추 측만증에서는 척추가 정상 범위를 벗어나 휘는 질환으로 해부학적인 정중앙의 축(axis)으로부터 척추가 측방으로 만곡 또는 편위되어 있다. 척추의 회전이나 근육의 기형을 동반하지 않는 비구조적 척추 측만증은 약 85%가 원인을 알 수 없는 특발성 척추 측만증(idiopathic scoliosis)이다.

특발성 척추 측만증이 유전이 원인인 경우는 불완전 상염색체 우성유전이나 X유전자에 의한 반성유전을 한다. 부모모두가 척추 측만증인 경우, 자녀에게 측만증이 나타날 가능성이 50배나 높다는 보고도 있다. 보통 12~16세 여아에게 호발하고, 사춘기인 성장기 동안에 가장 많이 진행된다. 10살 이전에 발병하는 일은 드물고, 여아가 남아보다 4~7배 많이 발생한다. 나이가 어리고 초경 전에 발생할수록 진행이 빠르다. 좋지 않은 자세나 무거운 물건을 한쪽으로 든다거나 한쪽으로만 기대에 앉는 경우는 더 악화시킬 가능성이 있으므로 주의하여 근원적 관련 요인을 더 이상의 진행을 막도록 한다.

척추 측만증은 3가지 유형으로 구분된다. 특발성 척추 측만증은 가장 많이 발생하는 형태로, 원인은 분명하지 않으나 유전적 소인과 관련이 있는 것으로 알려져 있다. 특발성 척추 측만증은 대부분 성장속도가 매우 빠른 청소년기 여아에게 호발하여 골격성장이 끝날때까지 진행되기 때문에 조기발견 및 치료가 중요하다.

선천성 척추 측만증은 척추의 기형으로 인하여 발생하며 다른 심장기형, 척추기형, 폐형성부전과 같은 선천성 기형과 동반된다.

신경근육성 척추 측만증은 뇌성마비, 근디스트로피, 사지마비와 같은 신경근육 질환 있는 아동에게 발생한다.

2. 임상증상

척추 측만증은 보통 통증이 없으나 아동에 따라 등의 통증이나 피로감을 호소하기도 한다. 의심할 수 있는 신체적인 징후는 양쪽 둔부와 어깨의 높이가 다르게 보인다. 척추 측만증을 확인하기 위해, 서 있는 자세에서 뒷모습을 관찰하고 아담스 전방굴곡검사(Adam's forward bending test)를 한다(그림 10-6). 이 검사는 무릎을 펴고 양손 끝의 높이가 같도록 앞으로 90° 구부리도록 하여, 아동의 앞이나 뒤에서 관찰자의 눈높이를 아동의 등 높이에 맞추어 본다(Box 10-2).

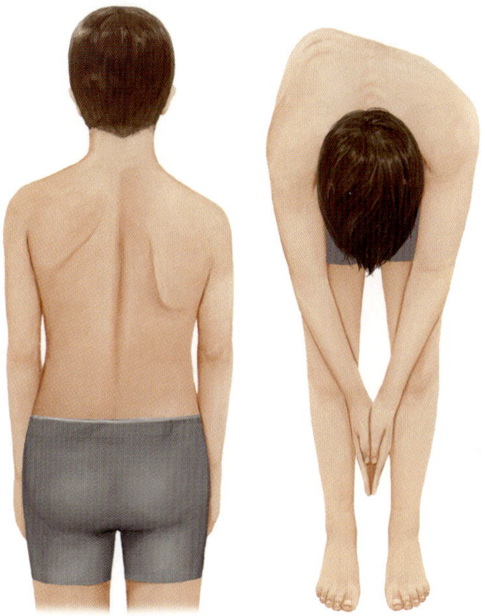

그림 10-6 아담스 전방굴곡검사

BOX 10-2 척추 측만증의 증상

- **서 있는 자세의 증상**
  - 양쪽 어깨 높이 차이
  - 양쪽 견갑골 높이 차이
  - 양쪽 겨드랑이선 차이
  - 양쪽 유방 크기 차이
  - 옆구리 주름 차이
  - 한쪽 둔부 돌출
  - 골반이 수평이 아님
  - 중심선의 변화
- **아담스 전방굴곡검사의 증상**
  - 늑골이 돌출(rib hump)이 되어 한쪽 등이 불룩함

3. 임상검사

척추 측만증의 자가진단은 ① 바로 선 자세에서 양쪽 어깨 높이, ② 골반의 기울기, ③ 등에서 볼 때 양쪽 견갑골의 높이, ④ 허리를 굽힌 자세에서 양쪽 어깨 높이의 차이 등의 4가지 증상을 통해 확인한다. Cobb 각 측정은 만곡 정도를 확인하기 위하여 선 자세로 방사선 촬영을 한다. Cobb 각은 가장 많이 기울어진 척추의 상단과 하단에서 각각 선을 그은 각각의 선에서 직각으로 그은 선이 교차되는 곳의 각이 만곡의 크기가 된다(그림 10-7).

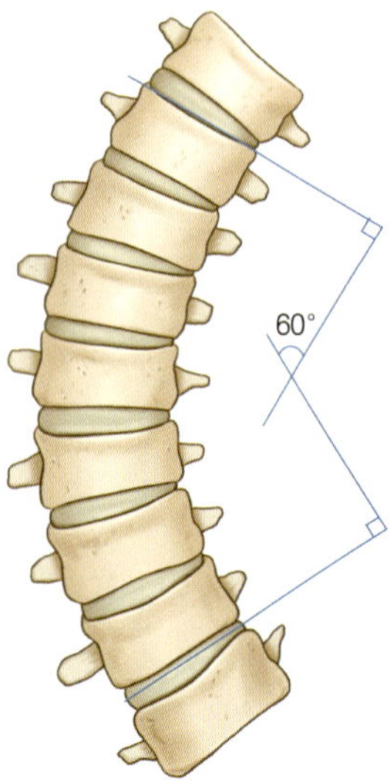

그림 10-7 Cobb 각 측정법

4. 치료 및 간호

1) 치료

척추 측만증의 치료 목적은 변형된 척추를 교정하고, 만곡이 진행되는 것을 예방하며, 합병증을 최소화하는 것이다. 측만증을 조기에 진단하고 치료하면 보조기를 적용하는 것만으로 치료 효과를 증진시킬 수 있다(그림 10-8, Box 10-3). 조기 진단이 가장 중요하며 만곡의 정도, 아동의 연령, 성장 기간, 합병증의 유무에 따라서 보조기(milwaukee 보조기), 척추 유합술 같은 수술 등의 방법이 적용된다.

척추유합술(spinal fusion)은 만곡의 진행을 막고 척추를 교정하는 수술이다. 수술 적응증으로는 측만증을 발견할 당시에 만곡이 40° 이상, 보조기 착용 중에 40° 이상으로 악화될 때, 만곡이 40° 이하이지만 신체의 불균형이 심하거나 외관상 문제가 심각할 때, 만곡이 심하여 외관상 기형이 있거나, 신체 불균형, 앉기가 어려울 때, 호흡곤란이나 심한 통증이 있을 때, 보조기로 치료가 어려운 경우 등에서 수술을 고려할 수 있다. 그러나 성장이 끝난 후에는 측만 정도가 40~50° 정도로 만곡 되어 있더라도 수술은 하지 않는다. 수술은 보통 10살 이후에 하며 60~70% 교정효과가 있다. 일부 만곡은 바르게 교정되고 뒤틀림과 굴곡의 진행을 막아서 척추를 안정시키고 운동성을 최대한 발휘할 수 있도록 한다.

10° 이하의 만곡은 자세에 의한 것으로 바른 자세를 유지하고 다리 길이를 교정하는 등의 원인 요소를 제거하면 진행을 예방할 수 있다.

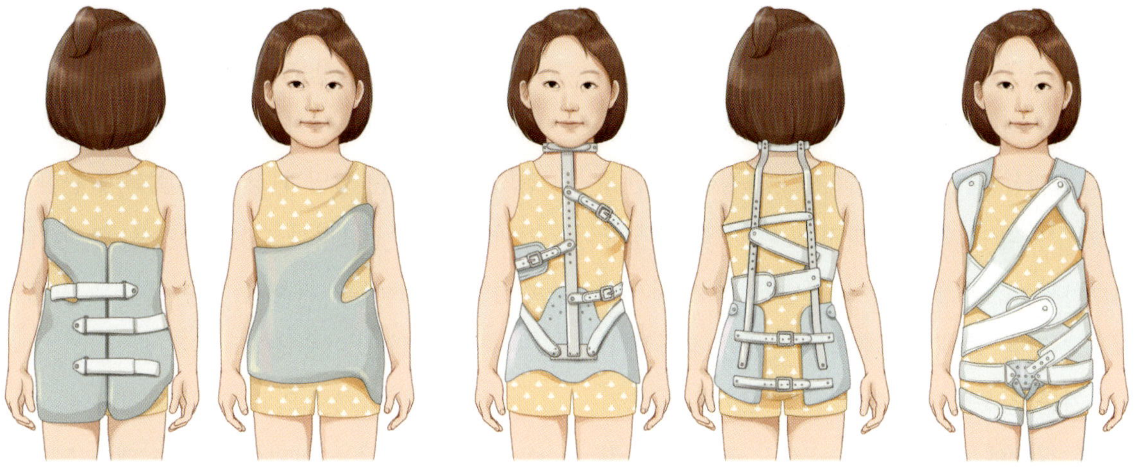

그림 10-8 보조기의 종류

BOX 10-3 보조기 착용 방법

- 보조기는 아동이 성장하는 시기에 빨리 시작한다.
- 척추만곡이 20~40° 일 때 사용한다.
- 보조기는 잘 맞는 것을 착용한다.
- 아동은 처방된 시간만큼 보조기를 착용한다.
- 보조기 착용 후 4~6개월 간격으로 치료 효과를 관찰한다.
- 밀워키 보조기는 흉추에 측만이 있을 때 사용하며, 흉요추부 보조기는 요추에 측만이 있는 경우 사용한다.

자세 교정을 강조하기보다 외모에 관심이 많은 청소년의 특성을 이용하여 스스로 자세와 행동을 교정하고 운동을 하려는 의지를 갖도록 하는 것이 좋다. 물리치료와 전기치료 등은 효과가 거의 없는 것으로 보고되어 있다. 경한 정도의 만곡이 있더라도 아동이 성장하면서 만곡이 진행될 수 있으므로 주기적으로 추후관리를 받아야 한다.

아동의 만곡이 20° 이하이면 골격성숙이 완료될 때까지 3~4개월 마다 방사선 촬영을 하여 진행 상태를 비교 및 확인한다. 만곡이 20° 이하 이더라도 경우에 따라 접근이 다르다. 만약, 성장이 거의 끝나가는 경우에는 정기적인 관찰만, 성장 중인 아동은 악화가능성이 충분히 있기에 세심한 관찰과 보조기 착용을 고려한다.

만곡이 20~40°인 경우는 보통 보조기를 착용한다. 보조기는 척추성장판에 압력을 고르게 가하여 성인이 될 때까지 척추만곡의 진행을 늦추는 것이지 교정을 할 수 있는 것은 아니다. 즉 척추 측만증이 진행될 가능성이 있을 경우에 시행을 한다. 여아는 골연령이 약 14세, 남아는 약 16세에 도달할 때까지 보조기를 착용한다. 만곡과 성장정도, 나이에 따라 착용시간을 조절할 수 있다.

운동과 목욕시간만 제외하고 종일 보조기를 적용하는 23시간 착용, 8시간의 활동 시간만 제외한 16시간 착용, 잠자는 시간 만 착용하는 8시간 착용법 등이 있다. 가능하면 23시간 동안 착용하도록 적극 권장하고, 16시간이나 8시간 착용은 보조기를 제거할 때 주로 적용한다.

보조기 착용 후 3~6개월마다 방사선 촬영을 하고 효과를 확인하며 보조기를 조정한다. 만곡의 증상이나 징후가 사라지고 뼈 성숙과 성장이 끝나는 시기가 되면 1~2년에 걸쳐 서서히 착용 시간을 줄이고 이후에는 밤에만 착용한다. 보조기를 착용하는 동안 약해진 근육은 보조기를 푼 상태에서 하루에 1~2시간 정도 부드러운 체조와 근력 강화 운동을 하는 것이 좋다.

2) 간호

척추 측만증 관련 간호는 다음과 같다.

보조기의 자극과 관련된 피부손상 위험성을 예방하기 위하여 보조기 착용 중 피부의 발적과 압박 증상을 사정한다. 보조기로 인한 피부자극을 줄이기 위해 샤워 후에는 완전히 피부를 건조시킨 후 면 티셔츠를 입고 위에 보조기를 착용한다. 특별히 압박받는 부위와 뼈 돌출부위는 잘 관찰하고 하루에 두 번 부드럽게 마사지한다. 로션이나 파우더는 보조기 안에서 굳으면 덩어리가 되어 피부를 자극하기 때문에 사용하지 않는다. 보조기의 플라스틱 부분은 비누와 물로 씻고 가죽 부분은 가죽 전용 비누로 닦는다. 보조기의 끈이 느슨해지면 교육받은 대로 끈과 나사를 조인다.

수술 후에는 수술 부위의 부종으로 척수가 압박되어 마비가 올 수 있으므로 사지의 색깔, 순환, 모세혈관 충전시간, 온도, 감각, 운동양상 등을 사정하고 중환자실에서 주의 깊게 사정한다. 첫 24시간 동안은 2시간 마다, 다음 48시간 동안은 4시간 마다 관찰한다. 요정체나 변실금이 있으면 척추손상을 의심해볼 수 있다. 또한 마비성 장폐색이 나타날 수 있으며, 24~72시간 동안 비위관 삽입과 장 기능 회복에 관한 평가와 간호가 필요하다. 체위 변경을 할 때에는 수술 부위 손상을 피하기 위해 통나무 구르기(log roll)방법을 이용한다.

수술 후에는 통증으로 인해 움직임에 제한은 있지만, 기구를 삽입한 척추는 매우 단단하기 때문에 바로 활동이 가능하다. 수술 직후 병실로 와서 바로 다리를 움직일 수 있으며, 다음날 보행을 시작하고, 3~4일이 지나면 걸을 수 있다. 물리치료를 하면서 일상생활을 할 수 있지만, 신체에 충격을 주는 축구와 같은 접촉 운동은 수술 부위가 단단해질 때까지 제한해야 한다.

보조기를 처음 착용하면 균형 감각이 상실되어 부딪쳐서 외상을 입을 수 있으므로 주변에 위험요소가 있는지 사정하여 위험물을 치운다. 보조기에 적응할 수 있도록 점차 착용 시간을 늘린다.

침습적 시술과 관련된 간호는 수술 부위의 감염을 예방간호로 드레싱 거즈에서 묻어나오는 배액물과 압통, 발적, 분비물, 체온상승이 있는지 관찰한다. 비뇨기계 감염을 의미하는 빈뇨, 배뇨량 저하, 방광 팽만, 배뇨통, 악취 등의 증상을 잘 관찰한다.

수술 후 통증간호는 적절한 통증척도를 이용하여 통증정도를 사정한다. 수술 후 흉추 부위의 통증으로 심호흡이 어렵다. 호흡과 움직임을 격려하기 위해 3~4일간 규칙적으로 진통제를 투여하고 자가 통증조절법(patient controlled anesthesia, PCA)을 이용한다. 호흡기능을 증진시키기 위해 병, 풍선, 비누거품 불기 등을 하고, 폐활량측정기를 이용할 수 있다. 보통 2~3주 이내에 통증은 소실된다.

보조기를 수년간 착용하는 것은 청소년의 신체상에 부정적인 영향을 미친다. 이로 인해 보조기를 착용하지 않으려는 경향이 있다. 간호사는 보조기 착용이 필요한 이유와 착용 시기, 착용하지 않았을 때의 문제점, 예후에 대해 충분히 교육한다. 치료 중인 다른 청소년과 교류하며 치료 시 경험에 대한 느낌을 표현하여 심리적인 부담을 줄일 수 있도록 한다. 입원 중에 개인의 프라이버시를 지켜주고, 허용되는 범위에서 옷을 선택할 수 있게 하며 가능한 한 학교활동과 사회활동에 참여하도록 권유한다.

척추 후만증 (Kyphosis)

척추 후만증은 흉추의 후만곡 상태이다. 척추 후만증은 비정상적 자세 때문에 발생하거나, 척추의 기형이나 다른 신경근육질환으로 인한 구조적 문제로 발생하고 때로는 종양, 수술, 방사선 치료 등의 요인으로 발생한다.

자세에 의한 척추 후만증은 건강한 청소년의 4%에서 발견된다. 등이 굽어 있는 것을 육안으로 볼 수 있으며, 치료방법에는 자세교정을 위한 운동이 추천된다. 심각한 척추 후만증의 치료는 척추 측만증의 경우에서와 같이 보조기나 수술이 적용된다.

척추 전만증 (Lordosis)

척추 전만증은 요추가 과도하게 오목하게 구부러진 상태를 말하며 청소년기에 급성장하는 여아에게 많다. 유아기의 전만증은 정상이며 비만, 임신 등의 경우가 악화요인이 된다. 둔부의 굴곡 수축, 고관절 이형성 등 대퇴관절 탈구 등으로 척추의 근육이 직립자세를 지탱하지 못하게 된다.

임상증상은 등이 앞으로 굽고 가슴과 배를 내민 양상이다. 치료는 관련원인을 치료하고 자세교정이 일반적이며 보조기 착용이나 수술은 하지 않는다.

근디스트로피 (Muscle Dystropy, MD)

근디스트로피는 아동기에 가장 광범위하게 나타나는 특정 근육군의 근육세포가 위축되고 쇠약해지는 진행성 퇴행성 유전적인 질환이다.

1. 원인 및 병태생리

유전 방식이나 발병 시기가 다르기는 하나, 대부분은 아동기 초에 발생하며 점차 근위축 현상이 진행되며, 뒤시엔느형 근디스트로피(Duchenne type Muscular Dystrophy, DMD)이 가장 흔히 발생한다. 근디스트로피의 유형과 유형별 특징은 다음과 같다(표 10-2, 그림 10-9).

뒤시엔느형 근디스트로피는 반성 열성유전에 의하며 여아는 보균자이고 남아에게만 질병이 발생한다. 돌연변이, 염색체이상, 바이러스 감

표 10-2 근디스트로피의 유형별 특징

특징	가성비대형	Becker형	지대형	안면-견갑-상완형	선천성
발병연령	• 3~7세	• 5~25세	• 10~30세	• 모든 연령	• 출생시
유전양상	• 반성 열성 • 돌연변이	• 반성 열성	• 상염색체 열성 또는 우성	• 상염색체 우성	• 상염색체 열성
침범부위	• 골반, 견갑대 • 이후에 사지, 호흡근	• 골반, 견갑대 • 이후에 상지	• 골반, 견갑대 • 이후에 상지	• 얼굴, 견갑대 • 이후에 골반대, 다리	• 전반적 • 얼굴 • 중추신경계
주증상	• 비복근의 가성비대 • 보행지연 • Gower 징후 • 심폐기능 저하	• 근력저하 • 보행불능	• 근력저하	• 무표정 얼굴 • 팔을 머리 위로 올리지 못함	• 보행불능 • 무표정 • 건반사 소실
예후	• 빠르게 진행 • 발병 후 15년 이내 사망	• 서서히 진행 • 정상 수명	• 다양함 • 중등도 진행 • 중년 이후 악화	• 서서히 진행 • 정상 수명	• 1년내 사망

염, 독극물 중독 등도 원인이 된다. 뒤시엔느형 근디스트로피는 남아 3,000명 중 1명꼴의 빈도로 발생하는데, 30%가 자발적 돌연변이에 의해서 질병이 발생한다. 상염색체 열성유전을 하는 선천성 근디스트로피는 근친 결혼한 부모에서 출생한 아동에게 빈도가 높다.

유전인자의 변화는 근육세포의 단백질인 디스트로핀(dystrophin)의 형성장애로 나타난다. 디스트로핀은 근세포막을 안정시키고 보강하는 작용을 하는데, 디스트로핀의 결핍은 세포 내로 유입된 Ca^{++}에 의해 단백효소가 근육의 단백질을 분해하여 근육의 재생을 방해한다. 많은 근육 세포가 재생하지 못하고 정상적인 크기보다 작고 비효과적인 근섬유로 남는다. 시간이 지나면서 근섬유가 퇴화되고 지방과 결체조직으로 변형되고, 근육의 점진적인 쇠약은 장애와 기형을 초래하게 된다.

2. 임상증상

가성 비대형 근디스트로피(pseudohypertrophic muscular dystrophy)은 뒤시엔느형 근디스트로피(Duchenne muscular dystrophy, DMD)이라고 하며 남아에서 호발한다. 가성비대란 실제로는 근육량은 감소되었으나, 근육에 지방이 침윤되고 변성이 나타나서 근육이 발달한 것처럼 크게 보이고 만지면 단단한 느낌이 든다. 발병 초기에 비복근(gastrocnemius muscle)에서 확인할 수 있다.

대부분이 걷기 시작하면 증상이 발견된다. 특징적인 증상인 운동발달 지연은 18~36개월에 확인할 수 있으며, 3~4세경에는 근력저하가 나타나 달리기와 계단 오르기, 자전거 타기가 어렵다. 아동은 자주 넘어지고, 앉은 자세에서 일어날 때 Gowers 징후가 나타난다. 이는 '등반성 기립현상'이라 하여 눕거나 앉은 상태에서 일어설 때 먼저 한 손을 이용하여 옆이나 복부로 몸

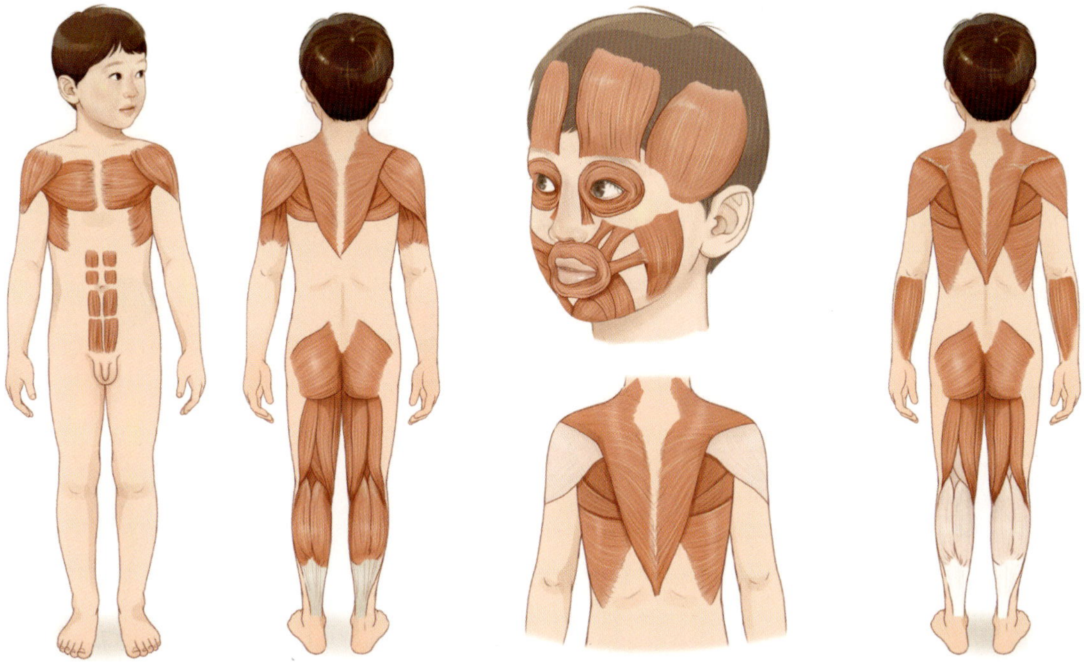

그림 10-9 근디스트로피의 침범부위

을 돌려 누운 다음, 다시 손을 이용하여 앉고 무릎을 꿇은 자세를 취한다. 이어 손을 무릎에 짚고 조금씩 대퇴부 쪽으로 옮기면서 일어서서 배를 앞으로 내밀고 있는 모습을 한다. 이는 요추전만, 대요근(psoas major muscle)과 대퇴 사두근(quadriceps femoris muscle)등의 근육약화로 인해 유발되는 현상이다.

초기에는 비복근의 근력이 강하여 발목 뒷부분의 인대가 위축되고 짧아져 발뒷꿈치를 들고 발가락으로 걷는다(첨족보행, tip toe walking), 또한 대요근과 대퇴사두근의 근력저하로 다리를 넓게 벌리고 엉덩이와 허리를 흔들며 뒤뚱걸음, 즉 동요성 보행(오리걸음, waddling gait)을 하고, 요추전만으로 인해 배와 가슴을 내밀며 걷는다. 상지의 근력저하로 어깨가 불안정하여 아동의 겨드랑이를 양속으로 잡아 올리면 어깨가 빠져나가고, 허리와 어깨가 계속 쇠약해져 손을 위로 올리거나 드는 동작을 할 수 없게 된다. 12～13세경이 되면 일어서서 걸을 수 없어 휠체어를 사용하거나 침상 생활을 하게 된다. 휠체어를 이용한지 2년 정도가 되면 척추측만이 나타난다.

얼굴근육이 침범되어 무표정한 얼굴이 된다. 결국 횡격막, 호흡근, 흉곽 등 거의 모든 근육이 위축된다. 심근이 약화되어 척수와 흉곽이 변형되고 결국 심부전과 호흡부전이 주 사망 원인이다. 경한 지능장애가 나타나며, 정상에 비해 IQ가 20 정도 낮아 보통 90 이하이다. 환아의 25% 정도는 명백한 지능장애를 보이지만, 드물게 지능이 우수한 아동도 있다(그림 10-10).

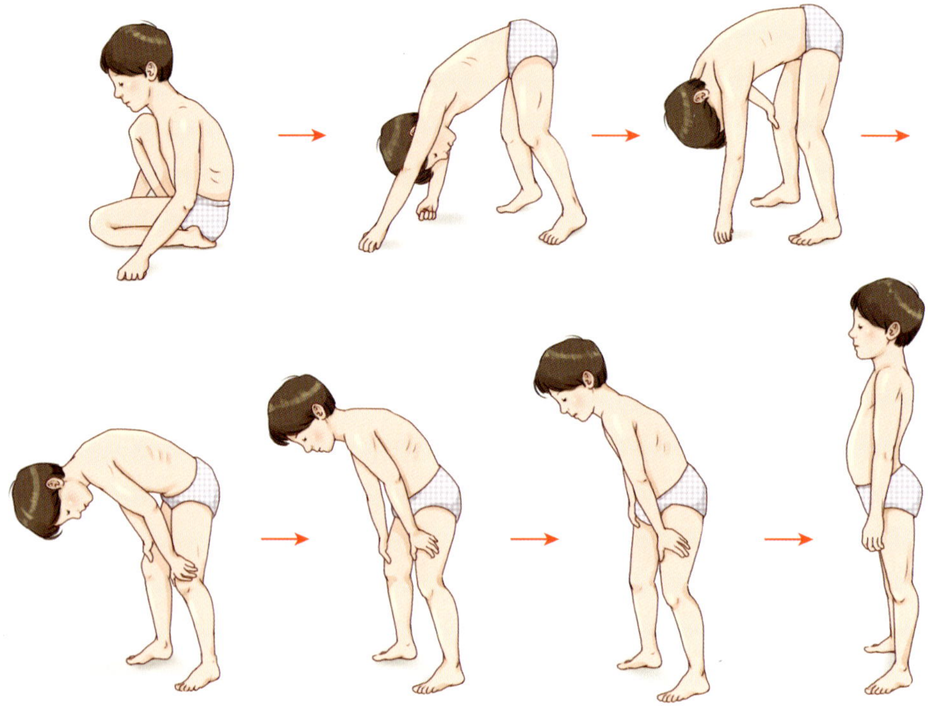

그림 10-10 Gowers 징후

3. 임상검사

CPK, AST, ALT, LDH가 증가하는지 확인한다. 특히 CPK의 상승은 조기진단에 도움이 된다. CPK와 AST는 근력저하의 증상이 나타나기 전 2년간 특히 높게 유지되다가 근력저하와 근육소모가 진행되면서 점차 저하되고 말기에는 거의 정상에 가까워진다.

근전도(EMG) 검사 시, 아동이 약하게 힘을 주면 신경전달 속도는 정상이나 운동단위 전위(motor unit potentials)의 진폭과 지속시간이 단축되는데, 근육병의 전형적인 소견이다. 근생검상 근섬유화, 지방침윤, 근섬유 지름의 단축, 간질조직 증식 등을 확인할 수 있다. 최근에 많이 사용되는 면역조직화학 검사로 dystrophin의 유무를 확인하여, 세포막에 dystrophin이 완전히 결핍되면 가성비대형을, 감소되면 Becker형을 의심한다.

4. 간호진단

아동 운동기능장애 질환의 간호진단 참조

5. 치료 및 간호

1) 치료

근디스트로피 아동의 기본적인 치료 방법은 없다. 가능한 침범된 근육의 위축을 늦추고, 침범되지 않은 근육의 기능을 유지하는 지지적 치료를 한다. 근육기능이 더 약해지는 것을 방지하고 삶의 질을 향상시키기 위해 물리치료를 한다.

Corticosteroid를 투여하면 근력과 근육기능을 6개월에서 2년 정도 더 유지시킬 수 있다. 척추측만증이 있으면 척추융합술을 하여 바르게 앉도록 할 수 있다. 근육경축으로 심한 통증을 호소하거나 사지 변형으로 일상생활을 유지하기 어려울 때에는 변형을 제거하고, 근육 길이는 늘여주는 근이완술을 시행할 수 있다. 그러나 근육기능이 회복되거나 걸을 수 있게 되는 것은 아니다. 근육세포 이식과 유전자 치료가 연구되고 있다.

2) 간호

(1) 근육 손상과 관련된 운동장애

먼저 신체의 운동성 정도를 확인하고, 가능한 스스로 움직이게 한다. 아동이 활동할 수 없을 때에는 보조기구를 사용하게 하고 사용 방법을 교육한다. 스스로 움직일 수 없게 되면 2시간마다 체위를 변경시키고 신체정렬을 바르게 유지한다.

너무 어릴 때부터 휠체어를 사용하면 하지 위축이 빠르게 진행되어 불사용 위축(disuse atrophy)을 일으킬 수 있으므로, 근육기능을 최대한 유지하기 위해 일상활동을 하도록 격려한다. 이는 운동 목적뿐만 아니라 독립심을 기르는 데에도 중요한 역할을 한다. 앉는 자세를 유지하고 호흡기능과 자가간호를 유지할 수 있도록 도와준다. 비만을 방지하는 것은 운동기능을 증가시키기 위해서 중요하고 감염을 예방한다.

(2) 호흡근 약화와 관련된 비효율적 호흡양상

질병이 진행되면 호흡근육이 약화되어 폐 감염, 특히 상기도감염이 자주 발생한다. 어린 아동은 기침하기가 어려워 분비물이 폐하부에 고일 위험이 더 크다. 호흡부전을 방지하기 위해 상체를 높여서 흉곽을 최대한 팽창시키고, 심호흡과 기침을 격려하여 호흡근육을 강화한다. 체위배액이나 흉부타진을 적용하며, 상태에 따라 항생제, 기관지확장제, 거담제 등의 약물을 사용한다. 심한 호흡곤란이 있으면 기관절개술을 하고, 인공호흡기를 사용할 수 있다.

(3) 구강섭취의 어려움과 관련된 영양불균형

얼굴근육이 침범되고 근력이 약해지면 음식을 섭취하기가 힘들어진다. 아동이 선호하는 음식을 제공하고, 필요하면 갈아서 줄 수 있다. 앉은 자세에서 소량씩 먹게 하고, 고단백 식이를 주지만 비만이 되지 않도록 한다. 질병이 진행되어 구개반사가 감소하면 장관영양을 고려한다.

(4) 부정적인 질병 진행과 관련된 무력감

부모에게 아동의 성장발달에 대해 교육할 때 학령기와 청소년기 아동은 또래의 영향이 중요하다는 것을 강조하고, 또래와 계속 접촉할 수 있게 한다. 질병이 진행되면 운동력 상실로 절망감을 느낄 수 있으나 치료법이 없으므로 현 상황을 받아들일 수 있게 한다. 운동능력에 맞는 활동을 소개하고 원하면 근디스트로피 가족 모임을 소개한다.

뇌성마비 (Cerebral palsy, CP)

뇌성마비는 뇌의 운동조절 중추가 손상되어 신체운동과 체위조절에 장애가 나타나는 만성 비진행성 대뇌 기능장애이다. 특징적인 증상으로는 비정상적인 근육긴장도와 신체조정장애가 있다. 정신지체와 간질, 언어, 시각, 청각, 인지 및 행동장애가 나타나지만 인지능력 장애는 없는 경우가 많다.

1. 원인 및 병태생리

뇌성마비는 만성 운동장애 중 가장 흔하며 1,000명당 2명의 빈도이다. 저출생체중아는 정상 체중아보다 뇌성마비 발생률이 100배이다. 최근 저출생체중아나 극소 저출생체중아의 생존률이 증가함에 따라 뇌성마비의 발생빈도가 증가하는 추세이다. 미숙아 분만(32%)이 단일요인으로 가장 중요하고 전체 원인의 60~70%가 산전요인과 주산기 요인이다. 뇌성마비의 가장 중요한 병리적 상태는 뇌의 무산소증이다. 뇌성마비와 관련한 구체적인 원인은 표 10-3과 같다. 뇌성마비는 비정상적인 건강력과 발달 지연을 확인할 수 있는데, 보통 2세 이내에 진단이 가능하다.

2. 임상증상

뇌성마비는 임상적 특징에 따라 강직성(spastic), 무정위운동성(athetoid) 및 운동실조성(ataxic)으로 분류할 수 있다.

1) 강직성

강직성(경직성, spatic)뇌성마비는 가장 흔한 유형으로 50~90%를 차지한다. 대뇌피질의 전각 세포가 손상되어 하부 운동뉴런이 과도하게 자극되어 비정상적으로 강한 긴장이 유발된다. 영아의 겨드랑이를 잡고 들어 올리면 하지가 가위처럼 교차되는 증상(scissoring)이 나타난다. 보행이 현저히 늦어지며 근긴장력 증가로 인해 발이 안쪽으로 휘어있는 첨내반족 형태를 취하며 발가락 끝(toe walking)으로 걷게된다. 지적 발달이 정상인 경우 예후가 좋다.

2) 무정위운동성

무정위운동성(athetoid) 또는 운동장애성(dyskinetic)뇌성마비는 5~10%를 차지하며, 기저핵이 손상되어 핵황달이 유발되는 유형이다.

무정위 운동이란 목적이 조절할 수 없는 불수위 운동이 사지, 몸통, 목, 안면근, 혀에 나타

표 10-3 **뇌성마비의 원인**

산전요인	• 아동 : 유전, 선천성 뇌기형, Rh 및 ABO 부적합으로 인한 고빌리루빈혈증 • 모성 : 자궁내 감염(임신 1기의 풍진, 톡소플라스마 감염, 융모양막염, 태반막 감염, 패혈증, 요로감염 등), 당뇨, 약물중독, 태반 조기박리로 인한 급성 빈혈
주산기 요인	• 분만 중 질식, 급속분만, 임신고혈압
산후요인	• 저출생체중아, 미숙아, 과숙아, 다태임신, 수막염, 패혈증, 외상으로 인한 뇌손상, 뇌혈관 질환, 중독 • 출생 체중이 1,000gm 이하인 영아의 두 개내 출혈(거미막하출혈, 경막하출혈, 대뇌출혈, 뇌실내출혈)

BOX 10-4 뇌성마비를 암시하는 조기 신체 징후

- 3개월 이후에도 목을 가누지 못한다.
- 엄지를 손 안으로 넣고 주먹을 쥔다.
- 한 쪽 손을 더 많이 사용하고 6개월이 지나도 손을 펴지 않고 주먹을 쥐고 있으며 팔과 다리는 경직되어 있다.
- 등 쪽으로 몸이 휘어진다.
- 8개월에도 지지해야 앉을 수 있다.
- 자세가 불안정하고 축 늘어진 자세를 취한다.
- 보행은 18~24개월까지 지연되며 발끝으로 걷거나 발을 질질 끌며 걷는다.
- 과도하게 불안정하다.
- 불안정하게 운다.
- 3개월에도 웃지 않는다.
- 6개월 후에도 혀로 음식물을 밀어내어 빨지 못하고 수유가 곤란하다.

나는 것으로, 손발을 끊임없이 천천히 뒤틀고 몸을 움직인다. 이로 인해 에너지 소모가 많으며 쉽게 지친다. 움직이려고 하거나 정서적인 스트레스가 있을 때에 강도가 증가하고 수면 시 소실되며 경련은 흔하지 않다. 구인두 근육이 손상되어 억양조절이 안되고 말이 느리며, 혀를 내밀고 침을 많이 흘린다. 지능은 대체로 정상이다.

3) 운동실조성

운동실조성(ataxic) 뇌성마비는 5~10%를 차지하며 소뇌와 그 경로에 병변이 있어 평형감각에 문제를 초래한다. 아동을 세우거나 자세를 유지시킬 수는 있으나 균형을 잡을 수 없고 다리를 벌리고 비틀거리며 걷는다. 근육조절이 잘 이루어지지 않고 반복되는 움직임으로 인해 행동이 의도한 대로 이루어지지 않는다.

뇌성마비에서 뇌의 병변은 비진행성이지만 아동이 성장함에 따라 임상적인 증상은 더 강하게 변화할 수 있다. 뇌성마비를 암시하는 조기 징후는 Box 10-4와 같다.

3. 임상검사

진단은 임상적 특징인 운동발달의 지연, 신경학적 이상 및 운동과 자세의 이상을 기초로 내린다. 그러나 아동이 성장하면서 발달 지연이 호전될 수 있으므로 18~20개월이 되기까지 확실한 진단을 할 수 없을 수도 있다. 뇌성마비가 의심되는 영아가 물건 집기와 혼자 앉기 등과 같은 특정한 운동발달이 언제 이루어졌는지를 조심스럽게 평가해야 한다. 만약 원시반사가 지속되거나 먹고 삼키는데 어려움이 있거나, 다른 중추 신경계 기능부전이 나타나거나, 신경성 이상이 변화하지 않거나 점진적으로 악화될 경우 더 많은 평가를 해보아야 한다.

4. 간호진단

아동 운동기능장애 질환의 간호진단 참조

5. 치료 및 간호

1) 치료

뇌성마비는 치료가 아니라 질병을 조기에 발견하고, 제한된 뇌기능 범위 안에서 아동의 능력을 인식하여 최적 발달을 도모하고 증상치료와 합병증 예방에 초점을 둔다. 이를 위해 여러 보건 전문분야간의 협조체제가 필요하다.

기형을 예방, 경감하기 위해 기구가 종종 사용된다. 많은 뇌성마비 아동에게는 발목-발 교정기(ankle foot orthosis, AFO) 등의 보조도구를 사용한다. 발 교정기는 발에 맞게 만들어져서 신발 안쪽에 신는다. 신체를 지지하고 다리가 꼬이는 것을 막고 스스로 나아갈 수 있도록 바퀴가 달린 스쿠터 보드를 포함하여 여러 가지 보조기구가 사용될 수 있다.

외과적 수술은 일반적으로 치료에 반응이 없으며 경직성이 불구를 촉진시키거나 기능유지를 위해서 시행하며 선택적으로 후근 척수신경 절개술과 함께 강도 높은 물리치료와 가족의 적극적인 도움이 지속적으로 필요하다.

약물요법이 신체기능을 향상시키기에는 부족하지만 필요할 경우는 근육경직이 심할 경우는 골격근 이완제, 강직부위를 마비시키기 위해서는 botulinum toxin, 근육강직을 감소시키기 위해서는 알콜이나 페놀액 같은 신경용해제, 발작이 있는 아동에게는 phenobarbital이나 phenytoin과 같은 항경련제를 투여하고, 행동과다 및 운동장애가 있는 아동에게 diazepam을 투여하면 증상이 호전된다.

2) 간호

뇌성마비 아동을 위한 간호의 목표는 아동의 능력한계 내에서 적절한 신체적 기동성을 최대화하고 자립을 위한 활동에 참여하고 보조기구를 적절하게 사용할 줄 알며 의사소통 기술을 습득하고 가족과 지역사회로부터 긍정적 지지와 교육을 받음으로 긍정적인 자아상을 습득하도록 하는데 있다. 이를 위해서는 목표 설정 및 계획 시 가족을 포함시켜야한다.

뇌성마비 아동은 단순한 일상생활 활동이 아니더라도 에너지를 많이 소모하므로 피로를 예방하기 위해 휴식시간을 자주 가져야 한다. 고열량, 고영양식이 및 섬유식이를 하여 영양의 균형과 변비를 예방한다. 구강과 인두근육에 장애가 있으므로 혀를 내밀고 있는 상태로 빠는 능력이 부족하다. 먹일 때는 바로 세우고 머리와 등, 팔을 지지하며 발은 바닥에 닿게 하고 앞이나 옆에서 손가락을 이용하여 턱을 조절하며 흡인하지 않도록 조금씩 자주 먹인다. 음식을 좌, 우 뺨 안쪽으로 번갈아 주어 입술과 혀를 많이 움직이게 하고 음식을 입술가까이 주어 입술 운동을 자극하여 언어발달에 도움이 되도록 한다.

머리를 다칠 가능성이 있을 때는 헬멧을 착용하는 등의 안정성이 고려되어야 한다. 폐근육이 미약할 경우에는 상기도 감염을 예방해야 한다. 장애 정도에 따라 다르지만 치아문제가 빈번하므로 적절한 치아관리가 필요하다.

뇌성마비 아동의 간호를 경험해 보지 않은 거부감, 혐오감, 과도한 동정심 등의 다양한 반응을 보일 수 있다. 이런 아동을 돌볼 때 첫 번

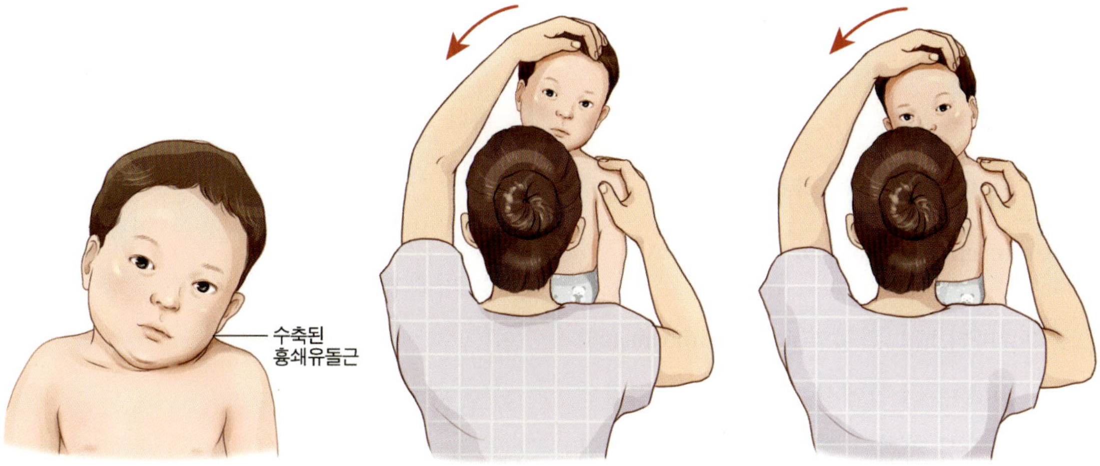

그림 10-11 왼쪽에 사경이 있는 아동의 스트레칭 방법

째로 가져야 할 마음은 이들이 단지 일상생활을 수행하는 능력이나 의사소통 장애를 가진 어린아이이라는 것을 명심해야 한다.

아동의 성장발달 수준을 평가하고 아동의 흥미와 신체능력을 고려하여 수준에 맞는 적절한 활동을 제공한다. 또한 자가 간호를 통해 자존감이 증진될 수 있도록 시간을 충분히 주고 옷 입는 것, 이 닦는 것, 배변보기 등을 스스로 하도록 유도하고 격려한다.

사경 (Torticollis)

사경(torticollis, wry neck)은 선천적 또는 후천적으로 발생할 수 있다. 침범된 쪽의 목이 기울어져 움직임이 제한된 상태이다. 가장 흔한 원인은 근육 사경이며 흉쇄유돌근 내 출혈이나 허혈 후 일어난 섬유화와 구축에 의해 생기는 것으로 추측된다. 이는 질환이 아니라 증상이다.

머리는 침범된 근육 쪽으로 턱은 반대쪽으로 기울어져 있으며 환측 부위는 운동 제한이 있다. 침범된 근육 속 덩어리는 생후 2~4주에 가장 잘 만져지며 수개월 후에 없어진다. 사경이 지속되는 경우 머리나 얼굴의 비대칭 변형이 생긴다.

사경은 침범된 근육을 능동적, 수동적으로 흉쇄유돌근이 늘어나도록 똑바로 앞을 보게 한 상태에서 목을 건강한 쪽으로 기울이거나 턱은 침범된 근육의 어깨로 향하고 머리는 건강한 쪽으로 돌리는 운동을 시행한다(그림 10-11). 지속적인 운동에도 호전이 없으면 수술적 치료를 고려한다. 분만력에 위험인자가 없고 근육 덩어리가 만져지지 않는 경우에는 선천성 경추 기형에 의한 사경과 감별 진단해야 하므로 방사선 촬영이 필요하다.

아동이 머리의 움직임이 제한적일 때에는 사경의 가능성을 의심하고, 사경으로 진단으로 받은 후에는 아동의 가족이 직접 목운동을 수행할 수 있도록 교육하고 감독한다.

소아 류마티스성 관절염

(Juvenile rheumatioid arthritis, JRA)

소아 류마티스성 관절염(juvenile rheumatoid arthritis, JRA)은 소아에서 가장 흔한 관절염으로 소아 특발성 관절염 혹은 소아 만성 관절염이라고도 한다. 16세 미만의 소아가 6주 이상 관절 통증과 함께 관절이 뻣뻣해져서 움직이지 못하거나, 부종과 고열 등을 주증상으로 하는 아동에서 가장 흔한 결체조직 질환이다.

1. 원인 및 병태생리

소아 관절염의 원인은 알려지지 않았으나 개인적인 유전적 감수성, 환경적인 항원으로부터의 노출, 비정상적 면역반응인 자가면역 질환(항원－항체 면역복합체, Ⅲ형 면역과민반응)으로 추정된다. 이외에 HLAs(human leukocyte antigens)와 rheumatoid factor(+), 정신적인 스트레스, 신체적인 외상, 감염 등과 같은 여러 요인들과 관련성이 있는 것으로 추측된다.

매년 1,000명의 아동 중 1.4명에서 소아류마티스 관절염이 발생한다. 일반적으로 발병은 생후 6개월 이전에는 거의 발생하지 않고 유아기에서 청소년기 사이 여아가 남아보다 2배 정도 많이 발생한다. 소아관절염 아동 중 45% 정도가 장기간 중등도 이상의 기능장애를 가지고 있다.

2. 임상증상

하나 또는 다수의 관절에 간헐적인 통증이 6주 이상 지속된다. 관절의 부종, 통증 및 강직이 주증상이며 그 외 발적이 없는 열감, 관절범위 제한 등의 증상이 나타난다.

3. 임상검사

소아 류마티스성 관절염의 특별한 임상검사는 없다. 진단은 일차적으로 과거력과 보통 16세 이하 아동이 6주 이상 지속되는 관절염이 한 개 이상의 관절에서 나타날 때 진단을 내릴 수 있다.

혈액검사 상, 적혈구 침강률(ESR)의 상승, C 반응단백(CRP), 백혈구 상승, 혈소판 상승이 나타난다. 항핵항체(antinuclear antibody, ANA)는 진단에 도움이 되지만 존재여부는 소아형관절염의 유형에 따라 다르게 나타난다. X-ra는 관절면의 변형과 관절강의 협착소견을 나타낼 수 있다.

4. 간호진단

아동 운동기능장애 질환의 간호진단 참조

5. 치료 및 간호

치료의 목표는 관절의 기능을 유지하고 염증과정을 조절하며 기형을 최소화하고 질병이 아동의 발달에 미치는 영향을 감소시키는 데 있다. 약물요법으로 아스피린이 오래기간 사용되어 왔으나 Reye 증후군과의 관련성으로 최근에는 비 스테로이드성 항염제를 사용하고 있다. 그 외에도 항류마티스 약물인 methotrexate, sulfasalazine 등이 사용된다.

관절의 기능유지와 기형을 방지하기 위해 휴식, 적절한 자세 및 운동 등의 재활프로그램이 필요하다. 급성기 이후에는 재발 방지를 위해 정상 관절운동을 시행하며 관절의 통증과 경직을 완화하기 위해 강한 충격이나 접촉을 하는 운동들은 피한다. 운동으로는 간단한 등척성(isometric) 운동, 수동적 관절범위운동 외에도 수영, 걷기 및 자전거 타기 등과 같은 운동을 관절의 염증이 없는 한 지속적으로 한다. 움직일 때 통증이 있으면 온습포 또는 따뜻한 물, 소용돌이 목욕, 파라핀 목욕 및 뜨거운 찜질을 적용하면 도움이 된다. 휴식하는 동안, 엎드린 자세나 관절부위에 부목을 적용하거나 무릎 밑에 아무 것도 받치지 않도록 하여 관절이 일직선을 유지하도록 하는 것은 관절보호와 통증감소 및 기형 예방에 도움이 된다.

환아의 독립성 유지를 위해 약간의 통증이나 불편감이 있더라도 학교에 참석하는 것을 권장한다. 피로를 예방하고 회복촉진을 위해서 수면과 휴식은 아동에게 필수적이다. 작업이나 물리치료, 가정간호에 대한 교육 및 발달을 위한 중재를 실시한다. 어떤 치료법으로도 완치는 어렵지만 이러한 요법을 적절하게 이용하면 활막염이 완화되고 운동성이 증가되어 아동의 성장과 발달을 증진하는데 도움이 된다.

1. 골절

1) 아동의 골절 특성

(1) 움직임이 증가하는 시기이므로 흔히 발생

(2) 성장판, 골단 부위 손상 호발 : 통증 아동의 골단성장판이 손상 받을 경우 연골세포에 손상을 입어 뼈의 길이 성장에도 영향을 줄 수 있음

(3) 성장판이 인대보다 약하므로 골절 시 인대 파열 전에 골단 분리가 먼저 발생

(4) 골막이 성인보다 두껍고 강하며 골격이 유연성 있음

① 성인보다 아동의 골절융합이 빠름

② 구부러지거나 뒤틀리는 골절 발생

(5) 사정

① 손상부위 부종, 타박상 확인

② 5P(pain, pallor, pulse, paresthesia, paralysis) : 통증, 창백, 맥박, 지각 이상, 마비

(6) 골절의 유형

① 요곡골절(bend fracture) : 아동의 뼈는 유연하여 부러지기 전 45° 이상의 각도로 휠 수 있음, 휘어지면 완전히는 아니더라도 천천히 반듯해지며 약간의 기형이 유발됨, 척골과 비골에 빈번히 나타남

② 팽륜골절(buckle fracture) : 부위가 불룩하게 융기하거나 튀어나옴으로써 초래

③ 생목골절(green-stick fracture) : 뼈가 휨의 한계를 넘어 각이 질 때 발생, 압박 받은 쪽은 구부러지고 신장된 쪽은 끊어져 생목이 부러질 때 볼 수 있는 것과 같은 불완전 골절을 초래

2) 치료

(1) 석고붕대(Cast)

① 골격 고정 위해 사용

② 안쪽이 마를 때까지 표면에 다른 것을 덮지 않고, 건조 시 드라이기, 히터 등을 사용하지 않도록 주의 (∵ 바깥이 먼저 마르면서 화상 가능성 있음)

③ 간호중재

- 환부의 elevation : 부종 경감
- 순환계, 신경계, 피부 통합성 사정 : 부종, 냉감, 창백, 청색증, 반점, 무감각, 동통, 작열감
- 감염 예방, 석고붕대의 청결 유지 : 대소변 등으로 오염되지 않도록 주의
- 근육, 관절의 수동적 운동
- 요정체나 변비 예방 교육
- 피부간호 : 석고붕대 적용부위 안쪽에 가려움 호소 시 선풍기 바람 등 적용
- 제거 후 피부표면은 벗겨진 피부와 지방분비물로 굳어져 있을 수 있으므로 이때 억지로 제거하지 않음, 로션 등을 사용하여 편안함을 느끼도록 함
- 석고붕대 제거 시 학령전기 이전의 아동은 신체손상의 두려움에 대한 간호중재 시행

(2) 견인(Traction)

① 체중, 도르래, 봉을 이용하여 환부에 힘을 적용하는 것, 연조직을 서서히 당겨서 골절된 사지 부위의 휴식 및 기형교정과 탈구 치료

② 견인의 3가지 필수요소 : 견인, 역견인, 마찰(견인 기구 사이)

③ Bryant 견인
- 한쪽 방향으로만 당기는 피부견인
- 2세 이하 혹은 12~14kg 이하 아동의 대퇴 골절 시 사용(체중이 역견인 역할)
- 둔부는 90°로 구부리고 다리는 신전시키며 둔부가 침상에서 약간 떨어지도록 함
- 한쪽 다리만 골절되었다 하더라도 항상 양측에 같은 무게를 적용
- 주로 선천성 고관절 탈구 아동의 정복을 위해, 고관절 안정을 위해 적용
- 주기적 방사선 촬영으로 아동의 자세와 골격의 배열 점검

④ Buck 신전 견인
- 다리 하부에 적용하는 대표적인 피부견인, 다리를 뻗친 상태에서 시행
- 짧은 기간에 적용하는 방법, 근육경축이나 뼈의 기형 치료 시 사용
- 패드를 Bryant 견인보다 환아의 체위변경이 쉬움 : 다리가 안정을 유지할 때 옆으로 눕는 자세 허용

⑤ Russel 견인
- 무릎 아래 패드를 대고 달아매는 하지에 적용되는 피부 견인 : 견인선이 2방향(하지와 수평, 다른 방향은 수직방향)
- 무릎 손상과 대퇴골절, 둔부 골절 치료 시 사용
- 대퇴굴곡은 골절부위와 지시된 각도를 유지해야 함
  (골절 아래 직접적 받침이 없어 피부견인이 미끄러질 수 있으므로 주의)
- 무릎 아래 비골신경 손상으로 foot drop이 유발될 수 있으므로 적절히 예방
- 하지의 부종이나 순환 상태를 반드시 확인하도록 함

⑥ 견인 환아 치료 및 간호
- 견인의 목적 및 주의사항을 보호자에게 교육 : 항상 견인을 유지, 처방 없이 추의 무게를 증감하거나 견인을 치우지 않도록 교육
- 체위 관찰 및 교정 상태 확인, 견인 상태 확인
- 피부 통합성 유지
- 순환계, 신경계, 호흡기계 장애 예방
- 부종, 약해진 말초맥박, 감각의 변화(저림, 작열감 등)
- 안위 제공, 동통 완화
- 탈수 및 변비 예방위해 적절한 수분 공급
- 뼈의 치유 증진 위해 칼슘이 풍부한 음식 제공
- 섭취량과 배설량 체크
- 부동으로 인한 합병증 관찰 : 경축, 부적절 치유, 뼈의 감염, 색전, 고칼슘뇨 등

2. 척추 측만증

1) 정의 및 특성

(1) 청소년기 가장 흔한 척추골 기형
(2) 척추골이 측방으로 만곡되거나 편위되어 있는 상태
(3) 척추골, 가슴, 골반 등 미적, 생리적 변화 초래

(4) 척추가 측면으로 10° 이상 만곡된 것

(5) 성장이 빠른 14세 이전 여아에게 호발함

2) 원인

(1) 자세, 자극의 결과(종양, 감염), 영양

(2) 선천적 자궁 기형 요인

(3) 신경 근육의 약화와 불균형 등

(4) 특발성 : 비정상적인 뼈, 척추디스크 등

3) 사정

(1) 전방으로 90° 구부렸을 때 등의 높이 차이 : 앞으로 굽힐 때 흉곽의 한 쪽이 다른 쪽보다 높음

(2) 어깨 상승과 옆구리 주름

(3) 견갑골, 어깨와 목의 비대칭 사정

(4) 둔부 비대칭

(5) 척추 측만을 유발할 수 있는 척수 내 병리상태, 기타 질환 과정 확인

4) 합병증

(1) 내부 장기 압박, 내장의 위치 초래

(2) 만곡의 회전은 늑골 침범 정도를 결정하여 호흡기능에 영향

(3) 심각한 척추 측만증은 운동 장애 초래

5) 치료

(1) 지속적 관찰 : 규칙적인 임상 방사선 평가

(2) 보조기 사용 : 만곡의 진행을 감소시키는 목적

① 20～45°일 때 사용

② Milwaukee 보조기 사용

(3) 수술 : 보조기로 치료가 어려울 경우 척추 융합술 시행

6) 간호중재

(1) 조기발견이 중요함을 교육

(2) 가족 및 환아에 대한 정서적지지

(3) 신체상지지, 동료와 사회화 격려

(4) 보조기 착용 교육 : 운동, 목욕시간 제외하고 항상 착용하도록

(5) 피부 손상 가능성 예방

(6) 꾸준한 운동 격려

(7) 적절한 식이 권장

3. 근디스트로피

1) 원인 : X염색체의 단일 유전인자 결함

2) 특징 : 남아, 증상이 보통 3～5세 조기에 출현, 진행성 근육쇠약, 소모 및 경축, 대부분 비골근 비대, 10대 전신적 근력저하가 서서히 진행, 9～11세 경 혼자 걸어 다닐 수 없음

3) 진단 : 임신 12주 정도 혈중 PCR 검사를 통해 내려짐, 근전도 검사 및 근생검 포함

4) 간호중재

(1) 최대한 독립성 유지, 질병으로 인한 예측, 예방 가능한 불구 감소

(2) 삶의 질에 관한 의사결정, 독립성 성취 및 성인기로 전이 문제 중심

(3) 주거와 기동성에서 신체적 제한

4. 뇌성마비

1) 정의 : 중추신경계 손상으로 수의근의 힘이나 조절이 결핍

2) 특징

(1) 비진행성 장애, 아동기 가장 흔한 영구적 신체 불구

(2) 지각문제, 언어결핍

(3) 지능문제가 동반될 수 있음

(4) 비정상적 근육강도와 조절이 특징

3) 원인

(1) 저산소증

(2) 허혈, 손상, 출혈, 선천성 기형, 모체 약물 중독, 지속적 폐고혈압, 학대, 핵황달

(3) 임신 중 모성의 풍진감염, 분만 중 외상 혹은 저체중아, 두부 손상의 합병증, 출생 후 감염

4) 증상

(1) 지적 발달 장애

① 가장 흔하게 볼 수 있음

② 집중력 결핍, 충동성, 좌절, 예측할 수 없는 행동, 사회적 미성숙

③ 지능이 정상인 경우도 있음

④ 신체적 증상 : 3개월 이후 목을 가누지 못함, 팔다리가 뻣뻣함, 몸을 뒤로 젖히거나 밀어냄, 축 늘어진 자세, 8개월까지 지지해 주지 않으면 혼자서 앉지 못함, 신체의 한 부분만 사용하거나 기어갈 때 팔만 사용

⑤ 행동적 증상 : 자주 보채고 우는 증상, 3개월까지 미소를 짓지 못함, 수유 곤란, 6개월 이후 영아는 음식을 혀로 밀어냄

(2) 경련 : 환아의 50%에서 발생, 전신적 긴장성-간대성 경련이 많음, 대뇌 피질 손상되어 나타남, EEG 비정상

(3) 성장지연

(4) 감각장애 : 발보다 손에서 강하게 나타남

(5) 청객장애 : 무도병성 부정위 운동에서 흔함

(6) 언어장애 : 대부분 동반, 상징 언어 습득의 지연은 지적 발달 지연 의미, 구음장애 등

(7) 보행장애 : 가위 보행, 발끝으로 걷거나 질질 끄는 걸음

(8) 운동장애

5) 진단

(1) 1세 이전 한 손이 강하게 발달 or 3개월 후 주먹을 쥠

(2) 복위, 앙와위로 구부려 몸통, 둔부, 다리에 심한 신전

(3) 운동수행능력 사정, 수동적 근육 긴장도, 심부건 반사 변화

(4) 바빈스키 징후 양성, 정위 반사 나타남, 불수의적 움직임, 강직

6) 임상적 분류

(1) 강직성

① 일측성 혹은 양측성으로 나타남

② 자세, 균형, 통합된 운동조절의 결핍이 동반된 긴장과다

③ 의도적 운동 시 비정상적 자세와 신체 다른 부분의 움직임이 과도하게 증가

④ 전형적 걸음걸이는 몸을 웅크리며, 발은 안쪽으로 굽히고, 다리는 가위 모양으로 교차시켜 걸음

⑤ 팔꿈치, 손목 및 손가락은 굴곡된 자세에서 엄지손가락은 내전되어 있음

(2) 운동 실조성

① 소뇌병변이 있을 때 근육조절과 협력이 이루어지지 않음

② 다리를 벌리고 걸음

③ 근육조절이 빈약한 빠르고 반복적인 운동

④ 아동이 물건을 잡으려 할 때 상지 운동의 통합장애

(3) 운동 장애성/무정위성

① 비정상적 불수의적 운동

② 무정위 운동증 : 주로 사진, 체간, 목, 안면근, 혀에 침범, 천천히 움직이며 뒤틀리는 움직임 특징

③ 인두, 후두, 구강 근육 침범 시 청소년기에 강도가 증가되는 무도병과 근 긴장도 이상을 유발하는 불수의적 운동

(4) 혼합형 : 강직성과 무정위 운동증이 복합적으로 나타남

7) 치료 : 치료의 목표는 합병증을 예방하면서 최적의 발달을 도모하는 것

8) 간호중재

(1) 가족의 정서를 지지하여 아동학대 예방

(2) 영양 증진, 긍정적 자아상 도모

(3) 수유 격려, 배변 훈련 도움

(4) 연령과 능력의 범위 내에서 일상생활 활동 수행 격려

(5) 운동기능 및 감각 향상을 위한 활동 적극 참여

(6) 특별히 고안된 기구의 사용 지도

(7) 턱을 지지하며 저작을 돕는 등의 음식물 섭취 보조

(8) 자조집단 참여를 통한 가족지지

9) 예후 : 마비의 형태, 중증 정도, 관련 기형 유무에 따라 결과가 다름

5. 사경

1) 정의 : 선천적 혹은 후천적으로 목이 침범 받은 쪽으로 돌아가고 기울어져 목의 움직임에 제한이 있는 것

2) 원인 : 흉쇄유돌근의 분만 시 손상, 흉쇄유돌근 안에 섬유성 종괴를 형성하여 단축됨

3) 증상 : 머리는 침범된 근육 쪽으로 턱은 반대쪽으로 기운 채 목의 운동 제한, 침범 근육 내 덩어리가 2~4주경 가장 잘 만져지며 수개월 후 소실

4) 치료

(1) 침범된 근육을 신장하면서 머리를 반대방향으로 돌리는 운동을 함

(2) 1년 이상 지속되면 수술적 치료

(3) 분만 손상의 가능성이 없고 근육내 종괴가 만져지지 않을 경우 선천성 기형에 의한 사경과 감별 필요함
: 경추의 방사선 촬영

기계적·신체적 제한과 관련된 운동 장애

분석자료	• 석고붕대 및 견인 여부, 근골격계 관련 질환 여부, 관절가동범위 확인
간호중재	• 제한된 범위 내에서 가동성을 증진시키기 위하여 가능한 이동장치를 이용하여 이동시킨다. • 독립성을 격려하기 위해 보조기구의 사용의 필요성을 사정한다. • 안전을 위하여 보조기구의 사용법을 교육한다. • 자율성을 유지하기 위해 가능한 한 정상적인 활동을 격려하고 활동의 자유를 허용한다. • 자율성과 독립성을 가질 수 있도록 아동이 활동을 직접 선택하도록 하고 가능한 한 자기간호에 참여하도록 격려한다.

부동 및 치료적 부착물과 관련된 피부 손상 위험성

분석자료	• 근골격계 관련 질환 여부, 석고붕대 및 견인 여부, 부동 상태 여부 확인
간호중재	• 피부 조직 손상과 괴사를 막기 위해 압박을 적게 주는 장치를 사용한다. • 의존성 부종의 예방과 혈액순환을 원활히 하기 위해 주기적으로 체위 변경을 한다. • 돌출된 피부를 보호한다. • 압력의 증거인 발적 등의 증상을 확인하기 위하여 주기적으로 피부를 세심하게 관찰한다. • 압박, 마찰, 자극을 일으키는 기계적인 요인을 제거한다. • 혈액순환을 자극하도록 윤활제를 사용하여 피부를 부드럽게 마사지 한다. • 피부를 청결하게 유지한다.

기동성 장애, 근골격계 기능장애, 제한과 관련된 여가 활동 부족

분석자료	• 근골격계 관련 질환 여부, 석고붕대 및 견인 여부, 부동 상태 여부 확인
간호중재	• 아동의 흥미, 발달연령에 따라 적절한 자극 및 놀이활동을 제공한다. • 부동으로 인한 지루함이나 스트레스를 이해한다. • 활동하려는 아동의 욕구를 이해하고 신체활동 참여에 무리가 없도록 활동을 계획한다.

보조기 착용, 신체구조의 결함의 인식과 관련된 신체상 장애

분석자료	• 연령, 근골격계 관련 질환 여부, 석고붕대 및 견인 여부, 자존감 및 정서적 상태 확인
간호중재	• 보조기 착용에 적응하고 이행도를 높일 수 있는 간호를 아동과 함께 계획한다. • 적절한 간호를 제공하기 위해 다른 불편감의 원인을 파악한다. • 개인위생 계획을 도와준다. • 보조기에 적합한 의복과 적절한 균형을 유지하기 위한 적절한 신발의 선택을 돕는다. • 아동기 보조기의 제거와 재조정에 대한 교육을 강화한다. • 보조기 착용에 대한 느낌을 논의한다. • 치료의 긍정적인 측면과 결과를 강조한다.

수술과 관련된 신체손상 위험성

분석자료	• 근골격계 관련 질환 여부, 수술명 확인, 절대침상안정 및 침상안정상태 확인
간호중재	• 척추에 삽입된 기구가 영향받지 않도록 적절한 신체정렬을 유지한다. • 움직일 때 통나무굴리기법을 이용한다. • 신경학적 검사를 규칙적으로 시행한다. • 물리요법과 관절 가동운동을 돕는다. • 가능한 한 빨리 조기 이상을 격려한다. • 섬유질을 포함한 식이를 선택하고 적절한 완화제를 투여한다.

수술과 관련된 통증

분석자료	• 근골격계 관련 질환 여부, 수술명 확인, 통증 상태 사정
간호중재	• 통증관리의 필요성을 예측한다. • 예방적 스케쥴로 처방에 따른 적절한 진통제를 투여한다. • 가능하면 PCA를 고려한다.

외과적 처치, 혈액손실, 신장 관류저하와 관련된 배뇨장애

분석자료	• 수술명 확인, 수술과 관련된 배액관 확인, 섭취량 및 배설량 확인
간호중재	• 수술 전 유치도뇨관을 삽입한다. • 도뇨관 제거 후에는 배뇨를 자주 하도록 격려한다. • 배뇨 사정을 위해 섭취량과 배설량을 측정한다. • 적절한 배뇨를 위해 수화증진 및 정맥주입을 유지한다.

관절염증과 관련된 통증

분석자료	• 근골격계 관련 질환 여부, 통증 상태 사정
간호중재	• 관절염의 염증을 조절하기 위해 처방에 따라 항염증제를 투여한다. • 아동은 최소한의 불편감을 가지고 활동한다. • 통증을 완화하기 위해 관절에 열요법을 적용한다. • 통증이 있는 부위 관절의 과도한 운동을 피한다. • 관절에 무리를 줄 수 있는 체중증가를 피한다.

질병 과정과 관련된 신체상 장애

분석자료	• 연령, 근골격계 관련 질환 여부, 질환과 관련되어 체형이나 외형의 변화 정도, 정서적 상태 확인
간호중재	• 아동이 감정과 걱정을 표현할 수 있도록 필요 시 곁에 있어주거나 치료적 대화기술을 사용한다. • 긍정적인 자아개념의 증진과 저항을 감소시키는 치료와 처치의 결정에 아동을 포함시킨다. • 같은 질병을 가지고 있는 아동이나 부모들의 모임에 참여시킨다.

관절의 불편함 및 경축과 관련된 운동장애

분석자료	• 근골격계 관련 질환 여부, 일상생활동작과 관련한 상태 확인, 관절가동범위 확인
간호중재	• 물리치료 처방을 수행하거나 감독한다. • 올바른 신체선열을 유지하고 필요 시 굴곡기형을 예방하기 위해 부목, 모래주머니 등을 이용한다. • 놀이 활동에 치료적 운동을 병행한다. • 운동이 될 수 있는 일상생활 활동을 격려한다. • 기형예방을 위한 적절한 치료가 이루어지도록 한다.

운동장애와 관련된 자기간호결핍

분석자료	• 근골격계 관련 질환 여부, 일상생활동작과 관련한 상태 확인, 관절가동범위 확인, 환아의 환경 상태 확인
간호중재	• 최대한 독립성을 격려한다. • 독립기능을 촉진하는 장비 및 기구 등을 제공하고 사용법을 배운다. • 편리성과 완전을 위해 복도나 욕실에 손잡이를 설치한다. • 부목의 적용을 교육하고 책임감 있게 사용하도록 격려한다.

Scoliosis

16세 여학생은 학교에서 신체검사 결과 척추만곡이 20° 가량 되어 병원진료를 권유받고 부모님과 함께 외래를 방문하였다. 평소 습관에 대해서 의료진이 질문하였는데, 다리를 꼬고 앉거나 한쪽으로 기대어 앉는 편이며 딱딱한 의자보다 소파와 같은 푹신한 곳에 앉는 것을 좋아한다라고 대답하였다. 책가방은 양쪽으로 매는 편이라고 하였다. 키 160cm, 체중 54kg이며, 검사 결과 후 우측 흉부 만곡으로 약 23° 가량 만곡되어 있다는 진단이 내려졌다. 부모님 및 대상자는 "수술을 해야 하나요?"라고 하면서 추후 치료에 대해 걱정하며 의료진에게 여러 가지 질문을 하고 있다. 이 상황을 간호과정에 적용해 보세요.

- 주관적, 객관적인 자료?
- 도출될 수 있는 간호진단은?
- Maslow's Hierachy needs 이론에 근거해서 가장 우선적으로 시행되어야 하는 간호중재는?

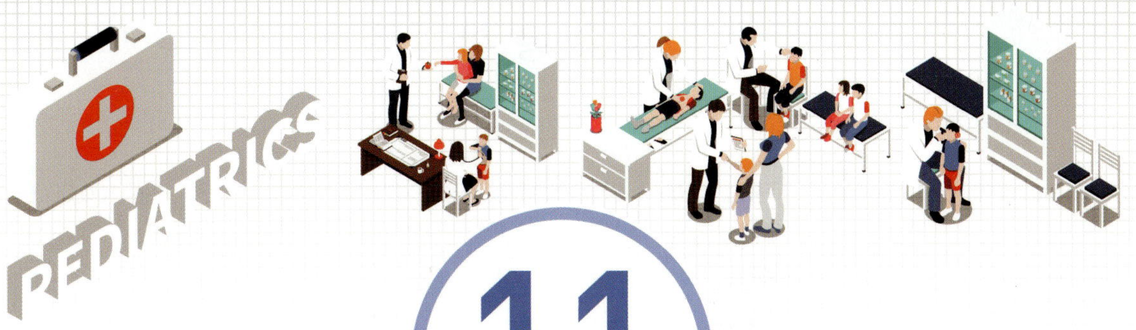

11
CHAPTER

비뇨 및 생식기계문제 아동간호

Pediatric Nursing

학·습·목·표

- 아동기 비뇨생식기의 특성을 설명한다.
- 비뇨생식기능을 사정한다.
- 비뇨기계 기형 아동에게 간호과정을 적용한다.
- 배뇨장애 아동에게 간호과정을 적용한다.
- 요로감염 아동에게 간호과정을 적용한다.
- 방광요관역류 아동에게 간호과정을 적용한다.
- 사구체신염 아동에게 간호과정을 적용한다.
- 신증후군 아동에게 간호과정을 적용한다.

주·요·용·어

• asymptomatic bacteriuria	**무증상 세균뇨** : 임상적으로 감염의 증거가 없는 명백한 세균뇨(보통 100,000균락 이상)
• bacteriuria	**세균뇨** : 소변내에 세균이 있는 상태
• cystitis	**방광염** : 방광에 염증이 생기는 증상
• dialysis	**투석** : 일정 한도 이하의 저분자 용질만이 투과할 수 있는 반투막(투석막)을 이용하여 고분자물질과 저분자물질을 분리하는 조작
• glomerular	토리, 사구체
• hemodialysis	**혈액투석** : 인공 신장기를 이용하여 혈액 속 노폐물 제거, 신체 내 전해질 균형 유지, 과잉 수분 제거하는 시술
• hemofiltration	**혈액여과** : 혈액거르기. 혈액을 체외여과기(體外濾過器)를 통하게 하여 노폐물을 제거시키는 것
• incarcerated	**감돈된** : 탈장의 내용물이 제자리로 돌아가지 못하는 상태로 탈장입구에서 꼬여서 풀어지지 않아 혈액순환장애를 일으켜서 생기게 되는 상태
• inguinal hernia	**서혜부탈장** : 복강 안의 장기가 복벽의 약한 부분 중 서혜부(사타구니) 주위를 통해 빠져 나오는 현상
• kidney dono	신장 기증자, 신증 공여자
• nephron	**네프론** : 신장의 구조와 기능의 기본 단위
• osmolarity	**삼투압농도** : 용액 중의 삼투압 활성입자의 농도
• peritoneal dialysis	**복막투석** : 신장 기능이 떨어진 경우 뱃속으로 통하는 관을 삽입하여 투석액을 교환하는 시술
• proteinuria	**단백뇨** : 소변에 단백질이 섞여 나오는 것
• pyelonephritis	**신우신염** : 요로감염의 일종으로 신장에 세균 감염이 발생한 것
• symptomatic bacteriuria	**증상이 있는 세균뇨** : 요로감염으로 인한 신체적 증상이 동반되는 세균뇨(배뇨곤란, 불편감, 혈뇨, 발열 등)
• urethritis	**요도염** : 요도 분비물, 배뇨 시 통증, 요도의 소양감(간지러움) 등의 증상을 나타내는 요도의 염증성 질환
• urinary tract infection(UTI)	**요로계 감염** : 요도, 방광, 요관, 콩팥을 포함하는 요로기계 감염을 지칭하는 것

11 CHAPTER 비뇨 및 생식기계문제 아동간호

비뇨기계의 해부생리

비뇨기계(urologic system)는 두 개의 신장(kidneys)과 한 개의 요관(ureter), 방광(bladder) 그리고 요도(urethra)로 구성된다.

1. 신장의 구조와 기능

신장은 완두콩 모양의 장기로 후복막에 위치하며, 신장의 구조 및 기능상의 기본단위인 네프론(nephron)은 신소체와 신세뇨관으로 구성된다. 신장발달은 태아기 1주부터 시작되고, 12주부터 요를 배설할 수 있으나, 태반을 통해 모체의 신장이 태아의 노폐물을 배설하기 때문에 거의 기능을 하지 않는다고 볼 수 있다. 신원의 수는 태아기 내내 증가하여 출생 시점에 최고에 이른다. 하지만 신장의 기능은 아직 미성숙한 상태이고 효율적이지 않으며, 그 크기와 무게가 서서히 성숙하게 된다. 사구체 여과 및 흡수는 생후 1~2년이 되어야 성인의 기능수준에 도달하게 된다.

신장의 주된 기능은 체액과 전해질의 평형상태를 유지하는 것으로 다양한 음식 섭취 또는 신장 이외에서의 수분과 용질의 손실에 대해 신체가 항상성을 유지하도록 하기 위해 적절히 대응할 수 있어야 한다. 신장의 사구체는 소변을 형성하고, 혈액 여과작용을 한다. 신세뇨관에서는 재흡수와 분비를 하게 된다.

신장의 이차적 기능은 체액성 물질을 만드는 것이다. 신장이 생성하는 물질 중의 하나가 적혈구 조혈자극 인자(Erythropoietin Stimulating Factor, ESF)로 혈장 내 글로불린에 작용하여 골수에서 적혈구 생성을 자극하는 물질이다. ESF는 저산소증이나 안드로겐에 의해서 증가한다. 이 인자가 없으면 적혈구는 거의 만들어지지 않고, 이런 이유로 말기 신부전 환자는 빈혈을 동반하게 된다. 신장에서 분비되는 또 다른 물질은 체내 혈량이 부족하거나 혈압이 하강 또는 카테콜아민 분비 증가 시에 나오는 레닌이라는 효소이다.

레닌은 신세동맥을 수축시키고 혈압을 상승시키며 부신피질에서 알도스테론의 분비를 자극하는 안지오텐신 생성에 관여하여 체액성 혈압상승을 유도한다. 또한 비타민 D 대사에 관여하여 신장 기능 장애시 골연화증 등을 유발하게 된다.

신동맥(renal artery)은 심박출량의 20~25%에 해당하는 혈액을 신장으로 공급하기 때문에 신장에 외상을 입으면 심각한 출혈이 발생할 수 있다. 신 간질은 양이 많지 않아 각 신원은 서로 촘촘하게 모여 있는 구조를 이룬다. 각 신원은 수입세동맥, 사구체 토리, 수출세동맥을 통해 혈액이 통과하며, 수출세동맥은 다시 세뇨관 주위 모세혈관과 헨레고리와 집합관과 평행하게 주행하는 직행혈관으로 분지하는데, 신 모세혈관 총면적은 세뇨관 표면적과 유사하다.

신장의 구조적·기능적 단위인 신원은 모세혈관 토리를 덮고 있는 보우만 주머니, 이와 연결되는 근위 세뇨관, 헨레고리, 원위세뇨관, 집합관으로 구성된다(그림 11-1). 집합관은 서로 모여 하나의 관을 이루어 소신배(minor calyx)로 들어가고, 소신배가 다시 모여 대신배(major calyx)를 형성하고, 대신배가 신우(renal pelvis)를 이룬다. 신우는 신장에서 나오면서 좁아지고 요관을 형성하며 이를 통해 소변이 방광으로 흐른다.

1) 사구체 여과(Glomerular filtration)

사구체의 모세혈관을 통한 여과는 사구체 모세혈관의 투과도와 사구체 정수압, 교질 삼투압, 보우만주머니 안의 압력에 의해 결정된다.

혈액은 상당한 압력으로 신원으로 들어간다. 이 정수압에 의해 혈장과 용매가 모세혈관막을 통해 신세뇨관으로 들어간다. 이런 여과물이 신세뇨관을 통과하면서 물과 용매가 선택적으로 혈액 내로 재흡수된다. 재흡수되지 않은 물질은 소변으로 배설된다.

여과는 사구체 모세혈관의 정수압이 혈장 내

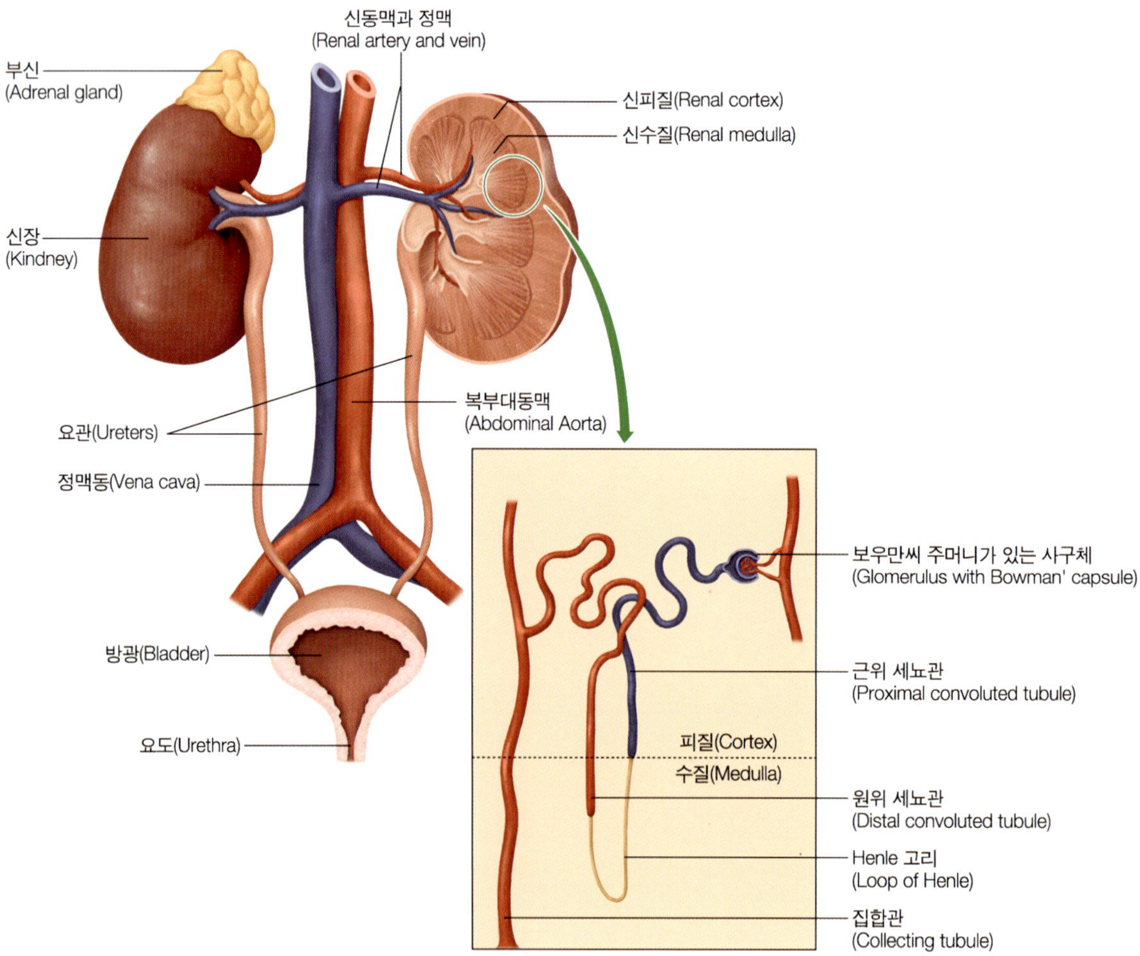

그림 11-1 신장의 구조

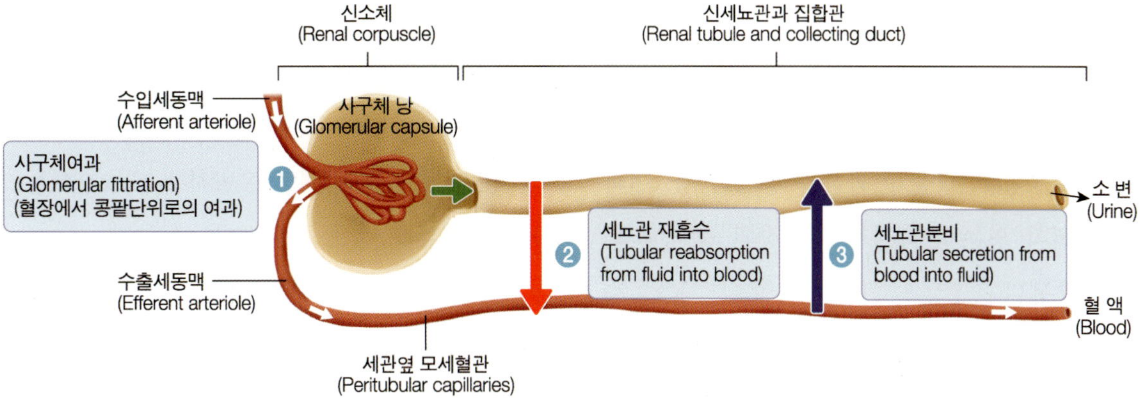

그림 11-2 신장의 주요 기능

단백질의 교질삼투압보다 크면 계속된다. 그러나 압력이 같아지면 여과는 일어나지 않는다. 탈수 상태일 경우 더 많은 물이 재 흡수되며 수분을 과다 섭취한 경우 더 많은 물이 소변으로 배설된다(그림 11-2).

2) 신세뇨관의 기능(Ttubular function)

신세뇨관의 기능은 여과물의 변형을 가져온다. 세뇨관 세포는 여과물에 물질을 분비하기도 하고, 여과물로부터 물질을 재흡수하기도 한다. 이러한 재흡수와 분비는 체내 과정이나 평형상태의 유지를 위해 선택적으로 물질을 흡수하고 제거한다.

신세뇨관에서 물질의 재흡수와 분비는 전기적 또는 화학적 농도 차이에 의한 삼투, 수동적 이동, 능동수송에 의한다. 이런 과정은 세뇨관 전체에서 일어나지만 세뇨관의 부위마다 분비되고 재흡수되는 형태, 양, 기전은 다르게 나타난다. 이런 차이는 세뇨관의 부위에 따라 다른 세포형태의 차이에 기인한다.

능동수송으로는 주로 필수적인 물질이 이동한다. 예를 들면 당, 아미노산, 나트륨 등이 근위세뇨관에서 재흡수되어 혈액으로 이동한다. 이러한 능동수송 기전에는 용매를 운반하는데 제한 또는 역치가 있다. 능동수송의 제한 치에 도달하면 더 이상 재흡수가 되지 않고 나머지는 소변으로 배설된다. 예를 들면 혈당치가 재흡수 능력의 범위를 초과하게 되면 재흡수되지 않고 소변으로 배설된다(당뇨). 두 가지의 물질이 같은 이동기전을 가지는 경우 서로 물질의 흡수가 차단시키는 현상이 나타나며, 이뇨제를 비롯한 많은 치료제가 이런 효과를 이용하고 있다.

전해질은 능동수송과 확산에 의해 이동하며, 어떤 전해질의 이동 특히 나트륨은 다른 물질에 영향을 미친다. 예를 들면 나트륨은 모든 곳에서 능동적으로 이동하여 전기적 삼투성 차이를 유발하여 염화물과 물이 세뇨관으로부터 평형을 위해 확산되며 이것이 신장에서의 강제적 수분 재흡수이다.

정상기능을 가진 신장은 체내의 평형상태의 유지를 위해 소변량과 용매 분비량을 조절한다.

또한 단백대사물인 요소 등의 노폐물을 분비하며 수분과 대부분의 전해질을 분비하거나 보존한다. 신장을 통해 배설되는 소변의 양은 체내의 수분균형, 신장을 통과하는 용매의 양, 여과물을 희석 또는 농축시키는 신장의 능력에 의해 좌우된다.

2. 신우와 요관의 구조와 기능

신우는 깔때기 모양의 구조물로 대신배에서 요관 신우 이행부까지, 요관은 얇은 점막과 근으로 이루어져 요관 신우 이행부에서 방광 기저부의 요관 방광 이행부까지이다.

신우와 요관의 주된 기능은 신장에서 방광으로 소변을 이동하는 것이다. 신우에서 발생한 근운동, 즉 연동 운동에 의해서 소변이 방광으로 가서 저장이 되고 배뇨 시 배출된다. 신우는 방광으로 소변을 수축해서 보내기 전에 약 15ml의 소변을 저장한다. 신장에서 방광으로의 소변배출을 유출이라 하며 반대를 역류라 한다. 요관의 연동 운동은 신경, 호르몬에 의해 조절된다.

요관 방광 이행부는 요관과 방광을 연결하는 부위로 요관 하부, 감각근, 방광벽 세 가지 구조물로 구성된다. 요관은 상부 요로에서 연동운동에 의한 수축으로 소변을 배출시키며 방광으로부터 요관으로 역류를 방지한다. 방광이 소변으로 차도 방광 내의 압력은 비교적 낮으며 배뇨근은 이완된 상태로 있다. 배뇨 시에는 배뇨근이 수축함에 따라 방광 내 압력이 증가하는데 이로 인한 상부 요로로의 요의 역류는 일어나지 않는다.

요관 방광 이행부의 구조적 이상 즉, 요관의 측부 전이 또는 짧은 방광 내 요관으로 인해 아동에게는 1차 요 역류가 발생하기 쉬우며, 감염과 방광 내 높은 압력을 유발하는 배뇨장애는 2차 요 역류를 유발하기 쉽다.

3. 요도 방광의 구조와 기능

요도 방광은 하부 요로라 하며 방광, 요도, 골반근으로 구성된다. 방광은 근육으로 이루어진 주머니로 소변저장, 배출을 담당한다. 영아기에 방광은 복강 내에 머무르며, 사춘기 전에 골반 내에 위치하는데 이런 변화는 방광과 요도가 이동하는 것이 아니라 골반 내 뼈가 성숙하는 과정의 결과이다.

방광에는 요관 두 개와 한 개의 요도가 개구한다. 방광의 기저부는 방광경과 삼각근으로 이루어진 비교적 고정된 삼각형 모양으로, 방광이 비었을 때는 사면체 모양을, 소변이 찼을 때는 공 모양을 이룬다. 방광 벽의 네 층 중 한층은 배뇨 시 방광에서 배출을 촉진시키는 근육으로 이루어져 있다.

요도는 점막근으로 이루어진 관으로 방광과 외요도구를 연결한다. 남성 요도는 방광경부에서 시작하여 전립선과 골반저부를 지나 음경의 후방부를 통과하여 음경 귀두의 정점에서 끝나며, 요도의 상부는 괄약근의 기전을 가지고 있으나 하부는 소변과 정액의 통로 역할만 한다. 여아의 요도는 남아에 비하여 짧으며 직선으로 방광 기저부에서 시작되어 질 입구의 상부에 위치한 외요도구에서 끝나는데 요도의 하부 3

분의 2는 질벽과 합쳐진다.

방광의 기능은 신장에서 생산한 소변을 저장하고 배뇨 과정에 따라 정기적으로 소변을 비우는 것이다. 영아기에는 방광조절능력이 없으나, 4세 정도가 되면 배뇨근과 요도괄약근의 기능을 조절할 수 있게 된다. 조절능력이 있는 사람은 깨어있는 상태에서 최소한 2시간 동안 소변을 참을 수 있게 된다. 수면 중 한 번은 배뇨를 위해 깰 수 있고 대부분의 아동과 청소년은 깨지 않고 8시간 이상을 잔다.

배뇨의 조절능력이 유지되기 위해서는 하부요로계 구조와 방광근의 조절, 요도 괄약근의 기전이 정상적으로 기능을 해야 하며, 방광근의 조절은 뇌, 척수, 말초신경계 등의 통합이 요구된다. 이때 어느 한 곳이라도 병변이 생기면 배뇨부전 혹은 배뇨 수축에 대한 조절능력상실을 초래할 수 있다.

비뇨기계 진단

신장 요로계 질환의 사정은 아동의 기능 부전 증상을 관찰하는 것부터 시작된다. 아동의 신장 기능을 평가하기 위해서는 체중, 섭취량과 배설량, 혈압을 지속적으로 사정해야 한다.

아동의 신장 혹은 요로계의 질환은 성장에 따라 그 빈도와 양상이 변화하며, 주 증상과 의미가 변화한다. 예를 들어 야뇨증은 4살보다 8살 때 더 중요한 의미를 갖는다. 신장 요로계 질환의 증상은 여러 가지의 다양한 아동 질환과 공통적으로 나타날 수 있으므로 증상이 나타나면 과거력, 가족력, 여러 가지 검사 등을 신체검사와 더불어서 시행하여야 한다.

신장 질환이 의심된다면 방사선 검사나 신장생검 등의 진단방법으로 진단할 수 있다. 신장의 문제를 찾기 위해서는 소변검사, 혈액검사가 중요한 정보를 제공한다. 가장 중요한 검사는 일반 소변검사이며, 특정한 소변 및 혈액검사는 부가적인 정보를 제공한다.

신장 기능을 평가하기 위한 혈액검사로 혈중 단백질 대사산물인 혈액요소질소(blood urea nitrigen, BUN)와 퓨린(purine)대사의 최종산물인 요산(uric acid), 그리고 골격근의 수축에 사용되는 크레아틴(creatine)의 혈중 농도는 신장기능을 평가하는 지표로 이용된다.

사구체 여과율(glomerular filtration rate, GFR)과 가장 유용한 혈청 크레아티닌은 혈액요소질소(blood urea nitrigen, BUN)보다 더 민감한 신기능 검사 방법이다. 신장 기능에 대한 주로 시행되는 혈액 및 소변 검사, 방사선 검사 등이 있다.

요로감염(Urinary Tract Infection, UTI)

요로감염은 요로계에 의미 있는 숫자 이상 미생물이 존재하는 상태로 상부요로감염(요로, 신우, 신배, 신실질)과 하부요로감염(요도, 방광)으로 분류된다.

1. 원인 및 병태생리

요로감염의 주요원인은 미생물로 가장 흔한 원인균은 *E. coli*이다. 이 세균은 입 주위, 회음

표 11-1 요로감염의 임상증상

연령	주요 증상
신생아	발열 혹은 저체온, 패혈증, 핍뇨, 빈뇨 혹은 무뇨, 이유 없이 늘어지고 보챔, 심한 기저귀 발진, 악취나는 소변
2세 미만 아동	성장 지연, 식이 섭취 문제, 구토 및 설사, 복부 팽만, 황달
2세 이상 아동	배뇨 훈련 후 야뇨증, 실금, 발열, 악취나는 소변, 빈뇨, 배뇨곤란, 긴박뇨, 복부나 옆구리 통증, 소변줄기 압력 약함, 백혈구 증가 시 사구체 신염 의미

부, 항문 주위에 모두 흔하며, 대개 상행성으로 발생한다. 그 외 요로감염과 관련이 있는 다른 미생물은 *Proteus, Pseudomonas, Staphylococcus aureus, Klebsiella, Haemophilus, Coagulase-negative Staphylococci,* 바이러스, 곰팡이(Candida 종 일부) 등이다.

요로감염의 감염경로는, 영아기에는 세균이 혈액을 통해 요로로 침투하지만, 영아기 이후에는 세균이 요로를 타고 올라가는 과정을 통해 감염이 일어난다.

신생아기 요로감염은 남아가 여아보다 높고, 세균 감염으로 인한 요로감염은 남아 3.7%, 여아 2% 정도이다. 신생아 이후, 여아는 남아보다 요로 감염 위험이 10~30배 정도 높으며, 재발률도 여아에게서 50% 이상으로 높다. 여아의 요로 감염률이 높은 것은 짧은 요도(영유아 2cm, 아동 4cm) 때문이며, 남아는 긴 요도와 전립선에서 분비하는 항균성 물질 때문에 그 위험성이 상대적으로 낮다.

소변정체, 요로의 선천적 기형, 요로와 요도의 폐색 등은 요로감염을 유발하는 중요한 위험인자이다. 방광을 자주 비워주는 것이 유기체들을 씻어낼 수 있는 기회가 되므로 요정체는 요로감염의 위험성을 높인다.

역류, 배뇨기전의 기능장애, 빈번하지 않은 배뇨로 야기된 정체된 소변은 균이 증식하는 배지가 되어 세균의 수를 늘리고 결국 주위의 조직을 침습할 기회를 주게 된다. 그러므로 방광의 완전한 배출은 소변으로부터 세균을 근절하기 위해 특히 중요하다. 배뇨과정은 세균과 소변 속에 들어있는 독소를 제거하고, 방광벽에 남아있는 세균의 효율적인 파괴도 가능하게 하는 중요한 요로감염 방어기전이다.

2. 임상증상

신생아와 2세 이하 아동에서 징후는 비특이적이며 소화기 장애와 비슷한 증상을 보인다. 2세 이상의 아동에서는 전형적인 요로감염의 증상을 보이는데, 악취나는 소변, 배뇨장애, 잦은 소변, 열, 구토, 설사, 과민성, 식욕부진, 식욕저하 등이 나타난다. 그 외 다른 증상은 복통, 옆구리 통증, 혈뇨 등이다(표 11-1).

방광염은 신우신염과 구별해야 하는데 옆구리 통증, 심한 복통, 백혈구 증가증을 동반한 고열과 오한은 신우신염을 암시한다. 청소년에서의 상부 요로 감염 증상은 열, 오한, 옆구리 통증이며 하부 요로 감염 증상은 빈뇨, 소량의 배뇨통을 동반하는 육안적 혈뇨가 포함된다. 상부 요로 감염 증상 후 1~2일 후에 하부 요로 증상이 나타날 수 있다.

3. 임상검사

요로감염을 진단하기 위해서는 과거력, 신체사정, 소변 분석과 소변 배양검사에 따라 내려진다. 확진방법은 소변 배양을 통해 세균뇨를 확인함으로써 내려진다. 따라서 소변채취과정에서 오염이 되지 않도록 하는 것이 매우 중요하다. 배변 훈련을 받지 못한 아동은 소변주머니를 부착하는 방법으로 소변표본을 얻게 되는데 이는 오염가능성이 높아 진단을 확진하기에는 불충분하다. 하지만 아동에게 최소한의 위험으로 표본을 수집할 수 있고, 도뇨 채취 검사의 필요성을 결정하기 위해 소변주머니를 사용한다.

소변의 감염과 오염을 구별하기 위해서는 세균의 양을 정확히 측정하는 것이 중요하다. 세균을 정확하게 측정하는 검사는 치골상부 천자(suprapubic aspiration, 2세 이하 아동의 경우)와 도뇨관 채뇨를 통해 검사물을 채취하는 것이다. 배양을 위해 채취한 소변을 검사실로 즉시 보내도록 한다.

요로감염의 선별검사로 채취한 요를 24시간 항온배양하여 세균 집락수를 검사는 한천배지검사(agar coated slide test)와 화학약품을 스며들게 한 시약패드(reagent pad)를 사용하는 딥스틱(plastic dipstick) 방법이 이용되고 있다. Dipstick에서 아질산염(nitrite)이 존재하면 요로감염을 100% 예측할수 있어 배양검사 결과가 나오기 전이라도 치료를 시작할수 있다. 하지만 Pseudomonas 감염에서는 아질산염이 나오지 않는다는 것을 기억해야 한다.

다른 검사로는 신장 초음파와 배뇨요도방광조영술 등이 포함된다. 신장초음파는 기형, 수신증 등을 확인할 수 있고, 배뇨요도방광조영술은 실시동안 부분적인 방광요관 역류에서 요관과 방광의 이상을 확인할 수 있다.

4. 간호진단

비뇨 및 생식기계문제 아동간호 간호진단 참조

5. 치료 및 간호

요로감염 아동의 치료는 감염을 제거, 재발위험성을 감소하기 위해 위험요인을 확인, 감염이 전신적으로 확산되는 것을 예방, 신기능을 보존하는 것이 목적이다. 아동의 나이, 다른 의학적 상태, 수화유지 능력 등의 여러 가지 요인을 고려하여야 한다.

항생제 요법은 병원체의 확인, 항생제 사용에 대한 아동의 과거력, 감염 부위에 근거하여 시작한다. 흔히 사용하는 항생제는 penicillins, sulfonamide, cephalosporins, nitrofurantoin, ntetracyclines이다. 신우신염이 의심되고 열이 있는 아동은 입원하여 최소한 48시간 이상 항생제를 투여받아야 한다. 입원하면서 즉시 소변과 혈액 배양검사를 하고, 치료 후 다시 검사를 보낸다. 소변배양 검사는 첫 3개월 동안 1개월 간격으로 실시하며, 이후 6개월 동안 3개월마다 실시한다. 치료가 끝나고 1~2개월 사이에 감염이 흔하게 재발되기 때문에 추후관리가 중요하다.

간호사는 요로감염 환아를 규명하고, 환아와 부모에게 요로감염의 예방과 치료에 대해 교육해야 한다. 특히 2~6세 사이의 여아는 일반적으로 고위험군이며, 요로감염의 징후가 뚜렷하지 않기 때문에 문제를 확인하지 못하고 지나치는 경향이 있다. 따라서 배뇨습관 등을 관찰함으로써 배뇨 시작전의 긴장감이나 초조감, 배뇨시의 불편감, 배뇨줄기의 변화등을 관찰하여 요로감염의 단서를 확인해야 한다. 감염이 의심될 때 검사물을 수집하는 것은 필수적이며, 오염되지 않은 깨끗한 소변을 수집하는게 주의를 기울여야 한다.

요로감염 발생에 있어서 가장 중요한 것은 예방이다. 예방은 일상생활에서 올바른 위생 습관을 갖도록 하는 것이다. 예를들면 요도부위가 대변의 세균으로 오염되지 않도록 배변 후 외음부의 앞쪽에서 뒤쪽으로 씻어 내도록 하는 것을 부모에게 교육해야 한다. 스스로 할 수 있는 아동은 배뇨나 배변 후 앞쪽에서 뒤쪽으로 닦도록 교육하고 소변을 참지 않는 것 등을 교육해야 한다(Box 11-1).

BOX 11-1 요로감염 예방방법

- 회음부 위생 : 앞쪽에서 뒤쪽으로 닦기
- 꼭 끼는 의복이나 기저귀를 피하고, 면으로 된 팬티 입기
- 질염이나 요충을 점검 : 특히 다리 사이를 긁는 경우
- 소변을 참지 않도록 하고 배뇨시 방광을 완전히 비울 수 있도록 한다.
- 수분섭취를 충분히 하도록 한다.
- 변비를 피하도록 한다.

아동의 경우 치료과정에서 부모의 도움이 절대적이라 할 수 있으며, 퇴원 후 재발의 방지를 위해서도 부모의 역할이 중요하다. 따라서 요로감염과 관련된 증상과 예방을 위한 교육이 중요하다.

방광요관 역류(Vesicoureteral reflux)

방광요관 역류(VUR)는 방광에서 신장방향으로 소변이 역류하는 것을 의미한다.

1. 원인 및 병태생리

방광요관 역류는 비뇨생식기의 흔한 해부학적 장애가 원인이 되고, 요로감염 아동의 대략 1/3 정도에서 발견되며, 2~3세 사이 아동에서 자주 진단된다.

요관에서 방광까지의 부분은 일방향 밸브로 되어 있어서 요관이나 신장으로 소변이 역류하는 것을 막아준다. 역류가 있는 경우에는 배뇨시 소변이 요관으로 역류하였다가 배뇨 후에 다시 방광으로 나오기 때문에 방광 내 잔뇨가 발생하고 다음 배뇨 시까지 방광에 정체된 상태로 있어 감염의 기회를 증가시킨다.

역류가 발생하는 원인에 따라 일차성 방광요관 역류와 이차성 방광요관 역류로 나눌 수 있다. 일차성 방광 요관 역류는 선천성 기형으로 인한 방광, 요관 결합부의 이상으로 발생하며, 유전적인 성향을 보이며 이환된 환아의 형제자매에서 약 1/3 정도가 방광요관 역류를 가지고 있다고 보고되었다.

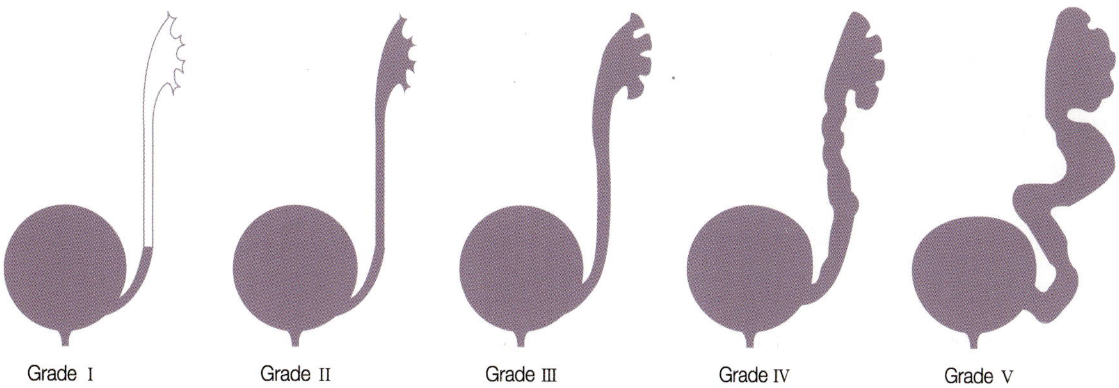

그림 11-3 방광요관 역류의 단계. Grade Ⅰ : 확장없이 요관까지 역류, Grade Ⅱ : 확장없이 상부요관까지 역류, Grade Ⅲ : 요관 확장을 동반한 요관까지 역류, Grade Ⅳ : 심한 요관 확장을 동반한 요관까지의 역류, Grade Ⅴ : 심한 요관 확장과 요관의 꼬임

이차성 방광요관 역류는 선행 질환에 의하여 발생하는데 신경성 방광기능 이상이 있을 때 방광의 순응도 감소가 동반되면 배뇨 시 방광의 높은 압력으로 역류가 발생하는 경우가 많다. 아동의 신우신염은 감염이 동반된 역류가 주요 원인이 된다. 방광의 성장과 성숙에 따라 역류는 차츰 소실 또는 호전의 경향을 보인다.

2. 임상증상

역류에 대한 일반적인 지표는 지속적, 반복적인 요로감염으로 주의 깊은 추후 관찰이 중요하다. 역류의 다른 증상으로 유뇨증, 옆구리 통증과 복부통증이 있으나 너무 어린 아동에게 있어 증상의 표현이 모호하여 진단을 내리는데 혼란을 가져올 수 있다. 합병증으로 요로감염, 신장 반흔, 신장 위축(역류성 신장병증), 고혈압, 말기 신장병증이 초래될 수 있다.

3. 임상검사

방광요관 역류의 진단은 방광, 요도, 요로에 대한 방광조영술이나 배뇨 도중의 방광, 요도, 요관의 배뇨방광요도조영술(VCUG)을 통해 진단할 수 있다. 역류는 역류의 위치와 요관 확장 정도에 따라(방광, 요관, 신장) 결정되며, Ⅰ단계가 가장 경한 상태이고 Ⅴ단계로 갈수록 중증이다 (그림 11-3).

4. 간호진단

비뇨 및 생식기계문제 아동간호 간호진단 참조

5. 치료 및 간호

방광요관 역류증상을 가진 아동에 대한 의학적 치료의 목표는 요로감염의 예방, 신장손상의 예방, 역류로 인한 합병증과 신장 반흔 형성의 예방이다. 대부분의 방광요관 역류는 보존적이고, 비수술적 요법으로 감염을 예방할 수 있다.

방광요관 역류의 내과적 치료는 역류의 단계 정도나 아동 성장에 따른 신장 요로계의 성숙 정도에 따라(20~30%, 2년) 결정된다. 역류가 경미한 Ⅰ~Ⅱ단계의 역류는 내과적 치료만으로 약 80~90% 치유가 가능하다.

초기 치료는 예방적 항생제의 투여이다. TMP-SMX(Bactrim®)을 요로감염 치료용량의 1/4~1/3을 하루 한번 역류가 소실될 때까지 지속한다(일정기간, 대개 1년 이상). 방광 압력을 감소시키기 위해 항콜린작용 약물인 oxybutin chloride (Ditropan®)를 사용할 수 있다. 내과적 치료에 실패하는 경우는 수술요법이 고려되는데, 반복적인 요로감염, 새로운 신장 반흔, 호전되지 않는 역류, Ⅳ~Ⅴ단계의 경우는 수술이 요구된다.

내과적 치료를 받고 있는 아동은 처방된 약을 잘 복용하도록 치료방침을 잘 이행하도록 하는 것이 중요하다. 이와 관련하여 아동과 보호자에 대한 교육의 필요성이 강조되고, 약물요법 이행의 중요성, 건강관리자로부터의 지속적인 정보제공이 요구된다.

수술요법을 받은 아동은 수술과정과 수술 전, 후 간호에 대한 정보를 제공하고, 급성 통증을 관리하는 동안 아동의 섭취와 배설을 철저하게 모니터해야 한다. 아동이 가지고 있는 배액장치를 확인하고, 기록해야 한다. 수술 한 달 후 요관의 폐색을 확인하기 위해 신장 초음파를 시행하며, 수술 6개월 후 신장초음파와 배뇨방광요도조영술(VCUG)이 권유된다.

간호의 목표는 내과적인 치료를 받는 아동의 이행을 격려하는 것이다. 방광 요관 역류로 진단받은 아동은 장기적인 관리가 요구된다. 따라서 스스로 관리할 수 있도록 하는 것이 중요하고, 더 어린 아동의 경우는 부모의 도움이 필요하다. 장기적인 치료방침에 잘 따를 수 있도록 격려하고 지지하는 간호와 질병에 대한 교육이 필요하다.

사구체 신염

사구체 신염은 신장의 여과 부위인 사구체에 범발성으로 일어나는 염증성 질환이다.

급성 사구체 신염 (Acute glomerulonephritis)

급성 사구체 신염(AGN)은 일차적인 병변으로 인해서 급성으로 발생한다.

1. 원인 및 병태생리

급성 사구체 신염은 어느 나이에서나 발생할 수 있지만, 보통 학령기 초기 아동에게 주로 발생하고 6~7세에서 가장 흔하다. 2세 이하의 아동에게는 드물게 나타나며, 남아에게 더 자주 발생한다. 가장 흔한 감염인자는 연쇄상 구균(group A beta-hemolytic streptococcus)이며 폐렴구균, 바이러스 감염과 관련이 있다.

APSGN은 면역복합체(immune complex) 질환으로 여겨지는데 보통 박테리아나 바이러스가 아동에게 침투하면 질병과정에 의해 항원에 대한 항체를 생성하게 된다. 이 항원과 항체는 면역 복합체를 형성하게 되며 이는 사구체 모세혈관에서 침착된다.

현미경 검사 상 광범위한 증식성 삼출성 과정이 나타나게 되며 사구체 모세혈관은 부종으로 폐색되고, 사구체의 간질에 다형핵 백혈구(polymor phonuclear leukocyte)가 침착되어 세포 증가를 초래한다.

내피세포의 증식과 부종은 사구체 모세혈관 내강을 폐색시켜 사구체 여과율을 감소시킨다. 이에 신 혈류는 감소하지 않지만, 사구체를 통한 혈장의 여과율은 감소된다. 결국 혈장 여과의 감소는 수분과 나트륨의 과다한 축적을 일으키고, 혈장과 세포간질의 양을 증가시켜 혈액순환 정체와 부종, 고혈압을 초래한다.

2. 임상증상

아동들은 감염을 경험하기 전까지 대체로 건강하며, 감염에 이환된 많은 경우에서 인두염이나 농가진의 병력을 가지고 있다. 인두염 후 1~2주 뒤, 피부감염 후 3주 전후에 증상이 발생한다. 신장의 첫 증상은 특히 얼굴의 눈 주위 부종, 진한 색깔의 소변(콜라색 소변), 식욕부진 등이다. 급성 사구체 신염의 임상증상은 사구체 침범의 정도에 따라서 부종, 고혈압, 소변감소의 정도가 다르게 나타난다.

부종은 눈 주위에서 가장 현저하고, 소변의 감소는 대부분 수 일간 지속되며, 2/3의 환자는 혈량의 과다로 인해 고혈압을 나타내는데, 심한 고혈압은 두통, 졸음, 구토, 경련 등의 뇌병증과 심장기능 상실이 발생할 수 있다. APSGN 아동의 60~80%에서는 고혈압이 발생한다. 급성사구체 신염은 혈뇨, 단백뇨, 부종, 고혈압, 혈액순환 정체, 신부전이 특징적이다(그림 11-4).

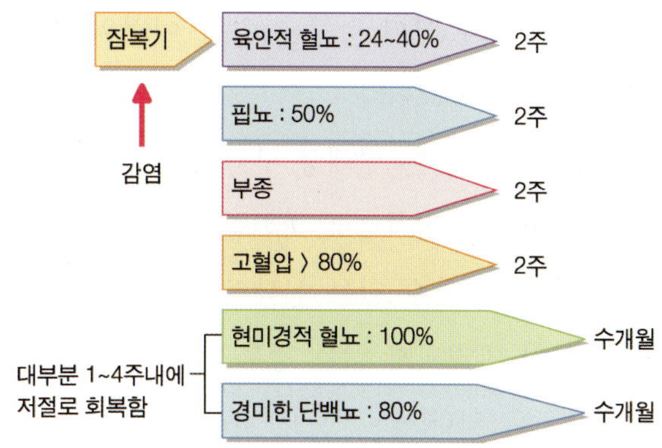

그림 11-4 연쇄상구균 감염 후 급성 사구체 신염의 증상

3. 임상검사

진단검사는 병력, 현재증상, 임상검사 결과와 임상증상에 따라 결정된다. 혈액화학적 검사는 보통 정상치를 보이지만 혈중 칼륨의 증가와 bicarbonate의 감소와 같은 전해질 불균형은 사구체 여과의 문제로 야기된다.

급성기에 소변검사에서는 특징적으로 혈뇨, 단백뇨, 요비중의 증가가 나타난다. 소변 검사에서 현미경적 혈뇨나 육안적 혈뇨를 보인다면 사구체 손상을 의미하며, BUN과 Creatinine 수치의 상승은 심각한 신장 기능부전을 의미한다.

면역학적 검사는 급성기에는 혈청 보체(C3)가 현저히 감소하는 양상을 보이고, 연쇄상 구균 감염에 의한 경우 양성 반응이 나타나는 streptozyme 검사, 인후 같은 감염의 초기 발견 부위의 배양 등이 있다. 배양검사가 음성이라면, 진단은 신장증상에 따라 이루어지는데 특히 혈뇨의 출현과 연쇄상 구균 감염 이전의 과거력은 중요한 자료이다.

혈청학적 검사는 연쇄상 구균에 대한 항체반응을 통하여 간접적으로 확인할 수 있다. 혈청과 함께 고려할 수 있는 신장검사는 다른 특정한 진단이 발견되지 않을 경우 신장 생검을 고려해 볼 수 있다.

4. 간호진단

비뇨 및 생식기계문제 아동간호 간호진단 참조

5. 치료 및 간호

특이적 치료는 없으며, 급성기에는 대증요법이 처방되며, 대부분(95% 이상)은 완전히 회복된다. 심각한 부종, 육안적 혈뇨, 핍뇨, 고혈압을 가진 아동은 합병증 예방을 위하여 입원치료가 요구된다. 치료는 신장의 손상정도와 증상여부에 따라 좌우된다. 치료의 목적은 감염과정을 확인하고, 수분과 전해질 균형을 이루고, 정상범위 내의 혈압을 유지하는 것이다.

1) 감염과정을 확인

사구체 신염의 1차적 원인이 보통은 신장이 아니기 때문에, 철저한 신체 사정이 이루어져야 한다. 지나간 몇 주 동안의 증상에 대한 조사와 더불어 초점을 두어야 할 부분은 감염된 타인에의 노출, 열과 통증으로 인한 소소한 증상의 치료여부, 호흡기계 특히 상부 호흡기계 증상(기침 여부, 호흡기 어려움, 밤에 잘 깨지 않던 아동이 수면의 어려움을 겪고 있는지의 여부) 등 이다.

2) 수분과 전해질 균형 및 혈압유지

정상적인 혈압과 소변 배출을 하는 아동은 주로 가정에서 관리하면서 통원치료가 가능하지만, 전신적 부종, 핍뇨, 고혈압, 심한 혈뇨 등의 증상을 보이는 아동은 급성 신부전의 발전될 가능성이 있으므로 입원치료가 필요하다. 부종이 전신화 되면 이뇨제를 투여할 필요가 있다. 항고혈압 약물은 고혈압 조절을 위해 투여한다. 식이제한은 장애의 정도에 따라 다르고 나트륨, 칼륨, 수분은 제한된다.

3) 간호

이 질병의 정상적인 과정은 후유증 없이 1~3주의 치료가 요구된다. 보호자에게 교육할 내용으로는 부종이나 신부전의 증상, 저염식이, 수분제한은 소변배출량이 적거나 부종이 있는 경우 필수적이다. 또한 피부통합성과 청결의 중요성, 발적된 부위, 지나치게 건조한 부위, 열상이나 찰과상, 빨갛거나 멍든 압박 부위를 관찰하도록 하고, 말초 부종을 줄이고 혈액순환을 증진을 위하여 최소한 2시간마다 체위변경을 하거나 움직이도록 한다.

아동이 쉽게 피로하므로 활동 중 휴식을 제공하고 탈수의 증상을 확인해야 하며 발생 즉시 건강 관리자에게 보고해야 한다. 상태를 악화시키는 혈뇨, 부종의 증가, 기면 상태, 활동을 힘들어 함, 무기력, 호흡기계 상태의 변화 같은 악화된 상태의 증후를 관찰하도록 한다.

급성 사구체 신염을 가진 환아는 증상의 정도에 따라 활동, 식사, 감염 예방을 위한 관리가 필요하다. 따라서 부모는 이와 관련된 일반적인 처치에 대하여 교육을 받아야 하며, 외래 방문과 관련된 필요성, 일정 등에 대해서도 교육이 필요하다.

만성 사구체 신염 (chronic glomerulonephritis)

만성 사구체 신염은 원인, 발생 경위, 진단 경위 등에 관계없이 사구체질환으로 인한 양측 신장 손상이 어느 정도 이상으로 발생하고, 양측 신장의 크기의 비교적 동등한 감소, 단백뇨 및 혈뇨 등 사구체 손상의 증거, 경도 이상의 요독이 동반된 질환이다.

1. 원인 및 병태생리

만성 사구체신염(CGN)의 대부분은 신장에 대한 직접적인 공격이나 사구체에 면역복합체의 침착, 손상된 사구체의 섬유소 축적에 대한 이차적인 면역기전이 관여한다. 이러한 과정으로 사구체의 손상이 진행되며, 사구체의 구조가 변화하게 된다. 다른 질환과 관련 없는 만성 사구체 신염은 몇 년간 발견되지 않고 지속되기도 하며, 신장 파괴로 인해 신기능이 심각하게 저하될 때까지 무증상일 수도 있다.

만성 사구체 신염(chronic glomerulonephritis)은 신장 생검 결과에 의해 다양하게 다른 질병 경과를 나타낸다. 만성 사구체 신염에는 막증식사구체 신염(Membranoproliferative Glomerulonephritis, MP GN), 막사구체 신염(Membranous Glomerulonephritis, MGN), 초점 분절 사구체 신염(Focal Segmental Glomerulomephritis, FSGN), 면역글로불린 A 신병증(Ig A nephropathy)이 있다.

2. 임상증상

악화된 신장기능이 증상에 반영된다. 진행성 질환의 흔한 임상 증상으로 고혈압, 부종, 단백뇨, 심부전, 호흡곤란, 골이양증, 빈혈 등이 나타난다.

3. 임상검사

임상검사상 적혈구와 백혈구, 원주가 동반된 단백뇨를 나타내며, 신부전의 증거로 BUN, Creatinine, 요산의 상승이 나타난다. 전해질 이상으로 대사성 산증, 칼륨 증가, 인 증가와 칼슘 감소 등이 나타난다. 신부전은 5~15년 이상 더 지속될 수 있으며, 갑작스러운 신기능의 감소는 말기 신 질환으로 진행하기도 한다.

4. 간호진단

비뇨 및 생식기계문제 아동간호 간호진단 참조

5. 치료 및 간호

초기 치료는 기존 질환에 대한 치료와 대증적 치료이다. 아동의 신체적, 정신적, 사회적 발달을 위한 노력이 필요하다. 만성 사구체 신염의 일부 질환에서 코티코스테로이드와 세포독성물질로 치료해야 한다. 고혈압은 항고혈압제로 치료하며, 빈혈은 적혈구 조혈자극인자와 철분제제로 치료한다. 신부전이 많이 진행한 경우에는 결과적으로 건강유지를 위하여 투석과 신장이식이 필요하다. 만성 사구체 신염과 관련된 문제는 만성 신부전에서 논하기로 한다.

신증후군 (Nephrotic syndrome)

신증후군(Nephrotic Syndrome, NS)은 부종과 고지혈증, 다량의 단백뇨와 저알부민혈증을 포함하는 임상적 상태이다.

1. 원인 및 병태생리

아동에서의 신증후군은 일차성인 미세변화형 신증후군으로 약 80%를 차지한다. 어느 연령에서나 발병할 수 있지만 주로 학령전기 아동에게 많이 발생하며, 여아보다 남아에서 2배 정도 나타나지만 청소년기가 되면 동일해진다.

신증후군은 신장의 사구체 손상에 국한된 일차성과 전신성 질환, 약물, 간 기능 부전, 간염, 전신성 홍반성 낭창, 납 중독, 아동기 암 또는 그로 인한 치료의 과정 중의 스트레스로 발생하는 이차성으로 분류할 수 있다. 선천성 신증후군은 상염색체 열성유전 형태로 유전 된다. 일차성의 원인은 면역반응으로 생각되며, 사구체의 구조를 변형시키는 사구체 질환이나 전신성 감염에 대한 면역반응이 일어난다.

사구체막은 알부민과 단백질을 투과할수 없지만, 신증후군에서는 혈청 단백질, 특히 알부민이 투과되어 소변으로 손실된다(알부민뇨증). 이러한 현상으로 혈장 알부민이 감소하고 모세혈관의 교질 삼투압이 감소하여 체액이 혈관 내에서 간질 강 내로 이동한다. 그 결과로 세포부종, 복강 내에 체액이 축적되고, 저혈량증이 발생한다.

혈량이 감소하면 신장 내 혈류가 감소하여 레닌의 분비를 증가시켜 전신압력을 유지하도록 자극 받는다. 그 결과로 알도스테론의 분비와 나트륨과 수분의 재흡수가 일어난다. 저혈량증과 혈청 단백질 저하는 지질단백 생성을 자극하고 이것은 혈청 콜레스테롤과 트리글리세라이드 수준을 증가시킨다. 혈청지질이 증가되는 정확한 기전은 아직 밝혀지지 않았다(그림 11-5).

2. 임상증상

신증후군은 신부전이 있는 아동과 비슷한 임상증상을 보인다. 부종은 첫 번째로 나타나는 임상적 특징으로 초기에는 약하나 이른 아침에는 눈 주위에서 나타나며 아동이 움직인 후에는 더 전신화되어 복부와 하지의 부종은 낮에 더 뚜렷해진다. 전신부종은 서서히 발생하여 부모들은 건강한 성장의 징후로 여기기도 하며, 점차 부종이 심해져 의료기관을 방문하게 된다.

그 외 장 점막 부종에 의한 설사, 식욕부진, 신장의 염증에 의한 복부통증이나 경련, 복부의 부종, 피로, 점진적 체중증가나 갑작스런 체중증가가 발생한다. 소변 량이 점차 줄고 거품이

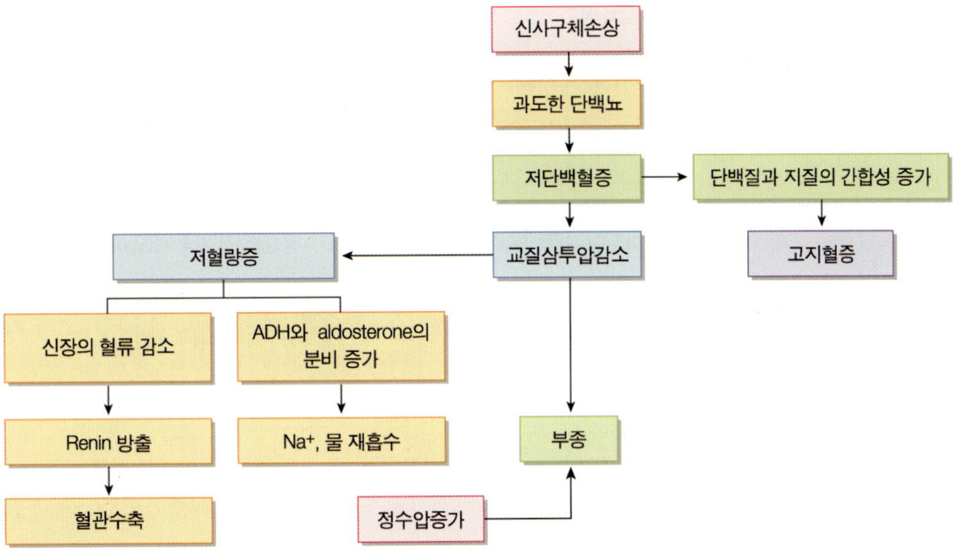

그림 11-5 신증후군의 경과

나는 어두운 우유 빛을 띈다. 피부는 창백해지고 쉽게 손상 받으며 안절부절 못하고 쉽게 피로해진다. 식욕이 떨어지고 단백손실은 발생하지만 체중감소는 발생하지 않는다. 혈압은 보통 정상이지만 약간 떨어질 수 있다.

3. 임상검사

진단은 병력과 임상양상에 기반을 두며, 단백뇨에 좌우된다. 임상검사에서 혈청 알부민 수치가 감소하고(2.0g/dL 이하－저알부민혈증), 혈청 콜레스테롤과 트리글리세라이드가 증가하고, 헤모글로빈과 헤마토크릿은 보통 정상이거나 상승되며 혈소판 수치는 혈액의 농축에 의해 증가할 수 있다.

BUN과 크레아티닌은 신장의 기능이 떨어질수록 올라가고, 혈청나트륨 농도는 낮다. 상태가 안 좋아질수록 보체(혈청 단백질)의 단계는 떨어진다. 미세변화형 신증후군을 다른 신증후군을 동반한 사구체질환과 감별하기 위해 신생검을 시행하며, 사구체 기저막에 배열된 상피세포의 foot process가 현저히 감소되나 다른 신장 조직은 정상이다.

4. 간호진단

비뇨 및 생식기계문제 아동간호 간호진단 참조

5. 치료 및 간호

치료는 단백뇨를 감소시키고, 부종을 조절하고, 감염을 예방하는데 초점을 둔다.

1) 코르티코스테로이드 요법

Prednisone과 prednisolone(Prelone)의 코르티코스테로이드 치료는 완화를 위함이며, 염증과

표 11-2 **사구체신염과 신증후군 아동의 차이**

구분		연쇄상구균 감염 후 사구체신염 아동	신증후군 아동
증상	연쇄상구균 항체지수	상승	정상
	혈압	상승	정상 혹은 감소
	부종	• 갑작스럽게 시작 • 안구주위(아침에 얼굴부종 심함)	• 서서히 시작 • 전신성 심한 부종(낮에 더 심함)
	순환성 울혈	흔함	없음
	단백뇨	약함-중증도, 콜라색 소변	대량, 거품 나는 소변
	혈뇨	육안적 혹은 미세형	현미경적 혹은 없음
	적혈구 원주	있음	없음
	고질소혈증(azotemia)	있음	없음
	혈중 칼륨수준	정상 혹은 증가	정상
	혈중 단백수준	경미한 감소	현저히 감소
	혈중 지질수준	정상	상승
	혈중 알부민수준	정상	저알부민혈증(<2.5g/dl)
	기타 검사수준	• 콜레스테롤 정상, 트리글리세라이드 정상 • 헤모글로빈과 헤마토크릿 정상 • 전해질 수치 변화 • BUN이나 creatinine 상승	• 고콜레스테롤, 트리글리세라이드 증가 • 헤모글로빈치의 증가 • 전해질 농도, 보체 수준, ASO titer 정상
관리		• 지지적 • 항고혈압제나 이뇨제 투여, 연쇄상구균 감염에 대한 항생제 치료 • 저염식이	• 관해 유도를 위한 Prednisone(5~7일 동안 계속해서 소변에 단백이 0에서 trace로 나옴) • 이뇨제, 알부민 투여 가능 • 감염 방지를 위한 항생제 치료 • 소금을 추가하지 않는 식사
발병시 최고나이		5~7세(학령기 초기 아동)	2~3세(유아나 학령전기 아동)

단백질 손실을 줄임으로서 삼투압을 복원하고 이뇨작용을 향상시킨다. 전형적인 치료계획은 각각의 약물을 고농도에서 시작해야 하며(2mg/kg/일, 최대 80mg/일) corticosteroid 치료는 대부분의 어린아동에게 7~21일 이내에 반응을 보이며 이후 몇 개월에 걸쳐 서서히 감량하여 증상이 없으면 중단하게 된다.

치료는 아동이 단백뇨가 없어지거나 4~8주가 지난 후까지 지속된다. 약물은 일반적으로 몇 주 동안 지속되고 아동이 더 이상의 증상을 보이지 않을 때 중단된다. 그러나 재발률이 60~70%로 높다. 재발될 경우 단기간에 매일 고용량의 스테로이드 제제로 치료한다.

2) 면역억제 요법

스테로이드 요법이 실패하는 경우나 부작용이 일어나면, 다른 면역억제제가 주어진다. 여기에는 cyclophosphamide(Cytoxan), chlorambucil

(Leukeran), cysclosporin(Sandimmune)가 포함된다. 장기간의 스테로이드 사용으로 감염이 발생하면, 항생제가 처방되며, furosemide(Lasix)와 같은 이뇨제는 경미한 정도의 부종에는 사용하지 않으나 심각한 부종이 있는 경우에는 아동에게 사용된다.

3) 이뇨제

이뇨제는 저혈량증, 저나트륨혈증, 저칼륨증을 촉진시킬 수 있기 때문에 전해질 수치에 대한 면밀한 관찰이 중요하다. 알부민은 정상 혈청삼투압이 되도록 하며 근접 체액을 혈관 내로 돌아가도록 한다. 알부민은 furosemide을 따라 잠재적인 체액용량 과다를 줄이고 이뇨 작용을 강화한다.

4) 식이

소금섭취는 부종을 조절하고 고혈압의 위험성을 감소시키기 위해서 특히 매일 글리코 코르티코이드가 주어진 경우 제한된다.

5) 간호

간호는 체액과 전해질 균형을 유지하고, 약물을 투여하고, 감염과 손상을 예방하고, 교육하는 것에 초점을 둔다. 저혈압과 빈맥은 저혈량증의 증상으로 아동의 활력징후는 4시간 마다 측정되어야 하며, 섭취량과 배설량은 매 교대시 기록한다. 간호사는 체액을 특별한 주의를 두고 관찰해야 하며 처방 시 나트륨 제한을 확인한다. 시간당 소변 배설량이 1～2ml/kg보다 적은 경우 즉시 보고되어야 하며, 처방된 혈청과 소변 전해질이 평가되어야 한다.

부종과 탈수의 증상이 사정되어야 하는데, 이것은 건조한 피부, 건조한 점막, 약한 피부긴장도, 모세혈관의 채워짐, 함요 부종, 움푹 패인 눈, 말초 부종이 포함된다. 매일 같은 시간에 같은 저울로 체중을 측정하고, 수포음, 천명음이 나는지 사정하여 폐부종 발생을 확인해야 한다. 약물은 이뇨제, 스테로이드제, 면역억제제 약물 등 처방된 것에 따라 투여되어야 하며, 감염에 대한 사정으로 고열, CBC의 변화, 기침, 부은 인후와 다른 전반적인 불편감이 평가되어야 한다.

아동을 방문한 방문객, 직원, 다른 환자로부터 감염이 전파되지 않도록 보호해야 하며, 아동을 돌보는 동안 손을 잘 씻어야 하고, 감염을 예방하고 치료하기 위해서 처방된 항생제를 주어야 한다.

부종이 나타난 아동의 피부는 손상으로부터 보호받아야 한다. 아동을 매 2시간마다 체위 변경을 시켜주어야 하고, 사지 부종 부위에 베개를 놓고 다른 부위에 혈액순환이 방해받지 않도록 지지해주어야 한다. 피부는 발적이나 변색이 일어나는 부위가 있는지 사정하고 음낭에 부종이 있는 남아는 이 부위에 패딩과 지지를 제공해야 한다.

간호사는 부모에게 신증후군에 대한 지식과 진행과정을 설명해야 한다. 부모가 질문을 하고 그들의 감정을 표현하도록 허용해야 한다. 간호사는 부모가 어떻게 소변검사지를 사용하여 단백질 수준을 측정하는지 교육하고 매일 측정하고 기록하는 것의 중요성을 인식시켜 주어야 한다. 그들에게 아동의 체중을 매일 측정하도록 지도해야 한다.

간호사는 재발을 확인하는데 그들의 역할이 얼마나 중요한지 인식시켜야 하고, 첫 번째 징후가 체중의 증가와 소변에 있는 단백질의 수치의 증가임을 알려주어야 한다. 부모에게 스테로이드제와 면역 억제제에 대해 교육해야 하고 아동을 감염으로부터 보호해야 한다. 그들에게 또한 스테로이드제가 식욕을 증가시키는 것과 아동의 식이 조절을 위해서 영양사의 상담이 유용하다는 것을 알리는 것이 좋다.

신증후군의 경우 초기에는 단백뇨 과다 배출로 인해서 고단백 식이를 권장하지만, 말기에는 배설기능이 많이 감소되기 때문에 단백식이를 제한해야 한다. 부모에게 아동의 상태에 대한 장기적인 관리의 중요성을 교육해야 한다. 부종과 단백뇨에 대한 감시, 감염에 노출되지 않도록 주의하는 것, 영양상태 관리 등의 중요성에 대한 교육이 중요하며 아동과 그의 가족에 대해 지속적으로 지지해 주어야 한다.

용혈성 요독증후군 (Hemolytic uremic syndrome, HUS)

용혈성 요독증후군은 급성 신부전, 혈소판 감소증, 미세 혈관 용혈성 빈혈을 특징으로 하는 증후군이다

1. 원인 및 병태생리

용혈성 요독증후군은 주로 6개월에서 4세 사이 영유아에게 발생하는 급성 신질환으로, 급성 신부전(ARF)의 가장 빈번한 원인중 하나이다. 정확한 원인은 밝혀지지 않았으나 박테리아의 독성, 바이러스, 화학물질에 의한 것으로 추정된다. 이 질환은 이질균, 대장균, 코사키바이러스, 리케차, 에코 바이러스, 아데노바이러스, 폐렴구균, 살모넬라와 연관이 있는 것으로 알려졌으며, 이런 감염에 대한 반응일수 있다. 용혈성 요독증후군의 많은 경우는 *E.coli*(혈청형 0157 : H7)에 의한 장관감염으로 익히지 않은 육류를 먹음으로서 유발되는 것으로 알려졌다.

일차적으로 작은 사구체 세동맥의 내피세포가 손상을 받게 된다. 내피세포 내층에 있는 영향 받은 세포는 부어오르고, 혈소판은 손상받은 부위로 이동한다. 이 움직임은 응괴를 형성하고 혈관 내 응고를 일으킨다. 적혈구는 부분적으로 폐쇄된 혈관을 통과하면서 손상을 받게 되고 비장에서 제거되어 급성 용혈성 빈혈이 유발된다. 손상받은 혈관 내에서 혈소판이 파괴되어 혈소판 수가 감소하며 결국 1~2주 지속되는 저혈소판증이 된다.

사구체의 혈관이 영향을 받아 내피세포의 손상으로 종창되고 혈소판과 섬유소 덩어리가 축적되어, 사구체 여과율이 감소하는 결과가 나타나고, 마침내 소변 배설량이 줄고, 고혈압과 함께 급성 신부전이 따른다.

2. 임상증상

용혈성 요독증후군의 3대 주증상으로 급성 신부전, 저혈소판증 그리고 빈혈이 포함된다. 전구증상으로 위장관 증상인 설사와 구토, 식욕

감퇴가 나타난다. 아동은 점점 기면, 혼미가 일어난다. 더 심각해지면 빈혈, 창백함이 심해지고, 헤마토크릿이 떨어지며, 소변량이 줄어든다.

혈소판 수치가 떨어지면서 출혈, 멍, 자반증의 가능성이 증가한다. 응괴형성으로 인해 배뇨기관의 제한이 심해지며 핍뇨 혹은 무뇨 증상과 함께 때때로 고혈압이 나타난다. 간 비장 비대가 나타날 수 있다. 울혈성 심부전, 복부압통이나 통증, 부종, 고혈압이 가장 흔한 징후이다.

3. 임상검사

3대 증상인 빈혈, 혈소판 감소증, 신부전이 있으면 진단이 가능하다. 신장손상으로 단백뇨, 혈뇨, 소변 원주(cast)가 출현하며, BUN과 혈청 creatinine도 상승한다. 헤모글로빈과 헤마토크릿이 낮고 망상적혈구가 높은 용혈성 빈혈의 특성을 보인다.

4. 간호진단

비뇨 및 생식기계문제 아동간호 간호진단 참조

5. 치료 및 간호

1) 치료

일반적으로 치료의 목표는 급성 신부전증과 용혈성 빈혈에 대해 관리를 하는 것이다. 가장 효과적인 치료는 혈액투석과 복막투석으로, 24시간 동안 무뇨 상태이거나 요독증이나 고혈압 그리고 발작을 동반한 핍뇨상태의 아동에게 시행한다.

그 외 약물요법, 신선한 냉동 혈장, 혈장 분리반출법(plasma pheresis)이 적용될 수 있다. 빈혈이 심하다면 적혈구 수혈이 필요하지만 순환 혈량 증가에 주의해야 한다. 즉각적인 치료를 하면 95% 정도 회복되지만 신장의 잔류 손상 정도는 10~50%로 나타날 수 있다. 그러므로 오랜 시간 지속되면 만성 신부전, 고혈압 그리고 중추신경계 장애와 같은 합병증이 나타날 수 있다.

2) 간호

간호는 만성질환의 관리로 접근하도록 하며, 신장기능과 수분 전해질 균형 유지, 가족 지지를 제공하는데 있다. 아동에게 고열, 맥박, 호흡, 혈압, 말초 관류의 감소, 건조한 피부와 점막, 요 비중의 증가, 소변량의 감소, 피부긴장도의 감소, 매일 체중측정 등 탈수증상을 사정해야 한다. 혈청 전해질, BUN, 크레아티닌, Hct, Hgb, WBC 등 동맥혈 가스를 확인하고 탈수가 의심되면 수분 제공을 해야 한다.

아동이 중추 신경 증상을 보이면, 중심정맥압을 측정하기 위해서 중심정맥 카테터가 적용될 것이다. 아동에게 빈맥, 빈호흡, 고혈압, 부종, 폐 분비물의 증가, 부종의 증상을 사정해야 한다. 저혈소판증과 관련된 출혈이나 외상에 대한 증상도 관찰하여야 한다. 지속적인 손상을 보이는 경우에 만성적인 질환에 대비하도록 부모에게 지지와 교육을 제공해야 하며 질병 발생으로 인한 감정을 표현하고 받아들일 수 있도록 해야 한다.

신부전(Renal failure)

신부전이란 신장이 노폐물을 배설하고 소변을 농축하고 전해질을 보유할 능력이 없는 상태를 말한다. 급성 신부전은 신장 손상이 갑작스럽게 발생하거나 부적절한 관류(perfusin), 신장질환, 혹은 요로폐색으로 갑자기 일어날 수 있으며, 만성 신부전은 신장질환이 오래 지속되었거나 혹은 기형의 결과로 서서히 진행될 수 있다.

급성 신부전(Acute Renal Failure, ARF)

급성 신부전은 소변의 용량과 조성을 갑자기 적절히 조절할 수 없는 신장 손상 상태를 말한다.

1. 원인 및 병태생리

신장의 혈류나 신장관류의 갑작스러운 감소가 특징이다. 급성 신부전은 저혈량증이나 쇼크, 패혈증, 신동맥 폐쇄 등 결과로 생길 수 있다. 주요 특징은 핍뇨로서 질소혈증, 대사성 산혈증 및 다양한 전해질 장애를 동반한다. 예후는 원인, 관련된 검사소견, 그리고 조기발견 및 치료에 의해 좌우된다

아동기에 가장 흔한 원인은 일과성 신부전으로서 심한 탈수나 또 다른 원인인 체액량 복구에 대한 반응으로 신장 관류가 감소하는 것이다. 급성 신부전은 보통 회복되지만 생리적 기능의 회복정도는 매우 다양하며, 아동 연령군에서의 사망률은 여전히 높다. 이 질환은 사구체 여과율이 심하게 감소하고, 혈액요소질소가 상승하며, 신장 혈류가 현저하게 감소된다.

임상경과는 다양하며 원인에 따라 좌우된다. 회복가능한 급성 신부전은 심한 핍뇨기 혹은 소량의 배뇨기, 그 이후 이뇨가 갑자기 일어나거나 다량의 배뇨기가 이어지며 그 후 서서히 정상 배뇨량을 회복해 나간다.

2. 임상증상

수분과 전해질 불균형, 대사성산증, 탈수나 부종이 가장 흔한 임상증상이다. 특이성(specific)으로 핍뇨, 무뇨는 흔하지 않다(폐쇄성 질환에서는 제외). 급성 신부전의 다른 증상으로는 부종, 기면(drowsiness), 순환성 울혈, 고칼륨혈증에 의한 심부정맥이 있다. 저나트륨혈증, 저칼슘혈증에 의한 경련과 대사성 산혈증에 의한 빈호흡이 일어날 수 있다. 핍뇨가 지속되면 생화학적 이상이 빠르게 진행될 수 있으며, 심혈관계와 중추신경계 증상이 나타난다.

3. 임상검사

과거력, 검사 결과, 신체사정에 기초한다. 무뇨증이나 소변량이 시간당 1ml/kg보다 작을 때가 잠정적으로 발견된다. 신장 혈류가 낮아지면 사구체 여과율도 감소하여 신장으로부터 여과되는 나트륨의 양이 감소한다. 보통 BUN과 크레아티닌이 증가되고, 혈청 전해질, 특히 나트륨과 칼륨 또한 증가시킨다. 신기능의 치료에 대한 지침으로 중요한 임상검사 측정치는 BUN,

크레아티닌, pH, Na, K 및 Ca 등이다.

4. 간호진단

비뇨 및 생식기계문제 아동간호 간호진단 참조

5. 치료 및 간호

급성 신부전의 치료는 근본적인 원인을 치료하고, 신부전의 합병증을 관리하며, 신부전으로 인한 증상에 대해 지지적인 치료를 제공한다.

1) 핍뇨

수분공급이 충분하고 하부 요로계 폐색이 없음에도 핍뇨가 지속될 때 소변량을 증가시키기 위해 mannitol, furosemide(이뇨제)를 투여한다. 탈수로 인한 신장 관류 감소의 치료는 체액량을 회복 시키는 것이다. 만약, 핍뇨가 체액량을 회복한 이후에도 지속되거나 신부전이 내적인 요인에 의한 신장손상에 기인된 경우라면 신장의 기능장애로 초래된 생리적 및 생화학적 이상을 교정하거나 조절해야만 한다.

이때는 처음부터 유치도뇨관을 삽입하는데, 그 목적은 요정체를 막고 요분석검사를 위해 검사물을 수집하며 이뇨제의 투여 결과를 감시하기 위해서이다. 도뇨관은 핍뇨기 동안 제거하거나 제거하지 않을 수도 있다.

2) 수분과 열량

외부에서 공급하는 수분량은 수분 균형을 유지하는데 필요한 양을 초과해서는 안된다. 그것은 추정하는 내인성 수분 생성과 감성(일차적으로 위장관) 및 불감성 수분소실을 근거로 하여 계산되어야 한다. 그러나 핍뇨가 지속되는 한 소변 양은 계산 하지 말아야 한다.

자연적 혹은 이뇨제에 대한 반응이든지 간에 배뇨량이 증가하기 시작하면 수분, K, Na의 섭취량을 관찰해야 하며, 각각의 결핍과 그로 인한 영향을 예방하기 위해 충분히 보충해주어야 한다. 그 이유는 일부환자는 전해질이 풍부한 소변을 다량 배설하기 때문이다.

합병증으로 급성 신부전 아동은 수분중독과 저나트륨혈증으로 진전되는 경향이 있어 아동의 요구도 충족시키고 조직의 이화작용, 대사성 산혈증, 고칼륨혈증 그리고 요독증을 감소시킬 수 있는 충분한 열량을 공급하기 어렵다. 만약 아동이 경구로 음식을 섭취할 수 있으면 탄수화물과 지방은 많고 단백질과 칼륨, 나트륨은 적은 음식을 제공해야 한다. 그러나 많은 아동은 오심과 구토와 같은 위장관 기능장애가 있다. 그러므로 정맥내로 투여하는 것이 좋고, 보통 필수아미노산을 중심정맥으로 투여하거나 필수아미노산과 비필수아미노산을 함께 투여하기도 한다.

아동의 수분균형을 조절하기 위해서는 정확한 섭취량과 배설량, 체중, 전해질 측정과 같은 피드백 정보를 주의 깊게 관찰해야 한다. 일반적으로 핍뇨기 동안 Na, Cl, K는 지속적인 큰 손실이 없는 한 투여하지 않는다. 혈장 전해질, pH, BUN, creatinine을 정규적으로 측정하는 것은 현재의 수액요법이 적절한지 사정하고 특수한 필요를 요하는 합병증을 예측하기 위해 필요하다.

3) 고칼륨혈증

고칼륨혈증은 급성 신부전 아동의 생명을 가장 위협하는 상태이다. 모든 음식이나 수액에서 칼륨을 제거하고 조직의 이화작용을 감소시키며 산혈증을 교정함으로써 이 상태를 최소화하거나 피할 수도 있다. 혈청칼륨치를 감소시키기 위해 사용되는 방법은 sodium polystyrene sulfonate(Kayexalate)와 같은 이온교환수지를 경구 혹은 직장으로 투여하는 방법과 복막투석이나 혈액투석이 있다.

이온교환수지는 Na를 K로 교환시켜 결합된 K를 신체로부터 제거하는 효과가 있다. 이렇게 하여 증가된 Na 농도는 채액의 부담을 증가시키고 고혈압과 심부전을 일으킬 수도 있다. 투석은 반투막을 통한 확산에 의해 혈정에서 칼륨과 다른 노폐물을 제거한다.

4) 고혈압

고혈압은 급성 신부전에서 흔한 심각한 합병증이므로, 조기발견을 위해 혈압을 4~6시간마다 측정하며, 급성 신부전에서 고혈압의 가장 흔한 원인은 레닌-안지오텐신 체계의 활성화로 세포외액과 혈장량이 동시에 지나치게 증가하는 것이다. 고혈압은 항고혈압제로 조절하고, 다른 조치로 수분과 나트륨을 제한하게 된다.

5) 빈혈

빈혈은 급성 신부전에서 자주 동반되지만 헤모글로빈이 6g/dL 이하로 감소되지 않으면 수혈을 권하지 않는다. 만약 수혈해야 한다면 혈액량의 증가, 고혈압 및 고칼륨 혈증의 가능성을 감소시키기 위해 신선한 농축 적혈구를 천천히 주입한다. 경련은 신부전이 요독증으로 진행될 때 흔히 발생하며 고혈압, 저나트륨혈증 및 저칼슘혈증과 관련이 있다. 원인에 따라 치료해야 하며, 원인이 애매한 경우에는 항경련성 약물로 조절한다.

6) 심부전

심부전은 폐부종을 동반하며 대부분 고혈량증과 관련이 있다. 치료는 체액량을 감소시키는 것으로 수분과 나트륨을 제한하고 이뇨제를 투여한다.

7) 예후

급성 신부전의 예후는 주로 원인적 요인이나 악화요인의 특성과 심각성, 관리의 신속성과 적절성 여부에 따라 좌우된다. 빠르게 진행하는 신염과 신피질의 괴사를 동반한 경우에 예후가 가장 나쁘다.

급성 신부전이 용혈성 요독증후군이나 급성 사구체신염의 결과로 나타난 경우에는 완전히 회복할 수 있다. 그러나 신장의 손상이나 고혈압이 흔히 남는 것이 일반적이다.

8) 기타합병증

탈수, 신장에 영향을 미치는 독성 물질, 혹은 국소빈혈의 결과로 신부전이 초래된 경우 일반적으로는 완전히 회복된다. 심장의 외과수술로 인한 급성 신부전은 예후가 불량하다. 그 이유는 회복 정도를 수개월 동안 사정하는 것이 흔히 불가능하기 때문이다. 수분섭취량과 배설량에 대해 세심한 주의를 기울여야 하고, 수분 균형과 활력징후는 지속적으로 관찰해야 하며, 적절한 중재를 수행하기 위해 합병증의 징후에 대해서도 항상 민감해야 한다.

영양요구를 충족시키는 것은 때때로 어려움이 있다. 즉, 아동은 오심이 있어 수분이 적은 농축된 음식을 액체 없이 먹도록 격려하는 것은 어려울 수 있다. 영양을 정맥으로 공급할 때는 체액 과부하를 예방하기 위해 세심한 관찰이 필요하다. 또한 적절한 환경온도를 유지하고 체온상승을 감소시키고 보채는 것과 불안을 완화시키는 간호는 조직의 이화작용을 감소시키기 위해 필요하다.

9) 간호

간호사는 합병증의 시작을 암시하는 행동 변화에 항상 민감해야 한다. 저항력 감소, 빈혈, 전반적인 병리적 상태로 인한 감염은 항상 위험하다. 체액 과부하와 전해질장애는 고혈압과 심부전과 같은 심혈관계 합병증을 촉진시킬 수 있다. 수분과 전해질 불균형, 산혈증, 질소성 노폐물 축적 등으로 신경계가 침범되어 혼수, 경련, 혹은 감각 이상이 나타날 수 있다.

급성 신부전 아동은 매우 아파하며 의도적으로 자신의 활동을 감소시키기는 하지만, 영아는 보채고 과민하며, 아동은 흔히 불안해하고 두려워한다. 치료와 검사는 스트레스를 유발할 뿐 아니라 고통스럽고 빈번하게 시행한다. 그래서 간호사는 지지적이고 감정이입을 통하여, 위협적이고 부자연스러운 환경에서도 편안하고 안정감을 제공할 수 있어야 한다.

만성 신부전(Chronic renal failure, CRF)

만성 신부전은 3개월 이상 신장이 손상되어 있거나 신장 기능 감소가 지속적으로 나타나는 것을 말한다.

1. 원인 및 병태생리

만성 신부전은 진행적인 질병으로, 어떤 신장의 손상은 불가역적이다. 신장기능의 50%가 파괴될 때 까지 체액의 구성이 정상적으로 유지된다. 수개월 또는 수년에 걸쳐 점진적인 파괴가 생화학적 장애과 다양한 임상양상을 보이며 요독증으로 알려진 임상 증후군으로 절정에 이른다. 영구적이고 불가역적으로 고려된다면, 말기 신부전으로 규정된다. 사구체 여과율이 10~15% 이하로 떨어지면 투석이나 이식수술로 치료해야 한다.

다양한 질병과 장애로 인해 만성 신부전이 될 수 있다. 가장 흔한 원인은 선천성 신장 및 요로의 기형, 재발성 요로감염과 관련된 방광요관 역류, 만성 신우신염, 유전성 질환, 만성 사구체신염 그리고 아나필락시스성 자반증과 홍반성 낭창과 같은 전신질환을 동반하는 사구체성 신장질환이다.

2. 임상증상

초기징후로는 체력감소, 활동 시에 피로증가, 창백, 혈압상승이다. 질병이 진행될 때 식욕감소(특히, 아침식사), 정상적인 활동에 흥미 감소, 소변량 감소 또는 증가와 그에 따른 보상적 수분섭취, 창백 정도가 더 명백해짐, 혈색이 나쁘고 흙빛으로 나타난다.

그 밖에 두통, 근육경련, 오심, 체중감소, 안면부종, 권태감, 뼈나 관절의 통증, 성장지연, 피부의 건조 혹은 가려움증, 피부에 멍이 듦,감각 혹은 운동성 상실(때때로), 무월경(사춘기 소녀에 흔함), 요독 증후군으로 위장관 증상(식욕부진, 오심 및 구토), 호흡시 불쾌한 '요독성' 악취, 다루기 어려운 가려움증, 요독성 frost(피부에 요소 결정체가 축적)가 올 수 있다.

BUN, creatinine의 노폐물 정체가 나타나고 물과 나트륨의 정체로 부종과 혈관의 울혈을 초래한다. 고칼륨혈증 또한 위험한 수준이다. 지속적인 수소이온의 정체와 중탄산염의 소실로 인하여 대사성 산혈증이 나타난다.

칼슘과 인의 장애로 골 대사의 변화가 오며 성장 정지 혹은 성장 지연, 골 통증과 신성 골이양증으로 알려진 기형을 초래할 수 있다. 적혈구 수명 단축, erythropoietin 분비 감소로 인한 적혈구 생성장애, 출혈시간 연장 및 영양성 빈혈을 포함하여 혈액학적 기능장애로 유발된다.

만성 신부전 아동은 감염 특히 폐렴, 요로감염, 패혈증에 더 민감한데, 그 이유는 분명치 않다. 이 아동은 혈액의 변화에 특히 민감하여 폐의 과부하, 중추신경계 증상, 고혈압 및 심부전을 일으킬 수 있다.

3. 임상검사

만성 신부전 진단은 임상증상과 병력, 생화학적 검사 결과를 기초로 하여 이어진다. 질병은 서서히 진행되고 초기 증상은 모호하고 비특이적이다.

임상병리 검사와 다른 진단적 검사방법들은 신 손상의 정도와 행화학적 이상 소견, 관련된 신체적 기능장애를 사정하는데 도움을 준다. 이는 원인 질환의 특성을 입증하는데 도움을 주고, 다른 질환의 경과와 병리학적인 결과를 감별하는데 도움을 준다.

아동에게 탈수, 부종, 고혈압, 전해질 불균형, 변화된 칼슘, 인 비율, BUN과 크레아티닌의 상승, 낮은 헤모글로빈과 헤마토크릿, 골 형성장애를 나타내는 장골 X-ray가 보일 것이다. 창백, 기면, 식욕부진과 구토가 나타날 수도, 나타나지 않을 수도 있다.

4. 간호진단

비뇨 및 생식기계문제 아동간호 간호진단 참조

5. 치료 및 간호

회복이 불가능한 신부전에서 내과적 치료의 목적은 다음과 같다. ① 신기능을 최대한 증진시키고, ② 안전한 생화학적 한계 내에서 체액과 전해질 균형을 유지시키며, ③ 전신적인 합병증을 치료하고, ④ 아동이 가능한 한 활동적이고 정상적인 생활을 오랫동안 하도록 하는 것이다.

1) 활동

아동에게 활동을 제한하지 않도록 하며 휴식

과 피로정도에 따라 스스로 한계를 설정하도록 해야 한다.

2) 식이요법

식이조절(diet regulation)은 신장으로 배설하는 물질의 양을 감소시키기 위한 가장 효과적인 방법이며, 투석도 짧게 하도록 한다. 신부전에서 식이관리의 목적은 한편 신장에 의해 배설요구량이 제한되기는 하지만 성장을 위한 충분한 열량과 단백질 공급해 대사성골질환(골이양증, osteodystrophy)을 최소화하며, 그리고 수분과 전해질 장애도 최소화시키는 데 있다.

식이성 단백질 섭취는 아동의 연령에 따라 1일 권장량(the Recommended Daily Allowance, RDA)만으로 제한해야 한다.

나트륨과 수분은 부종이나 고혈압의 증가가 없으면 제한하지 않으며, 칼륨도 평소에는 제한하지 않는다. 이뇨제는 부종이 확실한 경우 사용된다. 항고혈압 약물은 고혈압이 나타나면서 사용한다. 단백질 섭취는 신장의 노폐물 제거능력이 감소함으로서 제한된다. 인은 칼슘 수치를 증가시키기 위해서 제한된다. 대사성 산혈증(metabolic acidosis)은 sodium bicarbonate나 sodium과 potassium citrate의 혼합물과 같은 알카리 제제를 투여하여 완화할 수 있다.

3) 성장지연

성장부진(growth failure)은 만성 신부전의 주요 영향 중 하나로서, 특히 사춘기 이전의 아동에서 현저하다. 이 아동은 투석을 시작하기 전후 모두 성장이 부진하다. 만성 신부전으로 성장지연이 나타난 아동에게 성장을 촉진시키기 위해 재조합 인간 성장호르몬(recombinant human growth hormone)을 사용하는 것은 효과가 좋다.

4) 골이영양증

신성 골이양증으로 인한 뼈의 기형으로 인해 특히 걸어 다니기가 어려워지면 교정이 필요하다. 치아결함은 만성 신부전 아동에게는 흔하며, 질병의 발병시기가 빠를수록 치아에 나타나는 증상이 더 심하다(치아 형성부전, 무기질 결핍, 치아탈색, 치아 모양이나 크기의 변화, 부정교합 및 궤양성 구내염). 그러므로 이 아동에게는 정규적인 치아관리가 특히 중요하다.

5) 빈혈

만성 신부전 아동의 빈혈은 erythropoietin생성이 감소되어 나타난다. recombinant human erythropoitein(rHuEPO)을 1주일에 3회 혹은 1회 피하주사로 투여하여, 빈번한 수혈의 필요성을 감소시켜 준다. 이 약물은 또한 빈혈을 교정하고, 식욕을 항진 시키며 활동성과 전반적인 건강상태를 향상시킨다.

6) 고혈압

진행된 신질환에서의 고협압은 처음부터 저염식이, 수분섭취 제한, hydrochlorothiazide나 furosemide와 같은 이뇨제를 조심스럽게 활용하면 조절될 수 있다. 그러나 심한 고혈압은 항고혈압제를 단독으로 혹은 병합하여 투여해야 한다.

7) 기타 합병증

병발하는 감염은 감염의 첫 징후가 나타날 때 적절한 항생제로 치료해야 한다. 그러나 신장을 통해 배설되는 약물은 어떤 약물이라도 주의하면서 투여해야 한다. 다른 합병증은 증상에 따라 치료한다(예, 오심에는 중추성 진토제, 경련에는 항경련제, 소양증에는 diphenhydramine을 투여한다).

아동에게서 신질환의 말기의 징후가 일단 나타나면 상태는 걷잡을 수 없게 되어 노폐물과 독소들을 투석으로 제거하거나 아니면 신장이식을 하지 않으면 수주 이내에 죽게 된다. 영아와 어린 아동을 위해 채택되어온 이 방법은 보존요법이 더 이상 효과가 없는 대부분의 신부전에서 대안적 방법으로 실시되고 있다

투석과 신장이식은 신질환의 말기 아동에게 이용되는 유일한 치료방법이다. 비록 아동이 투석으로 생존하고 있다지만 그것은 장기간 사용할 수 있는 이상적인 방법은 아니다.

합병증으로는 혈관통로 부위의 감염, 성장부진, 정상적인 사회화의 방해가 있다. 많은 소아과 병원에서는 신질환의 말기 아동의 가족에게 신장이식을 고려하도록 격려한다. 연구에 의하면 이식 성공률은 생체공여자의 신장으로 이식했을 경우 1세에는 90%, 6세에는 74%이며, 사체의 신장으로 했을 경우는 1세 80%, 6세 58% 정도이다.

이식 후 합병증으로 감염, 고혈압, 스테로이드의 독성, 고지질혈증, 무균성 괴사증, 악성종양 및 성장지연이 나타난다. 장기간의 이식 생존율은 보장할 수 없으며, 많은 아동은 2차 혹은 3차 이식수술이 필요하다.

신장이식 수술의 성공은 만성 신부전 아동에게 교육적·심리적 재활을 통해 향상될 수 있다. 일차적으로 혹은 우선적으로 신장이식을 활용하는 것이 증가됨으로써, 신장이식이 신장 대체요법의 적절한 방법이 되어가고 있으며, 삶의 질을 본질적으로 향상시키고 있다.

8) 간호

간호는 두 분야로 나뉜다. 첫 번째는 만성 신부전이나 말기 신부전을 앓고 있는 아동과 가족의 관리이다. 두 번째는 신장이식을 받은 아동과 보호자의 관리이다. 간호 관리의 목표는 수분과 전해질의 균형을 유지하고 회복, 영양과 성장의 회복과 유지, 아동과 가족의 불안을 감소시키는 것이다. 대부분의 간호 관리는 급성신부전과 동일하다. 간호사는 처방된 약물을 투여해야 하고(이뇨제, 스테로이드, 면역 억제제), 체온상승, CBC의 변화, 기침, 인후통이나 다른 전신적 증상 등 감염에 대한 증상을 평가해야 한다.

아동은 감염을 가질 수 있는 방문자나 직원으로부터 보호되어야 한다. 항생제는 처방된 대로 투여한다. 간호사는 언제나 이러한 약물이 신장으로부터 배설되는지 확인하고 그렇다면 신독성이 있을지도 모르는 약물을 위해 최고점과 최저점이 확인되어야 한다.

만약 빈혈이 심각하다면, 적혈구의 수혈이 처방되지만 이것은 체액의 과부하를 야기할 수 있다. 새로운 요법은 망상적혈구 생성을 추가하기 위한 적혈구 생성인자의 사용을 포함한다.

이 요법은 투석 전 단계에 이용되고 신장 기능 파괴를 지연시키는 것과 관련된다.

적혈구 생성인자는 일주일에 70~300U/kg의 용량이 유지된 경우 헤모글로빈을 3g/dL 추가시킨다. 실무자들은 이 치료가 장기적인 효과성이 광범위하게 연구되지 못했다는 점을 고려해야 한다. 이러한 아동은 또한 투석을 필요로 할 수 있으며 이러한 형태의 치료를 받는데 적합한지 사정이 이루어져야 한다.

말기 신장질환을 가진 아동은 투약, 식사조절, 활력징후, 성장상태, 평상시 행동, 아동과 가족의 감정, 관심사, 공포 등에 대하여 관찰되어야 하며, 신장감염의 증상은 열, 옆구리 통증, 배뇨 시 작열감, 흐릿하거나 혈액이 비치는 소변, 때때로 복부 경련이 확인되어야 한다. 부모는 이러한 증상의 관리에 대해 교육받고 이에 대처할 수 있어야 한다.

신부전의 치료적 관리

(Therapeutic management of renal failure)

1. 투석(Dialysis)

투석(dialysis)은 반투막을 통한 확산을 이용하여 용액에서 콜로이드와 결정체를 분리해내는 과정이다. 최근 신부전의 임상적 관리에 이용되는 투석방법은 복막투석(peritoneal dialysis)인데, 여기에서는 복강이 반투막으로 작용해 막의 어느 한쪽으로 그 각각의 농도에 따라 삼투현상과 확산에 의해 물과 분자 크기가 작은 용질이 이동한다(그림 11-6).

혈액투석(hemodialysis)은 혈액이 인공막을 통해 체외로 순환하여 물과 용질이 복막투석과 비슷하게 통과하게 한다. 투석의 세 번째 유형은 혈액여과(hemofiltration)인데, 혈액여과액이 대체용액의 동시 주입으로 반투막에 미치는 정

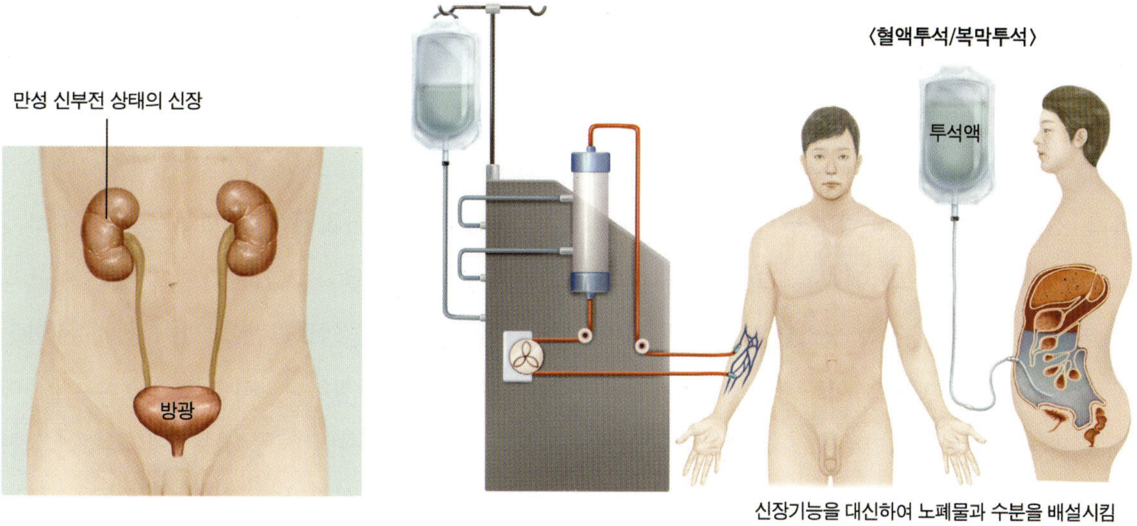

그림 11-6 투석의 종류-혈액투석/복막투석

수압에 의해 체외로 순환한다.

혈액여과유형은 지속적 정맥정맥성 혈액여과(Continuous venovenous hemofiltration, CVVH), 지속적 정맥정맥성 혈액투석(Continuous venovenous hemodialysis, CVVHD), 그리고 지속적 정맥정맥성 혈액투석여과(Continuous venovenous hemodiafiltration, CVV HDF)가 있다. 이들 지속성 대체요법은 급성신부전, 심한 체액 과부하, 선천성 대사장애 혹은 골수이식 후에 실시한다.

복막투석은 환아가 영아이거나 혹은 독립적으로 생활하기를 원하는 아동 및 가족, 의료기관에서 멀리 떨어져 사는 가족, 그리고 식이제한을 선호하지 않고 편한 투석 형태를 원하는 아동이 선호하는 투석 형태이다. 장기적인 복막투석은 대부분 가정에서 흔히 이루어진다.

복막투석의 2가지 유형은 지속성 이동성 복막투석(Continuous ambulatory peritoneal dialysis, CAPD)과 지속성 주기성 복막투석(Continuous cycling peritoneal dialysis, CCPD)이다. 두 방법에서는 수술로 이식한 유치 카테터를 통해 무균 투석액을 복강 속으로 주입한다. 따뜻한 용액은 중력에 의해 복강으로 들어가며, 용질 제거 속도와 환자 개인의 포도당 흡수 정도에 따라 소요시간은 다양하다.

처치에 대한 간호와 관리는 그 부모의 책임이 된다. 나이 든 아동과 청소년은 스스로 처치할 수도 있는데, 이것은 어느 정도의 통제감을 주고 의존성을 감소시켜주며, 이러한 점은 청소년에게는 특히 중요하다.

혈액투석은 혈관통로를 만들어 특수 투석장비, 즉 혈액투석기나 소위 인공신장을 사용한다. 혈관통로는 3가지 형태, 즉 누관, 이식 혹은 체외 혈관통로 장치 중 하나이다. 동정맥 누관(artriovenous fistula)은 정맥과 동맥이 수술로 연결된 통로이다.

선호하는 부위는 요골 동맥과 전완정맥으로, 전완의 경피혈관을 확장시키고 두껍게 하여 반복적인 정맥천자를 위한 통로로 용이하게 한다. 또 다른 방법은 순환통로를 위해 합성 인공기관 이식과 함께 동맥과 정맥의 문합수술에 의한 동정맥 이식을 피하로 인체 내부에 설치하는 것이다.

가장 흔히 사용하는 재료는 expanded polytetrafluoro-ethylene(ePTFE)이다. 이식과 누관 모두 투석 시마다 바늘을 삽입해야 한다. 체외 혈관통로 장치에서는 경피 카테터를 대퇴정맥, 쇄골하정맥, 혹은 매우 어린 아동에게는 심지어 경정맥 내부에 삽입한다(그림 11-7).

영구적인 체외 통로 형태는 내부 경정맥 속으로 수술로 삽입한 중심카테터를 경유하여 이용한다. 이 카테터는 관강이 2개이므로 최소한의 재순환으로 많은 양의 혈액이 통과할 수 있다. 카테터는 피부천자를 위한 바늘은 없어도 되지만, 어느 정도의 가정간호가 필요하다.

혈액투석은 가정에서 복막투석을 실시하기 위해 교육을 받을 수 있는 가족이 없는 아동과 투석할 수 있는 의료기관 가까이에 사는 아동에게는 가장 적절하다. 시술은 아동의 체중에 따라 차이가 있지만 보통 1주일에 3회, 소요시간은 4～6시간 실시된다. 혈액투석으로 수분과 전해질 이상이 빨리 교정되지만 근육경련과 저

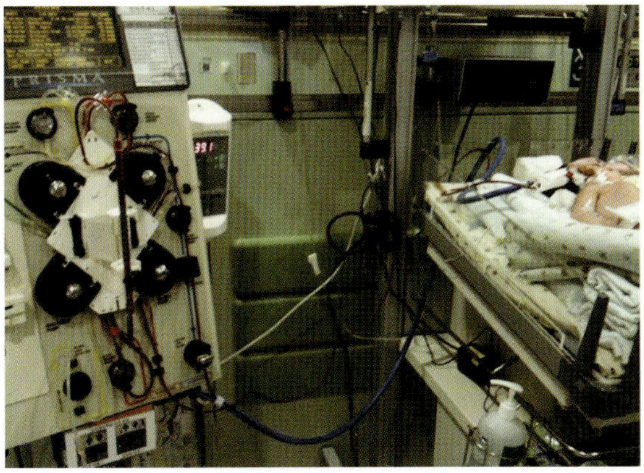
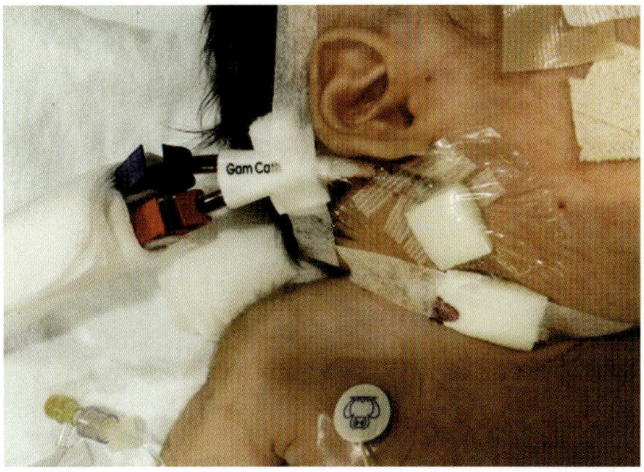

그림 11-7 혈액투석 환아

혈압 같은 급속한 변화를 일으키는 문제가 일어날 수 있다.

투석의 불리한 점으로는 투석하는 동안 학교에 결석하는 것과 투석기간 사이에 수분과 식이제한이 엄격하다는 것이다. 그래서 투석하는 동안 아동과 가족에게 권태로움이 흔히 문제가 되며, 계획되어 있는 활동을 소개해줄 수 있어야 한다

투석 전의 요독증 기간과 영양상태에 따라 직접적으로 영향을 받기는 하지만, 아동의 대부분은 투석을 실시함으로써 빠르게 임상적으로 호전된다. 성장률과 골격 성숙은 향상되지만, 정상적인 성장으로의 회복은 드물다. 많은 경우에 다소 지연은 있지만 성의 발달이 점차 완성된다.

2. 신장 이식(Kidney transplantation)

신장 이식은 오늘날에는 아동에게 수용할 수 있는 효과적인 치료방법이다. 복막투석과 혈액투석으로 생명을 보존하고는 있지만 생활양식을 상당히 변화시킨다. 그러나 이식은 비교적정

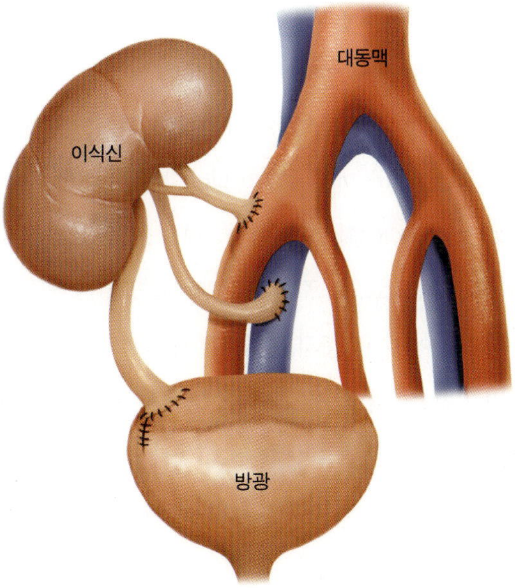

그림 11-8 신장 이식술 모식도

상적인 생활의 기회를 주어 신질환 말기 아동이 선호하는 치료 형태이다.

신장 이식은 공여자에게서 신장을 적출하는(떼어 내는) 수술과 적출된 신장을 수혜자에게 이식하는 수술로 구성된다. 공여자에게서 떼어낸 신장의 동맥과 정맥, 요관을 수혜자의 하복부에 있는 혈관과 방광에 연결하는 것이다(그림 11-8).

신장을 이식하기 위해서는 2가지 방법을 활용

할 수 있다. 즉 생체공여자(Living related donor, LRD)는 보통 부모나 형제에게서 제공받는 것이며, 사체공여자(Cadaver donor, CAD)는 죽은 자나 뇌사자의 가족이 건강한 신장을 기증하는 것에 동의해야만 하는 경우이다. 재이식 수술도 흔하다.

이식수술의 일차적인 목적은 수혜자와 조직 적합항원이 비슷한 조직을 확보하고, 수혜자의 면역기전을 억제하여 이식한 조직의 생존기간을 최대화시키는 데 있다.

면역억제요법은 cyclosporine이나 tacrolimus와 mycophenolate mofetil을 병합하면서 corticosteroid(Prednisone)를 투여해왔다. 다른 치료방법으로는 antilymphoblast globulin이나 monoclonal antibodies를 사용한다. 새로운 면역억제제가 임상적으로 빠르게 시도되고 있어 대규모 이식기관에서 사용되고 있다.

거부반응 억제 프로토콜에서 사용되는 약물과 그 약물의 부작용을 간호사가 배우는 것도 중요하다. 왜냐하면, 면역억제제의 투약을 계속해야 하기 때문에, 고혈압, 성장지연, 백내장, 감염 및 비만의 위험성, 쿠싱증후군 그리고 다모증을 포함한 많은 부작용을 경험하기 때문이다.

신장이식 거부반응이 이식 실패의 가장 흔한 원인으로, 거부반응은 면역억제제를 적극적으로 투여하여 치료하면 흔히 호전된다. 일부 환자는 급성 거부반응의 치료에 반응하지 않아 만성적인 거부반응으로 진행할 수 있어 결국 투석으로 되돌아가거나 또 다른 신장이식이 필요하다.

생식기계 해부생리

생식기계(reproductive system)는 생식(reproduction)을 하기 위한 기관으로써, 남성의 생식계통은 정자(sperm)를 생성하는 고환(testis)과 정자의 성숙, 운반 그리고 사정에 관여하는 부고환(epididymis), 정관(deferens), 음경(penis) 등으로 구성되며, 여성의 생식계통은 난자(ovum)를 생성하는 난소(ovary)와 난자를 자궁으로 운반하는 난관(uterine tube), 그리고 자궁(uterus)과 질(vagina)로 구성된다.

1. 영아 생식기계

출생시 외부 생식기는 모체의 에스트로겐에 의하여 충혈되어 있다. 난소는 복강내에 있으며, 자궁은 작고 전굴 되어 있지 않고 곧다. 사춘기에는 에스트로겐이 생식기 세포의 성장과 제 2차 성징의 발현을 자극한다.

초경은 성장속도가 급증한 직후인 사춘기 후반기에 생긴다. 초경과 함께 자궁체부는 굴곡하고, 난소도 골반강 내에 있게 된다. 회음부 위생이 불량하거나 질내에 이물질이 들어갔을 경우 소양증, 발진, 질분비물 등의 감염징후가 나타난다.

2. 남아 생식기계

고환은 태아기에 복강에서 발달되며 출생 전 서혜관을 따라 음낭내로 하강한다. 사춘기의 첫 징후는 고환이 커지는 것으로, 다음에 치모가 나타나며 음경이 커진다. 좋지 못한 위생은 포피아래에 감염의 위험을 증가시킨다. 아이가 울거나 변을 볼 때 음낭의 팽창 등이 인식된다면 서혜부 탈장을 나타내며, 요도의 위치를 확인하여 요도상열이나 요도하열 같은 선천성 결함여부를 확인한다.

잠복고환(Cryptorchidism)

잠복고환은 하나 또는 두 개의 고환이 서혜부 관에서 음낭 강으로 제대로 하강하지 못하고 머무르는 상태를 말한다.

1. 원인 및 병태생리

정상적인 남아의 약 4%가 출생 시 잠복고환을 보이며, 약 10% 정도에서 양측성으로, 미숙아, 저체중일수록 발생빈도가 높다. 만삭으로 태어난 신생아에서는 3~5% 정도가 나타나며, 월령에 따라 감소하여 생후 3개월에 1%, 생후 9개월에는 0.8%로, 생후 3개월 동안 많은 경우에 고환은 자연하강이 일어난다.

정상적인 태아 발달에서 고환은 제태기간 32~36주 사이에 복강으로 하강하게 되는데 고환이 하강하지 못하는 원인은 알려져 있지 않지만, 여러 이론은 고환이 하강하지 못하는 이유를 복부 압박증가와 호르몬 영향 등으로 설명하고 있다. 잠복고환이 있는 아동은 불임과 탈장의 위험이 증가하며, 성인기에 악성 고환 종양을 발생할 위험이 증가한다.

2. 임상증상

잠복고환은 일측성, 양측성일 수 있으며 남아의 85%가 일측성으로 발생하고 오른쪽에 많이 발생한다. 하강한 고환이 음낭 외부에 위치하거나 음낭에서 고환이 촉진되지 않는다.

3. 임상검사

일차적인 잠복고환의 진단은 신체사정과 고환검사를 위한 음낭촉진이다. 진단은 촉진으로 쉽게 이루어지며, 고환이 촉진되지 않는 경우 약 50% 정도가 복강 내에 존재한다.

고환의 위치에 대한 신체사정으로 인한 자극을 최소화하기 위해 검진자는 손을 따뜻하게 한 후 사정해야 한다. 초음파, CT, MRI, 진단 복강경 검사 등을 실시할 수도 있다.

4. 간호진단

비뇨 및 생식기계문제 아동간호 간호진단 참조

5. 치료 및 간호

1) 치료

잠복고환의 관리는 고환의 자연적인 하강을 생후 1년까지 관찰하는 것이다. 고환 조직변화는 6~12개월까지 지속되므로 외과적 치료는 고환고정술(orchidopexy)로 12개월(9~15개월) 정도에 시행하는 것이 적절하며, 외과적 치료의 목표는 고환의 손상 없이 고환을 음낭 내로 안전하게 고착시키는 것이다.

제한적으로 융모성선자극호르몬(HCG)이 테스토스테론의 생산을 자극하기 위해 사용될 수 있으며, HCG는 고환의 혈관과 크기를 증가시켜서 고환이 제자리에 위치하도록 도울 수 있다. 특히, 양측성일 경우 HCG나 LHRH 호르몬 요법을 시도해 볼 수 있다.

2) 간호

부모의 교육과 정보제공이 중요하며, 양측성 잠복고환이나 고환이 없는 경우는 상담자, 심리학자에게 의뢰하는 것이 적절하다. 또한 사춘기에 불임에 대하여 검사를 받도록 하는 교육이 필요하다.

서혜부 탈장 (Inguinal hernia)

서혜부 탈장은 열려 있는 초상돌기(processus vaginalis)를 따라 복부내장이나 복수가 서혜부로 내려와 있는 상태를 일컫는다.

1. 원인 및 병태생리

서혜부 탈장은 아동에서 발생하는 탈장의 80%를 차지하며, 남아가 여아보다 9배 정도 더 많고, 미숙아가 만삭아 보다 2배 정도 더 발생하는데 1,500g 미만의 미숙아에서는 빈도가 20배나 된다. 고환은 태생 2개월경에 형성되기 시작하여 4개월이면 정상 모양이 되고, 신장 근처의 후복강에 위치하다가 서혜부 안쪽으로 내려온다. 7개월이 되면 복막의 일부가 음낭까지 이어지는 초상돌기를 형성하는데, 고환이 음낭으로 이동하는 경로가 된다. 고환이 하강한 후 에는 초상돌기는 위축되어 폐쇄되어야 하나 그대로 열려 있는 경우에 소장과 복수가 따라 내려와서 탈장을 유발한다.

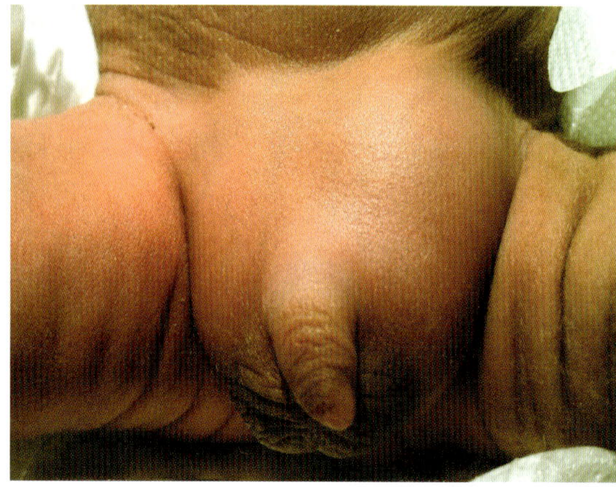

그림 11-9 서혜부 탈장

2. 임상증상

서혜부 탈장은 아동의 울음이나 긴장 등으로 인하여 복강 내 압력이 증가되면 음낭이나 서혜부의 크기가 증가되어 팽륜 및 부종이 나타나는 경우가 일반적이고, 통증은 없다(그림 11-9).

탈장된 장이 붓고 꼬인 상태로 복강으로 환원되지 못하고 있는 경우를 감돈(incarcerated)이라 하는데, 이때는 통증이 있다. 탈장된 부분의 혈류가 차단되고 이는 장의 허혈 및 폐쇄로 인한 괴사와 천공을 유발할 수 있다.

3. 임상검사

음낭과 서혜부 부위의 신체사정을 통해 진단

되며, 촉진을 통해서 탈장은 부드럽고 출렁한 느낌이 들고 탈장부위를 누르면 작아지며 복강 내로 쉽게 밀어 올릴 수 있다. 서혜부 탈장은 청진으로 장음을 듣거나 단순 복부 촬영을 통해 공기를 확인할 수 있으며 초음파검사로도 감별될 수 있다.

4. 간호진단

비뇨 및 생식기계문제 아동간호 간호진단 참조

5. 치료 및 간호

1) 치료

서혜부 탈장의 치료는 외래나 입원을 통하여 주로 이루어지며, 수술은 비뇨기 주름에 절개를 넣어 초상돌기를 확인하고 결찰하는 헤르니아 봉합술을 시행한다. 수술 부위는 수술 후 보호 필름을 통하여 보호하게 된다.

2) 간호

보호자에게 외과적 수술 절차와 수술 전후 간호에 대한 정보제공과 상처감염이나 감돈과 같은 합병증에 대한 징후에 대하여 교육해야 한다. 간호사는 수술 전 장의 꼬임이나 손상, 세포손상의 증상을 확인하고, 수술 후에는 수술 부위의 출혈, 배액정도, 탈장의 재발 증상을 관찰하여야 한다. 감염예방을 위하여 기저귀를 자주 갈아주도록 하고, 발적, 고열, 배액과 같은 감염 증상에 대한 정보제공 및 교육을 실시하여야 한다.

외래 또는 짧은 입원기간으로 인해 퇴원 후의 관리가 중요하다. 감염의 예방을 위해 폐쇄드레싱 유지, 기저귀 관리, 목욕관리 등에 대하여 교육하고, 수술부위의 감염이나 감돈 등을 포함하는 합병증의 징후를 부모에게 교육하여 잘 관리될 수 있도록 해야 한다.

수술 후에도 수술 부위를 보호하기 위해 복압이 상승되지 않도록 하는데 재채기와 기침, 울거나 변비, 설사도 자극이 될 수 있다. 나이든 아동의 경우라면 무거운 물건 들 때, 싸우기, 자전거 타기 등의 행동 시 주의를 기울이도록 교육해야 한다.

⊕ 음낭수종

음낭수종은 고환의 피막(tunica vaginalis) 안에 장액이 고이는 질환이다.

1. 원인 및 병태생리

태생기 동안에 고환은 태아의 복강 안에 있다가 임신 후반기에 고환이 음낭 쪽으로 이동하는데, 이때 초막돌기라고 불리는 복막의 일부와 함께 내려오게 된다. 이후 고환이 음낭 내에 자리를 잡고, 초막돌기는 막히는 것이 정상적인데, 이 초막돌기가 막히지 않으면 초막돌기를 통해서 아기의 복강 안에 있던 장액이 음낭 내의 고환초막 안으로 자유로이 출입을 하게 되고, 이를 음낭수종이라 한다.

소아에서는 초막이 초상돌기를 통하여 복강과 연결되어 있기 때문에 심하게 울거나 기타 이유로 배 속 압력(복압)이 증가하는 경우 복강

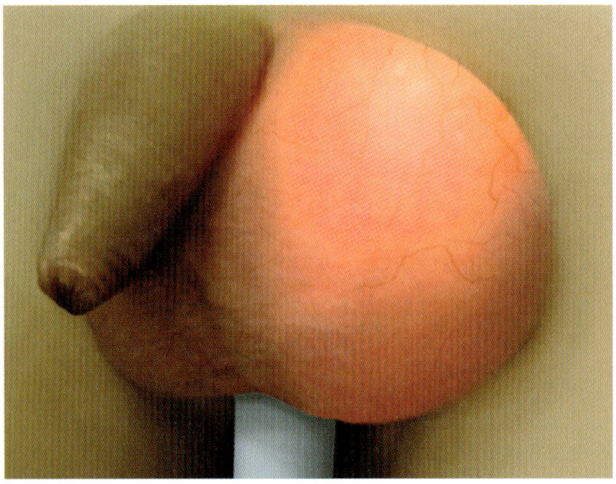

그림 11-10 음낭수종

에 있던 복수가 음낭 내로 밀려 내려와서 발생한다. 음낭수종은 소아가 미숙아 또는 저체중아인 경우, 가족력이 있는 경우, 잠복고환을 가진 경우 등에서 흔하게 발병한다. 한쪽 음낭에 생기는 경우가 흔하지만 양쪽에 생기기도 한다.

2. 임상증상

증상은 고환에서 주머니 모양의 혹(낭성종물)이 만져지는 것이다. 때로는 통증을 동반하기도 하지만 대개의 경우 통증이 없다. 발적이나 발열과 같은 증상은 나타나지 않는다. 어린 유아의 경우 부모가 목욕시키다 한쪽 음낭이 비정상적으로 커진 것을 발견하여 병원을 찾고, 청소년이나 성인에서는 고환이 커졌다고 음낭종양으로 오인하여 병원을 찾는 경우가 많다(그림 11-10).

3. 임상검사

신체검진을 통한 시진과 촉진을 통해 이루어지며, 음낭수종은 차 있는 액으로 인해 긴장감이 느껴지고 자극 시 작아지지 않는다. 음낭에다가 작은 손전등으로 빛을 비추어보는 검사를 시행하여, 이때 빛이 잘 투과되면 커진 음낭 안에 물이 찬 것을 알 수 있어 음낭수종으로 쉽게 진단하게 된다. 다른 질환들과 감별하고 음낭 안의 내용물을 확인하고자 초음파검사를 시행한다(그림 11-11).

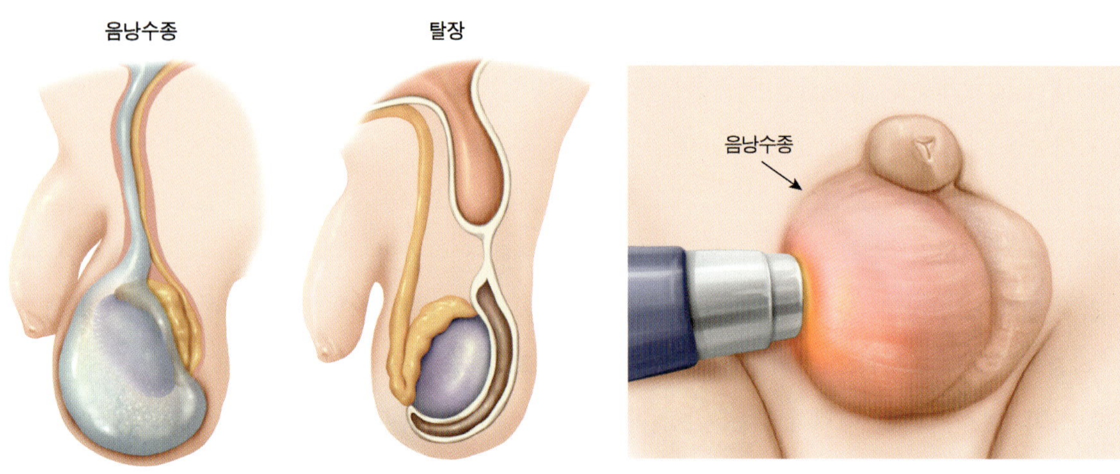

그림 11-11 **음낭수종의 진단.** 음낭에 빛을 비추어 빛이 잘 투과되는지 확인

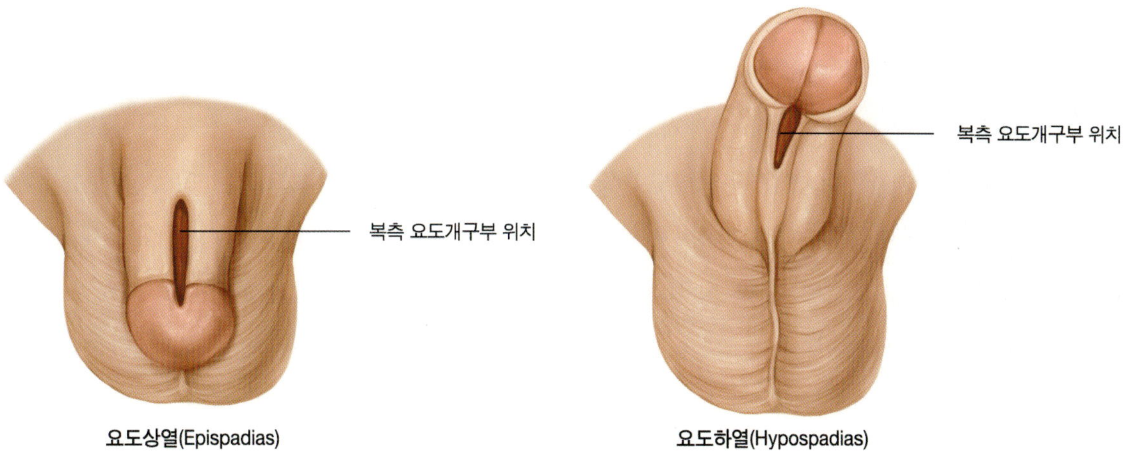

그림 11-12 요도상열과 요도하열

4. 간호진단

비뇨 및 생식기계문제 아동간호 간호진단 참조

5. 치료 및 간호

1) 치료

음낭수종에서는 음낭과 복강이 연결되어 있는 통로인 초막돌기를 막아주는 것이 근본적인 치료이다. 초막돌기는 대개 1세 이전에 자연적으로 막히고 음낭수종이 흡수되기에, 아기가 첫 돌이 될 때까지는 기다려보는 것이 좋고, 만약 그 이후에도 음낭수종이 지속되는 경우에는 수술적 교정이 필요하다.

음낭수종은 1세 이후에 수술하는 것이 원칙이지만, 탈장이 동반된다면 1세 이전이라도 수술을 하는 것이 좋다. 또한, 음낭수종이 매우 커서 고환 혈류장애를 초래할 우려가 있거나 아이가 매우 불편해하는 경우 또는 외관상에 문제가 되는 경우에도 1세 이전에 수술을 할 수 있다.

2) 간호

서혜부 탈장 간호 참조

요도상열과 요도하열

요도의 실제적인 개구부가 음경 귀두의 정상 위치보다 위쪽에 위치한 경우를 요도상열(epispadias), 아래 있는 경우를 요도하열(hypospadias)이라 한다(그림 11-12).

1. 원인 및 병태생리

요도구 위치는 다양하게 나타난다(요도는 귀두의 약간 아랫면에 있을 수도 있고 음경음낭 연합부처럼 먼 곳에 있을 수도 있다). 음경굽음(chordee)이나 음경대가 아래로 만곡 된 경우 요도하열을 동반할 수 있다. 잠복고환이나 서혜부 탈장같은 다른 비뇨기계 질환을 동반할 수 있다. 발생원인은 정확하지 않으나 유전과 호르몬이 작용한다고 알려져 있다.

요도하열은 남아 250명 중 1명의 비율로 발생하는 아주 흔한 선천성 기형이다. 특히 백인에게 더 많이 발생한다. 아버지나 형제가 비정상일 경우 위험은 증가한다. 이런 아동의 10%가 잠복고환을 나타내며 서혜부 탈장 위험도 증가한다. 요도상열은 드믈며 종종 방광외번증(bladder extrophy)을 동반한다.

2. 임상증상

요도구가 음경 귀두의 위나 아래에 비정상적인 위치에 있는 것은 소변의 흐름을 방해하여, 음경굽음이 요도하열의 신체적 증상일 수 있다. 진단은 신체검진을 실시한다.

3. 치료 및 간호

수술의 목적은 구부러진 음경을 바르게 펴고, 요도결손 부위에 새 요도를 만들어 주는 것이다. 만곡된 음경을 바로 잡고, 음경 끝에 요도구가 위치하도록 음경을 재건한다.

외과술은 배뇨 훈련 전에 해야 하는데 요도구의 위치가 비정상이면 아동이 똑바로 서서 소변을 보기 어렵다. 수술 시기는 생후 8개월에서 12개월이다.

요도하열을 가진 영아의 포피는 외과적 재건 시에 이용되기 때문에 포경수술을 하지 말아야 한다. 수술 후 아동은 요도구가 낫는 동안 다른 일시적인 소변 배출구를 한다.

1. 요로감염(Urinary tract infection, UTI)

1) 요도, 방광(하부요로) 혹은 요관, 신우, 신배, 신실질(상부요로)의 감염
2) 원인 : 대장균(75～90%), 세균성 감염
3) 여아에게 남아보다 많이 발생(해부학적으로 짧은 요고, 항문과 가까움 등)
4) 증상 : 빈뇨, 악취나는 소변, 배뇨통증, 긴급요의, 열, 복부 및 옆구리 통증, 야뇨증
5) 치료 및 간호
   (1) 적절한 수분 섭취 격려
   (2) 회음부 위생 "앞쪽으로 뒤쪽으로 닦음"
   (3) 꽉 조이는 옷이나 기저귀 착용 삼사, 나일로 보다 면팬티를 입힘
   (4) 배뇨시마다 방광을 완전히 비우고, 변비예방.

2. 급성사구체 신염(Acute glomerulonephritis, AGN)

1) 인후, 피부의 연쇄상 구균 감염 후 발병
2) 증상 : 안와주위 부종, 콜라색 소변(혈뇨), 옆구리 및 복부 통증, 체중증가
3) 검사소견 : 인후배양, 소변검사(혈뇨, 단백뇨, cast 등), ASO 증가, WBC 및 ESR 증가
4) 간호
   (1) 수분정체와 고나트륨혈증과 관련된 뇌압상승 → 혈압측정, 경련발작 대비
   (2) 체액과다 → 매일 체중을 측정하고, 소변량 특정, 부종, 소변비중 확인
   (3) 영양결핍 → 고탄수화물, 저염식이, 저칼륨식이
   (4) 활동내구성 장애 간호

3. 신증후군(Nephrotic syndrom)

1) 증상 : 전신부종(눈－오전, 발목－오후), 피로, 체중증가, 거품나는 소변, 소변량 감소
2) 검사소견 : 다량의 단백뇨, 저단백혈증, 저알부민혈증, 고지혈증
3) 진단 : 소변검사(단백뇨 3+～4+), 신장생검 등
4) 치료 및 간호
   (1) 항생제
   (2) Corticosteroid 투여－체중과 식욕증가, 혈압상승, 월상안모, 선조
   (3) 섭취량과 배설량을 철저하게 기록
   (4) 부종완화 : 염분과 수분제한
   (5) 식욕부진 : 소량씩 자주 제공
   (6) 피부관리 : 작은 체위변경, 청결유지, 피부손상 예방

4. 잠복고환

1) 한쪽 혹은 양쪽 고환이 음낭내로 하강되지 않은 상태
2) 잠복고환 시 복강이나 서혜부 도관은 음낭보다 체온이 높으므로 고환의 정자형성 세포가 퇴화되어 불임이 될 수 있음 → 불임이나 동성애에 대한 불안지지
3) 고환암 발생률 높음

4) 학령기 이전에 고환고정술을 실시하여 신체적. 정신적인 문제의 발생을 예방함

5. 음낭수종

1) 음낭 낭에 장액이 정상 이상으로 축적된 것
2) 음낭, 서혜관에서 파동성 덩어리 촉진
3) 반투명한 액낭 및 광선 투과
4) 생리적 수종(크기변화 없음)은 6~9개월에 자연 소실됨

해부학적 폐색, 감각운동 장애, 요로감염과 관련된 배뇨장애

분석자료	• 배뇨곤란, 빈뇨, 배뇨지연, 요실금, 야뇨증, 요정체, 긴박뇨
간호중재	• 환아의 배뇨장애 징후를 확인한다. • 환아의 배뇨장애 관련원인을 파악한다. • 원활한 소변 배출을 위한 중재 • 원인에 대한 치료이행 및 예방교육을 시행한다.

요정체, 변비, 잘못된 습관과 관련된 감염 위험

분석자료	• 배뇨참음, 꽉조이는 옷이나 기저귀 착용, 외음부 청결방법(앞 → 뒤)
간호중재	• 배뇨를 참지 않는다. • 매 배뇨시 방광을 완전히 비운다. • 꽉 조이는 옷이나 기저귀 착용을 피한다. • 외음부 청결유지 앞 → 뒤쪽으로 닦도록 교육한다. • 충분한 수분섭취를 격려한다.

부종, 신장기능 이상, 소변 배출량과 관련된 체액 불균형 위험

분석자료	• 부종 증상, 소변 배출량, 소변 비중 및 농도, 전해질 변화, 체중
간호중재	• 환아의 부종증상과 부위를 확인한다. • 섭취량과 배설량을 확인하고 기록한다. • 소변검사 및 전해질 수치 변화를 확인한다. • 매일 체중을 확인하고 기록한다. • 체액의 부족과 과다를 확인할 수 있는 증상을 확인한다.

부종, 배설장애, 체액상태의 변화와 관련된 피부통합성 장애

분석자료	• 체액상태, 피부 탄력성, 부종, 배설물과 피부 접촉, 배설양상
간호중재	• 소변 및 배설물과의 피부 마찰 자극을 최소화 한다. • 부종 및 피부 상태를 확인한다. • 관련요인을 파악하여 적절한 간호중재를 시행한다.

외과적 치료, 조직손상과 관련된 통증

분석자료	• 손상요인확인, 침습적 시술 및 수술, 피부손상, 통증표현(얼굴, 행동 등)
간호중재	• 침습적인 시술 및 수술 후 환아의 통증정도를 확인한다(통증척도사용). • 활력징후의 변화를 사정한다. • 통증 경감을 위한 간호중재를 시행한다(약물요법, 전환요법 등).

Nephrotic syndrome

6세 남아가 몸이 붓고 소변량이 감소한 것 같다는 증상을 호소로 병원에 왔다. 얼굴은 부어 보였고, 복부도 불러 보였으나, 덩어리는 만져지지 않았다. 아이의 피부는 창백하고, 피곤해 보였다. 엄마는 아이의 소변에서 거품이 보이고, 음식을 잘 먹지 않는데도 체중은 꾸준히 증가하고 있다며 정상적으로 잘 성장하고 있는 것이 맞는지 궁금해 하고 있다. 진찰결과 혈압은 110/60mmHg, 체온은 37.5℃였으며, 종아리에서 부종이 관찰되었고, 검사결과는 다음과 같았다. 이 상황을 간호과정에 적용해 보세요.

- 소변 : 포도당(－), 단백질(4＋, 아질산염(－), 잠혈(－), 적혈구 0～1 / 고배율시야, 백혈구 0～1 / 고배율시야)
- 혈색소 12.5g/dL, 백혈구 6,500/mm^3, 혈소판 180,000/mm^3, 혈액요소질소/크레아티닌 12/0.5mg/dL, 총단백질 3.0g/dL, 알부민 1.8g/dL, 콜레스테롤 400mg/dL

▸ 주관적, 객관적인 자료?
▸ 도출될 수 있는 간호진단은?
▸ Maslow's Hierachy needs 이론에 근거해서 가장 우선적으로 시행되어야 하는 간호중재는?

Urinary tract infection(UTI)

8세 여아가 배뇨 시 불편감과 따끔거림을 호소로 병원에 왔다. 진찰결과 38.5'c의 고열과 오한이 관찰되었고, 복부와 옆구리에 통증이 있었다. 아이와 상담한 결과 집이 아닌 곳에서의 화장실 사용을 거부하며, 학교에서는 물을 거의 마시지 않고, 배뇨와 변의가 있어도 참았다가 집에 와서 해결한다고 한다. 진단검사 결과는 다음과 같았다. 이 상황을 간호과정에 적용해 보세요.

- 소변 : 단백질(－), 포도당(－), 아질산염(2＋), 잠혈(＋), 적혈구 5～10/고배율시야, 백혈구 > 100 / 고배율시야, 백혈구원주(＋)
- 혈액 : 혈색소 2.5g/dL, 백혈구 22,500/mm^3, 혈액요소질소 11mg/dL, CRP 85mg/dL, ESR 36mm/시간, 크레아티닌 0.5mg/dL

▸ 주관적, 객관적인 자료?
▸ 도출될 수 있는 간호진단은?
▸ Maslow's Hierachy needs 이론에 근거해서 가장 우선적으로 시행되어야 하는 간호중재는?

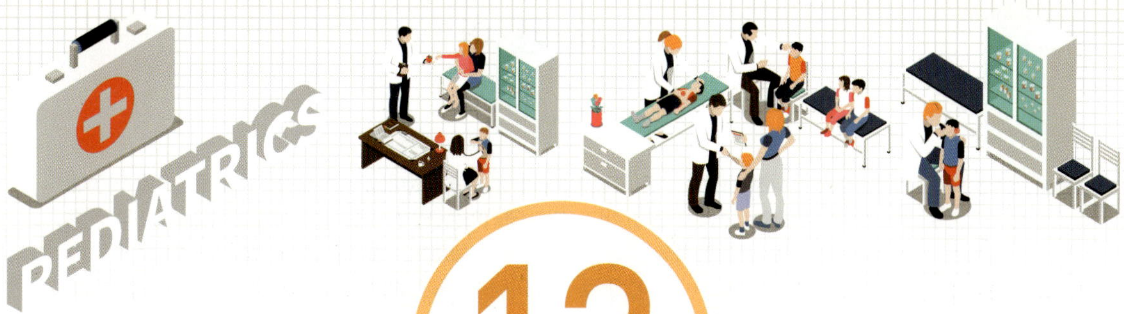

CHAPTER 12

감염병 아동간호

Pediatric Nursing

학·습·목·표

- 수두 아동에게 간호과정을 적용한다.
- 풍진 아동에게 간호과정을 적용한다.
- 홍역 아동에게 간호과정을 적용한다.
- 볼거리 아동에게 간호과정을 적용한다.
- 일본뇌염 아동에게 간호과정을 적용한다.
- 돌발진 아동에게 간호과정을 적용한다.
- 성홍열 아동에게 간호과정을 적용한다.
- 손발입병 아동에게 간호과정을 적용한다.
- 파상풍 아동에게 간호과정을 적용한다.
- 디프테리아 아동에게 간호과정을 적용한다.
- 백일해 아동에게 간호과정을 적용한다.

주·요·용·어

- diphtheria

디프테리아 : 만 4세 이하의 환아 중 전체의 60%를 차지하며, 10세 이상에서는 급격히 감소한다. 디프테리아는 인후, 코 등의 상피조직에 국소적 염증 및 장기조직에 장애를 일으키며, 체외독소를 분비하여 혈류를 통해 신체 각 부위에 운반된다. 주로 가을이나 겨울에 높은 빈도를 보이며, 우리나라 제2종 법정 전염병에 해당한다.

- epidemic parotitis

유행성이하선염 : 한번 걸리면 평생 면역이 생기는 것으로 양 쪽 귀 앞에 있는 이하선의 부종을 일으키는 바이러스 감염이다. 주로 늦겨울이나 봄에 잘 발생한다.

- hand-foot-and-mouth disease

수족구병 : 주로 4세 이하의 소아에게 발생하며, 손, 발의 발진과 입안의 궤양성 병변을 특징으로 나타난다.

- japanese encephalitis

일본뇌염 : 뇌염이 발생하면 사망률이 높고, 후유증 발생이 높은 질병으로 일본뇌염 바이러스를 가지고 있는 일본뇌염 매개모기(작은빨간집모기)에 물렸을 경우 혈액내로 전파되는 일본뇌염 바이러스에 의해 급성으로 신경계 증상을 일으키는 전염병이다.

- measles, rubella

홍역 : Measles virus에 의해 전염되는 특징적인 발진을 동반하는 호흡기 감염 질환으로 일반적으로 1~2세에 많은 감염이 되는데, 열과 전신에 생기는 급성 전염병으로 이염, 폐렴의 합병증등 2차감염이 생기기도 한다. 주로 비말로 전파되며, 잠복기는 10~14일이며 발진이 생긴 후 증상이 발현되기 전 1~2일부터 증상 후 4일까지 감염력을 갖게 된다. 우리나라에서 제2군 법정 전염병에 해당된다.

- pertussis, whooping cough

백일해 : 현재는 예방 접종으로 인해 발생이 현저히 감소한 상태이며, 연령이 어릴수록 사망률이 높아 1세 미만의 사망률이 가장 높다. 주로 보르데텔라 백일해균에 의한 감염으로 발생하는 호흡기 질환이며, 여름과 가을에 증가하고 가족 내 2차 발병률이 80%를 차지한다.

- roseola

돌발진 : 소아 장미진(roseola infantum)이라고도 부르며, 이는 생후 6개월에서 24개월 영유아들에서 많이 발생하는 양성 급성 전염병으로 바이러스에 의한 감염이 원인이며 갑작스런 고열이 지속되다 열이 떨어지면서 온몸에 발진을 초래한다.

- rubella, german measles

풍진 : 루벨라 바이러스(rubella virus)가 호흡기를 통해 전파되어 생기는 질환으로 발열, 특이한 발진, 눈의 충혈, 가벼운 기침, 전반적인 림프절종대가 특징이다. 겨울과 이른 봄에 많이 발생하며, 잠복기는 14~21일이다. 임신 초기의 임산부가 풍진에 걸리면 태아에게 영향을 미쳐 선천성 기형을 초래한다.

- scarletfever

성홍열 : 피부색의 변화에서 유래된 것으로 목의 통증과 함께 고열이 나고 전신에 발진이 생기는 전염병이다.

- tetanus

파상풍 : 원인균이 유동성의 캡슐에 쌓여 있지 않은 혐기성 그람 양성 간균인 클로스트리듐(Clostridium tetani)으로 상처에 있던 균이 생성하는 독소가 사람의 신경에 이상을 초래하여 근육 경련, 호흡마비 등의 증상을 일이키는 질환이다.

- varicella, chickenpox

수두 : 호발 연령은 5~9세로, 늦가을과 초봄에 주로 발생하며, 수두(varicella, chickenpox)는 헤르페스 바이러스(herpes virus)의 일종인 수두−대상포진(varicella-zoster) 바이러스가 주 원인이다. 증상은 가렵고, 물집이 잡히는 피부발진을 일으키며, 다른 사람에게 쉽게 전파된다.

12 CHAPTER

감염병 아동간호

감염(infection)이란 병원체가 숙주 내에서 분열 증식한 상태를 말하며, 이로 인해 결과적으로 사람에게 질병이나 면역 반응을 일으키게 된다. 감염병(infectious disease)은 "세균, 바이러스, 기생충 등의 여러 병원체에 의해 감염되어 발생하는 질환"이다.

아동의 감염병 질환(communicable disease)의 예방을 위해 예방접종을 권장하고 있으며, 이로 인해 예방접종의 백신별 예방접종률은(표 12-1) 일본뇌염을 제외하고 모든 예방접종률이 95% 이상 높은 수준을 유지하고 있다. 그러나 연령별로 필요한 예방접종을 모두 맞힌 완전접종률이 첫돌 이전(만 0세, 4종 백신 10회)에는 95.9%, 만 2세 이전(6종 13회)은 92.7%, 만 3세 이전(7종 16회)은 89.2%로 각각 나타나 아이가 자랄수록 한 두 가지 백신을 빠트리는 경우가 늘고 있어 이에 대한 개선이 필요함을 지적하기도 하였다(질병관리본부, 2017).

표 12-1 백신별 예방접종률 (단위: 명, %)

구분	BCG	HepB	DTaP	IPV	Hib	MMR	Var	JE
접종자	429,305	427,290	422,372	428,620	147,184	429,415	428,174	406,760
예방접종률	97.8	97.3	96.2	97.6	95.0	97.8	97.5	92.7

* HepB : B형간염(HepB) 정기접종 3회를 모두 완료한 경우
* DTaP : 디프테리아파상풍·백일해(DTaP) 정기접종 4회를 모두 완료한 경우
* IPV : 폴리오(IPV) 정기접종 3회를 모두 완료한 경우
* Hib : b형 헤모필루스 인플루엔자(Hib) 정기예방접종 4회 또는 따라잡기접종 1~3회를 모두 완료한 경우
* JE : 일본뇌염 불활성화백신 3회 또는 일본뇌염 약독화생백신 2회를 모두 완료한 경우

※출처 : 질병관리본부(2017)

표 12-2 연령시기별 예방접종률 (단위: 명, %)

구분	생후 12개월	생후 24개월	생후 36개월
접종자	420,860	406,838	391,759
예방접종률	95.9	92.7	89.2

* 생후 12개월 미만 : BCG 1회, HepB 3회, DTaP 3회, IPV 3회, Hib 3회(따라잡기 접종자의 경우 1~2회)를 모두 완료한 아동
* 생후 24개월 미만 : BCG 1회, HepB 3회, DTaP 4회, IPV 3회, Hib 4회(따라잡기 접종자의 경우 1~3회), MMR 1회, 수두 1회를 모두 완료한 아동
* 생후 36개월 : BCG 1회, HepB 3회, DTaP 4회, IPV 3회, Hib 4회(따라잡기 접종자의 경우 1~3회), MMR 1회, 수두 1회, 일본뇌염 3(2)(불활성화백신 3회, 약독화생백신 2회)를 모두 완료한 아동

※출처 : 질병관리본부(2017)

특히 연령시기별 예방접종률은 연령시기가 낮을수록 권장하는 예방접종률은 높으나, 연령이 증가할수록 완료되지 못한 예방접종이(표 12-2) 많아 단체생활을 시작하는 3세 이상 연령부터 학령기 때는 감염병 발병에 더 취약하기 때문에 부모 및 양육자는 아이들의 접종여부를 꼭 확인해야 한다.

감염병은 꾸준히 발생하고 있으며, 국내에서 크게 유행한 감염병으로 2002년 말 유행한 중증 급성 호흡기 증후군(SARS), 2003년 말에 시작된 고병원성 조류 인플루엔자 바이러스 A(H5N1), 2009년에 크게 유행한 신종 인플루엔자 A(H1N1)(이하 신종플루), 그리고 가장 최근인 2015년 5월에 국내에 유입된 메르스 코로나바이러스(이하 메르스) 등이 있다.

그러므로 간호사는 감염병에 대한 적절한 예방대책을 세우고 간호 중재를 수행하기 위해서 감염병 발생과정을 정확하게 이해해야 한다.

감염병 발생 현황

질병관리본부의 2017년도 감염병 관리 사업 지침에 의하면 국외유입 감염병은 지속적으로 증가하여 신고 건수가 2010년 이후 매해 300~400여명이며, 2014년 400명에서 2015년 491명으로 23%의 증가되었음을 보고하였다(그림 12-1).

제2군 감염병(그림 12-2)을 세부적으로 살펴보면, 백일해는 2016년을 기준시 전년대비 40% 감소(2015년 205명 → 2016년 123명)하였으며, 유행성이하선염은 전년대비 27.2% 감소하였으나 중·고등학교에서 유행은 지속되고 있고(2015년 23,448명 → 2016년 17,060명), 대부분 19세 미만에서 발생하며, 영유아 및 초등학생 62.8%, 중·고등학생 21.8% 차지한 것으로 나타났다. 수두는 법정감염병 도입 이후(2006년) 꾸준한 신고율 향상, 어린이집이나 유치원, 초등학교 저학년 위주의 집단발생으로 전년대비 16.7%증가(2015년 46,330명 → 2016년 54,062

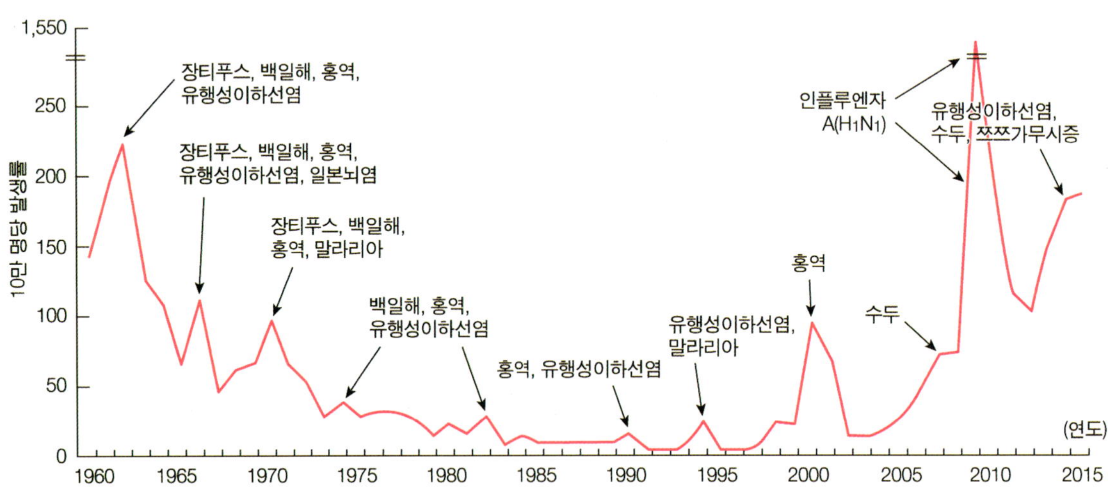

그림 12-1 연도별 감염병 발생 추이

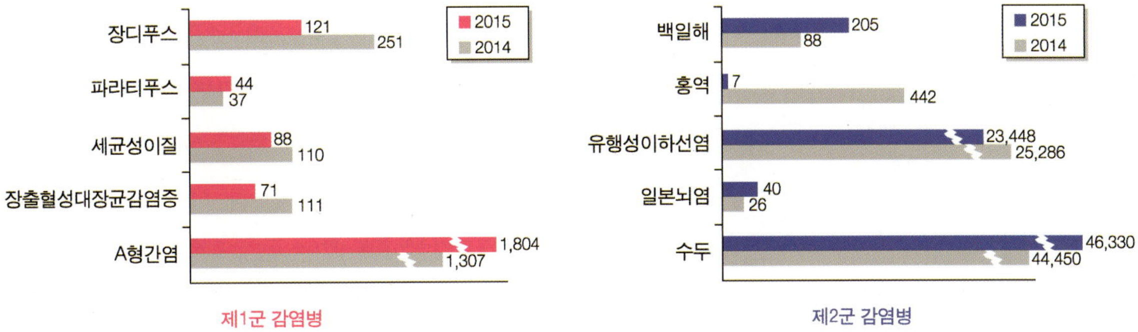

그림 12-2 제1군~제2군 감염병 발생 추이

명)하였다. 일본뇌염의 경우에는 2014년 26명에서 2015년 40명, 2016년 28명으로 나타났다.

감염병 발생 단계

1. 감염병의 발생기전

질병 발생기전은 생태학적 모형(ecological model), 수레바퀴형 모형(wheel model) 및 거미줄형 모형(web model) 등 모형으로 설명하고 있다. 이 중 생태학적 모형이 일반적으로 감염병 발생기전을 가장 잘 설명해 주는 모형이다. 생태학적 모형은 병원체, 숙주, 환경요인으로 이 3요인이 질병발생의 주요요인(그림 12-3)이다.

이들 3요인이 균형(equilibrium) 상태를 이루고 있을 때, 또는 숙주인 인간이 강해지거나, 병원체가 약해지거나, 환경요인이 숙주에 이롭게나 병원체에 해롭게 작용하는 상황이 되면 개인에 있어서는 질병이, 집단의 경우에는 유행이 발생하지 않는다. 그러나 숙주요인이 약해지거나, 병원체가 강해지거나, 환경요인이 인간에게 해롭게 혹은 병원체에게 이롭게 작용하는 상황에서는 질병 혹은 유행이 발생하게 된다.

2. 감염병의 발생과정

일반적으로 감염병 발생과정은 6단계(그림 12-4)를 거쳐 이루어지는데, 이 중 한 단계라도 거치지 않으면 감염은 이루어지지 않는다. 즉 과정 중 한 단계만이라도 제거하거나 막을 수 있는 조치가 취해지면 감염병 발생을 막을 수 있다. 그러나 병원체를 완벽하게 제거하거나, 전파를 막거나, 숙주의 방어력을 완벽하게 할 수 있는 방법이 없기 때문에 일반적으로 감염병의 관리

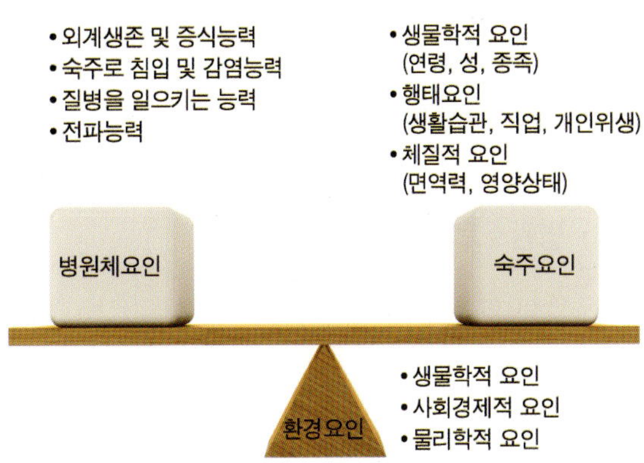

그림 12-3 생태학적 모형(질병발생의 주요요인)

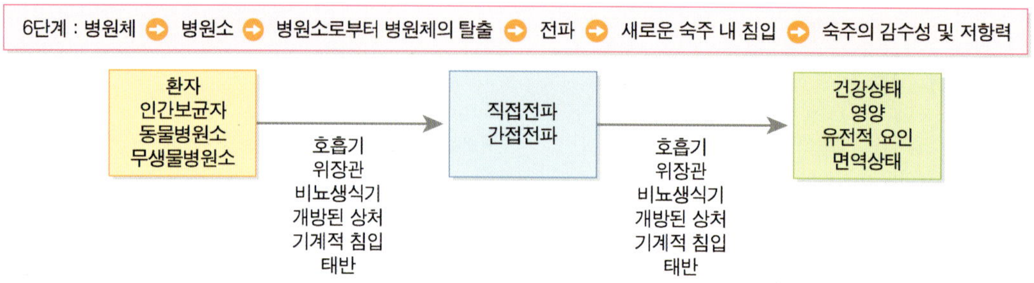

그림 12-4 감염병 발생과정

에 여러 가지 접근방법을 동시에 이용하는 경우가 대부분이다.

1) 병원체 (Etiological agents)

병원체에 의한 감염은 식품의 섭취, 호흡을 통한 병원체 흡입, 다른 사람과의 접촉 등 다양한 경로를 통해 나타나며, 인체에 침입할 수 있는 병원체는 세균, 바이러스, 리케치아, 원충류 및 병원성 진균 등이다.

2) 병원소 (Reservoir of infection)

병원체가 생활하고 증식해서 다른 숙주에게 전파될 수 있는 형태로 저장되는 장소로 인간병원소와 동물병원소로 분류된다. 주로 환자나 보균자와 같은 인간병원소가 문제시되나 일본뇌염, 발진열, 페스트와 같은 인수공통질환인 경우에는 동물 병원소가 중요하다.

3) 병원소로부터 병원체의 탈출 (Exit of agent from reservoir)

병원소에 병원체가 아무리 많아도 병원소로부터 병원체가 탈출하지 못하면 감염병은 전파되지 못한다. 탈출경로는 병원체가 성장하는 숙주 체내의 장소와 관련이 있다. 홍역, 결핵과 같은 호흡기계 감염병은 호흡, 기침, 재채기 등을 통해 병원소로부터 병원체가 탈출하게 된다.

4) 전파 (Transmission)

탈출된 병원체가 여러 전파경로(표 12-3)를 거쳐 새로운 숙주에 도달되는 과정을 의미한다. 병원체가 매개체(Vehicles)에 의한 중간역할 없이 병원소에서 직접 새로운 숙주에게 전파되는 것을 직접전파라고 하며 매개체를 통해 전파되는 것을 간접전파라고 한다. 일본뇌염의 매개체는 작은 빨간집모기이다.

5) 새로운 숙주 내 침입 (Entry to new host)

새로운 숙주에게 침입하는 양식은 탈출양식과 대체로 일치한다(표 12-4). 병원체가 새로운 숙주에 침입하여 명백한 증상 및 증후를 나타내기까지의 기간을 잠복기라고 한다.

6) 숙주의 감수성 (Susceptibility) 및 저항력 (Resistance)

숙주 체내로 침입에 성공했다 해도 반드시 감염을 일으키거나 발병하는 것은 아니고 숙주

표 12-3 감염 전파 방법

구분	전파방법	예
직접전파		• 신체적 접촉, 비말(飛沫, droplet) • 임산부에서 태아로 병원체가 전파되는 경태반 전파 등
간접전파	공기를 통한 전파 (air-borne transmission)	• 먼지 • 비말핵(飛沫核, droplet nuclei)[1)]
	매개체를 통한 전파 (vehicle-borne transmission)	• 모든 생명력이 없는 물질에 의하여 전파되는 것을 말함(예, 특히 장난감, 손수건, 수건, 요리기구, 수술기구 등과 같은 재료나 도구 또는 위장관 감염의 중요한 매개체로는 물, 음식, 우유 등)

[1)] 비말핵이란 이야기, 기침, 재채기 등을 통하여 튀어나온 비말이 바닥에 가라앉은 뒤 수분이 증발하면 지름이 작아지면서 실내에 떠다니는 것을 의미. 6mm 이상의 먼지나 비말은 모두 코에서 제거되나, 그 이하(0.6~6mm)가 되면 직경이 작을수록 폐포까지 도달할 수 있는 가능성이 높아짐

표 12-4 주요 감염병의 탈출, 전파, 침입의 예

탈출구	전파	침입구	감염병
기도 분비물	직접전파(비말), 공기매개전파(비말핵), 개달물	기도	결핵, 홍역, 디프테리아, 감기
분변(feces)	음식, 파리, 손, 개달물	입	장티푸스, 소아마비, 콜레라, A형간염
혈액	주사바늘	피부	AIDS, B, C형간염
	흡혈절족동물		말라리아, 일본뇌염, 황열, 뎅기열
병변부위 삼출액	직접전파(성교, 손)	피부, 성기점막, 안구점막 등	단순포진, 임질, 매독, 종기

가 감수성이 있을 때 감염 또는 발병이 일어난다. 만일 숙주가 침입한 병원체에 대하여 충분한 저항력, 즉 면역을 가지고 있다면 발병하지 않는다.

위와 같이 감염병 발생과정을 6단계로 구분하여 살펴보았다. 그러나 우선적으로 감염성 질환이 의심될 때에는 다음과 같은 사항을 알아보는 것이 중요하다.

- 최근에 알려진 전염성 질환에 노출 여부
- 전구증상과 열과 발진과 같은 신체에 나타나는 증상
- 예방접종 여부
- 이전에 그 질환을 앓은 적이 있는지의 병력

3. 감염병의 발생시기

1) 전염기

다른 사람에게 질병이 퍼지는 기간을 말한다.

2) 잠복기

감염 증상 발현과 병원체 침범 시기가 보통 7~10일 사이를 말한다.

3) 전구기

특이, 비특이 증상발현, 전신증상이 나타나는 것으로 몇 시간에서 몇 일에 해당한다. 특히 민감한 아동에 접촉하는 경우에는 쉽게 전파가 된다.

4) 회복기

증상이 소멸되고 건강한 상태로 돌아오는 경우를 말한다.

감염병 관리

영유아는 질병 특히 감염병에 대한 면역이 발달하고 있는 단계로 면역체계가 미숙하며, 감염병에 취약하므로 그 관리가 매우 중요하다. 어린아동이 감염병에 걸린 영아의 대변, 타액, 콧물, 피부 등에 쉽게 노출되어 감염병에 걸리게 된다.

또한 영아들은 세균으로 오염된 손가락이나 장난감, 또는 여러 물건들을 습관적으로 입으로 가져가는 경향이 있으며, 감시 감독이 없다면 손을 잘 씻지 않는 비위생적인 행동방식을 가지고 있다. 특히 잇따른 신종감염병 등의 출현에 대비에 체계적인 대응이 부족한 실정으로 교육기관에서의 예방교육이 시급한 대책마련이 요구되고 있다.

먼저, 감수성이 있는 사람, 미생물, 전파양식 및 매체인 감염병 전파의 3대 요소를 잘 관리하는(그림 12-5) 것이 감염 관리를 잘 할 수 있는 방법이다. 대한소아과학회에서는 접종해야 할 필수적인 예방접종 일정을 제시하고 있다. 연령에 따른 예방접종을 제때 적절하게 접종 했는지 확인하는 것이 감염관리에 있어 중요한 단계이다.

1. 감염병의 일반적인 관리

감염병은 6개 요소가 연쇄적으로 작용해야 발생하므로 6개 요소 중 1개의 요소를 제거함으로써 관리가 가능하다.

1) 전파과정의 차단

감염원을 확인하여 병원소를 제거하고, 병원소로부터 병원체의 탈출이 일어나지 못하도록 하여 전파되지 않도록 한다. 이를 위하여 환자 및 보균자를 격리하고 감염자를 잘 치료하여 감염력을 감소시키고 감염발생 우려 장소와 시

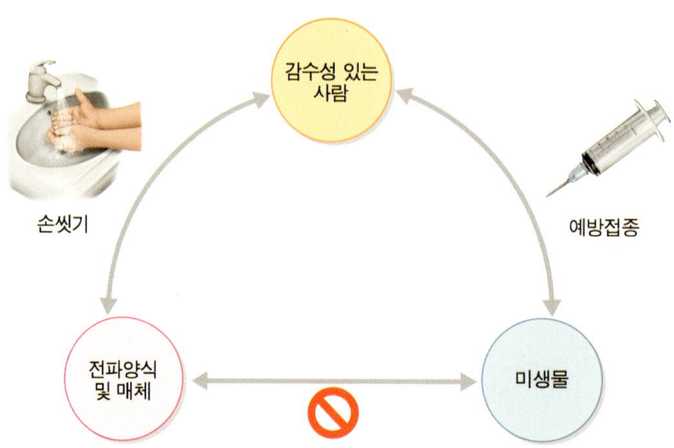

그림 12-5 감염병 전파과정의 차단

BOX 12-1 격리가 필요한 경우

- 발열과 함께 구역질, 구토 등이 있을 때
- 열과 함께 몸에 발진이 돋았을 때
- 설사
- 두 번 이상 무른 변을 보았다거나 평소 배변습관에서 변화를 보인 경우(예, 변을 지렸다든지, 무른 변, 피가 섞인 변 등을 보았을 때)
- 최근 24시간 내 두 번 이상의 구토가 있었을 경우
- 피부나 눈에 황달이 관찰된 경우
- 영아의 경우, 계속 보채고 달래지지 않고 지속적으로 울 경우

설에 대한 소독과 청결을 철저히 한다. 감염 받기 쉬운 사람에게 노출되는 것을 방지하고 감염원을 확인(identification)하는 것이 가장 중요하다.

2) 면역증강

감수성이 있는 아동에게 예방접종을 실시함으로써 저항력을 증가시키는 것은 감염병 관리상 매우 중요하다. 예방접종은 권장 기준대로 실시하되 미숙아나 질병이 있는 경우는 반드시 의사의 처방에 따라야 한다.

3) 조기진단과 치료

전파방지나 면역증강의 방법으로도 예방되지 못하고 질병이 발생하였을 때는 조기 진단과 치료로써 환아의 고통을 최소화하고 합병증 및 후유장애, 사망을 최소화 한다. 필요에 따라 격리(2차예방)가 필요하다. 감염병이 의심되는 환아는 신속하게 진단을 받도록 하고 제 1종 법정 감염병일 경우에는 관할 보건소에 신고하여야 한다.

2. 감염병의 일반적인 사정

- 최근에 감염원에 노출되었는가?
- 발열이나 발진 같은 증상이 있는가?
- 예방접종을 하였는가?
- 과거 병력이 있는가?
- 발진이 있다면 형태, 분포, 동반된 증상의 특성은 어떠한가?
- 아동의 사회적, 환경적 배경은 어떠한가?

바이러스성 감염

수두 (Varicella, chicken pox)

1. 원인 및 병태생리

수두는 헤르페스과에 속하는 수두-대상 포진 바이러스(이하 수두 바이러스, varicella zoster virus)에 감염되어 발병하는 전염성 질환이다. 이는 매년 전 세계 약 6천만 명의 수두 환자의 발생하며 이 중 소아연령층이 90%에 해당된다. 호발 연령은 1~4세, 특히 1세 미만의 영아의 경우에는 수두의 고위험 군으로 다른 연령대의 영아보다 수두를 더 심하게 앓을 수 있다. 대부분 15세까지 감염되어 성인의 5% 미만만 감수성이 있다.

수두 백신이 사용되기 전에는 영아기에 발병하는 매우 흔한 발진성 질환 중 하나였으나, 현재는 수두 백신의 접종으로 예방이 가능하다. 이전에 수두를 앓은 적이 없거나 수두 예방접

BOX 12-2 수두의 전파 경로

- 수두 환아와 직접 접촉할 때 주로 진물을 통하여
- 오염된 물질을 통하여
- 수두 환아가 기침이나 재채기를 할 때 공기를 통하여
- 수두 물집에서 나오는 진물에 직접 접촉할 때 감염될 수 있다.

종을 받지 않은 사람이 수두 환아와 접촉한 경우에는 비교적 쉽게 감염될 수 있다. 어떤 사람이 수두를 앓을 때 다른 사람에게 수두를 전파시킬 수 있는 전염력이 있는 시기는 발진이 나타나기 1~2일 전(전구기; 24~48시간)부터 발진 시작 후 3~7일 정도(가피형성)까지이다.

발진이 시작된 시기가 언제인지 정확히 모르는 경우에는 수포성 발진에 딱지가 생기고, 새로운 발진이 더 나타나지 않는다면 전염력은 없다고 간주할 수 있다. 전염력이 있는 기간 동안에는 격리되어야 하며. 수두 증상은 수두에 노출되고 나서 10~21일 후에 나타난다. 최근 발생 신고는 감시 체계의 강화로 2011년 이후 지속적으로 감소추세이다 (그림 12-6).

2. 임상증상

임상증상은 선천성 수두와 출생 후 발생한 수두 두 가지로 구분할 수 있다. 선천성 수두는 모체가 임신 20주 이내에 수두 감염에 노출 된 경우 태어나는 신생아는 선천성 수두 증후군이 발생할 수 있으며, 이때 볼 수 있는 증상으로는 저체중, 사지 형성 저하, 피부 가피, 부분적 근육 위축 등 다양한 이상소견을 보인다.

출생 후 발생한 수두의 증상을 한마디로 요약하면 미열 등의 가벼운 전신증상이 있으면서 '가려움증을 동반하는 수포성 발진'을 나타낸다. 대개 급성의 미열로 시작되고, 전신 증상이 그리 심하지 않다.

평균 14~16일(2~3주)의 잠복기를 지나, 발열이나 피로함 등의 전구기 증상 후에 발진이 나타난다. 발진은 주로 몸통, 두피, 얼굴에 발생하며 소양감을 동반하고, 24시간 내에 반점(macules), 구진(papules), 수포(vesicles), 농포(pustules), 가피의 순으로 빠르게 진행되며 동

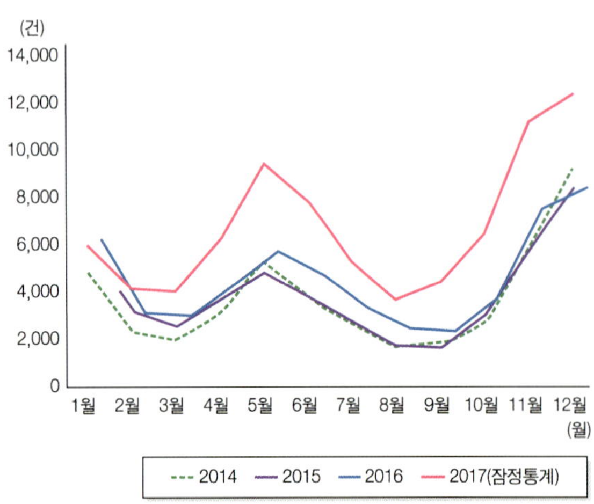

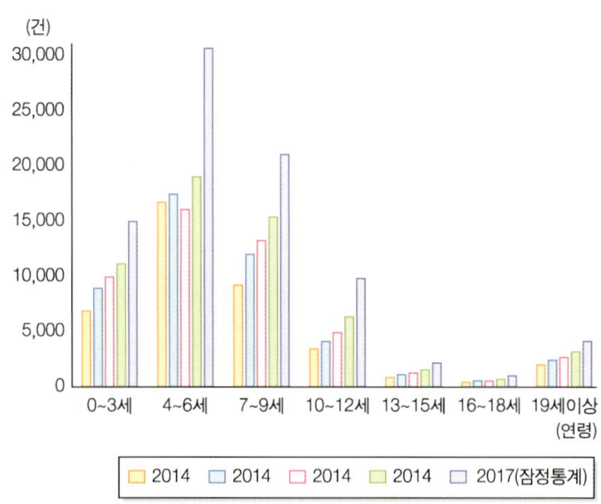

그림 12-6 수두의 연도별·월별, 연도별·연령별 발생현황(2013~2017년)

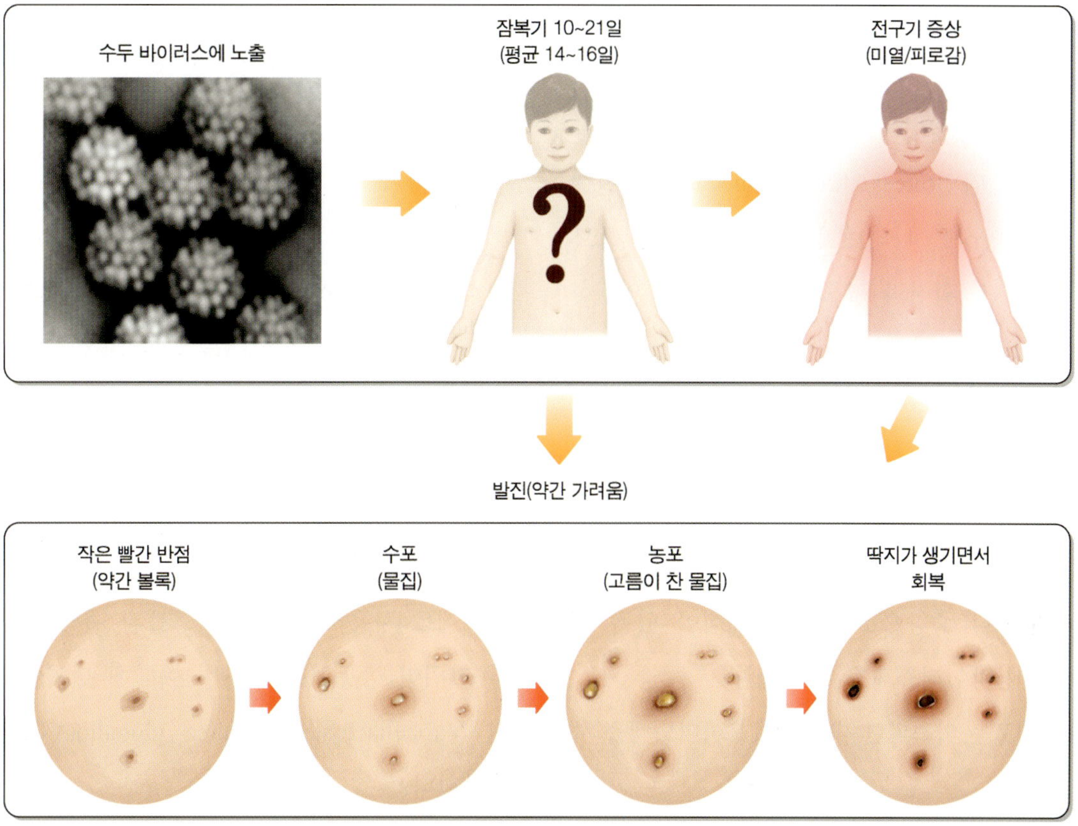

그림 12-7 수두 진행 과정

시에 여러 모양의 발진이 관찰됨 3~4일에 걸쳐 온몸으로 퍼져나간다(그림 12-7).

그러나 발진이 생기는 순서는 항상 일정한 것은 아니며, 가피(딱지)가 생기면서 회복된다. 간혹, 동시에 여러 단계의 발진이 한꺼번에 나타날 수 있다. 가피는 가슴, 배, 몸통에서 얼굴, 어깨, 사지방향으로 몸통에서 가까운 부위에서 발진이 집중되어 구심성의 발진을 형성한다.

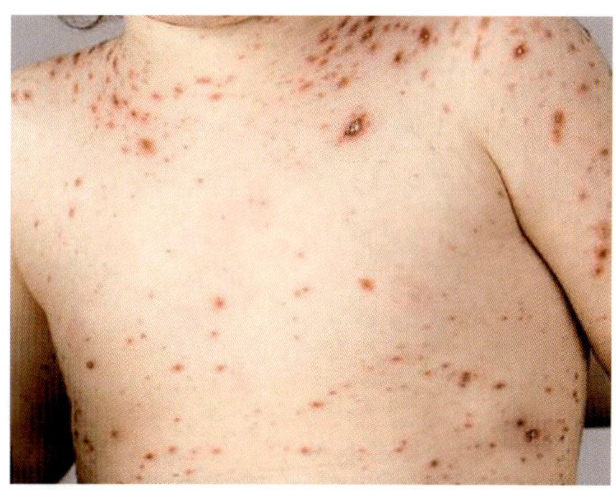

그림 12-8 수두 발진

3. 임상검사

진단은 수포액, 혈액, 뇌척수액 등의 검체를 통해 수두 바이러스 분리 또는 핵산 검출을 할 수 있으며, 회복기 혈청에서 발진 발생 직후인 급성기 혈청에 비해 수두 특이 IgG 항체가 4배 이상 상승한 경우, 수두 특이 IgM 항체가 검출된다. 보통 임상증상만으로 진단하기도 하나, 예방접종으로 인한 수두 발생률의 감소로 의료진의 경험이 줄어들고, 예방접종 후 발생하는 수두 돌파 감염(break through infection)은 전형적 임상 양상을 나타내지 않는 경우가 많으므로 실험실적 확진의 필요성이 증가하고 있다.

BOX 12-3 항바이러스제 투여의 적응증

- 13세 이상의 환자에서 발생한 수두(임신한 사람은 예외)
- 12개월 이상에서 만성 피부질환 또는 폐질환, 가족 내 전파
- 부신피질 호르몬이나 아스피린 사용하는 환아. 진행성이나 organ involve하면 정맥투여
- 성인의 대상포진에서는 항바이러스제를, 면역결핍 환아에서는 acyclovir 정맥투여 한다.

4. 치료 및 간호

1) 치료

합병증이 없는 경우 특별한 치료법을 필요로 하지 않으나 중증으로 발전할 위험이 있는 경우에는 항바이러스제를 투여한다.

- 해열제로는 아스피린 대신 아세트아미노펜을 사용한다.
- 항바이러스 제제로는 acyclovir, valacyclovir, famciclovir 및 foscarnet이 있다.

또한 피부 병변에 가피가 형성(딱지)되고 건조되기 전까지 전염성을 보이므로 격리치료가 필요하다.

2) 간호

최초의 발진이 발생 1일 전부터 5일후까지 전염력이 있는 기간이므로 이 기간 동안 다른 아동들과 엄격히 격리한다. 항바이러스제제(Box 2-3), 보조요법으로 항히스타민제, 해열제, 피부보호제를 사용하고 수두에 노출된 면역이 저하된 고위험 아동의 경우 3일 이내에 면역글로불린 Varicella-zoster immune globulin(VGIZ)를 접종한다.

생후 12개월 무렵에 예방접종을 실시한다. 피부위생을 유지하고 칼라민 로션을 발라준다. 환아의 손톱을 정리해주고 긁지 못하도록 한다. 영아나 어린 유아는 장갑이나 손싸개를 해준다. 오염된 물품은 소독하고 침구와 의복은 청결을 유지한다. 비누는 사용하지 않고 차가운 스폰지 목욕을 적용한다.

표 12-5 **예방접종의 종류**

능동면역	수동면역

• 12~15개월 모든 영유아를 대상으로 국가 필수 예방접종
• 금기증(생백신 금기증과 같습니다)
  – 중증의 면역저하
  – 감마글로불린제제 투여중
  – 임신중
  – 급성 발열성 질환, 항생제 과민반응, 전신상태가 나쁜 경우
	• 면역저하자, 임산부, 감염된 산모에 노출된 신생아에게 접촉 후 96시간 이내에 ZIG 또는 VZIG를 125IU/10kg 근육주사
	• 증상이 나타난 이후에는 도움이 되지 않음

5. 예방접종

예방접종 대상은 모든 영유아가 해당되며, 과거력 상 수두를 앓은 적이 없거나 예방접종력이 없는 경우 접종을 권장하고 있다. 예방접종은 능동면역과 수동면역으로 구분되며, 세부내용은 표 12-5와 같다. 접종시기는 생후 12~15개월이며, 접종용량 및 방법은 다음과 같다.

- 0.5mL 상완외측면 피하주사
- 만 13세 미만의 경우 1회 접종
- 만 13세 이상의 경우 4~8주 간격으로 2회 접종

6. 합병증

가장 흔한 합병증은 2차적 세균감염(포도알균, 사슬알균)에 의한 발진부위 세균감염을 초래하며 그 외, 폐렴, 패혈증, 관절염, 골수염, 국소성 괴저, 수두 바이러스 자체에 의한 폐렴, 뇌염, 신경염, 라이 증후군 등 나타날 수 있다.

풍진 (Rubella, german measles)

1. 원인 및 병태생리

풍진은 루벨라 바이러스(rubella virus)가 호흡기를 통해 전파되어 생기는 질환으로 발열, 특이한 발진, 눈의 충혈, 가벼운 기침, 전반적인 림프절종대를 특징으로 나타내는 급성 바이러스성 질환이다. 잠복기는 14~21일이며, 임신초기에 산모가 감염되면 태아에 영향을 미쳐 선천성 풍진 증후군이 나타날 수 있다.

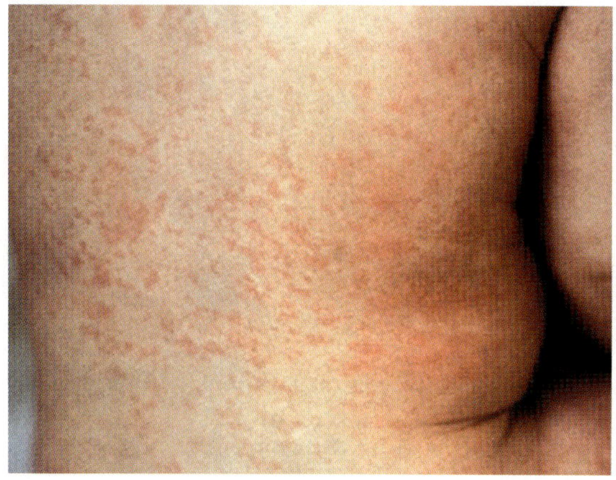

그림 12-9 풍진 발진 양상

풍진에 걸린 환자와 직접적인 접촉을 했거나 감염된 사람으로부터 나오는 비인두 분비물 등을 접촉하면서 호흡기를 통하여 전파된다.

2. 임상증상

임신초기 임신부가 감염될 경우 태아에게 선천성 기형을 유발하게 된다. 출생 후에 감염된 풍진은 비교적 가벼운 임상 경과를 거치며 증세 발현이 없는 감염도 흔하다.

전구기 증상으로 발진 발현 전 1~5일간 미열, 권태감, 림프절 종창, 상기도 증상 등이 나타나며, 소아의 경우 전구증상이 드물고 대개 발진이 첫 증상으로 나타난다. 전구증상이 있고 난 후(보통 14~21일) 피부발진이 얼굴에서 먼저 발생(보통 3일간 지속)하여 1~2일 동안(24시간 이내) 배, 팔, 다리로 퍼지며, 특히 목의 양쪽 및 뒤쪽의 임파선이 붓는다. 눈의 결막이 토끼눈처럼 충혈되거나 가벼운 기침이 나거나 목이 빨개지고 아픔을 호소하기도 한다.

3. 임상검사

일반적으로 발진의 양상을 보고 진단을 한다. 더 정확한 진단을 위해서 임상검사로는 혈액검사와 배양검사를 실시하며, 급성기에는 비강 흡인물, 소변, 뇌척수액 등에서 직접 바이러스를 검출할 수 있다. 검사결과, 바이러스 배양의 양성, 중합효소연쇄반응법[PCR] 바이러스검출, 풍진, 특이 IgM 항체 검출, 급성기 및 회복기에 IgG 항체가 급성기에 비하여 4배 이상 증가 등을 확인할 수 있다.

4. 치료 및 간호

1) 치료

특별한 치료가 필요치 않고 대증치료(통증이 심한 경우는 진통제 투여)와 보존적 치료가 대부분이며, 사전에 예방하는 게 가장 좋은 방법이다.

2) 간호

해열제나 진통제 등을 이용하여 불편함을 완화시켜주며 안위를 도모하여 준다. 환아로 확진되면 보건소에 즉시 신고하여야 하며, 발진이 난 후부터 7일까지 격리하여야 한다.

특히 감수성이 있는 임산부들의 환아 접촉을 금해야 한다. 만약 풍진에 노출이 의심되는 임신초기(임신 3개월 이내) 바이러스가 태반을 통과하여 태아기형을 유발할 수 있으므로 임산부는 감염 여부를 파악하기 위해 혈청학적 검사를 실시하며 결과에 따라 조치하여야 한다.

5. 예방

풍진을 예방하기 위해서는 모든 영유아에게 접종 할 수 있으며, 임신 초기(first trimester) 여성 및 면역성이 없는 가임여성은 환자와의 접촉을 절대적으로 피해야 한다. 접종시기는 MMR 백신을 생후 12~15개월, 만 4~6세에 접종한다. 접종 용량 및 방법은 다음과 같다.

- 접종용량 및 방법 : 상완외측면에 0.5mL 피하주사

6. 합병증

신생아 약 20%에서 선천성 풍진 증후군(임신 첫 3개월 내 풍진에 감염시) 초래할 수 있다. 그 외 신생아에서 백내장, 심장질환, 귀머거리, 정신박약 등의 선천성 기형을 유발할 수 있다.

홍역 (Measles)

1. 원인 및 병태생리

홍역은 paramyxorirus과에 속하는 RNA 바이러스 감염에 의한 급성 발열성 발진성 질환으로 백신도입으로 발생이 감소하였음에도 불구하고 전 세계적으로 유행하고 있으며, 개발도상국가에서는 아직도 흔히 발생하며, 특히 소아에서 생명을 위협하는 주요한 질병이다.

국내에서도 주기적인 유행 양상을 보였으며 2000~2001년 대유행이 발생하였다. 2001년 홍역 일제 예방 접종 시행 후에는 급격히 감소하

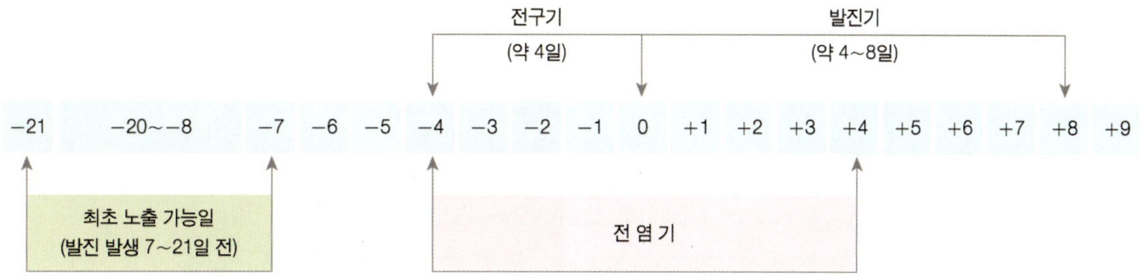

그림 12-10 홍역 바이러스 노출기와 전염기

는 양상을 보였으며 최근 다시 조금씩 증가하는 추세를 보이고 있다. 생후 6개월까지 신생아는 모체로부터 받는 면역으로 일시적인 저항력을 가지지만 이후에는 면역력이 없어지므로 홍역이 유행시 통상적인 MMR 접종 시기보다 빠르게 백신을 접종하기도 한다.

홍역은 비말을 통한 공기를 통한 감염, 또는 환아의 비, 인두 분비물과 직접 접촉하여 전파되고 환아는 발진이 나타나기 3~5일 전부터 발진이 나타난 후 4일경까지 전염력이 있다. 잠복기는 10~14일이다(그림 12-10).

2. 임상증상

잠복기는 10~14일 정도이며 전구기, 발진기, 회복기로 구분하며 전구기는 전염력이 매우 강한 시기로 38℃ 이상의 발열과 함께 기침(cough), 콧물(coryza), 결막염(conjunctivitis)의 증상(3C's), 특징적인 구강 내 병변(Koplik 반점)은 발진 2일전에 나타난다.

이 시기가 지난 후 홍반성 구진(피부가 약간 솟아오름)성 발진이 목 뒤, 귀 아래에서 시작하여 몸통, 팔다리 순서로 퍼지고, 손바닥과 발바닥에도 발생하며 서로 융합된다. 발진은 3일 이상 지속하고, 발진이 나타난 후 2~3일간 38° 이상의 고열을 보인다(그림 12-11). 회복기에 접어들면 발진이 나타났던 순서대로 사라지면서 색소 침착을 남길 수 있다. 또한 허물이 벗겨지면 발진이 7~10일 이내에 소실된다.

3. 임상검사

보통 발진과 Koplik spot 등의 임상양상으로 진단을 한다. 임상진단으로 특이 IgM 항체검사 시행을 하거나 판정이 어려울 경우에는 IgG 항체 비교검사를 통해 진단 할 수 있다. 홍역 특이 IgM 항체가 양성이거나 회복기 혈청에서 급성기 혈청에 비해 IgG 항체가 4배 이상 상승한다. 또한 인두 도찰물 등이나 호흡기검체, 소변, 혈액 등의 검체에서 바이러스 분리 또는 특이유전자 검출로 진단이 가능하다. 홍역 의심 사례 판정과 홍역 퇴치수준 유지를 위해 혈청검사와 바이러스 분리 검사가 중요하므로 가능한 모든 사례에서 혈청 및 바이러스 분리를 위한 인후 도찰물 등의 검체가 확보되어야 한다.

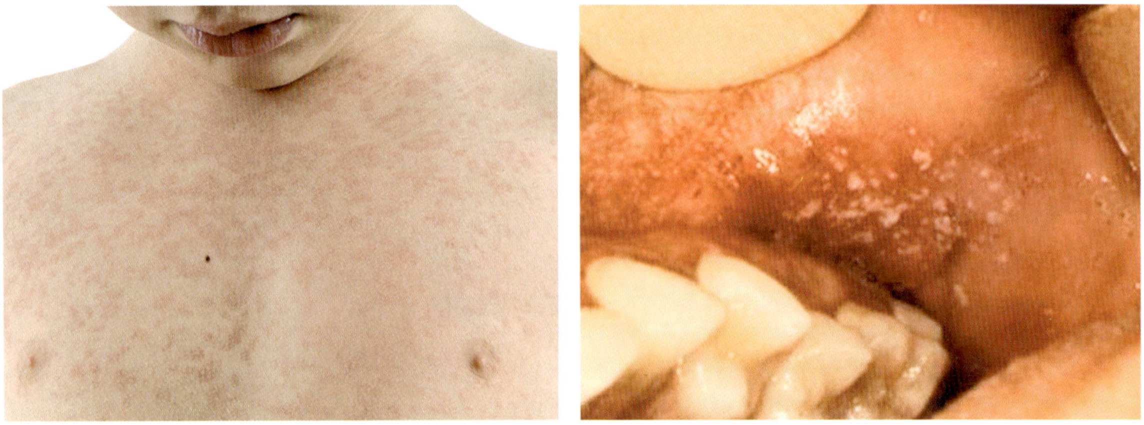

그림 12-11 홍역 발진 양상과 koplik 반점

4. 치료 및 간호

1) 치료

치료는 안정, 충분한 수분 공급 등의 보존적 치료를 하며, 치료시에는 감염 후 3일 이내에 Gamma globulin을 투여하면 대부분 발병되는 것을 피할 수 있다. Vit. A를 섭취하고 발열기에는 안정되며 해열제를 투여한다. 이차감염을 예방하기 위해 페니실린 등의 항생제를 투여한다.

2) 간호

발진 5일째까지 격리하며 입원시에는 호흡기 전파를 주의해야한다. 발열이 있는 전구기에는 안정을 취하고 적절한 휴식과 영양을 공급해주고 적절한 환기와 온도를 유지하며 눈간호를 실시하여 결막의 염증으로 인해 분비물을 관리해주고 광선과민증이 발생할 수 있으므로 직사광선을 피해주고 조명을 약하게 하며 생리식염수로 눈을 세척하고 분비물을 제거해 준다.

피부간호를 위해서는 미온수 목욕으로 소양감을 완화시켜준다. 중이염 합병증이 발생할 수 있으므로 아동이 귀를 당기거나 불안해 보이는 증상을 잘 관찰한다. 구강 및 비강을 보호하기 위해 구강을 청결히 하고 인두 및 비강내 분비물을 흡인하여 제거한다. 식이는 고열시에 수분을 공급하고 수량의 유동식을 자주 섭취하도록 하며 열이 내리고 나면 고형식이를 공급하고 회복기에는 고열량의 식이를 공급해준다.

5. 예방

MMR 접종을 통해 예방 가능하다. 생후 12~15개월, 만 4~6세 2회 접종(상완외측면에 0.5mL 피하주사)을 하도록 하고 있다. 환아로 확인되면 보건소에 즉시 신고하여야 하며, 전구증상이 나타난 후부터 발진 후 5일까지 격리하여야 한다. 12개월 이상의 영아는 환아에게 노출 후 72시간 내에 백신 접종을 하면 예방이 가능하며 감수성이 있는 접촉자 중 합병증 발생 위험이 높은 경우(1세 이하, 임신부, 면역결핍

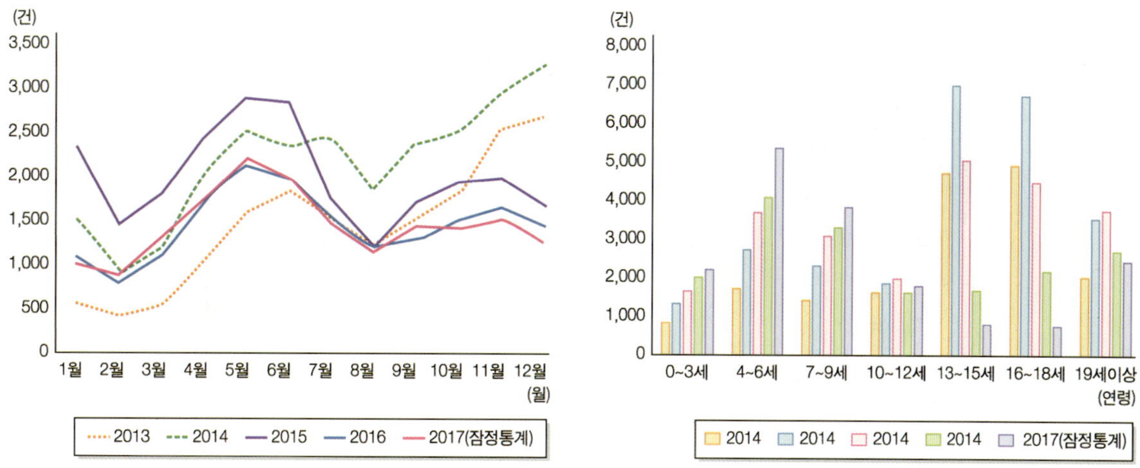

그림 12-12 유행성이하선염의 연도별·월별, 연도별·연령별 발생현황(2013~2017년)

환아 등)에게는 노출 후 5일 이내에 면역글로불린을 투여할 수 있다. 홍역유행 시기에는 생후 6~11개월에 MMR 백신 가속 접종을 한다.

6. 합병증

호흡기, 중추신경계, 위장관계 합병증을 초래한다. 호흡기계 합병증으로 중이염, 기관지염, 폐렴 등이 생길 수 있으며, 중추신경계 합병증으로는 매우 드물게 뇌염, 위장관계 합병증으로 설사와 같은 장염을 초래할 수 있다.

⊕ 유행성 이하선염

(Epidemic parotitis, 볼거리)

1. 원인 및 병태생리

볼거리는 paramyxovirus과에 속하는 RNA 바이러스에 의한 감염으로 감염자의 타액에 의해 감염된다. 침입경로로는 침샘을 주로 침범하여 이하선, 설하선, 악하선이 동반되어 감염을 일으키며, 이하선부종이 특징적인 급성 발열성 질환이다.

전파경로는 직접접촉과 비말접촉으로 이루어진다. 잠복기는 14~21일이며 감염기간은 종창이 시작되기 전후가 가장 전염력이 높다. 이는 주로 집단생활(유치원, 학교 등)을 하는 19세 미만에서 높은 발생률을 보인다(그림 12-12).

2. 임상증상

전구기에는 근육통, 권태감, 식욕부진, 발열, 두통 등 비 특이적 증상을 나타내며, 전구기 이후에는 음식을 씹을 때 악화되는 이통, 아래턱 각진 부분의 압통 등이 있다(그림 12-13).

급성기에는 일측 혹은 양측 귀밑샘이 팽창하는 것이 가장 흔하고, 통증, 압통이 있으며 그 외 증상으로 전신증상을 수반하기도 하고 고열,

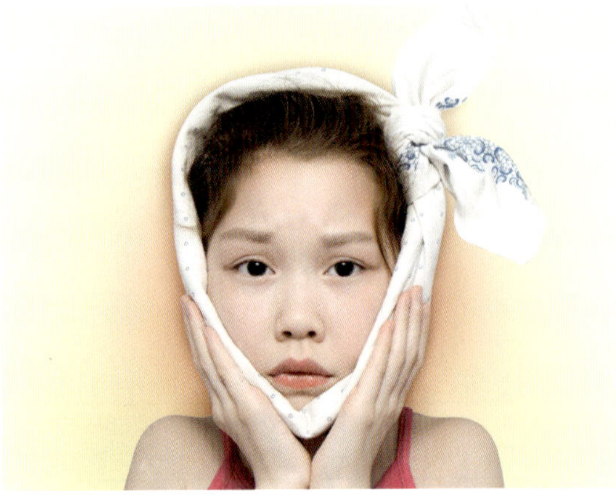

그림 12-13 유행성 이하선염

오한, 식욕부진, 두통, 연하곤란이 있다.

3. 임상검사

유행성 이하선염의 진단은 점막·인후·비인두 도찰물, 타액, 소변, 혈액, 뇌척수액 등의 검체를 통해 바이러스 분리하거나 특이유전자검출을 통해 진단을 할 수 있다. 회복기 혈청의 특이 IgG 항체가 급성기에 비하여 4배 이상 증가를 확인할 수 있으며, 특이 IgM 항체가 검출된다.

4. 치료 및 간호

1) 치료

대증치료와 보존적 치료를 하며, 통증이 심한 경우는 진통제를 투여하거나 구토로 인한 탈수 시는 수분 및 전해질 공급, 저작장애 시는 식이요법을 적용할 수 있다.

2) 간호

침샘비대가 발생 후 9일까지 또는 붓기가 모두 호전될 때까지 격리한다. 발열과 종창이 있을 때는 절대 안정 시키고 통증경감을 위해서는 이하선에 종창이 있을 때는 국소적 냉습포나 온습포로 통증을 완화시킨다.

액체나 유동식을 섭취시켜서 음식을 씹는 것을 피하게 하고 진정제를 투여할 수 있다. 신음식은 침샘을 자극해서 통증을 증가시키므로 제한한다. 음식은 밥보다 죽을 제공하고 합병증 발생 유무를 잘 관찰한다.

5. 예방

예방하기 위하여 먼저 모든 영유아에게 MMR(홍역/유행성이하선염/풍진) 백신을 2차(생후 12~15개월, 만 4~6세)까지 접종 완료하고, 유행시기는 만 4세 이전이라도 4주 이상 간격으로 1차 접종 후 2차 접종은 가능하다. 접종용량 및 방법은 상완외측면에 0.5mL 피하주사한다.

6. 합병증

대부분 합병증 없이 소아는 10일 이내 치유되지만, 드물게는 뇌수막염(가장 흔한 합병증), 고환염, 부고환염, 난소염, 췌장염, 신경염 등이 초래될 수 있으며, 고환염이나 부고환염, 난소염과 같은 질환은 이차적으로 수정 능력의 장애를 유발할 수 있다. 또한, 제8 뇌신경을 침범하여 청력 장애, 그 외에 심근염, 심낭염, 신장염, 관절염 등을 일으킬 수 있다.

⊕ 일본뇌염 (Japanese encephalitis)

1. 원인 및 병태생리

일본뇌염 바이러스(Japanese encephalitis virus)에 감염된 작은빨간집모기(culex tritaeniorhynchus, 뇌염모기)가 사람을 무는 과정에서 인체에 감염되어 발생하는 급성 바이러스성 전염병이다. 전파경로로는 바이러스를 가진 모기에 물리면 감염된다. 일본뇌염은 Culex속 모기(집모기)에 의해 매개한다. 모기는 야생 조류나 일부 포유류로부터 감염된다. 주로 돼지가 바이러스의 증폭 숙주로서의 역할을 한다. 잠복기는 5～15일이다.

2. 임상증상

4세 미만의 아동에서 일본뇌염 환자의 약 50% 정도 발생하게 되며, 대부분 10세 미만의 소아에서 발생한다. 대부분 무증상이며, 전구기(2～3일), 급성기(3～4일), 아급성기(7～10일), 회복기(4～7주) 단계를 거친다. 증상이 나타나는 경우 고열(39～40℃), 두통, 현기증, 구토, 복통, 지각 이상이 있으며, 의식장애, 경련, 혼수에 대개 발병 10일 이내에 사망하는 경우도 있다. 그러나 경과가 좋은 경우에는 약 1주를 전후로 열이 내리며 회복된다.

3. 임상검사

임상증상에 의해 진단, 척수액 검사소견, virus-specific IgM 항체검사를 통해 IgG 항체 농도(급성기·회복기에 4배 이상 증가)로 진단, 뇌 조직에서 바이러스 추출, 항원검출, DNA hybridization에 의한 viral RNA의 검출, PCR을 통한 바이러스 검출을 통해 진단할 수 있다.

4. 치료 및 간호

환자나 환자와 접촉한 사람에 대한 격리나 특별한 조치는 필요 없다. 일본뇌염에 특이적인 치료법은 없으며, 감염에 의해 나타나는 호흡장애, 순환장애, 세균감염 등의 증상에 대해서는 증상 완화를 위한 일반적인 치료가 필요하다.

5. 예방

모기를 매개로 하는 질환이므로 모기에 물리지 않도록 하는 것이 중요하며, 예방접종을 실시할 수 있다. 예방접종은 불활성화 백신을 통해 12개월～23개월(7～30일 간격)에 2회 접종하고, 2차 접종 12개월 후 3차 접종을 기초접종으로 할 수 있으며, 추가접종은 만 6세와 만 12세에 각 1회 시행한다. 접종용량 및 방법은 다음과 같다.

- 쥐뇌조직 유래 불활성화 백신 : 3세 미만에서 0.5mL, 3세 이상에서 1.0mL 피하주사
- 베로세포 유래 불활성화 백신 : 3세 미만에서 0.25mL, 3세 이상에서 0.5mL 피하주사

또한 약독화 생백신을 통해 접종을 하는 경우에는 기초접종으로 12개월～23개월에 1차 접종하고, 12개월 후 2차 접종을 0.5mL 피하주사로 실시한다.

6. 합병증

환자의 약 50%가 완쾌되지만, 25%가 사망하고, 약 25%는 나아도 지적장애나 손발 마비 등 무거운 후유증을 가지게 된다. 또한 마비, 중추신경계 이상, 기면증, 섬망 등이 있고, 세균 감염에 의한 호흡 곤란을 동반한 폐렴 증상이 나타나기도 하며, 연령이 낮을수록 증상이 심하며 유아와 노인의 예후가 좋지 않으며, 또한 열이 41℃ 이상이 되었을 경우도 예후가 좋지 않다.

돌발진 (Roseola)

1. 원인 및 병태생리

돌발진은 장미진(roseola)이라고도 불리며 제 6형 또는 제 7형 인헤르페스 바이러스(human herpesvirus)의 감염에 의해 발생된다. 고열과 약간의 호흡기와 위장관 증세가 동반될 수 있고 열이 내린 후 빨간 장미빛의 반점 또는 반점 구진 형태의 피부발진이 발생 된다. 주로 제 6형 인헤르페스 바이러스의 감염에 의해 발생한다. 사람이 숙주로, 정상인의 침으로 바이러스가 분비되어 전파된다. 제 6형 인헤르페스 바이러스는 6~15개월의 어린이가 잘 걸린다.

2. 임상증상

돌발진은 주로 유아기에 발생하며, 발열과 발진을 특징으로 한다. 3세 미만에 발생하는 경우가 95% 이상이다. 질병의 경과는 아주 특징적인데, 돌발진과 관련된 직접적인 증상이 나타나기 전에는 콧물 등의 경미한 감기 증상이나 결막 충혈 등 외에는 거의 무증상에 가깝다. 이어서 특징적으로 섭씨 37.9~40도 사이의 고열이 발생하는데 대부분의 환자가 고열 외에는 특별한 동반 증상이 없으며, 드물게 보채거나 식욕이 감소하는 경우가 있다. 고열과 함께 5~10% 정도의 환자에서 경련이 발생할 수 있으며 콧물, 목 통증, 복통, 구토, 설사 등이 동반되기도 한다.

발열이 3~5일 지속되다가 대부분 갑자기 없어지며, 드물게 24~36시간에 걸쳐 체온이 서서히 떨어지기도 한다. 발열이 없어진 후 12~24시간 이내에 특징적인 피부 발진이 발생하게 되는데, 장미빛의 발진이 몸통에서 시작하여 목, 얼굴, 팔다리로 진행하여 발생하며, 가렵거나 물집이나 농을 형성하지는 않는다. 발진은 대개 1~3일 후 사라진다.

3. 임상검사

특별한 진단 방법은 없으나, 진찰시 열이 날 만한 소견없이 열이 심하게 나는 경우 의심해야하며, 열이 떨어지면서 발진이 나타나면 진단할 수 있다.

4. 치료 및 간호

돌발진의 치료는 증상에 따른 대증요법 외는 특별한 것이 없다. 발진이 발생하기 전인 발열기에는 특별한 문제가 없으면 적절한 수분 공급을 하며 관찰해도 되지만, 열발작의 병력이 있는 경우라면 해열제를 투여한다. 항바이러스제에 의해 억제되는 것이 알려져 면역 기능이 떨어져 있는 특수한 환자의 경우에는 항바이러스제를 투여하기도 한다.

5. 합병증

심한 고열로 인한 열성 경련이 발생할 수 있다.

수족구병 (Hand-foot-and-mouth disease)

1. 원인 및 병태생리

수족구(手足口)병은 병의 이름으로도 알 수 있듯이 입, 손, 발에 물집이 생기는 비교적 흔한 enterovirus에 의한 급성 질환이다. 병의 증세가 워낙 특징적이기 때문에 육안으로 확인이 가능하지만 간혹 손과 발에 생기는 물집의 숫자가 매우 적거나 물집이 아닌 작고 붉은 일반적인 발진이 생기게 되면 파악이 어려운 경우도 있다. 이 병은 '장바이러스'가 몸에 들어와 생기는데 콕사키 바이러스에 의해 주로 감염된다.

잠복기는 3~7일 정도이며 전파경로는 주로 환아의 대변 또는 침, 콧물 등의 호흡기 분비물 접촉이나 환아 와의 직접 접촉으로 전파된다. 발병 1주일 동안 전염력이 있으므로 집단 발병 방지를 위하여 수족구병 환아는 등교 중지를 권장한다.

2. 임상증상

수족구병은 영·유아와 영아에게 발열, 식욕부진, 인후 통으로 시작되어 열이 나기 시작한 1~2일 후 구강 내 통증성 피부병변이 혀, 잇몸, 뺨의 안쪽에 발생하며, 작고 붉은 반점으로 시작하여 물집이 되고 궤양으로 발전하기도 한다. 가려움이 없는 피부발진이 손바닥과 발바

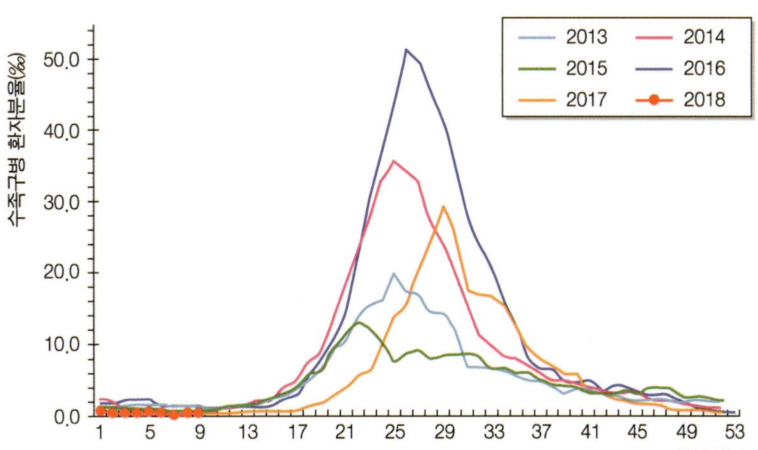

그림 12-14 주별 수족구병 의사환자 분율. 5월부터 발생이 본격적으로 증가하여 6월말 최대 발생

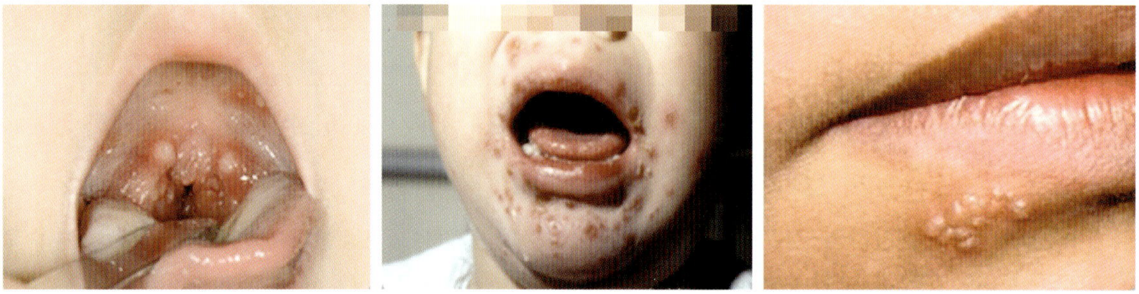

헤르판지나의 입 안 병변 / 헤르페스 바이러스에 의한 잇몸구내염 / 입술 헤르페스

그림 12-15 수족구와 구별해야 하는 발진성 감염병

닥에 나타난다.

3. 임상검사

임상증상으로 진단, 인두분비물·대변·뇌척수액 등에서 원인바이러스 검출을 통해 진단할 수 있다.

4. 치료 및 간호

의학적 치료 없이 7~10일 안에 자연치유가 가능하며, 수포 발생 후 6일간 또는 가피생성까지 가정에서 안정을 취하도록 한다. 특별한 예방법은 없으나, 손씻기를 통해 개인위생을 철저히 하고, 장난감이나 놀이기구 등의 청결 유지와 환아의 접촉을 피하는 등 감염의 위험을 감소시키기 위한 활동이 중요하다.

5. 합병증

중추신경을 침범해 뇌수막염, 뇌염으로 사망하는 경우도 드물게 생길 수 있다.

세균성 감염

백일해 (Pertussis, whooping cough)

1. 원인 및 병태생리

백일해는 Bordetella pertussis균이 원인이며, 백일해균에 기관, 기관지, 모세 기관지 등에 침투하여 특이한 경련성 발작과 흡기시 천명음을 발생시킨다. 전염성이 매우 높아 가족 내 2차 발병률이 80%에 달한다. 백일해는 잠복기는 5~21일 정도이며, 전파경로는 주로 기침이나 재채기 등에 의한 호흡기로 주로 전파된다. 감염기간은 발작 후 4주까지로 카타르기가 제일 전염성이 강하므로 격리가 필요하다.

2. 임상증상

초기 카타르기는 콧물, 재채기, 미열, 경미한 기침 등의 감기와 비슷한 상기도 감염증상이 발생하며 발작기에는 기침이 점진적으로 심해져서 발작 후에는 다량의 진하고 끈끈한 점액

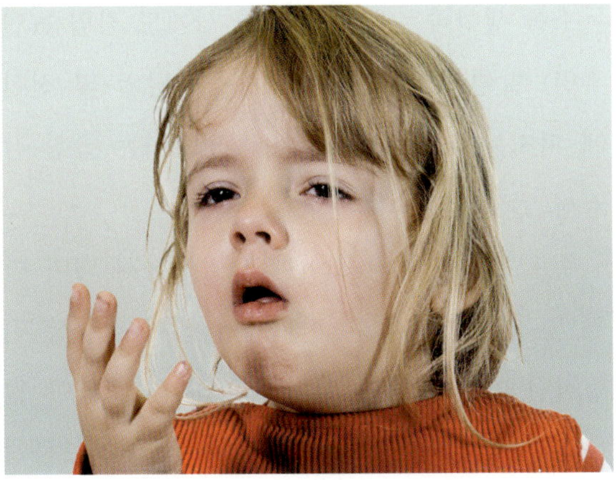

그림 12-16 유행성 이하선염

성 구토를 발생하기도 하고 1~2주가 경과하면 매우 심한 기침발작이 더 지속되다가 기침발작의 빈도나 정도가 줄어들면서 점진적으로 4~6주간 회복기로 접어들게 된다(그림 12-16).

페렴, 무기폐 등이 동반될 수 있으며, 특히 심한 기침 때문에 무호흡, 청색증, 코피, 결막하출혈, 아래 눈꺼풀 부종 등이 나타날 수 있고 6개월 미만의 영아에게서는 사망률과 이환율이 증가한다. 격리기간은 항생제를 치료하는 중이면 치료 5일 후까지이며 치료를 받지 않은 경우에는 기침이 멈출 때까지 최소한 3주간이다. 환아의 비인두 분비물, 분비물에 오염된 물품은 소독하여야 한다(그림 12-17).

3. 임상검사

진단검사로는 특징적 임상소견, 중합효소연쇄반응법(PCR), 세균배양 및 응집법, 독소중화법, ELISA 등 혈청학적 검사를 통한 진단을 할 수 있다.

4. 치료 및 간호

1) 치료

치료는 식이요법, 습도유지, 기도확보를 우선으로 하며, 항생제 사용은 전염력 감소 및 증상 호전에 도움이 되지만, 발병 초기에 투여하지 않으면 증상 경감은 기대하기 어렵다.

2) 간호

백일해의 치료로 항생제를 초기에 투여하고 호흡을 유지시키는 것이 중요하다. DTaP 예방접종을 통해 예방 할 수 있다. 환아를 전염기간 중에는 격리시키고 발열시에는 침상안정 시킨다. 실내 습도는 높여주고 구토를 하는 경우 식사를 자주 조금씩 먹인다. 갑작스런 온도변화나 담배연기, 먼지, 심한 운동이나 흥분 등의 기침

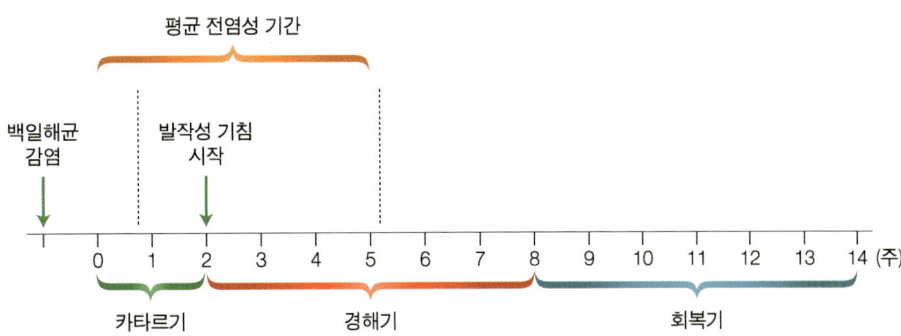

그림 12-17 백일해 시기별 임상양상

을 유발하는 인자를 피하도록 한다. 또한 불안, 청색증, 견축과 같은 호흡기 폐쇄증상을 잘 관찰한다.

5. 예방

예방접종을 모든 영유아에게 실시할 수 있으며, 접종시기는 DTaP 백신을 생후 2개월부터 2개월 간격으로 3회 기초접종하고, 생후 15~18개월, 만 4~6세에 추가접종하며, TdaP 혹은 Td 백신으로 만 11~12세에 추가 접종를 실시한다. 접종용량은 0.5mL를 영아의 경우 대퇴부 전외측, 연장아나 성인은 삼각근 부위에 피하 또는 근육주사한다.

6. 합병증

신생아의 경우 심한 발작적인 기침으로 사망하기도 한다. 특히 6개월 미만의 영아의 경우 기관지 폐렴, 무기폐, 기관지 확장증, 폐기종, 결핵의 악화, 중이염 등이 있을 수 있다. 저산소증이나 경막하 출혈, 뇌출혈, 뇌출혈로 인한 경련, 속발성 뇌염, 비출혈, 각혈이 있을 수 있으며, 설사, 구토, 설하 궤양, 탈항 및 탈장 등이 오기도 한다.

⊕ 성홍열 (Scarlet fever)

1. 원인 및 병태생리

성홍열(scarlet fever)은 A군 사슬알균 중 외독소를 생성하는 균주에 의한 상기도 감염증(인후염) 발생시 인후통(목의 통증), 발열 및 전신에 퍼지는 닭살 모양의 발진을 보이는 급성 감염성 질환이다.

주로 3세 이상의 소아에서 발생하게 되며 발열 및 인후염이 있는 환아에서 신체 검진상 전형적인 발진과 함께 딸기 모양의 혀 모양이 있을 시에 임상적으로 진단을 할 수 있다. 드물게는 A군 사슬알균의 피부감염증과 동반되어 발열, 발진 등의 증상이 동반될 수 있으며, 이 경우는 인후통은 동반되지 않을 수도 있다. 현재 법정 전염병 제3군에 속해 있다.

대부분 A군 사슬알균에 의한 급성 인후염을 앓고 있는 사람과의 접촉을 통해서 전파된다. 기침 등의 호흡기 전파로 감염되어 세균성 인후염(목감기)의 증상을 보이며 발열 및 발진이 발생한다.

A군 사슬알균에 의한 급성 인후염이 있는 소아의 형제자매 및 부모의 경우 각각 50% 및 20%에서 균이 전파될 수 있으며, 이 중 약 반수 이상에서 발열 및 인후통 등의 증상을 보이게 된다.

일부에서는 A군 사슬알균에 의한 피부감염증(농가진, 상처 부위 감염증 등)에 의해서도 성홍열이 발생될 수 있으며 이 경우는 직접 접촉에 의해서도 전파될 수 있다.

2018년 전체 신고 건 중 0~9세가 95.5%, 그 중 3~6세(전체의 73.6%)에서 주로 발생하였다. 2018년 전체 신고 건 중 0~9세가 95.5%, 그 중 3~6세(전체의 73.6%)에서 주로 발생하였다 (그림 12-18).

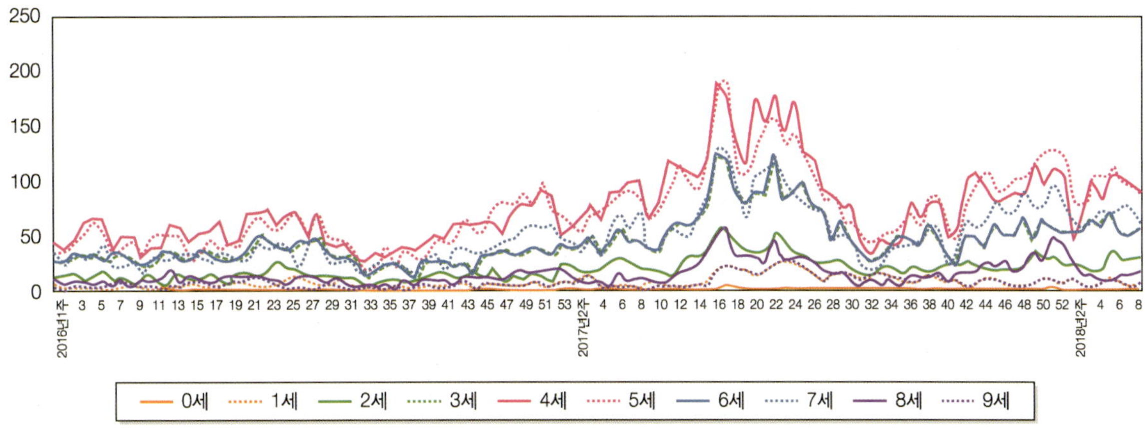

그림 12-18 2016~2018 주별 연령별(0~9세) 성홍열 신고 현황

2. 임상증상

전 연령에서 발생할 수 있으나 학령기의 어린이 또는 청소년에서 흔하다. 잠복기는 짧게는 1일, 길게는 7일까지로 평균 3일 정도이며, 갑작스러운 발열, 두통, 구토, 복통, 오한 및 인두염 등으로 시작되고, 24~48시간 후에 전형적인 발진이 나타난다.

발열은 갑자기 시작하여 39~40℃까지 오를 수 있으며, 인후는 심하게 충혈되고 연구개와 목젖 위에 출혈 반점이 나타난다. 편도나 인두 후부에 점액 농성 삼출액이 덮여 있을 수도 있으며 경부 림프절이 현저히 부어있다.

혀는 유두가 현저히 두드러지는 딸기 혀(strawberry tongue)가 특징적이며 회백색 막으로 혀가 덮이는 경우도 있다. 발진은 선홍색의 작은 구진이 넓게 퍼져서 나타나며, 햇빛에 탄 피부에 소름이 돋은 것 같이 보이기도 한다. 손가락으로 누르게 되면 하얗게 변했다가 다시 나타난다.

발진은 겨드랑이, 팔꿈치 내측 부위, 사타구니 등의 접히면서 압박을 받는 부위에 가장 현저하다(pastia lines). 발진은 3~4일 이내에 사라지고 발진 후에는 꺼풀이 벗겨진다. 드물게는 A군 사슬알균에 의한 농가진 등의 피부감염증에 동반되어 발생할 수 있으며 이런 경우에는 인후통 등의 증상이 없을 수도 있다(그림 12-19).

3. 임상검사

전형적인 임상증상, 인후배양검사 시행, 항체상승 확인으로 확진이 가능하다.

4. 치료 및 간호

1) 치료

치료는 경구 항생제인 페니실린 또는 아목시실린을 10일간 투여해야 한다. 항생제 치료 시작 1~2일 이후에 임상적인 증상은 호전되지만 총 치료 기간 10일을 채워야만 한다. 부적절하

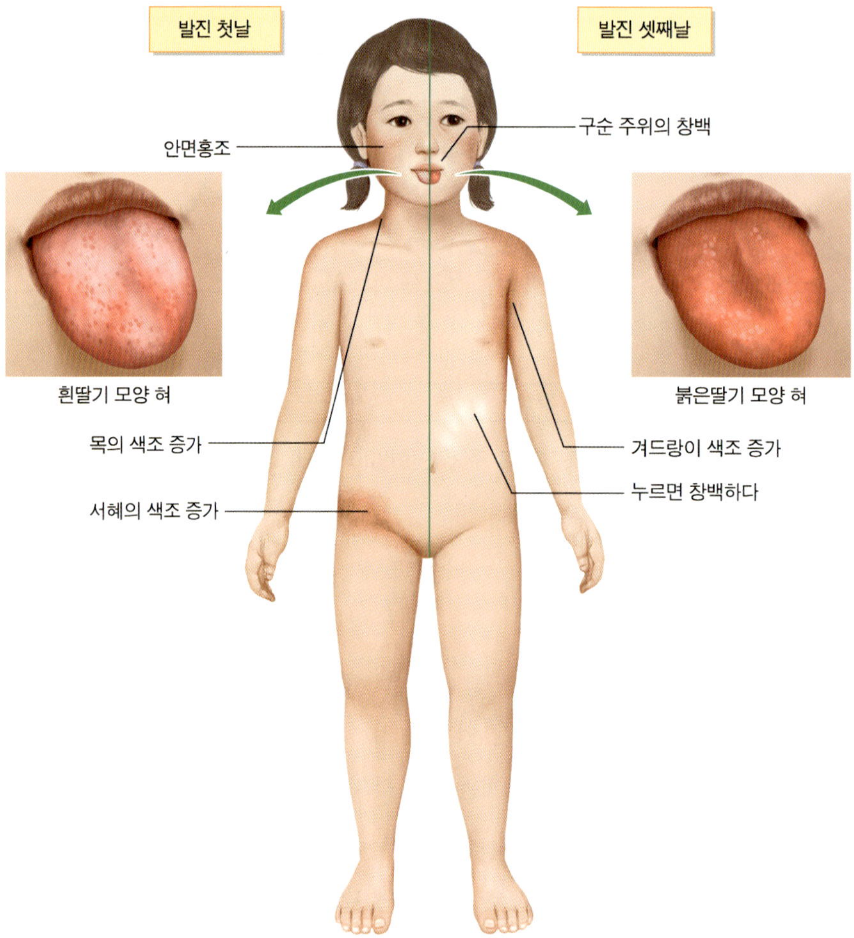

그림 12-19 성홍열의 증상

게 짧은 기간 동안만 항생제를 투여 할 경우에는 인후 부위의 세균이 박멸되는 비율이 떨어져 보균의 위험성이 증가되며 급성 류마티스열의 발생을 예방할 수 없다.

2) 간호

환자는 치료를 시작하고 24시간 동안은 전염성이 있으므로 격리를 해야 한다. 적절한 항생제 치료 24시간 이후에는 더 이상의 전염성은 없다. 발열 및 인후통 동반 시에는 탈수되지 않도록 수분 섭취를 충분히 하고 부드럽게 먹기 편한 음식을 섭취한다.

5. 예방

예방접종은 따로 없으며, 예방을 위해서 입원환자는 항생제 치료 시작 후 24시간까지 표준주의 및 비말주의를 시켜야 하며, 화농성 분비물과 오염된 물건은 소독한다. 또한 가정이나 학교 내에서 류마티스열이나 급성 사구체신염이 집단으로 발생한 경우 등 고위험상황과 유행 발생시에는 보균자를 찾아 치료해야 한다.

6. 합병증

합병증인 중이염은 감소되었으나 회복기에 신장염, 관절염, 류마티스열 등을 일으키는 경우가 간혹 있다.

디프테리아(Diphtheria)

1. 원인 및 병태생리

디프테리아는 corynebacterium diphtheriae균의 외독소(exotoxin)에 의해 발생하는 급성 호흡기 감염병이다. 신체접촉이나 호흡기를 통해 사람에서 사람으로 전파되며 비인후에 염증을 일으키고 독소에 의해 신경염과 심근염을 일으켜 호흡곤란과 사망에 까지 이를 수 있다.

2. 임상증상

초기 임상증상은 피로, 인후통, 식욕감퇴, 미열(2~3일 후), 푸르스름한 흰색 막 형성을 볼 수 있다. 또한 흰색 막은 편도에서 시작하여 연구개까지 덮고 호흡기 폐색으로 발전하기도 한다. 중증인 경우 턱밑이 붓고, 전경부의 임파선 종대로 'bull neck' 양상을 보인다(그림 12-20).

3. 임상검사

세균배양검사에서 디프테리아가 검출되면 독소검사를 시행하여 확진이 가능하다. Shick test로 디프테리아 독소 주사 24시간 후 직경 10cm

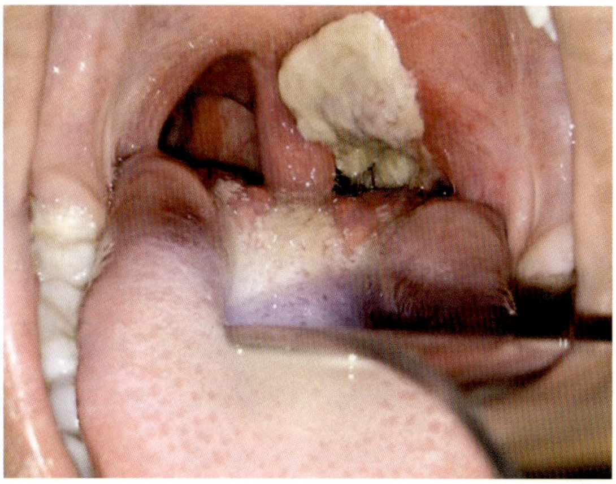

그림 12-20 디프테리아

이상 경결시 감염되었음을 확진한다.

4. 치료 및 간호

1) 치료

DTaP 예방접종을 통해 예방할 수 있다. 치료는 디프테리아 항독소, Erythromycin 항생제를 14일간 경구 또는 정맥투여 한다. 페니실린 G를 14일간 근육주사를 통해 투여하며, 항생제 투여 후 48시간이 경과하면 전염력이 소실된다. 치료 후 두 번 연속 배양검사 상 균이 자라지 않는 것을 확인해야 한다.

2) 간호

침범부위에 따라 2~4주간 절대 안정을 취하도록 하고 호흡장애에 따른 기도확보에 관심을 가져야 한다.

5. 예방

예방을 위해서는 모든 영유아에게 예방접종

을 실시할 수 있으며, 접종시기는 DTaP 백신을 생후 2개월부터 2개월 간격으로 3회 기초접종하고, 생후 15~18개월, 만 4~6세에 추가접종하며, Tdap 혹은 Td 백신으로 만 11~12세에 추가 접종한다. 접종용량은 0.5mL를 영아의 경우 대퇴부 전외측, 연장아나 성인은 삼각근 부위에 피하 또는 근육주사한다.

6. 합병증

독소가 심근이나 신경에 침범하여 심근염, 신경염, 마비 등이 발생할 수 있다.

파상풍 (Tetanus)

1. 원인 및 병태생리

파상풍은 그람 양성 혐기성 간균(Clostridium tetani), 흙과 분변에 많은 파상풍균이 생산하는 독소에 의해 중추신경계에 작용하여 전신의 근육이 경직되어 강직성 경련을 일으키고, 말초신경에 작용하여 동통성 근수축을 초래하여 높은 사망률을 보이는 질병이다.

파상풍은 사람에서 사람으로 전파되지 않는다. 파상풍균은 오염된 토양, 동물의 분비물 등의 환경에 존재하며 질병의 전파는 오염된 상처, 화상, 복합골절, 신생아 제와감염, 욕창 감염을 통해 파상풍 포자가 상처, 화상, 제대를 통해 몸속으로 침투하게 된다. 잠복기는 1일에서 수개월까지 다양하지만 일반적으로 3일~3주 이내에 증상이 발생한다.

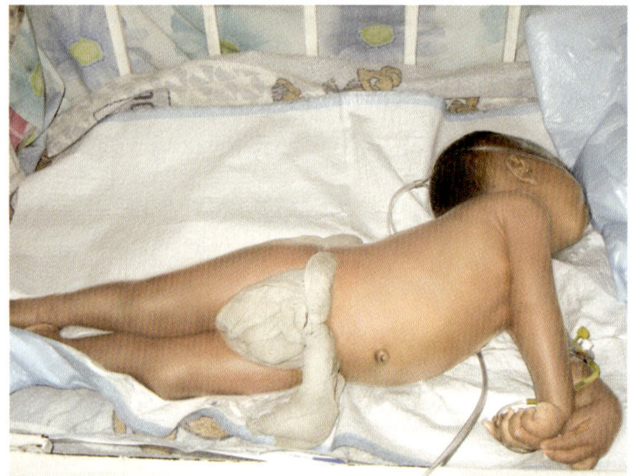

그림 12-21 파상풍의 강직성 근육을 보이는 환아

2. 임상증상

하악이 강직되어 입을 벌리기 어렵고 연하곤란이 생긴다. 또한 자극에 과민하게 반응하고 불안, 경부 강직, 복부 및 흉부근육의 강직으로 심한 호흡곤란이나 질식사망을 유발할 수 있다 (그림 12-21). 조임근 경련으로 인해 변비, 빈맥, 호흡곤란 등이 나타난다. 심한 발한을 동반한 동통성 경련이 작은 자극이나 광선, 소음으로 인해 시작되기도 한다. 약한 자극에도 전신 경련이 발생하고 작은 경련으로 피로하여 사망에 이르게 된다.

3. 임상검사

임상증상과 진찰소견를 통해 진단할 수 있으며, 역학적 상황도 진단에 중요하다. 임상소견만으로 진단 가능하고 상처부위에서 파상풍균이 분리될 확률이 30% 이하이므로 통상 실험실 진단은 하지 않고 있다.

4. 치료 및 간호

1) 치료

과민반응 검사 후에 파상풍 항독소를 투여하고 페니실린 등의 항균제를 투여해주며 2차 감염예방으로 항생제를 투여한다. 예방은 DTaP 예방접종을 통해 예방할 수 있으며, 외부 상처를 받았을 경우 철저한 소독을 실시하고 괴사된 조직은 반드시 제거하여야 한다.

증상이 발현된 시점은 파상풍 독소가 신경계에 이미 침범된 상태이므로 대증요법을 시행(Diazepam, Midazolam의 Propofol의 Benzodiazepine계 약물, 신경근 차단술, TIG, Metronidazole)한다.

2) 간호

자극을 최소화하기 위해 어둡고 조용한 환경을 제공하여 주며, 근육 이완제와 진정제를 투여하며, 피로하기 쉬우므로 영양공급을 증진시켜주고 응급상황을 대비하여 인공 호흡기, 기관절개술 등을 준비하고 비치하며 사람에게는 전염되지 않으므로 격리는 불필요하다.

5. 예방

예방을 위해서 모든 영유아에게 예방접종을 실시할 수 있으며, 접종시기는 DTaP 백신을 생후 2개월부터 2개월 간격으로 3회 기초접종하고, 생후 15~18개월, 만 4~6세에 추가접종하며, Tdap 혹은 Td 백신으로 만 11~12세에 추가 접종한다. 영아는 대퇴부 전외측, 연장아나 성인은 삼각근 부위에 피하 또는 근육주사한다.

6. 합병증

성대연축, 호흡부전, 척추골절, 고혈압, 부정맥, 혼수, 전신적 감염, 폐렴이 발생할 수 있으며, 심하면 사망할 수도 있다.

아동기의 주요 감염병 – 바이러스성 감염

<table>
<tr><th>질병명</th><th>수두</th><th>풍진</th></tr>
<tr><td>원인균/잠복기
전파경로/전파기간</td><td>• 원인균 : 수두 – 대상 포진 바이러스
• 잠복기 : 10～21일(평균 14～16일)
• 감염원 : 진물
• 전파경로 : 수포성 병변에 직접접촉, 호흡기 분비물의 공기전파를 통해 감염
• 전파기간 : 발진 1～2일 전부터 모든 피부 병변에 가피가 생길 때까지
• 호발계절 : 늦은 겨울, 초봄
• 격리 기간 : 모든 피부 병변에 가피가 생길 때까지(발진 발생 후 최소 5일간)
– 단, 예방접종을 시행한 사람에게서 발생해 가피가 생기지 않은 경우 : 24시간 동안 새로운 피부 병변이 생기지 않을 때까지
– 수두에 걸린 엄마에게서 출생한 신생아가 입원 중인 경우 : 생후 21일 까지(면역글로불린 투여받았다면 생후 28일까지)</td><td>• 원인균 : 루벨라 바이러스(rubella virus)
• 잠복기 : 12～23일(평균 14일)
• 감염원 : 분비물, 분변, 소변, 혈액, 태반
• 전파경로 : 비말 전파 및 직접 접촉을 통한 감염, 수직감염(태반을 통해 태아 감염)
• 전파기간 : 발진 7일 전부터 7일 후까지</td></tr>
<tr><td>임상증상</td><td>• 평균 14～16일(2～3주)의 잠복기를 지나, 발열이나 피로함 등의 전구기 증상 후에 발진이 나타남
• 발진은 보통 피부표면에 위치하면서 반점, 구진, 수포, 가피형성 등의 순서로 동시에 모든 발진이 혼재되어 나타남
• 3～4일에 걸쳐 온몸으로 퍼짐
• 가피(딱지)가 생기면서 회복
• 간혹, 동시에 여러 단계의 발진이 한꺼번에 나타날 수 있음
• 가피는 가슴, 배, 몸통에서 얼굴, 어깨, 사지방향으로 몸통에서 가까운 부위에서 발진이 집중되어 구심성의 발진을 형성</td><td>• 전구증상이 있고 난 후(보통 14～21일) 피부발진이 얼굴에서 먼저 발생(보통 3일간 지속)하여 1～2일 동안(24시간 이내) 배, 팔, 다리로 퍼지며, 특히 목의 양쪽 및 뒤쪽의 임파선이 부움
• 눈의 결막이 토끼눈처럼 충혈되거나 가벼운 기침이 나거나 목이 빨개지고 아픔을 호소</td></tr>
<tr><td>치료</td><td>• 합병증이 없는 경우 특별한 치료법을 필요로 하지 않으나 중증으로 발전할 위험이 있는 경우에는 항바이러스제 투여
• 아세트아미노펜을 해열제 사용
• 항바이러스 제제 : acyclovir, valacyclovir, famci–clovir 및 foscarnet</td><td>• 대증요법, 보존적 치료</td></tr>
<tr><td>간호</td><td>• 최초의 발진이 발생 1일 전부터 5일후까지 격리, 가정에서는 수포가 모두 건조될 때까지 격리, 학교출석 정지
• 항히스타민제, 해열제, 피부보호제를 사용
• 손톱은 짧게 깍아 피부의 2차 세균감염 방지, 매일 피부청결</td><td>• 선천성 풍진
– 격리 : 입원 시 적용
▹ 격리 기간 : 생후 1년까지, 선천성 백내장 수술의 경우 생후 3년 까지
▹ 격리 유형 : 표준주의 및 비말주의</td></tr>
</table>

	• 소양증 완화 위해 calamine lotion을 피부에 도포, 손 씻기 철저	▹ 단, 생후 3개월 이후 1개월 간격으로 얻은 2번의 임상검체(매번 호흡기, 소변 모두채취)에서 바이러스 분리배양 검사 음성일 경우 격리 해제 – 임산부와의 접촉 금지 • 출생 후 감염된 풍진 – 격리 ▹ 격리 기간 : 발진 발생 후 7일까지 ▹ 격리 유형 : 표준주의 및 비말주의 – 임산부와의 접촉 금지
합병증	• 2차적 세균감염에 의한 발진부위 세균감염 초래 • 폐렴, 패혈증, 화농성 관절염, 골수염, 뇌염	• 신생아 약 20%에서 선천성 풍진 증후군 (임신 첫 3개월 내 풍진에 감염시) 초래

아동기의 주요 감염병 – 바이러스성 감염

질병명	홍역	유행성 이하선염
원인균/잠복기 전파경로/전파기간	• 원인균 : measles virus • 잠복기 : 7~21일(평균 10~12일) • 감염원 : 혈액, 소변, 실온에서 34시간 생존 • 전파경로 : 직·간접접촉 • 전파기간 : 발진 4일 전부터 4일 후 까지 • 호발계절 : 늦은 겨울, 초봄	• 원인균 : paramixovirus • 잠복기 : 12~25일(평균 16~18일) • 감염원 : 타액, 소변 • 전파경로 : 주로 감염자의 호흡기 분비물(비말)로 사람 간 전파 • 전파기간 : 종창이 시작되기 전후가 가장 전염력이 높으며, 종창 1~2일 전부터 종창이 사라진 후 3일까지 타액선 비대 2주 후까지 소변에서 virus 검출(증상 발현 3일 전부터 5일까지)
임상증상	• 전구기 : 전염력이 강한 시기로, 3일 내지 5일간 지속되며 발열, 기침, 콧물, 결막염, 특징적인 구강내 병변(Koplik's spot) 등이 나타남 • 발진기 : 홍반성 구진성 발진이 목 뒤, 귀 아래에서 시작하여 몸통, 팔다리 순서로 퍼지고 손바닥과 발바닥에도 발생하며 서로 융합됨. 발진은 3일 이상 지속되고 발진이 나타난 후 2일 내지 3일간 고열을 보임 • 회복기 : 발진이 사라지면서 색소 침착을 남김 • 연령, 백신 접종력, 수동 면역항체 보유여부에 따라 뚜렷한 전구증상 없이 발열과 가벼운 발진이 나타나는 경우도 있음	• 전구증상 : 근육통, 권태감, 식욕부진, 발열, 두통 등 비 특이적 증상 • 전구기 이후에는 음식을 씹을 때 악화되는 이통, 아래 턱 각진 부분의 압통 등 • 급성기에는 일측 혹은 양측 귀밑샘이 팽창하는 것이 가장 흔하고, 통증, 압통이 있으며 그 외 증상으로 전신증상을 수반하기도 하고 고열, 오한, 식욕부진, 두통, 연하곤란 등 • 1~3일째 최고조에 달하여 3~7일 이내에 차차 가라앉음 • 한 쪽에서 시작하여 2~3일 후 대부분 양쪽을 모두 침범함
치료	• 안정, 충분한 수분 공급 등의 보존적 치료 • 치료시에는 감염 후 3일 이내에 Gamma globulin을 투여하면 대부분 발병되는 것을 피할 수 있음 • Vitamin A를 섭취하고 발열기에는 안정되며 해열제를 투여 • 2차감염 예방하기 위해 페니실린 등의 항생제를 투여	• 대중치료 및 보존적 치료 • 대증요법 : 해열제, 진통제 • 구토가 심하면 수액요법 실시
간호	• 발진 5일째까지 격리 • 호흡기 전파에 유의 • 적절한 환기와 영양 공급 • 광선공포증이 있으면 조명을 약하게 하고 따뜻한 생리식염수로 눈을 씻고 눈을 비비지 않음 • 찬 습기 공급 • 충분한 수분섭취 • 피부간호	• 침샘비대가 발생 후 9일까지 또는 붓기가 모두 호전될 때까지 격리 • 환자와 접촉한 사람을 관찰 • 발열과 종창이 있을 때는 절대 안정 • 유동식을 권장 • 씹는 음식이나 신음식은 타액분비를 촉진하여 통증을 일으킴으로 제한 • 환부에 온습포 또는 냉습포 • 고환염으로 인한 부종, 통증을 감소시키기 위해 밀착팬티 착용 • 환자의 타액이나 호흡기분비물에 오염된 물품소독
합병증	• 중이염, 기관지염, 폐렴, 뇌염, 설사와 같은 장염	• 수막염(가장 흔한 합병증) • 사춘기 이후의 남아인 경우에 고환염 및 부고환염 초래 • 여아의 경우 난소염 발생

아동기의 주요 감염병 – 바이러스성 감염

질병명	일본뇌염	돌발진(= 장미진, roseola)
원인균/잠복기 전파경로/전파기간	• 원인균 : Japanese encephalitis virus • 잠복기 : 7~14일 • 감염원 : 바이러스는 가축의 체내에서 잘 번식하며 이들 가축이 중요한 중간숙주 역할을 함 • 전파경로 : 주로 야간에 동물과 사람을 흡혈하는 Culex 속의 모기에 의해 전파됨 – 작은빨간집모기(Culex tritaeniorhynchus) – 주로 돼지가 증폭숙주(amplifying host)로서의 역할을 하며, 따라서 사람간의 전파는 없음 • 호발계절 : 8~9월 • 환자격리 필요 없음	• 원인균 : 인헤르페스 바이러스(human herpes virus) • 잠복기 : 5~15일(평균 10일) • 감염원 : 환자의 호흡기 분비물, 침 • 전파경로 : 잘 알려져 있지 않으나 호흡기 분비물에 접촉되어 전파되는 것으로 짐작 • 전파기간 : 잘 알려져 있지 않음
임상증상	• 4세 미만의 아동에서 일본뇌염 환자의 약 50% 정도 발생 • 바이러스에 의한 감염은 95%가 무증상으로 진행 • 전구기(2~3일), 급성기(3~4일), 아급성기(7~10일), 회복기(4~7주) 단계 • 일부는 열을 동반하는 가벼운 증상이나 바이러스성 수막뇌염으로 이행, 드물게 뇌염으로 진행 • 고열(39~40℃), 두통, 현기증, 구토, 복통, 지각이상 초래 • 의식장애, 경련, 혼수에 대개 발병 10일 이내에 사망 • 경과가 좋은 경우에는 약 1주를 전후로 열이 내리며 회복	• 3일 정도 고열 지속발열이 3~5일 지속되다가 대부분 갑자기 없어짐 • 발열이 없어진 후 12~24시간 이내에 특징적인 피부발진이 발생하게 되는데, 장미빛의 발진이 몸통에서 시작하여 목, 얼굴, 팔다리로 진행하여 발생 • 가렵거나 물집이나 농을 형성하지는 않음 • 발진은 대개 1~3일 후 사라짐 • 옅은 장밋빛 구진 또는 반점이 흩어져 있는 모습
치료	• 환자나 환자와 접촉한 사람에 대한 격리나 특별한 조치는 필요 없음 • 특이적인 치료법은 없음 • 감염에 의해 나타나는 호흡장애, 순환장애, 세균감염 등의 증상에 대해서는 증상 완화를 위한 일반적인 치료가 필요	• 대증요법 • 수액공급 • 안정
간호	• 안정 • 해열제 투여 • 기도폐쇄 방지 • 비경구적 영양공급(혼수상태 지속 시)	• 열발작의 병력이 있는 경우라면 해열제를 투여 • 체온측정법 교육
합병증	• 환자의 약 50%가 완쾌되지만, 25%가 사망하고, 약 25%에서는 경련, 지속적 마비, 운동실조, 정신지체, 행동이상 초래	• 열성 경련 • 뇌염

아동기의 주요 감염병 – 바이러스성 감염

질병명	수족구병	폴리오
원인균/잠복기 전파경로/전파기간	• 원인균 : 콕사키 바이러스 • 잠복기 : 3~7일 • 전파경로 : 환아의 대변 또는 침, 콧물 등의 호흡기 분비물 접촉이나 환아 와의 직접 접촉으로 전파 • 전파기간 : 배설물 속에 바이러스가 지속되는 동안	• 원인균 : 폴리오(polio) virus 1, 2, 3형 • 잠복기 : 3~35일(비마비성 폴리오 : 3~6일, 마비성 폴리오 : 평균 7~21일) • 감염원 : 환자의 대변, 비인두분비물 • 전파경로 – 분변–경구 또는 경구–경구 감염을 통해 전파 – 드물게 대변에 오염된 음식물을 통해서도 전파 가능 • 전파기간 : 증상 발생일 11일 이전 부터 6주 이후 까지 • 격리 기간 : 매주 채취한 대변 검체에서 바이러스 분리·배양검사 결과가 2회 연속 음성일때까지
임상증상	• 영·유아와 영아에게 발열, 식욕부진, 인후 통으로 시작되어 열이 나기 시작한 1~2일 후 구강 내 통증성 피부병변이 혀, 잇몸, 뺨의 안쪽에 발생 • 작고 붉은 반점으로 시작하여 물집이 되고 궤양으로 발전하기도 함 • 가려움이 없는 피부발진이 손바닥과 발바닥에 나타남	• 발병 초기 : 열이 나며 머리나 등이 아프고, 땀이 나고 나른하고 구토, 설사를 하는 일도 있어서 여름 감기와 비슷한 증세 • 바이러스의 신경침입으로 근육통, 경부와 등 쪽의 강직, 비대칭성 마비가 하지에 많이 발생 • 호흡근, 연하근이 이환되면 치명적 • 회복기에 마비가 어느정도 호전되나 60일 후에도 지속되면 영구적 마비 남음
치료	• 특별한 치료법이 없음 • 대증요법 • 발병 1주일 동안 전염력이 있으므로 집단 발병 방지를 위하여 수족구병 환아는 등교 중지를 권장	• 대증요법 • 보존적 요법 • 증상호전 후 마비에 대한 재활 훈련
간호	• 통증완화, 영양공급함 • 손발의 물집은 저절로 없어지므로 일부러 터뜨리지 않음 • 손씻기 • 감염된 어린이와 입을 맞추거나 안거나 생활용품을 같이 쓰는 행위 제한	• 절대안정 유지 • 진정제 투여 • 호흡마비 여부 관찰 • 물리치료 • 바른자세 유지 • 위축과 욕창방지
합병증	• 무균성 수막염, 뇌염	• 영구적 마비, 호흡정지

아동기의 주요 감염병 – 세균성 감염

질병명	백일해	성홍열
원인균/잠복기 전파경로/전파기간	• 원인균 : bordetella pertussis • 잠복기 : 4~21일(평균 7~10일) • 감염원 : 환자의 호흡기 분비물 • 전파경로 : 기침이나 재채기 등 호흡기 • 전파기간 : 전구기 시작~발작성 기침 시작 후 3주(또는 적절한 항생제 투여 시작 후 5일까지)	• 원인균 : group A β-hemolytic steptococcus • 잠복기 : 짧게는 1일, 길게는 7일까지(평균 3일) • 감염원 : 호흡기 분비물 • 전파경로 : 기침 등의 호흡기 전파 • 전파기간 : 잠복기와 임상증상이 나타나는 약 10~20일 • 환자는 치료를 시작하고 하루가 지날 때까지 격리시킴
격리	• 격리 기간 : 항생제 치료기간 5일까지 격리, 치료를 받지 않은 경우 기침이 멈출 때까지 최소한 3주 이상 격리	
임상증상	• 초기 카타르기 : 발병후 1~2주 정도 지속되고 코감기, 결막염, 미열의 가벼운 상기도 감염증상, 가장 전염력 강함 • 발작기 : 주로 밤에 짧은 호기성기침이 나타나고 흡기 시에 "흡"하는 소리가 남 • 발작 중에 얼굴이 붉어지고 눈이 충혈되어 튀어나오고, 기침 후에 구토가 동반되며, 끈끈한 점액성 가래가 나오기도 함 • 격리기간은 항생제를 치료하는 중이면 치료 5일 후까지이며 치료를 받지 않은 경우에는 기침이 멈출 때까지 최소한 3주간	• 전구기 : 갑자기 시작되는 발열, 구토, 인후염(3주증), 복통, 오한, 두통, 39~40℃의 고열 • 발진기 : 전구기 증상 12~48시간 후 나타남 • 발진 : 3~4일 이내에 소실, 발진은 겨드랑이, 팔꿈치 내측 부위, 사타구니 등의 접히면서 압박을 받는 부위에 가장 현저함(pastia lines) • 발진 후 : 피부박리가 얼굴에서 몸통에 이어 손, 발로 진행 • 내진 : 인후가 심하게 충혈되고 목젖 위에 출혈반점 출현, 혀는 처음에 흰 딸기 모양의 혀, 며칠 후 붉은 딸기 모양의 혀 • 피진 : 전구증상출현 후 12시간 내에 발진 출현
치료	• 식이요법, 습도유지, 기도확보를 우선 • erythromycin을 잠복기나 발병 14일 내에 투여하면 임상경과 완화나 예방 가능 • 영아, 탈수 및 합병증 있는 경우는 입원치료 • 습화된 산소와 수분 공급	• 경구 항생제인 페니실린 또는 아목시실린을 10일간 투여
간호	• 격리시키기 • 침상안정(열이 있는 동안) • 높은 실내 습도 유지 • 소량씩 자주 먹임(구토시) • 급격한 온도변화, 연기, 먼지, 활동, 흥분 등 기침발작 유발인자 피하기 • 분비물 흡인 • 호흡기 폐쇄증상 완화	• 치료시작 후 24시간 동안 격리 • 오염된 물건 소독 • 안정, 수분섭취 증가 • 발열 및 인후통 동반 시에는 탈수되지 않도록 수분 섭취를 충분히 하고 부드럽게 먹기 편한 음식을 섭취
합병증	• 나이가 어릴수록 많이 나타남 • 특히 1세 이하에서 치명률 높음 • 6개월 미만의 영아의 경우 – 기관지폐렴, 무기폐, 기관지 확장증, 폐기종, 결핵의 악화, 중이염 등	• 중이염, 신장염, 관절염, 류마티스열

아동기의 주요 감염병 – 세균성 감염

질병명	디프테리아	파상풍
원인균/잠복기 전파경로/전파기간	• 원인균 : 독소형 디프테리아균 (Corynebacterium diphtheriae) • 잠복기 : 1～10일(평균 2～5일) • 전염기 : 2～4주 • 감염원 : 환자나 보균자의 호흡기 분비물 • 감염경로 : 주로 호흡기로 배출되는 균과의 접촉에 의해 전염되지만, 간혹 피부병변 접촉이나 비생물학적 매개체(non biological fomites)에 의한 전파가 일어나기도 함 • 전파기간 : 발병력이 있는 균이 없어질 때까지 • 치료받는 환자의 경우 2일 내로 전염력이 소실되나 대개 2주, 길면 4주	• 원인균 : 그람 양성 혐기성 간균(clostridium tetani) • 잠복기 : 3～21일(평균 8일) • 감염원 : 흙속에 있는 아포(spore) • 전파경로 – 질병의 전파는 오염된 상처를 통해 이뤄짐. – 수술, 화상, 중이염, 치주 감염, 동물의 교상, 유산이나 임신 후에도 감염 가능 • 전파기간 : 사람대 사람으로 직접 전파되지 않으나 건조상태에서 15년 이상 균이 생존가능, 특히 녹슨 못과 흙에 널리 분포
격리	• 격리 기간 : 항생제 치료 종료 후 24시간 이상이 경과한 이후로 총 2회(24시간 이상의 간격) 채취한 비강과 인두부위의 검체에서 모두 균이 배양음성일 때까지, 배양이 어려울 경우 적절한 항생제 치료에 필요한 14일 기간 동안 격리	
임상증상	• 인후와 편도이며 인후염, 식용감퇴, 미열의 증상이 나타나며, 인체의 모든 부위 점막(인후, 편도, 피부, 결막, 외음부, 질, 외이도 등)에서 발생 • 초기 임상증상 : 피로, 인후통, 식욕감퇴, 미열(2～3일 후), 푸르스름한 흰색 막 형성 • 중증인 경우 턱밑이 붓고, 전경부의 임파선 종대로 'bull neck' 양상을 보임.	• 증상은 서서히 발생함 • 하악이 강직되어 입을 벌리기 어렵고 연하곤란이 생김 • 자극에 과민하게 반응하고 불안, 경부 강직, 복부 및 흉부근육의 강직으로 심한 호흡곤란이나 질식사망 유발 • 햇볕이나 소음 등의 사소한 자극에도 경련 발생 • 전신경련 시 환자의 목과 등이 경직되어 활모양으로 휘는 후궁반장(opisthotonos) • 조임근 경련으로 인해 변비, 빈맥, 호흡곤란 등이 나타남
치료	• 항생제 투여(erythromycin or penicillin G를 14일 정도 사용 : 감염성 감소와 2차 감염 예방) • 항생제 투여 후 48시간이 경과하면 전염력이 소실 • 반드시 과민반응검사 시행 후 주사함	• 지지요법 • 자극을 최소화하기 위해 어둡고 조용한 환경 제공 • 파상풍면역글로불린(TIG)을 투여 • 항생제 : metronidazole을 일차약으로 선택 • 진정제, 근육이완제 투여 : diazepam, chlorpromazine, mephenesin을 투여 • 신경근육차단제인 pancuronium bromide(pavulon) 투여(진정제에 무반응시)
간호	• 침범부위에 따라 2～4주간 절대 안정 • 기도확보	• 소리, 빛 접촉을 최소화하고 어두운 환경 제공 • 근육경련의 범위와 심각성, 호흡곤란 징후 관찰 • 수분과 영양은 비경구적 방법으로 공급 • 기도분비물 흡인, 호흡상태 사정 • 아동의 불안을 덜기 위해 절대 혼자 두지 않음 • 회복기에 환자는 파상풍백신 투여 • 사망하지 않고 회복되면 후유증 없이 완전히 치유
합병증	• 신근염 • 신경염, 마비	• 성대연축, 호흡부전, 척추골절, 고혈압, 부정맥, 혼수, 전신적 감염, 폐렴 등

예방접종 대상 감염병의 잠복기, 전염기 및 환자관리 방법

<table>
<tr><th colspan="2">감염병</th><th>잠복기</th><th>전염기</th><th>환자관리 방법</th></tr>
<tr><td colspan="2">디프테리아</td><td>1~10일
(평균2~5일)</td><td>• 2~4주</td><td>• 격리
– 항생제 치료 종료 후 24시간 이상이 경과한 이후로 총 2회 (24시간 이상의 간격) 채취한 비강과 인두부위의 검체에서, 모두 균이 배양음성일 때까지
– 배양이 어려울 경우, 적절한 항생제 치료에 필요한 14일 기간 동안</td></tr>
<tr><td colspan="2">백일해</td><td>4~21일
(평균 7~10일)</td><td>• 전구기 시작~발작성 기침 시작 후 3주(또는 적절한 항생제 투여 시작 후 5일까지)</td><td>• 격리
– 항생제 치료 기간 5일까지
– 치료를 받지 않은 경우 기침이 멈출 때까지 최소한 3주 이상</td></tr>
<tr><td colspan="2">파상풍</td><td>3~21일
(평균 8일)</td><td>• 사람 간 전파 없음</td><td>• 표준 주의 지침에 따라 환자 관리(상처 치료 시 파상풍 예방) 백신 접종, 면역글로불린
• 투여 : 예방접종 여부와 상처 오염정도에 따라 결정</td></tr>
<tr><td colspan="2">홍역</td><td>7~21일
(평균 10~12일)</td><td>• 발진 4일 전부터 4일 후 까지</td><td>• 격리 : 발진 발생 후 4일까지</td></tr>
<tr><td colspan="2">유행성이하선염</td><td>12~25일
(평균 16~18일)</td><td>• 증상 발현 3일 전부터 5일 후 까지</td><td>• 격리 : 이하선염 발생 후 5일까지</td></tr>
<tr><td rowspan="2">풍진</td><td>선천성</td><td>해당 없음</td><td>• 체액에 바이러스 배출되는 동안 전파가 가능</td><td>• 격리 : 입원 시 적용
– 생후 1년까지, 선천성 백내장 수술의 경우 생후 3년 까지
– 단, 생후 3개월 이후 1개월 간격으로 얻은 2번의 임상검체(매번 호흡기, 소변 모두 채취)에서 바이러스 분리배양 검사 음성일 경우 격리 해제
• 임산부와의 접촉 금지</td></tr>
<tr><td>출생후</td><td>12~23일
(평균 14일)</td><td>• 발진 7일 전부터 7일 후 까지</td><td>• 격리 : 발진 발생 후 7일까지
• 임산부와의 접촉 금지</td></tr>
<tr><td colspan="2">폴리오</td><td>3~35일</td><td>• 증상 발생일 11일 이전 부터 6주 이후 까지</td><td>• 격리 : 매주 채취한 대변 검체의 바이러스 분리·배양검사 결과가 2회 연속 음성일 때까지
• 감염관리 : 최종 음성 판정 시 까지 대변, 체액 등 감염물에 대해 적절한 관리 시행</td></tr>
<tr><td colspan="2">B형간염</td><td>45~160일
(평균 120일)</td><td>• HBsAg 양성인 사람의 경우 감염이 가능함</td><td>• 표준 주의 지침에 따라 환자 관리
– 혈액 및 체액 격리는 필요</td></tr>
<tr><td colspan="2">일본뇌염</td><td>7~14일</td><td>• 사람 간 전파 없음</td><td>• 격리 필요 없음</td></tr>
<tr><td colspan="2">수두</td><td>10~21일
(평균 14~16일)</td><td>• 발진 1~2일 전부터 모든 피부 병변에 가피가 생길 때까지</td><td>• 격리
– 모든 피부 병변에 가피가 생길 때까지(발진 발생 후 최소 5일간)
– 단, 예방접종을 시행한 사람에게서 발생해 가피가 생기지 않은 경우 : 24시간 동안 새로운 피부병변이 생기지 않을 때까지
– 수두에 걸린 엄마에게서 출생한 신생아가 입원중인 경우 : 생후 2일 까지(면역글로불린 투여 받았다면 생후 28일까지)</td></tr>
</table>

Hib	명확하지 않음	• 호흡기 분비물에 균이 존재하는 동안 전파 가능	• 격리 : 주사용 항생제 치료를 시작한 후 24시간 까지 • 예방요법 : 환자가 2세 미만이거나 가족 중에 감수성이 있는 접촉자가 있고 cefotaxime 또는 ceftriaxone 이외의 약제로 치료한 경우에는 침습성 감염 치료 마지막에 예방요법을 시행
폐렴구균	명확하지 않음	• 호흡기 분비물에 균이 존재하는 동안 전파 가능	• 표준 주의 지침에 따라 환자 관리 – 단, 입원실이나 병원에서 전파 증거가 있으면 비말주의 적용

출처 : 2017년도 감염병 관리사업지침

예방접종 대상 감염병의 접촉자 관리 대상 및 관리 방법

* 접촉자 관리 대상 조사 : 환자 역학조사 시점부터

* 관리방법 적용 : 환자의 확진검사 결과 양성 확인 시점부터

감염병	접촉자 관리 대상	접촉자 관리 방법	필수 전산 등록 대상*
공통	• 의사환자 및 환자와 접촉한 모든 대상자	• 유증상자 및 추가환자 발생 모니터링 • 표준예방접종 일정표에 따른 정기예방접종 안내 • 유증상자의 경우 실험실적 검사 안내 – 노출 후 예방요법 및 격리는 확진여부와 관계없이 필요한 경우 시행 가능	
디프테리아	• 밀접접촉자 – 가족 및 동거인 – 환자의 구강분비물에 노출된 사람 등	• 검사 : 백신 접종 유무나 면역력에 상관 없이 비강과 인두부위 검체에 대한 균 배양검사 실시, 검사를 받고 7일 간 발병 여부 감시 • 노출 후 예방요법 : 균 배양검사 이후, 백신 접종 유무에 상관없이 Penicillin 1회 주사 또는 Erythromycin(소아는 40mg/kg/일, 성인은 1g/일, 4회/일)을 7~10일간 투여 • 예방접종 : 불완전한 예방접종력을 가진 사람의 경우 연령별로 정해진 접종을 실시 • 업무제한 : 균 음성 증명 시 까지 식품관련 업무 종사, 소아 접촉 업무 등 제한	
	• 기타 접촉자	• 예방접종 : 불완전한 예방접종력을 가진 사람의 경우 예방접종 실시 • 증상 발생 모니터링	
백일해	• 동거인, 고위험군 또는 고위험군에게 전파위험이 있는 집단 – 동거인 : 동거, 동숙인의 가족, 기숙사 룸 메이트 – 고위험군 : 생후 12개월 미만 영아, 면역저하자, 중등증 이상 천식 및 만성폐질환 – 고위험군에게 전파 위험이 있는 집단 : 고위험군 동거인(부모, 형제, 조부모, 산모), 고위험군 접촉이 예상되는 청소년 및 성인(임신부(3기), 의료종사자, 영유아 돌봄이, 산후조리원 종사자 등)	• 노출 후 예방요법 : 연령, 예방접종력, 증상 발현 유무와 관계없이 예방적 항생제 복용 • 예방접종 : 불완전한 예방접종력을 가진 사람의 경우 연령별로 정해진 접종을 실시	
	• 기타 밀접접촉자 – 유증상자와 1m 이내 대면접촉 – 호흡기 비인두 구강분비물에 직접접촉 – 전염기 환자와 1시간 이상 한정된 같은 공간에서 가까이 머무른 경우	• 예방접종 : 불완전한 예방접종력을 가진 사람의 경우 연령별로 정해진 접종을 실시	
파상풍	• 해당 없음(사람 간 전파 없음)	• 해당 없음	
홍역	• 면역력이 있는 사람 – 과거 홍역을 앓았거나, 예방접종 완료한 사람	• 증상 발생 모니터링	

	• 면역력이 없는 사람(감수성자) – 과거 홍역을 앓은 적이 없고, 예방접종력이 없거나 불완전한 사람	• 예방접종 : 노출 후 72시간 이내에 접종	
	• 감수성자 중 백신 접종 금기인 사람 – 6개월 미만 영아, 임신부, 면역저하자 등	• 노출 후 예방요법 : 노출 후 6일 이내에 면역글로불린 투여	
유행성 이하선염	• 면역력이 있는 사람 – 과거 유행성이하선염을 앓았거나, 예방접종 완료한 사람	• 증상 발생 모니터링	
	• 면역력이 없는 사람(감수성자) – 과거 유행성이하선염을 앓은 적이 없고, 예방접종력이 없거나 불완전한 사람	• 예방접종 실시	
풍진	• 밀접 접촉자 – 가족, 의료진 등 – 환자의 분비물에 노출된 사람 등	• 증상 발생 모니터링	
	• 선천성풍진 환아와 지속적인 접촉이 있는 사람(가족, 의료진 등) 중 면역력이 없는 사람	• 예방접종 실시	
	• 임신부	• 검사 : 환자에 노출 시, 항체검사를 포함한 진료 및 상담시행	
폴리오	• 밀접접촉자, 접촉 후 유증상자 – 밀접접촉자 : 가족 내 접촉자, 동거인	• 자택격리 : 환자와 마지막 접촉 후 3일 이상 지난 시점에서 24~ 48시간 간격을 두고 2회 연속 채취한 대변 검체에서 바이러스 분리배양 음성으로 확인될 때 까지 • 예방접종 : 환자의 판정결과 및 예방접종력 등을 감안하여 접종횟수 판단	
	• 화장실 접촉자, 의료기관 및 실험실 종사자, 기타 접촉자	• 검사 : 환자와 마지막 접촉 후 3일 이상 지난 시점에서 24~48시간 간격을 두고 2회 연속 채취한 대변 검체에서 바이러스 분리배양 실시 • 예방접종 : 환자의 판정결과 및 예방접종력 등을 감안하여 접종횟수 판단 • 증상 발생 모니터링	
B형간염	• B형간염 바이러스에 노출된 경우 – HBV가 있거나 있을 가능성이 있는 체액에 노출(경피, 점막)이 있는 경우, HBsAg양성자와의 성 접촉, 신생아의 주산기 노출	• 감염원의 HBsAg 상태와 노출된 사람의 백신 접종력, anti-HBs 상태에 따라 면역글로불린 및 예방접종 실시	
일본뇌염	• 해당 없음(사람 간 전파 없음)	• 해당 없음	
수두	• 면역력이 있는 사람 – 과거 수두를 앓았거나, 예방접종 완료한 사람	• 증상 발생 모니터링	
	• 면역력이 없는 사람(감수성자) – 가족 및 동거인	• 예방접종 : 접촉 후 가능한 3일(최대 5일) 이내에 백신 접종	

	– 같은 실내 공간에서 5분 이상 있었거나, 대면 또는 직접 접촉이 있었던 사람 – 의료기관 내 같은 병실을 사용했거나, 대면 또는 직접 접촉이 있었던 사람		
	• 감수성자 중 백신 접종 금기인 사람 – 수두 감수성이 있는 임신부 – 분만 전 5일부터 분만 후 2일 이내 수두가 발병한 임신부에게서 태어난 신생아 – 수두에 감수성이 있는 산모에서 재태 기간 28주 이상으로 태어난 미숙아 – 수두에 대한 산모의 감수성 여부에 관계없이 재태 기간 28주 미만 혹은 1kg 미만으로 태어난 미숙아 – 면역저하자(면역결핍증환자, 암질환자 등)	• 노출 후 예방요법 : 면역글로불린(VZIG)을 10일 이내에 되도록 빨리 1회 근육주사	
Hib	• 다음 상황에서의 모든 가족 내 접촉자 – 4세 미만의 Hib 백신 미접종 또는 불완전 접종 소아가 1명이라도 있는 가정 – 기초접종을 완료하지 않은 12개월 미만의 소아가 있는 가정 – Hib백신 접종력에 관계없이 면역기능이 억제된 소아가 있는 가정 • 주간보육시설에서 60일 이내에 2명 이상의 침습성 질환이 발생한 경우, 모든 소아 및 시설직원	• 노출 후 예방요법 : 리팜피신 하루 1회 20mg/kg(최대 600mg/일), 4일간 복용	
폐렴구균	• 보육시설, 의료기관 등 집단시설	• 추가환자 발생 감시	

감수성이 있는 숙주, 병원체와 관련된 감염 위험성

관련요인	• 만성질환, 병원균에 노출을 막기 위한 지식의 부족, 부적절한 일차 방어기전, 부적절한 이차방어기전, 부적절하게 습득된 면역, 병원균에 대한 환경적 노출 증가, 침습적 절차, 영양부족
간호중재	• 격리(감염 위험성을 낮추기 위해) • 아동과 부모에게 처방된 치료에 대해 설명하고, 치료를 잘 이행하도록 격려 • 간호사는 아동을 간호한 후에 반드시 손을 씻고, 아동과 가족에게 손씻기 교육 • 재채기, 콧물이 나올 때는 반드시 휴지로 코와 입을 막도록 하고 • 병실 내 가구나 침대, 바닥을 소독수로 닦기 • 면역결핍 아동과는 접촉하지 않도록 하기, 또는 접촉자 확인

소양감과 관련된 피부통합성 장애의 위험성

관련요인	• 외재적 – 화학물질, 고령, 습도, 고체온, 저체온, 기계적 요인, 습기 약물 등, 내재적 – 체액상태의 변화, 색소형성 변화, 피부 탄력도 변화, 발달요인, 영양상태 불균형, 면역 저하, 순환장애, 대사장애, 감각장애 등
간호중재	• 발진이 동반된 경우 대부분 소양감 느낌 : 긁어서 피부손상 및 2차 피부감염 발생 우려 • 아동의 피부상태 및 소양감의 정도를 확인하고 손톱, 발톱을 짧게 깎기. • 소양감이 있는 부위를 긁지 않도록 교육하고, 어린 아동은 잠자는 동안 깨끗하고 부드러운 면 장갑이나 면양말로 손을 감싸준다. • 목욕 시 비누사용을 금지(필요시 약한 비누 사용) • 모직이나 털 혹은 거친 옷감으로 된 옷은 소양감을 증가시키므로 입히지 않고 • 느슨하고 가벼운 옷을 입히기 • 피부가 건조하거나 습도가 높지 않도록 실내습도 유지 • 장난감, TV 시청, 그림그리기, 책읽기, 게임 등으로 소양감에 대한 관심을 전환 • 전분목욕은 수렴작용을 통해 소양감을 감소시키므로 권장 • 칼라민 로션을 발라주고 항히스타민제나 항소양제를 투여 • 처방이 있으면 1:40 Burrow's solution으로 1회 20분, 하루 3~4회 냉습포

정보부족과 관련된 질병에 대한 부모의 지식부족

관련요인	• 제한된 인지능력, 정보의 잘못된 해석, 노출 부족, 학습에 대한 흥미 부족, 회상능력 부족, 정보 자원에 익숙하지 않음
간호중재	• 부모가 아동의 질병에 대해 어느 정도 이해하고 있는지 지식수준을 사정하여 질병의 특성과 치료, 합병증, 예방법에 대해 설명 • 질병으로 인한 외모의 변화는 회복될 수 있음을 알려주고 간호계획을 수행하는 데 가족을 참여 시키기

수두

9세 남아가 발진으로 병원에 왔다. 앓고 있는 질환, 복용 중인 약물은 없었고, 비슷한 발진이 잇는 가족은 없었다. 7일 전에 발열과 두통이 있었고, 4일 전에 얼굴과 몸통에 홍반과 구진이 나타나면서 가려워하였다. 체온은 37.5℃이었고, 얼굴과 몸통에 구진, 잔물집, 고름물집, 딱지 등의 여러 가지 모양의 발진이 있었다. 이 상황을 간호과정에 적용해 보세요.

- 주관적, 객관적인 자료?
- 도출될 수 있는 간호진단은?
- Maslow's Hierachy needs 이론에 근거해서 가장 우선적으로 시행되어야 하는 간호중재는?

홍역

7세 남아가 발진이 생겨 병원에 왔다. 5일 전부터 열이 나고 기침과 콧물이 있었다. 1일 전부터 홍반 구진성 발진이 목, 귀, 뒤, 뺨의 뒤쪽부터 나타나기 시작하여 얼굴, 팔, 몸통으로 퍼졌다. 체온은 38.6℃, 맥박 130회/분, 호흡 25회/분이었다. 결막충혈이 있었고, 입술과 입점막이 말라 있었다. 가렵지는 않았고, 발진의 형태가 불규칙하고 서로 융합된 것도 있었다. 이 상황을 간호과정에 적용해 보세요.

- 주관적, 객관적인 자료?
- 도출될 수 있는 간호진단은?
- Maslow's Hierachy needs 이론에 근거해서 가장 우선적으로 시행되어야 하는 간호중재는?

PEDIATRIC NURSING

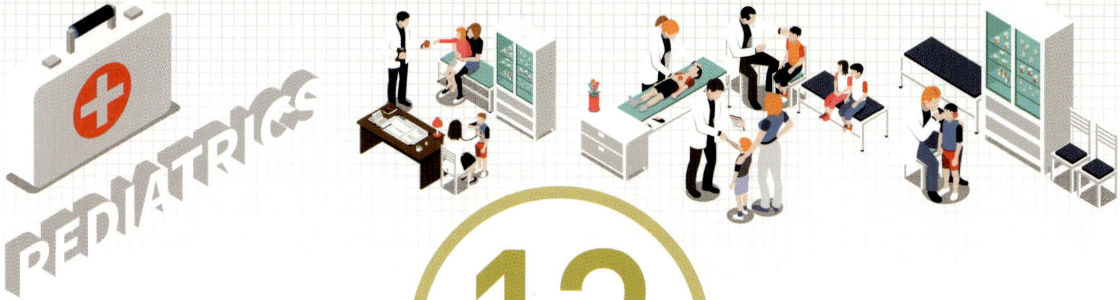

13 CHAPTER

종양아동의 간호와 호스피스 완화간호

Pediatric Nursing

학·습·목·표

- 아동기 종양의 특성을 설명한다.
- 골수생검 아동에게 간호과정을 적용한다.
- 방사선 치료를 받고 있는 아동에게 간호과정을 적용한다.
- 항암화학요법을 받고 있는 아동에게 간호과정을 적용한다.
- 조혈모세포이식/골수이식 아동에게 간호과정을 적용한다.
- 백혈병 아동에게 간호과정을 적용한다.
- 뇌종양 아동에게 간호과정을 적용한다.
- 신경모세포종 아동에게 간호과정을 적용한다.
- 빌름스종양(Wilms' tumor) 아동에게 간호과정을 적용한다.
- 골육종 아동에게 간호과정을 적용한다.
- 종양 아동의 가족 간호를 수행한다.
- 아동의 죽음에 대한 반응을 설명한다.

주·요·용·어

• anemia	**빈혈** : 적혈구가 감소되면 혈액 내 혈색소 헤모글로빈 농도가 떨어지게 됨. 이로 인해 혈액의 산소운반 능력이 감소하게 됨. 만일 빈혈이 심해지면, 창백한 안색, 허약감, 피로, 호흡 곤란 등의 증상을 유발하기도 함. 흔히 어지럼증과 혼동하여 사용되지만 엄밀히 말하자면 빈혈과 어지럼증은 다름
• bone marrow	**골수** : 뼈 안은 텅 비어 있고, 그 중심을 골수라고 부르는 스폰지 조직이 채워져 있으며, 혈액세포를 생산, 성장시키는 일을 함. 사춘기 이후부터는 척추, 갈비뼈, 가슴뼈, 엉덩이뼈, 어깨뼈와 두개골에서 대부분의 혈액을 생산함
• brain tumor	**뇌종양** : 뇌조직이나 뇌를 싸고 있는 막에서 발생된 종양과 머리뼈나 주변 구조물에서 멀리 떨어진 부위에서 뇌조직이나 뇌막으로 전이된 종양을 말한다.
• cancer	**암** : 세포의 이상으로 인해 신체 조직에 비정상적으로 자라난 악성 종양
• Ewing sarcoma	**Ewing 육종** : 뼈에 생기는 소아암 중의 하나로 골육종 다음으로 흔한 암이다.
• Hodgkin's disease, HD	**호지킨 병** : 특징적인 조직 양상과 올빼미 눈을 닮은 특이한 암세포(Reed-Sternberg 세포)를 보이는 질환을 말한다. 주로 어린 나이에 발생하여 수년에 걸쳐 오랫동안 지속되면서 서서히 자라고, 주로 림프계 내에 국한되어 발생하며, 하나의 림프절에서 시작해 옆 림프절에 영향을 미치며 점점 인접한 림프절을 타고 신체 전체의 림프절에 영향을 미치는 특징을 가지는 질환이다.
• leucopenia	**백혈구 감소증** : 정상수치보다 순환백혈구 수가 감소된 상태
• leukemia	**백혈병** : 우리 몸의 조혈기관인 골수의 정상 혈액세포가 어떠한 원인으로 인해 암세포로 전환되어 증식하면서 생기는 혈액암을 말한다.
• lymphoma	**림프종** : 면역세포들이 종양으로 변하면서 체내 조절작용과 상관없이 증식하는 질환, 즉 림프 조직에 발생한 악성 종양을 말한다.
• neuroblastoma	**신경모세포종** : 전신의 어느 부위에서나 발생할 수 있지만 주로 부신 수질이나 신경계에 발생하는 교감신경절 부위에서 발생한다.
• Non-Hodgkin's lymphoma, NHL	**비호지킨 림프종** : 예후가 좋은 호지킨 병은 우리나라에서는 비교적 발생률이 낮으며, 2세 이하에는 거의 없고 5세 이전에는 대단히 드물며 10세 전후부터 청소년 시기까지 발생률이 증가하는 질환이다. 보통 15~34세에 많이 발병한다.
• Osteosarcoma	**골육종** : 뼈에 발생하는 악성 종양으로서 전체 악성 종양 중 약 0.2%를 차지하는 드문 암이다.
• Wilms' tumor(nephroblastoma)	**빌름스종양(신아세포종)** : 윌름 종양은 콩팥(신장)에 발생하는 질환으로 주로 1~5세의 어린이에게서 발생하지만 이보다 나이가 많거나 적은 어린이에게서도 발생한다.

13 CHAPTER 종양아동의 간호와 호스피스 완화간호

I 종양아동의 간호

암세포의 덩어리들을 종양이라고 일컫으며, 종양이란 조직의 자율적인 과잉적 성장을 의미하며 종양을 영어로 Neoplasia(new + growth, 신생물)라고 하는데 의미상 새로운 성장(발육)이라는 뜻을 가지고 있다. 즉, 종양이란 우리 몸속에서 새롭게 비정상적으로 자라난 덩어리를 말한다.

종양은 천천히 성장하고 전이 되지 않는 양성종양과 빠르게 성장하며 다른 조직으로 전이가 되는 악성종양으로 나누어 설명하고 있다. 소아암의 경우 조혈 세포에 발생하는 암인 백혈병, 림프계에 발생하는 림프종, 뼈나 근육, 뇌, 장기 또는 다른 신체 조직에 발생하는 고형암으로 크게 3가지로 분류된다.

소아암 특성

1. 아동과 청소년기 암 발생 현황 및 유형

하루 평균 어린이·청소년이 소아암 진단을 받고 있는 경우가 평균적으로 하루 4명으로 해마다 약 1,500명인 것으로 나타나고 있다. 2015년 국가암정보센터의 보고에 의하면 연령군별 암발생은 0~14세 군은 남녀 모두 백혈병이, 15~34세 군은 남녀 모두 갑상선암이 1위를 차지하였다. 남·녀 0~4세의 경우 비호지킨 림프종이 2위, 뇌 및 중추신경계가 3위로 나타났다(표 13-1). 또한 성인암과 소아암의 특성을 비교한 내용은 표 13-2와 같다.

표 13-1 연령군별 주요 암발생률(남녀전체, 2015) (조발생률, 단위 : 명/10만 명)

순위	0~14세		15~34세		35~64세		65세 이상	
	모든 암	14.3	모든 암	62.3	모든 암	450.8	모든 암	1,511.8
1	**백혈병**	**4.4**	**갑상선**	**28.1**	**갑상선**	**79.3**	**폐**	**253.7**
2	비호지킨 림프종	2.1	유방	5.2	유방	65.8	위	227.8
3	뇌 및 중추신경계	1.8	백혈병	3.2	위	59.4	대장	223.8
4	갑상선	0.5	대장	2.6	대장	50.0	전립선	119.2
5	신장	0.5	자궁경부	2.5	간	34.9	간	113.4

출처 : 국가암정보센터(2017 보도자료)

표 13-2 성인의 암과 소아암의 특성

특성	아동기의 암	성인의 암
종류	백혈병과 육종이 흔하다.	상피성 암이 흔하다.
전이	진단 시 종종 전이가 있다.	진단 시 주로 국소적이다.
예방	예방 불가능하다.	어떤 종류의 암은 검진에 의해 screening이 가능하다.
예후	5년 생존율이 70~90%이다.	5년 생존율이 60% 미만이다.

2. 소아암의 발생원인

암의 발생원인은 아직까지는 알려져 있지 않았으나, 대부분 유전적 감수성과 환경 요인과의 상호작용으로 인한 것으로 생각되고 있다. 이온화방사선 노출과 여러 화학요법제(알킬화약물, etoposide 등)는 백혈병, 뇌종양 등을 유발할 수 있다. 최근 대부분 소아 종양의 생존율이 80% 정도로 현저하게 향상되었다.

3. 위험인자

아동의 종양 위험인자로는 환경적 요인으로 물리적 요인, 화학 물질 및 미생물 감염 등이 있으며, 방사선이나 항암제, EB바이러스와 같은 경우가 암 발생의 위험인자로 알려져 있다.

검사 및 절차

1. 건강력과 신체검진

건강력과 신체검진은 가장 기본적이고 중요한 암의 진단과정의 하나이다. 현재병력, 과거병력, 가족력, 성장과 발달 정도, 가족구성원의 현재 건강상태, 발병의 주요사건, 심리사회적 문제 등을 포함한다. 소아암으로 의심할 수 있는 증상들은 표 13-3과 같다.

2. 임상검사

일반적으로 임상검사로는 혈구검사, 뇨검사, 혈액화학검사, 종양표지검사 등이 이루어지고 있으며 세부내용은 Box 13-1과 같다.

3. 침습적인 진단검사

1) 조직검사

대상자의 조직일부를 채취하여 종양의 타입

BOX 13-1 임상검사 종류

- 혈구검사 : 백혈구의 현저한 증가로 백혈병을 의심할 수 있으며, 신경모세포종 등에서 골수침범이 있는 경우 헤모글로빈, 헤마토크릿, 혈소판수치가 떨어질 수 있다.
- 뇨검사 : 신장기능에 대한 정보를 준다.
- 혈액화학검사 : 신장과 간의 기능, 전해질 균형과 관련된 중요한 정보를 나타낸다.
- 종양표지검사 : 특정한 종양이 유무를 가리키는 특징적인 검사를 말한다. 간모세포종과 생식세포종양에서 베타 hCG가 상승되어 있고, 간모세포종, 악성기형종, 생식세포종에서 alpha-fetoprotein이 상승되어있다.

표 13-3 소아암으로 의심할 수 있는 증상들

증상	종양을 의심할 수 있는 경우	종양이 아닌 경우
창백, 피로, malaise	백혈병, 임파종, 신경모세포종	철결핍성 빈혈
출혈, 멍, 점상반점	백혈병, 신경모세포종	응고장애, 혈소판 감소성 자반증
체중감소, 야간발한	호지킨 임파종	바이러스성 질환, 결핵
얼굴과 목의 부종	비호지킨 임파종, 백혈병	상대정맥의 혈전증
범혈구감소증	백혈병, 신경모세포종	감염, 재생불량성 빈혈
림프절 종창	임파종	감염
골통과 발열	백혈병, 유잉육종	골수염, 외상
절뚝거림	뼈의 종양, 백혈병, 신경모세포종	골수염, 외상
Cat's eye reflex	망막모세포종	Coats's disease, 포도막염
복부 종괴	윌름스종양, 신경모세포종, 간모세포종	신장,난소 낭종
두통, 구토	뇌종양	편두통, 긴장성두통

을 알아보기 위함이다. 검사하는 방법으로 개방 조직 검사와 폐쇄 조직 검사방법이 있다. 조직 검사시 종양의 위치와 환아의 상태에 따라 전신마취 또는 국소마취를 할 것인지 선택하여 실시하며, 종양을 직접적 절개를 통한 조직검사가 가장 이상적이나 불가능할 경우 바늘을 통한 흡인조직 검사를 시행한다. 흉막천자나 복수천자 등도 시행된다.

2) 골수검사

목적은 골수세포의 정상여부, 전이된 세표여부를 확인 하기 위함이다. 검사시 무균술을 지켜 시행해야 하고, 국소마취제를 사용한다. 가장 많이 사용되는 부위는 후장골릉 혹은 전장골릉이다. 협조가 되지 않는 연령의 소아는 진정요법을 사용한다. 간호시 협조가 되는 연령의 아동에게는 검사의 목적과 방법에 대해 충분히 설명하고, 검사하는 동안은 검사진행 상황에 대해 자주 설명해주어 공포심을 없애도록 돕는다. 검사 후에는 무균드레싱을 하고, 모래주머니를 이용하여 지혈을 돕는다.

3) 척수검사

목적은 뇌척수액의 암세포유무를 확인하기 위함이다. 검사시 무균술을 유지해야 하고, 자세는 영아의 경우 옆으로 누워 무릎을 가슴까지 구부리거나 앉아서 등이 굽어지도록 하고 영유아 보다 큰 환아일 경우 자세를 취하게 한다 (그림 13-1).

간호시 백혈병이나 임파종환아에서 처음 시행하는 요추천자는 암세포여부를 판단해야 하므로, 혈액으로의 오염이 되지 않도록 주의해야 한다. 환아가 움직이지 않는 것이 중요하다. 검사후 무균드레싱을 하고, 똑바로 누운 상태로 1시간 이상 안정을 취하게 하며, 출혈이 있는지를 관찰한다.

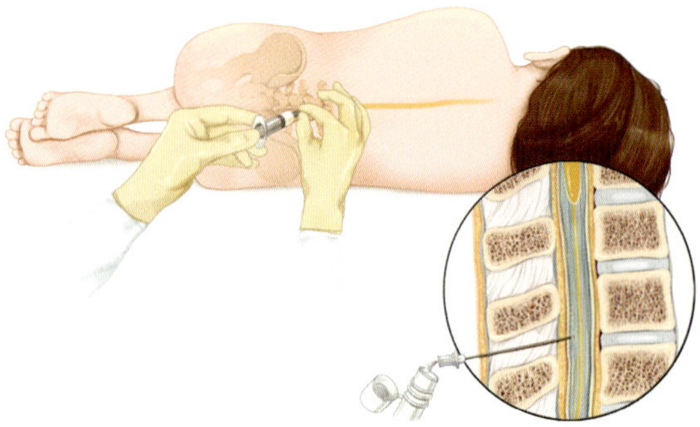

그림 13-1 척수검사

4. 영상검사

영상검사의 발전은 고형암을 진단하는데 큰 도움이 되며, 침습적 방법의 휴우증을 감소시켜 왔다(표 13-4).

치료

소아암 환아의 치료방법으로는 방사선요법, 항암 화학요법, 수술, 조혈모세포이식(hematopoietic stem cell transplantation, HSCT), 생체반응 조절물질(biological response modifiers, BRM)의 사용이 있다.

1. 방사선요법

방사선요법의 치료 목적은 악성 세포를 죽이고 편안함을 제공하기 위함이다. 방사선요법을 통해 국소적으로 종양세포를 제거해주며, 치유가 불가능한 경우 편안함과 통증 완화를 위해 국소적으로 암 통제를 가능하게 해준다. 부작용으로 위장관계, 피부, 머리, 방광, 골수 등에서 발생 할 수 있다(표 13-5).

2. 화학요법(Chemotherapy)

화학요법의 치료목적은 악성 세포 및 잔존하는 전이 세포를 죽이기 위한 것이며, 전신성 치료효과를 갖는다.

화학요법에 사용되는 약제는 각 화학 구조에 따라 주요 6개 종류의 약제인 알킬화제제(alky-

표 13-4 영상검사의 종류

검사 종류	검사 내용
MRI(자기공명검사)	전파와 자석을 이용하여 고도의 영상을 만들어낸다. 환자들은 IV pole을 비롯한 모든 금속제품을 몸에서 제거해야 한다.
CT(Computerized tomography, 전산화 단층촬영) Scan	인체의 평면의 영상을 제공한다.
골스캔(bone scan)	뼈로의 전이나, 암의 위치 크기 등을 알 수 있다.
양전자방출 단층 촬영법(PET scan)	FDG라는 동위원소를 사용하여 영상을 얻는다. 신경모세포종과 임파종, 골암 등을 진단내릴 때 아주 효과적이다. PET검사 전 6시간 이전에는 포도당을 주사하는 것을 피해야 한다.
초음파	복부 종괴 등을 진단할 때 사용한다. 소아환자는 굳이 진정제를 사용해 재울 필요는 없다.
심장초음파	진단시 초기 심장기능 평가를 위해 시행하고, 안트라싸이클린 계통의 항암제 투여 후 심독성여부를 확인하기 위해 시행한다.

표 13-5 **방사선요법의 부작용**

부작용	증상
위장관계	• 오심/구토 – 24시간 동안 항구토제를 준다. – 구토의 양을 측정하고 탈수를 사정한다. • 식욕부진 – 음식과 수분을 섭취하도록 격려하며 유동식이나 연식을 소량씩 자주 준다. – 체중감소를 관찰 • 점막궤양 – 자주 입안을 헹구고 구내염을 예방하기 위해 구강을 청결히 한다. • 설사 – 항경련제와 kaolin, pectin 준비로 조절한다. – 탈수 증상을 관찰
피부	• 탈모증(2주 이내, 3~6개월에 다시 자람) – 가발을 소개한다. – 두피를 깨끗이 하고 추위로부터 머리를 보호한다. • 건조, 습윤성 피부박리 – 피부를 깨끗하게 유지한다. – 매일 비누를 이용하여 씻는다. – 햇볕의 노출을 피한다. – 피부 건조 시 윤활제를 사용한다. – 피부 박리 시 피부위생과 간호를 위해 전문가에게 상담한다.
머리	• 오심/구토(뇌의 구토중추 자극으로) • 탈모증 • 구내염 • 규칙적인 구강간호를 제공하고 불소를 사용한다. • 잠재적인 부작용 : 불편감을 감소시키기 위해 진통제를 사용한다. – 부비동염 – 인후통 – 미각 상실 – 구강건조
방광	• 드물게 방광염 발생 • 충분히 수분을 섭취하고 자주 소변을 보도록 한다. • 혈뇨를 평가한다.

lating agents), 대사길항제(antimetabolites), 항종양 항생제(antitumor antibiotics), 식물성 알카로이드제(plant alkaloids), 효소제제(enzymes), 기타 약제들(miscellaneous agents), 호르몬제제로 분류(표 13-6) 된다.

약제에 대한 투여 경로 및 방법은 약제의 작용, 부작용, 분류, 암의 종류 및 치료 방법에 따라 달라진다. 투여 경로는 정맥 내(IV), 경구(PO), 근육(IM), 피하(SC), 척추강(IT), 동맥 내(IA)가 있다.

화학요법의 부작용은 대부분 항암제로 세포주기 의존적이기에 세포주기가 빠른 기관인 골수, 입 점막과 창자 점막, 표피, 간, 정조세포

표 13-6 항암화학요법

약물	작용	대사	배출	적응	독성
대사길항제					
methotrexate	엽산 대항제 : DHFR 억제 (dihydrofolate reductase)	간	소변 담즙	급성 림프모구 백혈병, 림프종, 속질모세포종, 뼈육종	골수억제(nadir 7~10일), 점막염, 입안염, 피부염, 간염, 고용량 투여시 leucovorin으로 점막, 콩팥과 중추신경계 독성 예방
6-mercaptopurine	purine 유사체 : 푸린합성 억제	간	소변	급성 림프모구 백혈병	골수억제, 간괴사, 점막염, al-lopurinol은 독성을 증가시킴
cytarabine(Ara-C)	pyrimidine 유사체 : DNA polymerase 억제	간	소변	급성 림프모구 백혈병, 림프종	골수억제, 결막염, 점막염, 중추신경계 기능이상
알킬화 제제					
cyclophosphamide	alkylates guanine : DNA 합성 억제	간	소변	급성 림프모구 백혈병, 육종	골수억제, 출혈방광염, 폐섬유증, SIADH, 방광암, 아나필락시스
Ifosfamide	alkylates guanine ; DNA 합성 억제	간	소변	림프종, 빌름스 종양, 육종, 종자세포종양과 고환종양	Cyclophosphamide와 유사, 중추 신경 기능이상, 심장독성
항종양 항생제					
doxorubicin, daunorubicin	DNA와 결합, 삽입	간	소변 담즙	급성 림프모구 백혈병, 급성 골수성 백혈병, 유잉 육종, 림프종, 신경모세포종	심장근육병증, 붉은 소변, 혈관외 유출시 조직괴사, 골수억제, 결막염, 방사선 피부염, 부정맥
dactinomycin	DNA와 결합, 전사 억제	간	소변 대변	빌름스 종양, 횡문근육종, 유잉 육종	관외 유출시 조직괴사, 골수 억제, 방사선민감화 약제, 점막 궤양
bleomycin	DNA와 결합, DNA절단	간	소변	림프종, 종자세포 종양	폐렴, 입안염, 폐섬유증, 피부염, Raynaud 현상
식물성 알칼로이드 제제					
vincristine	미세관 형성 억제	간	담즙	급성 림프모구 백혈병, 림프종, 신경모세포종, 빌름스 종양,횡문근육종, 유잉 육종	국소 연조직염, 말초신경병증, 변비, 창자막힘증, 턱통증, SIADH, 발작, 눈꺼풀처짐, 경한 골수억제
vinblastine	미세관 형성 억제	간	담즙	Hodgkin 병, 랑게르한스 세포 조직구증	국소 연조직염, 백혈구 감소
효소 제제					
L-asparaginase	L-asparagine의 고갈	-	그물 내피계통	급성 림프모구 백혈병	알레르기 반응, 혈소판 기능이상,응고병증, 이자염, 고혈당, 뇌병증
PEG-asparaginase	L-asparagine의 PEG 결합 (conjugate)	-	그물 내피계통	급성 림프모구 백혈병	L-asparaginase에 알레르기가 있는 환아에게 적응

표 13-6 항암화학요법 (계속)

약물	작용	대사	배출	적응	독성
호르몬					
prednisone, dexamethasone	lymphatic cell 용해	간	소변	급성 림프모구 백혈병, 림프종	쿠싱증후군, 백내장, 당뇨병, 고혈압, 근육병증, 뼈엉성증, 감염, 소화성궤양, 정신병
기타					
cisplatin	DNA 합성 억제	–	소변	생식샘 종양, 뼈육종, 신경모세포종, 중추신경계종양, 종자세포종양	콩팥독성, 골수억제, 귀독성, 테타니, 신경독성, 용혈요독증후군, 아나필락시스

BOX 13-2 정맥접근장치(Venous access device, VAD)

- 화학요법 시 가장 흔히 사용되는 경로는 정맥 내(IV) 투여로 소아암 아동들은 대개의 경우 정맥접근장치(venous access device, VAD)를 가진다. 보통 상대정맥(superior vena cava) 내로 삽입한다.
- 신체외부로부터 연결시켜 놓은 카테터(예, Broviac, Hickman, Groshong) : 출구 부위의 관리 및 카테터의 개방성 유지를 위한 헤파린/생리식염수 혼합 용액을 이용한 잦은 세척(flushing)이 요구된다.
- 신체 내부에 심어놓은 장치(예, Port-A-Cath, Infusaport) : 접근할 때마다 매번 특수 바늘을 이용해야 하며, 자주 사용하지 않을 때에는 한 달에 한번씩 세척을 요한다. 내부 장치를 심어 놓은 소아암 아동은 수영과 같은 스포츠 활동을 하는 데에 제한이 없다.
- 정맥접근장치로 인한 합병증 : 감염의 위험성 증가(출구 부위의 분비물, 발적, 통증), 피브린 형성으로 인한 카테터의 폐색, 카테터의 위치가 잘못되는 것이 흔한합병증이다. 카테터의 개방성을 회복시키기 위해 피브린 용해 물질이 가능하다. 헤파린 희석 용액으로 카테터 내부를 세척(flushing) 한다.

(spermatogonia)에 감수성을 보여서 부작용이 나타난다. 가장 흔한 급성 부작용은 골수억제(중성구감소와 혈소판감소), 면역억제, 욕지기와 구토, 간 기능이상, 창자 점막염, 피부염과 탈모를 들 수 있다. 신경세포, 근육세포, 결합조직, 뼈는 항암제와 방사선치료에 감수성이 가장 낮다.

소아는 항암요법의 급성 부작용을 성인보다 잘 견디고, 체중이나 체표면적에 따른 약물의 최대 허용량은 성인의 최대 허용량 보다 많다. 성인에서 잘 나타나는 vincristine, methotrexate에 의한 신경독성이나 anthracycline에 대한 심장독성이 소아에서는 덜 나타나듯이 성인은 항암제에 대한 특정 조직의 독성을 더 보이기도 하므로 항암제 관리 및 투여시 주의를 해야한다 (Box 13-3).

3. 수술

수술은 존재하는 암 세포의 제거, 생검, 종양제거, 종양으로 인한 체내 부담을 감소시켜주고, 완화적 시술을 위한 방법이다. 수술은 생검 외에도 종양의 모든 부분을 제거함으로써 정상적인 신체 기능을 회복하기 위함이며, 암 확인

BOX 13-3 항암제 관리 및 투여시 주의점

- **항암제 관리상의 주의점**
  - 직원은 조제 시 가운과 글러브, 마스크 등 보호장구를 착용하고 수직형 무균 조제대(클린벤치)에서 조제한다.
  - 경구항암제를 가루로 만들때도 흡입하지 않도록 클린벤치에서 조제한다.
  - 항암제 투여 후 48시간까지 항암성분이 환자의 소, 대변에서 분비될 수 있으므로 주의한다.
  - 항암제 조제 및 투여과정에서 발생한 모든 폐기물은 일반쓰레기와 분리하여 뚜껑이 있는 용기에 수거하여 약물이 새거나 휘발하지 않도록 한다.
- **항암제 투여 시 주의점**
  - 항암제의 정맥 투여 시 정맥의 개방성을 확인한 후 일혈(extravasation)에 주의하여 투여하며 주사부위 이상(동통, 부종, 발적 등) 유무를 확인한다.
  - 항암제 투약 시 글러브와 마스크를 착용하고, 투약 후 손을 충분히 닦는다.
  - 경구 항암제는 약포지 또는 일회용 컵을 이용하여 환자에게 전달하고, 항암제를 맨손으로 직접 만지지 않는다.

을 위한 세포조직의 획득, 치유가 불가능한 경우에 통증의 원인이나 폐색을 제거함으로써 편안함을 제공해준다.

고형 종양은 완전절제를 하여 경계의 음성이 확인되어야 치료 또는 장기간 조절이 되기에 환아의 생존기간은 종양 절제가 가능한지와 절제된 정도에 따라 큰 차이를 보이게 된다.

소아에서 뇌줄기 종양이나 망막모세포종을 제외한 모든 고형종양은 조직 진단이 필수적으로 종양이 의심되는 경우 생검이 제일 우선이다. 또한 제한적인 수술치료 후에 화학요법과 방사선요법을 병행하기도 한다.

4. 조혈모세포이식 (Hematopoietic stem cell transplantation, HSCT)

조혈모세포이식을 하는 목적은 질병 또는 치료에 의해 파괴된 골수를 대치하기 위함이며, 고용량 화학요법 후의 범혈구 감소증의 기간을 단축시킨다. 조혈모세포의 제공자가 환자 자신이면 자가(autologous) 이식이고, 일란성 쌍둥이인 경우 동계(syngeneic) 이식, 다른 사람이면 동종(allogeneic) 이식이라고 하며 동종 이식은 혈연간(related) 및 비혈연간(unrelated) 이식이라고 한다.

동종 조혈모세포 이식을 위한 가장 이상적인 제공자는 사람백혈구항원(HLA)가 일치하는 형제이며, 형제간 동일한 HLA를 가질 확률은 25~30%이다. 차선택은 HLA-일치 비혈연 제공자의 조혈모세포 또는 탯줄혈액이다. 동종 이식은 높은 사망률과 이환율을 보이는데 흔한 부작용으로 불임, 심한 입안염, 범혈구감소증, 기회감염, 간정맥폐색병 등이 있고, 제공자 T 세포의 활성화로 이식편대숙주병이 나타날 수 있다.

자가 조혈모세포 이식은 고용량 화학요법과 방사선 치료후 자신의 조혈모세포(주로 말초혈액 조혈모세포)를 주입함으로써 골수기능을 회복시키는 방법으로 신경모세포종, 악성 림프종 등에서 시행된다.

5. 생체반응 조절물질
(Biological response modifiers, BRM)

생체반응 조절물질 사용의 목적은 암세포를 파괴하거나, 특정 조혈 과정을 자극하기 위함이다. 또한 생체방어조절물질은 암세포를 파괴하거나 조혈을 촉진시키는데 관련된 면역체계를 자극하는 기능을 한다.

치료의 부작용

1. 골수기능저하

골수는 적혈구, 백혈구, 혈소판 등을 생산한다.

1) 빈혈

임상적인 증상이 나타날 경우 농축적혈구를 kg 당 10~15ml로 수혈할 수 있다. 빈혈증상에 대해 보호자 교육을 한다(창백, 피곤, 빈맥, 숨가쁨).

2) 혈소판 감소증

출혈징후가 없는 경우며 의학적으로 안정된 경우 혈소판 수혈은 20,000/mm^3 이하에서 시행한다. 그러나, 출혈이 있거나 명백한 감염이 있거나 두개강 내 종양이 있거나, 수술적 조작이 필요한 경우에서는 50,000/mm^3 이상을 유지하도록 한다. 체표면적당 6Unit를 수혈하며 가능하면, 한명의 공여자의 것으로 한다.

출혈의 증상과 징후(잇몸출혈, 코피, 점상반점, 멍, 혈뇨, 혈변) 등에 대해 교육한다. 출혈 시 지혈방법을 교육한다. 혈소판 수치가 낮을 경우 상해예방을 위해 활동 제한에 대해 교육한다. 근육주사나 관장, 직장 내 체온이나 좌약 등 침습적 처치는 피하도록 한다.

3) 호중구 감소증

호중구 감소증은 암 치료를 받는 환아의 주 합병증으로 절대 중성구수치(absolute neutrophil count)가 500/mm^3 이하일 경우는 심각한 호중구 감소증으로서, 열을 자주 측정하고, 주사부위, 점막궤양, 작은 찰과상, 갈라진 피부 등의 부위의 감염여부를 잘 관찰해야 하며, 열이 나고 감염이 의심되는 경우 혈액, 소변, 대변, 비인두 배양검사 시행 후 병원균이 확인되기 전이라도 즉시 항생제를 시작한다.

> * 보호자 교육
> 사람이 많은 곳을 피하고, 끓인 음식을 섭취하며, 철저한 손씻기를 하도록 한다. 집안에 화분과 애완동물은 두지 않도록 하며 구강가글과 좌욕을 예방적으로 시키며 감염증상이나 38도 이상 열이 발생하는 경우 즉시 의료진에게 알리도록 교육한다.

2. 면역기능저하

암환아는 면역시스템의 세포성 & 체액성요소가 모두 변하게 된다. 호중구감소증 상태에서는 타고난 면역인 식작용도 감소하게 된다. 임파구의 기능도 영향을 받게 되어 T임파구와 B임파구는 항체 생성능력이 감소하고 항원에 작용하는 능력이 감소하게 되어 감염에 저항하는 능력이 감소하게 된다. 면역저하 상태에서 아동은 세균과 곰팡이 바이러스 감염에 취약해진다. 면역기능 저하와 관련된 흔한 감염은 다음과 같다.

1) 폐포자충 폐렴 (Pneumocystis carinii pneumonia, PCP)

PCP는 면역저하 환아에서 가장 흔한 원충류 감염으로 열, 기침, 빈호흡, nasal flaring, 늑간근 함몰, 산소포화도 감소, 호흡곤란 등이 나타난다. 치료약으로는 박트림(trimethopirm-sulfamethoxazole, Bactrim), 펜타미딘(pentamidine) 등을 사용한다. PCP예방을 위해 백혈병이나 조혈모세포 이식환자의 경우 예방적으로 박트림을 복용한다.

2) 구강 단순포진 바이러스 (Oral herpes simplex)

구강 내로 단순포진(herpes simplex) 바이러스가 재활성화 되는 것으로 입안, 입술에 통증이 동반된 궤양, 물집이나 딱지가 생긴다. 구강위생을 철저히 하며 아시클로버를 투약한다.

3) 아구창 (Oral thrush)

아구창은 흔히 칸디다 알비칸스(Candida albicans)에 의한 곰팡이감염으로 입안에 생기는 백반이 입안을 헹구거나 칫솔질에도 닦이지 않는 것으로 아구창은 식도까지 침범되기도 하며 그럴 경우 인후의 타는 듯한 느낌과 연하곤란도 생길 수 있다. 면역저하 환자에서 장기간 항생제를 쓰는 경우 발생할 수 있으며 단순한 아구창은 니스타틴이나 fluconazole 등을 투약하게 되나, 광범위하게 침범된 경우는 좀 더 공격적인 치료가 요구된다. 구강 내 위생을 철저히 하도록 해야 한다.

4) 수두(Varicella zoster)와 대상포진(Herpes zoster)

수두는 아동기에 흔한 헤르페스 바이러스 감염으로 열, 가려움증, 물집 등이 나타난다. 드물게 폐렴이나 간염, 뇌염 등이 나타나기도 한다. 그 이후 신경절 등에 잠복해 있던 바이러스가 환아가 면역억제 상태에 빠지게 되면 다시금 재활성화 하게 되는데 이때 차후에 발생하는 발진을 대상포진(herpes zoster)라고 한다.

대상포진은 통증이 동반되며 딱지가 형성되는 물집이 신경절을 따라 나타난다. 치료법으로는 IVIG(정맥내 면역글로부린)을 96시간 이내에 투여하며 아시클로버를 투여한다. 가려움이 심할 경우 항히스타민제를 투여한다. 대상포진에서는 통증이 심할 수 있으므로 진통제를 투여한다.

3. 신경계장애(Neurologic disorder)

1) 뇨붕증 (Diabetes insipidus)

뇨붕증은 ADH(antidiuretic hormone)분비가 감소되는 질병으로 중추신경계종양, 수술, 방사선치료로 인해 hypothalamus-pituitary axis(HPA)가 영향 받아 생긴다. 임상증상으로 다음, 다뇨, 야뇨, 뇨비중감소, 고나트륨혈증, 기면(lethargy) 등이 있다. 수액 전해질 균형을 맞춰주며 Desmopressin을 투여한다.

2) 뇌신경결손 (Cranial nerve deficits)

뇌신경결손(Cranial nerve deficits)은 뇌종양 혹은 뇌전이로 인하여 발생하거나 두부 방사선치료, 항암제로 인해 발생한다. 영향 받은 신경에 따라 증상은 다양하게 발생하게 된다.

3) 인지장애와 행동의 변화

인지장애는 인지능력과 발달기능의 변화나 손실로 발생하게 되며, 행동의 변화는 환아의 성격이나 사회기능의 변화와 관련되어 나타난다. 기분변화를 가져오는 투약(steroids, procarbazine, ifosfamide) 등과 지지요법에서 사용되는 투약(진정제, 진통제, 항우울제 등)을 하는 경우에 위험성이 증가하게 되며 척수강 내 항암요법이나 뇌방사선요법을 하는 경우 인지기능에 영향을 줄 수 있다. 뇌종양, 뇌수종, 뇌염 등도 영향을 줄 수 있다.

4. 청력부작용(이독성, Ototoxicity)

치료약과 관련되어 청력기관에 손상을 가져와 청력이 손상되는 경우를 말한다. 청력손실은 항암제 중 cisplatin과 같은 platinum-based 약제, aminoglycoside 항생제, furosemide와 같은 루프이뇨제, 귀와 중뇌, 뇌간의 방사선 치료 등에 의해 나타난다.

초기증상으로는 이명과 어지러움증이 있을 수 있다. 그러나 대부분의 경우 초기증상 없이 청력손실이 진행 될 수 있으므로 청력에 영향을 주는 투약을 하는 경우 반드시 청력검사를 시행한다.

5. 내분비장애(Endocrine disorder)

다양한 혈액학적 종양학적 질환의 치료는 호르몬변화를 가져오게 된다. 항암제로 인한 일차적인 내분비 장애는 치료약의 종류, 용량, 치료기간, 환아의 나이와 성별 등에 따라 다르게 나타난다. 방사선치료의 효과 또한 치료기간과 양, 환아의 나이, 위치 등에 따라 다르다. 내분비기능의 변화는 치료 후 몇 달 혹은 몇 년 후에 나타날 수도 있다. 갑상선기능저하, 성선기능저하, 성장호르몬 결핍 등이 나타날 수 있다. 치료로는 내분비 전문가에 의한 호르몬대체요법을 시행한다.

6. 심폐부작용(Cardiopulmonary complications)

1) 급성 심근염(Acute cardiomyopathy)

심근염은 심장근육의 손상으로써 안트라싸이클린, 싸이톡산 등의 항암제, 항암제와 방사선치료의 병합요법으로 인해 위험성이 증가한다.

심근염의 증상은 고혈압 혹은 저혈압, 흉통, 피로, 빈맥, 빈호흡, 기침, 갤럽음, 간비대 등이 있다. 철저한 신체검진과 건강력 수집이 필요하며 과거 시행한 방사선과 항암치료의 축적용량에 대해서도 파악해야 한다. 환아의 현재 활동수준을 사정한다.

2) 간질성 폐렴(Peumonitis)

간질성 폐렴이란 감염, 자극제(irritant)에 의한 폐실질의 염증을 의미한다. 간질성 폐렴의 위험인자로는 세균, 바이러스, 항암제(부설판, 멜판란, 블레오마이신 등), 폐의 방사선치료 등이 있다. 환아는 호흡곤란, 마른기침, 발열, 비정상적 호흡음이 나타날 수 있다.

3) 폐섬유화(Pulmonary fibrosis)

폐조직에 섬유화된 상처가 형성되는 것으로 염증이나 손상에 의해 만들어진다. 위험인자로는 항암제(부설판, 멜판란, 블레오마이신, MTX 등), 폐의 방사선치료, 이전의 폐조직검사, 폐의 기저질환 등이 있다. 빈호흡, 호흡곤란, 기침, 저산소증, 흉통 등이 나타날 수 있다. 환아의 폐 상태를 폐기능검사, 산소포화도, 흉부방사선검사 등을 통해 검사하고 환아의 활동수준은 사정해야 한다.

7. 위장관계장애(Digestive system disorder)

1) 점막염과 식도염

구내염은 구강 내 점막의 염증과 궤양이며, 식도염은 식도의 염증으로서 항암치료, 머리와 가슴의 방사선 치료 등이 위험인자이며, 이식편대 숙주반응에 의해 나타나기도 한다. 항암이나 방사선치료 동안 예방적인 구강가글을 시행하도록 한다. 적절한 영양상태를 유지하고 필요시 진통제를 사용한다.

2) 설사

위험인자로는 장수술, 항암제(5-FU, 씨스플라틴, 싸이타라빈), 복부와 골반, 요추의 방사선치료 등이 있다. 환아의 수분과 전해질 균형을 유지하고, 피부자극으로부터 피부를 보호해야 한다. 지사제를 투여하되 장폐색에 주의한다. 복통감소를 위해 진경제를 투여하거나 항생제를 투여한다. 섭취배설량과 체중을 주의 깊게 관찰하고 탈수증상과 전해질 불균형을 관찰한다. 혈소판수치를 5만 이상 유지하도록 하며 좌욕을 실시하고 회음과 항문주변에 보호크림을 바른다.

3) 변비

장폐색, 복부수술, 수술 후 유착, 치료적인 부동, 항암제로 인한 장운동 저하, 환경변화나 불안감에 의해서 생길 수 있다. 장운동이 저하되고 복부가 팽창되어 있고 복통과 식욕부진이 있다. 완화제나 변연화제 등을 투여한다. 딱딱한 배변 후 상처가 남아 이차감염으로 이어지는 경우가 많으므로 위험인자가 있는 환아의 경우 고섬유식이와 수분섭취를 증가시키고, 가능하면 운동을 격려하고, 변연화제를 예방적으로 투여한다.

4) 오심과 구토

오심과 구토는 항암치료와 방사선치료로 인해 나타난다. 오심과 구토를 잘 조절하지 않으면 탈수와 전해질 불균형, 지속적인 식욕부진, 식도손상 등이 나타날 수 있다. 온단세트론과 덱사메타손을 함께 사용하거나 심한 구토에는 아티반과 같은 진경제를 함께 사용하기도 한다.

8. 비뇨기계합병증(Neurologic disorder)

1) 신기능 저하

신기능 저하로 전해질 불균형이나 산염기 불균형이 올 수 있다. 검사상 BUN과 creatinine이 상승할 수 있으며, 단백뇨와 혈뇨가 나타날 수 있고, 신체적 증상으로는 체중증가, 혈압상승이 있으며, 소변량이 줄고 섭취 배설량의 균형이

맞지 않게 된다. 항암치료 전 신기능상태를 충분히 사정하여야 하며, 항암치료 전 충분한 수분공급을 해야한다. 메토트렉세이트나 씨스플라틴 등이 투여 될 때는 특히 수액치료와 소변 알칼리화를 시키며 이뇨제를 함께 투여한다. 섭취배설량을 철저히 측정하며, 체중을 매일 한번 혹은 필요 시 두번 측정하도록 한다.

2) 출혈성 방광염

항암제(이포스파마이드, 싸이톡산), 방사선치료가 위험요소가 되며 면역저하 환자에서는 거대세포바이러스(CMV)나 아데노바이러스가 원인이 되어 출혈성 방광염을 일으키기도 한다. 이포스파마이드, 싸이톡산이 투여되는 환자에게는 충분한 수액요법을 하며 메즈나를 투여한다. 출혈 정도에 따라 수분공급과 수혈, 방광세척 등을 시행한다.

9. 피부합병증(Skin disorder)

피부는 감염원으로부터의 자연적인 방어벽이나 이것이 손상되면 감염의 위험이 증가하게 된다. 항암제나 방사선치료 항생제, 스테로이드 등은 피부문제를 일으키는데 위험요인이다. 피부착색과 광선과민증, 홍반, 피부착색, 피부박리, 열감, 피부염, 궤양 등의 증상이 나타날 수 있다.

손톱 또한 변화가 와 쉽게 깨지고 얇아지기도 한다. 과다한 태양광선은 피하도록 교육하고 외출 시 자외선차단제를 바르도록 한다. 개인위생을 철저히 하며 피부를 보호할 수 있는 로션이나 오일을 발라준다.

10. 영양변화

정상아동은 성장과 발달을 위해 적절한 영양공급이 필요하다. 암환아의 경우에도 질병과 치료과정에서 추가적인 영양공급이 필요하다. 그러나 항암제나 방사선치료 등에 의한 위장점막의 변화와 흡수장애, 오심, 구토, 설사 등은 충분한 영양공급을 방해한다. 그러므로 지속적인 영양 상태에 대한 사정과 평가를 하며 고단백 고칼로리 음식을 보충하며 소화기계 문제가 있는 아동은 비경구적 고영양 요법을 사용한다.

11. 통증

통증은 복합적인 현상으로 간호사는 통증에 대한 지식과 사정기술, 마약성, 비마약성 진통제의 종류에 대해 알고 있어야 한다. 또한, 통증 사정은 환아의 발단단계에 맞게 이루어져야 한다. 경미한 통증에는 비스테로이드성 항염증약물로 시작하며 코데인, 옥시코돈, 모르핀 등의 약물을 같이 사용한다.

간혹 부모나 의료진의 마약중독이나 호흡억제에 대한 두려움으로 통증이 제대로 치료되지 않는 경우가 있다. 그러나 그러한 문제는 매우 드물며 호흡억제 시 날록손을 투여할 수 있다. 오히려 통증이 적절히 조절되지 않는 경우 과잉각성이나 시계를 보는 행동을 나타내는데 이것이 마약중독과 비슷하여 중독으로 오인된다. 이를 가성중독(pseudoaddiction)이라 부른다. 암성통증은 매우 복합적인 것으로 다학제적인 접근과 다양한 방법의 치료법이 요구된다.

12. 치료시 합병증

1) 급성 합병증과 지지요법

치료 초기에 나타나는 유해효과는 대사장애, 골수억제 및 면역억제이다.

- 종양 융해 증후군 : 종양 부하(tumor burden)이 큰 백혈병, 버킷림프종, 큰 고형종양(간모세포종, 신경모세포종, 종자세포종양)은 종양세포가 파괴되면서 요산결정체가 신장요세관에 침전되어 신장기능장애가 초래될 수 있다. 항암요법으로 종양세포가 파괴되면서 인산염과 칼륨이 혈액내로 다량 분비되어 고칼륨혈증, 고인산혈증, 저칼슘혈증이 발생할 수 있다. 치료 시작 전 요산, 크레아티닌의 혈청 농도를 측정하고 적절한 수액요법과 함께 allopurinol(xanthine oxidase 억제제), rasburicase (urate oxidase)를 사용한다.
- 골수억제로 범혈구 감소를 유발할 수 있는데, 면역억제요법을 받는 환아는 이식편대숙주병을 예방하기 위해서 방사선조사 혈액제제를 수혈한다. 과립백혈구감소가 있는 환자에서 열이 발생하는 경우(neutropenic fever) 입원하여 배양 검사 후 경험적 광범위 항생제를 정맥 투여하는데, 항생제 투여에도 1주일 이상 열이 지속시에는 곰팡이 감염(*Candida*, *Aspergillus*)을 의심해야 한다. *Pneumocystis jiroveci* 폐렴은 치명적일 수 있기에 중증 또는 지속 면역억제 시에는 TMP/SMX(Bactrim®) 예방요법을 시행한다.
- 면역억제 : 바이러스 생백신 사용은 금기이고, 항암요법 중 수두환자에게 노출시 수두대상포진 면역글로불린을 투여하고, 수두 증상 발생 시에는 정맥 acyclovir 요법을 시행한다.

2) 만성 합병증과 후기 후유증

가장 심각한 후기 유해효과는 이차 종양의

표 13-7 암 치료의 후기 후유증

문제	원인
• 불임	• 알킬화약물, 방사선 조사
• 이차 종양	• 유전적 소인 : 방사선 조사, 알킬화약물
• 패혈증	• 지라절제술
• 간독성	• methotrexate, 6-mercaptopurine, 방사선 조사
• 절단	• 뼈육종 수술
• 척추옆굽음증	• 방사선 조사, 수술
• 골괴사(엉덩이)	• corticosteroid, methotrexate
• 폐 기능부전(폐섬유화)	• 방사선 조사, bleomycin, busulfan, nitrosoureas
• 심장근육병	• doxorubicin, daunomycin, 방사선 조사
• 백색질뇌병증	• 뇌 방사선 조사 ± methotrexate
• 인지 장애/지능 장애	• 뇌 방사선 조사 ± methotrexate
• 뇌하수체 이상(성장호르몬 단독 결핍, 범뇌하수체 저하증)	• 뇌 방사선 조사
• 갑상샘 저하증	• 목 방사선 조사
• 백내장	• corticosteroid, 뇌 방사선 조사

발생으로 매년 0.5%씩 축적되어 치료 종료 25년 후에는 12%에 이른다. 후기 후유증은 표 13-7과 같다.

종양질환

백혈병 (Leukemia)

백혈병은 우리 몸의 조혈기관인 골수의 정상 혈액세포가 어떠한 원인으로 인해 암세포로 전환되어 증식하면서 생기는 혈액암을 일컫는다. 무한 증식된 백혈병 세포는 정상인 백혈구, 적혈구 및 혈소판의 생성을 방해하게 되며, 이로 인해 정상 혈액세포의 수치를 감소시킴으로써 우리의 몸에 치명적인 문제를 일으킬 수 있다. 좀 더 세부적으로 살펴본다면, 백혈병은 조혈모세포가 성숙되는 어느 단계에서 변이가 일어나 조절 이상의 증식과 클론 확장이 일어남으로써 발생하기에 백혈병모세포는 변이가 일어난 상태에서 성숙, 분화가 정지되어 있고 분자수준이나 기능이 일정한 모습을 보이는 단세포군 확장을 보이게 된다. 그 결과 정상 골수기능이 방해되어 결국 골수 기능상실을 초래하게 되고, 악성 변형된 백혈병 세포는 골수에서 나와 혈액순환을 통해 전신에 퍼지게 되고, 간, 비장, 림프절, 중추 신경계 및 여러 장기에 침윤한다.

백혈병은 진행양상에 따라 급성과 만성백혈병으로 분류되며, 암세포가 발생한 곳이 골수쪽인 경우 골수구성 백혈병, 림프구 쪽이면 림프구성 백혈병으로 분류된다. 주로 소아에서 발생하는 소아 백혈병의 90% 이상은 급성 림프모구성 백혈병(ALL : 60%)과 급성 골수성 백혈병(AML : 30%)이다 (표 13-8).

백혈병의 발생원인은 아직 확실하지는 않지만, 벤젠과 같은 유기용매, 화학물질, 많은 양의 방사선에 지속적으로 장시간 노출된 경우(예, 원자폭탄 피해자)도 백혈병 발생과 관련지을 수

표 13-8 **백혈병의 분류(French-American-British(FAB) classification & WHO classification)**

	FAB	WHO
AML (급성전골수성) (단핵아구성)	• M0 Minimally differentiated AML(미분화) • M1 Myelogenous leukemia without maturation(성숙되지 않는) • M2 Myelogenous leukemia with maturation • M3 Promyelocytic leukemia(과립백혈구의 성숙이 있는) • M4 Myelomonocytic leukemia(성숙과립구성과 단핵구성) • M5 Monoblastic/monocytic leukemia • M6 Erythro leukemia(적백혈병) • M7 Megakaryoblastic leukemia(거핵구성)	• AML with recurrent cytogenetic • Translocations • AML with multilineage dysplasia • AML and myelodysplastic syndrome, therapy related • AML not otherwise categorized • Acute leukemia with ambiguous lineage
ALL	• L1 : 작고 핵과 세포질의 비가 균일하게 높은 아세포 • L2 : 크고 세포질에 비해 핵의 비율이 낮은 아세포 • L3 : 핵의 비율이 낮은 아세포 공포성 아세포, 호명기성 세포질	• Precursor B-cell ALL • Precursor T-cell acute lymphoblastic leukemia • Burkitt-cell leukimia

표 13-9 급성림프모구성 백혈병 원인

원인	예
유전적 소인	다운증후군, 클라인펠터증후군, 파타우증후군, 판코니증후군, 블룸증후군, 혈관확장성 운동실조
화학약품	벤젠, 페인트, 방부제, 담배, 제초제, 살충제
바이러스 감염	EBV(엡스타인-바 바이러스)나 HTLV-1(인간 T-세포 림프친화성 바이러스 1형), HIV(Human Immuno-deficiency Virus, 인간면역결핍바이러스)에 의한 후천성면역결핍증

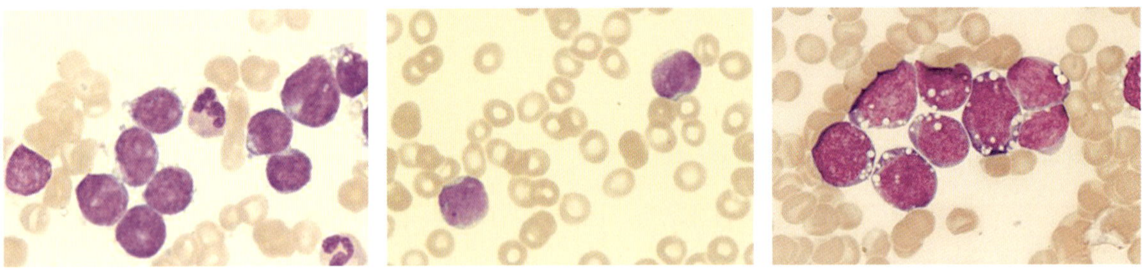

L1 L2 L3

그림 13-2 급성 림프모구 백혈병

는 있으며, 다운증후군과 같은 유전질환을 앓고 있는 경우 백혈병이 발생할 수 도 있다.

급성 림프모구성 백혈병

(Acute lymphoblastic leukemia, ALL)

급성 림프모구성 백혈병은 성인보다 어린이인 2~6세(4세)에 가장 많이 발생하고, 남아에서 호발한다. 발병 원인은 아직 밝혀지지는 않았지만 유전적 소인(다운증후군, 클라인펠터증후군, 파타우증후군, 판코니증후군, 블룸증후군, 혈관확장성 운동실조), 바이러스 감염(EBV(엡스타인-바 바이러스)나 HTLV-1(인간 T-세포 림프친화성 바이러스 1형), HIV(Human Immunodeficiency Virus, 인간면역결핍바이러스)에 의한 후천성면역결핍증), 흡연, 전자장 및 방사선 노출, 화학 약품(벤젠, 페인트, 방부제, 담배, 제초제, 살충제) 등에 대한 직업성 노출, 항암제 등의 치료 약제가 원인이 될 수 있다(표 13-9).

이는 예후가 나쁘기 때문에 일반적으로 항암화학요법 외에 적극적인 치료(동종조혈모세포이식)를 계획한다.

1. 원인 및 병태생리

ALL은 현미경으로 관찰한 백혈병 세포의 형태학적 분류(그림 13-2), 면역학적, 세포유전학적, 분자유전학적 특징에 따라 분류한다.

1) 형태학적 분류 : FAB(French-american-british)

- L1 : 크기가 작고 세포질이 거의 없는 백혈병 모세포(leukemic blast)가 주를 이룬다.

BOX 13-4 급성 림프모구성 백혈병의 예후

- **예후 불량 요소**
  - 1세 이하, 10세 이상
  - 진단시 말초혈액 백혈구수 >50,000/㎕
  - 필라델피아 염색체(+) [t(9;22)] 또는 t(4;11)
  - hypodiploidy <45
  - 초기 완화 유도 치료에 반응이 느린 경우(poor response)
  - 중추신경계통 침범
  - 앞세로칸 종괴, T세포 ALL
  - 남아, 형태학적 분류상 FAB L3 등이 있다.
  - 간비종대가 심한 경우 등
- **좋은 예후 인자**
  - hyperdiploidy(염색체>50, DNA index>1.16), 특히 4, 10, 17 세염색체증
  - TEL/AML1 유전자의 재배열[t(12;21)]
  - 초기 치료에 대한 반응이 빠른 경우(7~14일 이내에 M1 골수, 즉 백혈병 모세포 5% 미만)
  - B 전구세포(B-precursor)

- L2 : 풍부한 세포질과 핵소체가 보이고 불규칙한 핵의 모양을 가지는 다양한 형태의 모세포가 특징
- L3 : 공포형성(vacuolation)이 있는 진한 푸른색의 세포질을 가지며, 핵소체가 현저하게 보이는 모세포가 특징이다. 성숙한 B 세포(mature B-cell) 백혈병을 의미하고, 통상적인 항암치료로는 완치가 불가능하여 강력한 항암요법이 요구된다.

2) 면역학적 분류

모세포의 기원에 따라서 early pre-B, pre-B, B, T 세포 백혈병으로 구분한다. 85% 이상이 B 세포의 전구세포(early pre-B, pre-B)이고, 15% 정도가 T 세포 기원, 1% 정도는 성숙 B 세포 계열이다. 면역학적 표현형은 치료 방법과 예후의 판정에 도움이 된다.

- T cell ALL : 내원시 더 늦은 나이(전형적으로 청소년 남자), 높은 백혈구수를 보이고, 뼈속질바깥병(앞세로칸 종괴)이 동반되는 경우가 많다. 림프절종대, 간비종대, CNS 침범 빈도가 높아 예후가 좋지 않다. → 집중 화학요법이 필요하다.

3) 세포유전학적, 분자유전학적 특징

소아기 ALL의 80%에서 염색체 이상이 발견되고 예후와 관련이 있다.

이 질환은 예후가 불량하거나 예후가 좋은 요소로 구분하여 설명할 수 있으며, 이에 대한 구분은 Box 13-4와 같다.

2. 임상증상

초기에는 비특이적으로 식욕감소, 피로, 과민성, 미열을 보일 수 있다. 골수의 세포들이 백혈병 세포로 대치됨으로써 창백, 출혈점, 멍듦, 코

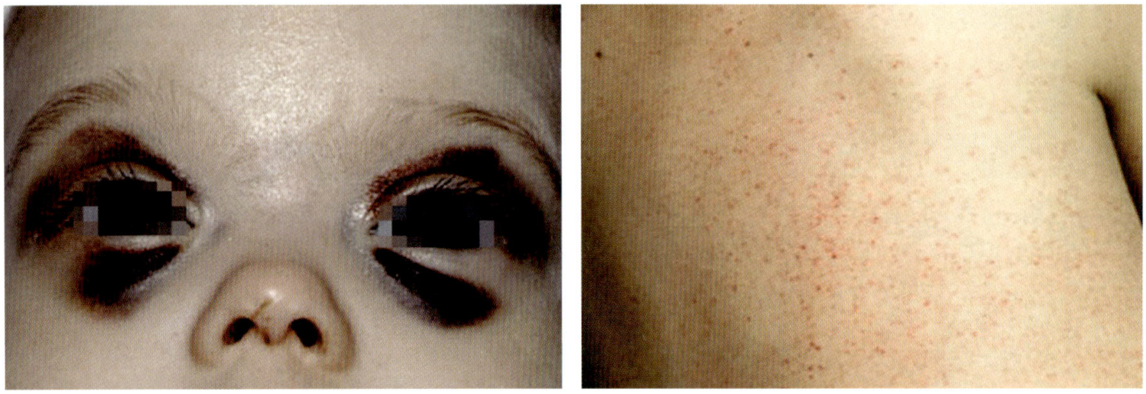

그림 13-3 반상출혈과 점상출혈

표 13-10 급성림프모구성 백혈병 증상

원인		증상
초기 증상	정상 혈구의 감소	빈혈, 출혈, 감염
	혈소판 감소	멍이 들거나 코피 또는 잇몸 출혈
	면역 기능의 저하	발열, 쇠약감, 피곤함, 체중감소 등의 전신 증상
진행시	장기에 침범할 경우	뼈의 통증, 잇몸, 비대, 간 비대와 비장 비대
	중추신경계를 침범한 경우	오심, 구토, 경련 및 뇌신경마비 등

피, 열 등을 보이고, 다른 기관을 침범하여 뼈통증, 관절통증 등을 보인다. 또한 중추신경계통 침범으로 인한 두통, 구토, 시력장애, 수막증, 얼굴 신경 마비, 눈꺼풀 처짐, 복시 등의 증상을 5% 미만의 환자에서 보인다.

앞세로칸 덩이를 보이는 경우가 있는데(5~10%), 주로 청소년 남아에서 자주 보이고 백혈병 모세포가 T 세포 표지자를 가지고 있는 경우가 많다. 그 외 고환(20%), 난소(30%) 등도 백혈병 세포로 침윤될 수 있지만 예후와는 관계가 거의 없다. 진찰상 창백, 무기력, 자색반, 출혈점, 림프절병증, 지라비대, 간비대 등을 볼 수 있다(그림 13-3, 표 13-10).

3. 임상검사

신체검진과 병력을 먼저 확인한 후 백혈병이 의심되면 혈액검사를 통해 말초 정맥에서 혈액을 채취하여 백혈구, 혈색소, 혈소판 등의 혈액 세포 수를 측정하여, 혈액의 이상 유무를 확인하고, 유리 슬라이드에 얇게 펼쳐 현미경으로 각 혈액 세포의 모양과 수, 분포를 관찰(말초혈액 도말 검사) 한다(표 3-11). 만약 혈액 검사상 말초혈액에 모세포가 보이는 경우 백혈병을 의심하고 골수검사를 통해 확진을 하게 된다. 그 외 면역 표현형 검사, 세포 유전학검사, 분자 생물학 검사를 통해 좀 더 정확한 백혈병

표 13-11 급성림프모구성 백혈병 진단 및 검사소견

방법	내용
골수검사	모세포가 25%를 넘는 경우(cf. AML >20%). 정상 : 5% 미만
총백혈구수	50%의 환자는 <10,000/㎕, 20% 정도는 >50,000/㎕을 보임
정상적혈구	정상색소 빈혈이고, 그물적혈구는 감소(∵ 생성 저하). 저혈소판증(흔함)
단순 흉부 방사선	세로칸 종괴의 유무를 확인하기 위해서
뇌척수액 검사	중추신경계통 침범의 유무를 확인(예후와 치료에 중요)
신장기능과 간기능 검사	혈청 LDH, 요산이 증가 및 혈청 칼륨, 인의 증가 등이 동반여부 확인하기 위해서

분류를 한다.

4. 간호진단

종양아동의 간호와 호스피스 완화간호 간호진단 참조

5. 치료 및 간호

치료는 항암화학요법의 표준치료 방법으로 전신적 치료제인 항암제 계열의 약물들을 투여하는 방법이다. 급성백혈병은 백혈병 세포를 없애 정상적인 혈액을 만들어내는 상태인 '관해'를 유도하는 '관해유도 항암화학요법'과 관해 후 재발을 방지하는 치료가 진행된다. 백혈병 치료의 원칙은 재발에 대한 위험도에 근거하여 위험군에 따른 치료를 하고 초기 치료 반응에 따라서 향후 치료 방향을 결정하며 항암제의 합병증에 따른 투여 용법의 변경을 함으로써, 예후와 항암제의 반응에 따라 치료 강도를 다르게 하여 부작용을 최소로 하면서 효과를 높이는 것이다.

재발 예측 인자인 진단시 나이(1~9.99세), 백혈구수(≤50,000/μl), 관해 유도 치료에 대한 반응 속도 등에 따라 표준위험군, 고위험군, 최고위험군으로 나누어 치료하게 된다.

1) 관해 유도(Remission induction)

관해(remission)란 진단시 환자의 몸속에 약 1012개인 백혈병 세포를 109개로 줄이며 골수 내 백혈병 세포를 5% 미만으로 만들어 말초혈액 소견이 정상에 가까워지며 임상증상이 소실된 상태를 말한다.

관해 유도에는 prednisone, vincristine, L-asparaginase를 사용하며 고위험군에는 daunorubicin을 추가하게 된다. ALL 환아의 98%가 4주면 관해상태에 들어간다. 이 기간 동안에는 감염과 출혈에 주의해야 한다.

치료 초기에 종양 용해 증후군의 발생을 주의깊게 관찰하면서 충분한 수분공급, 소변 알칼리화, allopurinol 또는 rasburicase를 사용하고 신장기능이 악화되면 필요시 혈액투석을 시행한다. 그 외 출혈, 감염 등에 대한 지지요법을 시행한다.

2) 중추신경계통에 대한 예방치료

진단 시 뇌척수액 검사에서 백혈병 세포가 검출되지 않더라도 대부분 수막에 백혈병 세포가 존재하며, 항암제의 혈액뇌장벽 투과성이 나쁘기 때문에 전신 화학요법에도 살아남게 된다. 관해 상태에 들어가면 중추신경계통에 대한 백혈병 침범의 예방치료를 시작한다. 예방 치료로는 척수강내(intrathecal) 화학요법과 두개 방사선 조사법 두 가지가 있다.

두개방사선 조사법은 심한 CNS 재발을 막지만, 장기적으로 신경 정신학적 장애를 초래한다는 단점이 있다. 그래서 현재는 표준 위험군에서 척수강내 화학요법을 시행하는 경우가 많다. 예방치료를 시행하지 않으면 중추신경계통은 50% 이상의 환자에서 첫 번째 재발 부위가 되지만 치료 후 중추신경계통의 재발은 5% 미만으로 감소하였다.

3) 공고요법(Consolidation)과 관해유지 (Maintenance of remission)

관해유도가 되면 추가적으로 백혈병 세포를 줄여 장기적인 예후를 좋게 하기 위하여 몇 가지 약제를 병행하여 백혈병 세포를 106개로 줄이는 공고요법(consolidation)과 약제의 내성을 지니는 클론이 다시 자라는 것을 제거하기 위해 지연증강요법(delayed intensification)을 14~28주간 시행한다.

공고 요법 기간 중에 중추신경계통 예방치료를 한다. 백혈병 세포를 완전히 없애는 장기간(2~3년간)의 관해유지요법은 6-mercaptopurine, methotrexate, vincristine, prednisone 등의 병용 화학요법을 2~3년간 시행한다.

4) 조혈모세포이식

조혈모세포이식(표 13-12)은 고용량 항암제와 면역억제제의 투여로 환자의 병든 골수와 백혈병 세포를 제거하고 타인(혈연, 비혈연) 또는 자신의 조혈모세포를 주입하여 건강한 혈액기능을 회복하고자 시행하는 적극적인 치료방법이다. 조혈모세포이식은 환자의 질환, 진단 당시 예후와 관련된 여러 소견, 항암화학요법 중 치료경과 등을 고려하여 결정하게 된다.

표준 위험군 ALL 재발, 필라델피아 염색체 양성, 관해요법의 실패, 고위험군의 첫 번째 관해시 조혈모세포 이식을 시행한다. HLA-일치 형제가 있는 경우 동종 조혈모세포 이식을 시행하고 HLA-일치 형제가 없는 경우 탯줄혈액 이식이나 HLA-일치 비혈연간 이식을 할 수 있다.

표 13-12 조혈모세포이식

방법	내용
동종조혈모세포이식	주요조직적합항원(HLA)이 일치하는 공여자의 조혈모세포를 이식 받는 치료방법이다. 이식 전 고용량의 항암제를 투여하여 환자의 골수를 완전히 제거하고 공여자로부터 얻은 건강한 조혈모세포를 수혈 받게 되는 것
자가조혈모세포이식	일반적인 항암화학요법보다 강력한 항암치료를 통해 미세하게 남아있는 백혈병 세포를 최대한 제거하고, 그로 인해 회복되지 않는 골수기능을 복귀시키기 위하여 미리 채집, 냉동 보관시킨 환자 자신의 조혈모세포를 주입하여 빨리 회복하게 하는 치료방법

5) 감염에 대한 치료

감염은 출혈과 더불어 주요 사망원인이며 특히 중증 중성구 감소(< 500/μl)가 있는 환자에서 위험성이 크다. 중성구 감소를 동반한 열이 있는 경우 광범위 항생제 투여 후 배양 결과 나오면 맞는 항생제를 조절한다.

열이 떨어지고 과립백혈구가 증가할 때까지 지속해야 하며, 1주 이상 열이 지속되면 곰팡이 감염의 가능성을 고려해야 한다. 과립백혈구의 회복을 촉진하기 위해서 과립구 집락자극인자(G-CSF) 또는 과립구큰포식세포 집락자극인자(GM-CSF)를 사용할 수 있다.

Pneumocystis jiroveci 폐렴은 치명적일 수 있기에 항암치료 및 치료 후 수개월 동안에 예방요법을 시행한다(TMP/SMX ; Bactrim®).

수두에 걸릴 경우 치명적이기 때문에 수두 환자와의 접촉을 피하고, 접촉한 경우 수두대상포진 면역글로불린(VZIG)을 투여하고, 수두 증상 발생 시에는 정맥 acyclovir 요법을 시행한다. 바이러스 생백신 사용은 금기이고 입안 위생 등 일반 위생에 각별히 주의한다.

6) 재발

(1) 골수(m/c, 15~20%)

치료 중 또는 치료 종료 6개월 이내 재발한 경우는 예후가 불량하다. 동종 조혈모세포 이식을 시행하면 생존율을 향상시킬 수 있다.

(2) 중추신경계(중추신경계통 예방치료한 경우 <5%)

대개 두개내압력 증가 징후를 보이거나 뇌신경 마비를 보이고 뇌척수액에서 백혈병 모세포를 증명함으로써 확진한다. 척수강내 항암제 투여와 두개척수 조사(craniospinal irradiation)와 함께 골수에서의 재발 위험성이 높기 때문에 전신 화학요법을 시행한다.

(3) 고환(남아의 1~2%)

무통성 고환 종창으로 나타나고 전신 화학요법과 국소 조사(irradiation)를 시행한다.

급성 골수성 백혈병
(Acute myelogenous leukemia, AML)

골수와 골수외 장기에 골수, 단핵구, 거대핵세포 계열의 미성숙 백혈병 모세포가 증식되고 축적되는 질환으로 소아 백혈병의 15~20%(한국 25~30%)를 차지하고 신생아 또는 선천 백혈병의 경우 대부분 AML이다.

1. 원인 및 병태생리

AML 발생 빈도는 다운증후군, 판코니 빈혈, Dia mond-Blackfan 빈혈, Bloom 증후군 등에서 증가하며 다른 악성종양으로 치료 받은 경우(알킬화 약물, epipodophyllotoxin) 이차 AML 발생의 위험이 증가한다. 그 외 이온화 방사선, 발작성 야간 혈색뇨 등도 위험인자이다.

HLA-일치 형제의 조혈모세포 이식을 하는 경우 약 70%의 장기 생존율을 보인다. 적합한 골수 제공자가 없어 항암 요법만 한 경우에도 50%의 장기 생존율을 보인다.

2. 임상증상

ALL과 같이 골수 부전에 해당하는 소견이 나타날 수 있다(창백, 출혈, 출혈점, 열 등). ALL과 달리 중추신경계통 증상이 더 흔하고, 피부밑 결절이나 “blue-berry muffin” 피부병터, 설명이 되지 않는 잇몸비대, 파종 혈관내 응고, 녹색종 또는 과립구 육종(gra nulocytic sarcoma)을 보인다.

3. 임상진단

신체 검진과 병력을 확인하고, 혈액검사와 골수검사, 면역표현형검사, 세포유전학검사, 분자생물학검사를 통해 진단한다. 진단을 위한 기본 검사는 혈액검사로 말초정맥에서 혈액을 채취하여 백혈구, 혈색소, 혈소판 등의 혈액세포 수를 측정하여, 혈액의 이상 유무를 확인한다. 만약 기본 혈액검사에서 악성 질환이 의심되면 골수검사로 확실한 진단을 내린다.

1) 말초 혈액

빈혈, 저혈소판증, 백혈구의 증가, 정상, 또는 저하 소견을 보인다.

2) 골수 검사

바늘을 통해 뼛속의 골수를 채취하는 골수천자로 이루어지며, 도말검사와 조직검사를 모두 시행하여 진단한다. 모세포가 20% 이상이거나 모세포 %와 상관없이 inv(16), t(8;21), t(15;17), t(16;16)를 보이는 경우 확진이 가능하다. ALL과 감별하기 위하여 형태학적, 면역학적, 세포유전학적, 분자유전학적 분석이 필요한데, AML에서는 myeloperoxidase, Sudan black B 등 조직화학적 염색에서 양성을 보인다.

4. 간호진단

종양아동의 간호와 호스피스 완화간호 간호진단 참조

5. 치료 및 간호

1) 환자 및 가족의 지지

각종 침습적인 검사에 대해 아동의 연령에 따라 이러한 과정이 행해지는 이유와 기대되는 효과에 대해 설명해 준다. 간호사는 치료과정 동안 그들을 지지, 교육, 설명, 평가하는 역할을 담당하게 된다. 아동의 연령에 따라 그림을 활용하거나 다른 시청각도구를 사용하여 교육한다.

2) 진단시기의 간호

처방에 따라 필요시 진통제를 제공하며, 종양융해 증후군을 모니터 한다(철저하게 섭취 배설량을 측정하며, 혈액화학검사 결과를 모니터 한다). 종양융해 증후군을 감소시킬 수 있도록 수액요법과 알칼리요법을 시행하며 처방에 따라 알로퓨리놀을 투여한다. 수혈시 백혈구 감소된 혈액을 제공하고, 모든 검사와 시술 결과에 대해 환자와 가족에게 설명한다.

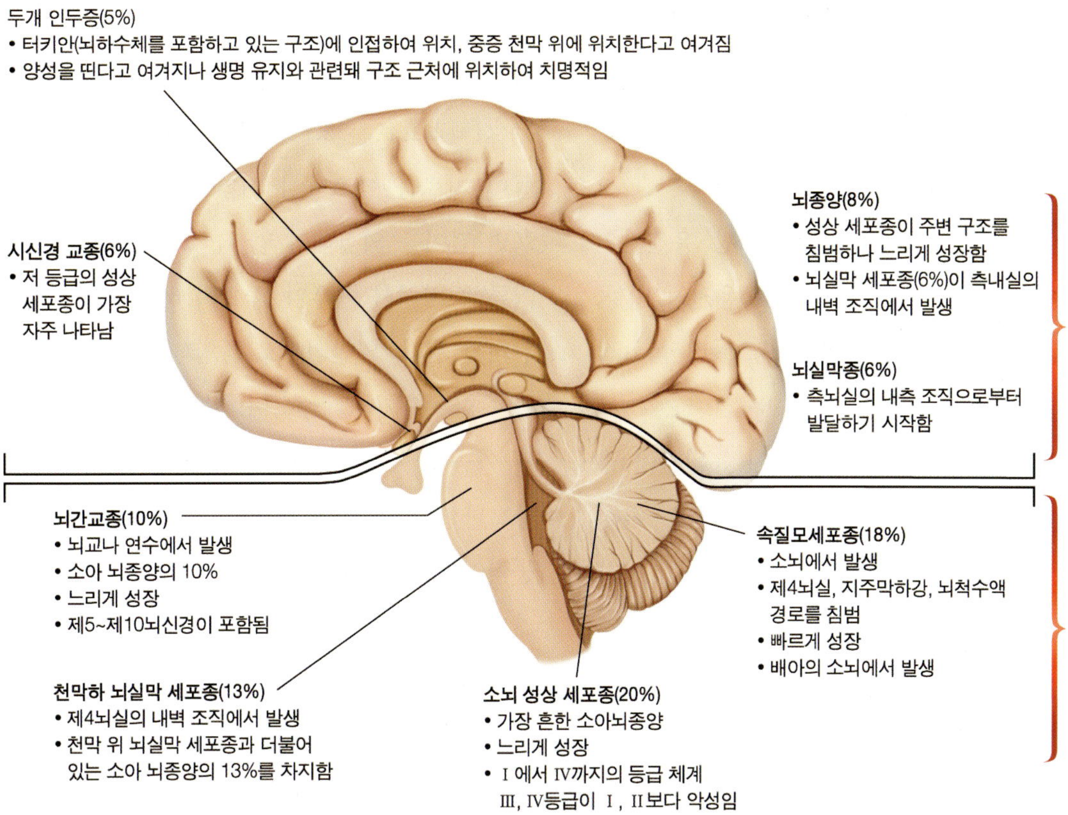

그림 13-4 반상출혈과 점상출혈

3) 치료 시 간호

필요시 중심정맥관을 실시하고, 진통제를 제공한다. 가족에게 감염징후와 열, 백혈구감소증, 빈혈, 혈소판 감소증 등에 대해 교육을 실시하고, 감염이 의심될 경우 미생물검사와 방사선검사 후 즉시 항생제를 투여한다. 또한 가족에게 검사결과와 방사선검사 결과 등에 대해 설명하고, 적절한 구강간호, 영양, 위생 간호를 제공한다.

⊕ 뇌종양(Brain tumor)

뇌종양이란 뇌암이라고도 말하며, 이는 뇌조직이나 뇌를 싸고 있는 막에서 발생된 종양과 머리뼈나 주변 구조물에서 멀리 떨어진 부위에서 뇌조직이나 뇌막으로 전이된 종양으로 아동기의 가장 흔한 고형암으로 백혈병 다음으로 많이 발생한다. 성장속도가 빠르고 주위 조직으로의 침투 능력이 강하여 주변의 정상 뇌조직을 빠른 속도로 파괴시킨다. 주로 천막하(below the tentorium cerebelli) 종양(그림 13-4)이 뇌종양의 약 60%를 차지하는 것으로 이는 뇌의 뒷부분, 주로 소뇌나 뇌간에서 발생하는 종양을 의미한다.

발생률을 살펴보면, 우리나라의 경우 소아 인구 10만명당 3~4명 발생하며 연간 국내 400~

500명 정도 진단받았다.

1. 원인 및 병태생리

정확한 원인은 밝혀지지 않았지만 유전자의 돌연변이에 의해 발생한다. 그 외 유전적 영향, 바이러스 노출, 환경적인 영향 등 여러 복합적인 원인으로 발병한다.

성인의 경우 양성뇌종양과 전이성 뇌암이 많으나 소아의 경우 뇌 자체에서 발생하는 악성 뇌종양이 대부분이다. 특히 어린이의 경우 방사선요법 치료는 부작용이 매우 심각하기 때문에 항암제를 이용한 치료법을 선호하고 있다.

뇌종양의 침범 부위에 따라 병태생리의 설명은 다음과 같다.

- 성상세포종(Astrocytomas) : 전체 소아 뇌종양의 50%를 차지하며 세포의 퇴화정도에 따라 분류한다.
- 뇌간 신경교종(Brainstem glioma) : 갑작스런 증상발현을 특징으로 한다. 대부분의 경우 수술이 불가능하다. 10% 미만에서 18개월 이상 생존이 가능하다.
- 상의세포종(Ependymoma) : 소아뇌종양의 9% 정도를 차지한다.
- 두개인두종(Craniopharyngioma) : 소아뇌종양의 6~9%를 차지하며 이 종양은 sella에서 자라나며 뇌하수체와 시상하부, 시신경과 인접해있다.
- 수모세포종(Medulloblastoma) : 소아뇌종양의 20%이며, 빠르게 성장하며 중추신경계를 통해 신경계외로 전이되기도 한다.

뇌종양의 예후는 다른 곳으로 전이되기는 어려우나 척수로는 5% 정도 전이가 된다. 재발률은 전체적으로는 20%~30% 재발이 된다. 아이들이 치료를 받고나서 허리 등 척추부위가 아프면 전이를 의심해야 한다. 소아뇌종양의 경우 어른에 비해서 예후가 좋으며 60%~70% 정도 완치가 된다. 일반적으로 종양의 성장속도가 빠를수록 예후가 안 좋으며, 수술로 종양이 제거된 아동은 예후가 좋다. 영아의 경우 예후가 안 좋으나 나이가 어린 아동일수록 수술 후 회복능력이 좋다.

2. 임상증상

뇌종양의 증상과 징후는 종양의 위치와 크기 및 아동의 연령과 직접적인 관련이 있다. 영아의 경우 봉합부위가 아직 열려있으므로 실제로는 초기증상을 감지하지 못한다. 뇌압상승증상으로 아침의 두통, 무기력, 오심과 구토 등이 있으며, 어린 아동의 경우 보채고 머리둘레가 증가하며 천문이 불거져 나올 수 있다. 그 외 운동마비, 시력저하 등 여러 가지 증상이 발생되며, 뇌종양 침범부위에 따른 증상(표 13-13)이 다르다.

3. 임상검사

정확한 현병력과 과거병력, 가족력을 살펴본 후, 신체검진(성장발달상태, 뇌신경검사, 걸음걸이, 감각, 심부건반사, 머리 둘레, 의식상태), 전이 여부를 판단하기 위해서 양전자방출 단층촬영법(PET scan), 뇌와 척수를 진단하기 위해

표 13-13 뇌종양 침범부위에 따른 증상

위치	증상
대뇌종양	구토, **두통***, 국소신경증상과 경련, 시력저하, 졸리움 같은 의식저하 및 성격변화
소뇌종양	두통, 어지러움증, 보행장애, **운동조절장애***
뇌하수체주변 종양	**시력저하***, 키성장둔화, 요붕증(소변과다), 두통

* 흔히 아동이 호소하는 대표증상

BOX 13-5 임상검사시 주의점

- MRI 검사시 아이의 두려움을 줄여주기 위해 수면제 복용
- PET : 종양에 특이하게 반응하는 방사선 동위물질을 사용하여 정확한 진단을 위해 실시함.
- 골수검사 : 수모세포종(medulloblastoma)에서만 시행

MRI(주로사용) 등 시행한다. MRI의 경우 방사선 노출이 없기 때문에 아이들에게 해롭지 않으며 MRI 검사 후 문제 발견시 PET이나 CT의 추가 검사를 한다.

4. 간호진단

종양아동의 간호와 호스피스 완화간호 간호진단 참조

5. 치료 및 간호

1) 치료

치료는 종양의 종류와 부위 퍼진 정도, 나이에 따라 다르다. 기본적으로는 수술 후 항암치료 및 방사선 치료를 하는 병합요법을 시행한다. 때에 따라 수술만 시행하거나 항암치료만 시행하는 경우도 있다.

(1) 수술

일차적인 치료는 수술(대뇌의 경우 수술이 용이함)이며 최상의 치료방법은 신경학적 손상의 후유증 없이 종양 전체를 제거하는 것이다. 외과술의 발전에 따라 과거의 전통적인 수술 기술로는 너무 위험한 것이었던 종양도 제거할 수 있게 되었다. 컴퓨터 보조기구나, CT, MRI의 컴퓨터 지침에 따라 뇌조직검사가 이루어지기도 한다.

종양이 뇌실주변 발생시 내시경수술을 이용하여 종양제거 및 조직검사를 시행하기도 한다. 이러한 과정은 과거의 개두술과 비교했을 때 이환율과 사망률을 감소시킨다. 임신중 태아에서도 종양이 발견되는 경우도 있는데 연령에 상관없이 수술을 시행할 수 있다. 마취 등 연령에 맞는 수술조건을 고려해야 한다.

(2) 방사선치료

방사선 요법은 가장 오래된 치료법으로 악성종양이나 깊은 위치의 양성종양에 사용된다. 방사선치료는 아동에서는 뇌의 성장과 발달에 영향을 미칠 수 있으므로 3세 이하에서는 일단 치료를 연기한다.

BOX 13-6 종양의 종류에 따라 약물과 항암 투여 기간

암세포는 매우 빨리 자라나고 숫자를 늘려나가는 것이 특징이며, 항암제는 빨리 증식하는 암세포에 독성을 나타낸다. 이를 통해 증식속도를 늦추고 암세포 자체를 죽여서 치료효과를 볼 수 있다. 그러나 암세포뿐만 아니라 정상세포에도 영향을 준다. 특히 우리 몸안에서 빠르게 증식하는 혈구세포, 위장관세포, 머리카락이 영향을 받는다.

정상세포 파괴로 인한 부작용

골수 세포가 영향을 받게 되면 혈구의 생성이 급격히 떨어진다. 백혈구 생산이 감소되어 감염에 쉽게 노출된다. 적혈구 생산의 감소로 인해 빈혈이 생기거나 혈소판의 생산의 감소로 인해 출혈이 초래되면, 잦은 출혈은 수혈이 필요하다. 구강세포에 영향을 받게 되면 음식물 섭취가 어려워 구토 등의 증상이 나타날 수 도 있으며, 위장관세포에 영향을 받게 되면 설사 및 변비를 나타낸다. 머리카락을 만드는 세포가 손상되면 탈모증상 초래. 그 외 흔하지는 않지만 신장이나 방광, 귀나 폐에 합병증이 유발되기도 한다. 이러한 부작용이 심한경우에는 최근 항암제의 부작용을 최소화 시키는 여러 약물이 개발되어 있으며, 구토완화, 장기보호 약물 등이 있으나 부작용을 완전히 예방할 수는 없다. 그러나 이러한 부작용은 항암치료 후 정상적으로 회복이 가능하다.

BOX 13-7 자가조혈모세포이식의 과정

- 골수에 있는 조혈모세포를 말초혈액으로 끌어내는 시도를 한다.
- 환자의 골수 내의 말초혈액에서 조혈모세포를 채집해 냉동보관 한다.
- 환자에게 고용량의 항암제 투여하여 환자의 몸에게 항암제가 다 빠지고 나면 냉동 되어있는 조혈모 세포를 해동 후 환자에게 주입한다.

(3) 항암치료

화학요법은 특히 방사선 요법과 병용하는 경우 그 효과가 크다. 항암치료는 소뇌에 발생하는 수모세포종과 대뇌에 생기는 원시신경외배엽종양이 항암치료에 효과가 좋다. 특히 생식세포종양의 경우 항암치료에 매우 예민한 반응을 보인다. 특히 방사선 치료 후 후유증이 심해 방사선 치료를 하기 힘든 3세 이하 소아의 경우 항암 치료가 매우 좋으며, 그밖에 교종치료에도 항암치료가 효과 있다.

항암치료방법은 주로 혈관주사로 투여하지만 때에 따라서 구강 복용이나 척수강내로 주입하기도 한다. 대개 수일정도 입원하여 치료하지만 종종 외래를 통해서 항암제를 투여하기도 한다. 종양의 종류에 따라 약물과 항암 투여 기간이 다르다(Box 13-6).

(4) 자가조혈모세포이식

예후가 불량한 암의 경우 항암제를 더 많이 투여해 암을 완전히 제거해 완치하고자 하는 치료법을 말한다. 고용량의 항암제 투여 후 골수기능을 회복시키기 위하여 환자의 골수세포를 냉동보관 후 항암 치료 조혈모세포를 이식하여 골수를 빠르게 회복이 되어 고용량 항암치료를 가능하게 해준다(Box 13-7).

2) 간호

수술 전후 신경기능의 변화를 비교하기 위한 기초적인 자료를 확립해야 하며, 진단 및 수술 절차를 위한 가족을 준비시킨다. 또한 수술 후

BOX 13-8 성장을 위한 적절한 영양섭취

- 곡류 및 전분류 : 활동하는 데 필요한 힘을 내게 해준다.
- 채소 및 과일류 : 다른 영양소를 도와주는 비타민과 무기질이 많다.
- 고기, 생선, 달걀, 콩류 : 근육, 손톱, 머리카락을 만들고, 우리 몸을 구성한다.
- 우유 및 유제품 : 뼈와 치아를 만들고, 성장에 도움이 된다.
- 유지 및 당류 : 힘을 내게 하고, 체온을 조절한다.

BOX 13-9 수술 후 합병증 예방간호

- 체온조절 중추가 영향을 받았기 때문에 체온을 자주 측정하고 활력징후를 자주 측정한다.
- 감염의 증상을 주의 깊게 관찰한다(뇌수막염, 호흡기감염).
- 뇌기능을 주의 깊게 관찰한다.(동공반응, 손잡는 능력 및 뇌신경 검사, 눈깜박 반사, 구개 반사, 연하반사 등).
- 의식수준을 기록한다.
- 상처부위의 배액과 감염유무를 알기 위해 드레싱 부위를 관찰한다.
- 수술부위에 대한 압박을 예방하고 두 개강 내 압력을 감소시키며 흡인의 위험을 피하기 위해 적절한 자세를 취하게 한다.
- 체액균형을 유지한다.
- 두통으로 인한 불편감을 완화시킨다.
- 뇌압상승을 예방할 수 있도록 기침, 구토 및 배변 시 긴장을 피하도록 한다.

표 13-14 식욕증진을 위한 다양한 조리법

방법	내용
입맛이 없을 때	삼색주먹밥, 궁중떡볶이
메스꺼움, 구토 시	과채주스(시원하게)
변비시	고구마 으깸구이
연하곤란시	브로컬리 스프, 단호박 쉐이크
열량과 단백질 함량이 높은 음식	연근 볼까스, 두부 스테이크

합병증을 예방하기 위한 간호를 제공한다. 성장을 위한 적절한 영양섭취를 할 수 있도록 교육한다(Box 13-8). 뇌종양 치료를 받는 아이들의 경우에는 입맛이 변하거나 메스꺼움, 구토, 설사, 변비, 연하곤란 등의 부작용 때문에 섭취에 어려움이 있다. 따라서 식욕을 돋우면서 증상을 완화시키는 다양한 조리법을 이용하도록 한다(표 13-14).

신경모세포종 (Neuroblastoma)

신경모세포종은 신경아세포종이라도고 하며, 이는 교감신경계의 악성종양으로 신경능선세포에서부터 기인하며 종괴의 형태로 목, 흉부, 복부 등에서 발견되며 부신에서 가장 흔하게 발생한다. 신경모세포종은 모든 아동암의 8% 정도를 차지한다.

BOX 13-10 신경모세포종의 임상증상

- 가장 일반적인 증상으로 딱딱하고 무통성의 불규칙한 덩어리가 복부 중앙선을 가로질러 나타난다.
- 뼈와 골수로의 전이가 있는 경우 권태감, 미열, 다리를 절기도 한다.
- 카테콜라민 분비에 따라 홍조, 과다한 발한, 보챔, 고혈압이 발생한다.
- 원거리 전이에 의한 안구 후방 조직의 손상으로 안와상부의 반상 출혈, 안구 주위의 부종 및 돌출은 아동학대로 오인 받기도 한다.
- 척추의 종양은 척추압박으로 인해 하지마비, 실금, 통증을 유발한다.
- 광범위한 전이에 의한 분명치 않은 증상으로는 창백, 허약감, 불안정, 식욕부진 및 체중감소 등이 있다.

신경모세포종은 만명당 1명 정도 발생하며 2세 이하의 아동에게서 절반 정도 발생하고, 90% 이상은 5세 이전에 발병한다. 10세 이상에서는 드물게 발병한다. "침묵의 종양"으로 알려져 있듯이 신경모세포종은 60% 정도의 환자에서 진단 시 이미 전신적으로 전이가 된 상태로 발견된다.

1. 원인 및 병태생리

신경모세포종의 일부는 상염색체 우성으로 유전되나, 22%에서는 돌연변이에 의해 발생하며, 신경모세포종 조직에서 1번 염색체의 단완의 이상이 발견된다. 예후로는 진단 시 연령이 1세 미만인 아동의 생존율은 75% 이고, 1세 이상 아동의 생존율은 50% 이하이다.

2. 임상증상

신경모세포종의 증상과 징후는 질병의 위치 및 질병의 단계에 따른다. 종양은 교감신경계를 따라 어디에서건 나타날 수 있다. 50% 이상에서 원발부위는 부신이며, 30%에서는 복부에서 나타나되 부신 이외의 부위에서 나타난다. 15%는 흉부쪽에서 발생한다. 대부분의 임상증상은 인접기관의 압박에 인한 것이다(Box 13-10).

3. 임상진단

진단평가는 원발부위를 찾는 것과 함께 전이된 부위를 찾는 것을 목표로 한다. 현 병력의 자세한 문진으로 카테콜라민 과다분비 증상, 체중감소, 식욕부진, 영양실조, 설사, 통증, 절뚝거림, 압박에 의한 소대변 습관의 변화 등을 파악한다.

자세한 신체검진으로 안구돌출, 안구주변 반상출혈, 피하의 결절, 복부 종괴, 간비종대, 골반종양, 림프절, 하지마비 등을 검진한다. 검사로는 혈액검사, 소변검사, 방사선검사 등을 통하여 진단하고 컴퓨터단층촬영(CT)이나 자기공명영상술(MRI)로 검사하기도 한다(Box 13-11).

4. 간호진단

종양아동의 간호와 호스피스 완화간호 간호진단 참조

BOX 13-11 신경모세포종의 임상진단

- CT, MRI : 종양의 위치와 크기를 알 수 있다.
- 골스캔 : 뼈로의 전이를 파악 할 수 있다.
- 임상병리검사 : 전혈구수, 페리틴(ferritin) 상승은 질병이 이미 진전되었음을 시사하며, 좋지 않은 예후인자이며, LDH의 상승은 4기의 질병을 시사한다. 그리고 혈청 뉴런특이 에놀라제(Nneuron Specific Enolase, NSE)가 증가되어 있다.
- 소변의 카테콜라민(바닐만델산, Vanilymandelic Acid, VMA), 호모바닐린산(Homovanilic Acid, HVA)가 90~95%에 상승되어있다.
- 종양 생성물질인 혈청NSE(neuron specific enolase), 소변의 VMA(vanillylmandelic acid)의 농도 측정은 진단뿐만 아니라 치료 경과를 추적하는 데 큰 도움이 되는 검사이다.
- 종양의 조직검사 : 검사를 통하여 증상이 의심되면 확진을 위하여
- MIBG scan은 신경모세포종에 감수성이 있어 전이를 진단 내리는 데 유용하다.
- 양전자방출 단층 촬영법(PET scan)은 MIBG scan에 감수성이 없는 전이부위를 진단 내릴 수 있다.
- 수술은 주로 복강 내에 있는 경우가 많기 때문에 바로 수술하여 검사와 치료를 동시에 한다.

BOX 13-12 신경모세포종의 치료종류

- 수술 : 수술은 조직검사, 암세포제거를 목적으로 시행하게 된다. 1기와 2기에서는 수술만으로 5년 생존율이 90% 이상이다.
- 항암치료 : 항암치료는 중간 위험군과 고위험군에서의 주 치료방법이다. 고위험군환자는 고용량항암요법을 받게 된다. 사용되는 약물로는 싸이클로포스파마이드, 아드리아마이신, 빈크리스틴, 씨스플라틴, 에토포시드등이 있다. 이 약물들은 다양하게 결합하여 사용된다.
- 방사선치료 : 신경모세포종은 방사선에 감수성이 있는 종양이다. 수술 전 응급상황에서 사용되기도 하고, 수술 후 종양의 축소를 위해 방사선 치료를 병행한다. 또한 뼈, 간, 폐 또는 뇌로의 전이를 완화시켜 준다.
- 면역치료(Immunotherapy) : 고위험군에서 치료효과를 나타낸다.
- 레티노이드 복합체 : 이소트레티노인이 고위험군에서 최소의 잔존종양을 위해 효과가 있는 것으로 알려져 있다.

5. 치료 및 간호

1) 치료

치료는 병기와 위험인자에 따라 정해진다. 중간위험군에서는 항암치료와 수술요법을 받게 되나, 고위험군에서는 항암치료 후에 수술이나 방사선요법을 받고, 고용량 항암요법에 이어 잔존종양에 대한 치료를 받아야 한다(Box 13-12).

2) 간호

진단 시 이미 전이된 상태에서 발견되므로, 부모들이 더 크게 죄의식을 느낀다. 이러한 부모의 감정을 다루고 지지해준다. 부모에게 설명 시 신체적 준비를 포함하여 수술 후 합병증, 치료에 따른 부작용 등을 모두 포함해야 한다.

빌름스종양(신아세포종, Wilms' tumor)

빌름스종양(신아세포종)은 신장이 원발인 종양인 크고 빠르게 성장하는 혈관 성 복강 내 종양으로 아동기에 가장 흔한 신장 종양이다. 호발 연령은 2~3세이며 간혹 여러 선천성 기형

표 13-15 **종양의 크기와 전이 여부에 따라 증상 구분**

단계	증상
1기	• 종양이 콩팥에 국한되어 있으며, 완전하게 제거된 경우 • 콩팥피막에 침투하지 않은 경우
2기	• 종양이 콩팥 주위로 전이되었지만, 수술로 완전하게 제거된 경우
3기	• 종양이 콩팥의 주위로 전이되어 있어 완전하게 제거하지 못했을 경우
4기	• 혈행성 전이가 있는 경우(폐, 간, 뼈, 뇌) 또는 복부와 골반강 주위의 림프절 전이가 있는 경우
5기	• 진단 시 양측 콩팥에 모두 종양이 있는 경우

표 13-16 **신경모세포종과 윌름종양의 비교**

구분	Neuroblastoma	Wilms' tumor
age	• newborn 4～6% • 3세 이하	• 3세 이하 • 선천기형 동반(+) – 반신비대, 무홍채, 요로계 기형
origin	• adrenal gland, sympathetic ganglion(NCC 기원)	• kidney
임상증상	• 복부의 종괴, 전이에 의한 증상(골통, 빈혈, 간종괴, 안구돌출)	• 복부의 종괴, 복통, 발열, 혈뇨
mass	• solid, midline cross	• unilateral, not cross
metastasis site	• Bone, BM(가장 흔함) • orbit, periorbital lesion, liver • retroperitoneal	• Lung(가장 흔함), Liver • 간, 폐로 전이해도 일단 적출
X-ray	• kidney displace, calcification 많다. 내부출혈(+)	• kidney shape change(IVP)
조직학적	• BM전이로 Rosette 형성	
생화학적	• 소변 VMA, HVA↑ : 소변의 catecholamine↑(선별검사 가능) • 혈청 ferritin, NSE, LDH 상승	

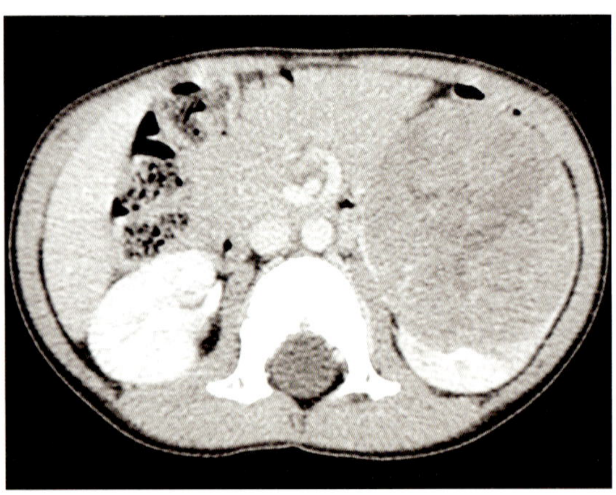

그림 13-5 빌름스종양 임상사진

이 동반되어 나타나기도 한다.

1. 원인 및 병태생리

윌림스 종양은 대개 산발적으로 발생하나 약 1%에서는 가족력 요인으로 발생한다고 보고되어 있다. 정류고환이나 요도하열과 같은 비뇨생식계기형이나 반신비대 등 선천성 기형을 가진 경우에도 발병률이 높은 것으로 알려져 있다.

BOX 13-13 빌름스종양의 임상진단

- 복부 초음파촬영을 가장 먼저 시행한다.
- CT, 필요시 MRI를 이용하여 복부 덩이의 크기, 발생 위치, 침범 범위 등을 보게 된다. 신경모세포종에 비해서 종양 내 출혈이나 석회화는 비교적 드물고 현저하지도 않다.
- 윌름스 종양은 폐로의 전이를 보이므로 모든 환자에서 흉부 X선 사진촬영은 시행해야 하고, 약 10~15%에서 폐전이를 발견할 수 있다. 흉부 CT는 해상도가 좋아 흉부 X선 보다 훨씬 유용하다.
- 지속적인 뼈통증을 호소하거나 병리소견상 투명세포 육종을 보이면 뼈스캔이 필요하고 횡문모양 종양의 조직소견을 보이는 경우 뇌 MRI나 CT를 시행한다.

유전적인 요인으로는 11번째 염색체의 WT1 이라는 종양억제 유전자의 이상이 윌림스 종양의 발생과 밀접한 관련성이 있다고 보고하고 있으며, 그 외에 16번 염색체 또는 1번 염색체의 이사이과도 관련성이 있다고 한다.

종양의 조직소견과 임상 병기가 가장 중요한 예후 인자로 조직학적으로 양호하면서 1기인 환자는 가장 예후가 좋아서 4년 무질병 생존률이 95% 이상이다. 그러나 국한된 병기(1기, 2기)의 환자에서도 종양의 조직 소견이 불량한 경우에는 아주 불량한 예후를 보여 무질병 생존률이 20% 미만으로 보고되고 있다. 그러나 현재 윌름스 종양을 가진 환아의 약 85% 이상이 완치가 되고 있으므로 윌름스 종양은 소아 악성 종양 중에서는 비교적 치료가 잘 되는 악성 종양 중의 하나이다.

2. 임상증상

임상증상으로는 일반적으로 특별한 증상 없이 부드럽고 단단한 복부 덩어리(종종 목욕 시키다가 발견)를 발견하여 내원한다. 복부덩어리(종괴)는 흔히 매우 크고, 만져도 통증이 없으며 호흡에 따라 움직이지 않는데, 가끔 덩어리(종괴)를 강하게 만지면 덩어리(종괴)가 터지면서 복강 내로 종양이 퍼지는 경우도 있으므로 덩어리(종괴)를 촉진할때 특히 주의를 요한다. 진단시 평균 연령은 3세로 대개 한쪽에 국한되어 나타나지만 덩어리(종괴)가 배의 중앙선을 넘어가는 경우는 드물지만 넘어갈 경우 stage V로 분류한다(표 13-15).

육안적 또는 현미경적 혈뇨와 고혈압(∵ 콩팥 허혈)을 보일 수 있으며, 덩어리(종괴)의 빠른 성장으로 복통이 올 수 있다. 신경모세포종 환자에 비해서 연령이 약간 높고 전신 증상은 적은 편이다(표 13-16).

3. 임상진단

첫 증상으로 통증이 없는 복부에 덩이가 만져지면 검사 등을 통해서 확인될 때까지는 악성으로 간주해야 한다. 초음파나 CT, MRI 등을 먼저 수행하며, 종양 생검은 암 조직의 파편의 위험을 고려하여 일반적으로 수행하지 않는다(Box 13-13). 특히 콩팥 종양은 혈뇨를 동반할 수 있으므로 복부덩어리와 함께 혈뇨를 보일 때

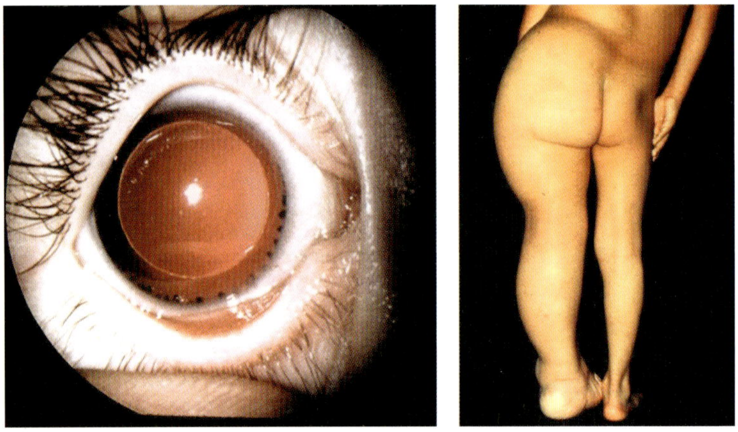

그림 13-6 빌름스종양의 임상증상

윌름스 종양을 감별해야 한다. 약 10~15%의 환자는 진단 당시에 이미 전이를 보이는 데, 가장 흔히 전이가 일어나는 부위는 폐(80~85%)와 간(15%)이다.

단순 흉부 X선이나 흉부 CT 스캔으로 폐 병변이 보일 때에는 전이성 병변 이외에도 감염성 혹은 육아종성 병변도 가능하므로 조직 검사를 통한 확진이 필요하다. 또한 1%에서 무홍채, %에서 반신비대, 2~4%에서 요로계 기형을 동반한다(그림 13-6).

4. 간호진단

종양아동의 간호와 호스피스 완화간호 간호진단 참조

5. 치료 및 간호

1) 치료

질병의 단계와 암 조직의 유형에 따라 수술, 항암요법, 방사선요법의 병행 여부가 결정된다.

(1) 수술

수술을 할 경우 윌름스 종양의 치료에 있어 가장 기본이 되는 것은 병변이 있는 신장을 수술로 완전히 제거하는 것입니다. 수술 시에는 종양을 터트리지 않고 완전히 제거하는 것이 특히 중요하며, 반대편 신장에도 병이 있는지를 관찰해야(파열되면 암세포가 복부, 림프와 혈류를 통해 퍼짐) 한다.

만일 종양의 크기가 너무 크거나 종양이 혈관을 침범하여 수술로 종양을 완전히 제거하기가 어려운 경우에는 시험 개복을 시행하여 종양의 조직검사를 시행하고 정확한 병기를 정하는 것이 치료에 도움이 된다. 또한 일측성 종양일 경우, 종양과 손상 받은 신장, 인접한 부신을 제거한다.

양측성일 경우 수술 전 종양을 축소시키기 위해 방사선 요법과 화학요법으로 치료받으며 보존적인 치료를 고려한다. 수술 후 방선요법은 종양의 크기가 큰 경우, 전이가 된 경우 및 재발된 경우에 필요하다.

(2) 항암화학요법

항암화학요법의 경우 일반적으로 수술을 시행하여 병기를 결정하고, 수술후 종양의 조직학적 소견에 따라 일차 약물들을 병합하여 항암 화학요법을 시행하고 있는데, 일차 약물로는 dactinomycin, vincristine, doxorubicin 등이 사용되고 있다.

(3) 방사선 치료

수술 및 항암 화학요법에 추가로 복부 방사선 치료를 병행하여 시행할 수 있다. 모든 1기 환자 및 조직학적으로 예후가 좋은 2기 환자를 제외한 모든 환자에게 복부 방사선 치료를 시행하고 있다.

2) 간호

한쪽 신장만 남겨지는 경우 신장손상을 예방하기 위해 위험한 활동을 피하는 것이 권장되며, 특히 여아의 경우 충분한 위생관리로 요로감염이 예방되어야 한다.

(1) 수술전 간호

간호사는 진단과 함께 부모를 포함하여 그들의 감정을 잘 보살펴야 한다. 수술이전 기간은 신속한 진단이 요구되는 시기이며, 간호사는 모든 검사 및 수술 절차에 대해 환아와 부모를 준비시켜야 한다. 특히 혈압관찰이 중요한데 그 이유는 레닌의 과도한 분비로 인해 고혈압이 나타날 우려가 있기 때문이다. 꼭 '종양을 만지지 마세요'라는 주의사항을 안내해야하며 침상위에도 안내문을 붙여둘 필요가 있다.

(2) 수술 후 간호

일반적으로 회복은 빠른 편이며, 간호의 중요한 부분은 복부수술과 거의 동일하다. 아동은 수술 후 유착형성이나 장폐쇄증(화학요법, 방사선치료에 의한 부작용)이 생길 위험이 있기에, 간호사는 장운동, 장음, 팽만, 구토와 같은 위장관의 활동을 관찰해야 한다. 특히 화학요법중인 경우에는 그 기간동안 혈압을 자주 측정하며, 감염의 징후도 관찰해야 한다.

골육종 (Osteosarcoma)

골육종(Osteosarcoma)은 뼈(그림 13-7)의 종양으로 뼈 기질, 골수요소, 지방, 혈관과 림프관, 신경초 및 연골등과 같은 조직에서 발생 할 수 있다.

1. 원인 및 병태생리

발생 원인은 정확하게 밝혀져 있지 않다. 대부분 1차적인 종양부위는 장골의 골간과 골간단 부위, 특히 하지부위이다. 절반가량이 대퇴골 원위부에서 발생하며, 그 외 상완골, 경골, 골반, 하학골 등에서 나타난다. 주로 10~20대 사이의 연령에서 발생하며 약 60%는 소아나 청소년기에, 10% 정도는 20대에 발생한다.

가장 중요한 예후인자는 진단 시 질병의 퍼진 정도이다. 진단 시 폐 전이가 있는 것은 예후에 중요한 요소이다. 종양의 위치 또한 예후에 영향을 줄 수 있다(척추의 종양은 완전절제가 불가능하기 때문에 예후가 좋지 않다). 종양의 크기가 클수록 예후가 좋지 않다. 10세보다

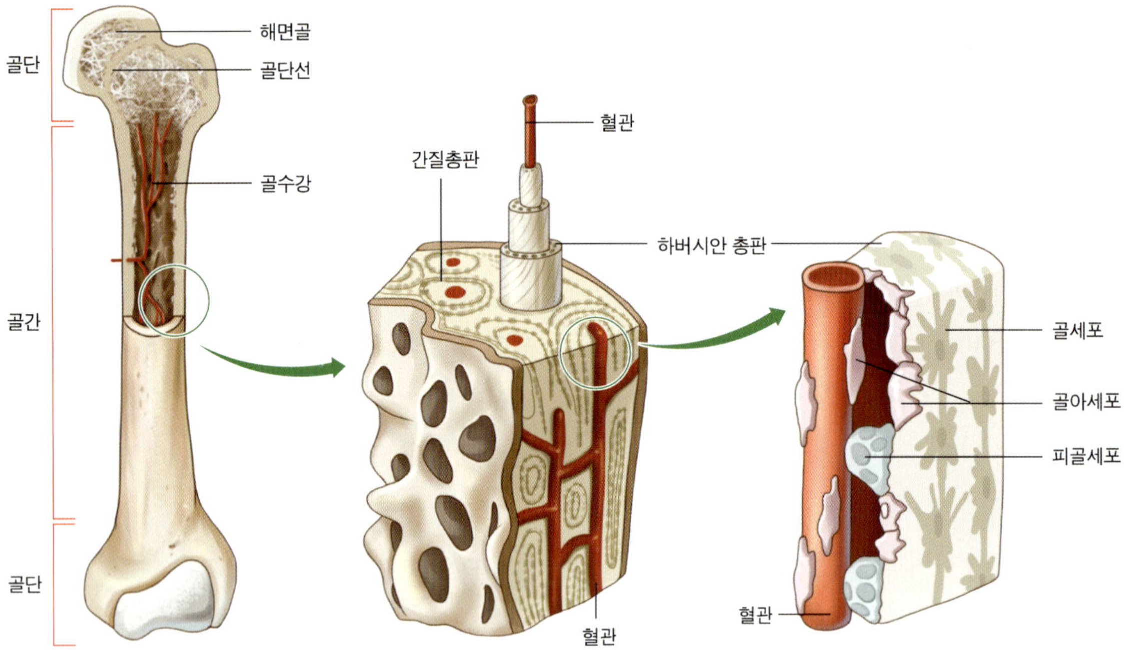

그림 13-7 반상출혈과 점상출혈

어린 나이와 남자의 경우 예후가 좋지 않다. 전이성 골육종의 생존율은 약 20~30%이다.

2. 임상증상

주 증상은 뼈의 통증으로 이는 둔하거나 날카롭고 밤에 더욱 심해지며, 평균적으로 진단 내리기 3개월 이전부터 나타난다. 이러한 통증을 외상이나 성장통으로 오해할 수도 있으며, 초기에는 운동시 뼈의 어깨나 무릎 등의 통증이 있다가 안정을 취하면 가라앉기 때문에 운동 시 생기는 통증으로 생각해 지나치는 경우가 많다. 그러다가 연조직이 부어오르면서 부종이 나타나게 되는데 이때 골육종이 진행된 상태이다. 이렇게 진행되기까지는 3~6개월 정도가 걸린다.

3. 임상진단

현 병력에 대한 자세한 파악(통증의 위치, 간격, 강도, 절룩거림, 종괴유무)과 신체검진(연조직 종괴, 비정상적인 걸음걸이, 관절가동범위제한, 사지둘레 비교, 열감과 압통), 사지의 방사선검사, 흉부방사선검사로 전이여부 파악한다. 그 외 조직검사, 흉부CT(폐의 병변 확인), MRI(연조직, 신경혈관 침범여부와 암의 경계부를 확인) 등 검사를 한다.

4. 간호진단

종양아동의 간호와 호스피스 완화간호 간호진단 참조

표 13-17 골육종과 Ewing 육종의 감별점

구분	골육종	Ewing 육종
호발 연령	10대	10대
종족	모든 인종	백인에 호발
성비(남 : 여)	1.5 : 1	1.5 : 1
세포	osteoid를 생성하는 방추형 세포	미분화된 작은 원형 세포
호발 조건	망막세포종, Li-Fraumeni증후군, Paget병, 방사선 치료	안 알려짐
호발 부위	긴뼈의 metaphysis	긴뼈의 diaphysis, 편평한 뼈
증상	국소 동통, 비대	국소 동통, 비대, 발열
방사선 소견	경화성 소견, sunburst pattern	용해성 소견, 양파 껍질 모양
감별 진단	Ewing 육종, 골수염	골수염, 호산구성 육아종, 림프종, 신경 모세포종, 횡문근육종
전이	폐, 뼈	폐, 뼈
치료	항암제, 수술	항암제, 방사선 치료, 수술
예후	전이가 없으면 70% 완치, 전이가 있으면 20% 미만 생존	전이가 없으면 60% 완치, 전이가 있으면 20~30% 생존

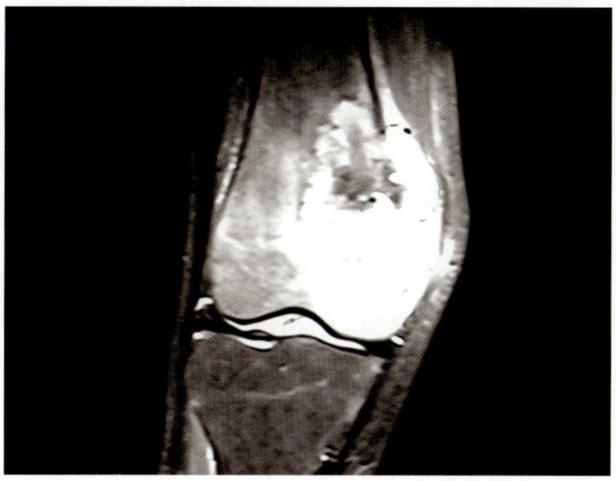

그림 13-8 골육종 사진

5. 치료 및 간호

1) 치료

골육종의 전통적 치료방법은 근치적 외과적 절개와 집중적인 화학요법이다. 초기 화학요법 후 종양절제술 및 사지재건을 위한 수술을 하고, 추가적인 화학요법을 시행한다. 생존율은 65~70%를 보인다. 항암제는 고용량 MTX, 독소루비신, 씨스플라틴을 포함하며 이포스파마이드, 에토포시드가 사용된다. 골육종은 전형적인 방사선저항성을 지닌 종양이지만 전이성질환 또는 일시적 완화에 방사선 치료가 이용될 수 있다.

수술의 방법은 종양의 종류와 위치, 환자의 나이, 이전 항암제의 반응, 환자와 가족의 결정 등에 따라 달라진다. 사지보존요법을 시행한 경우나 절단한 경우 기능적으로는 비슷한 결과를 가져올 수 있다. 그러나 모두의 경우에서 환자의 삶의 질, 사회적 격리, 자존감, 고용문제 등에 큰 영향을 끼친다.

2) 간호

사지 절단술을 하는 경우 아동과 가족을 준비 시키는 것은 중요하다. 보철술, 신체활동의 제한 정도, 치료관련 예후에 대해 정보를 제공하면서 아동을 당황하게 하지 않도록 주의한다.

환상통(phantom limb pain)은 절단술 후에 절단된 사지의 따끔거림 가려움 및 통증이 느껴지는 것으로 아미트리프틸린과 같은 항우울제는 아동의 통증을 감소시키는데 효과적이다. 퇴원계획은 수술 후 기간 동안 조기에 시작되어야 한다. 학교나 집에서 계단과 같은 장애물이 있는지 확인해야 한다. 변화된 신체와 기능에 적응하는데 많은 지지를 필요로 한다. 항암치료나 방사선치료와 관련된 부작용을 최소화한다.

비호지킨 림프종 (Non-Hogikin's lymphoma)

비호지킨 림프종은 주로 림프절을 침범하지만 피부, 뇌, 눈, 비강, 부비강, 타액선, 갑상선, 유선, 폐, 종격 등 온몸의 여러 장소에서 발생할 수 있다.

1. 원인 및 병태생리

발생원인은 아직 잘 모르나 특정 림프종의 경우 엡스테인 바 바이러스(EBV)와 같은 바이러스 감염과 관련성이 높고 위에 발생하는 악성 림프종 중 일부는 헬리코박터와 같은 세균 감염과 관련성이 있는 것으로 알려져 있다. 또는 선천적, 후천적으로 면역저하된 사람이나 자가면역질환, 에이즈 같은 면역기능이 파괴된 질환자 등에서 발생률이 높다.

발생연령은 15세 이하의 아동 백만명 중 7~8명 정도가 발병하고 이는 호지킨 림프종의 1.5배 정도이다. 아동의 비호지킨 림프종의 조직학상 분류는 호지킨병 및 성인의 비호지킨 림프종과 다음과 같은 내용에서 현저하게 다르다.

- 결절이 아닌 곳에서 확산된다.
- 세포유형은 미분화되거나, 잘 분화되지 않는다.
- 전이는 초기에 더 빈번하고 빨리 이루어진다.
- 종격동 침범과 뇌수막의 침범은 전형적으로 발생된다.

1) 조직학적 분류

(1) 림프아구성림프종(Lymphoblastic lymphoma)

아동 림프종의 1/3에서 발생한다. 85~90%가 흉선에서 분화하는 동안 미성숙한 T세포로부터 기인한 것이고 10~15%가 B전구세포를 나타낸다. T세포성 림프종의 70% 정도에서 종격동의 종괴가 나타난다. 호흡곤란, 천명음, 연하곤란, 두경부 부종이 나타난다. T세포성 질병은 골수와 중추신경계로의 전이가 흔하다. 골수에서 25% 이상의 모세포(blast)가 나타난다면 급성림프구성백혈병으로 간주해야 한다.

(2) 버킷림프종(Burkitt's lymphoma)

아동 림프종의 40%에서 발생한다. 복부와 골반에서 가장 흔하게 발생된다. 급속도로 커지는 종괴, 복통, 장중첩, 장폐색, 장천공 등이 발생할 수 있으며, 임파절, 뼈, 골수 등으로 전이될 수 있다. 10% 정도에서 중추신경계가 침범된다.

(3) 광범위 큰 B세포림프종 (Diffuse large b-cell lymphoma)

2/3의 환자에게서 진행된 상태로 발견되며 보통 복부에 나타난다. 림프절 침범은 버킷림프종에서 보다 더 흔하며 골수, 종격동, 중추신경계 전이는 흔하지 않다.

(4) 역형성 대세포 림프종 (Anaplastic large-cell lymphoma)

아동 림프종의 8～12% 정도로 발생하며 뼈로의 전이는 흔하며 골수, 임파, 피부로 전이된 경우는 예후가 불량하다. 중추신경계 전이는 드물다.

2. 임상증상

임상증상은 침범된 부위에 따라 다르다. 경부, 겨드랑이 밑, 서혜부 등 림프절이 붓게 되어 혹이 만져지고 일반적으로 통증이 없다. 전신증상으로는 발열과 체중감소, 잠잘 때 땀이 나고, 나른함, 가려움 등이 나타난다. 또한, 골수나 중추신경계에 전이된 경우는 백혈병의 전형적인 증상과 징후를 나타내기도 한다. 다양한 장기를 압박하는 림프종양은 장폐색 또는 기도폐색, 뇌신경마비나 척추마비를 일으킬 수 있다.

3. 임상진단

종양이 빠르게 자라나기 때문에 종괴로 인한 치명적인 부작용을 예방하기 위해 진단검사는 즉각적으로 진행되어야 한다 (Box 13-14). 버킷림프종은 인간의 종양 중 가장 빠른 속도로 자라난다. 종양이 두 배로 되는 시간은 24시간이다. 종양융해증후군이 버킷림프종과 T세포성 림프종의 대부분에서 나타난다.

4. 간호진단

종양아동의 간호와 호스피스 완화간호 간호진단 참조

BOX 13-14 비호지킨 림프종의 임상증상

- 현병력을 포함한 정확한 과거력, 신체적 증상의 발현된 기간, 가족력, 과거의 방사선이나 항암제, 면역억제제 투약유무 등의 병력을 철저히 조사한다.
- 정확한 신체검진 : 창백, 점상출혈, 감염증상, 림프절 종창, 간비종대, 신경학적 변화, 복부종괴, 호흡기 증상
- 임상병리검사 : 전혈구수(CBC), 간기능검사, 락트산탈수소효소(lactate dehydrogenase, LDH), 소변검사, 신기능 검사, 혈청전해질, 종양표지검사
- 골수검사 : 양쪽의 골수검사를 시행한다.
- 조직검사 : 절개를 통한 조직검사가 가장 이상적이나 불가능할 경우 바늘을 통한 흡인 조직검사를 시행한다. 흉막천자나 복수천자 등도 시행된다.
- 방사선검사 : 흉부 X-ray, CT scan, 초음파검사, 골스캔(Bone scan), 갈륨스캔(Gallium scan), 양전자 방출 단층 촬영법(PET scan)
- 요추천자를 통한 뇌척수액검사

BOX 13-15 호지킨 림프종의 임상증상

- 80%에서 무통성 림프절비대가 나타난다.
- 쇄골상부, 경부 림프절이 비대해지고 단단하며 무압통성으로 움직인다.
- 전신증상 : 피로, 열, 체중감소, 야간발한, 소양증
- 2/3에서 종격동 침범이 있어 기도와 기관지 압박으로 인한 증상이 나타난다.
- B형의 증상은 38도 이상 3일 이상의 발열, 최근 6개월간 10% 이상의 체중감소, 야간발한으로 이와 같은 증상이 없는 경우를 A형이라고 분류한다.

5. 치료 및 간호

초기치료는 골수침범이 있는지, 종격동과 복강 내 종괴가 있는지, 생화학적 장애가 있는지(고요산혈증, 종양융해증후군)에 초점이 맞추어진다. 응급상황에서 혹은 복강 내 종양의 경우 수술적 요법이 필요할 경우도 있다. 그러나 수술은 누공을 형성시키거나 천공을 야기시킬 수 있기 때문에 항암치료를 지연시킬 수 있다. 종양이 기도를 누르고 있거나, 내장을 압박하거나, 척추를 누르고 있는 경우 응급으로 방사선 치료를 시행하여 종양의 크기를 줄이기도 한다.

비호지킨 림프종의 치료는 방사선조사와 항암요법을 사용한다. 백혈병치료와 비슷하며 치료는 유도기, 강화기 및 유지기에 척추강 내 화학요법을 병용하여 시행한다. 간호는 백혈병 환아 간호와 비슷하다.

호지킨 림프종 (Hodgkin's lymphoma)

호지킨 림프종은 비장과 림프계를 침범하는 악성질환으로 1932년 Thomas Hodgkin이 최초로 이 병에 대해 기술했다. 호지킨 림프종은 아동기암의 6% 정도이며, 남아에서 4배의 비율로 나타나며 거의 청소년기에 발생한다.

1. 원인 및 병태생리

면역학적인 질환이 있는 경우에 발생이 증가하며 엡스타인-바 바이러스(Epstein-Barr virus, EBV)와 관련성을 보인다. 이핵(Binucleate) 혹은 다핵(multinucleated)의 거대세포(giant cell)가 나타남을 특징으로 한다. 리드-스텐버그(Reed-Sternberg) 세포가 나타나며 이는 호지킨 림프종을 진단하는데 유용하다.

이는 90~95%의 치료율을 보이며, 예후에 영향을 주는 것은 림프절 침범 정도, B 증상유무, 종괴의 부피, 남아, 적혈구침강검사(ESR) 상승 등이 있다.

2. 임상증상

호지킨 림프종 환자의 증상은 무증상이거나 다양한 증상을 나타내기도 한다(Box 13-15).

3. 임상진단

환아의 병력 및 신체검사 결과는 질병에 중

요한 단서를 제공해 준다. 진단을 위해 총혈구수, 요산수치, 간 기능검사, 소변검사와 적혈구 침강검사(ESR)를 한다. 가슴, 간, 비장 및 뼈 등의 CT scan은 전이 여부를 발견하기 위함이다. 림프절의 조직검사는 진단과 질병의 단계 확인을 위해 필수적이다.

4. 간호진단

종양아동의 간호와 호스피스 완화간호 간호진단 참조

5. 치료 및 간호

일반적인 치료로 방사선 조사와 화학요법이 있다. 이들은 드물게 각각 단독으로 쓰이나 대부분은 복합적으로 사용된다. 치료계획은 아동의 연령, 질병 단계, 임상증상 등에 따라 다르다. 간호는 진단과 수술을 위한 가족준비가 필요하며, 화학요법의 반응과 부작용에 관한 설명이 필요하다. 또한 방사선치료와 관련된 설명, 감염의 위험에 대한 교육, 사춘기 청소년에게서 이차성징과 월경발생이 늦어질 수 있음을 알려준다.

암환아의 응급상황

급성 종양 용해 증후군 (Acute tumor lysis syndrome)

급성 종양 용해 증후군(tumor lysis syndrome)은 악성 종양 환자에서 항암제 투여 직후 급작스런 종 양세포의 파괴로 종양세포 내에 많이 함유되어 있는 핵산, 인, 칼륨 등이 순환 혈액 내로 방출되어 초래되는 대사 이상으로, 요산이나 인이 신세뇨관에 침착하여 급성 신부전을 초래할 뿐 아니라 고칼륨혈증과 저칼슘혈증으로 인한 급작스런 사망이 초래될 수도 있다.

급성 종양 용해 증후군은 항암제 투여 후 24~48시간 이내에 잘 발생되며 특히 화학요법에 높은 감수성을 보이는 Burkitt 림프종이나 T-세포성 급성 림프구성 백혈병의 항암 화학요법 후에 호발한다.

종양 용해 증후군을 예방하기 위해서는 정맥내 수액을 포타슘(K)을 섞지 않은 상태로 실시하며 이뇨제를 사용한다. 고칼륨혈증이 나타날 경우 케이엑살레이트(Kayexalate), 인슐린(Insulin)과 글루코즈(Glucose) 정맥투여, 탄산수소나트륨($NaHCO_3$), 칼슘글루코네이트(Calcium gluconate) 등을 투여하며 필요시 혈액투석을 시행한다.

요산과다혈증을 교정하기 위해 알칼리화시키기 위해 알로퓨리놀(Allopurinol), 라스뷰리케이즈 등을 투여한다. 섭취량과 배설량을 정확하게 측정하며 혈청전해질검사를 최소 6시간마다 시행한다.

백혈구 과다증 (Hyperleukocytosis)

백혈구 과다증은 말초 내 백혈구수치가 100, 000/mm3 이상인 경우로 혈액의 점도가 높아져, 모세혈관폐쇄, 신체장기 기능장애를 일으킬 수 있다. 호흡곤란, 청색증, 시력장애, 혼수, 섬망 등이 나타날 수 있으며 즉각적인 정맥 내 수액요법과 탄산수소나트륨, 알로퓨리놀 등을 투여한다. 백혈구 성분채집술(Leukopheresis), 교환수혈, 항암치료 등을 시행할 수도 있다.

패혈성 쇼크 (Septic shock)

패혈성 쇼크는 세균과 그 독소에 의한 전신적 반응으로 보통 그람음성균과 내인성세균에 의해 발생한다. 패혈성 쇼크는 조직허혈, 저산소증, 장기부전과 사망에 이르게 하는 심각한 상황이다. 호중구감소증이 지속되는 환아, 점막과 피부통합성에 장애가 생긴 환아, 중심정맥관이나 침습적 기구를 가지고 있는 경우가 위험요인이 된다.

패혈증이 있는 경우 발열 혹은 저체온, 빈맥과 빈호흡, 소변량감소, 백혈구증가 혹은 감소증, 의식저하 등이 나타나며 심각한 패혈증에서는 장기부전도 동반된다. 이때 치료가 제때 이루어지지 않거나, 치료에 반응하지 않는 경우 쇼크로 이어진다. 쇼크가 발생하면 수액보충을 하여도 저혈압이 교정되지 않는다. 이를 유지하기 위해 혈관수축에 작용하는 약물을 사용해야 한다. 그리고 광범위 항생제를 투여한다. 환아의 활력징후를 모니터하고 정확한 섭취 배설량을 체크하며, 혈액배양검사 후 즉각적으로 항생제를 투여해야 한다.

파종성 혈관내 응고병증 (Disseminated intravascular coagulopathy, DIC)

DIC는 과도한 응고인자의 소비로 인해 발생하는 것으로 지혈기전의 이상은 혈소판 감소, 프로트롬빈 증가, 피브리노겐 감소 등으로 나타나며 혈액응고장애와 조직허혈을 가져온다. 급성전골수성백혈병(APL)에서 가장 흔하며 그람음성균에 의한 패혈증에서도 나타난다.

점상출혈, 반상출혈, 자반성 발진이 나타나며 출혈이 조절되지 않고 프로트롬빈시간(PT), 부분트롬보플라스틴시간(PTT)이 지연되고, 항트롬빈시간, 피브리노겐이 감소하고, 피브린분해산물(FDP)가 증가한다. 수혈과 대증요법을 실시하며 출혈증상을 모니터 한다.

상대정맥증후군 (Superior venacava syndrome)

가슴에 위치한 림프종은 종격동을 압박하여 기도 및 혈관을 막을 수 있다. 초기에는 얼굴, 목, 가슴윗부분의 청색증, 상지부종, 확장된 경정맥, 기도폐쇄로 인한 호흡곤란 등이 나타난다. 이때 치료는 기도유지와 호흡장애를 완화시키는 것이며, 응급으로 방사선치료를 시행한다.

척수압박 (Spinal cord compression)

신경학적인 응급상황으로 암환자의 4~5%에서 발생한다. 대부분의 경우 생명을 위협하는 상황은 아니나, 어떤 경우 신경학적 문제를 심각하게 일으킬 수 있다. 요통이 80%에서 나타나며 운동실조, 마비, 근육위축, 반사저하, 배뇨, 배변기능부전 등이 나타날 수 있다.

감각이상으로 통증이나 온도에 대한 감각이 저하되기도 한다. 신경학적 검진과 진단검사를 즉시 시행해야 한다. 고용량의 스테로이드 요법으로 부종과 통증을 감소시키며 응급으로 방사선치료를 시행하며 항암치료, 수술 등을 시행한다. 일시적 혹은 영구적인 감각이나 운동기능장애, 배뇨와 배변기능 장애를 가져올 수 있다.

지지요법

1. 검사 전 심리적 준비

치료 중에 통증이 수반된 검사는 자주 발생하게 된다. 이때 심리적인 준비와 지지는 아동의 스트레스를 감소시키고 효과적으로 적응할 수 있도록 돕는다. 우선 아동의 인지능력을 사정하고, 과거에 검사에 대한 경험유무, 반응, 적응전략과 그 중 효과적이었던 방법에 대해 아동과 부모에게 알아본다. 그리고 가족이 함께 있는 것이 도움이 될지 파악하고 함께 검사 중 동반여부를 결정한다. 아동의 발달단계에 따른 적절한 지지방법을 선택한다.

2. 검사를 위한 진정요법

암환아에게 있어, 통증이 수반된 검사는 치료 내내 극심한 스트레스를 줄 수 있다. 따라서 적절한 진정요법은 침습적인 치료 중 통증과 스트레스를 경감시켜 줄 것이다.

검사의 종류에 따라 진정요법의 정도가 결정되며, 진정요법을 시행할 때는 의료진은 약물의 효과발현시간과 효과가 최고로 나타나는 시간과 지속시간에 대해 잘 알고 있어야 하며, 그 부작용에 대비해야 한다. 가장 흔한 부작용은 기도유지문제와 호흡억제이다. 따라서 진정요법 시행 시 아동의 산소포화도, 심장박동수 혈압 등을 모니터링하며 기도가 유지될 수 있는 자세를 유지하도록 한다.

3. 수혈

수혈이 필요한 경우는 혈액량의 보충, 산소운반력 개선, 출혈감소, 응고장애의 개선, 혈장보충 등을 위해서이다. 암환아의 경우 암세포 자체로 인해 골수기능이 영향 받는 경우도 있고, 그 외에 암치료(항암제, 방사선치료 등)로 인해 골수기능이 억제되어 혈액을 만들어 내지 못하거나 그 기능이 저하된다. 혈액제제의 종류는 전혈, 농축적혈구, 혈소판, 과립구, 알부민, 신선동결혈장, 동결침전제제 등이 있다. 수혈의 부작용으로는 발열반응, 알러지반응, 순환량 과다, 쇼크 증상 등이 있다.

수혈 전 간호사는 이전의 수혈부작용에 대해 파악하고, 혈액형을 확인하고 필요 시 수혈 전 부작용을 감소시킬 수 있는 투약을 시행한다(항히스타민제, 스테로이드제제). 체중에 따라 수혈량이 정해지므로, 소아는 수혈량과 속도를 적절히 맞추어 준다. 수혈이 시작된 후 첫 15분 동안은 수혈부작용을 주의 깊게 관찰한다.

II 아동의 호스피스 완화간호

호스피스 완화간호의 개념

1. 정의

- 환자를 존엄성을 지닌 인간으로 보고, 인간존중과 인간이해, 자기결정과 창의성을 소중히 하는 인도주의 정신에 기반한다.
- 생명을 위협하는 질환과 관련된 문제에 직면한 환자와 그 가족의 문제를 조기에 발견하고, 철저히 사정하며, 통증 및 다른 신체적, 정신사회적, 영적 문제들을 치료하여 고통을 예방하거나 제거해 줌으로써 삶의 질을 증진시킨다.
- 임종을 앞둔 환자뿐 아니라 가족에게 총체적, 동정적, 감정이입적, 개별적 돌봄을 제공한다.
- 완화간호는 호스피스운동에서 시작되었지만 더 이상 말기케어에 국한되지 않고 있다.

2. 목표

- 다양한 내 외적 자원을 활용하여 자기가치감을 증진시킬 수 있는 치유적 환경을 제공하여 가능한 한 충만한 삶을 누릴 수 있게 한다.

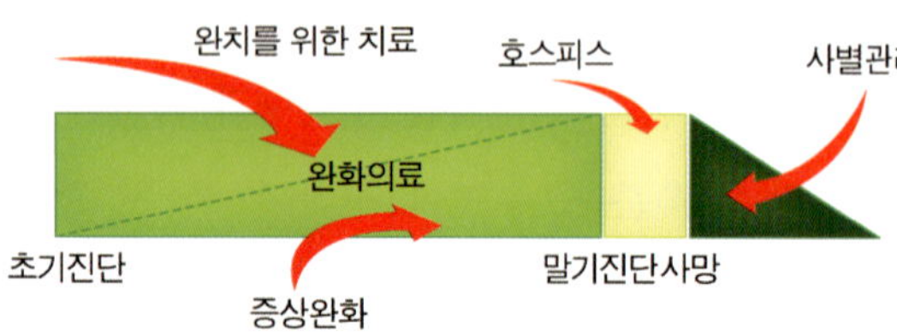

그림 13-9 완화간호와 호스피스

- 환아와 그 가족에게 맞는 최상의 치료와 돌봄을 제공하여 그들의 삶의 질을 높인다.
- 아동청소년 죽음을 맞이하게 되는 경우 다양한 자원을 활용하여 죽음의 질을 높일 수 있도록 한다.
- 아동청소년의 죽음 이후 자녀와 형제자매의 사별관리를 통해 슬픔치유과정을 촉진한다.

3. 기본원칙 (10가지)

- 주치의를 중심으로 환자중심의 케어에 대한 팀계획을 지속적으로 실행한다.
- 나이, 성, 인종, 종교, 장애, 진단, 간호제공자, 비용지불능력 등과 무관하게 모든 대상자에게 평등하게 허용되어야 한다.
- 환자의 신체적, 정신적, 사회적, 영적, 경제적 요구에 대처하기 위해 호스피스전문가가 자원봉사자가 함께 팀을 이루어 양질의 서비스를 제공한다.
- 치유목적이 아닌 통증 및 증상조절로 남은 기간 삶의 질을 향상시킨다.
- 가능한 집과 동일한 환경에서 환자와 가족이 편히 지낼 수 후 있도록 지지적인 완화간호를 제공한다.
- 하루 24시간, 주 7일 접근이 가능해야 하며, 케어장소가 바뀌어도 지속적인 연계서비스가 제공되어야 한다.
- 환자와 가족을 한 단위로 여긴다.
- 호스피스 관리기관은 운영자에게 설립, 계획, 조직, 인사, 평가 등에 대한 모든 관리의 책임을 위임할 수 있어야 하고, 서비스의 효과와

BOX 13-16 완화간호의 역사, 역할, 대상

- **역사**
  - 전 세계적으로 아동청소년 완화간호는 영국의 Helen and Douglas Hospice(설립자, Sister Frances Dominica)로 시작되었으며 전 세계적으로 250여개의 기관이 있다.
  - 한국에서는 세브란스병원 호스피스실에서 2003년 처음으로 아동청소년 완화간호 프로그램을 입원 환아 의뢰형 모델로 개설하였다.
- **역할**
  - 다양한 신체적 증상조절을 통해 평안을 제공한다.
  - 아동 청소년(형제자매)와 부모(조부모 등)의 신체적, 심리적, 사회적, 실존적, 영적 요구에 대해 사정하여 필요한 중재를 한다.
  - 아동 청소년이 매일의 삶에서 최고의 경험을 하도록 돕는다.
  - 아동 청소년과 가족의 삶의 통합과 아동의 죽음 준비를 돕는다.
  - 자녀사별과 형제자매 사별상담을 한다.
- **대상**
  - 아동청소년 완화간호의 대상은 환아와 그 가족이다.
  - 연령 : 만 0세~18세
    - 때로 26세 혹은 그 이상까지 대상군으로 하는 기관도 있다.
  - 질병 : 생명을 위협하는 질병(암, 선천성 기형, 근신경계 질환, 심맥관계질환, 대사성질환, 유전질환, AIDS) 혹은 위중한 질병군이 모두 대상이 되기도 한다.
  - 급작스러운 죽음(사고사, 자살 및 타살)도 포함이 된다.
    - 예후 : 평균 약 1년 반 정도이나 그 이상인 경우도 많다.

질에 대해 확인하고 질 향상을 위한 활동을 실시하여야 한다.

- 환자와 가족에게 적정한 서비스를 제공하기 위해 가능한 자원과 정보를 제공해야 한다.
- 호스피스케어를 최종적으로 책임지는 관리기관이 있어야 한다.

4. 형태

아동청소년 완화간호는 호스피스를 표방하는 시설도 있지만, 대부분의 경우는 완치되는 대상자나 장기생존이 예측되는 환아들을 포함하는 통합형(integration model)으로 운영되고 있다.

완화간호와 호스피스의 큰 차이는 호스피스에서는 잔여 수명이 6개월 이내로 예측되는 경우 대상자로 받게 되는 반면, 완화간호는 진단 시부터 돌봄을 제공한다는 데 있다.

완화간호적 접근을 하는 경우에도 그 모델은 매우 다양해서 매우 위중도가 높아서 생존이 어려울 대상자를 주로 선택할 수도 있고, 위중한 질병인 경우면 모두 대상자로 받아서 돌봄을 제공하는 경우도 있게 된다. 어떠한 경우이든 완화간호적 접근에서는 진단 초기부터 만나게 되기 때문에 완치를 향한 적극적 치료가 동반되는 경향이 높으며, 대상자 중에는 완치되는 경우가 있게 된다.

간호

1. 환아의 돌봄

아동청소년 완화간호 환아의 돌봄은 학제간 접근을 통해 신체적, 심리적, 사회적, 실존적 및 영적인 고통을 경감시키는 것을 초점으로 한다.

1) 신체적 측면

통증이나 기타 불편감을 유발하는 다양한 신체증상이 가능한 한 최소화되도록 돕는다.

2) 심리적 측면

환아가 사회에서 격리된 채, 병원이나 가정에서 오랜 기간동안 투병하게 되면서 신체적으로 상태가 악화됨을 느끼게 되면, 분노, 절망감, 우울, 죄책감, 불안과 두려움 등 다양한 부정적인 정서를 느끼게 된다. 또한 다가올 죽음과 연관하여 복합적인 심리 반응을 나타내게 된다. 따라서 이와 같은 정서를 발달단계에 맞게 적절히 표출할 수 있는 다양한 방법들을 제공하여 감정을 표현하도록 돕는 것이 중요하다.

특히 아이들은 일시적으로 퇴행현상을 보이는데 이는 자신이 가장 안정감을 느꼈던 때로 돌아가려는 일종의 방어기전으로서 심리적인 안정을 제공하는데 기여하는바가 크므로 이러한 퇴행을 인정하고 사랑으로 지지해 줌으로써 서서히 퇴행된 시점으로부터 벗어나도록 돕는 것이 중요하다.

또한 인형이나 담요 등 자신이 통제할 수 있는 특정한 전환기 대상(transitional object)에 대한 애착을 보일 수 있는데 이는 자신의 상실에 대한 보상기전이며 안정감을 주는 것이므로 도움이 된다.

이를 발달단계와 연관시켜 살펴보면 다음과 같다. 만 2세 이전의 연령에서는 아직 핵심자아가 형성되지 않아 자신의 자아나 상황에 대한 인식이 낮기 때문에 부모의 감정을 자신의 것으로 내재화하여 경험하는 경향이 높다. 따라서 이 연령층에서는 부모가 정서적으로 안정이 되면 아이는 비교적 안정된 상태로 이 시기를 지내게 된다. 그러나 만 2세 이후의 아이들은 발달단계에 따른 다양한 혼란을 경험하게 된다.

특히 3~6세의 아이들에서는 마술사고의 영향으로 인해 질병의 고통을 경험하는 것이 자신이 잘못한 일의 결과라는 생각을 갖거나, 혹은 자신이 착한 아이가 아니기 때문이라는 잘못된 생각을 갖기도 한다.

특히 인지발달과 대처능이 어느 정도 수립되는 만 10세 이상의 아동에서는 주위상황에 대한 이해도도 높고 질병의 고통과 죽음에 대해 보다 복잡한 정서를 지니고 있는 경우가 많으며 이는 청소년기 연령에서는 더욱 심화된다. 따라서 환아의 발달단계를 고려한 개별적인 심리적 지지와 상담이 필요하다.

또한 환아들이 특별히 갖고 싶은 물건이 있다거나, 가족단위로 여행하고 싶은 곳이나 방문하고 싶은 곳이 있다거나 혹은 만나고 싶은 유명한 사람이 있는 등 다양한 욕구를 표현할 수 있으므로 이를 존중하여 원하는 것을 성취할 수 있도록 도와야 한다.

한국에서도 Make a wish 재단이 설립되어 도

움을 주고 있다. 또한 자신이 매우 중요하고 가치 있는 사람이며 사람들로부터 사랑받고 있음을 확신할 수 있도록 생일잔치나 크리스마스 파티 등을 통해 자존감을 높이는 것이 필요하다.

아이가 죽은 후에 부모는 아이와 함께 했던 즐거운 추억을 통해 위로를 받게 되므로, 아이와 함께 놀이를 하면서 즐거운 모습의 사진들이나 아이가 직접 그리거나 만든 작품들을 모아서 기념 책을 만드는 것도 좋다.

아이와 부모 혹은 온가족과 함께 있는 모습을 커리 커츄어로 제작해서 드리는 것도 좋다. 일부 아이들에서는 죽음이 가까이 오게 되면 유서를 작성할 수 있도록 돕는 것이 도움이 될 수 있으며 본인이 주고 싶은 물건들을 누구에게 주고 싶은지 표현하게 하거나 편지나 남기고 싶은 말들을 쓰게 하는 등 자신의 의지로 의사결정을 할 수 있도록 돕는 것이 필요하다.

3) 사회적 측면

투병 중에도 건강이 허락하는 한 학교생활이 가능하도록 돕는 것이 필요하며 부득이한 경우에는 가정에서 학업이 지속될 수 있도록 학습 지원을 하는 것이 중요하다. 또한 친구들과의 관계나 선생님과의 관계가 지속될 수 있도록 미리 교사와 상담을 하거나 학급에서 교육을 통해 다른 학우들을 준비시킬 수도 있다.

머리카락이 없는 것으로 인해 신체상이 저하되는 것을 예방하기 위해 가발을 지원하는 것도 필요하다. 또한 경제적으로 도움이 필요한 경우에는 정부기관이나 기타 여러 복지 단체를 활용하여 경제적인 부담을 경감시켜 드리는 것이 필요하다.

4) 실존적 및 영적 측면

만 7세 이상의 아이들은 왜 자신이 이러한 질병에 걸리게 되어 고통을 받고 또 죽어야 하는지에 대해서 고통을 느끼며, 신이 과연 계시는지, 혹은 계시다면 왜 자신은 살려주지 않는지, 왜 사랑해 주지 않고 버리는지에 대해 의문을 갖는다.

때로는 이러한 신에 대해 분노하고, 혹시 신이 계시지 않는 것은 아닐까라는 생각도 갖게 된다. 아이들에 따라서는 자신이 지은 죄의 결과로 죽음이 오는 것이라는 생각을 하기도 하며, 신이 자신을 사랑해주지 않는 것에 대해서 수치심을 느끼기도 한다. 혹은 신이 다시 자신을 사랑하도록 하기위해 자신의 잘못을 회개하고, 열심히 어떤 행위나 신앙생활을 하거나 서원을 함으로써 신과 타협을 하는 모습을 보이기도 한다.

특히 청소년기의 아이들은 신이 이러한 질병과 죽음을 자신에게 주신 것의 의미를 발견하려고 하며 나름의 의미가 느껴지는 경우에는 죽음에 대해 의연하게 받아들이려는 모습을 보이기도 한다. 혹은 신이 나의 삶에 대한 의지를 무시하고 나를 죽게 하려고 한다면, 내가 먼저 죽음을 선택함으로써 신을 제압하려고 하는 모습을 보이기도 한다.

죽음을 의식하게 되면서, 자신의 죄를 회개하고 신에게 용서를 구하는 경우도 있으며, 주위 사람들 중 관계가 좋지 않았던 대상과의 화해를 통해 관계를 회복하려고 하기도 한다. 아이들은 성인에 비해서 영성이 맑고 순수하며, 이 세상에서 산 삶이 짧기 때문에 상대적으로 애착이 적을 수 있어서 천국에 대한 확신이 강한 경우에는 천국에 대한 소망 안에서 비교적 평안하게 죽음을 맞이하기도 한다.

2. 생명을 위협하는 질병을 지닌 부모의 특성과 돌봄

한국 문화의 특성은 가족중심의 관계문화이며 특히 자녀가 매우 중요한 대상이다. 따라서 자녀가 생명을 위협하는 질병으로 고통 받을때 부모의 자녀를 향한 애정은 매우 강해서 아이가 투병할 수 있도록 큰 힘을 제공해 주게 된다. 그러나 이러한 과정에서 부모와 자녀는 과잉밀착이 되는 성향이 생긴다. 이러한 특성은 부모의 자녀를 살려야한다는 책임의식과 연루되어지면서 극화되어진다. 따라서 자녀는 자신의 개별적인 성향대로 자신을 성숙시키는데 어려움을 경험하게 된다.

대부분의 부모는 자녀의 진단 시 충격을 경험하지만, 불치의 질환이 아니고 난치병이라는 생각을 하게 되면서 최대한 가능한 방법을 동원하여 자녀를 살려야 하겠다는 초인적인 의지를 갖게 되어 자녀를 도와 자녀의 투병의지를 고취시키게 된다. 그러나 재발이 되거나 중환자실에 입실을 하는 경험, 혹은 자녀의 신체 상태가 지속적으로 나빠지는 경우는 매우 힘든 심리 사회적 실존 및 영적 고통을 경험하게 된다. 다음은 자녀가 죽을 수도 있다는 것을 느끼게 될 때 부모가 경험할 수 있는 정서들이다.

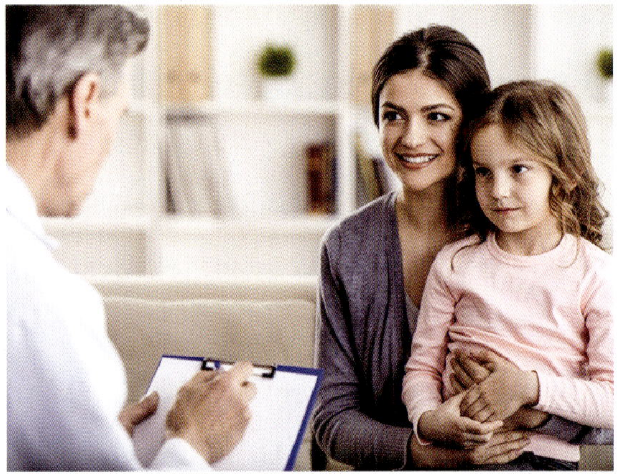

그림 13-10 부모의 특성과 돕는 방법

1) 충격과 부인 혹은 선택적 무시

지극히 어려운 상황에 처하게 되면, 충격으로 한동안 멍하다가, "이건 꿈일거야"라는 생각을 먼저 하게 된다. 인간은 살고자 하는 강한 본능을 가지고 있기 때문에, 견디기 힘든 상황에 처하게 되면 고통스러운 감정을 애써 무시함으로써 자기 자신을 보호하려고 한다.

자녀가 말기라는 말을 의사로부터 들었을 때, 대부분 부모들의 첫 마디는 "사실일 리가 없어, 어떻게 이런 일이 우리 아이에게 생길 수 있단 말인가?"이다. 그러나 지속적으로 부인이라는 방어기제를 사용하는 경우는 많지 않고, 그 대신 대처방법인 선택적 무시를 사용한다. 많은 경우에서 이러한 선택적 무시는 그 강도는 다양하지만 아이가 죽기 까지 지속되는 성향이 있다.

이는 부모로서 자녀가 죽을지도 모른다는 것을 사실로서 받아들인다는 것은 엄청난 고통이며 동시에 절망감과 무력감을 수반하기 때문이다. 초기의 힘든 충격의 시간들을 겪은 후 대부분의 부모들은 어떻게 하면 아이를 살릴 수 있을까 혹은 적어도 오래 살 수 있도록 할 수 있는 방법은 없을까에 대해 집중을 하게 된다.

이 과정에서 다른 병원으로 전원하거나, 대체요법을 적극적으로 병행하거나 혹은 대체요법만을 사용하는 쪽으로 이행하기도 한다. 이와 같은 희망은 본능이며, 부모들이 하루하루를 지탱해 나가게 하는 에너지의 원천이다. 겉으로 나타나는 모습이 아무리 적극적인 투병의 모습으로 보인다고 하더라도, 점차적으로 내면에서는 다양한 힘든 감정들로 고통을 받게 된다.

▸▸돕는 방법

부모가 부인이나 선택적 무시를 통해 현실을 직면하지 않으려고 하는 것이 매우 완강할 때에는 이를 수용해 주는 것이 가장 중요하다. 왜냐하면 부모로서 부인이나 선택적 무시를 하지 않고는 도저히 견딜 수가 없기 때문에 그렇게 하는 것이기 때문이다. 비록 헛된 희망을 갖고 있는 것으로 보여도 이를 직면하게 하는 것은 매우 위험한 일이다. 부모가 자녀가 혹시 죽을지도 모른다는 사실을 직면할 준비가 되는 시기를 분별하여 충분한 공감을 통해 접근하는 것이 필수적이다.

2) 죄책감과 수치심

대부분의 부모들은 자녀가 앞으로 죽게 될지도 모른다는 것을 알게 되는 경우, 그 일이 어느 정도는 자신들의 잘못이라고 생각하게 된다. 자신이 아이와 함께 한 투병과정을 살펴보면서 무엇이 잘못되어서 이와 같은 결과가 초래되었는지의 인과관계를 규명해 보려고 하는 경우도 많다. 또한 아이가 이렇게 죽게 되는 것은 부모에게 내리는 천형이라고 생각하는 경향도 크다.

아이의 질병을 고쳐주지 못하고 있는 자신에 대해서, 그리고 자녀의 죽음을 막지 못한 채 자신보다 앞 세워 보내야 한다는 것에 대한 슬픔은 동시에 창피해서 얼굴을 들고 이제는 살아갈 수가 없게 되었다는 수치심을 유발한다.

어떤 부모는 이렇게 된 것이 너무나 기가 막혀서 죽고 싶고, 자신이 태어난 자체에 대해서 한탄을 하기도 한다. 어떤 부모들은 증상들을 더 일찍 발견하지 못했고, 아이를 좀 더 일찍 의사에게 데리고 가지 못했다고 자신들을 책망한다. "만일 이렇게만 했더라도... 이것만 하지 않았더라면..."라고 자책하게 된다.

이와 같이 자녀가 왜 병에 걸렸을까를 생각하며 부모가 자기 자신을 질책하는 것은 자연스러운 현상일 수 있다. 말기 상황의 자녀이외에 다른 자녀들을 돌보지 못하는 것 역시 부모에게는 짐이 된다. 이것 역시 죄책감을 크게 느끼게 하는 일이다.

▸▸돕는 방법

부모들이 자녀의 질병이 자신의 책임이 아니라는 것을 이해하고 받아들이는 데에는 적지 않은 시간이 걸린다. 최선의 방법은 부모가 느끼고 있는 죄책감과 수치심의 감정을 모두 표현할 수 있도록 돕는 것이다.

3) 슬픔

부모들은 자녀들과 자신의 삶에 일어난 일이 기가 막히고 가슴 아파서 슬프다. 아이가 죽어가는 데 해 줄 것이 없이 그냥 지켜보아야 하는 것은 매우 슬픈 일이다. 슬픔은 기존에 누렸던 것의 상실과 앞으로 아이와 함께 할 수 있을 것으로 기대했던 모든 것의 상실에 대한 반응이다.

▸▸돕는 방법

슬픔은 상실에 대한 자연스러운 반응이다. 슬픔은 극복되어지는 것이 아니다. 슬픔에 일시적으로 젖도록 자신을 내버려두는 것이 슬픔을 치러내는 가장 좋은 방법이다.

슬픔이 흘러넘치도록 내버려둔다면 그것은 슬픔이 충분히

경험되면서 사라지게 되는 기회가 된다. 다만, 아픈 자녀 앞에서 지나친 슬픔을 보이는 것은 자녀에게 부담을 줄 수가 있으므로, 어느 정도 표현을 절제하는 것은 필요하다.

4) 분노

자녀가 말기 질병의 상태로 투병하는 상황에서, 분노는 아주 보편적인 정서반응이다. 화가 나는 이유 중의 하나는 자신들이 자녀의 질병을 치료해서 살려낼 수가 없는 무력한 존재라는 것에 대해서이다. 또한 분노는 왜 나의 자녀에게 이러한 일이 일어나야 하는지에 대한 부당함과 억울함의 표현이다. 이러한 분노는 의료진, 주위 가족이나 친지 및 건강하게 살아가는 불특정 다수에게 까지 확대되어 질 수 있으며, 신이 자신의 자녀를 살려주지 않는 것에 대한 분노로도 표현된다.

▸▸돕는 방법

분노는 자신의 의지나 뜻이 좌절되었을 때 경험되는 자연스러운 정서이다. 따라서 이러한 분노에 대한 주위 사람들의 충분한 수용이 필요하다. 우선적으로 부모는 이러한 분노를 억압하지 않고, 가슴 속에서 인식하고 느낄 수 있어야 한다. 다만 이러한 분노를 느낀 후 그 분노를 어떻게 표현하는 가는 훈련이 필요하다.

분노가 올라올 때, 이를 운동으로 푼다든가, 혼자 일기를 쓴다든가, 혼자 걸어다니며 혼잣말을 한다든가, 하나님께 큰 소리로 자신의 속마음을 아뢴다든가 혹은 악기를 연주한다든가 등의 자신만의 독특한 방법을 개발하는 것이 필요하다.

분노를 억압하고 이를 무시하게 되면 어느 날 더 큰 충동적이고 부정적인 반응으로 폭발하게 된다.

5) 불안과 두려움

부모는 아픈 아이가 앞으로 어떤 경과를 거쳐 죽음에 이르게 될지에 대해 불안과 두려움을 갖게 된다. 그리고 특히 이러한 과정 중 아이가 겪게 될 고통에 대해 두려워하며, 이러한 자녀를 지켜보아야 하는 것에 대해서도 두려움을 경험한다.

또한 아이에게 어떻게 이야기를 해야 하는지에 대해서도 불안을 경험한다. 부모들은 혹시라도 이제 더 이상 자녀를 의료적으로 치료할 방법이 없으므로 의료진이 내 자녀를 돌보지 않으려고 하지는 않을까에 대해서도 두려워한다.

▸▸돕는 방법

부모들이 불안과 두려움을 표현하도록 지지해 주는 것이 필요하다. 또한 필요한 정보를 구체적으로 제시해주고, 잘못된 정보로 인해 불필요한 고통을 받지 않도록 도와야 한다. 그리고 끝까지 아동청소년 완화간호팀이 함께 할 것이라는 확신을 드리는 것이 중요하다.

6) 부부간 갈등

자녀가 아픈 상황에서 부부가 서로 공감해주고 서로에게 필요한 것을 채워줄 수 있다면 가장 바람직하겠으나 현실적으로는 그렇지 못할 수가 있다. 자녀가 오랫동안 아프게 되면, 남편과 아내 사이에도 사소한 갈등이 자주 생겨난다. 이러한 원인은 부모 중 한 사람(주로 어머니)은 치료기간동안 아픈 자녀와 함께 있어야 하는 반면, 다른 한 사람(주로 아버지)은 직장이나 다른 자녀들과 함께 집에서 머물러야 하기 때문인 경우가 많다.

치료 중인 자녀와 함께 있는 것은 신체적으로도 힘이 들지만 정서적으로도 압도되는 경험일 수 있다. 그러나 병원에서 치료 중에 있는 다른 아이들의 부모들과 연대감이나 동료의식을 느낄 수 있고, 의료진이 제공하는 치료와 정보로 인해 안심이 되고 위안을 받을 수 있어서 오히려 덜 불안할 수도 있다. 특히 아픈 자녀를 직접 돌보고 있고 아픈 자녀에게 매우 중요한 존재가 되고 있다는 것은 마음 한편으로는 위로가 된다.

반면 아픈 자녀 곁을 지켜주지 못하는 부모는 앞으로 무슨 일이 어떻게 일어날 것인가, 또 무엇을 해야 할 것인가에 대한 걱정, 치료 과정에서 배제된 듯한 느낌, 도울 수 없다는 무력감, 경제적인 무능력 등으로 인해 종종 불안한 상상을 하게 된다.

아내가 아픈 자녀와 함께 보내는 시간을 남편이 질투하는 동안, 아내는 자녀의 끝없는 치료과정을 혼자 견디어 내야하고, 치료 과정에 함께 할 수 없을 만큼 직장 일로 바쁜 남편을 부러워하는 동시에 불평한다.

어떤 어머니는 서로 속상하니까 작은 일에도 싸우게 되고, "당신만 안 만났어도 내가 지금이 고생도 안하고 이런 병에 걸린 아이도 낳지 않았을텐데....."하는 심한 말까지 하게 된다고 하였다. 결국 자녀의 치료과정 동안에 부모들은 충돌하는 경우가 많아지고, 그 과정에서 해결책을 찾지 못해 더욱 더 지치게 되는 경우들이 있다.

특히 아버지의 경우에는, 남성의 특성상 쉽게 다른 사람에게 자신의 힘든 마음을 표현하기 어렵다. 그리고 설사 표현했다 하더라도, 이러한 상황을 깊이 공감해 줄 수 있는 사람을 주위에서 찾는 것이 어렵기 때문에 중도에 포기하고 혼자 어려움을 해결하기 위해 술이나 도박 등의 불건강한 방법에 의존할 수도 있다.

▸▸돕는 방법

부부는 나의 남편(아내)이 나처럼 고통 받고 있지만, 그들 나름대로의 속도와 방법으로 자신들의 고통을 받아들이고 대처해 가고 있다는 것을 인식하고 이를 존중하는 자세가 필요하다. 아무리 부부사이라고 할지라도 적절하게 표현을 하지 않으면, 상대방이 어떠한 마음을 가지고 있는지 헤아려 알기가 어렵다. 따라서 어려운 상황일수록 부부는 서로 시간을 내어 진솔한 대화를 나누는 것이 중요하다. 그리고 상대방이 나에게 바라는 욕구나 기대에 대해서도 관심을 기울일 필요가 있음에 대해서 교육하는 것이 필요하다.

3. 아동청소년 완화간호 대상자의 죽음에 대한 반응과 돌봄

1) 아동과 청소년의 일반적인 죽음인식발달

대부분의 아동은 만 3세 경에 죽음에 대해 정서적으로 느끼기 시작하며 만 5세가 되면 인지적으로 죽음을 이해하기 시작한다. 그러나 죽음의 속성에 대한 확고한 이해가 가능한 것은 만 10세 경(8~12세)이 되었을 때이며, 이 중 보편성의 개념이 가장 늦게 정립된다(표 13-18). 그러나 연령보다 더 중요한 것은 아동의 인지발달 정도, 정서적 성숙도, 및 독립(자아분화 혹은 개별화) 정도와 같은 개인적 특성과 문화적, 종교적 배경의 영향이다. 대부분의 아동은 텔레비전과 같은 대중매체와 꽃이 시드는 것이나 곤충 혹은 애완동물이 죽는 것을 통해 죽음을 이해하게 된다.

연령이 어린 아이에서 나타나는 죽음에 대한 주된 반응은 중요한 대상과의 분리에 대한 불안반응이다. 이러한 분리불안은 아주 어려서부터 느낄 수 있기 때문에, 죽음의 속성에 대해 이들이 인지적으로 이해할 수 있는 능력이 생기기 훨씬 이전부터 죽음에 대해 정서적으로 반응하게 된다.

죽음 개념이 정립되기 이전의 아동에게 있어서 죽음이란 자기들과는 분리되어 있고, 외부에

표 13-18 죽음의 속성

속성	내용
비기능성	• 죽음이란 생명을 유지하는 모든 신체적인 활동이 정지되었음을 의미한다.
비가역성	• 한번 사람이 죽으면 다시 살아날 수 없다는 것으로, 이는 죽음이라는 개념이 영구적이고 되돌릴 수 없으며 궁극적인 것임을 의미한다.
인과성	• 죽음을 초래하는 원인이 있으며, 이는 외적 원인과 내적 원인이 있게 된다.
보편성	• 포함성, 불가피성, 예견불가능성 • 누구나 결국 죽게 된다는 것으로, 아동이 알고 지내는 가족이나 친구 그리고 자기 자신도 언젠가는 죽게 되며, 죽음에는 순서가 없다는 것을 의미한다.
비육체적 지속성	• 신체가 죽게 된 다음에도 다른 형태로 인간이 존재한다고 믿는 개념으로, 거의 모든 종교에서 이러한 생각을 천국, 지옥, 저승, 극락 등의 개념을 통해 믿고 있다.

존재해 있고, 누구에게나 불가피하게 닥쳐오는 일반적이고 보편적인 것이 아니라서 자신은 예외라고 생각한다.

이들은 자기중심적인 사고, 상상력, 자신이 원하는 것은 무엇이든지 이루어질 것이라는 '마술사고' 특성 때문에 죽음을 스스로 일으킬 수 있으며, 사는 것과 죽는 것의 차이가 인식되지 않기 때문에 죽은 자도 산 사람과 유사한 특성을 지닌다고 생각한다. 또한 죽음이 최종적인 현상이 아니라 다른 곳으로 이동하는 것이라 생각하기 때문에 다시 돌아올 수 있는 것으로 받아들인다.

죽음 개념이 아동기에 정립이 되지만, 아직 성인기와 같은 특성을 지니는 것은 아니다. 특히 청소년기 초기와 중기까지는 죽음개념이 성인과는 다른 독특한 특성을 보인다. 즉, 청소년기 초기와 중기(여성 : 11~15세, 남성 : 12~17세)에는 자신이 초능력이 있어서 죽음을 물리치고 살 수 있다고 확신한다. 따라서 죽음을 하나의 강력한 도전으로 받아들이고, 영웅적으로 질병과 투쟁하려는 경향이 있다.

2) 아동의 죽음에 대한 이해와 태도에 영향을 미치는 요인

(1) 발달의 성숙도

대부분의 아동 인지발달단계의 구분은 연령을 기준으로 한다. 그러나 연령이 구분의 가장 중요하거나 유일한 지표는 아니다. 개인의 인지능력, 정서적 성숙도, 및 자아분화도가 영향을 미친다.

(2) 부모의 태도

아이들의 첫 번째 학교는 가정이고 첫 번째 선생님은 부모이다. 아이들의 첫 번째 학습공간은 가정이고, 가정에서는 부모의 영향이나 부모의 역할을 대신해서 담당하는 사람의 영향이 가장 크다. 따라서 부모의 죽음관은 아이의 죽음의 태도 형성에 큰 영향을 미친다.

(3) 일상생활 경험

아이들은 일상생활 속에서 동물이나 새의 죽음을 관찰하게 되고, 자신이 소중하게 여겼던 동물의 죽음도 체험할 수 있다. 또한 친척이나 학교 친구의 죽음 혹은 가족의 죽음을 체험할 수도 있다. 이러한 과정에서 주위 사람들의 반응은 자신이 죽음에 대해 어떻게 반응해야 할지에 대한 태도를 구성하는데 영향을 미치게 된다.

(4) 문화

문화란 문학, 음악, 종교, 생활방식, 가치관 등 유, 무형의 것을 포괄하는 한 민족의 생활방식을 통칭하는 것이다. 한국에서 태어나 성장하는 아이들은 한국이라는 특정 문화의 영향 속에 있게 된다. 따라서 한국인의 죽음에 대한 전반적인 태도는 아이의 죽음관 형성에 영향을 미치게 된다.

3) 말기 상태로 진행되어지는 과정에서 아동청소년의 죽음 인식과 돌봄

예를 들어, 암으로 투병하는 아동과 청소년이 자신의 질병이 위중하여 죽을지도 모른다는 사실을 인식하게 되는 경위는 다음과 같다.

- 신체 상태가 치료를 해도 전혀 좋아지지 않고 약해지면서, 여러 증상으로 인해 몸이 힘들고 기능장애가 수반된다.
- 주위 가족, 친지들이나 의료진의 얼굴표정이나 몸짓에서 지나친 진지함, 두려움, 낙망감, 부담감, 절망감, 동정심, 어색함과 같은 특별한 느낌을 감지하게 된다.
- 같은 진단명을 갖고 있는 아이가 죽는 것을 보거나 혹은 죽었다는 것을 듣게 된다.

실제로 암으로 오랜 기간 투병하는 아이들은 죽음개념의 발달이 가속화되므로 자신의 질병의 위중함을 빨리 감지하고 있을 뿐만 아니라 자신이 죽을 것이라는 것을 부모보다 먼저 더 정확히 예지하는 경우도 있다. 그러나 서구와는 달리 한국적인 상황에서는, 죽음에 대한 인식이 오히려 저하되거나 늦게 인식되어지는 경우들이 많다. 그 이유는 다음과 같다.

- 의료진이 아동에게(청소년에게는 직접 설명하는 경우가 많음) 의료적인 치료의 전 과정에 대해서 직접 설명해주는 경우가 적으며 부모도 이에 대해 별로 설명을 하지 않으므로 아이들은 어떠한 일이 진행되고 있는지 잘 모른다.
- 부모가 일종의 '차단장치'로 기능을 함으로써 치료에 대한 확신만을 아이에게 주입하면서 질병의 위중성에 대해서는 아이가 눈치 채지 않게 하거나, 다른 아이가 죽는 경우에는 이에 대해 절대 비밀로 하여 아이는 부정적인 사건들에 대해서는 별로 인식이 없게 된다.
- 아동 자체도 신체적인 약화, 감염예방, 수치심 등의 여러 이유로 인해 유치원이나 학교생활을 하지 못한 채 주로 집과 병원을 왕래하는 일만 하다보니까 사회적으로 고립된다.
- 치료의 과정 중 신체적으로 매우 힘들기 때문에 다른 생각을 할 여유가 없거나, 죽음에 대한 생각이 불러일으키는 두려움 때문에 이를 회피하면서 사고체계를 단순화시키게 된다.
- 총체적인 고통 때문에 스스로 안전영역으로 퇴행하게 되므로 자력으로 결정하지 않고 무조건 부모에게 의존적이 된다.

발달 단계별 특성과 돕는 방법은 다음과 같다.

(1) 영유아기(만 0~3세)

영유아기의 아이들은 죽음을 「나에게 소중한

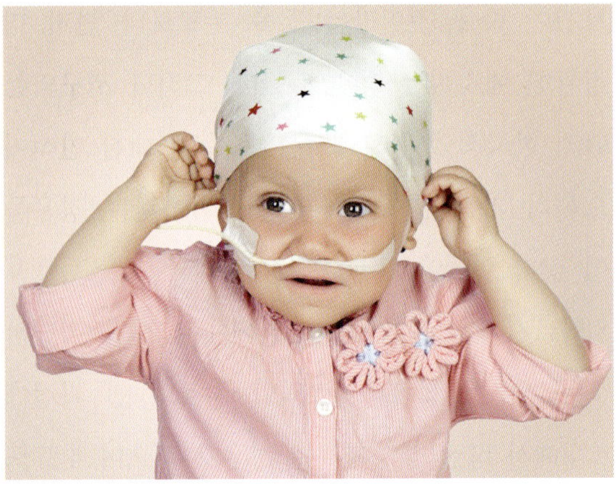

그림 13-11 영유아기

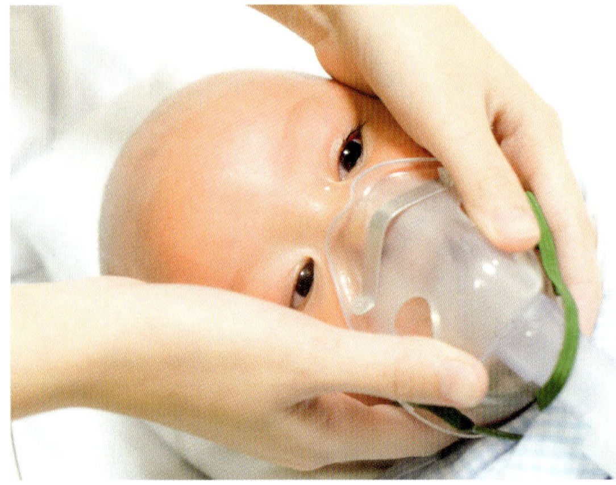

그림 13-12 학령전기 아동

대상과의 분리」로 생각한다. 죽음이 가까워지게 되었을 때, 영유아는 죽음에 대한 두려움에 대해서라기보다는 부모나 혹은 자신을 돌보는 사람의 불안, 슬픔, 두려움, 우울 혹은 분노에 대한 반응으로서의 두려움이나 슬픔을 표현하게 된다.

영유아기에서도 만 2세~3세 사이는 핵심자아가 형성되어 위험한 것이 무엇인지를 인식할 수 있기 때문에 불안과 두려움을 더 많이 느낄 수 있다.

▸▸돕는 방법

무엇보다도 부모가 정서적으로 안정된 자세로 아이에게 충분히 말과 몸짓으로 애정표현을 해 주면서 안정감을 전달해 주면, 아이는 부모의 힘을 받아 죽음을 잘 받아들이게 된다.

(2) 학령전기 아동(만 3~6세)

학령전기 아동 중 특히 만 5~6세의 아동은 죽음이 지적인 차원에서 인지되기 시작하는 연령이면서 동시에 상상력이 풍부하고, 정서적으로는 더 많은 것들을 느낄 수가 있기 때문에 심한 불안반응을 경험할 수 있는 연령이어서 가장 취약한 연령군이다.

아이들에 따라서는 죽음이 끝이 아니고, 다만 다른 곳으로 가는 것이라는 '이동개념'으로 죽음을 인식하는 경우도 있으며, 이러한 때에는 자신이 가는 곳이 좋은 곳이라고 생각하는 경우 죽음을 평안하게 수용할 수 있다.

또한 자신이 죽어서 다른 곳으로 가지만, 부모가 보고 싶으면 다시 올 것이라고 생각하기도 한다. 이러한 특성은 이 시기가 갖는 마술사고와 관련된다. 마술사고란 자신이 초능력이 있어 하고 싶은 대로 할 수 있다고 상상하고 환상을 갖는 것을 말한다.

이러한 마술사고의 한 형태는 아이들이 자신이 나쁜 생각을 하거나 행동을 한 것 때문에 그 결과로 중병에 걸렸고, 결국 벌로서 죽게 된다고 생각하는 점이다. 심지어는 자신이 잘못했기 때문에 죽어서 지옥에 갈 수 밖에 없다고 생각하기도 한다.

아이들은 이러한 두려움 때문에 퇴행반응을 보이기도 하고, 몸으로 신체화되기도 하며 자주 악몽을 꾸며 위축되는 모습을 보인다. 어떤 아이는 부모와 모든 의료진 등 관계된 사람들에게 잘못했다고 계속 용서를 구하기도 한다.

이러한 상황에서 아이들은 자신이 나쁜 아이라서 부모가 나를 떠날지도 모른다는 생각을 하기 때문에 불안해 하며, 끊임없이 부모에게 자신을 사랑하는지를 확인하려고 하고, 부모가 보이지 않으면 몹시 불안해하기도 한다.

▸▸돕는 방법

아이들로 하여금 이러한 두려움이나 좌절에 대해 표현할 수 있는 기회를 제공해 주고 이를 수용해 주는 것이 중요하다. 이 시기에는 아직 자신의 마음을 언어로 구체화시켜 잘 표현할 수가 없으므로, 놀이나 미술, 혹은 음악으로 표현하도록 돕는 것이 필요하다. 이들에게 지속적으로 확신시켜 주어야 할 것은, 아이들이 한 나쁜 행동이 결코 질병을 유발시키지 않았으며, 질병은 처벌의 한 형태가 아니라는 점이다. 그리고 부모와 주위 사람들이 아이를 어떠한 경우에도 사랑한다는 확신을 주는 것이 필요하다.

(3) 학령기 아동(만 6~12세)

학령기는 1~3학년과 4~6학년의 특성이 확연하게 구분되어 진다. 논리적인 사고능력이 획득되기 시작하는 이 시기에 아동은 죽음의 속성에 대한 구체적인 이해가 가능해 진다.

대부분 만 9세가 되면서 더 구체적으로 죽음에 대한 이해력이 향상되며 언어구사능력도 증가하면서 자신의 생각을 언어화할 수 있게 되어 죽음에 대한 표현력이 증가된다. 대체로 만 10세 이후에는 인지능력과 상대방의 입장에 서서 조망하는 능력이 발달되기 때문에 고통과 죽음에 대한 두려움이 커지게 되며, 죽음 후에 가게 되는 곳이나 일어날 일에 대한 관심도 증가된다.

또한 자신의 질병이나 죽음이 가족들이나 친구들에게 줄 영향에 대해서도 생각하게 되기 때문에 마음이 아프게 되며, 가족들이나 친구들에 대해 걱정을 하게 된다.

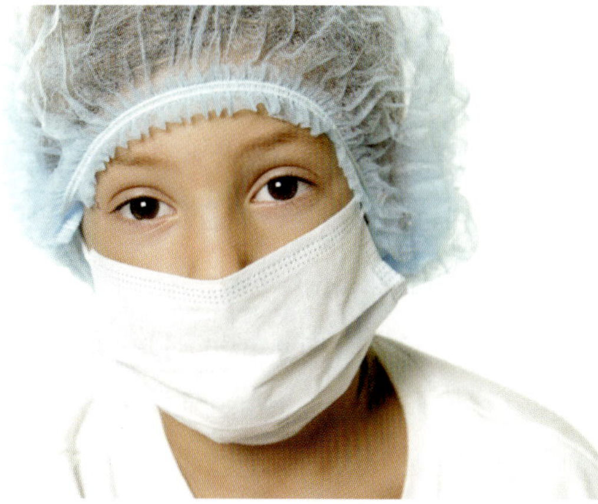

그림 13-13 학령기 아동

고학년의 아동들은 질병이 진행되어 감에 따라서 누가 이야기해 주지 않아도 자신의 치명적인 예후에 대해서 의식하고 있는 경우가 많다. 이들은 빠르게 다른 사람들이 표현하는 비언어적인 단서들을 알아차리고 있고, 그들의 부모나 돌봄을 제공하는 사람들이 의식하는 것보다 훨씬 더 많이 이해하고 있다.

고학년의 아동의 경우에는 특히 자신의 삶에 대한 통제감을 계속 유지하고 싶은 욕구를 가지고 있다. 따라서 때로 고학년의 아이들은 더 이상 불필요한 치료를 받지 않고 죽음을 받아들이겠다고 결정하는 경우도 있다.

▸▸돕는 방법

학년이 낮을 때에는 표현예술치료를 통해 자신의 감정을 표현하도록 돕는 것이 좋다. 고학년인 경우에는 개방적인 의사소통을 통해 자신의 생각이나 감정을 충분히 언어로 표현할 수 있도록 도와, 잘못된 추측으로 인한 불안이나 걱정을 경감시키고 부정적인 감정들을 정화시켜주는 것이 필요하다. 특히 저학년 아동의 경우에는 아이 스스로의 잘못 때문에 질병이 생긴 것이 아니라는 확신을 지속적으로 제공해 줄 필요가 있다. 고학년 아동의 경우에는 다양한 상황에서 스스로 어떤 결정을 내리려고 할 때, 이를 경청해 주면서 존중해 주는 태도가 필수적이다.

(4) 청소년기(만 12~18세)

청소년기의 죽음은 가장 힘들고 복잡한 과정이다. 청소년은 자신의 미래에 대한 꿈을 가지고 있기 때문에 자신의 죽음을 받아들인다는 것이 특히 어렵다.

청소년기 초기와 중기(여성 : 11~15세, 남성 : 12~17세)에는 특히 학령전기와는 다른 종류의 '마술 사고'를 하기 때문에 자신이 초능력이 있어서 죽음을 물리칠 수 있다고 확신한다. 따라서 자신이 죽을 수밖에 없다는 것을 인식하게 되었을 때, 죽음을 인생의 패배로 받아들이게 되어 패배감에 대한 분노와 슬픔을 느낄 수 있다. 또한 청소년은 왜 하필 자신이 죽어야 만 하는지에 대한 이유를 찾고 싶고, 이러한 고통의 의미를 발견하고 싶어 한다.

질병이 점점 더 위중해 지면서 신체적인 쇠약이나 문제때문에 가족이나 병원 의료진에게 의존할 수밖에 없게 되고 기존의 일상적인 삶을 박탈당하게 될 때, 이러한 상황은 청소년의 자율성과 통제감을 손상시키는 것이 되기 때문에 청소년들은 이에 대해 좌절하고 또 분노하게 된다. 그러면서도 청소년기 초기와 중기의 아이들은 부모에게 다시 의존하고 싶은 양가감정을 느끼게 되고 이는 자신의 내면에서 혼란스러운 감정을 유발시켜 순종했다 반항하는 이중적인 모습으로 나타날 수가 있다. 이와 같이 부모에게 두 가지 복합적인 메시지를 표현하게 되므로 부모 입장에서도 청소년기의 자녀를 돌보는 일은 매우 어렵다. 죽음이 가까이 온다고 해도 청소년은 자신의 삶의 어떤 측면들에 대해서는 통제감을 가지고 싶어 한다. 따라서 청소년들은 왜 하필 자신이 죽어야만 하는지에 대한 이유를 찾고 싶고, 이러한 고통의 의미를 발견하고 싶어 한다.

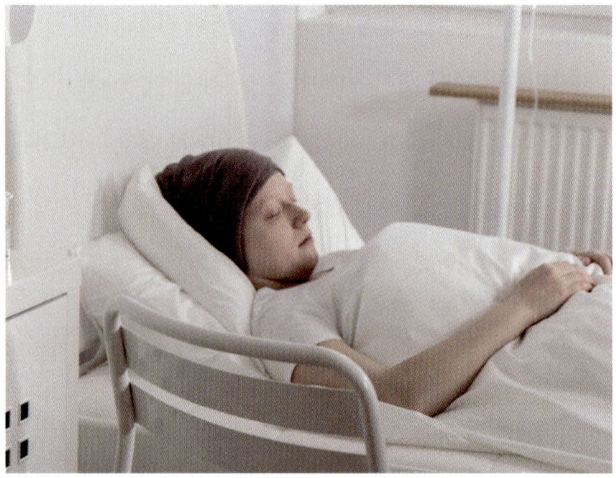

그림 13-14 청소년기

청소년들이 이러한 고통의 의미를 발견하려고 노력하는 것은 고통스럽고 힘든 현실에 대한 어느 정도의 「지적인 통제감」을 획득하는데 도움이 된다. 청소년은 죽음 이후에 일어날 일에 대해서도 관심을 보인다. 청소년기는 특히 또래 집단에의 소속감이 중요한 시기이다. 죽음이 가까이 오고 있는 상황에서도 청소년들은 자신의 절친한 친구들과의 관계를 매우 중시하고, 친구

BOX 13-17 청소년기의 죽음

아동청소년 중에서 가장 죽음을 받아들이고 대처해가는 것이 힘든 층은 청소년이다. 만 10세 이상에서는 죽음을 인지적으로 이해하고 다른 사람의 마음에 대한 조망이 가능해지기 때문에 힘들 수 있지만, 청소년기는 독특한 마술사고와 연관된 전지전능신화와 자신의 삶에 통한 통제감에 대한 강한 욕구 등으로 인해 힘든 과정을 경험하게 될 수 있다.

들에게서 중요한 존재로 인정받고 싶어 한다. 청소년들은 자신이 죽고 나면 사람들로부터 잊혀진 존재가 될 까봐 두려워하고 슬퍼한다.

▸▸돕는 방법

청소년은 죽음과 관련된 자신의 느낌과 걱정을 상징적인 언어로 의사소통하려는 경향이 있다. 즉 청소년들은 이야기를 통해서나 그림을 통해서 자신의 마음을 더 잘 표현할 수 있다. 따라서 청소년을 돌보는 사람들은 이러한 이야기나 그림이 그 개인에게 어떠한 의미를 지니는지를 이해해 낼 필요가 있다. 또한 청소년의 자율성과 통제감을 최대한 존중해 주어 죽어가는 과정에서 결정하게 되는 일들에 스스로 영향력을 행사하고 의사결정을 할 수 있도록 배려해야 한다. 적극적인 경청을 통해서 개방적인 의사소통을 하게 되면, 이들로 하여금 자신의 상실의 다양한 감정을 표현할 수 있는 공간을 제공할 수 있게 된다.

만약 청소년이 현재의 순간에 초점을 맞추고, 자신의 경험들에 대해 의미를 부여하고, 존엄성과 자아존중감을 보존할 수 있도록 도움이 제공될 수 있다면, 죽어가는 과정 전반을 통해 긍정적인 관점을 유지할 수 있게 된다.

특히 자신이 죽어도 사람들이 자신을 기억할 것이라는 확신을 갖게 될 때 청소년들은 훨씬 더 위로를 받게 된다. 따라서 유언집과 같은 특정 스크랩북을 제작하는 것도 도움이 된다. 때로 어떤 청소년은 장기기증을 통해서 자신의 삶을 기리는 방법을 선택하기도 한다.

4) 말기상태의 아동, 청소년과의 대화지침

일반적인 원칙은 성인과 동일하며 특히 유념해야 할 것은 다음과 같다.

- 아이들은 자신의 짧은 지식과 경험의 한계 내에서 이야기할 준비가 되어 있고 이야기할 능력이 있음을 기억한다. 그리고 아이가 성장한 가정 내의 대화 패턴에 대해 미리 파악할 필요가 있다.
- 아이들은 솔직하게 이야기를 한다. 그러나 때로 쉽게 표현할 수 없는 경우나 다른 것에 관심이 쏠리는 경우에는 즉각적이고 분명한 반응을 하지 못할 수도 있다.

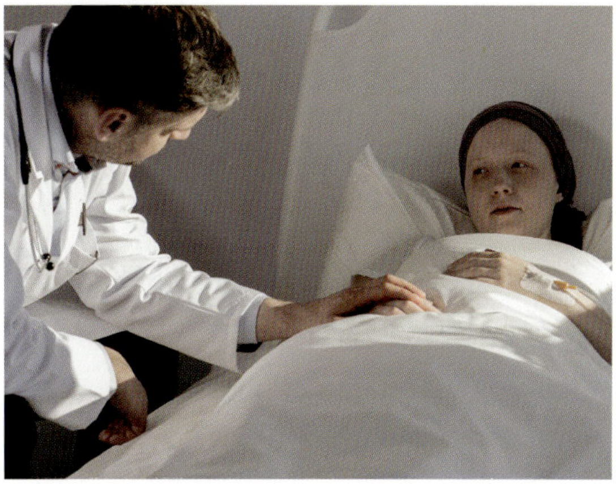

그림 13-15 말기상태의 아동, 청소년과의 대화지침

- 아이의 발달단계와 인지능력, 정서적 성숙도, 자아분화도에 맞게 대화를 유도해 나아가야 한다. 그들이 사용하는 언어로서 대화하여야 하며 아이의 상징적 언어에 대한 이해력과 비언어적인 표현에 대한 관찰력과 통찰력이 있어야 한다.
- 아이들의 예후나 죽음과 관련된 이슈를 이야기해야 할 때에는 부모를 통해 이야기를 하는 것이 원칙이며, 만약 부모가 허락을 한 경우에는 대상자의 수준에 맞추어 다양한 기법을 적용하여 대화를 풀어나가도록 해야 한다. 이때 가장 좋은 방법은 아이들로 하여금 예후나 죽음에 대해 자유롭게 표현하도록 허용해 주고, 그들이 질문을 하도록 이끌어 주는 것이다. 이러한 과정에서 대상자에게 적절한 답변을 하였다고 생각이 되는 경우에도 지속적으로 대상자가 이를 어떻게 이를 내면화하여 처리해 가는지에 대해 민감하게 관찰하면서 지지해 주는 것이 필수적이다.
- 아이들은 집중시간이 짧기 때문에 한 번에 모든 것을 다 이야기하려고 해서는 안된다.

준비

1. 아동과 청소년의 죽음준비

한국 가족문화는 포함의 문화(culture of inclusion)여서 부모가 자녀를 보호하기 위해 최대한 질병의 위중성이나 죽음과 관련된 그 어떤 정보도 자녀에게 전달되지 못하도록 중간에서 차단하는 성향이 있다. 또한 부모 스스로도 자녀가 죽을 수 있다는 가능성을 전혀 인정하지 못하는 경우가 많기 때문에, 한국의 문화적 특성 속에서는 아이의 죽음 준비를 돕는 일이 매우 어렵다.

1) 자녀의 질병이 말기로 진행되어 죽음을 향해 갈 때 부모의 태도

자녀가 위중한 질병으로 고통을 당하고 있을 때, 부모는 자연히 자녀를 살리기 위해 할 수 있는 모든 것을 하고자 한다. 특히 관계성이 중시되는 한국의 가족문화의 특성상, 자녀의 문제와 나의 문제가 구분이 되지 않기 때문에 자녀를 살리는 일은 곧 나의 문제이며 나의 중대한 책임이 된다.

따라서 대부분의 부모는 아이가 죽을 것이라는 생각은 추호도 하지 않으며, 아이가 반드시 살 것이라는 희망을 가지고 마치 전사처럼 투병과정에 적극적으로 참여하게 된다.

이러한 대응반응은 아이가 죽을 수도 있다는 가능성을 인식하는 일의 고통을 피하고, 그 대신 적극적으로 투병할 수 있게 하는 긍정적인 대처기전일 수도 있으나 이에 지나치게 몰입하는 경우에는 치료에만 매어 달리게 되고, 적절한 때에 자녀의 죽음준비를 해 주지 못하기 때문에 파생하는 문제들이 생기게 된다.

특히 자녀가 완치의 가능성이 있는 상황에서 갑자기 감염 등의 문제로 죽게 되는 일이 생기는 경우에는 죽기 전에 최대한 할 수 있는 모든 처치를 행하게 되기 때문에 중환자실 이송, 인공호흡기 장착, 혈액 투석, 심폐 소생술 등을 시행하게 되는 경우가 많다. 전형적으로 자녀의 질병상태가 장기적인 경과를 통해 말기 상황으로 서서히 진행되어 지는 경우에 나타날 수 있는 두 가지 대응방식은 다음과 같다.

(1) 부모가 끝까지 치료를 하기 원하는 경우

한국적인 상황에서는 거의 대부분 자녀의 질

BOX 13-18 아동에게 죽음에 대해 설명 할 때 사용할 수 있는 지침

- 아이들은 자신의 경험의 한계 내에서 이야기할 준비가 되어 있고 이야기 할 능력이 있다.
- 아이가 사용하는 언어를 사용하라.
- 아이로부터 즉각적이고 분명한 반응을 기대하지 말아라.
- 훌륭한 경청자와 관찰자가 되어라.
- 시간을 아이에게 내어 주어라. 한 번에 모든 것을 다 이야기하려고 하지 말아라.
- 아이에게 죽음에 대해 알려 줄 수 있는 가장 중요한 방법중의 하나는 그들로 하여금 자유롭게 이야기하도록 허용해 주고, 그들이 질문을 하도록 이끌어 주는 것이다.

병이 더 이상 적극적인 치료로 완치가 되지 않으며, 적극적인 치료를 통해 생명을 연장시키는 일도 어렵다는 말을 주치의에게 듣게 되어도 부모들은 이를 잘 받아들이려 하지 않는다. 부모의 마음속에는 '그래도 새로 나온 신약이 있어서 아이를 살릴 방법이 있을 거야, 이 아이는 그 힘든 치료도 다 견뎌낸 특별한 아이니까 기적이 일어 날거야.'라는 희망이 있다.

예를 들어, 설령 항암제 투여가 암 치료에 도움이 되지 않고 오히려 부작용으로 아이가 힘들게 될 가능성이 높아져 있다고 주치의가 분명하게 이야기를 부모에게 한 경우에도, 부모의 입장에서는 아이에게 아무것도 치료를 해 주지 못한 채 지켜보아야만 하는 무력감을 견딜 수가 없고, 최대한 할 수 있는 것이 있다면 해 보아야 한다는 생각 때문에 항암제 투여를 선택하게 되기도 한다.

이러한 상황에서 죽음을 맞이하게 되는 경우에는, 부모가 계속 치료에 초점을 맞추고 있기 때문에, 자녀가 자신의 삶을 통합하고 죽음을 준비할 시간을 갖게 되지 못하는 단점이 있게 된다. 이러한 경우에도, 아동청소년 완화간호팀이 돌보는 경우에는 중간 중간 부모가 아이와 최대한 함께 좋은 시간을 보내도록 도울 수가 있으며, 죽기 전 마지막 며칠 동안 이별의식을 하도록 도울 수는 있다.

(2) 부모가 마지막에 완화간호를 선택하는 경우

위의 1번과 똑 같은 의학적 상황에서도, 어떤 부모들은 적극적 치료를 종료하고 완화간호를 통한 증상관리만 할 것을 결정하기도 한다. 이러한 경우 부모는 자녀가 죽을지도 모른다는 것을 사실로서 받아들여야 하기 때문에 엄청난 절망감과 무력감을 수반한 상실의 고통을 경험하게 된다.

그러나 상대적으로 마지막 남은 기간 동안 부모, 형제자매, 혹은 친구들과 최대한 의미 있는 시간을 보내면서 사랑의 추억을 남길 수가 있고, 죽음에 대한 준비도 할 수 있는 시간을 갖게 되는 강점이 있어 자녀 사별 후 슬픔치유 여정이 조금 덜 힘들 수 있다.

2) 부모 대상의 자녀 죽음준비

부모가 자녀의 죽음 가능성을 인식하게 되었다 하더라도, 자녀의 죽음준비교육을 드리는 일은 그 시기를 적절히 선택해야 하는 분별력이 요구된다. 부모와 지속적으로 만나면서 대화를 나누다보면, 부모에게 자녀에 대한 죽음준비교육을 드려야 할 시점이 포착이 된다. 때로 부모들은 자녀가 앞으로 죽을 것이라는 생각을 하게 되면, 무력감에 빠져서 이제 더 이상 해 줄 것이 없다는 생각을 할 수가 있다. 이럴 때에 부모에게 삶의 마지막 여정에 있는 자녀에게는 부모의 절대적인 사랑과 도움이 필요함을 인식시켜 드릴 필요가 있다.

자녀가 이 세상에 태어나서 사는 동안 부모의 절대적인 돌봄을 필요로 해 왔듯이 죽는 과정에서도 부모의 안내를 통해 이 세상을 마무리하고 새로운 세상으로 떠나갈 수가 있는 것이기 때문이다.

아이가 죽음의 과정에 진입되어있거나 혹은 진입할 것이 비교적 확실시 되는 경우에는 가능한 한 존엄성을 유지하고 평안한 상태에서 죽음을 맞이하도록 돕기 위해 가족이 함께 할 수 있는 공간을 선택하도록 독려하고, 만약에 심정지가 왔을 때에도 심폐소생술을 하지 않겠다는 것을 미리 결정해 놓도록 도움을 드린다. 부모로서 이러한 결정을 내리는 일은 가장 힘든 일일 수가 있다. 따라서 충분히 지지해 드리면서 서서히 숙고해 갈 수 있도록 도움을 드려야 하며, 부부 간에 충분한 대화를 거치도록 도와야 한다. 무익한 연명치료의 중단의 범주에 대한 부분은 각 대상자에 따라 다를 수 있으므로 개별화된 접근을 통해 충분한 상담을 거쳐 최종적인 결정에 이르도록 도움을 드려야 한다.

구체적인 죽음준비교육에 포함되어야 할 내용은 죽어가는 과정에서 자녀와 대화하는 방법과 사랑을 표현하는 방법, 장례 방법의 선택(화장과 매장, 장지나 화장 후 유분을 뿌릴 장소, 입관 시 입힐 옷과 넣어줄 물건들, 빈소 사용여부, 영정사진준비, 장례의식방법, 연락할 사람들 등)에 관한 것이다. 특히 중요한 것은 자녀가 마지막 남은 기간 동안 부모와 형제자매, 혹은 친구들과 최대한 의미 있는 시간을 보내면서 사랑을 나눌 수 있도록 배려하는 일이다. 완치가 불가능한 상황에서도 언제나 사랑의 치유는 가능한 것이기 때문이다.

아이가 만나고 싶어 하는 사람이 있다면 만나게 해 주고, 혹시 만나서 화해해야 할 사람이 있는데, 이를 원하는 경우에는 이러한 미완의 과제를 마무리하게 하는 것이 좋다. 어떠한 내용이든 아이가 원하는 것이 있을 때 이를 가능한 한 성취시켜 줌으로써 아이가 마지막 남은 삶을 가장 충만되게 살도록 도와야 한다. 이러한 과정 동안에 가족들은 함께 했던 귀중한 시간들에 대한 기쁨과 감사함을 표현하면서, 자연스럽게 죽음에 대해서도 자녀에게 이야기할 수 있게 된다.

죽음에 관한 대화는 가족의 종교관과 연관이 되므로 이를 고려하여야 하지만, 아이들은 죽은

BOX 13-19 이별의식의 내용

- 대상자가 만나고 싶어 하는 사람을 모두 만나게 한다.
- 끝까지 청각과 촉각이 남아있으므로 애정표현을 한다. 즉 귀 가까이대고 조용한 목소리로 대상자를 사랑했고, 지금도 사랑하며 영원히 사랑할 것을 이야기한다. 그리고 얼마나 소중한 존재인지, 함께 한 시간이 얼마나 큰 기쁨이었는지를 이야기한다. 또한 함께 있으면서 계속 안아주고 쓰다듬어 주는 등 스킨십을 통해 애정표현을 한다.
- 대상자에게 용서를 구하거나 미안한 경우 이를 표현한다. 대상자가 용서를 구할 대상이 있는 경우 가능하다면, 이 대상을 만나게 한다. 만날 수 없는 경우에는 기도나 다른 의식을 통해 대상자가 용서받는 체험을 하도록 돕는다.
- 대상자가 죽게 되어도 대상자를 평생 잊지 못할 것이라는 것을 확인시킨다.
- 죽음 현상에 대해 설명을 하고, 대상자의 종교관에 따라 천국이나 저승에 대한 소망을 주어 죽음에 대한 두려움을 줄이고 초월적 희망을 갖게 한다. 이때 천국이나 저승까지 눈깜짝할 사이에 가게 된다고 말함으로써 두려움을 줄여준다.
- 이 세상을 떠나 다른 곳에 있어도 시간의 개념이 달라 오래 기다리지 않고 부모와 다시 만날 수 있게 된다는 희망을 준다.
- 대상자가 이제 이 세상을 떠나도 부모는 괜찮다는 표현을 통해 자녀가 이 세상을 떠나도 됨을 허락하는 표현을 한다.

후 가게 되는 세상에 대한 두려움을 가지고 있는 경우들이 있기 때문에 아이들에게 죽은 후 좋은 곳으로 간다고 이야기해야 함을 말씀드릴 필요가 있다. 또한 자녀가 죽어가는 과정에서도 마지막까지 청각과 촉각이 남아있다는 것을 알려드려 부모가 자녀를 안아주거나 손을 잡아주면서 부드럽게 자녀를 사랑한다는 것을 말과 행동으로 표현하게 하는 것이 필요하다. 그리고 아이들은 죽는 순간 너무 아플까봐 두려워하는 경우도 있으므로, 죽는 순간에는 아프지 않으며 그 죽어가는 과정 동안에도 아프지 않게 해 주겠다는 약속을 하는 것도 필요하다.

그리고 죽음자체에 대한 설명을 하는 것도 필요하며, 천국, 혹은 저승으로 이행하게 될 때 아주 짧은 순간에 모든 일이 일어난다는 것을 이야기함으로써 죽음에 대한 두려움을 감소시켜줄 수가 있다.

종교관에 따라서는 죽음 이후에 다시 만날 것에 대한 소망을 함께 나눌 수도 있으며 죽은 이후에는 부처님이나 예수님이 잘 돌보아주실 것이라고 알려줄 수도 있다. 또한, 자녀가 죽더라도 늘 잊지 않고 기억할 것임을 확신시켜 주는 것은 매우 중요하다. 그리고 이 세상을 떠나 다른 곳에 있어도 시간의 개념이 달라 오래 기다리지 않고 부모와 다시 만날 수 있게 된다는 희망을 준다.

마지막으로 부모는 가능한 한 먼저 자녀의 죽음에 대해 수용한 후, 자녀가 죽음을 맞이하게 되었을 때, 이 세상을 잘 떠나가도록 허락해 주어야 한다. 그래야 아이들은 자신이 떠나야 할 때임을 받아들이고 죽음을 완성할 수 있게 된다.

이와 같은 이별의식은 삶의 여정 중 전환점에서 통과의례를 하게 되듯, 죽음 앞에서도 죽게 되는 자와 살아있는 자 사이에 마지막 의식이기 때문에 의미가 있다. 특히 이별의식이 자녀사별과 관련하여 중요한 이유는 한국인의 무속적인 관점과 관련이 된다.

한국인의 재래적 죽음관에 의하면 천수를 누리지 못하고 어린 나이에 죽는 요사(夭死)는 악상(흉한 죽음)이라 저승에 들어가지 못하고, 원귀가 되어 구천에 떠돌게 된다라는 생각이 있다. 따라서 이별의식을 통해 직접 아이를 천국이나 저승으로 인도하게 되면, 부모입장에서는 천국이나 저승으로 직접 보낸 것이 되기 때문에, 구천에 떠돌 것이라는 두려움으로부터 벗어날 수 있게 되어 마음의 안정을 얻는데 도움이 된다. 몇 달 내로 자녀가 죽을 것이라는 사실을 알게 된 부모들 중에는 이와 같은 이별의식을 미리 잘 이행하는 경우들이 있다. 그러나 많은 경우에는 사전에 부분적으로만 이행을 하며 거의 죽음 직전에 가서 이러한 이별의식을 행하게 된다.

이중 먼저 자녀가 이 세상을 떠나도 된다는 말을 하는 것에 대해서는 부모 입장에서 자녀를 포기하거나 배반하는 것 같은 느낌이 들어서 매우 하기 힘들어 하기도 한다. 하지만 이렇게 말을 해 주었을 때 자녀가 쉽게 죽음으로 이행할 수 있다는 말씀을 드리면 이해를 하게 되므로 자녀와의 이별을 잘하게 된다.

3) 아동청소년의 자신의 예후에 대해 알 권리

아이의 연령, 성숙 정도와 문화적인 특성에

따라서 다르겠지만, 만 3세 이상의 아이들의 경우에는, 아이 자신을 죽어가는 과정에 적극적으로 참여하게 하는 것이 바람직하다. 아동과 청소년도 자신의 죽음을 준비할 권리가 있으며 미완의 과제가 있다면 이를 해결할 수 있도록 도움을 받아야 한다. 따라서 말기 상황에 있는 아동과 청소년에게 죽음에 대해 알리는 것이 필요하다. 때로 가족들과 의료진들은 아동을 보호한다는 의도아래 죽어가는 아이와의 솔직한 의사소통을 회피하게 되는데, 이는 사실상 자신의 불안과 두려움 때문인 경우가 많다. 죽어가는 아이들과 솔직하게 의사소통을 하지 않게 되면, 이는 아이들이 자신의 마지막 삶을 정리할 수 있는 기회를 박탈하는 결과를 초래한다.

아동과 청소년은 아직 미성년으로서 부모의 보호 아래 있기 때문에 부모로부터 이러한 사실을 전해 들어야 한다. 따라서 먼저 부모가 자녀의 죽음을 수용하게 되는 과정이 필요로 되는데 이는 매우 힘든 일임이 틀림이 없다. 부모가 자녀가 죽을 것이라는 것을 인정하게 되는 경우일지라도 자녀에게 이러한 이야기를 한다는 것은 매우 어려운 일이다.

한국적 상황에서는 부모의 준비가 되지 못하기 때문에 결국 자녀에게 죽음준비를 해 주지 못하는 경우가 많은데 그 이유는 다음과 같다.

- 자녀가 죽는다는 생각을 품는 것 자체가 부정하거나 불길한 일이다.
- 자녀에게 죽을 것이라는 말을 한다는 것은 잔인한 일이며 자녀를 포기하는 일이다.
- 자녀가 자신이 죽을 것을 알게 되면 지레 겁을 먹고 먼저 죽게 된다.
- 자녀가 자신이 죽을 것을 알고 힘들어하는 것을 지켜볼 수는 없다.

(1) 10세 이상의 아동과 청소년의 경우

10세 이상의 아이들의 경우에는 죽음개념이 정립이 되어 있고, 논리적인 사고가 가능하고, 부분적이지만 주위 상황을 객관적으로 조망할 수 있는 힘이 생기고, 상대방의 입장에 설 수 있으며, 자기 삶에 대한 자율성과 통제권을 갖고 싶기 때문에, 자신이 죽을 것이라는 것을 쉽게 알아차리는 경우가 많아서 부모에게 진실을 말해달라고 직면하는 경우가 종종 발생한다.

또한 질병이 말기 상황으로 진행되어 치료가 어려워지는 경우, 부모는 지속적으로 치료를 하고 싶어 하는 상황에서도, 자녀 스스로 '자신이 죽을 것이니까 더 이상 이 힘든 의학적 치료는 받지않겠어'라고 결정하는 경우도 있다. 특히 청소년의 경우에는 자기 삶에서 일어나는 일에 대한 자기 결정권을 주체적으로 행사하고 싶기 때문에 자신의 죽음을 당당하게 맞이하고 싶어 한다.

2. 안락사

말기 상황에서 일시적으로 청소년이나 부모가 안락사를 요청하는 경우가 있다. 특히 청소년기는 죽음과 맞싸워 이기려는 투지가 매우 강하며, 자신이 전능하여 죽음조차도 이길 수 있는 초인적인 능력이 있다고 생각하는 영웅심리가 있기 때문에 질병치료에 적극적으로 임한다.

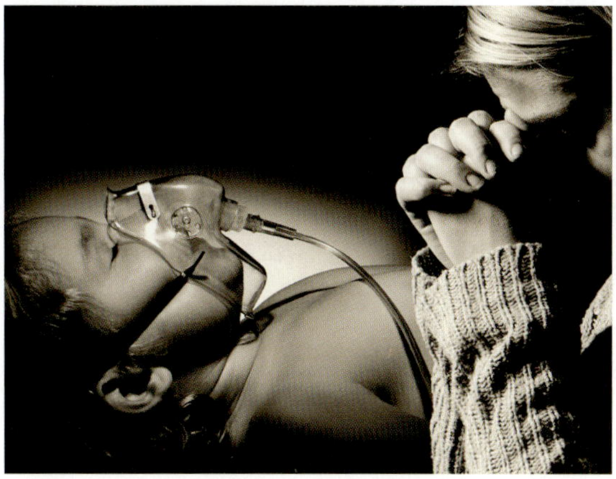

그림 13-16 안락사

이렇게 열정적으로 치료를 해 왔음에도 불구하고 질병과의 전투에서 패배자가 되어 죽을 수밖에 없게 되는 상황이 되는 경우 청소년은 이 상황을 쉽게 받아들일 수가 없게 된다. 이러한 때에 청소년은 죽음이 자신을 찾아오기 전에 자신이 죽음을 선택하는 것을 통해서 죽음에 대해 승자가 되고 싶어진다. 이러한 맥락에서 청소년은 적극적 안락사를 요청하게 된다.

부모의 입장에서도 안락사를 요청할 수 있다. 예를 들어, 더 이상 치료의 가능성이 전무한 상황에서 자녀의 신체적인 기능 상태가 나날이 나빠져 가는 것을 속수무책으로 지켜보아야만 하는 것이 너무나 고통스럽고, 아이가 차라리 빨리 죽는 것이 아이 스스로에게도 고통을 더는 방법이라는 생각을 하게 되는 경우에 안락사를 요청할 수 있다.

이러한 경우에도 청소년이나 부모와 진지하게 삶과 죽음에 대해 상담을 하면, 마지막 남은 삶의 기간을 의미있게 보내는 방법에 더 초점을 맞추게 될 수 있다.

종양질환

질병명	백혈병	뇌종양
원인/병태생리	• 혈액 생산조직의 악성질환, 조혈 조직에 미성숙된 백혈구가 악성으로 증식하여 생기는 질환 • 백혈병 아동은 백혈구 수는 많지만 정상적인 백혈구 수가 적기 때문에 감염에 취약 • 조혈조직에 미성숙 백혈구의 과다증식으로 인해 골수기능 부전이 초래됨 → 주요 증상으로 범혈구 감소증과 면역 억제 등 • 적혈구 ↓ : 빈혈 • 호중구 ↓ : 감염 • 혈소판 ↓ : 출혈 발생	• 대뇌와 소뇌 사이의 중간 막인 주로 천막하에 발생 • 아동의 경우 대부분 신경교종 발병
증상	• 심한 감염, 구강과 목의 궤양, 패혈증, 폐렴(백혈구 수는 많아도 미성숙하거나 비정상적이기 때문) • 피로, 기면, 빈혈, 산소결핍, 출혈(백혈구의 증식으로 적혈구와 혈소판 생성을 방해) • 비대된 기관이 인접 장기 압박(간장, 비장, 림프결절, 골수에 백혈구의 축적으로 조직 팽창 일으킴) • 신진대사항진과 함께 쇄약, 창백, 체중감소(백혈구 생산증가로 많은 양의 아미노산과 비타민 필요) • 요독증으로 인한 동통, 신결석증(거대한 수의 백혈구 파괴로 인한 많은 양의 요산이 혈중에 떠다니기 때문) • 두통, 지남력 상실 등의 중추신경계 징후(비정상적인 백혈구가 중추신경계에 침윤되기 때문)	• 두통, 구토, 운동실조, 활력징후의 변화 • 행동 및 정서변화(기면, 불안, 안절부절 못함), 시력장애, 유두부종(뇌압상승 말기 증상), 발작
치료 및 간호중재	• 항암제, 병합요법 및 보조요법의 사용(관해도입 → 관해유지) • 간호 – 골수억제, 약물독작용, 백혈병 세포의 침윤에 의한 신체적 문제, 진단, 치료, 재발과정에서 발생하는 정서적 문제가 중요한 간호의 부분 – 통증완화 – 감염 예방과 관리, 치료 – 출혈예방 및 빈혈의 사정과 조절 – 방사선 조사와 약물 중독 관리 – 부작용 예방 및 관리 – 지속적 신체 간호와 정서적지지 제공	• 정서적지지 • 환아의 상태 사정(의식수준, 활력징후, 두통양상, 구토증세, 경련, 운동기능 등) • 수술전 간호 : 수술에 대한 설명으로 불안 경감, Head up, 조용하고 어두운 환경 제공 • 수술후 간호 : 기도유지, 산소공급 • 두 개내압 상승증상 관찰(의식변화, 활력징후의 변화, 오시모가 구토, 경련여부 : 경련이 발생하면 조이는 옷은 느슨하게 하며 기도 확보할 수 있도록 중재) • 1~2시간 마다 체위변경, 뇌척수액 유출 사정 • 수액공급관찰(체액과다 예방)

종양질환

질병명	신경모세포종(Neuroblastoma)	빌름스종양(Wilm's tumor = nephroblastoma)
정의	• 부신수질과 교감신경계를 형성하는 원시 신경관 세포에서 발생되는 종양	일측이나 양측으로 신장을 침범하는 악성 배아기 신생물
특징	• 여아<남아 호발, 잘 발견되지 않고 전이가 빠름 • 장골에 전이되어 팔다리가 아프다고 호소한 후 발견됨 • 신경관 세포가 있는 어떤 부위에서도 발생가능	• 남녀 비슷, 좌측 신장 호발, 신실질이나 중앙부 혹은 양극 부위에서 발생 • 병변 중앙부 괴사됨, 신생물이 급성장함, 초기시 복통은 흔하지 않음
증상	• 복부팽만, 상복부 덩어리 촉진–복부의 중앙선을 넘어서는 덩어리(단단, 통증 X) • 신장, 요관, 방광 압박을 인한 요정체 및 빈뇨/ 전이 증상	• 복부에 덩어리 촉진됨–복부의 중앙선을 넘지 않는 덩어리, 복부팽만, 복부 불편감 호소 • 종양이 커지거나 전이될 경우 복통이 나타남
간호	• 화학요법 부작용 사정, 울혈성 심부전 증상 관찰, 신경독성 증상 관찰 등	• 수술 전 종양을 만졌을 때 파열될 수 있으므로 수술 전 아동이 복부를 절대 만지지 못하도록 함

림프종의 비교

		비호지킨 림프종	호지킨병
Site of disease	localized	uncommon	common
	nodal spread	discontiguous	contiguous
	extranodal	common	uncommon
	mediastinal	uncommon	common
	abdominal	common	uncommon
	bone marrow	common	uncommon
B symptoms		uncommon	common
염색체 전위		common(e.g., 버킷림프종 t(8;14))	yet to be described

혈소판 감소로 인한 출혈과 관련된 조직손상위험성

분석자료	• 각종출혈(점상출혈, 반상출혈, 비출혈, 장출혈, 혈뇨, 혈변 등) • 의식의 변화(뇌출혈) • 활력증상의 변화(저혈압, 빈맥)
간호중재	• 활력징후를 자주 측정한다(혈압, 맥박) • 혈소판수 및 신체검진을 통한 출혈 가능성 및 출혈징후를 사정하고 혈소판 수에 따른 활동제한을 한다.

화학요법으로 인한 골수기능저하와 관련된 감염위험성

분석자료	• 발열(38.5℃ 이상), 발한, 묽은 대변, 심한 기침, 기면/허약, 인후통, 발진, 아구창, 백혈수 감소(<2,000/mm^3), 백혈구 증가(>2,000/mm^3), 절대과립구감소(ANC<500), 항암제 투여 후 10~14일), 균배양검사 양성, 오한, 배변 시 작열감, 통증, 불편감 피로
간호중재	• 활력징후를 사정한다. • 백혈구수 및 절대과립구수를 사정한다. 도뇨, 좌약, 관장 등은 피하며 구강, 항문, 질 부위 등을 자주 관찰한다. • 절대과립구수가 500 이하 일 때는 보호적 격리를 위해 무균법을 지키며 격리식이를 한다. • 마스크를 착용하고 외부인의 면회를 금하며, 식전, 배변, 배뇨, 장난감놀이 후에 손을 잘 씻고 배변 후에는 매번 항문 주위를 씻도록 한다. • 휴식을 취하게 한다. • 수분섭취 및 고단백, 고칼륨, 고나트륨 음식을 제공한다. • 침구를 자주 바꾸어 건조하게 한다. • 꽃이나 화분을 주지 않는다. • 고열이 있을 때 우선 절대과립구수가 얼마인지 알아보고 항암제로 인한 열인지를 구별한다.

Neuroblastoma

18개월 남아가 오른쪽 배에서 만져지는 덩어리를 주호소로 내원하였다. 눈 주위에 출혈반이 있었으며, 약간 창백하였고, 목에서 덩어리는 만져지지 않았다. 검사 결과, 혈색서 9.5g/dL, 백혈구 10,200/mm^3, 혈소판 119,000/mm^3, 알파태아단백질 2.5ng/mL(참고치, ≤8.5), 소변검사결과 포도당(－), 단백질(－), 잠혈(－), 적혈구 <5/고배율시야, 백혈구 <5/고배율시야, 바닐릴만델산 520g/크레아티닌(참고치, <11)이었다. 조직검사에서 악성종양세포가 확인되었다는 담당의에 설명을 듣고 환아의 엄마는 어떻게 해야 할지 불안해하고 있다. 이 상황을 간호과정에 적용해 보세요.

- 주관적, 객관적인 자료?
- 도출될 수 있는 간호진단은?
- Maslow's Hierachy needs 이론에 근거해서 가장 우선적으로 시행되어야 하는 간호중재는?

PEDIATRIC NURSING

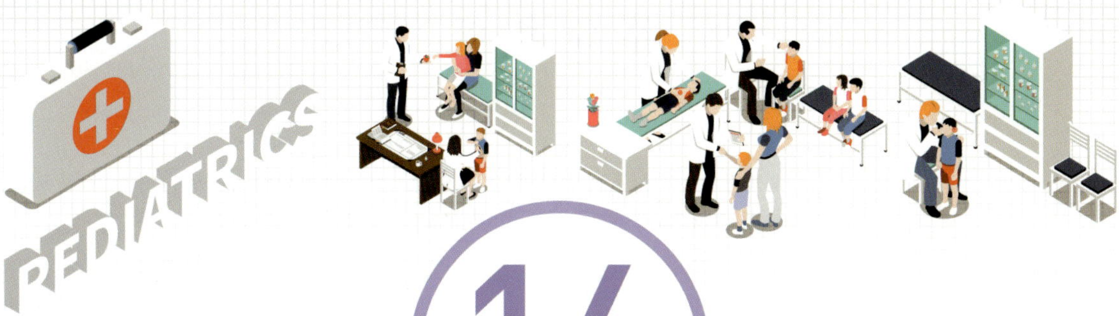

CHAPTER 14

만성질환 및 장애 아동간호

Pediatric Nursing

학·습·목·표

- 만성질환 및 장애아동과 가족의 특성을 설명한다.
- 만성질환 아동에게 간호과정을 적용한다.
- 감각장애 아동에게 간호과정을 적용한다.
- 지적장애 아동에게 간호과정을 적용한다.
- 지체장애 아동에게 간호과정을 적용한다.
- 발달장애 아동에게 간호과정을 수행한다.
- 유전질환 아동에게 간호과정을 수행한다.
- 만성질환 및 장애아동 가족의 간호를 수행한다.

주·요·용·어

- **albinism** — **백색증** : 선천성으로 멜라닌(피부, 모발, 눈의 색을 나타내는 인간의 색소)의 결핍으로 인하여 모발, 피부 혹은 눈에 색갈이 없어 희게 보이게 되는 병
- **astigmatism** — **난시** : 각막의 표면이 균일한 볼록렌즈와 같지 못하고 일정치 못하여 눈에 들어온 빛이 일정하게 꺽이는 것이 아니고 들어오는 방향에 따라 달리 꺽이게 되어서 촛점이 한 점에 모이지 않고 망막에 맺힌 물체의 상이 찌그러져 보이게 되는것
- **blindness** — **실명** : 시각상실, 맹, 실명
- **cataract** — **백내장** : 눈에서 카메라의 렌즈에 해당하는 부분인 수정체(lens)가 혼탁하게 변해서 시력의 장애가 생기는 것
- **glaucoma** — **녹내장** : 안구방수로 차있는 공간인 앞방과 뒤방의 압력이 높아지는 것
- **guilty feeling** — **죄책감** : 도덕적, 윤리적, 종교적 규범을 어겼다고 생각하여 자신을 비난하고 책망하는 감정
- **hemophil** — **혈우병** : 유전성으로 혈액응고인자의 결핍에 의한 병
- **hyperopia** — **원시** : 수정체의 두께를 조절하지 않은 상태에서 평행광선이 망막 뒤에서 촛점을 맺는 경우를 말한다.
- **klinefelter syndrome** — **크라인펠터 증후군** : 성염색체이상증후군. 정상인의 성염색체형은 남성 XY, 여성 XX를 나타내지만, 이 증후군에서는 성염색체형이 XXY. XXYY, XXXXY 등의 여러 가지 이상한 형태를 나타낸다.
- **myopia** — **근시** : 시각을 형성하는 눈의 초점이 망막보다 앞쪽에 맞추어져 가까이 있는 물체는 보이지만, 멀리 있는 물체가 잘 보이지 않는 현상
- **nystagmus** — **안구진탕** : 무의식적이고, 빠른, 눈의 리듬감있는 운동을 말한다. 대개 위아래로의 빠른 반복운동이나, 옆으로의 빠른 눈운동을 가리킨다.
- **phenylketonuria** — **페닐 케톤뇨** : 선천병으로 체내에 페닐케톤이 축적되어 오줌으로 나오는 병
- **retinal detachment** — **망막 박리** : 안쪽에 있는 실제의 빛을 감지하는 감각층과 바깥쪽의 외부의 빛을 차단하는 색소상피층이 그것인데 그 사이에는 잠재적인 공간이 있어서 떨어지기가 쉽다. 이 사이가 떨어지면 망막의 감각층이 망막의 색소상피층과 분리되는것
- **retinitis pigmentosa** — **색소성망막염** : 유전성으로 망막기능의 진행성 소실, 망막위축, 망막혈관 약화, 색소침착, 시야축소 등을 볼 수 있는 망막병. 유전형질은 우성, 열성, X염색체상으로 유전하며, 때로는 다른 유전적 결손과 관련
- **strabismus** — **사시** : 어떤 이유로든 망막대응점이 달라지게 되면, 한 점을 주시할 때 한쪽 눈은 한쪽을 바라보는 데 다른 쪽 눈은 그 반대쪽을 바라보게 되는것

14 CHAPTER 만성질환 및 장애 아동간호

만성질환 및 장애아동과 가족의 특성

만성질환 및 발달장애 아동이라 함은 만성적인 신체적, 발달적, 행동적 또는 정서적인 장애가 있고, 의료 및 일상생활과 관련된 서비스들을 필요로 하는 아동들을 말한다. 일반적으로 장애를 야기하는 질환은 언어, 감각, 지능의 손상뿐만 아니라, 호흡기계 질환과 정신신경계의 질환을 지니고 있는 아동을 포함한다.

질환에 대한 의료과학기술의 지속적인 발달은 고위험 아동의 생존율을 증가시킴으로써 질병의 진단이나 치료과정에서 야기되는 부작용으로 인해 만성질환이나 장애 아동의 수가 증가해왔다.

만성질환은 아동의 활동정도와 발달에 영향을 미칠 수 있으며, 행동 또는 정서에 대한 위험이 증가되어 학교생활을 못할 수도 있고, 부모들은 아동을 보살펴야 하기 때문에 사회적 활동을 못하게 되어 재정적 부담으로 정서적·신체적 심각한 스트레스를 경험할 수 있다. 이러한 것들은 형제자매들에게도 영향을 미치는데, 만성상태에 있는 아동을 향해 질투나 분노를 투사하고, 동시에 죄책감을 느낄 수 있으며 사회 활동에도 방해를 받을 수 있다.

1. 만성질환 및 발달장애 아동간호의 원칙

만성질환 및 발달장애 아동을 간호 할 때는 아동의 발달수준과 개성, 인격, 능력, 가족의 요구 및 회복을 위한 대처에 초점을 두고 수행해야 한다.

1) 발달 중심 간호

만성질환 및 특수아동의 간호 원칙의 연령에 기준을 두기보다는 아동의 발달수준에 초점을 맞추고, 생활연령이나 진단보다는 정상적 경험, 환경적 적응, 대처기술을 증진시키는 것에 관심의 초점을 두어야 한다.

간호사는 아동과 가족의 개별적 요구를 충족시키기 위해 발달 중심적으로 접근해야하며 이는 가족구성원의 발달주기를 사정하고 고려하여야 한다.

가족단위의 생애주기는 외부요구의 변화뿐만 아니라 가족구성원의 나이 및 요구의 변화까지도 반영한다. 가족구성원의 심각한 질환 또는

BOX 14-1 발달 장애아동의 간호목표

- 정상화를 달성하고 유지
- 가능한 한 가장 높은 신체적·정서적·심리사회적 건강과 기능을 획득
- 가족 기능 유지
- 질병 기간 동안 가족 기능의 최대화

장애는 가족발달 단계에 스트레스나 위기를 야기 시킬 수 있다. 그러므로 가족의 적응, 협력, 성장, 애정, 융화 등 가족의 기능을 사정하여 중재할 필요가 있다. 가족의 발달은 개인의 발달과 같은 형태로 초기기능의 수행을 방해받거나 후퇴할 수 있다. 그러므로 간호사는 만성질환 및 특수아동의 간호과정에 가족발달개념을 적용시킬 수 있다.

2) 가족중심 간호

아동간호는 아동과 가족의 건강을 유지 증진하기 위한 철학에 근거를 둔다. 부모들은 아동의 건강관리 요구를 제공하면서, 학습을 통해 아동을 간호함에 있어 전문가가 될 수 있다.

가족이 아동의 질병과 돌봄 경험의 중요한 요소임으로 간호사를 포함한 의료제공자들은 부모와 신뢰를 쌓고, 협력자 관계를 구축하면서 부모나 가족의 의료제공 전문성을 존중해주어야 한다. 또한 아동과 가족의 간호와 요구를 충족시키고 통합성을 유지 할 수 있도록 하는 것이 최상의 목표이다.

3) 정상화

정상화는 만성질환 및 특수아동이 주어진 장애 범위 내에서 정상생활에 적응할 수 있도록 돕는 것을 의미한다. 아동이 성장발달의 잠재력을 최대한 활용할 수 있도록 그 나이에 적합한 활동에 참여하도록 격려하고, 가족과 지역사회 내에서 정상화가 가능하도록 환경이 구조화되어야 한다.

아동이 가족과 지역사회로 돌아오면서 정상화가 촉진되는데, 의료제공자들은 가족구성원에게 적절한 훈련과 지지를 제공하여 적절한 가정간호가 이루어지도록 한다.

가정간호는 가족이 만성질환아동을 돌보는 것으로 가정환경에서 환기장치 등과 같은 모니터와 다른 복잡한 장비를 활용하여 가족에 의해 일상생활을 유지하는 것이 필요하다.

학교에 다니는 아동은 또래집단과 상호작용하고 학습할 수 있는 개별화에 중점을 둔 계획을 세움으로써 일반아동과 동일한 성장발달이 이루어질 수 있다.

4) 문화적 다양성과 특수성 존중

최근 다문화가정이 많은데, 문화적 가치, 신념은 개인 또는 가족의 질병이나 장애에 대한 정의와 의료서비스 선택과 치료지시를 수행하는데 영향을 미친다.

특히 특수아동은 욕구충족에 있어 대부분 가족에 의해 의존되기 때문에 대상자의 문화적 가치와 신념을 이해하는 것은 특수아동과 관련된 가족의 결정과 이들의 반응 및 대응양상을 예상하는데 도움을 줄 수 있다.

5) 조기중재

특히 출생에서부터 학령전기에 이르는 시기는 아동의 학습과 발달이 급속히 진행되는 시기이며, 뇌의 가소성(plasticity)이 매우 큰 시기이기 때문에, 조기중재의 시작시기가 아동의 성장발달에 대한 예후를 결정하는데 결정적인 영향을 미칠 수 있다.

조기중재(early intervention)란 아동의 발달을 저해할 수 있는 장애나 특수요구를 가진 아동에게 조기중재를 통해 이들의 잠재력을 극대화할 수 있도록 아동과 가족을 돕는 중재를 의미한다.

조기중재에는 선별검사, 의뢰, 진단 및 중재 과정이 포함되며, 출생 시부터 학령기에 이르는 동안 언제든지 시작할 수 있으나 조기중재 시기가 빠를수록 효율을 극대화 시킬 수 있다. 따라서 발달이 취약한 아동을 돕기 위해서는 체계적이고 일관성 있는 노력이 필요하다.

6) 가족 - 의료인 간 개방적 의사소통

특수아동의 가족들은 의료진에게서 아동의 상태에 관한 정보를 제공받는 과정에서 많은 스트레스를 경험하는데, 부모들은 자녀에게 잘못된 처치가 제공될 것을 우려, 의료인의 냉담함, 진단과 치료과정에서의 사생활존중결여, 질문기회 박탈, 질문에 대해 지나치게 짧게 답변하는 것 등에 불만과 스트레스를 경험한다.

따라서 간호사는 부모 혹은 가족과 의사소통 시 대상자의 사생활을 존중과 대상자들이 감정을 표현할 수 있는 시간을 충분히 제공해 주고, 정보를 제공할 때는 명확하고 정직한 태도로 대하여야 한다.

간호사는 제공된 정보에 대한 가족의 애정도와 대처양상을 지속적으로 관찰함으로써 추후 정보제공 시 기초자료로 활용하도록 한다.

7) 가정 간호

만성질환 및 특수아동이 조기퇴원 후 가정과 지역사회로 돌려보내 특수한 요구가 있는 아동의 생활을 정상화시킬 수 있도록 지역사회와 협력을 통해 지속적인 간호와 관리를 의미한다.

2. 만성질환 및 발달장애 아동간호의 목적

1) 일상생활유지

아동이 연령에 맞는 적절한 활동에 참여할 수 있도록 격려하여 주어진 상황 범위 내에서 최적의 성장 발달을 할 수 있도록 사회적 상호작용의 기회를 제공한다.

2) 자가 간호

아동에게 치료 및 검사과정에 대해 충분히 설명해 이해할 수 있도록 돕고, 사전에 충분한 휴식을 통해 에너지를 확보하고 치료 및 검사와 적절한 자가 간호를 주어진 상황 범위 내에서 수행해 내도록 보조한다. 아동의 능력을 초과해서는 강요하지 말아야 하며 칭찬과 격려를 아끼지 않도록 한다.

3. 가족과 의료제공자와의 의사소통

의료제공자는 만성질환이나 특수아동 가족과 상호작용을 통해 아동의 장애에 관한 정보를 주고받게 되는데, 가족의 스타일을 이해함으로써 갈등을 예방할 수 있는 일관되고 융통성 있는 간호계획 수립을 할 수 있다. 또 의사소통과정에서 스트레스를 최소화하기 위해 개방적 의사소통이 필요하다.

4. 아동의 만성질환 및 발달장애가 가족에게 미치는 영향

1) 만성질환 및 발달장애 아동의 부모

정상적인 아동의 부모들은 부모역할로부터 만족감과 성취감을 느끼지만, 만성질환 및 발달장애 아동의 부모들은 만성적인 건강문제와 장애가 있음을 알게 된 순간부터 무능력감과 실패감을 경험하고 슬픔과 더불어 죄의식과 좌절감을 느낄 수 있다.

아동을 돌보는 과정에서 부부가 서로에게 소홀한 부분이 발생하고 감정적 스트레스가 계속되면서 부부갈등을 초래한다.

또한 아동은 신경질적이고 비협조적이므로, 부모들은 보람을 못 느끼고, 지쳐, 무미건조한 형식적인 상호작용을 하게 되며, 병원비로 인한 경제적인 어려움, 아동의 교육문제 등 큰 어려움을 겪게 된다.

이러한 부모들은 만성적인 슬픔의 시기를 겪고, 다양한 지지체계를 찾으려고 노력하게 되므로, 부모에게는 역할을 잘 수행하고 있다는 칭찬과 격려를, 또 아동의 강점을 알아내어 합리적으로 기대할 수 있는 것에 대한 교육을 해줌으로써 도움이 될 수 있다.

2) 만성질환 및 발달장애 아동의 형제자매

만성질환 및 발달장애 아동을 둔 형제자매들은 아동에 대해 양가감정을 경험하게 된다. 잦은 입원과 통원치료로 가족의 일상생활이 깨지고, 부모의 관심과 걱정의 초점이 만성질환 및 발달장애 아동에게 쏠리게 되므로 형제자매들은 생일 같은 특별한 행사에도 방해받게 되고, 부모의 관심에서 밀려나, 종종 친지나 친척들 집에 머물러 살아갈 수도 있기 때문이다.

또 부모는 학교행사나 다른 활동에 참여 못 할 수도 있고, 신체적으로나 정서적으로 도움을 줄 여유도 없을 수 있다. 이와 같이 형제자매들은 종종 희생을 요구 당하고 있다.

그러므로 부모는 형제자매가 만성질환 및 발달장애 아동의 상황을 설명해주고, 느낌을 수용할 수 있도록 대화를 나눌 수 있게 격려하고 형제자매들의 발달 수준에 맞는 다양한 활동을 아동과 함께 할 수 있도록 배려해 주도록 한다.

형제자매가 잘 적응하고, 자신감과 독립성, 성숙, 이타주의, 인내 등을 형성해 나가는 모습을 보여주는 것은 만성질환 및 발달장애 아동의 적응에 중요한 영향을 미쳐 안정적인 사회관계를 유지 할 수 있다.

5. 가족구성원들이 경험하는 반응의 단계

만성질환 또는 장애에 적응하는 단계들을 병의 진단, 적응, 그리고 진단에 굴복하기까지의 반응하는 문제에 있어서 다양한 개인차가 존재한다.

전문가들은 다양한 반응과 대처기전들을 인식하고 존중해주는 것이 중요한데, 만성질환 및 발달장애 아동의 가족구성원들은 두려움, 죄책감, 분노, 걱정 등 다양한 감정들을 경험할 수도 있다. 이러한 감정들을 다루는 법을 배우는 것은 적응적인 대처를 촉진시킨다.

1) 부정

만성질환 또는 장애에 대한 진단을 처음 듣게 되었을 때, 격렬한 감정, 충격과 불신, 그리고 때로는 부정하는 감정이 생긴다. 방어기제로서의 부정은 분열을 예방하기 위한 필수적이며, 상실에 슬퍼하는 정상적인 반응이다.

부정의 경험 들은 진단 받은 의사를 믿지 못하고 다른 의사에게 진단을 받기도 하고 실제적인 병을 중요하게 생각하지 못하기도 한다. 검사나 치료를 거부하고 예후에 대한 어떠한 질문도 하지 않는다.

진단이 내려졌음에도 불구하고 매우 즐겁고 낙관적으로 행동하기도 하며 누군가에게 그 병에 대해 말하거나 이야기하는 것을 거부하기도 한다. 다른 사람들은 진실을 말하려 노력함에도 불구하고, 아무도 그에게 진실을 말하지 않는다고 주장하고 입원에 대한 사유를 부정하기도 한다.

2) 적응

대부분의 가족에게, 적응은 충격 이후에 점차로 따라오는 것으로, 병의 존재를 공개적으로 받아들이는 특징이 있다. 이 단계는 몇 가지 반응들을 수반하는데, 가장 보편적인 것은 죄책감(guilty)과 자책감(self-accusation)이다.

죄책감은 병의 원인이 종종 유전 또는 사고로 인한 손상 등과 같이 부모로부터 비롯된 것일 때 가장 크게 나타난다. 문화적·종교적 신념에 따라 다를 수 있지만 일부 부모들은 벌을 받고 있다고 생각하거나 종교적 강점과 신념을 시험해보기 위해 신에 의해 보내진 희생으로 장애를 바라보기도 한다.

자책감은 장애가 임신기간 또는 출생 시에 부모 본인이 무엇인가를 제대로 하지 못해 장애가 발생되었다는 생각에서 비롯된다.

아동 역시 그들의 만성질환 또는 장애를 징벌로 해석할 수 있다. 간호사는 특히 수동적으로 모든 고통스러운 과정을 받아들이는 아동에게 신경을 써야한다.

병의 진단에 대한 또 다른 일반적이고도 정상적인 반응들은 비통함(bitterness)과 분노(anger)로 부모들이 간호에 대해 불평할 수도 있고, 의사가 그들과 시간을 충분히 보내지 않는다는 것, 또는 피를 뽑거나, 정맥주사를 잘 놓지 못하는 것에 대해 분노로 불평할 수도 있다.

적응기간 동안 아동에 대한 부모반응은 과잉보호(overprotection)로 아동이 새로운 기술을 익히는 것을 두려워하고, 모든 교육을 피하며, 좌절감을 막기 위한 모든 노력을 제공하는데, 죄책감의 또 다른 표현이다.

거부(rejection)는 자신을 아동으로부터 분리시키는 것으로 보통 적절한 신체상의 간호를 제공하기도 하지만 아동에게 계속해서 잔소리를 하거나 야단을 친다. 부정(denial)은 마치 병이 존재하지 않는 것처럼 행동하거나, 아동에게 과잉보상을 하려는 것이다.

3) 점진적 수용

점진적 수용(gradual acceptance)은 아동에게 필수적이고 현실적인, 자가간호 활동을 격려하며, 합리적인 신체적 사회적 능력을 촉진시키는 것이다. 만성질환아동을 둔 부모들은 계속되는 슬픔과 상실감으로 만성적인 슬픔(chronic sorrow)을 경험한다. 아동의 병이 진행됨에 따라, 부모들은 반복되는 상실감과 새로운 간호제공 요구들을 경험하게 되므로 적절한 지지와 자원을 제공받아야 한다.

만성질환 및 장애 아동에게 영향을 미치는 요인

1. 발달 측면

만성질환은 모든 나이의 아동에게 영향을 미치지만, 각 나이집단의 발달 요인에 대한 이해가 아동을 지지하고 위험을 최소화하기 위한 간호 계획을 용이하게 해준다.

1) 영아

영아는 부모와의 친밀하고 만족스러운 일관된 관계를 통해 신뢰를 발달시키는 단계이다. 질병 또는 장애가 발생하게 되면 부모는 완전한 아동에 대한 기대가 상실되고 눈에 보이는 신체적 결함으로 인해 슬퍼하기 때문에, 부모와의 정상적인 애착과 양육과정에서 어려움을 겪게 된다.

특히 영아는 감각운동 경험이 중요한 시기인데, 질병 자체가 아동의 활동을 제한하고, 환경과의 접촉을 줄임으로써 아동의 운동능력에 손상을 주게되므로 유쾌한 감각의 부족은 신경질적이고 불행하게 할 수 있다. 그러므로 부모들은 '캥거루식 간호'와 같이 아동을 만지고 안아주는 신체접촉법을 통해 자녀와 함께 하도록 격려한다.

2) 유아

유아는 자율성을 발달시키는 단계이다. 운동과 언어를 조절하고 걷고 말하는 법을 배우는 신체적, 정신적으로 개별화되어 발전한다. 그러나 만성질환이나 장애아동 부모들은 사고나 악화를 두려워하여 과잉보호를 하게 되고 아동의 호기심에 한계를 둠으로써 발달을 방해할 수 있다.

반복되는 입원과 고통스런 절차로 인하여 유아가 주변 환경과 격리됨으로서 불안을 유발되기도 한다. 음식을 먹고 옷을 입는 것과 같은 가장 기초적인 기술과 배변훈련처럼 아동의 나이에 적절한 과업이 지연될 수 있다. 그러므로 질환 또는 장애의 한계 내에서, 독립을 위해 최상의 기회가 제공되어야 한다.

질환으로 인해 반복되는 입원으로 고통스러운 과정과 부모와의 분리는 유아에게 가장 심각한 사건이 되므로 부모와 아동과의 관계를 유지하고자 하는 요구를 이해하고 배려할 수 있어야 한다.

3) 학령전기 아동

학령전기 아동은 사회성 발달 시작의 단계이다. 그렇지만 만성질환과 장애는 학령전기 아동의 사회성 발달을 방해하게 되며, 집단이나 학교환경에서 유용한 사회기술을 습득하는 것을 방해할 수 있다.

이 시기의 주요 과제 중 하나는 성 정체성의

확립과 성 관련 활동의 모방이고 더불어 아동의 신체상이 형성되는 시기인데, 만성질환이나 장애아동은 활동에 참여할 기회를 박탈 당하고, 부모의 돌봄만을 받게 된다. 또한 아동의 성 정체성과 자신의 몸에 대한 지식은 보고 느끼고 사용하는 것으로 제한되는데 침습적이거나 절단된 경험에 대한 두려움이 질환을 앓는 동안 신체의 완전함에 대한 지각이 잘 발달되지 못한다.

학령전기 아동에게 미치는 중요한 영향 중 하나는 질병의 원인이 자신이 잘못 행동한 것으로 인해 병을 "일으켰다"는 것에 대한 죄책감이다. 그러한 죄책감은 아동의 발달에 많은 영향을 미치고 자존감을 약화시킨다.

4) 학령기 아동

학령기 아동은 구체적 조작기로 근면감, 성취감, 또래관계를 형성하는 단계이다. 이 시기는 타인과의 협동력과 경쟁력에 의해 사회적 기술과 성취능력을 형성하는데, 만성질환이나 특수아동은 신체적 장애로 인해 기회가 적다. 또한 운동에 참여하는 신체능력을 방해받고, 반복되는 학교결석으로 학업 손실을 가져와 적절한 성취감을 획득하기 어렵다. 그로인해 수치심과 부족함, 열등감을 느낄 수 있다. 이 시기는 가족과의 관계에서 또래와의 강한 동일시로 넘어가는 전환기이다.

또래친구들은 학령기 아동의 자존감에 많은 영향을 미친다. 또래와의 교제는 특히 인지발달, 사회성발달 및 성숙에서 매우 중요하다.

5) 청소년기

청소년기는 정체성을 확립하는 단계이다. 청소년기에는 신체적 능력과 성적관심이 증가하는 과정에서 이를 통제해나가는 것이다. 이 시기의 질환 또는 손상은 변화하는 신체에 대한 통제감을 방해한다.

또래와 다르다는 것이 친구집단에게 받아들여지지 않을 때, 신체손상에 대한 스트레스가 심하고 신체상의 이미지가 손상되어 위협이 되는 것을 볼 수 있다.

장애와 관련된 성문제는 청소년기의 두드러진 관심사이지만, 민감한 주제로 이야기하지 않는데, 장애로 인한 성기능의 문제는 공개적으로, 진솔하게 청소년들에게 접근해야 한다.

청소년기는 가족으로부터 독립을 이루는 시기이며, 미래의 목표와 책임감을 계획하는 시기이다. 하지만 만성질환이 있는 청소년은 또래친구들에 비해 덜 미래지향적이고 덜 독립적일 수 있다.

신체적 손상 때문에 의존을 강요당하는 것은 독립 문제를 둘러싸고 부모와의 갈등을 악화시킬 수 있다. 또는 부모로부터 독립에 대한 요구로 인해 대부분 혼자 장애에 대한 충격을 극복해야 하기 때문에 더욱 심리적 부담감을 크게 경험하기도 한다.

부모는 자녀가 건강관리팀과의 관계를 발전시키도록 격려하고 독립성을 촉진시킬 수 있도록 치료영역에 더 많은 역할을 부여하여 자가간호가 가능하도록 하도록 한다.

2. 대처기전

만성질환과 특수아동은 자신의 병에 대해 좀 더 긍정적이고 수용하는 태도를 지닐 경우에 낙천주의, 유능함, 능력, 그리고 순응이라는 좀 더 적응적인 대처유형을 사용한다.

적응적인 대처기전유형을 보이는 슬픔, 외로움, 두려움을 적절히 표현하고, 자신의 신체적 한계를 받아들여 자가간호에 참여한다. 또 집이나 학교에서 또래관계를 형성하여 잘 적응하고, 또한 긍정적 자아상을 확립하고 자기 확신을 가진다. 다양한 보상운동이나 지적 추구로 일상생활의 정상화를 이룬다.

반대로 부적응적인 대처유형을 보이게 될 경우에는 자기 자신을 남보다 덜 가치가 있는 것으로 보고 자신이 할 수 없는 것에 집중하며, 때로는 불필요하게 활동을 지나치게 제약한다. 그리고 신경질적이 되고, 변덕스러우며 억압된 감정들을 외부로 드러내기도 한다.

건강교육은 대처를 촉진시키는 중재이다. 건강교육은 아동이 자신의 질병에 대한 정보와 치료계획, 치료의 영향에 대한 정보를 적절한 시기에 교육하여, 아동의 요구를 충족시킬 수 있도록 하여야 한다.

간호사는 다양한 연령의 아동에게 자가 간호에 대한 정보를 제공하고, 정직하고도 나이에 맞게 아동의 질문들에 대답하고, 가족과 토론함으로써 건강교육에 대한 긍정적인 가족환경을 키워나갈 수 있다.

3. 부모의 양육 패턴

부모의 양육 패턴은 특수아동의 반응과 적응 및 성장발달에 결정적 영향을 미친다. 합리적인 한계를 설정하고, 되도록 아동 스스로 할 수 있도록 기회를 제공해 주는 부모는 아동이 자신의 연령에 적절한 독립심을 발달시켜 나아가고, 자신의 한계범위 내에서 부과된 도전에 성공적으로 적응함으로써 자신감과 자부심을 갖는 아동으로 성장발달 한다.

반면에 아동을 과잉보호하는 부모슬하에서 성장한 아동은 의존적이며, 매사에 두려워하고 비활동적이며, 외부에 대한 관심이 결여된다. 또한 아동의 단점을 강조하고 이를 은닉하려는 부모에게서 성장한 아동은 수치심과 외로움을 경험하며, 심각한 죄의식을 가진 부모의 아동은 지나치게 독립적이거나 도전적이고, 위험한 행동을 표출하는 경향이 있다.

이외에도 아동의 질병 유형이나 장애의 정도, 연령, 성별, 기질, 선행된 신체 정서적 문제, 자아개념, 사회적 기술, 유전요인, 지능 및 극복력(resilience) 등과 같은 아동의 개인적 특성도 아동의 반응에 영향을 미친다. 즉, 장애의 정도가 심각할수록, 장애의 한계가 보다 구체적일수록 아동은 자신의 상황을 더 잘 받아들이며, 생후 6개월부터 4세까지는 매우 취약한 연령으로 적응에 어려움이 많고, 남아는 여아에 비해 스트레스에 특히 취약하다.

다루기 어려운 아동, 수동적이며 의지가 박약한 아동, 지능이 낮은 아동, 어려움이 많은 특수아동은 자신의 상황에 적응하는 데 있어 질병이나 장애에 대한 반응 및 적응에 많은 어려움이 있다.

만성질환 및 장애아동 및 가족 간호

1. 간호사정

가족의 만성질환 또는 장애에 대한 인식은 가족의 적응에 영향을 미친다. 간호사는 적응기간에 가족을 만날 수 있는데, 몇 가지 간호사정 영역이 중요한데, 가족의 지지체계, 부부가 아닌 관계, 확대가족, 동료관계, 친구들, 그리고 전문가들을 포함한다.

간호사정 질문들은 아동에 대한 진단이 내려지기 전에 질병에 대한 가족구성원의 일반적인 지식, 종교가 사고에 미친 영향, 추측하고 있는 병의 원인, 아동의 병이 가족에게 미치는 영향 등에 초점을 두어야 한다.

또한 아동과 질환, 그리고 장애에 대한 가족 구성원의 반응을 아는 것이 중요하다. 간호사는 오직 부모의 말에만 의존하기보다는 그림이나 놀이와 같은 다양한 의사소통 기법을 사정도구로 사용해야 한다.

2. 간호진단

만성질환 및 장애 아동과 가족에 대한 간호진단은 다음과 같다.

- 진단과 관련된 슬픔장애
- 현재 병원환경과 장애와 관련된 무력감(통제력 상실)
- 상황위기와 관련된 가족기능 장애
- 질병에 대한 지식부족과 관련된 불안
- 사회참여 부족으로 인한 사회적응장애
- 환경변화로 인한 환경부적응 증후군
- 장애로 인한 감각지각장애

3. 간호목표

- 아동의 최적의 잠재력을 증진시키는 것이다.
- 현실적인 목표를 발전시켜 사회·심리적 적응을 돕는 것이다.
- 건강관리체계 내에서의 자원을 적절히 활용하도록 아동 및 가족을 격려하는 것이다.

4. 간호계획

확인된 가족의 요구와 우선적으로 해결해야 될 일에 대한 관심이 필수적이다. 간호계획의 기본목적은 다음과 같다.

- 가족의 정서적 반응이 받아들여 질 것이다.
- 아동과 가족은 진단 시에 정보로 인해 지지를 받을 것이다.
- 아동과 가족은 그 상황에 대한 스트레스를 극복할 것이다.
- 가족은 아동을 위한 정상적인 환경을 확립할 것이다.
- 아동과 가족은 질병에 대한 적절한 정보를 얻을 것이다.
- 가족은 현실적인 미래의 목표를 세울 것이다.

5. 간호수행

1) 간호중재 지침

(1) 감정의 표현을 격려하기

- 이해의 단서를 제공하라. "화가 나는 것은 당연한 거예요."
- 행동을 묘사하라. "당신은 모두에게 화가 난 것처럼 보이는군요."
- 감정에 집중할 수 있도록 도와라. "아마도 당신은 왜 이런 일이 자녀에게 일어났는지 궁금할 거예요."
- 걱정하고 있다는 단서를 제공하라. "너무나 많은 고통스러운 과정들을 견뎌내기란 힘이 들 것 입니다."

(2) 성공적인 부모-전문가의 협력 발달시키기

- 일차간호를 장려하라. 병원이 아닌 환경에서 사례관리자를 지명하라.
- 가족들에게 적절하다면 "확실치 않다", "모르겠다" 등의 말을 해라.
- 아동에 대한 부모의 전반적인 능력과 그들만의 특수한 전문지식을 인정하라.
- 어떤 의학적, 기술적, 또는 학문적으로 특수한 용어들을 설명하거나 정의 내려라.
- 부모의 시간을 다른 의료팀원들의 시간과 동등하게 소중한 것으로 존중해라.
- 팀 회의에서 가족의 효과성을 촉진시켜라(예를 들어, 부모에게 다른 참여자와 같은 정보를 제공하라).

2) 가족의 정서반응 수용

가족의 정서반응을 수용하기 위한 가장 지지적인 중재 중 하나는 가능한 한 비판단적인 방식으로 아동의 상태에 대한 가족의 정서반응을 받아들이는 것이다. 모든 가족이 서로 다르게 반응하고, 강렬함의 정도도 다양하지만, 부정, 죄책감 그리고 분노 등의 세 반응들이 일반적이며, 특수하게 다뤄져야 할 고려사항들이다.

(1) 부정(Denial)

부정에 대한 간호사의 반응은 그 개인이 방어기전을 계속 사용할 요구에 대한 중요한 구성요소이다. 지지의 가장 효과적인 방법은 적극적인 경청이다.

침묵은 부정을(또는 다른 어떤 감정적인 반응도) 강화시키지도 않고, 거부하지도 않지만, 행동에 대한 그 사람의 요구를 받아들이고 상관치 않겠다는 것을 함축한다. 그러나 침묵만 있으면 잘못 오해될 수 있다. 예를 들어, 만약 "의사가 실수한 것이 분명해요"와 같은 말을 하면서 부정을 표현할 때, 간호사가 조용하게 반응하고 나가버린다면, 그 사람은 이 행동으로부터 비난, 동의, 회피 또는 거부 등을 추론해 낼 것이다.

효과적이기 위해서는 신체적, 정신적 집중과 관심과 걱정을 의사소통할 수 있는 몸짓에 의한 침묵과 경청이 수반되어야 한다. 직접적인 눈 맞춤, 접촉, 신체적 접촉, 그리고 앉아서 약간 앞쪽으로 기우는 것과 같은 몸가짐 등은 조용하지만 효과적인 의사소통을 보여준다.

(2) 죄책감(Guilt)

죄책감은 일반적인 반응이어서, 가족구성원들에게 엄청난 근심을 야기할 수 있기 때문에 적절하다면 질병에 대해 알려진 원인은 없다는 것과 가족구성원들이 비난받을 이유가 없다는 것을 직접적으로 말해야만 한다. 제3자 기법의 사용이 죄책감을 끌어내는데 효과적이다. 예를 들어, 아동에게 적절한 말은 "사람이 아프면, 스스로를 아프게 한 것이 아닌가 하고 생각 한단다" 등이 있을 수 있다.

이것은 아동으로 하여금 그들이 숨겨놓고 있는 어떤 책임감을 탐색할 수 있는 기회를 허락해준다. 만약 가족구성원들이 죄책감을 표현한다면, 가족이 감정에 대해 이야기하도록 하는 것이 중요하다.

(3) 분노(Anger)

분노는 치료로 다루거나 수용하기에 가장 어려운 반응 중의 하나이다. 분노에 대한 반응은 상호간 분노, 두려움, 수용, 그리고 격려일 수 있다. 처음의 두 반응은 의사소통을 저해하고 사람에 대한 불만 및 거부반응을 표현하는 것이다. 이 반응은 흔히 인격적인 모욕에 대한 분노로 나타난다. 수용과 격려는 개인적인 판단을 피하는 분위기 속에서 자신의 감정을 표현하도록 해준다.

분노가 있는 사람을 다루는 두 가지 기본 법칙은 화를 내지 않고 말하는 사람을 격려하는 것이다. 성공적인 실행에 있어서 한 가지 필수적인 요소는 다음 단계로 넘어가기 전에 그 사람이 하나의 진술에 대해 반응하도록 기다리는 것이다. 각 진술의 목표는 그 사람이 자유롭게 이야기하도록 하는 것이기 때문이다.

3) 질환과 일반적인 건강관리에 대한 교육

질환에 대해 가족을 교육하는 것은 실제적으로 진단을 알리는 것의 연장이다. 교육은 기술적인 정보제공뿐만 아니라 그 상태가 아동에게 어떤 영향을 미칠 것인가에 대한 내용도 포함한다.

(1) 일상생활활동

부모는 질병으로 인해 자녀가 먹고, 입고, 자고, 용변을 보는 것과 같은 일상생활이 어떻게 변할 것이며, 어떻게 대처할 것인가에 대한 지침을 필요로 한다.

가장 흔히 영향을 받는 것은 영양이다. 식욕상실, 구토 또는 음식을 먹이는 것을 방해하는 이동성 부족 등에서 비롯되는 영양부족과 에너지 소비량을 초과한 칼로리 섭취나, 또는 다른 영역에서의 권태, 또는 자극의 부족으로 인한 과잉영양에서 비롯된다. 비록 다른 아동과 마찬가지의 기본적인 영양을 필요로 하지만, 매일 요구되는 것은 다를 수 있다.

(2) 안전한 이동

차의 안전을 위해 몇 가지 수정이 필요하다. 저체중출생아, 또는 정형외과, 신경근, 또는 호흡기 계통에 문제가 있는 아동들은 종종 일반적인 차로는 안전하게 이동할 수 없다. 예를 들어서, 엉덩이에 붕대를 두른 아동은 아동 안전석에 앉을 수 없다.

일부 차종에 변경이 이뤄져야 하며, 나이든 아동을 위해서는 뒷좌석에 누어서 갈 수 있도록 특별한 좌석이용이 가능해야 한다. 추가로 의료장비(예, 산소, 모니터, 환기장치)들을 가지고 움직여야 하는 아동들에게는 이러한 장비들이 바닥이나 차 좌석 또는 휠체어 밑에 놓여야 한다.

(3) 일차건강간호

만성질환과 장애 아동들은 손상예방, 예방접종, 치아건강, 그리고 정기적인 내과 검진과 같은 일반적인 건강관리를 필요로 한다. 부모들은 종종 아동의 특수한 질환 또는 장애에 집중되어 있어서 소홀해지기 쉬운데, 간호사는 부모에게 이러한 종류의 간호를 상기시키는 중요한 역할을 하고, 영양, 수면, 활동, 치아건강, 손상예방 등에 관한 일차건강간호상황을 건강증진에 대한 부분에서 확인하여야 한다.

4) 정상발달 증진

건강상태와 그것이 아동의 능력에 미치는 것과 관련된 지식과는 별도로, 가족은 아동의 적절한 발달을 증진시키는 쪽으로 지도를 받아야 한다. 비록 각각의 단계를 달성하는데 시간이 오래 걸릴 수 있지만, 부모들은 다음의 발달단계를 준비하면서 아동이 자신의 능력을 전적으로 이뤄내는 것을 돕는 쪽으로 지도를 받는다. 표 14-1은 만성질환 또는 장애의 발달측면과 지지적 중재에 대해 요약 서술하고 있다.

아동의 기능적 능력을 향상시키기 위한 적절한 계획과 지식으로, 대부분의 아동들은 생산적이고 성취하는 삶을 살 수 있다.

정상발달을 증진하는 한 가지 중요한 측면은 일상생활과 치료에 있어서 아동의 자가 간호능력을 격려하는 것이다. 아동의 연령, 신체적, 정서적, 정신적 능력에 대한 사정이 가족에 의해 제공되는 지지 및 구조와 함께 적절한 수준의 자가간호를 결정하는데 있어서 고려되어야 한다. 유아조차도 간호과정이 진행되는 동안 부모에게 물품을 집어다줌으로써 자신의 간호에 참여할 수 있다. 시간이 지나면서 아동은 자가간호 영역에서 더 많은 자율권을 갖도록 격려되어야 한다.

5) 현실적인 미래의 목표 확립하기

가장 적응하기 어려운 것 중 하나는, 그 아동과 계속되는 간호에 관여된 사람들의 현실적인 미래계획을 설정하는 것이다. 때로는 그 아동이 학교를 끝마치거나 부모가 은퇴하게 되었을 때, 안정성을 유지하고 있던 모든 가족의 역할과 관계가 분열되어서 위기가 발생하고 나서야 이러한 결정의 영향이 표면화된다.

미래를 계획하는 것은 점진적인 과정이어야 한다. 부모는 아동에게 현실적인 직업을 갖도록 해줘야 한다. 연장된 삶을 살아가고 있는 만성질환을 지닌 젊은 사람들은 결혼, 취업, 보험적용과 같은 새로운 결정과 문제들을 다뤄야만 한다. 적절한 지도를 받으면, 취업, 결혼, 그리고 가족을 꾸리는 것 등은 얻을 수 있는 목표들이다. 건강상태가 유전적인 사람들에게는 미래의 후손에 관하여 상담이 필요하다.

복합적인 장애나 심각한 장애를 갖고 있는

표 14-1 만성질환 또는 장애 아동의 발달 양상

발달 과업	만성질환과 장애의 잠재적 효과	지지적 중재
영아기		
• 신뢰감 발달	• 특히 입원기간 동안 다양한 간호제공자와 잦은 분리 • 일관된 양육을 할 수 없음	• 일관된 간호제공자를 유지한다. • 입원기간 동안 병실에 부모가 존재하도록 하고 간호에 참여하도록 격려한다.
• 부모와 애착/결속	• 부모가 '꿈꾸던' 아동의 상실로 인한 비통, 특히 눈에 보이는 결손의 경우 그 상태를 수용하기 어렵기 때문에 결속 지연	• 영아의 완전한 상태와 건강함을 강조한다. • 부모가 영아의 특별한 요구를 배우며 그들이 능력이 있다고 느끼도록 한다.
• 감각운동 경험을 통한 학습	• 즐거운 경험을 넘어 고통스러운 • 경험에 점점 노출한다. • 한정된 운동 혹은 감금으로 인해 환경과의 접촉이 제한	• 영아가 모든 감각(촉각, 청각, 시각, 미각 운동)을 통해서 즐거운 경험을 하도록 돕는다. • 연령에 맞는 발달기술(예, 우유병 잡기, 손가락 빨기, 기어다니기)을 익히도록 격려한다.
• 부모로부터 분리감의 발달 시작	• 부모에게 간호에 대한 의존성 증가 • 간호에 부모의 지나친 관여	• 한 구성원의 지나친 관여를 방지하기 위해 가족 전체가 간호에 참여한다. • 간호에 대한 책임에서 벗어나 정기적 휴식을 하도록 권장한다.
유아기		
• 자율감 발달	• 부모에 대한 의존성 증가	• 가능한 한 많은 영역에서 독립하도록 격려한다(예, 대소변 가리기, 옷입기, 식사 등)
• 운동능력과 언어기술 습득	• 자신의 능력과 한계를 시험하는 기회의 제한	• 장난감이나 조립된 그네와 흔들 목마와 같은 물건의 변경으로 운동기술을 익힌다.
• 감각운동 경험을 통한 학습, 전조작적 사고의 시작	• 고통스러운 경험에의 노출증가	• 간단한 선택을 허용하여 통제감을 기른다(예, 어떤 책을 볼 것인가 혹은 어떤 종류의 샌드위치를 먹을 것인가에 대한 선택). • 연령에 맞는 규율과 한계를 세운다. • 거절증과 의식적은 행동이 정상이라는 것을 인정한다. • 감각적인 경험을 제공한다(예, 물놀이, 모래놀이, 손가락으로 그림그리기)
학령전기		
• 솔선감과 목적의식의 발달 • 자가간호기술 습득	• 단순한 일의 성취 혹은 자가간호기술 습득에 대한 기회 제한	• 자조기술의 숙달을 격려한다. • 과업을 더 쉽게 할 수 있도록 한다(예, 스스로 옷입기).
• 신체상과 성정체성 발달	• 신체의 인식이 고통, 불안 실패에 집중 되어 있다. • 성역할 정체성이 아동을 돌보는 기술에 우선 초점이 맞춰진다.	• 동성과 이성 또래와 성인과의 관계 권장
• 전조작적 사고를 통한 학습 (마술적 사고)	• 죄의식(아동이 질병이나 장애를 유발하게 했다거나, 잘못에 대한 처벌이라는 생각)	• 아동이 비판할 수 있도록 돕는다. 너무 지나친 보호가 아이들이 세상의 현실을 깨닫지 못하도록 한다는 것을 깨닫는다. • 질환이나 장애의 원인이 죄에 대한 벌이 아니라는 것을 명백히 한다.

표 14-1 만성질환 또는 장애 아동의 발달 양상 (계속)

발달 과업	만성질환과 장애의 잠재적 효과	지지적 중재
• 또래와 사회적 관계 발달 시작	• 또래와의 사회화에 대한 기회 제한; 또래에게 '아기처럼' 보일 수 있다. • 관대하고 안전한 가족 내의 보호가 아동이 비판을 두려워하고 물러서도록 할 수도 있다.	• 사회화 권장(예, 친구를 놀이로 초대하기, 탁아 소경험, 공원 산책) • 연령에 맞는 놀이, 특히 협동놀이의 기회를 마련한다. • 아동의 능력을 강조, 바람직한 모습을 향상시키기 위해 적절하게 옷을 입힌다.
	학령기	
• 성취감 발달	• 성취하고 완성하는 기회의 제한(예, 잦은 학교 결석과 정규 체육 활동 불참)	• 학교에 출석하도록 격려한다. 학교가는 시간이 아닌 다른 시간에 병원을 방문하도록 계획한다. 빠진 수업을 보충하도록 격려한다.
• 또래 관계 형성	• 사회화 기회의 제한	• 아동의 상태, 능력, 특별한 요구에 대해 교사와 반 학생들에게 교육시킴 • 스포츠 활동을 격려한다(예, 장애자 올림픽) • 사회화를 격려한다(예, 걸스카우트, 캠프화이어, 보이스카우트, 4-H클럽, 친한 친구를 갖거나 모임의 회원이 된다).
• 구체적 조작을 통한 학습	• 신체의 한계나 장애에 대한 치료에 관한 이해 부족	• 아동에게 자신의 상태에 대한 지식을 제공한다. • 창조적인 활동을 격려한다(예, 아주 특별한 예술 활동).
	청소년기	
• 인격과 성 정체성 발달	• 또래와의 차별감 증대와 외모, 능력, 특별한 기술로 또래와 경쟁하는 능력 감소	• 십대가 경험하고 있는 많은 차이점이 정상적 청소년기의 부분인 것을 깨닫는다(반항, 위험감수, 협동부족, 권위에 대한 적대감)
• 가족으로부터 독립 성취	• 가족에 대한 의존성 증가, 직업/경력의 기회 제한	• 대인관계와 대처기술에 대한 교육을 제공한다. • 질병 혹은 상태에 대한 간호와 관리에 책임을 증대하도록 격려한다(예, 약속 정하기와 지키기에 대한 책임(완전히 혼자서), 보건의료 전달의 평가와 계획단계 공유하기, 자원과 접촉). • 미래에 대한 계획과 질환이 선택에 어떻게 영향을 미칠 수 있는지에 대해 토론한다.
• 이성간의 관계 형성	• 이성친구와의 우정을 위한 교제기회 제한과 동년배와 성적 관심을 논의할 기회 감소 • 아동이 장애를 갖게 된 이유, 결혼하고 가정을 이룰 수 있는가와 같은 문제에 대한 관심의 증가	• 동료와의 사회화를 격려한다. 특별한 요구가 있는 또래든 없는 또래든 모두 포함시킨다. • 연령에 맞는 적절한 활동을 장려한다(예, 혼성파티, 스포츠활동, 운전하기). • 성욕과 출산 등의 상황이 함축하고 있는 정보에 대해 인식하도록 한다. • 멋진외모, 맵시 있는 옷차림과 화장을 강조한다). • 청소년은 다른 십대처럼 동일한 성적 욕구와 관심을 지녔다는 것을 이해한다.
• 추상적 사고를 통한 학습	• 인식의 초기 단계에 대한 기회의 감소가 추상적 사고의 수준 성취를 방해할 수도 있다.	• 의사결정, 자기주장, 개인적인 계획을 관리하기 위해 필요한 다른 기술에 대한 교육을 제공 한다.

사람들은 평생 동안 간호와 도움을 필요로 할 수도 있다. 이러한 상황에서 부모는 더 이상 아동을 보호해줄 수 없는 시간들을 바라봐야 한다. 만약 그 가족이 의사결정과 계획과정에 서로 합의하여 참여하지 않는다면, 수용시설에 보내는 것이 매우 힘들 수 있다. 집밖으로 보내는 것을 포기하는 것으로 봐서는 안 된다. 자주는 아니지만, 이것은 가족단위를 보호할 수 있는 유일한 방법이다.

간호사는 그 가족이 적절한 시설을 찾고, 이러한 결정과 관련된 느낌을 토론하는 것을 도와야 하고, 그 가족구성원 간에 의미 있는 의사소통을 유지할 수 있도록 도와야 한다.

6. 간호평가

간호중재의 효과를 확인하기 위해 간호를 지속적으로 재사정하고 평가한다. 다음은 관찰을 위한 지침들을 제시하였다.

- 진단에 대한 가족들의 반응과, 가족이 가지고 있는 근심이나 질문의 유형들을 관찰한다.
- 부정, 죄책감, 분노와 같은 반응에 대한 전문가들의 반응과 지지적중재가 그 가족에게 사용될 지 여부를 관찰한다.
- 가족의 의사소통 패턴과 자조집단 또는 다른 지역사회 자원들과 같은 서비스들을 사용하고 있는지 관찰한다.
- 아동의 건강상태에 대한 가족의 이해와 지식 정도에 관하여 관찰한다.
- 가족에게 아동의 학교 출석률, 친구와의 교제 등에 대해 물어본다.
- 가족에게 그들이 스스로 밝혀낸 요구와 관심사들이 충분히 다뤄지고 있는지를 결정하기 위해 상담을 한다.
- 어린 아동들에게 발달검사를 실시하고, 그 아동의 능력에서 예상되는 사건들과 비교하여 아동이 잠재력을 개발하는 것을 도울 수 있는 기능적 보조를 사용하는지 관찰한다.

감각장애

감각은 출생 직후부터 영아의 시각, 청각, 촉각, 후각, 미각을 통해 욕구 충족 및 영아가 자신과 가족 및 주변 환경과의 관계를 이해해 나아가는데 결정적인 역할을 한다.

감각자극은 뇌 발달과도 밀접한 관련이 있으며, 뇌 발달이 활발히 진행되는 동안 뇌의 가소성을 유도할 수 있으므로 간호사는 감각장애의 문제를 조기에 발견하고 이를 조기에 중재함으로써 감각장애로 인한 부정적 결과를 최소화하도록 해야 한다.

시각장애 (Visual impairment)

시각장애는 생리학 또는 신경학적인 원인으로 시각에 이상이 있는 상태로 실명(blindness)과 약시(poor vision)로 구분한다. 굴절이상, 사시, 난시 등과 모든 유형의 시력상실이 있는 상태를 의미한다. 실명은 생리적, 또는 신경학적 요인으로 시력을 상실한 상태를 의미한다.

약시(poor vision)는 동반되는 눈의 질병이 없으면서 시력이 저하되어 있는 것을 의미하는데, 최고 교정시력이 0.7(혹은 0.8) 이하이거나, 양안의 시력이 시력표상 두 줄 이상 차이가 있을 때 시력이 낮은 눈을 약시라 한다.

어린아동은 언어적 표현능력이 부족하고 또는 자신의 시력에 문제가 있다는 것을 인지하지 못하여 부모는 아동의 시각장애를 조기에 발견하지 못하는 경우가 많다. 그러므로 아동간호사는 아동이 병원에 방문했을 때 시력에 장애가 있음을 암시하는 증상을 주의 깊게 관찰하고, 시력선별검사를 정기적으로 실시하여 시각장애를 조기에 발견하여 부정적 결과를 최소화하도록 해야 한다. 아동은 부모와 함께 있도록 하고, 아동의 자가간호 기술과 능력을 사정하여 간호계획을 세운다.

1. 원인 및 병태생리

여러 가지 유전적 원인과 산전 이나 산후 상태에 의해 야기되는데, 산전감염은 헤르페스, 클라미디아, 임균, 풍진, 매독, 톡소플라즈마증 등이며, 산후감염은 수막염이다. 조산아의 망막변성, 외상, 겸상적혈구 빈혈, 소아류머티즘 관절염, T망막아 세포종과 같은 질환이 포함된다.

굴절이상은 아동 시력이상의 대부분을 차지한다. 굴절은 빛이 수정체를 통과할 때 휘어지는 것을 말한다. 정상적으로 빛은 수정체를 통과하여 곧바로 망막에 도달한다. 그러나 시력이상에서 근시는 빛이 망막 앞에 도달하고 원시는 망막 뒤에 도달한다. 굴절이상을 동반할 수도 있고 그렇지 않을 수도 있는 사시는 매우 중요한데 치료하지 않고 두면 약시나 실명을 일으킬 수 있기 때문이다.

1) 외상

외상은 아동실명의 주요 원인이다. 안구와 안검, 결막, 눈물샘과 같은 지지구조와 보조기구의 손상은 관통상과 비관통상으로 분류되어진다. 관통상(penetrating wounds)은 거의 칼, 가위와 같은 날카로운 물질이나 폭죽, 총, 활, 화살, 고무줄 총, 혹은 둔탁한 물체에 의한 강한 타박상, 비행이나 교통사고에 의해 생긴다. 비관통상(nonpenetrating injuries)은 눈에 이물질이 들어가거나, 주먹과 같은 둔탁한 물체에 맞았거나, 열이나 화학물질에 의한 화상에 의해 주로 발생한다.

간호계획은 안구손상의 진전을 예방하는 것이다. 손상된 눈을 정확히 검사하고(아이를 진정시키거나 상처가 심할 때는 마취를 시킨다), 이물질을 제거하거나 열상을 봉합하고, 항생제나 스테로이드 제제를 처방하여 합병증을 예방하고, 눈의 상처가 낫고 피가 흡수되도록 절대안정을 취하도록 한다. 심각한 합병증을 동반하는 모든 관통상의 예후는 불량하다.

2) 감염

부속기와 안구구조물과 안구의 감염은 아동에게 흔한 문제이다. 가장 흔한 눈의 감염은 결막염이다. 치료를 위해서 눈에 국소항생제를 넣어주고 감염이 심할 경우에는 전신적인 항생제 치료를 한다. 스테로이드는 단순포진과 같

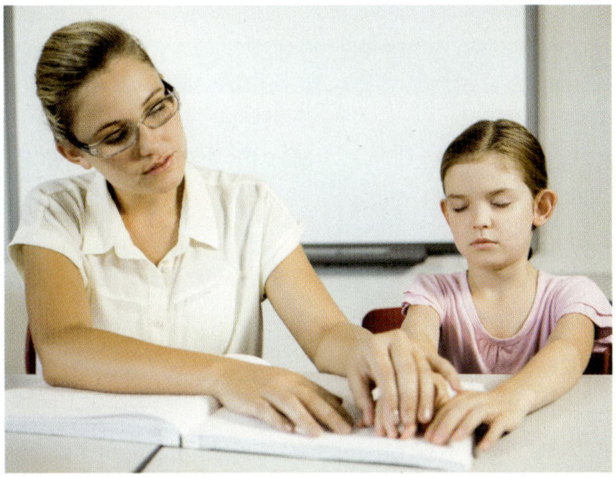

그림 14-1 시각장애 아동

은 바이러스 감염을 발생시키고 주위 구조물에 손상을 주는 위험이 있으므로 주의하여 사용해야 한다.

2. 임상증상

시각장애는 굴절이상, 약시, 사시, 백내장, 녹내장 등으로 분류된다. 시각장애의 증상은 원인과 심각성에 따라 다양하며 분류 형태에 따라 다양한 증상이 있다(그림 14-1). 증상별 분류는 표 14-2에 제시되어 있다.

3. 시각장애 환아의 간호진단

- 진단과 관련된 슬픔장애
- 사회참여 부족으로 인한 사회적응장애
- 시각장애로 인한 의사소통장애
- 질병에 대한 지식부족과 관련된 불안
- 상황위기와 관련된 가족기능 장애
- 환경변화로 인한 환경부적응 증후군

4. 간호목표

- 아동의 최적의 잠재력을 증진시키는 것이다.
- 현실적인 목표를 발전시켜 사회·심리적 적응을 돕는 것이다.
- 건강관리체계 내에서의 자원을 적절히 활용하도록 아동 및 가족을 격려하는 것이다.

5. 간호계획

- 가족은 아동을 위한 정상적인 환경을 확립할 것이다.
- 가족의 정서적 반응이 받아들여 질 것이다.
- 아동과 가족은 질병에 대한 적절한 정보를 얻을 것이다.
- 가족은 현실적인 미래의 목표를 세울 것이다.

6. 간호수행

간호사는 부모와 아동간의 애착을 증진시킬 수 있도록 아동과 가족에게 정서적 지지를 제공하고, 아동의 모든 감각의 활용과 사회화 증진으로 최적의 발달을 도울 수 있도록, 부모에게 조기교육을 실시한다.

1) 부모 - 아동간의 애착을 증진시킨다.

영아기는 부모와의 애착이 형성되는 시기이다. 실명된 영아는 부모가 서로 눈을 맞추고 친해져야하는 시기에 시력상실로 가장 어려운 시기를 겪게 된다.

부모는 아이 얼굴을 정면으로 보고 눈 접촉

표 14-2 시각장애의 분류 형태와 증상

분류		정의	증상	치료
굴절 이상	근시 (Myopia)	• 가까운 거리에 있는 물체는 선명하게 보이지만 먼 거리의 물체는 희미하게 보인다. • 안구의 전후 직경이 정상보다 길어서 망막 앞쪽에 상이 맺힌다.	• 눈을 자주 문지른다. • 머리를 기울이거나 앞으로 내민다. • 책을 읽거나 다른 정밀한 작업을 하는데 어려움이 있다. • 책을 눈 가까이 대고 본다. • 물체가 있는 곳으로 걸어가는 것이 서툴다. • 정밀한 작업을 한 후에 눈을 평상시보다 더 깜박거린다. • 사물을 정확하게 보는 것이 어렵다. • 수학과 같은 설명을 필요로 하는 과목의 학습이 부진하다. • 현기증과 두통이 있다 • 정밀한 작업 수 오심이 있다.	• 오목렌즈로 교정한다. • 레이저 수술로 교정할 수 있다.
	원시 (Hyperopia)	• 먼 거리에 있는 물체가 선명하게 보인다. • 안구의 전후 직경이 정상보다 짧아서 망막의 뒤쪽에 상이 맺힌다.	• 아동은 대체로 모든 범위에서 사물을 볼 수 있다. • 대부분 아동은 정상적으로 약 7세까지는 원시이다.	• 볼록렌즈로 교정한다. • 레이저 수술로 교정할 수 있다.
	난시 (Astigmatism)	• 굴절 매체의 굴절력에 차이가 있다. • 각막이나 수정체의 불규칙으로 어느 방향에서도 물체의 상이선명하지 못하다.	• 근시 증상과 같다. • 굴절력의 정도에 따라 증상이 다르다.	• 특수 렌즈를 사용해서 잘못된 굴절을 교정한다. • 레이저 수술로 교정할 수 있다.
	양안 부동시 (Anisometropia)	• 양쪽 눈에 굴절의 차이가 있다. • 조절이 약한 쪽을 사용하지 않아 약시가 유발될 수 있다.	• 근시 증상과 같다. • 굴절력의 정도에 따라 증상이 다르다.	• 특수 렌즈, 되도록이면 콘택트 렌즈를 사용하여 교정하고 시력을 증진시켜 한 쌍으로 기능할 수 있도록 한다. • 레이저 수술로 교정할 수 있다.
사시 (Strabismus)		• 두 눈이 동시에 같은 물체에 초점을 맞추지 못하는 상태=눈이 편위되어 있다. • 내사시는 안쪽으로 편위되어 있다. • 외사시는 바깥쪽으로 편위되어 있다. • 근육의 불균형이나 마비, 시력 저하, 선천적 결함에 의해 발생한다. • 시축이 평행하지 못해서 뇌가 두 개의 상을 받아들이고 약시를 일으킬 수 있다.	• 눈살을 찌푸리고 있다. • 한 곳에서 다른 곳으로 초점을 맞추기가 어렵다. • 물체를 들어 올리는데 판단이 부정확하다. • 인쇄물이나 움직이는 물체를 정확하게 보기 어렵다. • 한쪽 눈은 보기가 어렵다. • 머리를 한쪽으로 기울인다. • 굴절이상과 병합되어 있다면 굴절이상증상을 나타낸다. • 복시, 수명(photophobia), 현기증, 두통을 호소한다.	• 치료는 사시의 원인에 따라 다르다. • 시력이 좋은 쪽 눈을 가리고 나쁜 쪽 눈에 시각자극을 주는 차폐법이 적용된다. • 조기 진단이 시력상실을 예방하기 위해 필수적이다. • 상태에 따라 수술로 교정할 수 있다.

표 14-2 시각장애의 분류 형태와 증상 (계속)

분류	정의	증상	치료
약시 (Amblyopia)	• 한쪽 눈의 시력이 감소되어 있다. • 한쪽 눈이 적절한 시각자극을 받지 못해서 발생한다(이중으로 보임). • 복시로 인해 각 망막이 다른 상을 맺어서 발생한다. • 시각을 담당하는 대뇌 피질이 시각자극에 반응하지 못한다.	• 손상된 쪽의 시력저하	• 양안 부동시나 사시와 같은 일차적인 시각장애가 있다면 6세 이전에 치료를 시작하여 약시를 예방한다.
백내장 (Cataract)	• 수정체가 혼탁해지거나 불투명한 것이다 • 빛이 눈을 통과하고 굴절되어 망막에 도달하지 못해 시각적 상이 맺히는 것을 방해 한다.	• 점진적으로 물체를 선명하게 볼 수 없게 된다. • 주변시력(peripheral vision)을 상실한다. • 시력상실과 함께 안구진탕증이 나타난다. • 사시, 불투명한 수정체 • 적색반사의 결여	• 수정체 제거 수술-인공수정체 주입 • 콘택트렌즈 • 처방된 안경 • 시력상실을 예방하기 위해 조기에 치료해야 한다. • 콘텍트렌즈나 안경 착용해도 심한 시각장애유발
녹내장 (Glaucoma)	• 안압이 상승된 것 • 선천성인 경우 선천적으로 방수의 배출이 원활하지 않아 안압이 높아지는 병 • 증가된 압력은 시신경의 위축과 실명을 가져온다. • 만 3세 이후 발병 : 안압증가 → 통증, 오심, 두통, 발작, 수명(photophobia)	• 시각장애의 증상을 보인다. • 정면에 놓여 있지 않은 물체와 부딪친다. • 눈앞에 안개가 낀 것 같다(물체 주변이 뿌옇게 보인다). • 경한 통증이나 불편감을 호소한다(갑작스럽게 안압이 상승하면 심한 통증, 오심, 구토가 있다). • 발적 • 많은 눈물(유루증), 수명 • 눈을 깜박거림(안검 경련) • 각막이 흐릿함 • 안구의 비대	• 시력상실을 예방하기 위해 조기에 치료해야 한다. • 방수의 통로를 만들어 주기위해 외과적 치료를 한다(안전 방우각 절개술). • 1회 이상의 수술이 필요할 수도 있다.
백색증 (Albinism)	• 유전적, 선천적으로 신체 전반의 색소가 부족하거나 없는 병	• 망막의 색소 소실로 인해 동공이 붉게 보이는 적색 동공 • 홍채는 청회색, 갈색, 적갈색 등으로 나타남 • 눈부심 호소 • 안구진탕 • 유루증(눈물 흘림증)	
안구진탕증 (Nystagmus)	• 한쪽 혹은 양쪽 눈 모두에서 불수의적인(무의식적) 움직임을 보임(빠르게 / 느리게 / 좌우 / 빙글빙글 돔)	• 안구가 움직여도 물체 고정된 것으로 인식	
망막박리 (Retinal detachment)	• 망막이 맥락 막으로부터 떨어져서 망막의 감각기능이 저하됨으로써 심각한 시각장애 초래 • 외상이나 고도근시, 백내장 수술 후 무 수정체 안 등이 원인		

표 14-2 시각장애의 분류 형태와 증상 (계속)

분류	정의	증상	치료
망막색소변성 (Retinitis pigmentosa)	• 청소년기에 주로 나타나는 유전적 질환 • 망막을 점진적으로 퇴화시킴 • 간상체 세포에 영향 • 주변시력과 야간시력 저하 • 점차 터널시력이나 시각장애 초래 • 선천성 농을 초래하는 어셔증후군과도 관련 됨	• 저녁 무렵 외출 시 어려움 • 밤에 조금만 조명이 어두워도 실내생활에 어려움을 호소할 경우, 특히 유년기부터 야맹증의 증세	
시신경위축 (Optic atrophy)	• 시신경 섬유가 손상되는 것 • 전기적 자극이 망막에서 두뇌의 시각중추로 전달되지 않음	• 시력, 시야의 손상, 색깔 지각의 어려움 초래	
미숙아망막증 (Retinopathy of prematurity)	• 인큐베이터 내의 미숙아에게 산소가 지나치게 공급되어 눈 속의 신생혈관에 섬유조직이 동반되어 망막박리와 실명을 초래	• 산소농도 10%로 제한하여 감소추세	

을 하고자 하지만 아동은 부모를 볼 수 없어서 여기에 반응을 하지 못하는 상황이 반복되어지면 애착에 문제가 생길 수도 있다. 그러므로 간호사는 아동이 부모와 관계를 맺는 고유한 방법을 가지고 있음을 설명하고, 부모가 말해주고 책을 읽어주고 안아주는 신체접촉을 통해 즉 비시각적인 방법을 사용해서 아동에게 애정을 주고 애착을 형성하도록 부모를 격려해야 한다.

2) 아동과 가족에게 정서적 지지를 제공한다.

시력장애 진단이 내려지는 초기에 아동과 부모는 좌절감과 슬픔에 빠질 수 있어 정서적 지지가 필요하다. 부모가 아동의 능력에 대해 현실적인 이해를 하고 수용하는데 도움을 필요로 한다.

특히 시각장애가 선천적이지 않고 후천적으로 생겼을 때 아동은 그동안 안전하고 편안함을 주던 환경으로부터 받아온 혜택을 갑자기 혹은 서서히 잃어버리게 되어 당황하고 혼란스러워 하게 되므로 장애에 적응할 수 있도록 지지해주어야 한다.

3) 아동이 최적의 발달을 하도록 돕는다.

시각장애가 있는 아동은 시각을 제외한 다른 감각, 즉 촉각, 청각, 후각은 민감하게 발달하는 경우가 종종 있다. 남아있는 감각을 활용하여 적응해 나갈 수 있도록 교육하는 것이 중요하다. 안전하고 친숙한 환경과 일관된 돌봄으로 아동이 독립적으로 적응해 나갈 수 있도록 해주고 주변과의 관계를 인식할 수 있도록 해주어야한다.

시각장애가 있음에도 불구하고 아동은 모든 면에서 독립적으로 자가 간호를 할 수 있다. 비시각적인 신호를 더 강조한다. 부분적인 시력상

BOX 14-2 입원 시 의사소통 방법

- 시각장애 아동은 시각 이외의 감각에 전적으로 의존하기 때문에 누구에게 말하는 것인지 알 수 있도록 아동의 이름을 불러 주의를 끈다.
- 아동의 얼굴을 쳐다보며 직접 아동에게 말하도록 한다.
- 시각 장애 아동에게 다가가거나 떠날 때 미리 알려주어야 한다.
- 필요한 보조기기를 사용하도록 권장하고 이에 대해 다른 학생들에게 설명하여 도움을 받을 수 있도록 한다.
- 칠판에 적을 때 소리 내어 읽어주고 '여기', '저기' 등 불분명한 단어 사용을 자제한다.
- 아동에게 병원의 구조 등 주위 환경을 설명 할 때 기준이 되는 지점을 알려주고 오른쪽, 왼쪽, 앞, 뒤를 들어 설명한다.
- 아동에게 앞으로 행해질 처치나 검사 등 절차에 대해 충분히 미리 설명해준다.
- 절차를 설명할 때 아동이 기구를 만져보게 함으로서 불안을 줄여준다.
- 간호사 벨은 같은 장소에 두며 아동의 손이 닿을 수 있는 위치에 둔다..
- 병원의 가구나 물건을 항상 같은 장소에 둠으로서 독립적으로 활동 할 수 있도록 한다.
- 아동에게 질문이 있는지 묻고 질문에 답변 해준다.

실이 있는 아동은 확대해서 망막에 상을 맺게 해주는 시각보조기구가 도움이 된다.

시야가 감소된 아동들은 안경을 벗고 가까이 보면서 공부하는 것을 더 좋아하는데 물체를 그들 눈 가까이에 가지고 와서 보곤 한다. 이것을 허락해주되 한 쪽 눈의 시력만 있는 아이는 예외인데 보호차원에서 늘 안경을 착용하도록 해야 한다.

4) 입원한 아동을 간호한다.

입원한 아동에게는 일관성 있는 간호와 안전한 환경을 제공해주어 쉽게 적응하도록 돕는다. 모든 치료 과정동안 부모와 아동을 안심시키고 아동이 환경에 적응하도록 한다. 항상 물품의 동일한 배치와 일관된 스케쥴로 아동이 자가간호를 독립적으로 수행할 수 있도록 격려한다.

5) 의사소통 방법

시각장애 아동은 언어를 통한 학습은 가능하나, 문자를 읽거나 쓰기 위해서는 점자교육과 같은 특수 교육이 필요하다. 또 시력이 심하게 저하된 아동은 글자가 큰 책, 특수 컴퓨터, Optacon, View scan 등을 활용하여 글씨를 읽을 수 있다. 시각장애에 적응되어 특수교육을 마친 아동은 손가락으로 점자를 읽거나, 점자를 사용하여 메시지를 전달할 수 있다.

6) 시각장애를 예방하기 위한 방법

조산아를 예방하기 위해 출산 전에 풍진이나 매독감염, 시력상실의 가족력이 있는 고위험임부에 대한 산전 진찰을 시행하고 적절한 간호를 제공하여야 한다. 출생 시부터 유아원생이 될 때가지 선천적 시력 상실, 굴절장애로 인한 시각장애, 사시, 그밖에 다른 질환에 대한 주기적인 검사를 시행하여 조기이상을 발견하여 관리하는 것이 목표이다.

⊕ 청각장애 (Hearing impairment)

청각장애는 소리를 들을 수 있는 능력이 상당

표 14-3 **감각적 보조도구**

감각적 보조도구	보조도구 종류	예시
시각적 보조도구	• 독서확대기, 사인펜, 14~30포인트 정도의 큰 활자를 이용한 교재	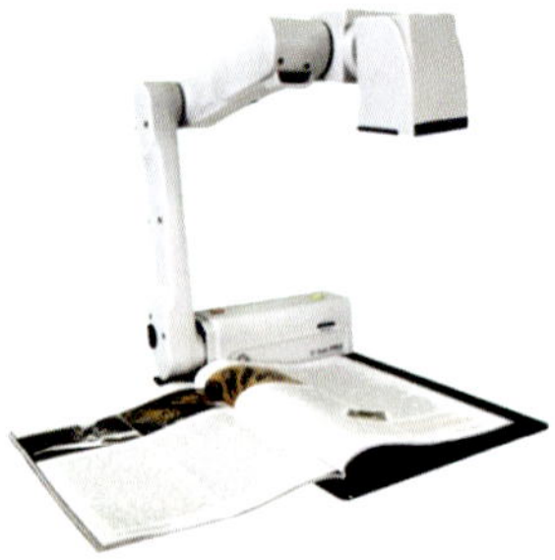 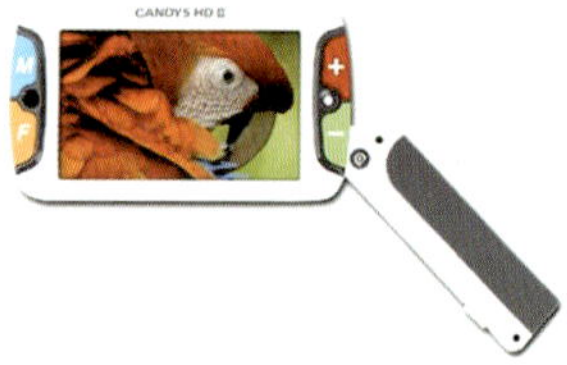
촉각적 보조도구	• 점자도서, 점자타자기, 점판과 점필, 촉각그림 세트, 촉각지도와 지구본, 점자 측정도구 등	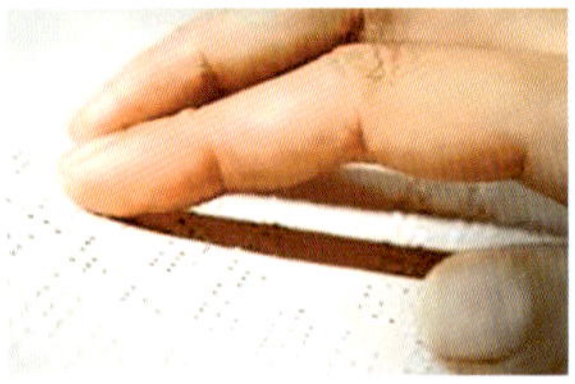 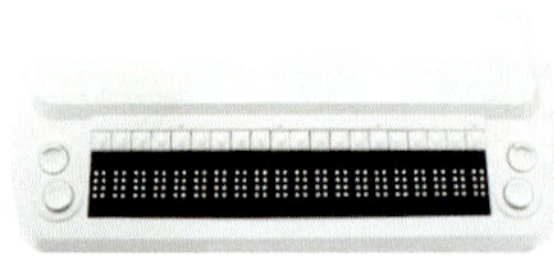
청각적 보조도구	• 카세트 녹음기, 녹음도서, 컴퓨터 음성출력 • 읽어주는 보조인, 음성 전자계산기, 음성시계 등	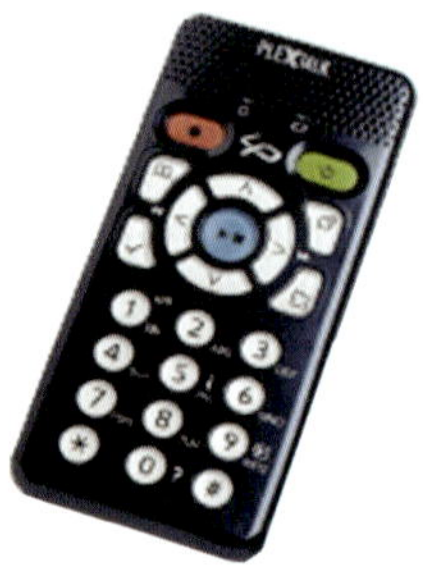 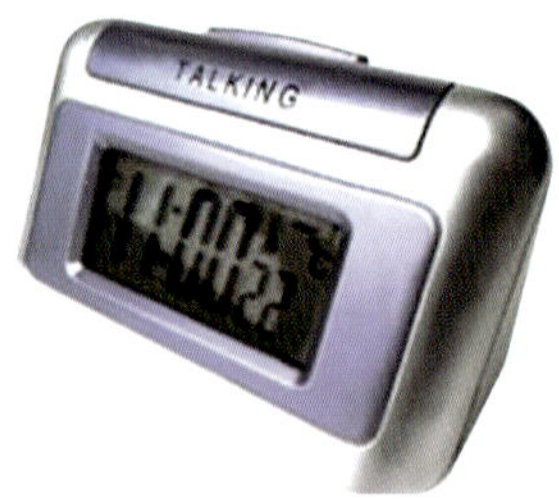
공학적 보조도구	• 점자정보단말기, 확대 독서기, 스크린 리더(화면낭독기), 시각장애인용 독서기 등	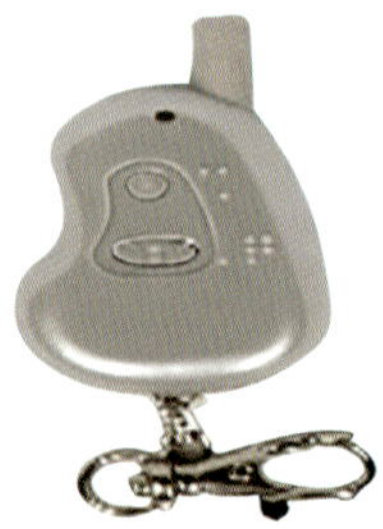 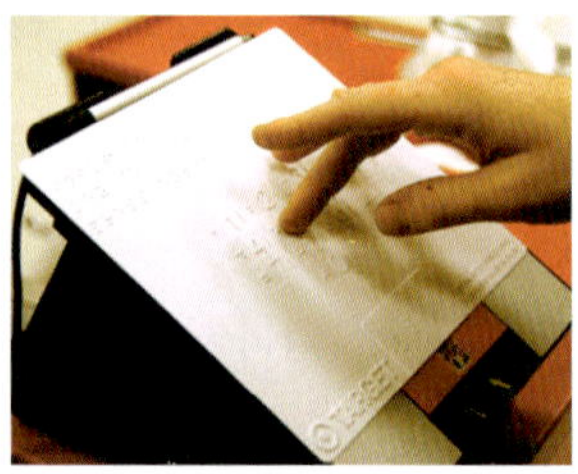

히 떨어져 있거나 전혀 들리지 않는 상태의 장애이다 소리를 전혀 들을 수 없거나 잔존 청력이 있다하더라도 소리만으로는 의사소통이 불가능한 경우를 귀머거리라 하고 보청기와 같은 기구의 도움으로 잔존 청력을 사용하여 의사소통이 가능한 경우를 난청이라 한다(그림 14-2).

1. 원인 및 병태생리

청력상실은 유전에 의한 것이 약 50%이다. 모체의 풍진, 감염, 모자의 혈액형 불일치, 조산, 수막염 등이 아동기 이전에 발생하는 청각장애의 주요 원인이다.

유년시절 청각장애의 원인은 가족력, 머리나

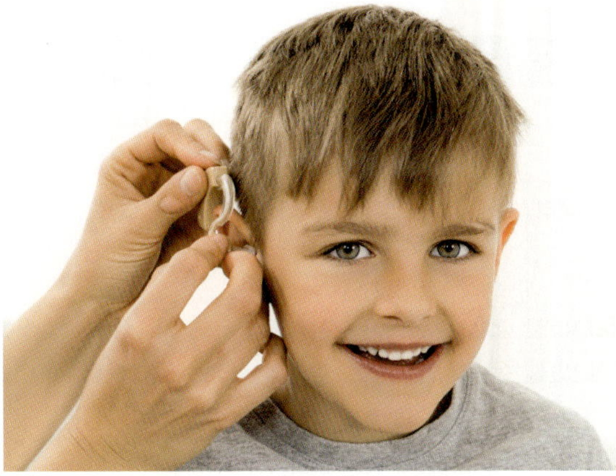

그림 14-2 청각장애 아동

목의 해부학적 기형, 저체중, 출생 시 심한 질식, 출생 전 감염(거대세포바이러스, 풍진, 헤르페스, 매독, 톡소플라스모시스, 세균성 수막염), 만성 중이염, 뇌성마비, 다운증후군, 혹은 독성이 있는 약물투여를 포함한다.

치명적인 출생전후 상태로 치료받고 있는 고위험신생아는 질병자체 혹은 치료과정 중에 청력을 상실하기 쉽다. 예를 들면 감각신경 청력상실은 인큐베이터, 산소후드, 중환자실에서 나는 지속적인 윙윙 소리와 높은 소음수준이 잠재적으로 독성이 있는 약물사용과 중복되었을 때 발생하기 쉽다.

내이의 감각세포를 손상시킬만한 시끄러운 환경소음은 비가역적인 청력상실을 초래할 수 있다. 총성과 같이 아주 크고 짧은 소음은 즉시 영구적인 청력상실을 야기한다.

2. 임상증상

청각장애 정도는 소리측정 단위인 데시빌(decibel, dB)로 표현한다(표 14-4). 청력은 초당 500, 1000, 2000사이클 주기에서 측정된다. 청각장애는 청력역치수준(청력측정기에 의해 측정된 개인의 청력수준)과 언어에 미치는 증상 정도에 따라 분류된다(표 14-5). 이 분류는 개별적 아동에게 미치는 영향에 대한 지침일 뿐이며, 남아있는 청력을 사용하는 능력에는 개별적 차이가 있다.

표 14-4 데시벨로 표시된 소리 강도

데시벨(dB) 수준	대표적인소리
0	정상인이 들을 수 있는 가장 부드러운(약한) 소리
10	심박동, 나뭇잎 스치는 소리
20	1.5m 정도 떨어져 속삭이는 소리
45~55	정상적인 대화
60	레스토랑 소음
65	전화벨소리
70~80	거리 소음
80	이어폰으로 듣는 시끄러운 음악소리
90~100	기차소리
120	록뮤직 콘서트에서 나는 소리
140	제트기 이륙 시 나는 소리
>140	통증을 유발하고 영구적 손상을 남김

3세는 언어가 가장 활발히 발달하는 시기인데, 소리자극이 청각신경에 전달되어야 대뇌의 청각-언어영역이 발달되고, 그 결과 언어발달이 이루어진다. 그러므로 청각장애에 대한 조기발견은 아동의 인지발달, 사회성발달에 지대한 영향을 미친다.

청력은 생후 3세까지 80% 정도가 완성되는데 이때는 아동의 표현능력과 언어능력이 제한적이어서 발견이 늦어질 수 있다. 그러므로 간호사는 청력 장애를 암시하는 증상에 대한 부모교육을 실시하여 조기에 발견하여 조기 중재

표 14-5 증상정도에 따른 청력상실의 분류

구분	청각장애의 정도	언어와 언어표현에 미치는 영향
매우 경한 난청 15~25dB	• 장애가 없음 • 발음과 언어발달지연 없음	• 먼 거리의 말을 알아듣기 어렵다.
중등도 난청 25~55dB	• 희미한 소리나 먼 곳에서 나는 소리를 듣는데 어려움이 있음 • 청력보조기구 사용을 통해 어려움이 감소 됨 • 1.5m 떨어진 거리에서 의사소통할 수 있으나 말하는 사람의 얼굴을 마주보지 않으면 어려움이 있음 • 청력보조기구를 필요로 함	• 아동에게 언어발달지연을 초래할 수 있음 • 학습하는데 어려움은 없음 • 언어습득의 지연 • 대화를 따라가기 곤란함 • 수업시간에 50% 정도의 소리는 듣지 못함 • 특수한 발음을 하는데 어려움이 있음
중고도 난청 56~70dB	• 70dB 이상의 큰소리만 이해함 • 청력보조기구를 필요로 함	• 학교생활에 많은 어려움이 동반됨 • 특수한 발음을 하는데 어려움이 있음 • 언어를 해석하고 사용하는데 어려움이 있음
고도 난청 71~90dB	• 가까운 거리의 큰소리는 들을 수 있음 • 청력보조기구를 필요로 함	• 발음 및 언어발달지연 • 모음은 구별할 수 있지만 대부분의 자음은 구별할 수 없음 • 언어훈련이 요구 됨
초 고도 난청(귀머거리) 90dB	• 들을 수 없음	• 심각한 발음 및 언어발달지연 • 집중적인 말하는 훈련이 필요하다

표 14-6 청각장애를 암시하는 연령별 행동반응

발달단계	영아	유아 및 학령전기	학령기 및 청소년기
행동반응	• 큰소리에 반응하지 않고 놀람반사가 나타나지 않는다. • 큰 소음에도 잠을 깨지 않는다. • 생후 6개월까지 소리의 근원을 모른다. • 말한 언어에 대한 반응의 부족. 언어지시에 따르지 못한다. • 목소리보다 더 큰 소음에 반응한다.	• 말로 설명하는 것보다 몸짓과 얼굴표정으로 반응한다. • 몸동작을 통해 의사소통한다. • 성장 발달이 지연된다. • 초인종이나 전화소리에 반응하지 않는다. • 사회적 상호작용을 회피하고 혼자 노는 것을 좋아한다. • 사람보다는 사물에 더 큰 관심이 있다. • 말보다는 얼굴 표정에 더 집중한다. • 언어습득 속도가 매우 느리다.	• 반복적인 진술을 요구한다. • 말하는 사람의 얼굴을 보지 않고 이야기하는 경우 질문에 대해 부적절한 답변을 한다. • 수줍고 우둔하며 위축된다. • 덤덤하거나 몽롱한 반응을 나타낸다. • 학업성취도가 저하된다. • 단조로운 음과 이해할 수 없는 말을 하거나 잘 웃지 않는다. • 사회적 상호회피, 혼자 있는 것을 좋아하지만 그러한 상황에서도 불행하게 느끼거나 당황해 한다. • 때로는 편집증처럼 보이며 서로 협력이 잘 안 된다. • 이해부족으로 자주 고집을 부린다. • 자신이 이해할 수 없을 때는 불안정하다. • 무뚝뚝하거나 몽롱한 상태로 보이기 쉽다.

를 제공함으로서 청각장애와 언어장애를 최소화 시켜야 한다. 이러한 청각장애를 암시하는 연령별 행동반응을 표 14-6에 제시하였다.

3. 분류

청각장애는 결함부위와 소리를 지각하는 능

력에 따라 분류한다. 소리를 지각하는 능력에 따라 나누면 매우경한 난청, 경도난청, 중등도 난청, 중고도난청, 고도난청, 초고도 난청으로 분류한다. 결함부위에 따라 나뉘면 전도성 청각장애, 감각신경성 청각장애, 혼합성 청각장애 및 중추성 청각장애로 분류한다. 결함부위에 따른 장애를 살펴보면 다음과 같다.

1) 전도성 청각장애

중이로 소리가 전달되는 것이 방해받아서 생긴다. 이것은 청각장애의 가장 흔한 형태이며 중이의 골전도는 정상이나 공기전달이 손상되어 나타난다. 삼출성 중이염의 반복으로 인해 발생하기도 한다. 전도성 청각장애는 시끄러운 소리에 자주 노출되어서 발생한다.

2) 감음신경성 청각장애

이것은 내이구조의 선천적 결함 즉 달팽이관의 청각세포로부터 뇌의 청각을 담당하는 부위까지의 신경부위에 이상이 생겨 청력이 저하되는 것을 말한다. 원인은 바이러스감염, 종양, 핵황달, 과도한 소음에의 노출, 두부외상, 약물 중독 등에 의해 발생한다. 영구적 청력소실이나 일상 언어소통에 장애가 있을 정도로 어려움이 있다.

3) 혼합성 청각장애

중추성 청각장애는 출생 시 손상이나 산소결핍 등으로 인해 나타난 장애로, 전도성 청각장애와 감음신경성 청각장애가 함께 나타난 경우이다. 전도성 청각장애가 원인인 경우 회복이 가능하나, 감음신경성 원인으로 인한 경우는 회복이 불가능하다. 중이에 소리가 전달되는 것이 방해를 받고 청신경의 손상이 있는 경우로, 주로 삼출성 중이염과 그 합병증으로 인해 발생한다.

4) 중추성 청각장애

전도성 청각장애 혹은 감음신경성 청각에 결함이 없는 모든 청각장애를 의미하고 기질적 기능적 형태로 누어진다. 중추성 청력장애의 기질적 형태는 신경을 따라 전해지는 소리자극의 수용과 메시지를 의미 있는 의사소통으로 표현하는 것에 결함이 있는 것으로 인지장애, 난청, 실어증, 표현능력 결여와 같은 증상이 발생한다.

4. 임상검사

최근 모든 신생아에게 생후 2~3일 이내에 청력 선별검사를 실시하고, 이에 통과하지 못한 경우 생후 2개월 이내에 재검사를 실시하며, 재검사 시에도 통과하지 못하면 청력소실 형태와 정도를 판단하기 위해 정밀진단검사를 의뢰하고 있다. 청각장애아동의 행동 특성은 표 14-6과 같다.

5. 간호진단

- 청각장애 진단과 관련된 슬픔
- 사회참여 부족으로 인한 사회적응장애
- 청각장애로 인한 의사소통장애
- 질병에 대한 지식부족과 관련된 불안

- 상황위기와 관련된 가족기능 장애
- 환경변화로 인한 환경부적응 증후군

6. 치료 및 간호

1) 전도성 청각장애

많은 전도성 청각장애가 급성 중이염일 때 항생제 치료를 하거나 만성중이염일 경우 고막절개관의 삽입과 같은 치료에 의해 개선되어진다. 전도성 청각장애가 영구적일 때 소리를 증폭시키는 보청기를 사용하면 된다. 아동이 입원을 할 경우 간호사는 보청기의 유형, 관리, 다루는 법을 친숙하게 알고 있어야 한다.

2) 전도성 청각장애

감각신경 청력상실에 대한 만족스러운 치료 방법은 없다. 감각신경 청력상실을 가진 아이의 세포와 청각신경의 일부 혹은 전체가 손상이 되어 있다. 결함이 소리의 강도문제에 있는 것이 아니므로 보청기가 도움이 되지 않는다. 와우관 이식(cochlear implant, 외과적 수술을 통해 이식함)을 이용하여 심각한 청각장애를 가진 아동을 도울 수 있다.

와우관 이식은 청각신경이 작동하도록 직적접인 자극을 세포를 무시하고 신호를 대뇌로 바로 보내 대뇌는 이 신호를 해석하여 소리와 감각을 생산하게 된다.

간호사는 생후 1개월에서 늦어도 3개월 정도에 청각장애를 밝혀내어야 아동의 언어와 사회화를 증진하고, 장애를 최소화 시킬 수 있다. 이러한 목표를 달성하기 위하여 신생아가 퇴원하기 전에 일반적인 신생아 청력검사를 시행하도록 권장한다. 이 때 청각장애 진단이 내려지면 아동의 청력상실 정도를 부모가 정확하게 알 수 있도록 기회를 제공해주고, 장애를 받아들이고 준비할 수 있도록 부모를 지지하고 격려하여야 한다.

유아기에 청각장애가 발생하거나 청력을 잃게 되면 감각상실에 대해 적응 할 동안 감각적이고, 지지적인 간호를 필요로 한다. 간호사의 역할은 부모가 아동의 능력에 따른 사회화와 의사소통을 위한 재활프로그램에 적극적으로

BOX 14-3 청각장애 환아와의 의사소통 방법

- 아동의 자가간호 기술과 능력을 사정한다.
- 가족의 의사소통 방법을 확인하여 가능하면 그것을 사용하는 것이 좋다.
- 가족이 아동과 항상 함께 할 수 있게 하여 입원 스트레스를 감소하고, 의사소통을 원활하게 하는 것이 좋다.
- 수화를 배워서 사용하는 것도 좋다.
- 그림으로 의사소통 하는 방법을 사용할 수도 있다.
- 보청기를 사용한다면 건전지, 청결, 손상유무를 확인한다.
- 병실에 조심스럽게 들어가고 말하기 전에 아동과 부드러운 접촉을 한다.
- 말할 때는 항상 아동을 보고하며, 소리치거나 과장된 말은 하지 않도록 한다.
- 아동의 뒤에서 하는 절차 수행할 시 다른 사람이 아동의 앞에서 절차를 설명해주는것이 좋다.(관장)
- 절차를 설명하고 보여줄 수 있는 놀이요법 활용하도록 한다.

BOX 14-4 독순술의 이해를 도와주는 지침

- 말하는 사람의 존재를 알려주기 위해 가벼운 터치를 사용하여 말하기 전에 아동의 주의를 집중시킨다.
- 아이를 바로 쳐다보거나 45도 각도로 움직인다.
- 다른 것을 지적하거나 둘러보기 위하여 앞뒤로 걷거나 돌아다니지 않는다.
- 아이와 눈높이에 서서 관심을 표명한다.
- 아동이 이해할 수 있는 시간을 충분히 제공한다.
- 말하는 사람의 얼굴을 밝게 비추고 아이의 수준에 맞추어 말한다.
- 음식을 먹거나 껌을 씹는 등 언어형태를 방해할 수 있는 것을 하지 않는다.
- 명확하게 말하고 적절한 속도는 한다.
- 메시지를 잘 수용하는 것을 돕기 위하여 얼굴표정 사용한다.
- 짧은 문장으로 이해를 돕기 위해 간단명료하게 말한다.
- 아동이 단어를 이해하지 못했으면 메시지를 반복해준다.

참여하도록 격려하여 아동의 의사소통능력을 증진시키고, 장애를 최소화할 수 있도록 지지하고 격려하는 것이다.

3) 사회화와 의사소통을 위한 재활프로그램

사회화와 의사소통을 위한 재활프로그램은 독순술, 신호언어, 수화, 언어치료, 보조기구 사용과 같이 유용한 방법을 배우는 것으로 구성되어 있다.

(1) 독순술 (Lipreading)

독순술은 아동이 말하는 사람의 입술모양을 읽고 의사소통하는 방법으로 보조수단으로 사용하고 있는데 주의집중력을 요한다.

아동이 독순술을 잘 배웠다고 하더라도 말해지는 단어의 40% 정도만을 이해할 뿐이고 그나마 말하는 사람이 얼굴을 돌리거나, 악센트, 콧수염이나 턱수염을 가졌다면 이해 정도가 더 떨어진다. 아동은 독순술과 함께 시각적 신호, 신체언어 그리고 얼굴표정을 잘 살펴서 말해지는 단어의 이해 정도를 높일 수 있다.

(2) 신호언어 (Cued speech)

신호언어는 독순술의 이해를 돕기 위한 보조수단이다. 입술모양이 비슷한 단어를 구별하는 것을 돕기 위해 손을 이용하여 신호를 보낸다. 이 방법은 언어를 사용하는 청력장애아동에게 주로 이용된다.

(3) 수화 (Sign language)

수화는 몸짓과 손짓에 의한 의사 전달 방법으로, 손가락이나 팔로 그리는 모양 및 그 위치나 이동에 덧붙여, 표정이나 입술의 움직임을 종합하여 의사소통하는 시각적 몸동작 언어이다. 가족들도 수화를 배워 가족 내에서 원활한 의사소통이 이루어질 수 있도록 격려한다.

(4) 언어치료 (Speech therapy)

청각장애 아동에게 언어치료는 가장 고된 과업이다. 말하는 것을 가르치기 위해서 시각, 촉각, 운동감각, 그리고 청각적 자극을 이용한 다감각적 접근을 한다. 언어치료는 끈기가 필요한 과정이므로 아동과 부모가 중단하지 않고 학습

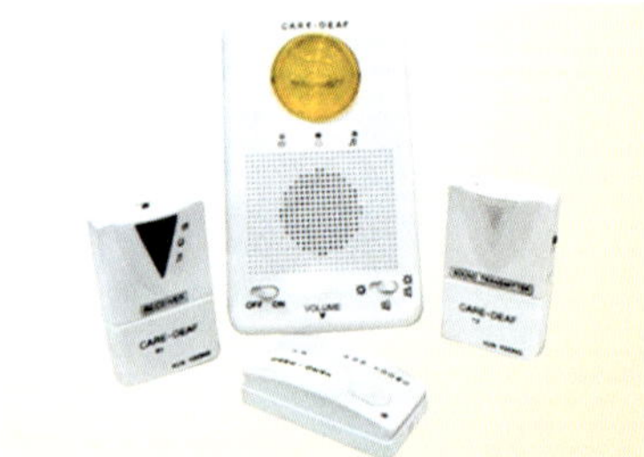

초인종(전기신호 ↔ 빛, 진동, 음향)
아기울음소리(음향 ↔ 빛, 진동, 음향)
변환시키는 도구

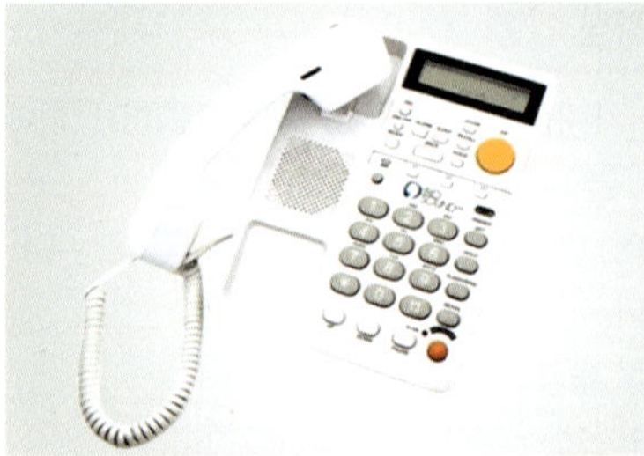

증폭 전화기

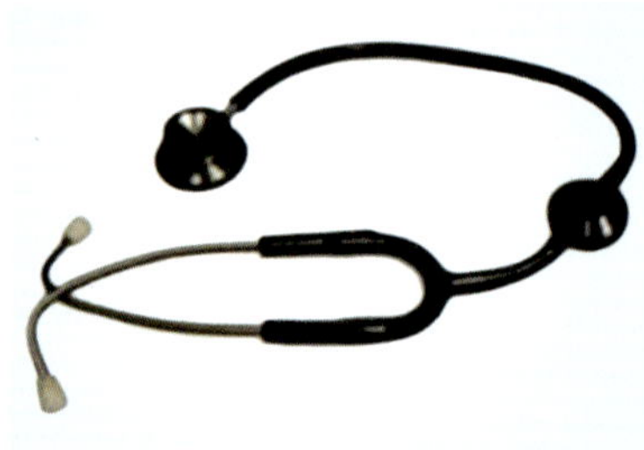

증폭 청진기

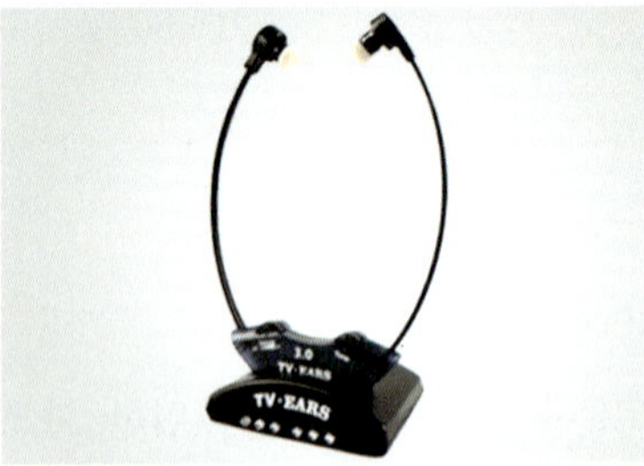

TV수신장치

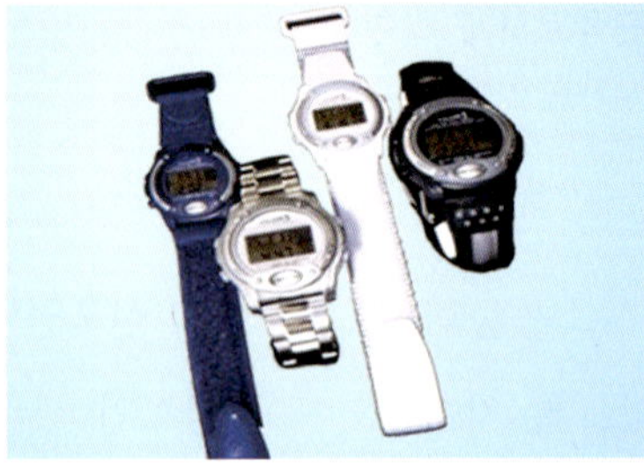

진동시계

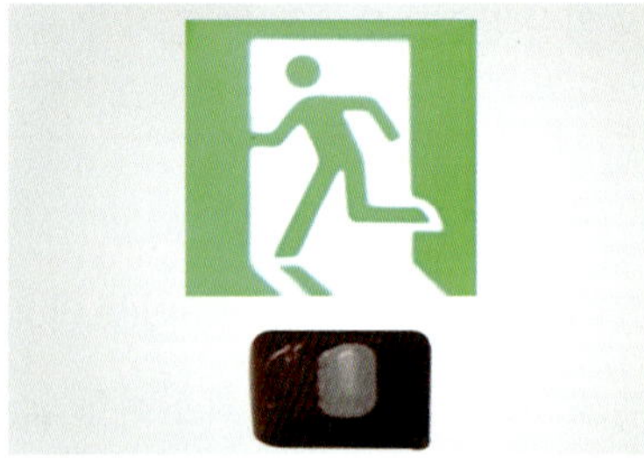

청각장애인용 화재경보기

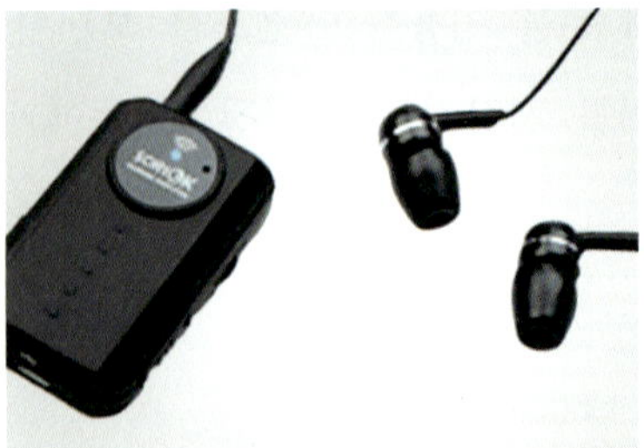

청취 증폭기

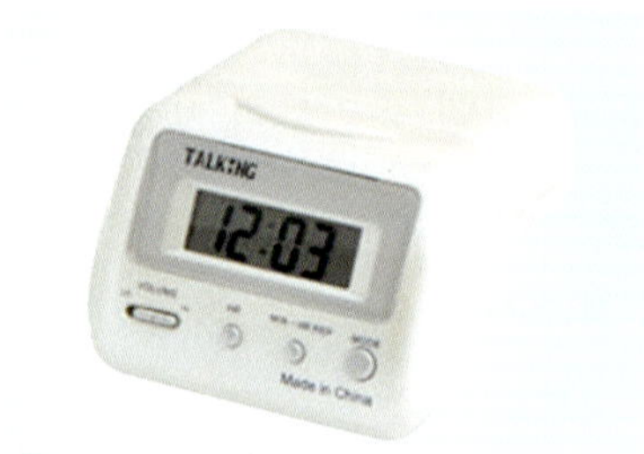

음성시계

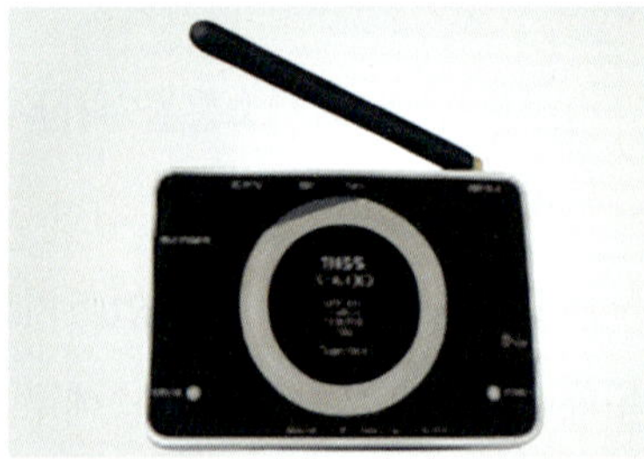

디지털 무선 복합 보청기기

그림 14-3 청각장애를 위한 보조기구

과정에 꾸준히 참여하도록 격려한다.

(5) 보조기구 (Additional aid)

청각장애 아동이 나이가 들어감에 따라 사회적인 활동과 결부된 일상생활은 많은 문제를 야기한다. 하지만 최근에 청각장애인을 위한 상품이 많이 개발되어 있어 청각적인 것을 시각적인 것으로 대체한 상품을 구입하여 활용하는 것이 도움이 된다. 예를 들면 전화기나 현관 종이 울릴 때 번쩍이는 전구로 알리는 상품 사용. 소리를 듣고 아동에게 알려 주는 훈련된 개를 활용하는 방법 등 최근에는 페이스 북이나 이메일을 활용하거나 SNS를 활용하여 의사소통하기도 한다.

부분적 청력상실이나 전도성 청력상실이 있는 아동은 보청기(hearing aids)를 활용하여 청력을 보조하기도 한다.

(6) 사회화 (Socialization)

장애를 가진 아동은 소극적이고 수동적이 되

기 쉬운데, 사회화는 아동의 발달에 매우 중요한 요소이므로 간호사는 부모와 함께 아동의 사회적 접촉을 강화할 수 있는 방법에 대해 논의해야 한다. 아동을 특수학교에 보내 또래들과 사귈 수 있는 기회를 재공하고 의사소통 할 수 있도록 하여 관계형성과 사회화를 증진 시킨다. 급우들은 쉽게 의사소통할 수 있기 때문에 친밀한 교우관계를 형성할 수 있는 잠재적인 자원이 된다. 부모는 가능할 때마다 급우들과의 관계를 격려하여야 한다.

4) 청각장애를 예방하기 위한 방법

출산 전에 풍진이나 매독, 감염, 혈액 부적합, 모체 당뇨병의 내과적 관리, 청력상실의 가족력이 있는 고위험임부에 대한 산전 진찰을 시행하고 적절한 간호를 제공하여야 한다. 아동기에는 풍진, 이하선염, 홍역으로 인한 후천성 지각신경성 청력 상실을 예방하기 위해 예방접종을 빠짐없이 접종하도록 교육한다.

주기적인 청력검사를 실시하고, 위험요소가 될 만한 소음이나 중이염이나 호흡기계 감염 등의 증상들에 대해 주기적인 모니터링을 시행하여 조기이상을 발견하여 관리하는 것이 목표이다.

인지장애 (Cognitive impairment)

지적장애

지적장애는 지적 기능은 물론 많은 일상적인 사회 및 실제적 기술을 포함하는 적응행동 모두에 심각한 제한을 보이는 특징을 보이며, 18세 이전에 나타난다. 지적 기능은 학습, 추리, 문제해결과 같은 일반적인 정신적 능력을 의미하며, IQ 지수가 70~75 일 때 지적 기능의 제한이 있다고 간주된다. 10개의 적응 행동인 의사소통, 자가 간호, 가정생활, 사회생활, 대인관계기술, 여가생활, 건강과 안전, 지역사회자원 활용, 직업, 기능적 학업성취기능은 표준화 검사를 통하여 개념적 기술, 사회적 기술 그리고 실제적 기술의 제한을 평가한다(미국정신발달장애협회; American Association of Mental Retardation, AAMR).

지적장애 아동의 요구를 사정할 때는 개개인의 기능능력 증진에 중점을 두어야 하며 지속적인 지지를 해주면 지능발달지연아동의 기능능력은 서서히 증진된다.

1. 원인 및 병태생리

대부분의 경우 원인은 밝혀져 있지 않지만 지능발달지연은 가족적, 사회적, 환경적 원인이 가장 많다. 심각한 지능발달지연은 일차적으로 유전적, 생화학적, Virus 감염, 발생학적인 문제에 의한 것이다. 지능발달지연을 일으키는 구체적인 원인은 다음과 같다.

- 미숙아, 저체중아, 과숙아를 포함한 임신성 질환
- 외상 혹은 신체적 손상(출생 전, 출생 중, 출생 후 기간 동안 뇌손상)
- 납중독, 핵황달과 같은 감염과 중독

- 선천성 풍진, 매독, 모체의 약물과용(과도한 알코올섭취)
- 소두증, 뇌수종과 같은 뇌와 두개의 기형을 포함한 알려지지 않은 출생 전 영향
- 다운증후군과 취약 X염색체 증후군과 같은 염색체이상
- 신경섬유아세포종과 결절성 뇌 경화증과 같은 출생 후 뇌질환
- 자폐증과 같이 아동발달시기인 18세 전에 발현하는 정신질환
- 부모와 형제들의 지능발달지연을 일으킨 환경적 영향

2. 임상검사와 분류

전문가나 가족이 아동의 발육과정이 지연된 것 같다는 의심을 한 후 지능발달지연의 진단이 내려진다. 다운증후군과 같이 특징적인 얼굴 증상이 보일 경우에는 출생 시 진단이 내려지는 경우도 있다.

인지장애를 나타내는 초기 행동의 특징은 신체접촉에 대한 반응이 없고, 불안정하거나 과민반응을 보이고, 수유시간이 지연되고 수유하는 동안 눈 맞춤을 잘하지 않고, 소리나 움직임에 대한 경계가 적고 행동이 감소된다.

지적장애는 언어발달지연, 전체운동과 미세운동지연 등 발달지연에 대한 깊은 관찰과 정기적인 발달검사(DDST)를 통해 조기진단과 중재로 장애를 최소화 할 수 있다. 지능발달지연의 진단을 내리는데 표준화된 검사결과가 이용된다. 보편적으로 사용되는 검사도구는 stanfordbiner test와 wechsler intelligence scale for children-revised(WISC-R)이다.

적응행위를 사정하는 도구로는 vineland social maturity scale과 AAMR adaptive behavior scale이 있다. 이러한 도구를 사용하여 정기적으로 발달검사를 실시하며 그 밖에도 전체운동, 미세운동, 언어발달의 지연이 동반되는지 확인한다. 적응행위에 대한 평가는 아동과 접촉을 많이 하는 사람들 즉, 선생님과 부모, 다른 간호제공자에 의해서 이루어질 수 있다.

정신지체를 진단하고 분류할 경우에는 경증 지연, 중등도 지연, 중증 지연, 극심한 지연으로 분류하고 있다. 임상에서는 교육 잠재성 혹은 증상 정도에 근거한 분류가 유용하게 이용된다. 교육적인 목적으로 교육 가능한 지능발달지연(Educable Mentally Retarded, EMR)과 훈련 가능한 지능발달지연(Trainable Mentally Retarded, TMR)이라는 용어가 이용된다. EMR은 경한 지능발달지연으로 지능발달지연인구의 85%에 해당하고, TMR은 중등도인지장애를 의미하고 지능발달지연인구의 10%를 차지한다(표 14-7).

3. 간호진단

인지장애와 관련된 성장과 발달장애에 초점을 두고 지적능력에 대한 사정이 필요하다. 또한 지능발달지연을 가진 아동과 관련된 가족기능장애를 확인해야 한다.

- 지식부족에 따른 가족의 비 효율적 대응
- 장애와 관련된 자가 간호결핍
- 장애로 인한 돌봄 제공자의 역할 부담감

표 14-7 **지능발달지연의 분류**

분류(IQ)	학령전기(출생~5세) 성숙과 발달	학령기(6~21세) 훈련과 교육	성인(21세 이후) 사회적·직업적 적절성
극심한 지연 20 이하	• 심각한 발달지연이 나타난다. • 최소한의 감각운동기능 능력만 남아 있다. • 전체적으로 보살핌을 필요로 한다.	• 모든 영역에서 발달지연이 분명하게 나타난다. • 다리 손 입을 사용하는 제한된 훈련을 배울 수 있다. • 철저한 감독이 필요하다. • 정신연령 : 어린영아	• 혼자 걸어 다닐 수 있으나 철저한 보호와 관리가 필요하다. • 기본적인 언어를 사용한다. • 아동에게 도움이 되는 것은 규칙적인 신체활동이다.
중증 지연 20~35	• 두드러진 운동발달지연이 나타난다. • 의사소통기술이 상당히 부족하다. • 스스로 식사하는 것과 같은 기본적인 자립기술을 훈련시킬 수 있다.	• 특별한 장애가 없으면 걸을 수 있고 쉬운 말을 이해하고 반응한다. • 체계적인 습관 훈련으로 도움을 받을 수 있다. • 정신연령 : 유아	• 일상적이고 반복적인 행동을 수행할 수 있다. • 보호된 환경 내에서 지속적인 지도와 감독이 필요하다.
중등도 지연 36~49	• 운동발달과 언어발달에 지연이 있다. • 자립기술을 여러 가지로 훈련시킬 수 있다.	• 간단한 의사소통 • 기본적인 건강과 안전습관, 손으로 하는 단순한 기술을 배울 수 있다. • 이해를 필요로 하는 읽기나 산수에는 진행을 보이지 않는다. • 정신연령 : 3~7세	• 보호된 작업장에서 단순한 일을 수행할 수 있다. • 간단한 오락은 가능하다. • 익숙한 장소는 혼자 여행할 수 있고 일반적으로 자기관리가 부족하다.
경증지연 50~75	• 보통의 경우 지연이 있는 것을 인식하지 못한다. • 언어와 운동 발달이 정상 아동에 비해 느리다. • 정상아동과 발달순서는 같다.	• 특수교육을 통해 3~6학년 수준의 읽는 능력과 계산능력을 습득할 수 있다. • 사회적으로 잘 적응할 수 있다 • 정신연령 : 8~12세	• 적절한 사회적·직업적 기술을 습득하여 자기관리를 할 수 있다. • 낯선 사회적·경제적 스트레스를 받을 때 인내와 지지를 필요로 한다. • 결혼생활에는 적응할 수 있으나 자녀를 양육하는 것은 어렵다.

- 아동과 부모와의 소통장애로 인한 애착장애 위험성
- 아동의 만성적 장애로 인한 부모의 복합적 슬픔
- 장애로 인한 성장발달 지연
- 신체장애로 인한 외상 위험성

4. 치료 및 간호

간호사는 부모와 아동의 지적능력에 맞는 최적의 성장과 발달과, 원만한 사회화를 이루고 성취감을 경험 할 수 있도록 꾸준히 격려와 지지 및 칭찬을 아끼지 않아야 한다. 간호수행에 있어서는 아동의 정신연령에 준하여 계획을 세우며 교육을 시행할 경우에는 구체적인 행동을 보여주거나 직접적인 경험을 통해서 수행해 낼 수 있도록 아동을 준비시키기고 주의 깊게 아동을 관찰해야 한다. 인지장애 아동을 위해 다음과 같은 간호를 수행할 수 있다.

1) 아동과 가족을 교육한다.

인지장애아동을 교육할 때는 아동의 학습능력과 결핍정도, 그리고 교육시기를 사정하는 것이 필요하다. 말보다는 행동으로 보여주는 것이 좋고, 이해시키는 것보다는 기술을 습득할 수 있도록 하는 것이 좋다. 교육과정에서도 간단한 지시를 단계적으로 시행하여 학습을 시키는 것이 좋다. 또한 행동변화를 위한 동기유발과 긍정적인 강화를 사용해야 한다. 가정간호프로그램이나 건강관리현장에서 근무할 간호사는 기초적인 기술을 가르칠 수 있고 건강상태를 도와줄 다양한 절차를 제공해 줄 수 있다.

2) 자가 간호 기술을 가르친다.

인지장애 아동이 태어나면 식사하기, 대소변 보기, 구강위생, 옷 입기, 치장하기와 같이 대부분 다른 아이들로부터 저절로 배우게 되는 발달기술을 독립적으로 가능하도록 자가간호기술을 가르치는 부모의 교육이 필요하다.

(1) 식사하기

아동이 스스로 식사하도록 가르치기 전에 과업분석이 선행되어야 한다. 과업분석 후에 아동이 어떤 기술을 가지고 있고 과업을 배우기 위해서 어느 정도 준비가 되어 있는지를 파악하게 된다. 스스로 식사를 하기 위해서는 아동의 전체운동, 미세운동 및 시각의 통합능력 정도를 분석이 우선 되어야 한다. 아동의 능력에 따라 스스로 먹을 수 있도록 아동에게 맞는 보조도구들을 선택하여 제공한다. 제공한 도구를 사용하여 식사하는 방법을 아동과 부모에게 교육하고 해 낼 수 있도록 격려와 지지를 해준다. 이때 사용되는 보조도구들은 흘러내리지 않도록 만들어진 컵처럼 대부분 별 어려움 없이 사용할 수 있는 것들이다(그림 14-4).

(2) 구강위생

치아와 구강위생은 영양 상태와 밀접한 관계가 있으며, 긍정적인 외모와 호흡기계 감염에도 영향을 미치는데, 청결한 구강위생은 호흡기계 감염을 예방할 수 있고 건강한 치아로 음식물

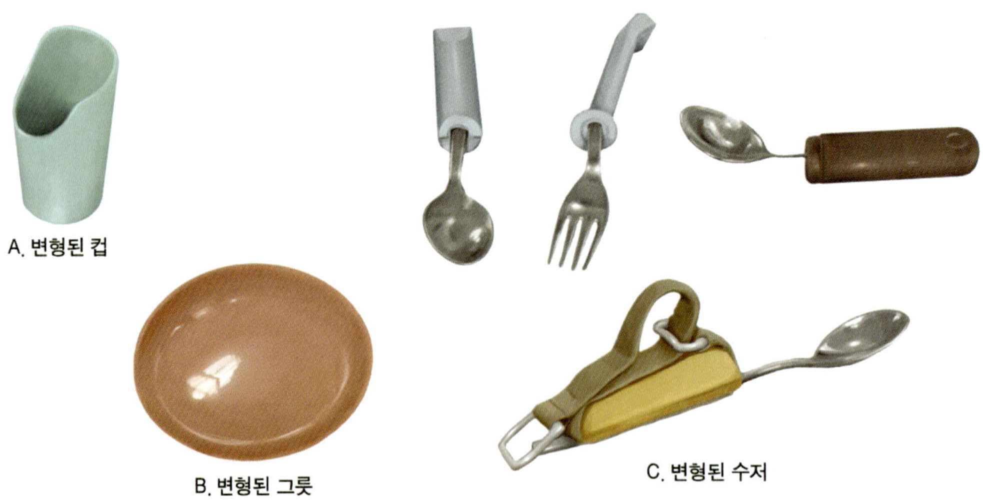

그림 14-4 인지장애 아동을 위한 식사보조 용품

저작으로 영양분 흡수에 도움을 준다. 그러므로 구강위생은 필수적인데, 아동이 칫솔을 잡을 수 없는 경우에는 구부러진 손잡이가 달린 특수 칫솔이나 보조기구를 사용하여 도움을 준다. 또한 칫솔질을 잘 해냈을 때는 칭찬과 스티커로 동기를 부여 해주어 잘 해낼 수 있도록 격려해준다.

(3) 외모 가꾸기

인지장애 아동은 신체적 장애로 인하여 외모 가꾸기를 방해 받거나, 필요성을 알지 못하여 동기가 결핍되어 있기도 하다. 또 다른 이유는 운동기술의 미성숙, 기회 박탈 등으로 자연적인 학습이 이루어지지 않아 훈련이 필요하다.

아동의 연령에 맞는 단정하고 깨끗한 옷차림은 자아존중감 향상과 아동의 사회화를 촉진시키는 데 도움이 된다. 아동에게 맞는 옷은 아동이 쉽게 입고 벗기가 편리한 허리에 고무 밴드가 있는 바지와 상의는 단추가 없는 것이 좋다.

(4) 대소변 가리기

인지장애 아동의 대소변 가리기 훈련은 아동 스스로 식사를 시작할 무렵에 시작하는 것이 적절한데, 훈련을 시작하기 전에 아동의 신체적, 정서적 준비 정도에 대해 사정해보고 부모가 대소변 가리기 훈련에 충분한 시간을 투자할 수 있는 시간을 부모와 면담을 통해 정하고, 행동수정요법을 적용하여 하는 것이 좋다.

대소변 가리기 훈련은 강요적이면 오히려 부정적 효과가 나타날 우려가 있어 미리 계획된 적절한 시간에 시작함으로서 긍정적이고, 지속적이며, 개별적인 교육방법을 사용하여 긍정적인 효과를 얻을 수 있도록 한다. 아동의 섭취량과 배설량을 모니터링하여 영양상태를 관찰 한다.

3) 아동이 성장과 발달을 증진하도록 돕는다.

(1) 놀이와 운동

인지장애아동 또한 다른 아이들처럼 여가와 운동이 필요하다. 그러므로 간호사는 부모에게 적절한 놀이와 활동에 대한 지도를 하여야 한다. 장난감을 선택할 때는 재미와 교육적인 가치를 동시에 고려하여야 하며, 장난감은 아동이 다른 사람의 도움을 받지 않고 조작할 정도로 디자인이 단순한 것이 좋다. 발달 정도에 적합한 장난감이라도 잘 부수거나 잘못 사용할 만큼 힘이 센 아동에게는 위험할 수 있다.

(2) 훈육

훈육의 시작은 빠를수록 효과적이다. 일관성 있게 적용되어야 하고 아동의 정신연령에 적합해야 하며 구체적인 행위를 가르치는데 중점을 두어야 한다. 인지적 기술이 부족한 아동에게 도덕적 교훈을 강조하는 것은 가치가 없다.

(3) 사회화

사회화는 자기관리 능력을 갖추는 것과 같다. 부모는 아이와 함께 많은 사람들과 자주 만나며, 예절을 익히게 하고, 역할놀이와 긍정적 강화는 사회화를 형성하는데 가장 성공적인 방법으로 알려져 왔다. 다른 사람을 대하는 법, 참을성 있게 앉아 있는 것, 성적착취를 최소화하기 위한 방법 등의 교육이 필요하다.

인지장애아동 역시 또래와의 관계가 필요하

므로, 부모는 특수교육시설과 같은 아동을 위한 적합한 프로그램에 참여할 수 있게 해야 한다. 이런 프로그램에서는 교육과 훈육뿐만 아니라 아동들 사이에서 사회적 경험을 가질 기회를 제공해준다. 친한 친구와 밀접한 관계를 가지도록 격려하여야 하며, 아동의 나이가 많아짐에 따라 보이스카우트, 걸스카우트, 장애인올림픽과 같은 조직적인 활동을 통하여 또래의 정상적인 경험을 갖도록 해야 한다.

(4) 성적 관심

아동의 사춘기는 부모와 함께 성적 행위에 대한 관심, 임신 가능성, 장래 결혼계획, 독립능력에 대한 고민을 나눌 수 있어야 한다. 아동이 신체적, 성적 성숙에 대비하도록 부모의 지도가 절실히 필요하다. 간호사는 아동의 발달수준에 맞는 성에 대한 정보를 부모에게 제공하는 역할을 할 수 있고, 부모는 사춘기 자녀의 발달수준에 맞는 성교육과 피임법 등을 사실적으로 교육 할 필요성이 있다.

4) 추후간호에 가족이 적응하도록 도와준다.

가족 모두가 장애아동의 가정간호에 대처할 수 있는 것은 아니다. 특히 발달지연이 심하거나 여러 장애가 있는 아동일 경우에는 더욱 그렇다. 퇴직을 하거나 고령에 접어든 나이든 부모들은 간호의 책임을 질 수가 없다. 이러한 부모들에게는 아동의 거주 장소를 결정하는 일이 보통 어려운 일이 아니며 그런 시설의 이용가능성도 다양하다.

간호사는 가족이 아동의 거주 장소를 결정하는 것을 도와줄 뿐만 아니라 다양한 프로그램을 조사하고 평가하는 것을 돕는다. 부모는 사회에서 제공하는 서비스를 통하여 아동을 위한 특별프로그램을 알아가게 된다. 입원은 부모에게 아동간호의 책임으로부터 벗어나 휴식을 취하도록 해주고 관심 있는 전문인들과 상담할 수 있는 기회를 제공한다.

5) 지능발달지연을 예방하기 위한 방법을 지지한다.

간호사는 인지장애가 있는 아동의 가족에 대한 책임이 있을 뿐만 아니라 지능발달지연 예방프로그램에 참여해야 한다. 경증발달지연의 원인으로 알려진 가족, 사회, 환경적 요인은 예방가능하다.

영양부족, 흡연, 화학물질노출과 같이 미숙아나 자궁 내 성장지연의 위험을 높이는 요인들을 줄이거나 없앨 수 있다. 이러한 간호중재는 모체의 건강증진과 임신 중 알코올을 포함한 화학물질, 유아기 때는 납이 위험함을 교육하는 것이다. 적절한 산전간호를 통해 지능발달지연이 있는 아동을 조기에 치료하고 재활간호를 제공하도록 해야 한다

염색체 수의 이상 선천성 장애

정상적인 사람의 염색체는 44개의 상염색체와 2개의 성염색체로 구성된다. 그러나 염색체 수의 이상으로 선천성 장애를 유발한 것을 말한다.

표 14-8 염색체 수 이상 질환과 특징

질환	질환의 특징	병태생리
상염색체이상		
다운증후군	• 21번 염색체가 1개 더 많음 • 가장 흔한 세염색체 증후군 • 외관상 치켜올라간 눈, 평평한 비근, 손바닥에 1개의 손금인 원숭이선, 지능발육장애, 심방중격결손 발생 흔함 • 부모의 핵형은 모두 정상	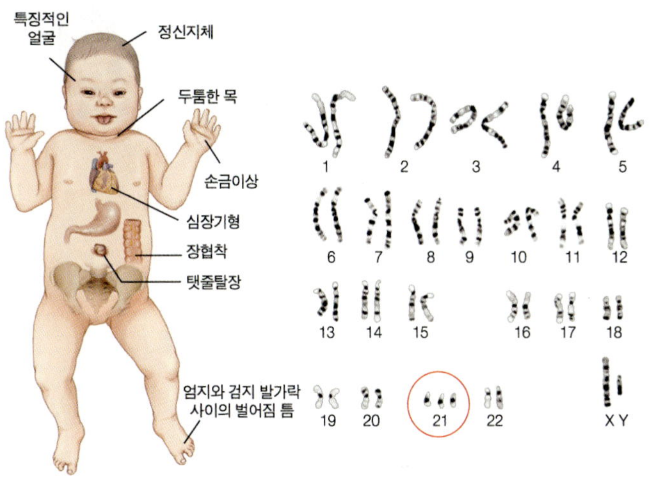
에드워드증후군	• 18번 염색체가 3개 • 선천적 기형증후군 • 저체중, 심한 정신지체 • 신장, 심장, 장기 기형	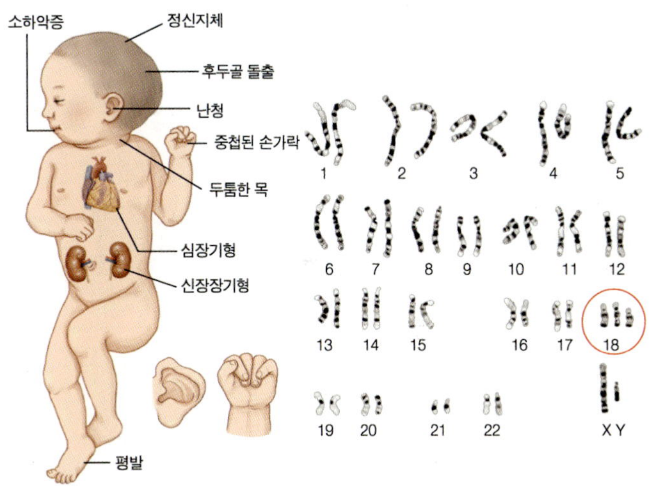
파타우증후군	• 13번 염색체가 3개 • 발육장애가 심함 • 입술과 구개의 파열 • 다지증, 소두증, 심장기형 등 • 50%가 생후 첫 달에 사망	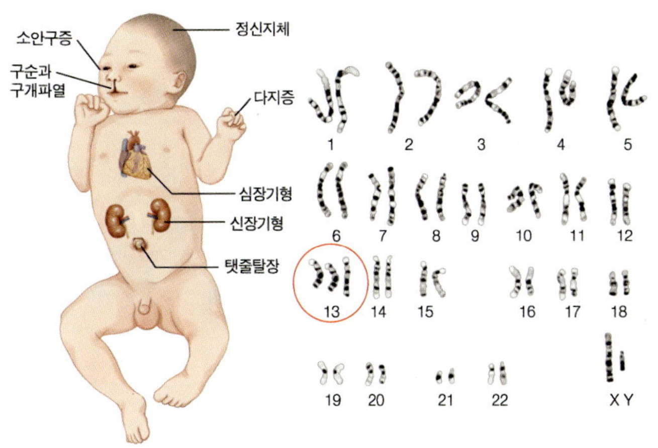

표 14-8 염색체 수 이상 질환과 특징 (계속)

<table>
<tr><th>질환</th><th>질환의 특징</th><th>병태생리</th></tr>
<tr><td colspan="3">성염색체이상</td></tr>
<tr><td>터너증후군</td><td>• X 염색체가 1개 부족하여 염색체가 45개
• 저신장, 물갈퀴모양의 피부, 팔꿈치의변형
• 겉모습은 여성
• 여성의 2차 성징이 결여
• 지능은 정상 범위
• 학습 장애가 있다.
• 언어기술지연 보임
• 무월경, 콩팥 기형</td><td>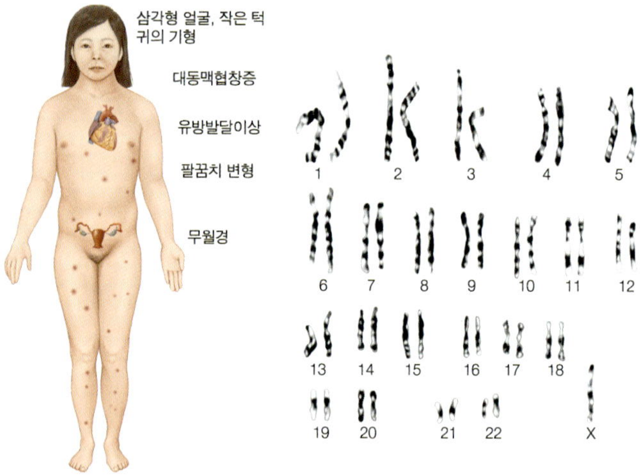
</td></tr>
<tr><td>클라인펠터 증후군</td><td>• X 염색체가 1개 많음
• 핵형은 47, XXY / 48, XXXY
• 겉모습은 남성이나 여성형 유방, 불임, 고환기능 저하, 정자생산 못함</td><td>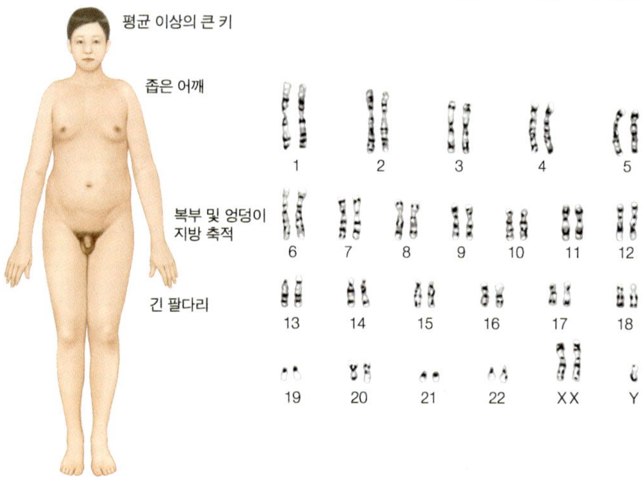
</td></tr>
<tr><td colspan="3">단일유전자이상</td></tr>
<tr><td>상염색체 우성 유전병 (마르판증후군)</td><td>• 부모의 우성유전자
• 긴 사지
• 거미의 다리모양의 긴 손가락, 발가락
• 큰 키</td><td>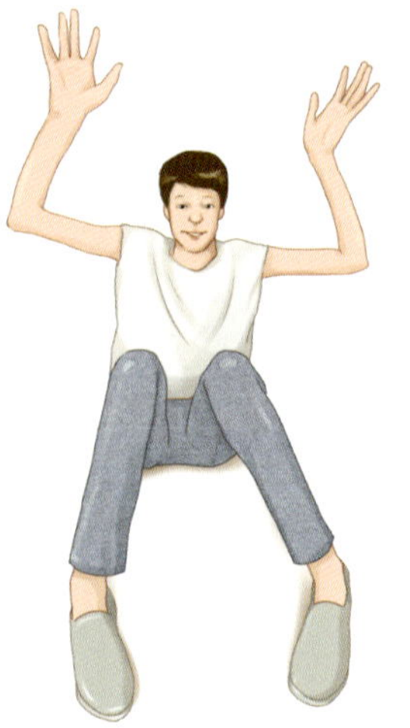</td></tr>
</table>

표 14-8 염색체 수 이상 질환과 특징 (계속)

질환	질환의 특징	병태생리
	단일유전자이상	
상염색체 열성 유전병 (페닐케톤뇨증)	• 부모의 열성유전자 • 페닐알라닌수산화효소가 선천적으로 저하 • 지능장애, 담갈색 모발, 피부의 색소 결핍	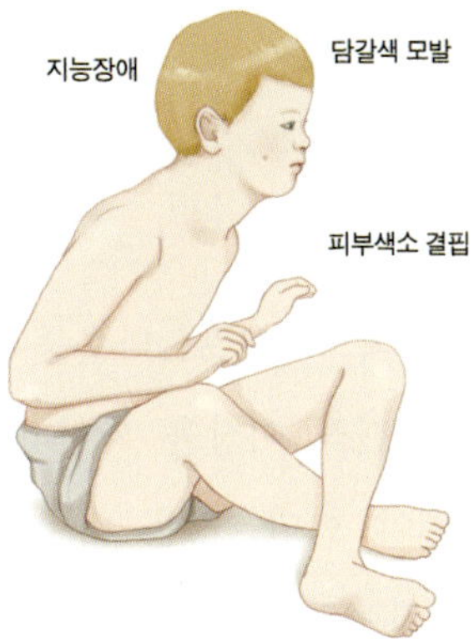
X연쇄 열성 유전병(혈우병)	• 열성 변이 유전자 • 혈우병 A는 Ⅷ 인자 결핍(factor Ⅷ deficiency) • 혈우병 B는 Ⅸ인자결핍(factor Ⅸ deficiency, christmas disease)	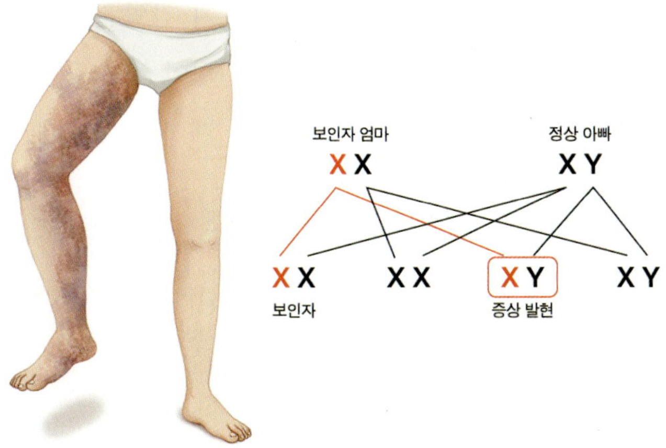

상염색체 수의 이상 선천성 장애

상염색체 수 중 8번, 9번, 13번, 18번, 21번, 22번의 염색체가 3개인 경우를 세염색체 증후군이라 한다. 원인은 대부분이 난자의 감수분열 시 비분리염색체에 의해 발생하는데, 이것은 산모의 나이가 많을수록 발생 빈도가 증가하므로 고령의 임산부는 위험요인이 된다. 상염색체 수 이상으로 인한 유전성 질환은 에드워드증후군, 파타우증후군, 다운증후군인데 다운증후군이 가장 흔하지만, 에드워드증후군과 파타우증후군은 대조적으로 기형이 훨씬 더 심하고 광범위하여 대부분 수 주 또는 수개월 내 사망한다.

다운증후군(Down syndrome)

다운증후군은 유전성 질환이 아니라 염색체이상에 의한 돌연변이 질병으로서 출생아 600~800명당 1명이 출생한다. 21번 염색체(21trisomy)가 정상보다 하나 더 많아 47개의 염색체를 가진 세염색체 증후군이다.

얼굴의 특징적인 외모와 선천성 기형을 동반

하는 다운증후군은 35세의 이상의 초산모에서 흔하게 발생하는데, 산모의 연령이 증가함에 따라 발생이 급격히 증가한다.

1. 원인 및 병태생리

얼굴의 특징적인 외모만으로 다운증후군을 진단할 수 있으나 유전적 이상을 확인하기 위해 염색체분석을 해야 한다. 많은 다운증후군 아동이 선천성 심장기형인 심방중격 결손을 가지고 태어나는 경우가 흔하다. 또 호흡기 감염이 자주 발생하는데 특히 선천성심장기형이 있는 생후 1년 미만의 아동에게 발생했을 때 사망의 원인이 된다.

흉부와 복부근육의 탄력저하 및 면역체계의 기능부전이 호흡기 감염의 선행요인이 된다. 다른 신체적 질환으로는 선천적 갑상선 기능저하증과 백혈병의 발생률도 높다.

다운증후군의 원인은 밝혀져 있지 않지만 전체 사례의 95%가 21 삼체성(trisomy 21)이라 불리는 21번 염색체(group G)가 하나 더 있는 것으로 총 염색체 수는 47개이다. 신체적, 인지적 장애 정도는 비정상 염색체가 있는 세포의 비율과 관련이 있다.

2. 임상증상

출생 시 외모로 확인 가능하며 특징적인 증상은 다음과 같다(그림 14-5).

- 새끼손가락의 형성 장애, 단일 손금(원숭이 손금)
- 소두증(작고 앞뒤가 납작한 머리), 대천문 폐쇄지연, 낮은 코, 크고 두꺼운 혀
- 엄지발가락과 둘째발가락 사이 공간이 넓으며 발이 몽뚱함
- 짧은 목, 덧살이 많이 붙음, 눈 사이가 넓음(몽골리즘)
- 안검열이 외상방 경사, 근력저하, 모로반사 미약
- 정신박약(현저한 지능장애)

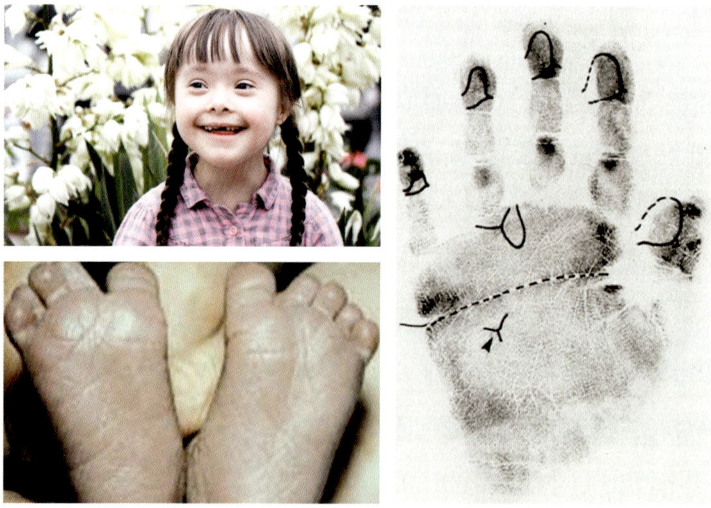

그림 14-5 다운증후군 아동의 특징

- 운동발달 부전, 관절의 과다 굴절, 심한 근육 긴장저하 및 선천성 심질환, 장협착, 제대탈장 등
- 참을성 없고 호기심 강한 성격, 타인을 잘따르며 엉뚱한 농담과 흉내를 잘냄
- 호흡기계 감염 빈발 : 감염에 대한 저항력이 약하여 특히 호흡기 질환에 잘 이완됨

3. 임상검사

다운증후군은 정기적인 장애선별검사와 조기치료를 받아야 한다. 시력과 청력의 정기적인 검진과 중이염을 제 때에 치료하여 인지능력에 영향을 줄 수 있는 청력손실을 예방하여야 한다. 심한 성장지연이 있다면 주기적으로 갑상선 기능을 검사해 보아야 한다. 머리와 목에 자극을 주는 운동 즉, 체조, 다이빙, 수영의 접영, 축구를 하는 아동은 제1, 2번 경추의 불안정을 검사하여야 한다.

4. 치료 및 간호

다운증후군의 치료는 어렵지만 심각한 선천성 기형과 신체적 증상을 교정하기 위한 수술과 같은 방법이 있으며, 증상개선에 초점을 맞춘다. 또한 아동에게 지속적인 목통증과 방광 혹은 장조절의 소실, 그리고 감각장애 등의 척추압박 증상이 있으면 즉시 보고하여야 한다. 다운증후군 아동간호는 다음과 같다.

- 아동이 능력을 최대한 발휘할 수 있도록 돕는다.
- 특수한 훈련과 교육의 필요성을 알린다.
- 가족이 실현 가능한 목표를 세우도록 돕는다.
- 경구적 영양공급을 위해 식사 전 비강을 청결히 하며 구강인두의 점액 때문에 음식을 토하기도 하기 때문에 조금씩 자주 먹이고 식사 사이에 휴식을 취하게 한다.
- 비강점막이 건조되지 않도록 가습기를 사용해 주고 체위배액을 통해 분비물의 배액을 촉진시켜준다.
- 혀를 내밀고 있는 것이 식사를 거부하는 것이 아니고 생리적 반응임을 알아야 하며 음식이 밖으로 나오면 입안 깊숙이 다시 넣어준 다음 음식섭취를 감독해야 한다.
- 근육긴장도 감소로 연동운동에 영향을 주어 변비가 생길 수 있으므로 섬유소와 수분을 많이 제공해야 한다.
- 부모의 죄의식을 격려하고 지지해준다.
- 신생아에게 적응하도록 부모를 돕는다.
- 부모에게 다운증후군과 지능지연에 대해 정보를 준다.
- 최적의 신체적 간호를 제공하도록 한다.

장애진단으로 인한 가족기능장애 시 장애아동 부모의 반응이 향후 아동에게 영향을 미치므로 다운증후군으로 진단받은 부모의 죄책감과 슬픔은 정상적이다는 것에 대해 이해시키고, 정서적 지지를 해준다. 또한 가정에서 아동을 돌보기를 꺼려한다면 가정 외에 돌봄기관이나 장소에 대해 정보를 제공하도록 한다.

5. 예후

다운증후군 아동의 평균수명은 최근에 많이 늘었다. 80% 이상이 30세 혹은 그 이후까지 생

존한다. 이들에게 장기적인 간호, 사회적 욕구 충족, 여가를 제공 해주어야 한다.

성염색체 수의 이상 선천성 장애

터너증후군은 성염색체인 X염색체가 1개 부족하여 45개로 인해 생긴 선천성 장애로, 생식기는 여성형이나 난소는 섬유화 되어 2차 성징이 결여되고 무 월경이 된다. 클라인펠터증후군은 성염색체인 X염색체가 1개 더 많아서 생긴 선천성 장애로, 외모는 남자이나 여성형 유방과 고환 기능저하로 불임이 나타난다.

단일유전자 이상 선천성 장애

1. 상염색체 우성유전병

이종접합제의 한쪽부모로부터 1개의 우성유전자를 받은 이종접합체의 자손에게 발병하는 유전병으로 마르팡증후군(Marfan syndrom)이다.

2. 상염색체 열성유전병

보인자인 부모로부터 열성유전자가 1개씩 전해져 2개의 유전자가 모인 동종접합체의 자손에게 발병 하는 유전병으로 아미노산 대사 이상인 페닐케뇨증(phenylketonuria)이다.

3. 반성 유전병

X염색체와 관련있으며, 거의 대부분이 X염색체 열성유전병으로 X염색체상에 존재하는 열성변이 유전자에 의해 발병하는 유전병으로 혈우병이다.

자폐(Spectrum disorders) 범주성 장애

영아 자폐 범주성 장애는 대개 18개월 이후부터 퇴화하고 위축되며 나타나는 복합적인 발달장애로서 대인관계 형성 및 사회적 반응의 결여, 언어장애, 반복적 행동 등의 특징적인 증상을 나타낸다.

자폐아는 대부분 지능지수가 낮은 경향이 있으나, 기억력이나 지적 잠재력이 우수한 것으로 보고되고 있다. 2,500명 중 1명의 발생빈도를 보이며, 여아보다 남아가 약 4배 더 빈도가 높으나 여아가 더 중증인 경우가 많다. 표 14-9는 자폐범주성 장애의 유형별 정의는 다음과 같다.

1. 원인 및 병태생리

자폐 범주성 장애의 원인은 아직 확실하게 밝혀지지 않았다.

- 심리적인 요인 : 애정 결핍이나 모아관계 결함
- 기질적인 요인 : 기질이 연약한 아동을 정서적으로 부적절하게 다루어서 생물학적 손상이 온 것
- 중추신경계의 손상 : 뇌기능의 이상
- 유전적 경향 : 형제자매 사이에 발생 빈도가 높다.

표 14-9 **자폐 범주성 장애의 유형 및 정의**

장애유형	정의
자폐성 장애	생애 초기에 발생, 빈약한 사회적 발달, 언어 발달 결함, 융통성 없는 행동이 특징인 발달장애
아스퍼거 증후군	사회적 상호작용과 제한적이고 반복적인 양상의 행동, 관심, 활동에서 나타나는 지속적이고 또는 일생동안 보이는 결함
레트장애	생후 1년 정도 전형적인 발달을 보이나, 그 후에 정신지체 및 경련장애와 함께 행동, 언어, 의도적인 손 움직임이 특징인 여아에게서만 나타나는 유전적 결함
소아기 붕괴성 장애	3~15세까지 아동에서 나타나며, 언어, 사회성, 운동기술, 용변기술 등에서 급격한 퇴보를 보이는 희귀장애
분류되지 않는 전반적 발달장애	자폐성 장애와 아스퍼거 증후군 장애를 지닌 아동과 유사하나 장애 진단상 유의한 측면(발생 시기 등)에서 서로 다른 아동

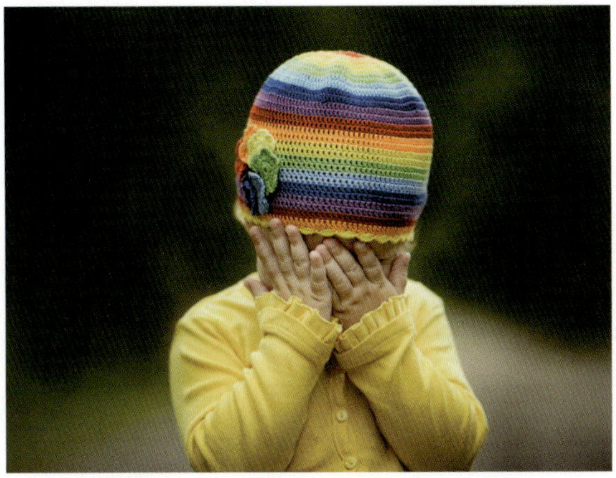

그림 14-6 **자폐 범주성 장애 아동**

2. 임상진단

자폐 범주성 장애아동은 주로 사회적 관계, 행동표현, 의사소통, 감각-지각 과정 등에서 이상한 반응을 수반하는데 이러한 특징은 자폐 범주성 장애아동의 진단에 중요한 단서가 된다. 많은 아동들이 12~18개월까지 정상적으로 발달하다 말을 잃고, 위축되며, 눈 맞춤을 피하고 반복적인 행동을 하는 모습을 보인다. 학령전기 자폐 범주성 장애아동은 의사소통 능력이 손상받아 반응이 없거나 지연되어지고, 반향언어를 사용하거나, 의식적이고 충동적인 행동을 자주 보인다.

자폐 범주성장애아동의 조기진단은 2세 이전에 중재의 효율성이 크고 치료에 효과적이다. 또한 가족과 사회적 비용이 감소하며 삶의 질을 강화할 수 있다.

1) 영유아기 조기진단 기준

- 6개월이 되어도 사회적 미소가 없거나 눈을 못 맞춘다.
- 8개월이 되어도 이름을 부르면 쳐다보지 않는다.
- 12개월에 엄마 또는 아빠를 못하거나 지적(pointing)을 안한다.
- 16개월에 상호작용(함께 주목하기, joint pointing)이 없다.

2) 자폐 범주성 장애 진단을 위해 임상에서 활용되고 있는 미국의 진단체계 DSM-IV에 의한 기준(Box 14-5)

BOX 14-5 자폐 범주성 장애 진단기준

A. 아래의 1~3 범주 중에서 적어도 두 가지, 2와 3에서 각각 한 가지를 포함하여 1, 2, 3 총 6항목 이상에서 나타나면 자폐 범주성 장애로 진단내릴 수 있다.

1. 사회적 상호작용장애 : 4가지 중 최소한 2가지 이상
   - 눈 맞춤 얼굴표정 자세 제스처 등 비언어적 의사소통장애
   - 또래와의 우호적 관계 수립 실패
   - 즐거움 성취감 관심사 등 타인과의 나눔 결여
   - 사회적·정서적 상호성의 결여
2. 의사소통장애 : 4가지 중 최소 1가지 이상
   - 언어발달의 지연
   - 타인과의 대화 시도 및 대화유지능력결여
   - 반복적인 언어 기이한 언어사용
   - 발달단계에 적절한 모방놀이 사회성놀이결여
3. 반복적이고 제한적인 행동패턴 : 4가지 중 최소 1가지 이상
   - 비정상적으로 강렬하고 틀에 박힌 패턴에 집착
   - 융통성 없게 특이하고 비효율적인 행동 의식에 집착
   - 판에 박히고 이상한 행동의 반복(예, 손이나 손가락으로 딱딱 때리기나 틀기 등)
   - 특정 물체에 대한 집착과 몰두

B. 기타 : 3세 이전에 다음 중 최소한 1가지 이상 나타난다.

- 사회적 상호작용의 지연
- 의사소통에 사용되는 언어의 지연
- 상징놀이나 상상놀이의 지연

C. 장애가 레트(Rett)장애 또는 소아기 붕괴성 성장애에 의해 더 잘 설명 되지 않는다.

3. 임상증상

12~18개월까지 정상발달을 보이다가 점차 특징적 행동양상을 보인다. 특징적인 증상은 다음과 같다.

- 사회적 관계, 대화, 행동에 있어서 특이성을 보임
- 놀이 기능에 제한적이고 장난감에 대한 반응이 비정상적임
- 양육자에게 무반응
- 언어발달이 지연
- 극심한 분노발작 표출
- 평생 성인의 감독이 필요함

4. 간호진단

- 질환의 특성으로 인한 편측성 지각장애
- 질환의 특성으로 인한 자가간호 결핍
- 인지장애로 인한 의사소통 장애
- 돌발행동으로 인한 돌봄제공자 역할 부담감
- 분노발작으로 인한 사회적 상호작용 장애
- 질환에 대한 지식부족으로 인한 가족의 비효율적 대응

5. 간호 및 치료

자폐 범주성 장애증 아동을 위한 간호목표는

다른 사람에 대한 사회적 인식을 증가시키고, 언어적 의사소통을 가르치며, 사회적으로 허용되지 않은 행위를 줄이도록 하는 것이다.

신체적 접촉이 영아를 당황하게 하므로 영아를 포옹하는 것을 금해야 하며 신체적 간호를 최소화하여 분노발작(tamper tantrum)을 방지한다.

간호사는 아동의 일상사와 일상 활동에 대해 철저하게 평가하여 신체적 회복뿐만 아니라 환경에 도움을 준다. 또 장애아동의 부모들을 전문가와 상담을 의뢰하고, 장애아동을 위한 사회시설이나 단체에 의뢰하여 부모가 특수교육을 받음으로써 아동의 전반적인 발달을 도와 줄 수 있다. 자폐 범주성 장애 아동간호는 다음과 같다.

- 아동의 개별적인 행동수정프로그램을 계획한다.
- 불필요한 자극을 줄이고 안정적인 환경 제공한다.
- 주변의 환경 자극을 피해주어 돌발적인 행동을 감소시킨다.
- 새로운 환경에 서서히 노출 시킨다.
- 부모에게 죄의식에 대한 간호와 정보를 제공하고 가족을 지지한다.
- 정신요법, 놀이요법, 미술치료, 약물치료 등 다양한 치료법을 활용한다.

6. 예후

정신기능이 예후에 중요한 요인이 되는데 자폐 범주성 장애아동 진단 당시에 지능지수(IQ)가 50 이상인 아동과 6세까지 유용한 언어를 구사하여 의사소통이 가능한 아동은 지적발달과 사회적 적응이 보다 향상되기 때문에 예후가 좋다. 그러나 자폐아동의 약 1/2에서 청소년기에 심한 정신과적 문제가 발생하며 특히 여아의 경우 지속적으로 상태가 악화되기도 한다.

▶ 발달장애 아동간호

1. 만성질환 및 발달장애 아동간호의 원칙

1) **발달 중심 간호** : 연령에 기준을 두기보다는 발달 수준에 적합한 접근을 강조
2) **가족중심 간호** : 가족의 발달주기를 사정하고 고려, 가족이 아동 질병과 돌봄 경험의 중요한 요소임을 인식
3) **정상화** : 특수아동이 주어진 장애 범위 내에서 정상생활에 적응할 수 있도록 정상화를 성취하고 유지
4) **문화적 다양성과 특수성 존중** : 대상자의 문화적 가치와 신념을 이해
5) **조기중재** : 중재의 시작시기가 아동의 성장발달에 대한 예후를 결정
6) **가족-의료인 간 개방적 의사소통** : 제공된 정보에 대한 가족의 애해정도와 대처양상을 지속적으로 관찰

※ 아동의 능력과 강점을 강조하는 것이 중요

2. 만성질환 및 발달장애 아동간호의 목적

1) **일상생활유지** : 적절한 활동에 참여할 수 있도록 격려하여 주어진 상황 범위 내에서 최적의 성장 발달을 할 수 있도록
2) **자가 간호** : 적절한 자가 간호를 주어진 상황 범위 내에서 수행해 내도록

3. 아동의 만성질환 및 발달장애가 가족에게 미치는 영향

1) **만성질환 및 발달장애 아동의 부모** : 무능력감과 실패감을 경험하고 슬픔과 더불어 죄의식과 좌절감 경험
2) **만성질환 및 발달장애 아동의 형제자매** : 만성질환 및 발달장애아동에 대해 양가감정을 경험

☞ 장애 아동의 상황을 설명해주고, 느낌을 수용할 수 있도록 대화를 격려/형제자매들의 발달 수준에 맞는 다양한 활동을 아동과 함께 할 수 있도록 배려

4. 질병과 장애가 아동의 발달에 미치는 영향

발달단계	아동의 발달에 미치는 영향	중재
영아	• 부모는 아동에 대한 기대가 상실되고 눈에 보이는 신체적 결함으로 인해 부모와의 정상 적인 애착과 양육과정에 어려움 • 질병 자체가 아동의 활동을 제한하고, 운동능력에 손상을 주어 영아와 환경과의 접촉을 방해	• 신체접촉법을 통해 자녀와 함께 하도록 격려
유아	• 장애아동 부모들은 사고나 악화를 두려워하여 과잉보호를 하고 아동의 호기심에 한계를 둠으로써 발달을 방해 • 반복되는 입원과 고통스런 절차는 유아를 주변 환경과 격리시켜 불안을 유발함	• 질환 또는 장애의 한계 내에서, 독립을 위해 최상의 기회가 제공되도록
학령전기	• 집단이나 학교환경에서 유용한 사회기술을 습득하는 것을 방해 • 질병의 원인에 대한 죄책감이 큰 시기이므로 자아존중감이 손상될 수 있음 • 침습적이거나 절단된 경험에 대한 두려움이 질환을 앓는 동안 신체의 완전함에 대한 지각의 발달에 방해	• 집단이나 학교환경에서 사회성기회를 가질 수 있도록 기회 제공
학령기	• 운동에 참여하는 신체능력을 방해, 반복되는 학교결석으로 학업 손실 가져와 적절한 성취감을 획득하기 어려움, 수치심과 부족함, 열등감	• 또래와의 교제는 특히 인지발달, 사회성발달 및 성숙에서 매우 중요
청소년기	• 만성질환이 있는 청소년은 또래친구들에 비해 덜 미래지향적이고 덜 독립적 • 부모로부터 독립에 대한 요구로 혼자 장애에 대한 충격을 극복해야 하기 때문에 더욱 심리적 부담감이 크다. • 또래와 다르다는 것이 친구집단에게 받아들여지지 않을 때, 신체손상에 대한 스트레스가 심하고 신체상의 이미지가 손상	• 건강관리팀과의 관계를 발전시키도록 격려하고 독립성을 촉진시킬 수 있도록 치료영역에 더 많은 역할을 부여하여 자가간호가 가능하도록

5. 만성질환아동의 가족에 대한 간호중재

1) 가족의 능력과 적응에 대한 사정 : 감정 표현을 격려, /성공적인 부모-전문가의 협력 발달시키기
2) 가족의 정서반응 수용 : 부정, 죄책감, 분노아동상태에 대한 수용과 지지
3) 질환과 일반적인 건강관리에 대한 교육 : 일상생활, 안전한 이동, 일차건강간호
4) 정상발달 증진 : 자가 간호능력을 격려
5) 현실적인 미래의 목표 확립하기

▶ 시각장애(Vision Impairment)

1. 분류

굴절 이상, 약시, 사시, 난시 등과 모든 유형의 시력상실이 있는 상태로 실명과 약시로 구분

실명	생리적 또는 신경학적 요인으로 시력을 상실한 상태
약시	동반되는 눈의 질병이 없으면서 시력이 저하되어 있는 것
사시	양 눈의 시선이 동일점을 향하지 못하는 상태로, 한쪽 눈의 시선이 다른 쪽의 시선과 일치하지 않음 치료 : 차폐법(건강한 눈을 가린다), 수술
백내장	수정체가 불투명 → 빛이 눈을 통과하고 굴절되어 망막에 도달하지 못해 시각적 상이 맺히는 것을 방해 → 수정체를 제거하고 대치하기 위한 수술
녹내장	선천성인 경우 선천적으로 방수의 배출이 원활하지 않아 안압이 높아지는 병=주변시력 손실, 시력장애의 증상을 보임(통증, 오심, 구토 동반), 발작, 수명(photophobia) → 방수의 통로를 열어주기 위한 수술

2. 원인

1) 아동 시각장애의 가장 흔한 원인은 외상과 감염
2) 다운증후군등 유전 질환, 산전 요인(헤르페스, 임균, 풍진, 매독, 톡소플라즈마 감염), 미숙아 망막증 등

3. 간호중재

1) 부모-아동간의 애착을 증진
2) 아동과 가족에게 정서적 지지를 제공
3) 아동이 최적의 발달을 하도록 돕는다
4) 입원한 아동에게는 일관성 있는 간호와 안전한 환경을 제공
5) 의사소통 방법 : 문자를 읽거나 쓰기 위해서는 점자교육과 같은 특수 교육이 필요
6) 시각장애를 예방하기 위한 방법 : 주기적인 검사를 시행, 조기이상을 발견하여 관리

▶ 청각장애(Hearing Impairment)

1. 정의

소리를 들을 수 있는 능력이 상당히 떨어져 있거나 전혀 들리지 않는 상태의 장애

1) **귀머거리** : 청력 불능 상태(90dB 이상의 소리를 기준)
2) **난청** : 듣는데 어려움이 있어서 보조 장치의 도움을 필요로 하는 상태

2. 원인

1) 가족력
2) 머리나 목의 해부학적 기형
3) 출생 시 심각한 질식
4) 출생 전 감염
5) 만성 중이염, 뇌성마비, 다운증후군
6) 약물 종류

3. 청력장애 환아의 행동반응

1) 말에 대한 반응이 적다.
2) 귀가 아프다고 하거나 귀를 잡아 당긴다.
3) 귀에서 분비물이나 귀지가 많이 나온일이 있다.
4) 언어발달이 느리다.
5) 낯선 상황에 쉽게 적응하지 못한다.
6) 외이도에서 이물질이 발견된 적이 있다.
7) 외상을 입은 적이 있다.
8) 발소리가 크다.
9) 귀 때문에 약을 사용하고 있다.

4. 분류

전도성 청각장애	• 흔한 원인은 외이의 선천적 협착, 귀지로 인한 소리전달 방해 • 검사 후 외과적 교정 혹은 외이의 소리전달 장애물질 제거 • 골전도는 정상, 공기전도는 손상 – 급성 중이염일 때 항생제 치료를 하거나 만성중이염일 경우 고막절개관의 삽입과 같은 치료에 의해 개선 – 전도성 청각장애가 영구적일 때 소리를 증폭시키는 보청기를 사용
감음신경성 청각장애	• 내이적 구조적 결함에 의한 난청으로 청각신경이나 달팽이관 손상 시에 해당 • 골전도 손상, 공기전도 정상, 영구적 청력소실이나 일상언어 소통에 장애가 있을 정도로 어려움(교정의 어려움) • 다운증후군 등의 유전 및 선천적 질환, 감염 후 합병증, 큰 소리에 노출 시 – 보청기가 도움이 되지 않는다 – 와우관 이식(cochlear implant), 외과적 수술
혼합성 청각장애	• 전도성 난청, 감각 신경성 난청 • 전도성 청각장애가 원인인 경우 회복이 가능하나, 감음신경성 원인으로 인한 경우는 회복이 불가능 • 삼출성 중이염과 그 합병증으로 인해 발생
중추성 청각장애	• 측두엽의 청각 수용체의 이상 : 전달된 소리를 인지하는데 문제가 있음 • 신경을 따라 전해지는 소리자극의 수용과 메시지를 의미 있는 의사소통으로 표현하는 것에 결함이 있는 것 • 언어와 청각에 영향을 줌

5. 치료 및 간호

1) 사회화와 의사소통을 위한 재활프로그램 : 독순술, 신호언어, 수화, 언어치료, 보조기구, 사회화 사용
2) 청각 장애로 언어장애가 초래될 수 있으므로 조기 발견이 중요함
3) 가족에 대한 정서적지지
4) 청각 장애의 유형에 따라 개별 아동에 대한 적절한 교육

▶ 인지장애(Cognitive impairment)

1. 지적장애의 정의

1) 지적 기능은 물론 많은 일상적인
2) 사회 및 실제적 기술을 포함하는 적응행동이 결여된 상태(18세 이전에 발생)

2. 원인

1) 미숙아, 저체중아, 과숙아를 포함한 임신성질환
2) 감염과 중독
3) 외상 또는 생리적 요인
4) 대사장애 또는 영양 이상(갑상선기능저하증, 페닐케톤뇨증 등)
5) 후천성 뇌질환
6) 원인불명의 출생 전 요인
7) 염색체 이상
8) 임신성 질환
9) 환경적 영향

3. 인지장애를 나타내는 초기 행동

1) 접촉에 무반응하거나 과민반응
2) 불안정
3) 수유 시 비정상적인 눈 맞춤
4) 운동반응 지연
5) 소리 및 움직임에 대한 경계가 적음
6) 언어곤란 또는 지연
7) 수유 곤란

4. 간호 중재

1) 아동과 가족을 교육
2) 자가 간호 기술을 가르친다 : 식사하기, 구강위생, 외모 가꾸기, 대소변 가리기 등
3) 아동이 성장과 발달을 증진하도록 돕는다 : 놀이와 운동, 훈육, 사회화 등
4) 추후간호에 가족이 적응하도록 도와준다.
5) 지능발달지연을 예방하기 위한 방법을 지지한다.

▶ 유전적 선천성 장애

염색체 이상	질환	질환의 특성
상염색체이상	다운증후군	• 21번 염색체가 1개 더 많음 • 가장 흔한 세염색체 증후군 • 외관상 치켜올라간 눈, 평평한 비근, 손바닥에 1개의 손금인 원숭이선, 지능발육 장애, 심방중격결손 발생 흔함 • 부모의 핵형은 모두 정상
	에드워드증후군	• 18번 염색체가 3개 • 선천적 기형증후군 • 저체중, 심한 정신지체 • 신장, 심장, 장기 기형
	파타우증후군	• 13번 염색체가 3개 • 발육장애가 심함 • 입술과 구개의 파열 • 다지증, 소두증, 심장기형 등 • 50%가 생후 첫 달에 사망
성염색체이상	터너증후군	• X 염색체가 1개 부족하여 염색체가 45개 • 저신장, 물갈퀴모양의 피부, 팔꿈치의변형 • 겉모습은 여성, 여성의 2차 성장이 결여 • 지능은 정상 범위이나 학습 장애가 있다. • 언어기술지연 보임, 무월경, 콩팥 기형
	클라인펠터 증후군	• X 염색체가 1개 많음 • 핵형은 47, XXY / 48, XXXY • 겉모습은 남성이나 여성형 유방, 불임, 고환기능 저하, 정자생산 못함
단일유전자이상	상염색체 우성유전병 (마르판증후군)	• 부모의 우성유전자 • 긴 사지, 거미의 다리모양의 긴 손가락, 발가락, 큰 키
	상염색체 열성유전병 (페닐케톤뇨증)	• 부모의 열성유전자 • 페닐알라닌수산화효소가 선천적으로 저하 • 지능장애, 담갈색 모발, 피부의 색소 결핍
	X연쇄 열성유전병(혈우병)	• 열성 변이 유전자 • 혈우병 A는 Ⅷ인자결핍(factor Ⅷ deficiency) • 혈우병 B는 Ⅸ인자결핍(factor Ⅸ deficiency, christmas disease)

사례 1

다문화 여인은 생후 4주된 하늘이에게 BCG 예방접종을 하기위해 엄마가 병원에 데리고 왔는데, 얼굴은 둥글납작하였고, 미간(두 눈 사이)이 멀었으며, 혀를 내밀고 있었으며, 우유를 먹일 때 제대로 삼키지 못하고 흘린다고 하며 엄마가 걱정을 하였다. 아동의 근력은 떨어져 있었으며 목은 짧고 두꺼웠으며 손바닥에는 일자형 손금(원숭이 손금)이 있었다. 또한 의사가 심장에서 잡음이 들린다고 설명하면서 심실중격결손이 의심된다고 설명을 하였다. 이 상황을 간호과정에 적용해 보세요.

- 하늘이가 가지고 있는 특징은 어떤 질환의 특징인가?
- 질환을 확인할 수 있는 객관적 자료는?
- 질환의 원인은?

사례 2

5세된 구름이가 발달이 늦다고 엄마가 병원에 데리고 왔다 구름이는 운동발달이 지연되어 걷기는 가능하나 뛰기가 불가능하고 의사소통이 잘 안되며, 혼자서 밥도 제대로 떠먹지 못하여 엄마가 떠먹이고 대소변 가리기도 잘 안되어 힘들다고 하였다. 간호력을 수집하다 보니 어렸을 때부터 신체접촉에 대한 반응이 없고, 수유시간이 길었으며 수유하는 동안 엄마와 눈 맞춤을 잘하지 않고, 소리나 움직임에 대한 경계나 행동이 적었다고 하였다. 유치원에서 IQ검사를 한 결과 35로 나왔다고 하며, 엄마는 구름이가 평생 이렇게 살아야하냐고 하면서 엄마가 임신했을 때 태교를 잘못해서 그런 것 같다고 죄책감을 가지고 있었다. 또 "유치원에 보내 다른 사람에게 피해가 될수 있으니 집에 두는 것이 더 좋겠지요?"하였다. 이 상황을 간호과정에 적용해 보세요.

- 구름이가 가지고 있는 문제는 어떤 것인가?
- 위 상황에서 도출할 수 있는 간호진단 3개를 우선순위에 따라 서술하시오.
- 우선순위 1에 있는 것에 적용할 수 있는 간호중재를 서술하시오.

사례 3

8세 푸른이는 반복되는 중이염으로 병원을 방문하였는데, 간호력을 작성하다보니 만삭아로 태어났으나 2.5Kg로 태어났으며 대동맥 축착증이 있어 교정수술을 받은 과거력이 있었다. 키는 비정상적으로 저신장을 보였으며, 4번째 중수골이 다른 중수골보다 짧았다. 의사는 진찰 후 유전적 질환 가능성이 있으니 검사를 해야 한다고 하였다. 이 상황을 간호과정에 적용해 보세요.

- 이 아동의 유전적 질환은 무엇이며, 원인은 무엇인가요?
- 이 아동의 유전적 질환의 특징적인 주관적, 객관적 자료를 모두 서술하시오.

사례 4

5세 민국이가 기침과 콧물로 병원에 방문하였는데, 간호사가 한곳에 앉아서 기다리라고 했음에도 불구하고 계속 홀을 돌아다녀 간호사가 주의를 주어도 듣지 않고 계속 돌아다니며 땅에 떨어진 과자를 먹고 있었다. 민국이 엄마는 죄송하다고 하면서 아이가 장난감에 관심이 없고 유치원에서 친구들과도 어울리지 못하고 부모와 선생님과도 눈을 마주치지 않고 엄마 말을 잘 따라주지 않는 것 때문에 힘들고 걱정이 된다며 일부러 나를 힘들게 하려고 하는 것 같다고 하였다.

민국이는 말이 늦어 4세 때 말을 시작하였으며 지능이 74로 낮게 나왔으며 자폐증 진단을 받았다고 하였다. 이 상황을 간호과정에 적용해 보세요.

- 위 상황에서 도출할 수 있는 간호진단 3개를 우선순위에 따라 서술하시오.
- 간호진단에 따른 간호중재를 서술하시오.

Further reading

- 교육부. 감염병으로부터 안전한 학교를 만들기 위한「학생 감염병예방 종합대책」
- 권인수 외(2013). 아동간호핵심술기. 경기: 수문사
- 권인수 외(2017). 성장발달과 건강. 수문사. 서울
- 김금순 외(2013). 기본간호실습. 경기: 수문사
- 김미예 외(2010). 최신아동건강간호학 각론. 경기: 수문사
- 김미예 외(2011). 아동간호학의 기초. 서울: 군자출판사
- 김미예 외(2011). 아동의 건강문제와 간호. 서울: 군자출판사
- 김미예 외(2014). 아동간호학개론. 경기: 수문사
- 김숙향 외(2011). 감염학. 서울: 군자출판사
- 김영혜 외(2014). 아동간호학(총론). WONG'S Essentials of Pediatric Nursing NINTH EDITION. 서울: 현문사
- 김조자 외(2014). 비판적 사고를 적용한 간호과정. 경기: 수문사
- 김희순 외(2012). 아동청소년발달과 건강증진. 경기: 수문사
- 대한심폐소생협회(2015). 심폐소생술 가이드라인
- 박충선 외(2015). 소아청소년을 위한 아동건강간호학. 서울: 퍼시픽북스
- 박충선 외(2015). 인간성장과 발달. 서울: 퍼시픽북스
- 방경숙 외(2014). 아동간호학. 서울: 정담미디어
- 보건복지부(2013). 감염병의 예방 및 관리에 관한 기본계획(2013-2017)
- 서울아산병원 암교육센터. (2011). 백혈병에 대한 이해. 서울아산병원 암센터
- 안효섭(2012). 홍창의 소아과학(제10판). 서울: 미래엔
- 이강이 외(2013). 건강사정. 서울: 현문사
- 이재옥 외 (2012). 소아뇌종양에서 항암화학요법의 역할. Journal of Korean Medical Association, 55(5), 420-429
- 임도훈(2012). 소아뇌종양의 치료 원칙. Journal of Korean Medical Association, 55(5), 418-419
- 임영탁, 서원석(2017). 윌름스 종양의 치료. 한국백혈병어린이재단
- 정연 외(2015). 인간발달과 건강증진－생애주기에 따른 여행. 서울: 현문사
- 정옥분(2017). 발달심리학. 학지사. 서울
- 지제근 엮음(2014). 의학용어 큰사전. 아카데미아
- 질병관리본부(2012). 해외유입 감염병 발생 현황 분석(2009-2012). 주간건강과 질병, 제6권 제28호
- 질병관리본부(2015). 백일해 통합관리지침

- 질병관리본부(2016). 학생 감염병 감시 정보
- 질병관리본부(2017). 감염병 관리사업지침
- 한국 중앙 암등록 본부(2015). 국가암 록사업 연례보고서(2012년 암등록통계). 서울: 보건복지부
- 한국백혈병소아암협회(2013). 소아암환아와 가족을 위한 안내서
- Ballard, J. L., Khoury, J. C., Wedig, K. L., Wang, L., Eilers-Walsman, B. L., & Lipp, R. (1991). New Ballard Score, expanded to include extremely premature infants. The Journal of pediatrics, 119(3), 417-423
- Baltimore RS, Gewitz M, Baddour LM, Beerman LB, Jackson MA, Lockhart PB, Pahl E, Schutze GE, Shulman ST, Willoughby R Jr; American Heart Association Rheumatic Fever, Endocarditis, and Kawasaki Disease Committee of the Council on Cardiovascular Disease in the Young and the Council on Cardiovascular and Stroke Nursing.Infective Endocarditis in Childhood: 2015 Update: A Scientific Statement From the American Heart Association. Circulation. 2015;132(15):1487-515
- Evans, Marilyn Lang, and Beverly Desmond Hansen. Guide to pediatric nursing: a clinical reference. Appleton-Century-Crofts, 1980.
- Friedman, M. M., Bowden, V. R., & Jones, E.G.(2003). *Family nursing: Research, theory and practice*(5th ed). Upper Saddle River, NJ: Prentice Hall.
- Friedman, M.(2003), *Family nursing; Theory, research and practice*(pp.593-594). Upper Saddle River, NJ: prentice Hall.
- From Mccance KL, Huether SE: Pathophysiology: the biological basis for disease in adults and children, de 7, St Louis, 2014, Elsevier.
- Gewitz MH, Baltimore RS, Tani LY, Sable CA, Shulman ST, Carapetis J, Remenyi B, Taubert KA, Bolger AF, Beerman L, Mayosi BM, Beaton A, Pandian NG, Kaplan EL; American Heart Association Committee on Rheumatic Fever, Endocarditis, and Kawasaki Disease of the Council on Cardiovascular Disease in the Young. Revision of the Jones Criteria for the diagnosis of acute rheumatic fever in the era of Doppler echocardiography: a scientific statement from the American Heart Association. Circulation. 2015;131(20):1806-18
- Gewitz MH, et al. Revision of the Jones Criteria for the Diagnosis of Acute Rheumatic Fever in the Era of Doppler Echocardiography. A Scientific Statement From the American Heart Association. Circulation 2015:131 (20):1806-18
- Gordon, Marjory. *Manual of nursing diagnosis*. Jones & Bartlett Publishers, 2014
- Haworth SG, Bull C. Physiology of congenital heart disease. Arch Dis Child. 1993; 68(5): 707-711.
- Herdman, T.H. & Kamitsuru, S. NANDA International *Nursing. Diagnoses: Definitions &*

Classification, 2015-2017. Oxford: Wiley Blackwell. 2014

- Hockenberry, M. J., Wilson, D. (2011). Wong's
- Hockenberry, Marilyn J., and David Wilson. *Wong's nursing care of infants and children*. Elsevier Health Sciences, 2014
- Hockenberry, Marilyn J., David Wilson, and Donna L. Wong. *Wong's Essentials of Pediatric Nursing9: Wong's Essentials of Pediatric Nursing*. Elsevier Health Sciences, 2012
- Hsu DT, Pearson GD. Heart failure in children: Part I: history, etiology, and pathophysiology. Circ Heart Fail. 2009;2:63-70
- Hsu DT, Pearson GD. Heart Failure in Children. Part II: Diagnosis, Treatment, and Future Directions. Circ Heart Fail. 2009;2:490-498
- Jones criteria, updated 1992 & confirmed in 2002
- KOSIS 국가통계포럼 2018
- Maharaj R, Raffaele I, Wendon J. Rapid response systems: a systematic review and meta-analysis. Crit Care. 2015; 19: 254
- Marlow, Dorothy R., et al. Textbook of pediatric nursing. Saunders, 1988.
- NANDA International, Inc. NURSING DIAGNOSES: DEFINITIONS & CLASSIFICATION. 2015-2017. Tenth Edition. Edited by. T. Heather Herdman, PhD, RN, FNI
- Nursing care of infants and children(9th ed.). Mosby
- Nursing diagnoses in children with congenital heart disease: cross mapping. Acta paul. enferm. vol.28 no.6 São Paulo Nov./Dec. 2015
- Nursing: Caring for Children and Their Families(3rd ed.). NY: Delmar
- Potts, L. N. & Mandleco, L. B. (2012) Pediatric
- Rudolph AM. The Changes in the Circulation After Birth: Their Importance in Congenital. Circulation. 1970;41:343-359
- Silva VG, et al. Nursing diagnosis in children with congenital heart disease: cross mapping. Acta Paul Enferm 2015;28:524-30
- The Fourth Report on the Diagnosis, Evaluation, and Treatment of High Blood Pressure in Children and Adolescents. U.S. DEPARTMENT OF HEALTH AND HUMAN SERVICES, National Institutes of Health, National Heart, Lung, and Blood Institute. NIH Publication No. 05-5267, 2005
- Thiene G1, Frescura C. Anatomical and pathophysiological classification of congenital heart disease. Cardiovasc Pathol. 2010;19(5):259-74

- Training Course on Child Growth Assessment
- Valéria Gonçalves Silva1, Juliana de Melo Vellozo Pereira1, Lyvia da Silva Figueiredo1, Tereza Cristina Felippe Guimarães1, Ana Carla Dantas Cavalcanti1
- Whaley, Lucille F., and Donna L. Wong. Essentials of Pediatric Nursing: by Lucille F. Whaley and Donna L. Wong. CV Mosby, 1985.
- WHO Child Growth Standards : http://www.who.int/childgrowth/training/jobaid_weighing_measuring.pdf
- Wong, D. L., et al. "Whaley & Whong's Nursing care of infants and children. St. Louis: Mosby." Inc. Van Nostrad Reihhold Company 1999.
- Wong, Donna L., et al. Wong and Whaley's clinical manual of pediatric nursing. Mosby Inc, 1999.
- Wong's. Nursing Care of Infants and Children
- Young Ran Tak, Marylin McCubbin. family stress,Perceived social support and coping following diagnosis of child's congenital heart disease. Journal of Advanced Nursing, 39(2),190-198. 2002
- Yun SW, Congenital heart disease in the newborn requiring early intervention. Korean J Pediatr 2011;54(5):183-191

논문

- 김복희(2010). 간호사의 아동 통증관리지식과 수행 실태. 연세대학교 석사학위논문
- 이재현(2005). 임상실무지침의 타당도 조사. 계명대학교 대학원간호학과
- 임미란(2005). 치유환경으로서 소아전문병원의 리노베이션계획. 홍익대학교 건축도시대학원

사이트

- 간호학대사전. http://terms.naver.com/list.nhn?cid=55558&categoryId=55558. 대한간호학회
- 네이버 건강백과 서울대학교병원 의학정보. http://terms.naver.com/
- 다음백과. http://100.daum.net/book/626/list
- 두산백과. http://terms.naver.com/list.nhn?cid=40942&categoryId=40942
- 법정감염병발생현황. http://www.index.go.kr/potal/main/EachDtlPageDetail.do?idx_cd=1442
- 보건복지부 국가건강정보포털. http://health.mw.go.kr/Main.do
- 위키백과. https://ko.wikipedia.org
- 질병관리본부. http://www.cdc.go.kr
- American Cancer Society. http://www.cancer.org/
- http://www.amc.seoul.kr/asan/main.do

I·N·D·E·X

I·N·D·E·X

I·N·D·E·X

I·N·D·E·X

PEDIATRIC NURSING

PEDIATRIC NURSING

II

V·O·L·U·M·E

PEDIATRIC NURSING
아동건강간호학

발 행 2018년 8월 15일

저 자 박충선 · 김미희 · 김은영 · 김은주 · 박수아 · 서지영 · 이지민 · 주현실 · 최혜미
구정아 · 길명숙 · 김선영 · 김영순 · 도은수 · 박동영 · 박정혜 · 변미경 · 신화진
안미향 · 오수용 · 유미옥 · 이수진 · 이윤정 · 이자영 · 임수진 · 정성원 · 조숙희
조인영 · 지영주

발행인 이 웅 현
발행처 **퍼시픽북스**
서울특별시 중구 충무로 29 아시아미디어타워 501호
TEL. 02-2272-7766(代) / FAX. 02-2272-7166
E-mail : papu77@daum.net

ISBN 978-89-6130-304-0
set ISBN 978-89-6130-154-1

정가 **45,000원**

PEDIATRIC NURSING